Colonoscopia

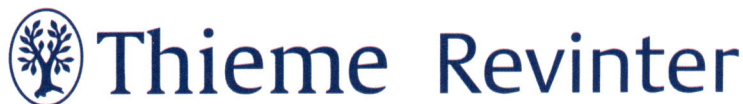

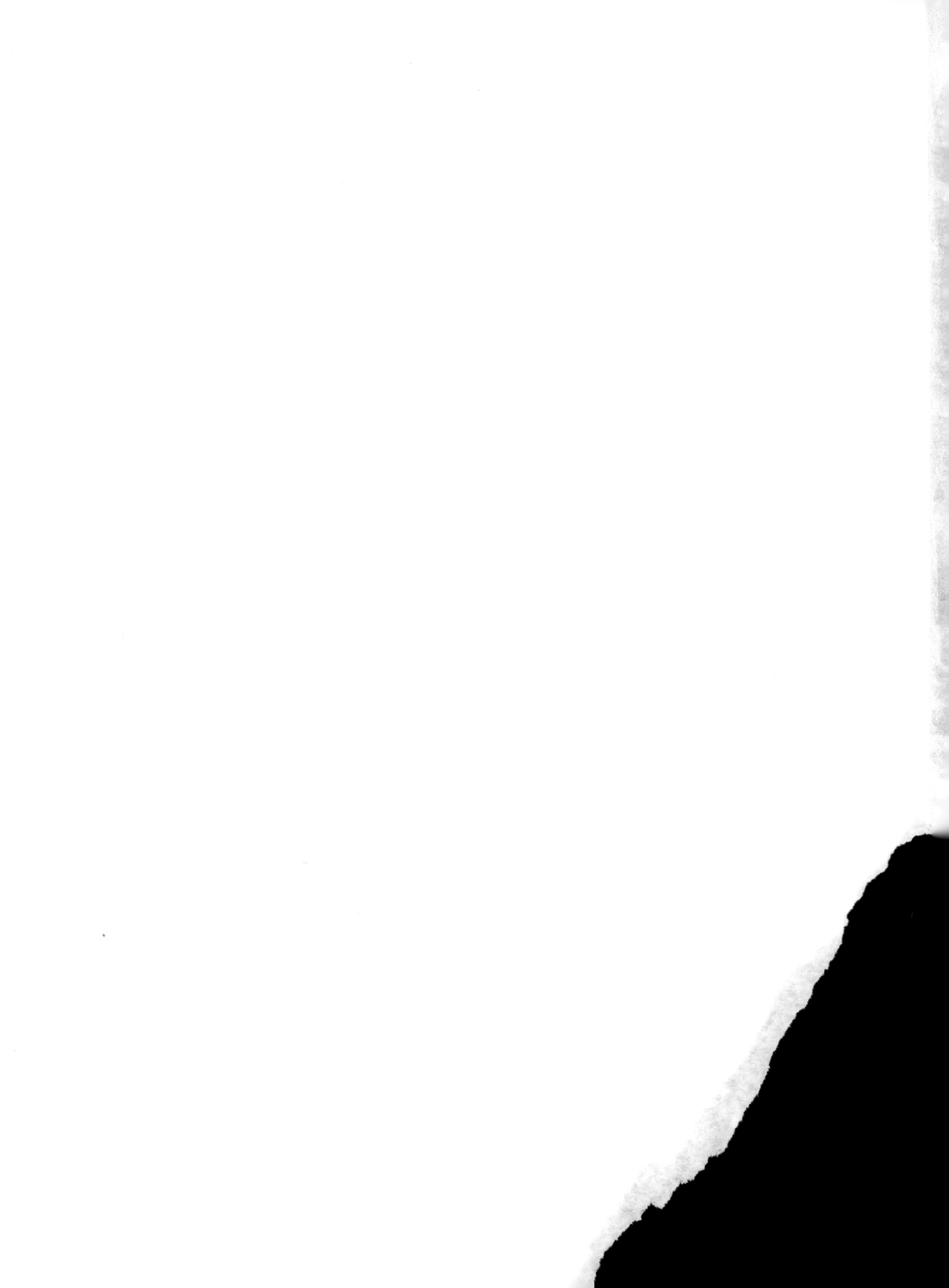

Colonoscopia

Terceira Edição

Marcelo Averbach
Livre-Docente pelo Departamento de Cirurgia da Faculdade de Medicina
da Universidade de São Paulo (FMUSP)
Cirurgião e Colonoscopista do Hospital Sírio-Libanês

Paulo Corrêa
Cirurgião e Colonoscopista do Hospital Sírio-Libanês, SP
Titular da Sociedade Brasileira de Endoscopia Digestiva (SOBED)
Titular da Sociedade Brasileira de Coloproctologia (SBCP)
Titular da Sociedade Brasileira de Cirurgia Minimamente Invasiva e
Robótica (SOBRACIL)
FCBCD

Thieme
Rio de Janeiro • Stuttgart • New York • Delhi

**Dados Internacionais de
Catalogação na Publicação (CIP)**

AV952c

Averbach, Marcelo
  Colonoscopia / Marcelo Averbach & Paulo Corrêa – 3. Ed. – Rio de Janeiro – RJ: Thieme Revinter Publicações, 2020.

  480 p.: il; 23 x 31,4 cm.
  Inclui Índice Remissivo e Bibliografia
  ISBN 978-85-5465-251-7
  eISBN 978-85-5465-252-4

  1. Colonoscopia. 2. Cirurgia. I. Corrêa, Paulo. I. Título.

CDD: 617.5547
CDU: 617.553

Contato com o autor:
Marcelo Averbach
abcc-sp@uol.com.br
marceloaverbach@gmail.com

Nota: O conhecimento médico está em constante evolução. À medida que a pesquisa e a experiência clínica ampliam o nosso saber, pode ser necessário alterar os métodos de tratamento e medicação. Os autores e editores deste material consultaram fontes tidas como confiáveis, a fim de fornecer informações completas e de acordo com os padrões aceitos no momento da publicação. No entanto, em vista da possibilidade de erro humano por parte dos autores, dos editores ou da casa editorial que traz à luz este trabalho, ou ainda de alterações no conhecimento médico, nem os autores, nem os editores, nem a casa editorial, nem qualquer outra parte que se tenha envolvido na elaboração deste material garantem que as informações aqui contidas sejam totalmente precisas ou completas; tampouco se responsabilizam por quaisquer erros ou omissões ou pelos resultados obtidos em consequência do uso de tais informações. É aconselhável que os leitores confirmem em outras fontes as informações aqui contidas. Sugere-se, por exemplo, que verifiquem a bula de cada medicamento que pretendam administrar, a fim de certificar-se de que as informações contidas nesta publicação são precisas e de que não houve mudanças na dose recomendada ou nas contraindicações. Esta recomendação é especialmente importante no caso de medicamentos novos ou pouco utilizados. Alguns dos nomes de produtos, patentes e design a que nos referimos neste livro são, na verdade, marcas registradas ou nomes protegidos pela legislação referente à propriedade intelectual, ainda que nem sempre o texto faça menção específica a esse fato. Portanto, a ocorrência de um nome sem a designação de sua propriedade não deve ser interpretada como uma indicação, por parte da editora, de que ele se encontra em domínio público.

© 2020 Thieme
Todos os direitos reservados.
Rua do Matoso, 170, Tijuca
20270-135, Rio de Janeiro – RJ, Brasil
http://www.ThiemeRevinter.com.br

Thieme Medical Publishers
http://www.thieme.com

Capa: Thieme Revinter Publicações Ltda.

Impresso no Brasil por BMF Gráfica e Editora Ltda.
5 4 3 2 1
ISBN 978-85-5465-251-7

Também disponível como eBook:
eISBN 978-85-5465-252-4

Todos os direitos reservados. Nenhuma parte desta publicação poderá ser reproduzida ou transmitida por nenhum meio, impresso, eletrônico ou mecânico, incluindo fotocópia, gravação ou qualquer outro tipo de sistema de armazenamento e transmissão de informação, sem prévia autorização por escrito.

APRESENTAÇÃO DA 1ª EDIÇÃO

A vida é feita de sonhos, aspirações e conquistas, as quais marcam cada ponto deste trajeto. Neste momento, sentimos que estamos fincando uma marca importante com a edição deste livro e existe uma longa história que se inicia quando nos encontramos em 1970. Treinávamos e disputávamos o campeonato Paulista de Voleibol pelo Club Athletico Paulistano. Durante os quatro anos seguintes conseguimos algumas expressivas conquistas nesta modalidade esportiva.

Fomos nos reencontrar somente, em 1977, no primeiro dia de aula da Faculdade de Medicina da Universidade de São Paulo.

Foram seis anos de convívio intenso nas salas de aula, enfermarias, ambulatórios, centro cirúrgico e também, como não poderia deixar de ser, pela nossa história pregressa, nas quadras de voleibol e nos campos de rugby, uma nova paixão adquirida na faculdade.

Nossa amizade cresceu, se fortificou e se solidificou.

Após terminarmos nossa residência em cirurgia, em 1985, montamos consultório juntos e começamos a atuar no Hospital Sírio-Libanês de São Paulo.

A partir deste momento, passamos a ser vistos sempre como uma dupla, e não mais como indivíduos separados.

Lá tivemos contato com a colonoscopia.

Esta modalidade diagnóstica e terapêutica despontava como uma importante arma no manejo e tratamento de algumas afecções colorretais.

Mais uma vez, juntos passamos a nos dedicar e a nos aprimorar, sempre tentando superar as dificuldades e manter-nos atualizados frente à evolução tecnológica que foi muito expressiva nestes anos.

Colaboramos ativamente para a criação do serviço de endoscopia (em 1989) e, primeiro estágio, depois residência médica, no Hospital Sírio-Libanês, onde atuamos de forma muito intensa e presente até hoje. Tivemos a oportunidade de contribuir na formação endoscópica de vários colegas que participaram de estágios, visitas e dos cursos organizados pelo serviço.

Durante estes quase 25 anos muito fizemos e aprendemos. Graças ao Hospital Sírio-Libanês, que sempre manteve um serviço de ponta com equipamentos com tecnologia de última geração, pudemos nos manter atualizados. Conhecemos muitas pessoas com as quais participamos de eventos no Brasil e no exterior, aprendendo, ensinando e trocando a experiência obtida com a prática diária.

Neste ano que completamos 50 anos de idade, tornamos real um dos sonhos que carregamos por muito tempo: o de organizar esta experiência e conhecimentos na forma de um livro.

Não poderíamos ter deixado de incluir nesta obra alguns dos amigos que fizeram parte desta jornada e, sem dúvida, outros participarão de edições futuras.

Sentimos que estas informações e experiência, se levadas aos mais novos, poderão auxiliá-los no aprendizado desta especialidade.

Esperamos que assim seja!

Marcelo Averbach
Paulo Corrêa

APRESENTAÇÃO DA 2ª EDIÇÃO

Passados quatro anos, e com a primeira edição quase esgotada, estamos reeditando o livro *Colonoscopia*.

Tivemos algumas novidades neste período, que envolvem não somente avanços tecnológicos, mas também técnicas terapêuticas que foram incorporadas nos textos.

Por outro lado, alguns assuntos expressaram pouca evolução e os respectivos capítulos tiveram poucas alterações.

Alguns dos segmentos já existentes foram desdobrados, tornando possível uma abordagem mais profunda sobre estes tópicos e, com isto, houve ampliação do número de capítulos.

Com a importante participação dos nossos colaboradores, fizemos uma cuidadosa revisão e atualização de cada tema.

Novos capítulos, abordando os assuntos mais recentes, e que não fizeram parte da primeira edição, foram incluídos.

Conforme previmos, alguns outros amigos foram convidados a fazer parte deste desafio.

Fizemos o possível para que esta obra permaneça de fácil e agradável leitura, tornando-se uma grande aliada no dia a dia dos endoscopistas.

Marcelo Averbach
Paulo Corrêa

APRESENTAÇÃO DA 3ª EDIÇÃO

Sessentamos... e eu me tornei vovô de uma linda garotinha que se chama Laila.

Aqueles que já receberam esta graça, sabem como estou me sentindo.

O Marcelo, como excepcional amigo que é, me presenteou com esta apresentação.

Assim, segundo um compromisso que assumimos de antemão, estamos lançando a terceira e nova edição do nosso livro.

Novidades surgiram e alguns conceitos mudaram.

Todos os colaboradores (alguns antigos e outros novos) foram convocados a atualizar e a aprofundar os temas existentes na segunda edição, bem como discorrer sobre temas novos nesta.

Desta forma, creio que conseguimos reunir aqui informações e conhecimentos bastante atuais e de fácil leitura.

Nesta nova edição, temos como outra novidade a inclusão de 50 vídeos editados, de procedimentos endoscópicos avançados.

Finalmente, conseguimos que nosso grande guru, Professor Hashiba, e nosso grande amigo e parceiro de muitos anos, Dr. Carlos Capellanes, nos prefaciassem.

Esperamos que vocês aproveitem!

Paulo Corrêa

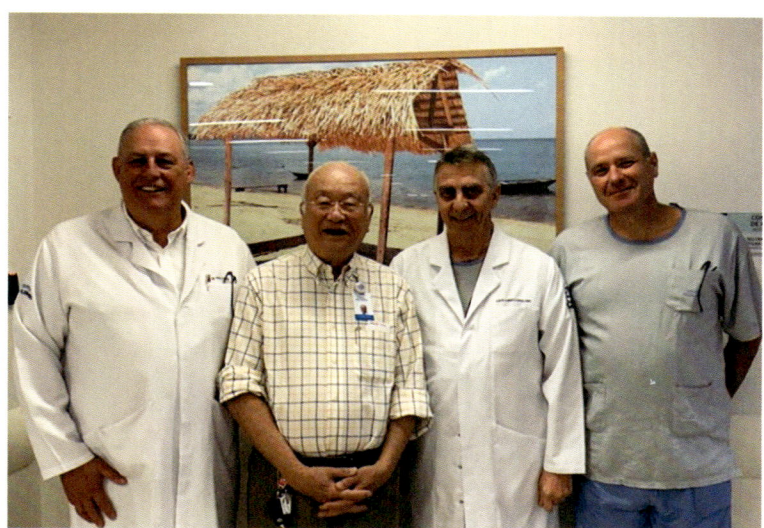

Da esquerda para direita: Paulo Corrêa, Kiyoshi Hashiba, Carlos Alberto Cappellanes e Marcelo Averbach.

PREFÁCIO DA 1ª EDIÇÃO

É com grande satisfação e responsabilidade que assumo a tarefa de prefaciar este livro, obra que antevejo como um grande sucesso editorial. Reunir em uma edição os ingredientes que despertam o interesse do leitor é fundamental para que a mesma alcance seu objetivo.

Comunidades médicas diversas, incluindo especialistas de áreas básicas, clínicas e cirúrgicas, se interessam pelas afecções colorretais. Com a evolução tecnológica, a colonoscopia, além de se tornar um recurso diagnóstico indispensável, passou a ser empregada em ações terapêuticas. O texto é equilibrado, atual e foi enriquecido com magníficas ilustrações iconográficas, conferindo ao livro praticidade e conteúdo. Os predicados reunidos na formatação dos diferentes capítulos tornam a obra essencial para os que se ocupam das doenças colorretais e para os que se dedicam à colonoscopia.

É uma honra prefaciar uma obra de tamanha expressão. Os autores, Marcelo Averbach e Paulo Corrêa, cirurgiões com reconhecida projeção nos meios acadêmicos e profissionais, detentores de larga experiência na utilização dos recursos oferecidos pela colonoscopia, lideram o quadro editorial, contemplado por uma gama de renomados especialistas.

Estes predicados conferem ao livro *Colonoscopia* um lugar de destaque no contexto da bibliografia relativa às doenças do aparelho digestivo.

Eugênio Ferreira
Professor Emérito da Faculdade de Medicina de Jundiaí
Professor-Associado do Departamento de Cirurgia da FMUSP
Membro Emérito do Colégio Brasileiro de Cirurgiões

PREFÁCIO DA 2ª EDIÇÃO

No ano de 2010, a Gastroenterologia brasileira, sobretudo a endoscopia coloproctológica, teve extraordinária e gratificante surpresa: uma nova, excelente e completa obra – *Colonoscopia*. Seu sucesso foi tamanho que, em menos de três anos, já será publicada a sua segunda edição, revisada e atualizada.

Ser convidado para prefaciá-la foi uma honra!

É uma satisfação ler este livro, que rivaliza com os melhores publicados no exterior. Ele é completo, desde o ensinamento do preparo e dos cuidados pré-exame, das técnicas para a sua realização, do diagnóstico das diferentes afecções coloproctológicas, às suas mais avançadas terapêuticas. É um marco para a endoscopia brasileira, apresentando farta documentação iconográfica e conteúdo de fácil leitura e altamente esclarecedor.

Porém, tão importante quanto o livro são os seus autores, Marcelo Averbach e Paulo Corrêa, os quais tenho o prazer de conhecer e admirar desde quando eram iniciantes na especialidade, e a honra de compartilhar suas amizades até hoje. Ambos têm caráter irretocável, grande experiência profissional, são destaques na especialidade, competentes endoscopistas, brilhantes como exemplo de trabalho, idealizadores altamente científicos e destaques no cenário da medicina brasileira.

É com orgulho que os tive, lá nos idos do ano de 2000, como competentes colaboradores no primeiro livro de Colonoscopia publicado em língua portuguesa pelo saudoso amigo Grecco e por mim.

Aproveitem esta nova edição, pois não consigo imaginar um colonoscopista, iniciante ou não, que possa prescindir dos mais modernos e recentes conhecimentos nele contidos.

O meu abraço fraterno e votos de que continuem a contribuir para o desenvolvimento da especialidade, dignificando a nossa literatura científica.

Parabéns a vocês e aos renomados especialistas que colaboraram com esta obra.

Flávio Antonio Quilici
Professor Titular de Cirurgia Digestiva e Gastroenterologia da PUC-Campinas
Ex-Presidente da Sociedade Brasileira de Coloproctologia
Ex-Presidente da Sociedade Brasileira de Endoscopia Digestiva
Presidente da Sociedade de Gastroenterologia de São Paulo

PREFÁCIO DA 3ª EDIÇÃO

O convite para prefaciar este livro nos honrou muito e o aceitamos de imediato.

Todos conhecem a história do Marcelo e do Paulo, desde as quadras de esporte, ainda muito jovens, do reencontro na faculdade de Medicina, do rúgbi e da chegada deles ao Hospital Sírio-Libanês. Este convívio tão intenso e durante tanto tempo os fez, já na edição anterior deste livro, declararem serem vistos como uma dupla, não mais como indivíduos separados. E é deste jeito que os enxergamos.

É, para nós, muito agradável a convivência com ambos em nosso ambiente de trabalho. Cada um com suas características particulares de personalidade, mas ambos com rigor profissional e científico excepcionais. É muito bom vê-los chegando para compartilhar mais um dia de trabalho conosco.

Marcelo e Paulo apresentam este livro em um momento em que as informações são obtidas com velocidade interplanetária, principalmente por meio das redes sociais, território esse muitas vezes também utilizado para se obter conhecimento médico. Sabemos que a liberdade proporcionada por essa plataforma leva, muitas vezes, a obter informações incorretas, ligadas a interesses de grupos, empresas e outros setores ligados ou não à profissão médica.

A apresentação de mais uma edição deste livro com abrangente conteúdo teórico-prático da colonoscopia e coloproctologia onde, além dos autores, autoridades da especialidade apresentam seu conhecimento e experiência, é um presente que tem como conteúdo uma massa de informações do mais elevado teor científico e absolutamente atualizada. É um livro para se ter junto a nossa cabeceira, junto a nossa mão e em nosso ambiente de trabalho, funcionando como um manual para obtenção de informações do mais alto nível técnico científico.

Parabéns Marcelo e Paulo. Temos certeza de que os objetivos de vocês foram plenamente obtidos.

Carlos Alberto Cappellanes
Kiyoshi Hashiba

COLABORADORES

ALANNA ALEXANDRE SILVA DE AZEVEDO
Médica do Serviço de Endoscopia do Hospital Sírio-Libanês
Residência em Gastroenterologia pela Universidade de São Paulo (USP)
Residência em Endoscopia pelo Hospital Sírio-Libanês

ANA CLAUDIA QUINONEIRO
Enfermeira
Gerente Técnico Assistencial da Sociedade Beneficente de Senhoras do Hospital Sírio-Libanês – São Paulo, SP

ANA LUIZA WERNECK DA SILVA
Médica Assistente do Serviço de Endoscopia do Hospital Universitário da Universidade de São Paulo (USP)
Médica Assistente do Centro de Diagnóstico em Gastroenterologia do Hospital das Clínicas da Faculdade de Medicina da USP (HCFMUSP)
Doutora em Ciências em Gastroenterologia pela FMUSP

ANGELO PAULO FERRARI
Livre-Docente da Disciplina de Gastroenterologia Universidade Federal de São Paulo (Unifesp)
Médico-Endoscopista do Hospital Israelita Albert Einstein

BEATRIZ MONICA SUGAI
Médica da Endoscopia do Grupo Fleury
Doutora em Cirurgia pela Faculdade de Medicina da Universidade de São Paulo (USP)

BENEDITO MAURO ROSSI
Especialista em Cirurgia Oncológica
Professor Livre-Docente em Oncologia, Faculdade de Medicina da Universidade de São Paulo (FMUSP)
Presidente do Latin America – Grupo de Estudios de Tumores Hereditários – LA-GETH
TCBC, FACS, FSSO, FESSO, FICS

BERNARDO GARICOCHEA
Oncologista e Hematologista
Mestre e Doutor pela Universidade de São Paulo (USP)
Pós-Doutor em Biologia Molecular pela Royal Postgraduate Medical School – Londres, UK
Pós-Doutor em Genética Humana pelo Memorial Sloan Kettering Cancer Center – Nova York, USA
Ex-Diretor do Serviço de Oncologia da Pontifícia Universidade Católica do Rio Grande do Sul (PUCRS)
Ex-Diretor do Serviço de Aconselhamento Genético do Hospital Sírio Libanês, SP
Coordenador da Unidade de Genética e Câncer do Grupo Oncoclínicas
Membro do Comitê de Genômica da Sociedade Brasileira de Oncologia Clínica

BRENO BANDEIRA DE MELLO
Médico-Endoscopista do Hospital Sírio-Libanês
Médico-Endoscopista do Hospital Alemão Oswaldo Cruz, SP
Membro Titular da Sociedade Brasileira de Endoscopia Digestiva (SOBED)

BRUNO DA COSTA MARTINS
Médico do Serviço de Endoscopia do Instituto do Câncer do Estado de São Paulo (ICESP)
Médico do Serviço de Endoscopia do Hospital Alemão Oswaldo Cruz, SP
Doutor em Ciências da Gastroenterologia pela Faculdade de Medicina da Universidade de São Paulo (FMUSP)

CARMEN LIANE NEUBARTH ESTIVALLET
Patologista Assistente do Laboratório Genoa/Encodexa, SP

CELSO AUGUSTO MILANI CARDOSO FILHO
Cirurgião e Coloproctologista do Hospital Sírio-Libanês
Titular do Núcleo de Endoscopia do A. C. Camargo Cancer Center
Titular do Colégio Brasileiro de Cirurgiões (CBC), da Sociedade Brasileira de Coloproctologia (SBCP), e do Colégio Brasileiro de Cirurgia Digestiva (CBCD)
Membro da Sociedade Brasileira de Endoscopia Digestiva (SOBED)

CYNTHIA MARIA RIBEIRO DE MORAES
Mestre em Gastroenterologia pela Universidade Federal do Rio de Janeiro (UFRJ)

EDIVALDO FRAGA MOREIRA
Diretor da Unidade Avançada de Endoscopia Digestiva do Serviço de Endoscopia Digestiva do Hospital Felício Rocho – Belo Horizonte, MG
Membro Titular da Sociedade Brasileira de Endoscopia Digestiva (SOBED)
Presidente da Comissão de Diretrizes e Protocolos SOBED – Gestão: 2007-2008/2009-2010
Presidente da Comissão de Avaliação de Centros de Ensino e Treinamento da SOBED – Gestão: 2011-2012

ELOÁ MARUSSI MORSOLETTO MACHADO
Médica Responsável pela Endoscopia Pediátrica no Hospital de Clínicas da Universidade Federal do Paraná (UFPR) (1995 a 2012)
Secretária Geral do Grupo de Estudos de Doença Inflamatória Intestinal do Brasil (GEDIIB)
Chefe do Serviço de Endoscopia Digestiva do Hospital São Vicente – Curitiba, PR

ESDRAS CAMARGO A. ZANONI
Doutor pela Faculdade de Medicina da Universidade de São Paulo (FMUSP)
Membro Titular da Sociedade Brasileira de Coloproctologia (SBCP)
Membro Internacional da American Society For Gastrointestinal Endoscopy (ASGE)
Colonoscopista da Clínica Lucano – Curitiba, PR

FABIANO DE ALMEIDA CORREA
Responsável Técnico do Dalmed Hashiba, SP

FÁBIO DE OLIVEIRA FERREIRA
Especialista em Cirurgia Oncológica pelo Hospital A.C. Camargo da Fundação Antônio Prudente
Professor Livre-Docente do Departamento de Cirurgia da Faculdade de Medicina da Universidade de São Paulo (USP)
Médico Assistente do Grupo de Cirurgia Oncológica do Instituto do Câncer do Estado de São Paulo (ICESP)
TCBC, SSO

FELIPE ALVES RETES
Mestre em Medicina pela Faculdade de Medicina da Universidade de São Paulo (FMUSP)
Membro Titular da Sociedade Brasileira de Endoscopia Digestiva (SOBED)
Assistente do Serviço de Endoscopia Digestiva do Hospital Felício Rocho e do Instituto Alfa de Gastroenteoreologia do Hospital das Clínicas da Universidade Federal de Minas Gerais (UFMG) – Belo Horizonte, MG

COLABORADORES

FERNANDA PRATA MARTINS
Doutora em Gastroenterologia pela Escola Paulista de Medicina da Universidade Federal de São Paulo (EPM-Unifesp)
Pós-Doutorado na Harvard Medical School/Brigham and Women's Hospital
Médica do Serviço de Endoscopia da Unidade Itaim do Hospital Sírio-Libanês
Médica do Serviço de Endoscopia do Hospital Israelita Albert Einstein

FERNANDO LANDER MOTA
Membro Titular da Sociedade Brasileira de Endoscopia Digestiva (SOBED)
Médico-Endoscopista do Hospital Sírio-Libanês – São Paulo, SP
Médico-Endoscopista do Hospital Santa Catarina – São Paulo, SP

GIULIANA CAMPOS ROSSINI
Médica-Estagiária do Serviço de Endoscopia da Irmandade da Santa Casa de São Paulo

GIULIO ROSSINI
Médico-Colonoscopista do Hospital Sírio-Libanês, do Hospital Alemão Oswaldo Cruz e do Centro de Diagnóstico em Gastroenterologia – HC – Faculdade de Medicina da Universidade de São Paulo (FMUSP)

GUILHERME CUTAIT DE CASTRO COTTI
Médico-Assistente do Instituto do Câncer do Estado de São Paulo (ICESP) – Departamento de Gastroenterologia da Faculdade de Medicina da Universidade de São Paulo (FMUSP)
Membro do Ambulatório de Câncer Hereditário do ICESP

GUSTAVO ANDRADE DE PAULO
Doutor e Pós-Doutor em Gastroenterologia pela Escola Paulista de Medicina da Universidade Federal de São Paulo (EPM-Unifesp)
Gerente Médico do Centro de Endoscopia do Hospital Albert Einstein
Médico do Serviço de Endoscopia do Instituto do Câncer do Estado de São Paulo (ICESP)

HORUS ANTONY BRASIL
Doutor em Clínica Cirúrgica pela Faculdade de Medicina da Universidade de São Paulo-FMUSP
Membro Titular do Colégio Brasileiro de Cirurgiões (TCBC)
Membro Titular da Sociedade Brasileira de Endoscopia Digestiva (SOBED)

IGOR BRAGA RIBEIRO
Médico-Colaborador do Serviço de Endoscopia do Hospital das Clínicas da Faculdade de Medicina da Universidade de São Paulo (HCFMUSP)
Residência Médica em Endoscopia Digestiva pelo HCFMUSP
Doutorando em Ciências da Gastroenterologia pela FMUSP

JARBAS FARACO
Doutor pela Faculdade de Medicina da Universidade de São Paulo (FMUSP)
Médico do Serviço de Endoscopia Digestiva do Hospital Sírio-Libanês
Médico do Serviço de Endoscopia Digestiva do Hospital Alemão Oswaldo Cruz

JOÃO VALVERDE FILHO
Título Superior em Anestesiologia pela Sociedade Brasileira de Anestesiologia (SBA)
Título de Especialização em Dor pela SBA e Associação Médica Brasileira (AMB)
Anestesiologista dos Serviços Médicos de Anestesiologia (SMA) do Hospital Sírio-Libanês
Coordenador do Núcleo de Dor do Hospital Sírio-Libanês
Coordenador do Curso de Especialização em Dor do Hospital Sírio-Libanês (HSL/IEP)

JOSÉ LUIZ ALVIM BORGES
Doutor em Clínica Cirúrgica pela Faculdade de Medicina da Universidade de São Paulo (FMUSP)
Membro Titular da Sociedade Brasileira de Coloproctologia (SBCP)

JOSÉ LUIZ PACCOS
Titular da Sociedade Brasileira de Endoscopia Digestiva (SOBED)
Titular da Sociedade Brasileira de Coloproctologia (SBCP)
Coloproctologista e Colonoscopista do Hospital Sírio-Libanês, SP

JULIANA DE SÁ MORAES
Membro Titular da Federação Brasileira de Gastroenterologia (FBG)
Membro Titular da Sociedade Brasileira de Endoscopia Digestiva (SOBED)
Professora da Faculdade de Medicina de Barbacena
Gastroenterologista e Endoscopista da Clínica Gastroclínica Barbacena, MG

KÁTIA RAMOS MOREIRA LEITE
Diretora Científica do Laboratório Genoa/Encodexa, São Paulo
Patologista Assistente do Laboratório Patologia do Hospital Sírio-Libanês
Professora Associada da Disciplina de Uropatologia da Faculdade de Medicina da Universidade de São Paulo (FMUSP)
Chefe do Laboratório de Investigação Médica (LIM 55) da FMUSP
Presidente da Sociedade Brasileira de Patologia (SBP)

LEONARDO SAGUIA
Médico-Estagiário do Serviço de Endoscopia da Irmandade da Santa Casa de São Paulo

LETÍCIA ARRUDA MENDES CRUZ LICCAZALI
Membro Titular da Sociedade Brasileira de Endoscopia Digestiva (SOBED)
Endoscopista Assistente da Santa Casa de Belo Horizonte, MG
Endoscopista da Clínica Climed Nova Lima, MG

LUANA VILARINHO BORGES
Médica Assistente da Seção de Endoscopia do Instituto de Infectologia Emílio Ribas, SP
Médica Assistente do Centro de Diagnóstico em Gastroenterologia do Hospital das Clínicas da Faculdade de Medicina da Universidade de São Paulo (HCFMUSP)
Mestre em Ciências em Gastroenterologia pela FMUSP

LUCIO GIOVANNI BATTISTA ROSSINI
Doutor e Mestre em Cirurgia pela Faculdade de Ciências Médicas da Santa Casa de São Paulo
Gestor do Serviço de Endoscopia do Hospital Sírio-Libanês, SP
Coordenador do Centro Franco-Brasileiro de Ecoendoscopia (CFBEUS) da Santa Casa de São Paulo

LUIS AKIO HASHIBA
Diretor do Dalmed Hashiba, SP

LUÍS MASÚO MARUTA
Chefe do Serviço de Endoscopia do Hospital Universitário da Universidade de São Paulo (USP)
Chefe do Serviço de Endoscopia do Hospital Santa Cruz, SP

LUIZ HERALDO A. CÂMARA LOPES
CEO do Laboratório Genoa/Encodexa, SP
Certificado pelo The American Board of Pathology

LUIZ RONALDO ALBERTI
Professor Adjunto da Faculdade de Medicina da Universidade de Federal de Minas Gerais (UFMG)
Mestre e Doutor em Medicina pela UFMG
Assistente do Serviço de Endoscopia Digestiva do Hospital Felício Rocho – Belo Horizonte, MG
Membro Titular da Sociedade Brasileira de Endoscopia Digestiva (SOBED) e da Federação Brasileira de Gastroenterologia (FBG)

MARC GIOVANINNI
Chefe da Unidade de Endoscopia do Hospital Paoli-Calmettes – Marselha, França
Coordenador Internacional do Centro Franco-Brasileiro de Ecoendoscopia (CFBEUS) da Santa Casa de São Paulo

MARCIO MATSUMOTO
Anestesista do SMA (São Paulo Serviços Médicos de Anestesia) Hospital Alemão Oswaldo Cruz, Samaritano e Sirio-Libanês
Título Superior de Anestesia TSA/SBA
Área de Atuação em Dor/AMB
Mestre em Anestesiologia e Dor pela USP (Universidade de São Paulo)
Doutor em Ciências da Saúde pelo Instituto de Ensino e Pesquisa do Hospital Sirio-Libanês
Responsável pela Residência em Anestesiologia do Hospital Alemão Oswaldo Cruz
Corresponsável pela Residência em Anestesiologia do Hospital Sírio-Libanês
Membro da Diretoria da Sociedade de Anestesiologia do Estado de São Paulo (SAESP) – Biênios: 2016-2017/2018-2019/2020-2021
Presidente do Comitê de Anestesia Locorregional da Sociedade Brasileira de Anestesiologia (SBA)

MARIA CRISTINA SARTOR
Professora Doutora do Departamento de Cirurgia do Hospital de Clínicas da Universidade Federal do Paraná (HC-UFPR)
Membro Titular e Ex-Presidente da Sociedade Brasileira de Coloproctologia (SBCP)
Membro Titular da Sociedade Brasileira de Endoscopia Digestiva (SOBED)

MARILIA BONIFÁCIO BARANAUSKAS
Médica-Anestesiologista do Serviços Médicos de Anestesia (SMA)
Coordenadora da Anestesia no Serviço de Endoscopia do Hospital Sírio-Libanês

MARIO DE JESUS LEMOS SOBRAL
Diretor do Dalmed Hashiba, SP

MARIS CÉLIA BATISTA DE SOUZA
Enfermeira Coordenadora do Departamento de Endoscopia do Hospital Israelita Albert Einstein

MAURICIO PAULIN SORBELLO
Cirurgião e Colonoscopista do Hospital Sírio-Libanês, SP
Médico-Colaborador da Disciplina de Coloproctologia da Faculdade de Medicina da Universidade de São Paulo (FMUSP)
Cirurgião do Instituto do Câncer do Hospital das Clínicas FMUSP (ICESP-HCFMUSP)
Titular do Colégio Brasileiro de Cirurgia Digestiva (CBCD)
Titular da Sociedade Brasileira de Endoscopia Digestiva (SOBED)
Titular da Sociedade Brasileira de Coloproctologia (SBCP)

MONICA LUCIA CAMPOS CONTINI
Enfermeira Assistencial do Departamento de Endoscopia do Hospital Israelita Albert Einstein

NELSON MIYAJIMA
Médico Assistente do Serviço de Endoscopia Gastrointestinal do Hospital das Clínicas da Faculdade de Medicina da Universidade de São Paulo (HCFMUSP)

OSWALDO WILIAM MARQUES JR.
Titular da Sociedade Brasileira de Cirurgia Digestiva (SOBED)
Titular da Sociedade Brasileira de Coloproctologia (SBCP)
Mestre em Ciências pela Fundação Antônio Prudente do Hospital A. C. Camargo Cancer Center

PATRÍCIA COELHO FRAGA MOREIRA
Assistente do Serviço de Endoscopia Digestiva do Hospital Felício Rocho – Belo Horizonte, MG
Assistente do Serviço de Endoscopia Digestiva Hospital da Unimed Betim
Membro Titular da Sociedade Brasileira de Endoscopia Digestiva (SOBED)

PAULO FERNANDO SOUTO BITTENCOURT
Mestre e Doutor em Medicina pela Universidade Federal de Minas Gerais (UFMG)
Coordenador do Serviço de Endoscopia do Hospital Infantil João Paulo II da Fundação Hospitalar do Estado de Minas Gerais (FHEMIG)
Endoscopista do Instituto Alfa de Gastroenteoreologia do Hospital das Clínicas da UFMG
Endoscopista do Hospital Felício Rocho – Belo Horizonte, MG
Membro Titular da Sociedade Brasileira de Endoscopia Digestiva (SOBED)

PAULO ROBERTO ALVES DE PINHO
Doutor em Gastroenterologia pela Universidade de São Paulo (USP)
Professor-Associado de Gastroenterologia da Universidade do Estado do Rio de Janeiro (UERJ)

PEDRO AVERBACH
Médico-Residente do Hospital das Clínicas da Faculdade de Medicina da Universidade de São Paulo (FMUSP)

PEDRO POPOUTCHI
Doutor em Ciências da Saúde pelo Instituto de Ensino e Pesquisa do Hospital Sírio-Libanês
Titular da Sociedade Brasileira de Coloproctologia (SBCP)
ACBC e ASOBED
Cirurgião e Colonoscopista do Hospital Sírio-Libanês e do Hospital Alemão Oswaldo Cruz – São Paulo, SP

RAFAEL PANDINI
Fellow de Coloproctologia do Hospital das Clínicas da Faculdade de Medicina da Universidade de São Paulo (FMUSP)

RAQUEL CRISTINA LINS MOTA
Médica-Residente do Serviço de Endoscopia Gastrointestinal do Hospital das Clínicas da Faculdade de Medicina da Universidade de São Paulo (FMUSP)

RENATO TAKAYUKI HASSEGAWA
Médico Assistente do Hospital Universitário da Universidade de São Paulo (USP)
Endoscopista do Hospital Santa Cruz – São Paulo, SP

RICHARD CALANCA
Médico Assistente e Responsável Técnico pela Seção de Endoscopia do Instituto de Infectologia Emílio Ribas
Especialista em Endoscopia Digestiva pela Sociedade Brasileira de Endoscopia Digestiva (SOBED)

RICARDO CASTEJON NASCIMENTO
Endoscopista do Hospital Madre Teresa – Belo Horizonte, MG
Titular da Sociedade Brasileira de Endoscopia Digestiva (SOBED)

ROBERTA CAMBRAIA CUNHA FERREIRA
Médica Assistente do Serviço de Endoscopia e do Serviço de Gastroenterologia do Hospital do Servidor Público Estadual de São Paulo, SP
Especialista em Endoscopia Digestiva pela Sociedade Brasileira de Endoscopia Digestiva (SOBED)

ROBERTO MOTTA PEREIRA
Coordenador Médico do Serviço de Endoscopia Digestiva do Hospital Madre Teresa – Belo Horizonte, MG
Membro Titular da Sociedade Brasileira de Endoscopia Digestiva (SOBED)

RODRIGO CORSATO SCOMPARIN
Médico do Serviço de Endoscopia da Santa Casa de Misericórdia de Campo Mourão, PB
Especialização em Endoscopia pela Universidade Estadual Paulista (Unesp)
Especialização em Endoscopia Gastrointestinal Oncológica pelo Instituto do Câncer do Estado de São Paulo
Doutorando em Bases Gerais da Cirurgia pela Faculdade de Medicina de Botucatu da Unesp

RODRIGO DE REZENDE ZAGO
Título de Especialista pela Sociedade Brasileira de Endoscopia Digestiva (SOBED)
Residência em Gastroenterologia pela Universidade de São Paulo (USP)
Mestrado em Ciência da Saúde pelo Instituto de Ensino e Pesquisa do Hospital Sírio-Libanês

SARAH RODRIGUES PILON FARIA
Residência em Gastroenterologia pela Universidade Federal de São Paulo (Unifesp)
Residência em Endoscopia pelo Hospital Sírio-Libanês
Mestrado pela Unifesp

THIAGO DIEB RISTUM VIEIRA
Doutor em Radiologia pela Faculdade de Medicina da Universidade de São Paulo (FMUSP)
Médico-Radiologista do Centro de Diagnóstico por Imagem do Hospital Sírio-Libanês
Médico Assistente do Instituto de Radiologia do Hospital das Clínicas da FMUSP

VICENTE BOHRER BRENTANO
Especialista em Radiologia em Medicina Interna pelo Hospital Sírio Libanês – São Paulo, SP
Radiologista na Área de Medicina Interna do Instituto do Câncer do Estado de São Paulo (ICESP) e do Hospital São Camilo

VINICIUS PFUETZENREITE
Especialização em Cirurgia Geral pela Associação Médica Brasileira (AMB)
Especialização em Endoscopia Digestiva pela AMB
Especialização em Endoscopia Digestiva pela Sociedade Brasileira de Endoscopia Digestiva (SOBED)
Médico-Colonoscopista do Hospital Alemão Oswaldo Cruz – São Paulo, SP
Médico-Colonoscopista do Hospital Sírio-Libanês – Unidade Bela Vista, SP
Médico-Colonoscopista do Hospital Sírio-Libanês – Unidade Itaim, SP
Mestre em Ciências da Saúde pelo Instituto de Ensino e Pesquisa (IEP) do Hospital Sírio-Libanês

WALTON ALBUQUERQUE
Doutor em Medicina pela Universidade Federal de Minas Gerais (UFMG)
Membro Titular da Sociedade Brasileira de Endoscopia Digestiva (SOBED)

SUMÁRIO

MENU DE VÍDEOS xxiii

1 HISTÓRIA DA COLONOSCOPIA 1
Marcelo Averbach ■ Paulo Corrêa

2 ORGANIZAÇÃO DO SERVIÇO DE COLONOSCOPIA 3
Maris Célia Batista de Souza ■ Monica Lucia Campos Contini
Angelo Paulo Ferrari

3 ENSINO E TREINAMENTO EM COLONOSCOPIA 7
Gustavo Andrade de Paulo

4 LIMPEZA, DESINFECÇÃO E MANUTENÇÃO
DOS EQUIPAMENTOS E ACESSÓRIOS DE ENDOSCOPIA 15
Ana Claudia Quinoneiro

5 COLONOSCÓPIO 25
Luis Akio Hashiba ■ Mario de Jesus Lemos Sobral
Fabiano de Almeida Correa

6 AQUISIÇÃO E PROCESSAMENTO
DAS IMAGENS ENDOSCÓPICAS 31
Horus Antony Brasil

7 INDICADORES DE QUALIDADE EM COLONOSCOPIA 41
Marcelo Averbach ■ Alanna Alexandre Silva de Azevedo
Rodrigo de Rezende Zago ■ Pedro Popoutchi

8 INDICAÇÕES E CONTRAINDICAÇÕES 49
Paulo Corrêa ■ Marcelo Averbach

9 PREPARO DO PACIENTE PARA A COLONOSCOPIA 53
Paulo Corrêa ■ Marcelo Averbach

10 ANESTESIA, SEDAÇÃO E ANALGESIA 67
João Valverde Filho ■ Marcio Matsumoto ■ Marilia Bonifácio Baranauskas

11 ANATOMIA ENDOSCÓPICA E TÉCNICA
DO EXAME DE COLONOSCOPIA 73
Walton Albuquerque ■ Ricardo Castejon Nascimento ■ Juliana de Sá Moraes
Letícia Arruda Mendes Cruz Liccazali ■ Roberto Motta Pereira

12 COLONOSCOPIA E AFECÇÕES PROCTOLÓGICAS 85
Marcelo Averbach ■ Oswaldo Wiliam Marques Jr.
Fernando Lander Mota ■ Pedro Averbach

13 COLONOSCOPIA PEDIÁTRICA 95
Eloá Marussi Morsoletto Machado

14 UTILIZAÇÃO DE CORANTES 113
Beatriz Monica Sugai

15 MAGNIFICAÇÃO DE IMAGEM 119
Esdras Camargo A. Zanoni

16 NOVAS TECNOLOGIAS NA PRÁTICA DA COLONOSCOPIA 135
Renato Takayuki Hassegawa

17 ENDOMICROSCOPIA CONFOCAL 139
Lucio Giovanni Battista Rossini ■ José Luiz Paccos

18 ECOENDOSCOPIA COLORRETAL
DIAGNÓSTICA E INTERVENCIONISTA 145
Lucio Giovanni Battista Rossini ■ Marc Giovaninni

19 COLONOGRAFIA POR TOMOGRAFIA 157
Vicente Bohrer Brentano ■ Thiago Dieb Ristum Vieira

20 CÁPSULA DE CÓLON 165
Lucio Giovanni Battista Rossini ■ Fernanda Prata Martins

21 PÓLIPOS COLORRETAIS 175
Celso Augusto Milani Cardoso Filho ■ Paulo Corrêa

22 TÉCNICAS DE POLIPECTOMIA ENDOSCÓPICA 183
Pedro Popoutchi ■ Marcelo Averbach

23 LESÕES NÃO POLIPOIDES DO CÓLON 197
Luís Masúo Maruta ■ Marcelo Averbach

24 LESÕES SERRILHADAS 209
Pedro Popoutchi

25 MUCOSECTOMIA: TÉCNICAS E RESULTADOS 219
Mauricio Paulin Sorbello ■ Paulo Corrêa ■ José Luiz Paccos

26 ESD: TÉCNICAS E RESULTADOS 239
Raquel Cristina Lins Mota ■ Nelson Miyajima

27 CÂNCER COLORRETAL: RASTREAMENTO E VIGILÂNCIA 253
José Luiz Alvim Borges ■ Marcelo Averbach

28 POLIPOSES/SÍNDROMES FAMILIARES 261
Guilherme Cutaid Castro Cotti ■ Bernardo Garicochea ■ Rafael Pandini

29 CÂNCER COLORRETAL 269
Fábio de Oliveira Ferreira ■ Benedito Mauro Rossi

30 LESÕES SUBEPITEIAIS DO CÓLON E RETO 277
Paulo Corrêa ■ Jarbas Faraco

31 DOENÇAS INFLAMATÓRIAS INTESTINAIS 285
Maria Cristina Sartor

32 COLITE ISQUÊMICA 309
Luís Masúo Maruta

33 LESÕES VASCULARES DO CÓLON 319
Giulio Rossini ■ Vinicius Pfuetzenreiter ■ Breno Bandeira de Mello

34 PROCTOPATIA ACTÍNICA 325
Giulio Rossini ■ Vinicius Pfuetzenreiter
Marcelo Averbach ■ Paulo Corrêa

35 DOENÇA DIVERTICULAR DO CÓLON 329
Edivaldo Fraga Moreira ■ Paulo Fernando Souto Bittencourt
Patrícia Coelho Fraga Moreira ■ Luiz Ronaldo Alberti ■ Felipe Alves Retes

36 DOENÇAS INFECTOPARASITÁRIAS 339
Ana Luiza Werneck da Silva ■ Luana Vilarinho Borges
Roberta Cambraia Cunha Ferreira ■ Richard Calanca

37 ENDOMETRIOSE INTESTINAL 345
Lucio Giovanni Battista Rossini
Leonardo Saguia ■ Giuliana Campos Rossini

38 AVALIAÇÃO ENDOSCÓPICA DO ÍLEO TERMINAL 355
Marcelo Averbach ■ Paulo Corrêa

39 PATOLOGIA CIRÚRGICA E MOLECULAR NA COLONOSCOPIA .. 361
Luiz Heraldo A. Câmara Lopes ■ Carmen Liane Neubarth Estivallet
Kátia Ramos Moreira Leite

40 HEMORRAGIA DIGESTIVA BAIXA 371
Paulo Corrêa ■ Marcelo Averbach

41 PSEUDO-OBSTRUÇÃO AGUDA DO CÓLON 381
José Luiz Paccos ▪ *Paulo Corrêa*

42 VÓLVULO 389
José Luiz Paccos ▪ *Paulo Corrêa*

43 DILATAÇÕES DE ESTENOSES COLORRETAIS 395
Giulio Rossini ▪ *Alanna Alexandre Silva de Azevedo*
Sarah Rodrigues Pilon Faria

44 EMPREGO DE PRÓTESES NO CÓLON E NO RETO 401
Bruno da Costa Martins ▪ *Rodrigo Corsato Scomparin* ▪ *Igor Braga Ribeiro*

45 TRATAMENTO ENDOSCÓPICO DAS FÍSTULAS COLORRETAIS .. 409
Pedro Popoutchi ▪ *Marcelo Averbach* ▪ *Celso Augusto Milani Cardoso Filho*

46 COLONOSCOPIA TRANSOPERATÓRIA 415
Oswaldo Wiliam Marques Jr. ▪ *Pedro Popoutchi*

47 COMPLICAÇÃO EM COLONOSCOPIA 421
Paulo Roberto Alves de Pinho ▪ *Cynthia Maria Ribeiro de Moraes*

ÍNDICE REMISSIVO 435

MENU DE VÍDEOS

Vídeo	QR Code	Vídeo URL
Vídeo 01 Técnica – Introdução *Vinicius Pfuenzenreiter*		https://www.thieme.de/de/q.htm?p=opn/cs/19/5/9430700-e6430e82
Vídeo 02 Colite Pseudomembranosa *José Luiz Paccos*		https://www.thieme.de/de/q.htm?p=opn/cs/20/1/11017473-ef308fc0
Vídeo 03 Colite Pseudomembranosa *Marcelo Averbach*		https://www.thieme.de/de/q.htm?p=opn/cs/20/1/11017474-f0d8f6af
Vídeo 04 Proctite Ulcerativa *Marcelo Averbach*		https://www.thieme.de/de/q.htm?p=opn/cs/20/1/11017475-d04bd88b
Vídeo 05 Retocolite Ulcerativa Distal *Marcelo Averbach*		https://www.thieme.de/de/q.htm?p=opn/cs/20/1/11017476-ff5e7162
Vídeo 06 RCUI – Pancolite *José Luiz Paccos*		https://www.thieme.de/de/q.htm?p=opn/cs/20/1/11017477-db795295
Vídeo 07 Crohn de Ceco *Marcelo Averbach*		https://www.thieme.de/de/q.htm?p=opn/cs/20/1/11017478-f82aa1ab
Vídeo 08 Moléstia Diverticular do Cólon *Marcelo Averbach*		https://www.thieme.de/de/q.htm?p=opn/cs/20/1/11017479-83bc2f06
Vídeo 09 Lipomas Colorretais *Marcelo Averbach*		https://www.thieme.de/de/q.htm?p=opn/cs/20/1/11017480-fa98a12a

MENU DE VÍDEOS

Vídeo	QR Code	Vídeo URL
Vídeo 32 Lesão Plana de Crescimento Lateral do Transverso – *Underwater* *José Luiz Paccos*		https://www.thieme.de/de/q.htm?p=opn/cs/20/1/11017503-2d06ecf5
Vídeo 33 Ressecção de Neoplasia Neuroendócrina do Íleo Terminal por Mucosectomia *Underwater* – U-EMR *Fernando Marson*		https://www.thieme.de/de/q.htm?p=opn/cs/20/1/11017434-225b507c
Vídeo 34 Neoplasia do Cólon Ascendente – Tatuagem *Marcelo Averbach*		https://www.thieme.de/de/q.htm?p=opn/cs/20/1/11017435-59818e5b
Vídeo 35 Tumor de Sigmoide – Técnica de Tatuagem *Marcelo Averbach / Pedro Popoutchi*		https://www.thieme.de/de/q.htm?p=opn/cs/20/1/11017436-98a297e0
Vídeo 36 Dissecção Endoscópica da Submucosa I *Breno Bandeira de Mello*		https://www.thieme.de/de/q.htm?p=opn/cs/20/1/11017437-fad28838
Vídeo 37 Dissecção Endoscópica da Submucosa II *Breno Bandeira de Mello*		https://www.thieme.de/de/q.htm?p=opn/cs/20/1/11017438-c379a270
Vídeo 38 Dissecção Endoscópica da Submucosa III *Paulo Corrêa*		https://www.thieme.de/de/q.htm?p=opn/cs/20/1/11017439-a11e125c
Vídeo 39 HDB – Moléstia Diverticular do Cólon – Injeção de Adrenalina *José Luiz Paccos*		https://www.thieme.de/de/q.htm?p=opn/cs/20/1/11017440-cd2b30e8
Vídeo 40 HDB – Moléstia Diverticular do Cólon – Hemoclipe *José Luiz Paccos*		https://www.thieme.de/de/q.htm?p=opn/cs/20/1/11017461-b621db9e
Vídeo 41 HDB – Varizes Retais com Sangramento Ativo *José Luiz Paccos*		https://www.thieme.de/de/q.htm?p=opn/cs/20/1/11017462-a6931b06
Vídeo 42 HDB – Divertículo Sangrando *Vinicius Pfuenzenreiter*		https://www.thieme.de/de/q.htm?p=opn/cs/20/1/11017463-40d021ff

Vídeo	QR Code	Vídeo URL
Vídeo 43 HDB – Úlcera Actínica – *Hemospray* *José Luiz Paccos*		https://www.thieme.de/de/q.htm?p=opn/cs/20/1/11017464-38d73e89
Vídeo 44 Tratamento da Retite Actínica com APC *Marcelo Averbach*		https://www.thieme.de/de/q.htm?p=opn/cs/20/1/11017465-ef491143
Vídeo 45 HDB – Lesão de Dieulafoy no Cólon *José Luiz Paccos*		https://www.thieme.de/de/q.htm?p=opn/cs/20/1/11017466-2dc0802c
Vídeo 46 Ligadura Elástica Endoscópica de Hemorroidas *Marcelo Averbach*		https://www.thieme.de/de/q.htm?p=opn/cs/20/1/11017467-2d6b3ab1
Vídeo 47 Dilatação com Balão Hidrostático de Anastomose Colorretal *Marcelo Averbach*		https://www.thieme.de/de/q.htm?p=opn/cs/20/1/11017468-07461335
Vídeo 48 Dupla Prótese (*Stent instant*) *José Luiz Paccos*		https://www.thieme.de/de/q.htm?p=opn/cs/20/1/11017469-020266f0
Vídeo 49 Volvo de Cólon Sigmoide *Paulo Corrêa*		https://www.thieme.de/de/q.htm?p=opn/cs/20/1/11017470-b16123ee
Vídeo 50 Lesão Plana de Crescimento Lateral no Reto Distal *José Luiz Paccos*		https://www.thieme.de/de/q.htm?p=opn/cs/20/1/11017471-4c11ccd4

Colonoscopia

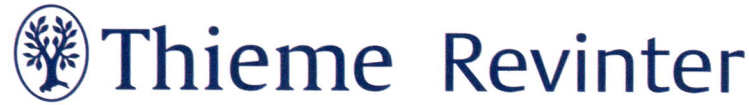

HISTÓRIA DA COLONOSCOPIA

Marcelo Averbach ▪ Paulo Corrêa

Apesar de o exame retal já ser realizado nos primórdios do século XVI a.C., o estudo do cólon, em toda a sua extensão, só foi possível com a introdução dos raios X e dos meios de contraste na prática médica.

Instrumentos para examinar o reto e o ânus existiam desde a antiguidade entre os egípcios e romanos. Nas ruinas de Pompeia e Herculano foram encontrados numerosos espéculos que em muito se assemelham aos equipamentos utilizados nos séculos XIX e XX.[1] As dificuldades de se examinar o cólon eram similares às encontradas para o trato digestório alto, pela dificuldade de iluminação com o emprego de luzes refletidas ou velas associadas ao trajeto não retilíneo da transição entre o reto e sigmoide.

O exame endoscópico do reto foi inicialmente tentado, por um aparelho provido de fonte de luz, desenvolvido por Désormeaux,[2] em 1865, que já era utilizado para o exame da bexiga. No entanto, as dimensões deste aparelho não permitiam o adequado exame do reto. Em 1881, van Buren adaptou a este um sistema de balão,[3] em uso no exame ginecológico, para realizar a distensão do reto.

Howard A. Kelly da Universidade John Hopkins,[4] em 1895, desenvolveu o primeiro retossigmoidoscópio longo, com 35 cm de comprimento, que utilizava um sistema de iluminação por meio de um espelho posicionado na cabeça do examinador que refletia a luz de uma lâmpada a óleo. Em 1899, Pennington ocluiu a extremidade deste espéculo tubular com vidro,[5] o que permitiu a insuflação do reto. Em 1903, James P Tuttle, de Nova York, aperfeiçoou este aparelho com a integração de um sistema de lâmpada elétrica acoplada à extremidade distal do tubo. No início do século passado, esta nova modalidade propedêutica ganhou espaço com o auxílio de uma publicação de Mummery,[6] em 1906.

Até o advento da endoscopia flexível, o exame do cólon era limitado àqueles segmentos que podiam ser atingidos pelos aparelhos rígidos, providos de iluminação em sua extremidade.

A endoscopia flexível do cólon só teve início após a introdução dos esofagogastroscópios semirrígidos e, em seguida, flexíveis, descritos em 1954 por Hopkins e Kapany.[7]

Em 1957, Matsunaga,[8] no Japão, descreveu a possibilidade de se examinar o cólon com uma gastrocâmara (um fibroscópio com uma pequena câmera na extremidade) que obtinha fotos internas e que eram reveladas após o exame.

Em 1965, Luciano Provenzale e Antonio Revignas, da Universidade de Cagliari, Itália, relataram a primeira colonoscopia completa realizada em humanos.

A evolução dos equipamentos foi possível com o desenvolvimento das fibras óticas, que tornaram possível a transmissão da luz de forma não retilínea. O emprego de tecnologia similar permitiu que a imagem do ponto iluminado fosse levada de volta ao observador.

Esta tecnologia foi primeiramente empregada nos gastroscópios, para o exame dos segmentos proximais do tubo digestivo, e rapidamente adaptada e incorporada também ao exame do cólon, onde, inicialmente, foi utilizada no exame do reto e segmentos distais do cólon. O exame do cólon tornou clara a necessidade de aparelhos mais longos e robustos e, desta forma, surgiram os primeiros colonoscópios.

No começo havia um descrédito quanto à aplicabilidade, segurança e conveniência deste novo método, achando-se que não traria informações adicionais a um bom enema opaco. No entanto, aos poucos demonstrou-se que a colonoscopia permitia a percepção de pequenas alterações do cólon, não detectáveis em um enema opaco realizado com boa técnica.

Em setembro de 1969, ficou demonstrada por William Wolf e Hiromi Shinya,[9] não somente a possibilidade de se examinar todo o cólon, como também de se remover pólipos por meio de colonoscópio, com o emprego de alças e eletrocautérios, tornando as polipectomias por colotomias obsoletas.

Mais tarde os fibroscópios foram substituídos por videoendoscópios, onde a imagem é transmitida eletronicamente, evitando os transtornos da imagem ruim transmitida por fibras ópticas danificadas e evitando-se o contato do olho do examinador com a ocular dos aparelhos, podendo este trabalhar de forma mais confortável, observando as imagens diretamente de monitores de alta resolução.

Estes avanços ocorreram a partir de 1983, quando a Welch Allyn introduziu um pequeno *chip*, conhecido como CDC (*charged couple device*), nos videoendoscópios.[10] Posteriormente outras empresas passaram a produzir, também, videoendoscópios que utilizavam esta mesma tecnologia. Suas principais vantagens são: possibilidade de documentação por meio de vídeos, impressão das imagens e também por servir como excelente forma de ensino.

Além disso, hoje em dia, as imagens digitalizadas trouxeram novas vantagens na documentação e no armazenamento dos exames e também mais facilidades ao ensino.

Sem dúvida, todo este avanço que a tecnologia proporcionou foi acompanhado pelo desenvolvimento de acessórios e na evolução da técnica do exame.

A alta definição de imagem, a magnificação e, mais recentemente, a cromoscopia eletrônica passaram também a fazer parte destas novas tecnologias.

Nesta última década, novos esforços têm sido realizados no sentido de melhorar ainda mais a imagem dos aparelhos, de forma a ampliar o campo de visão, evitando-se os pontos cegos, bem como melhorando a definição e ampliando a imagem. Estes tópicos serão mais bem abordados em capítulos próximos.

REFERÊNCIAS BIBLIOGRÁFICAS

1. Modlin IM. A brief history of endoscopy. Milano: Multimed; 2000.
2. Désormeaux AJ. De l'endoscope et de ses applications au diagnostic et au traitement dês affections de l'urèthe et de la vessie. Paris: Ballière; 1865.
3. van Buren WH. Lectures upon diseases of the rectum and surgery of the lower bowel. New York: Appleton; 1881.
4. Kelly HA. A new method of examination and treatment of diseases of the rectum and sigmoid flexure. Ann Surg 1895;21:468.
5. Pennington JR. Inflating colon specula. J Am Med Ass 1889;30:871.
6. Mummery PL. The sigmoidoscope. A clinical handbook on the examination of the rectum and pelvic cólon. London: Baillière, Tindall and Cox; 1906.
7. Hopkins HH, Kapany NG. A flexible fibrescope using static scanning. Nature 1954;173:39.
8. Matsunaga F, Tsushima H, Kuboto T. Photography of the colon. Gastroenterol Endosc 1959;1:50-62.
9. Wolff WI, Shinya H. Polipectomy via the fiberoptic colonoscope: removal of neoplasms beyond the reach of the sigmoidoscope. N Engl J Med 1973;288:329.
10. Schapiro M. Eletronic videoendoscopy: a comprehensive review of the newest technology and techniques. Practical Gastroenterol 1986;10:8.

ORGANIZAÇÃO DO SERVIÇO DE COLONOSCOPIA

CAPÍTULO 2

Maris Célia Batista de Souza ■ Monica Lucia Campos Contini ■ Angelo Paulo Ferrari

INTRODUÇÃO

Para a realização de exames como colonoscopia, sigmoidoscopia ou ecoendoscopia por via baixa, faz-se necessária boa limpeza do cólon. O objetivo do preparo do cólon é obter a limpeza completa do lúmen intestinal de forma a permitir visualização e inspeção minuciosa da mucosa em toda sua extensão. Esta deve adaptar-se às necessidades e às possibilidades do paciente.

Muito da organização do serviço de colonoscopia tem relação com a obtenção de preparo adequado, idealmente em todos os pacientes. Na vida real, isto vai ocorrer em pelo menos 90% destes pacientes, dependendo de particularidades de cada serviço. Para atingir este grau de eficácia, com a máxima eficiência (maior número de procedimentos ao menor custo possível), o ideal é que o serviço tenha um protocolo de preparo em que estejam estabelecidos tipo de dieta, dosagem e laxante a serem utilizados e horário das medicações. Detalhes deste preparo (drogas, etc.) são discutidos em outro capítulo deste livro.

Outra questão importante diz respeito à equipe multiprofissional. A presença de profissionais treinados é fundamental para o bom preparo do cólon na maioria dos pacientes. Além disso, infraestrutura adequada com banheiros de fácil acesso, macas, poltronas confortáveis, posto de enfermagem próximo à sala de preparo, cafeteria ou lanchonete próxima da unidade, salas de exames equipadas com monitoramento (pelo menos oximetria e pressão arterial não invasiva), além da presença de carrinho com fácil acesso para atendimento de emergência, garantem eficácia, segurança e satisfação dos pacientes.

Como a literatura é escassa em estudos sobre a organização específica do serviço de colonoscopia, vamos nos permitir relatar nossa experiência individual e de alguns serviços. Certamente, grande parte da estrutura necessária não é exclusiva dos serviços de colonoscopia, mas dos serviços de endoscopia em geral, porém, esta discussão dará maior enfoque às particularidades relacionadas com a colonoscopia.

Alguns serviços orientam seus pacientes a realizar preparo domiciliar, outros optam pelo preparo em regime de internação hospitalar ou, ainda, em regime ambulatorial do tipo *day clinic*, ou seja, o próprio serviço dispõe de área e estrutura próprias para fazer todo o preparo do cólon e este é monitorado pela equipe de enfermagem do serviço. A maioria dos serviços utiliza um conjunto destas opções, que descreveremos com maiores detalhes.

A maior diferença, no que diz respeito à realização da colonoscopia, é a atuação da enfermagem e a estrutura física, e ambas têm relação direta com a modalidade de preparo a ser instituído. Independentemente do esquema medicamentoso a ser adotado, os preparos, como descrito acima, podem ser feitos de três formas: domiciliar, internado e de forma ambulatorial (*day clinic*). Detalhes e divergências destas formas são discutidos a seguir. Por hora vale dizer que o preparo domiciliar é o de menor custo para o serviço, já que o paciente não usa a estrutura física do serviço, mas sua própria residência. Naqueles cujo preparo é feito com internação hospitalar (fora ou dentro do serviço de colonoscopia) há duas particularidades importantes.

A primeira é a importância do papel da enfermagem em supervisionar e garantir 100% de êxito no preparo (isto é possível no paciente sob monitoramento da equipe da enfermagem e mais difícil de ser obtido na modalidade de preparo domiciliar). Muitas vezes são pacientes acamados e que precisam de auxílio externo para ingerir a medicação e até para suas evacuações e higiene íntima. Além disso, nestes pacientes, o preparo pode ser mais demorado, e cabe à enfermagem gerenciar este tempo, evitando que serviços com grande número de procedimentos ao dia fiquem com suas salas de exame paradas, à espera do paciente.

A segunda particularidade é a área física. Idealmente, nos locais em que a opção é a realização do preparo de seus pacientes no próprio serviço, deveriam ser oferecidos quartos com banheiros próprios para garantir a privacidade dos pacientes. É fácil entender que esta estrutura é onerosa. Além da estrutura física, há necessidade de pessoal de enfermagem (pelo menos uma enfermeira e um ou dois técnicos de enfermagem para cada 4 a 6 pacientes) próprios do serviço, além de prestadores de serviços auxiliares como lavanderia, cozinha, limpeza, etc.

PREPARO DOMICILIAR

Muito utilizado em centros americanos, ainda encontra alguma resistência cultural entre nossos pacientes e médicos. Tem como vantagem a capacidade de aumentar o número de exames diários e o paciente sente-se mais à vontade em fazer o preparo em sua residência. No dia do procedimento o paciente vai ao hospital, faz o exame, recupera-se e pode receber alta, num tempo total de 1-2 horas. Tem também suas desvantagens, como por exemplo, o não acompanhamento do preparo pela equipe de enfermagem. Com isso existe o risco de o preparo do cólon estar aquém do ideal, levando à colonoscopia com maior possibilidade de falhas diagnósticas e terapêuticas, ou mesmo impossibilitando totalmente o procedimento. Isto pode ocorrer em 5-15% dos casos, se considerados os preparos ditos razoáveis. Outra questão é a ressalva na indicação do preparo domiciliar para pacientes idosos, crianças, pacientes com comorbidades importantes (insuficiência renal ou cardíaca), pacientes ostomizados, pacientes com sangramento ativo, constipados ou com alguma deficiência física. Nestes casos, além dos riscos próprios da medicação utilizada para o preparo, pode existir verdadeira dificuldade física para se conseguir preparo adequado do cólon.

Orientar o paciente e a família, quanto ao exame e seu preparo, é o primeiro item importante para o sucesso do procedimento domiciliar. Tal orientação poderá, inclusive, evitar que um exame seja interrompido e repetido em razão do preparo inadequado do cólon. Se o serviço dispuser de um enfermeiro para orientar os pacientes e acompanhantes quanto ao preparo (consulta de enfermagem), isto ajudará a evitar falhas no preparo, uma vez que ele poderá esclarecer dados importantes e sanar possíveis dúvidas dos pacientes e acompanhantes. Dados de história clínica como a presença de doenças pregressas, hábito intestinal, uso de medicamentos, são importantes na avaliação e possível individualização do preparo. As drogas a serem utilizadas, dieta, cuidados relacionados com o pré e pós-exame, são orientações que diminuirão o estresse, tornando o procedimento mais agradável e menos ameaçador. Preparar folhetos explicativos, com linguagem simples e acessível é também método eficaz de atingir estes objetivos. O ideal é que cada serviço elabore protocolos de sistematização da assistência para obter fluxo dinâmico e constante, gerando qualidade no serviço que será refletida nos custos da instituição.

Existem serviços em que a orientação do preparo é feita por telefone e o paciente ou acompanhante fica responsável por retirar, no próprio serviço, as orientações escritas para o preparo e as medicações necessárias. O paciente pode, ainda, ser o responsável por comprar as medicações para o preparo. Outros oferecem todos os itens do preparo e folheto explicativo, que poderá ser retirado no próprio serviço ou entregue (via correio ou serviço de entrega) diretamente ao paciente. É importante que os serviços que preconizam preparo domiciliar disponibilizem aos pacientes e acompanhantes um telefone (ou outra forma de contato ininterrupto – 24 horas), já que durante o preparo é frequente que o paciente apresente sintomas desagradáveis (náusea, vômitos, distensão) que geram insegurança. Nestas ocasiões ele precisa saber a quem recorrer, sob risco de ocorrer número inaceitável de preparos aquém do ideal.

PREPARO INTERNADO (REGIME DE INTERNAÇÃO HOSPITALAR)

Quando o paciente não puder ou não quiser realizar preparo domiciliar, ele poderá fazê-lo sob regime de internação hospitalar. Para este tipo de preparo há necessidade de que algum médico (geralmente aquele que solicitou o procedimento) seja responsável pela internação, o que pode implicar em custos extras, nem sempre cobertos pelas fontes pagadoras e que deve ser esclarecido ao paciente. Aqueles pacientes com comorbidades importantes, muito idosos, com quadros agudos (como enterorragia) geralmente são submetidos a este tipo de preparo. É fundamental que o paciente ou acompanhante verifique, junto à fonte pagadora, se o seu plano dá direito ao sistema de internação para realização de exames endoscópicos. Não é incomum que o médico que solicita colonoscopia para pacientes que não tenham condições de realizar o preparo domiciliar não esteja familiarizado com restrições das fontes pagadoras, o que pode trazer descontentamento aos pacientes. Apesar do aumento do custo, não há implicações diretas ao serviço de colonoscopia.

O ideal é que a instituição tenha o mesmo protocolo tanto para o preparo domiciliar quanto para o internado, assim, pacientes, enfermagem e médicos podem seguir as mesmas orientações (ou muito semelhantes).

O preparo internado tem como vantagem o acompanhamento e o monitoramento do paciente pela equipe de enfermagem. Eventuais intercorrências poderão surgir, mas deverão ser tratadas rapidamente. Apesar disto, tal supervisão nem sempre é garantia de que o preparo seja ideal, o que pode ser explicado pela falta de experiência dos profissionais de enfermagem com este tipo de procedimento. Este risco pode e deve ser minimizado com cursos de orientação realizados na própria instituição e ministrados pelos profissionais médicos ou da equipe de enfermagem do serviço de colonoscopia.

Toda orientação de dieta e tipo de laxante deverá ser fornecida por um protocolo definido pelo serviço de colonoscopia. Existem serviços nos quais o impresso da prescrição médica do preparo fica disponível de forma informatizada.

É muito importante o contato sobre a evolução do preparo, entre a equipe de enfermagem do serviço de colonoscopia e a equipe responsável pelo paciente. Desta forma, qualquer dificuldade com o preparo ou a alteração hemodinâmica do paciente poderá ser corrigida de forma rápida e eficaz, evitando atrasos e otimizando o tempo de atendimento e a agenda do serviço de colonoscopia.

PREPARO NA UNIDADE DE ENDOSCOPIA OU PREPARO AMBULATORIAL

Para esta forma de preparo, o serviço precisa ter infraestrutura adequada, pois faz-se necessária área própria ao preparo e com equipe de enfermagem bem treinada.

É importante que o paciente e seu acompanhante estejam cientes de que permanecerão no Serviço por várias horas (em geral de 4 a 8 horas, dependendo do tempo de jejum preconizado por cada serviço). É importante, também, que saibam que sua chegada ao serviço é muito anterior ao horário do procedimento propriamente dito, para que haja tempo para realização do preparo adequado.

Em alguns serviços estas orientações são fornecidas na própria unidade de colonoscopia ou, ainda, pelo telefone, com participação ou não da equipe de enfermagem própria da endoscopia. É importante que seja informado que o não cumprimento das regras das orientações pode ocasionar cancelamento do exame. Exemplos são o horário preestabelecido da chegada ao serviço, o preparo de véspera e a falta do acompanhante, sendo este responsável pelo paciente.

PREPARO E QUALIDADE

Embora não seja o escopo deste capítulo a discussão detalhada a respeito das diversas formas de preparo do cólon, cabem algumas considerações.

O preparo inadequado do cólon está associado a características do paciente como impaciência, histórico de constipação, uso de antidepressivos e a não colaboração às instruções de preparo. Portanto, a orientação do paciente pré-preparo de exame é uma questão importante para conseguir sua colaboração.

Entretanto, as evidências que demonstram a eficácia do preparo de cólon são escassas e inconsistentes. Programas de educação ao paciente oferecidos antes da endoscopia aparentemente aumentam a colaboração do mesmo.

A orientação por meio de panfletos educativos sobre prevenção de câncer de cólon e a investigação diagnóstica para pacientes que realizarão o exame aumentam a qualidade do preparo. Recentemente, estudo randomizado e controlado que utilizou orientação visual simples mostrou melhora na qualidade do preparo. Foi desenvolvida cartilha com desenhos com informações sobre o exame de colonoscopia, explicando os efeitos do preparo do cólon, a influência e a importância do mesmo para o exame, utilizando desenhos e orientações visuais. Os autores mostraram melhora nos índices de preparos completos.

O preparo do cólon deve ser avaliado da forma mais objetiva possível, de preferência utilizando-se as escalas Boston Bowel Preparation (BBPS) e a Universal Preparation Assessment Scale (UPAS). Termos subjetivos, como excelente, bom, ruim, péssimo e inadequado devem ser evitados. A escala BBPS é aplicada nas três regiões do intestino grosso: direito (ceco e ascendente), transverso (ângulo hepático e esplênico) e cólon esquerdo (descendente, sigmoide e reto) e feita da seguinte forma: 0. segmento não preparado; 1. com resíduos ou líquido opaco; 2. poucos resíduos e 3. toda a mucosa facilmente visível. Cada segmento recebe uma pontuação, sendo o total de pontos de 0 a 9.

A escala UPAS é uma avaliação mais subjetiva. A pontuação é dada da seguinte forma: 0. excelente preparo, pouco volume, aspecto claro; 1. bom preparo, muito volume de líquido claro ou semiclaro; 2. preparo regular, fezes líquidas escuras e resíduos semissólidos; 3. preparo inadequado, resíduo semissólido sem possibilidade de aspirar com o aparelho e 4. preparo inadequado sem possibilidades de exame (fezes sólidas).

Estudos mostram que o escore 5 da BBPS é uma limitação clínica importante. Devemos considerar um bom preparo do cólon o escore 5 ou maior da BBPS ou escore 1 ou menor da UPAS.

Embora também não seja escopo deste capítulo, cabe uma introdução a um tema cada vez mais importante nos dias de hoje – qualidade. Todo serviço de colonoscopia (aliás, todo serviço de endoscopia) deve procurar desenvolver seus indicadores de qualidade, que refletem não só sua capacidade de diagnóstico e terapêutica, mas também aspectos relacionados com segurança, conforto e satisfação dos pacientes. Alguns indicadores utilizados comumente em serviços de endoscopia são: taxa de preparo adequado, porcentagem de detecção de pólipos e adenomas, porcentagem de exames que atingem o ceco e o íleo terminal, complicações pré, intra e pós-procedimento, satisfação do paciente. Alguns especialistas anteveem que os indicadores de qualidade terão, em futuro próximo, impactos não só na escolha feita pelo paciente de onde realizar seu procedimento, mas também no reembolso destes procedimentos pelas fontes pagadoras.

ÁREA FÍSICA

Alguns serviços têm quartos específicos destinados ao preparo de colonoscopia e, segundo as normas vigentes, estes devem medir, no mínimo, 6 m². São quartos fechados, com banheiros privativos, macas e poltronas para os acompanhantes. Devem ter fonte de suprimento de oxigênio, equipamentos de monitoramento e campainha próxima ao leito para que o paciente possa acionar a equipe de enfermagem sempre que necessário. Podem conter, também, televisores, telefones e acesso à internet.

Em razão dos custos elevados, alguns serviços realizam esta modalidade de preparo em salas menores, por vezes divididas em boxes com cortinas ou biombos. Nestes casos, cada um destes boxes deve estar equipado com poltrona confortável, suporte de soro, bancada, campainha próxima para o paciente acionar a enfermagem, revistas e, se possível, um televisor para ajudar a passar o tempo. Nestes casos, normalmente o banheiro não é privativo. O ideal é que o posto de enfermagem fique localizado próximo à sala do preparo.

NA UNIDADE DE PREPARO

No dia do exame o paciente deverá chegar ao setor de colonoscopia no horário marcado, onde realizará, primeiramente, entrevista com a enfermeira ou técnico de enfermagem. Será feita avaliação inicial, em que todas as orientações e dúvidas do paciente sobre o preparo e exame deverão ser fornecidas neste momento. Sinais vitais serão mensurados, uma veia periférica deverá ser puncionada e soro para hidratação instalado conforme o protocolo do serviço. Os pertences do paciente serão guardados em um armário e o mesmo (ou seu acompanhante) deverá ficar responsável pela guarda da chave. A seguir inicia-se o preparo conforme protocolo do serviço e, em média, no período de 3 a 4 horas o cólon fica pronto para o procedimento. Em alguns serviços, a sala de preparo também é destinada à consulta de enfermagem e/ou avaliação pré-anestésica, autorização de consentimentos, troca de roupas e punção de acesso venoso.

Em serviços com elevado número de exames pediátricos, é recomendável que a infraestrutura seja adequada, como por exemplo, a existência de sala própria com brinquedos, aventais e banheiros próprios para a idade.

COLONOSCOPIA EM SISTEMA DE LIVRE ACESSO

Nosso país caracteriza-se por uma medicina de livre acesso. Isto significa que, muitas vezes, os pacientes encaminhados para o serviço de colonoscopia não passaram pela avaliação prévia do gastroenterologista, familiarizado com o procedimento. Embora não seja o alvo da discussão saber se o médico que encaminhou o paciente tem ou não conhecimento técnico suficiente para fazê-lo, isto pode trazer inconvenientes ao endoscopista e temos que estar atentos a eles. Infelizmente inúmeros são os estudos mostrando falhas no encaminhamento de pacientes para colonoscopia e outros procedimentos endoscópicos. Tais falhas decorrem, primariamente, da indicação equivocada para o procedimento, geralmente por sintomas que não justificam a realização do mesmo, ou este não trará benefícios ao paciente.

Seria ideal que cada paciente, antes de iniciar seu preparo, fosse submetido à avaliação por gastroenterologista ou endoscopista. Tal avaliação deveria ser completa, com história clínica, avaliação física e, mais importante, a explicação ao paciente do que esperar do procedimento: possíveis achados, benefícios e possíveis complicações. Isto não acontece na maioria de nossos serviços de endoscopia e colonoscopia, principalmente naqueles com maior volume de procedimentos.

Não é incomum que recebamos pacientes para realização de colonoscopia para o qual não concordamos com a indicação. Nestes casos não nos parece correto discutir a indicação com o paciente, já que isto pode implicar em aspectos éticos e de relacionamento que fogem ao escopo deste capítulo.

De qualquer forma, é importante que tentemos minimizar a preocupação e a ansiedade do paciente com relação ao procedimento. Em nossos serviços, a melhor oportunidade para fazer isso é durante o preparo. Para tanto, é preciso que a equipe de enfermagem seja bem treinada, já que é ela que passa a maior parte do tempo com o paciente e pode suprir esta deficiência de nosso sistema de medicina. Treinamento é a palavra-chave, pois devemos lembrar que informações errôneas ou desencontradas podem ser mais maléficas do que a falta de informação. É importante lembrar que qualquer dúvida ou pergunta mais específica do paciente, como, por exemplo, a taxa de complicações, o que acontece se a complicação ocorrer, deverá ser respondida pelo médico responsável pelo procedimento.

De valor igualmente importante é a obtenção do consentimento para o procedimento. Esta pode ser uma oportunidade para que o médico explique novamente o exame ou esclareça dúvidas ainda não respondidas ao paciente. O consentimento deve conter informações com relação ao procedimento propriamente dito, assim como a possibilidade da realização de procedimentos terapêuticos (polipectomias, mucosectomias). Embora seja assunto de muita discussão, é nossa opinião que, se durante o procedimento forem detectadas lesões que aumentem muito o risco do exame, este deve ser interrompido e, após o paciente estar completamente desperto e orientado, as opções terapêuticas devem ser explicadas a ele, para que possa discutir com seu médico sobre a realização do tratamento endoscópico ou não. Não cabe ao médico que realiza a colonoscopia, frente a um achado inesperado durante o exame, tomar decisões quanto à melhor forma de conduzir o caso sem anuência do paciente ou de seu médico, a não ser em situações que caracterizem emergências médicas, como por exemplo, um sangramento arterial após polipectomia, que deve ser tratado imediatamente.

SALA DE PROCEDIMENTOS

A sala de procedimentos do setor de colonoscopia não tem qualquer característica especial que a diferencie da sala de procedimentos endoscópicos rotineiros. Dependendo do protocolo de anestesia ou sedação adotado pelo serviço, deve existir, além do *trolley* da endoscopia, um para o anestesista. É fundamental o suprimento de rede de gases (oxigênio) e vácuo, e monitoramento não invasivo (oximetria e pressão arterial, no mínimo). Além disso, acessórios terapêuticos devem estar facilmente disponíveis, tanto para procedimentos básicos (pinças para biópsias, alças para polipectomias) como para aqueles avançados (mucosectomia, ESD) ou para tratamentos de urgências (*endoloops*, clipes metálicos, coagulador de plasma de argônio). Embora nem sempre presente, a existência de uma sala de radioscopia pode facilitar procedimentos de ponta, como a colocação de próteses metálicas.

O número de salas de exame e o número de colonoscópios disponíveis tem implicação direta no volume máximo de procedimentos que podem ser realizados diariamente em cada serviço. Em serviços eficientes, a equipe deve ser capaz de fazer a movimentação da sala (entrada do paciente, possíveis explicações, monitoramento, sedação ou anestesia, procedimento propriamente dito e encaminhamento do paciente ao setor de recuperação, que pode ou não ser o mesmo do preparo) em 30 minutos. Assim, cada sala, se equipada com pelo menos três colonoscópios, pode realizar dois procedimentos diagnósticos por hora, ou 16 procedimentos numa jornada de trabalho de 8 horas. Certamente este é um tempo estimado, que pode mudar dramaticamente com a complexidade dos procedimentos a serem realizados, já que aqueles ditos de ponta (mucosectomias, dissecação submucosa, colocação de próteses metálicas etc.) podem ser demorados. Certamente este número também é afetado pelo número de endoscopistas que trabalham diariamente no setor.

EXPURGO – LIMPEZA E DESINFECÇÃO

A sala de expurgo e desinfecção também deve seguir normas comuns a qualquer serviço de endoscopia. O risco de infecções transmitidas por aparelhos e/ou acessórios de endoscopia torna vital a padronização de técnicas de limpeza e desinfecção dos mesmos. Para isso existe a necessidade de local apropriado, que deve obedecer às normas estabelecidas pela legislação brasileira. Segundo a Resolução RDC 50/02, a área do expurgo deve ter no mínimo 4 m² e conter as seguintes instalações:

- Sistema de ventilação local, exaustor com captador lateral do tipo frestas ou capela de exaustão, dotado de sistema de filtro para retenção ou inativação química dos vapores.
- Bancadas com cubas, pontos de água fria e quente, revestimento de paredes e piso com material impermeável e de fácil higienização, ralo sifonado com tampa escamoteável, sinalização gráfica para identificação do local e iluminação de acordo com as Normas Técnicas da ABNT nº 5413.
- Lava-olhos para uso em caso de emergência, que deverá ser acionado e higienizado semanalmente.
- Ar comprimido.
- Os equipamentos e o sistema de ventilação devem ter planos de manutenção preventiva.
- Recipientes, acessórios, utensílios, mobiliários e bancadas de trabalho devem ser adaptados ao trabalhador, de forma que a tarefa seja desenvolvida de modo seguro.
- Filtro de água.
- Medidas de proteção individual: devem ser utilizadas luvas, óculos, máscara N95 e avental impermeável.

É recomendável que o serviço disponha de equipamentos como máquina ultrassônica e seladora. Dependendo da estrutura, máquinas processadoras automáticas de limpeza podem substituir a limpeza manual. Para seguir as normas de controle ambiental, todas as unidades devem realizar avaliações quantitativas ocupacionais (amostras individuais) da concentração de vapor de glutaraldeído. Além disso, é necessário medir o limite de Exposição Ocupacional de glutaraldeído, Valor Teto (TLV-C) que deve ser inferior a 0,05 PPM (0,2 mg/m³), segundo a American Conference of Governmental Industrial Hygienists (2003). Atualmente existe muita discussão com relação ao uso de outras substâncias de desinfecção que possam substituir o glutaraldeído: água ácida, ácido peracético, ortoftaldeído etc.

ARMAZENAMENTO

Os aparelhos e acessórios devem ser dispostos em suportes próprios, dentro de armários projetados, com condições satisfatórias de aeração e umidificação. É fundamental a disposição vertical dos colonoscópios, retirando-se as válvulas e borracha de proteção do canal de biópsia para aeração e secagem interna, permitindo a mais completa drenagem possível dos resíduos líquidos.

CONSIDERAÇÕES FINAIS

Embora realizada aos milhares e vista como procedimento corriqueiro, a colonoscopia é exame com potencial de complicações, especialmente em grupos específicos de pacientes: idosos, com comorbidades, aqueles submetidos a procedimentos terapêuticos. Além disso, ainda é bem menos difundida em nosso meio do que o desejável se pensarmos em rastreamento de câncer colorretal, além da clara falta de acesso universal por parte de nossos pacientes.

Assim, tão importante quanto as características técnicas é que haja preocupação por parte dos integrantes do serviço de colonoscopia na minimização do desconforto aos pacientes e seus acompanhantes. Certamente isso passa por um treinamento técnico de alto nível de toda a equipe médica e de enfermagem, mas passa, também, pela preocupação com as ansiedades e incertezas de nossos pacientes, que, infelizmente, não de modo infrequente, damos pouca atenção.

BIBLIOGRAFIA

Coe SG, Crook JE, Diehl NN, Wallace MB. An Endoscopic Quality ImprovementProgram Improves Detection of Colorectal Adenomas. Am J Gastroenterol 2013 Jan8 [Epub ahead of print].

Hassan C, Bretthauer M, Kaminski MF, Polkowski M, Rembacken B, Saunders B et al. Bowel preparation for colonoscopy: European Society of Gastrointestinal Endoscopy (ESGE) Guideline. Endoscopy 2013 Jan 18. [Epub ahead of print].

Manual de Limpeza e Desinfecção de Aparelhos e Endoscópios – SOBEEG – 2006.

Muller S, Lagemann, RC. Enfermagem em endoscopia. In: Muller S, Lagermann, RC. Unidade de Endoscopia Montagem e Organização. Porto Alegre: Medsi; 2002.

Muller S, Lagemann, RC. Enfermagem em endoscopia. In: Muller S, Lagermann, RC. Unidade de endoscopia montagem e organização. Porto Alegre: Medsi; 2002.

Rostom A, Ross ED, Dub C, Rutter MD, Lee T, Valori R et al. Development andvalidation of a nurse-assessed patient comfort score for colonoscopy. Gastrointest Endosc 2013;77(2):255-61.

Tae JW, Lee JC, Hong SJ, Han JP, Lee YH, Chung JH et al. Impact of patient education with cartoon visual aids on the quality of bowel preparation for colonoscopy. Gastrointest Endosc 2012;76(4):804-11.

Agência Nacional de Vigilância Sanitária. Disponível em: www.anvisa.gov.br

Ministério da Saúde. Disponível em: www.saude.gov.br

ENSINO E TREINAMENTO EM COLONOSCOPIA

CAPÍTULO 3

Gustavo Andrade de Paulo

"Feliz daquele que transfere o que sabe e aprende o que ensina"
Cora Coralina (1889-1985)

INTRODUÇÃO

Os importantes progressos no campo da endoscopia digestiva nas últimas décadas transformaram drasticamente a realidade da gastroenterologia contemporânea. Os avanços tecnológicos alcançados, bem como o desenvolvimento de procedimentos altamente sofisticados, revolucionaram a investigação diagnóstica e a abordagem terapêutica de inúmeras enfermidades do trato digestório, proporcionando melhor atendimento aos nossos pacientes. Em várias partes do mundo, a endoscopia tornou-se tão integrada à prática da gastroenterologia clínica que não é mais possível evidenciar limites entre ambas.

Nos últimos 30 anos, o treinamento em endoscopia digestiva assumiu um papel cada vez maior na preparação dos gastroenterologistas (clínicos e cirurgiões). Tal fato levou a Organização Mundial de Gastroenterologia (OMGE) e a Associação Americana de Gastroenterologia (AGA) a considerarem a endoscopia digestiva alta e a colonoscopia como procedimentos essenciais da formação em gastroenterologia.[1-3]

Entre os procedimentos endoscópicos praticados pelos gastroenterologistas, a colonoscopia é, certamente, um dos que exige maior treinamento e experiência para sua realização com segurança. Seu aprendizado é lento, envolvendo complexa coordenação oculomanual, bem como profundo conhecimento das doenças que afetam o reto, o cólon e o íleo terminal. O endoscopista que atua nessa área deve fazer parte de uma equipe multidisciplinar e apresentar bom embasamento teórico e prático dos métodos de imagem (ultrassonografia, tomografia computadorizada, ressonância magnética), patologia e citologia gastrointestinais, oncologia e cirurgia.

TREINAMENTOS BÁSICO E AVANÇADO EM ENDOSCOPIA DIGESTIVA

Historicamente, o modelo de treinamento em endoscopia sempre foi pautado na supervisão de aprendizes por mentores experientes durante a realização de procedimentos. As maiores desvantagens desse sistema convencional são a exposição do paciente a risco maior de desconforto e maiores chances de complicações. Ensinar endoscopia também consome tempo frequentemente levando a procedimentos prolongados que, por sua vez, comprometem a eficiência dos serviços. Um outro desafio do ensino é que os procedimentos endoscópicos são do tipo "tudo ou nada", pois o controle do aparelho está inteiramente com o aprendiz ou com o instrutor.[4]

Até a década de 1980, pouquíssima atenção tinha sido dada ao aperfeiçoamento e à padronização dos programas de treinamento em Endoscopia Digestiva.[1,5] Entretanto, nos últimos 30 anos, começaram a ser estabelecidos os quesitos mínimos necessários para a estruturação de um programa de treinamento que assegure a qualidade e a competência dos participantes.[6-9]

Antes de enveredar-se pelas técnicas endoscópicas avançadas (mucosectomia, dissecção submucosa – ESD, dilatações, colocação de próteses), o endoscopista deve dominar com maestria os procedimentos endoscópicos considerados básicos (introdução correta do aparelho, biópsias, polipectomias). Esse deve ser capaz de:[8]

1. Recomendar os procedimentos endoscópicos baseando-se em informações colhidas durante a consulta, levando-se em consideração as indicações, contraindicações, alternativas diagnósticas e terapêuticas.
2. Realizar um procedimento específico de maneira segura, completa e em tempo aceitável, incluindo amplo conhecimento das técnicas de sedação consciente/analgesia e monitoramento do paciente, sabendo quando solicitar o auxílio de um anestesiologista.
3. Interpretar corretamente os achados endoscópicos, integrando-os na terapia endoscópica e no tratamento global do paciente.
4. Identificar os fatores de risco associados a cada procedimento endoscópico, compreender e saber como minimizá-los. Reconhecer e saber como lidar com as complicações, quando ocorrerem.
5. Reconhecer os limites pessoais e do procedimento e saber quando solicitar auxílio.
6. Compreender os princípios de avaliação de qualidade e possíveis melhorias.

Findo o treinamento básico, os profissionais que desejarem complementar sua formação endoscópica iniciam, então, o aprendizado das técnicas avançadas. O treinamento em endoscopia avançada oferece uma formação mais ampla, possibilitando maior integração tanto na prática clínica (geralmente em ambiente acadêmico) quanto na pesquisa relacionada com as doenças gastrointestinais.[10,11] Vale lembrar que o objetivo final é o tratamento do paciente e não o desenvolvimento de habilidade técnica em endoscopia em si.[12,13]

Ao final do treinamento avançado, o endoscopista deve estar apto a:[6]

1. Realizar os procedimentos endoscópicos avançados para os quais foi preparado.
2. Aplicar a endoscopia à pesquisa básica e clínica.
3. Desenvolver técnicas de comunicação (elaboração de projetos, artigos, apresentações orais).
4. Desenvolver habilidades de ensino e supervisão.
5. Assumir responsabilidade crescente.

Nem todo endoscopista com formação básica demonstrará interesse no aprendizado das técnicas avançadas. Com efeito, a Sociedade Americana de Endoscopia Gastrointestinal (ASGE) e a AGA reconhecem que esses procedimentos avançados são realizados com menor frequência que os procedimentos básicos, apresentando taxas de complicações mais elevadas. Portanto, sua realização requer número menor de endoscopistas, com maior habilidade e experiência. Reconhecidamente, estes atributos só podem ser adquiridos durante um longo período de treinamento adicional (geralmente de 1 ano), após o programa básico que, em geral, dura 3 anos.[3,6,8] O treinamento nas técnicas avançadas só deve ser realizado se existirem boas chances de que o aprendiz se torne competente e capaz de realizar o procedimento sem orientação ao final do período de aprendizado.[8,14]

FASES DO APRENDIZADO

Aprender colonoscopia é como aprender a tocar um instrumento musical.[13] Por ser uma técnica manual, algumas pessoas aprendem mais rapidamente, enquanto outras nunca a praticarão com desenvoltura.

Para endoscopistas iniciantes ou experientes, aprender a realizar um procedimento endoscópico ou determinada técnica requer a aquisição de habilidades cognitivas (conhecimento e reconhecimento), técnicas (psicomotoras) e não técnicas (*expertise* e comportamento). As habilidades cognitivas englobam o conhecimento e a aplicação de informações obtidas na endoscopia na prática clínica. As habilidades técnicas são as atividades psicomotoras necessárias à realização de um procedimento. As habilidades não técnicas, também conhecidas como competências integrativas, incluem trabalho em equipe, liderança, comunicação, profissionalismo e tomada de decisões que permitem aos indivíduos integrar seu conhecimento e *expertise* técnica em um contexto de trabalho em equipe adaptado a várias situações. Também estão nesse grupo as competências associadas à segurança: saber quando não realizar ou interromper um procedimento, quando pedir ajuda e gerenciamento de crise.[15]

Teoricamente, o aprendizado da colonoscopia segue os mesmos estágios da curva de aprendizado de outras técnicas e procedimentos médicos:

A) Fase didática.
B) Fase de treinamento.
C) Fase prática (Fig. 3-1).[16-18]

Fase Didática

O aprendizado ideal da colonoscopia começa com a aquisição de uma sólida base teórica (aprendizado cognitivo). Em primeiro lugar, o aprendiz deve conhecer a anatomia endoscópica, habituando-se a reconhecer um exame normal e as principais enfermidades do íleo, cólon e reto em seus mínimos detalhes.[19] Além disso, deve dominar os aspectos técnicos do equipamento endoscópico (incluindo limpeza e desinfeção), assim como as técnicas acessórias utilizadas (biópsia, citologia, documentação fotográfica e eletrocirurgia).[19-21] A utilização de livros e revistas especializadas, aulas, vídeos e mídias digitais, bem como a participação em jornadas e congressos devem ser estimuladas.[12-14,21] O endoscopista deve ser capaz de reconhecer as indicações e contraindicações da colonoscopia, estar preparado para realizar uma sedação consciente e conhecer as principais complicações do procedimento, assim como a conduta frente às mesmas.[12]

Simultaneamente, o aprendiz deve observar o trabalho de seu "mestre" e de outros endoscopistas experientes, etapa dita de "acompanhamento". Nesta fase é importante que o instrutor explique tudo o que está vendo e realizando de forma clara e ativa, enquanto o aprendiz observa atentamente o movimento dos dedos, das mãos e até mesmo o posicionamento do professor.[12,13] O diálogo entre o mestre e o aprendiz é o pilar fundamental do aprendizado.[12]

Durante muito tempo acreditou-se que a fase didática deveria ser curta, pois a necessidade de se manipular o endoscópio parecia ser imperativa desde o início. Entretanto, não é prudente avançar no treinamento prático se a base teórica não estiver sedimentada.

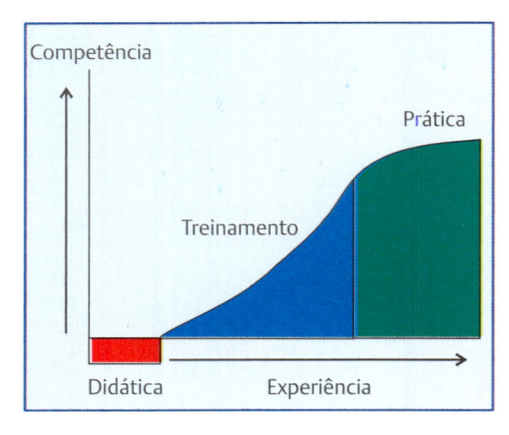

Fig. 3-1. Curva de aprendizado da colonoscopia.

Fase de Treinamento

A segunda parte da curva de treinamento marca o início do aprendizado técnico propriamente dito. Nessa fase, o desenvolvimento das habilidades manuais necessárias dar-se-á sob a supervisão do instrutor, tendo como objetivo final a correta manipulação do endoscópio para a realização de determinado procedimento.[12] Este deve ser seguro e razoavelmente confortável para o paciente, fornecendo informações precisas ou tratamento adequado.[3,12]

Os estágios iniciais de aquisição da técnica são particularmente difíceis para a maioria dos aprendizes. Intensa concentração é necessária para dominar os aspectos técnicos (mecânicos) do procedimento, sendo que entre 25 e 50 exames devem ser realizados para habituar-se ao aparelho.[12]

Muitos aprendizes depositam considerável importância na habilidade de realizar um procedimento, pois esta é vista como essencial para seu sucesso futuro. Esta atitude acaba gerando certo grau de ansiedade, o que pode prejudicar o processo de aprendizado. Nessas horas, o instrutor deve agir como um psicólogo amador, aproveitando-se das qualidades de cada aprendiz.

Durante a fase de treinamento, os aprendizes deverão passar por três estágios de supervisão.[6,22] No primeiro, estes manipularão o colonoscópio de maneira gradual sob o monitoramento constante do instrutor. Os complexos procedimentos devem ser fracionados em uma série de passos mais simples (processo de análise e simplificação) e, à medida que o aprendiz ganha experiência e torna-se mais confiante, poderá avançar para o passo seguinte.[12] Nesta fase, as habilidades manuais necessárias tornar-se-ão automáticas, assim como aprendemos a andar ou a dirigir.

No segundo estágio, a supervisão passa a ser apenas parcial. O aprendiz já é capaz de realizar a colonoscopia de maneira segura e com mínimo desconforto para o paciente. O aprendiz já domina a técnica e deve aprimorar sua capacidade de "raciocinar" enquanto realiza o procedimento.[12] A confiança em si é cada vez maior, mas deve estar preparado para reconhecer suas limitações pessoais, sabendo quando interromper um procedimento. A capacidade técnica deve evoluir até o ponto em que se torna habitual e automática, de forma que a manipulação do endoscópio não necessite mais da atenção total (consciente) do aprendiz. Um procedimento que até então era considerado puramente técnico transforma-se, realmente, em endoscopia diagnóstica ou terapêutica. A presença do instrutor não é constante, mas este deve estar sempre e imediatamente disponível em caso de dificuldade.[22]

Após atingir certo grau de competência e independência, o aprendiz passa para o terceiro estágio de treinamento (sem supervisão). Agora ele já é capaz de realizar a maioria dos procedimentos sem necessidade do auxílio do instrutor. É importante que a passagem para esse último estágio ocorra antes do final do treinamento, permitindo um período de experiência enquanto um professor altamente qualificado ainda está disponível para consulta e discussão dos casos raros ou mais complicados.[22] O objetivo final será o desenvolvimento, por parte do aprendiz, das habilidades de dedução e julgamento endoscópico. Enquanto a primeira tem, essencialmente, caráter diagnóstico, a segunda é voltada à terapia.[12]

Não é possível prever a velocidade com que cada aprendiz irá progredir do primeiro ao último estágio. Esta evolução dar-se-á com base na observação e avaliação do instrutor.[22] Ao final da fase de treinamento espera-se que o aprendiz tenha alcançado determinado nível de competência endoscópica. Entretanto, são poucos os serviços onde o volume de procedimentos é suficiente para permitir o treinamento de todos os aprendizes. Assim, ao final do treinamento, muitos endoscopistas ainda não atingiram o nível de competência necessário.

O treinamento em colonoscopia requer grande investimento (tempo e esforço) por parte de professores habilitados. Embora esta orientação direta seja fundamental, outras formas de se adquirir o conhecimento cognitivo e a coordenação oculomanual necessária têm sido desenvolvidas e aperfeiçoadas (simuladores e utilização de animais). Estes métodos permitem acelerar o treinamento dos aprendizes e reduzir a exposição dos pacientes à fase de aprendizado.[3,5,15,19,23,24]

Simuladores

Simuladores são ferramentas educacionais que permitem instruções repetidas em um ambiente livre de pacientes, com baixo nível de estresse e sem riscos. Na endoscopia são incluídos modelos com tecidos animais *ex vivo*, modelos animais vivos, modelos mecânicos (estáticos, inanimados), simuladores computadorizados de realidade virtual (RV) e modelos híbridos (compostos). Os simuladores mecânicos e de RV são empregados nas fases iniciais de treinamento, enquanto os modelos *ex vivo* ou com animais vivos são mais úteis em fases avançadas.[4,15]

Nas últimas décadas aumentou, consideravelmente, o interesse em simuladores para aquisição, manutenção e avaliação de habilidades em endoscopia digestiva.[25,26] Entidades como a ASGE encorajam o treinamento em simuladores, sendo esse obrigatório em algumas instituições acreditadas nos Estados Unidos.[15]

Os objetivos finais dos simuladores são o desenvolvimento da coordenação oculomanual necessária à manipulação segura do endoscópio e o aperfeiçoamento das habilidades cognitivas necessárias ao diagnóstico e tratamento de doenças e complicações. Estes objetivos se complementam, pois o reconhecimento de lesões melhora significativamente após o domínio da técnica.[5,24,27]

Os simuladores podem ser empregados em todos os estágios de treinamento: aprendizado dos iniciantes, avaliação continuada de profissionais e ensino de novas técnicas a endoscopistas já experientes.[5,15] A simulação em endoscopia apresenta, ainda, os seguintes benefícios:[28]

1. Transferência mais rápida de informação.
2. Padronização da técnica.
3. Rápida disseminação do conhecimento.
4. Economia de custo e de tempo dos instrutores.
5. Economia nos gastos com aparelhos.
6. Prevenção de complicações.
7. Condicionamento das habilidades.
8. Melhora do conhecimento do operador.

Os primeiros modelos experimentais para o treinamento em endoscopia eram feitos de tubos de látex e PVC. Esses **simuladores mecânicos** eram relativamente baratos, mas nunca foram amplamente aceitos em razão da falta de realismo e da incapacidade de simular a resposta do paciente ou oferecer novos desafios. Entretanto, algumas horas de treinamento no simulador sob a orientação do instrutor seguidas de algumas horas de prática são úteis ao desenvolvimento da "noção" espacial e da coordenação motora necessárias à manipulação do colonoscópio.[5,19,27,29]

Bem mais realistas que os mecânicos, os **simuladores compostos** associam partes plásticas a vísceras de animais (geralmente do porco), permitindo "recriar" diversas situações encontradas no dia a dia (inclusive hemorragia).[4,27,29] As vantagens desses simuladores são: sensação mais realista que os mecânicos, oportunidade de praticar diversas manobras terapêuticas com acessórios reais e custo inferior aos simuladores computadorizados. As desvantagens incluem: longo tempo de preparação das peças, descarte dos tecidos e perda de algumas características dos órgãos quando comparados aos modelos animais vivos.[4]

A partir do final da década de 1980, significativos avanços ocorreram no campo da simulação em endoscopia com a introdução dos **simuladores computadorizados** e de **realidade virtual**. Estes podem ser divididos em duas grandes categorias, com base na tecnologia empregada: tecnologia videointerativa e simulação por computação gráfica. Existe, ainda, um sistema híbrido que emprega as duas tecnologias (tecnologia videográfica). A sensação tátil é fornecida por utensílios de resistência variável.[5,24,29]

A tecnologia videointerativa utiliza imagens endoscópicas reais gravadas. À medida que o endoscópio é passado pelo manequim, as imagens são projetadas pelo computador. Infelizmente, este método não permite variações e a projeção das imagens deixa a desejar.[5,24,29]

A simulação por computação gráfica utiliza apenas imagens criadas pelo computador, empregando a técnica de mapeamento de polígono (mais cara) ou o modelo cilíndrico generalizado. A segurança e o conforto do "paciente" são monitorados de forma contínua. Entretanto, uma limitação deste sistema é a incapacidade de se projetar condições anormais de forma real.[5]

Nos sistemas mais modernos, após o término do exame, o simulador oferece uma série de informações ao aprendiz: tempo total do procedimento, reconhecimento de lesões, grau de insuflação, grau de desconforto do "paciente", porcentagem da mucosa visualizada, tempo de *red-out* (aparelho colado à mucosa), uso do assistente e habilidade para realização de manobras terapêuticas.[4,29]

Todas as plataformas de RV para colonoscopia incluem módulos de navegação até o ceco, redução de alças e polipectomia (com pinça e alça).[4]

Embora o ensinamento por simuladores forneça substancial contribuição para a formação e aperfeiçoamento da endoscopia atual, este deve estar sempre associado a um programa convencional de treinamento.[23,30,31] Algumas dúvidas ainda existem quanto ao seu papel no aprendizado da endoscopia: Qual o tempo mínimo de prática? Competência no simulador é igual à competência frente ao paciente? Será que os níveis de complicações realmente diminuem? Somente uma cooperação entre instrutores, indústria, associações nacionais e internacionais pode responder a essas questões, melhorando o aprendizado da endoscopia e reduzindo a exposição dos pacientes à fase de prática.[28]

Em uma revisão sistemática com metanálise de 39 artigos (21 estudos randomizados) envolvendo 1.181 participantes, Singh *et al.* observaram que o treinamento com simuladores resultou em melhor *performance* em ambiente de teste e na prática clínica quando comparado a nenhuma intervenção.[32]

Recentemente, uma revisão Cochrane com metanálise avaliou o papel dos simuladores de RV no treinamento em endoscopia. Foram incluídos 18 artigos, envolvendo 421 participantes e 3.817 procedimentos. O escore composto de competência foi baseado em 7 tópicos, pela escala Likert de 5 pontos: técnica atraumática, introdução do colonoscópio, uso dos controles do aparelho, fluidez do procedimento, emprego de assistentes, conhecimento de procedimentos específicos, e *performance* geral. Os artigos que compararam simuladores de RV com nenhum treinamento mostraram alguns benefícios dos simuladores na taxa de procedimentos completos. Não foram encontrados dados suficientes para determinar os efeitos no escore composto de competência. Ao estudarem os simuladores de RV com treinamento convencional com base em pacientes, os autores observaram que o grupo do treinamento com simuladores teve menor taxa de exames completos. A RV em combinação com o treinamento clássico pareceu ser melhor que a RV isolada. Ao final, os autores concluem que o treinamento com base na RV pode ser usado como complemento nas fases iniciais do aprendizado da endoscopia. As evidências foram insuficientes para recomendar contra ou a favor do uso dos simuladores de RV como substitutos do treinamento convencional.[15,33,34]

Animais

A utilização de animais em endoscopia é uma alternativa interessante para o aprendizado, pois oferecerem imagem real do procedimento. A sensação tátil é a mais parecida com o tecido humano, embora a espessura e o direcionamento de certos órgãos possam ser diferentes. Secreções, movimentos respiratórios e sangramento replicam as condições encontradas na prática clínica.[4] Três espécies já foram avaliadas: cães da raça "Mongrel", babuínos e porcos. Para colonoscopia, os poucos relatos que existem empregam porcos.

Embora o uso de animais para o aprendizado e treinamento da colonoscopia não seja muito difundido (por questões éticas e econômicas), este deve ser estimulado se as condições necessárias estiverem presentes.[11,19,35]

Inteligência Artificial

Recentes avanços no campo da inteligência artificial (IA), mais especificamente na área do conhecimento profundo (em inglês, *deep learning*), podem impactar consideravelmente a qualidade da colonoscopia e, consequentemente, de seu aprendizado. A detecção e o diagnóstico auxiliados pelo computador podem aumentar a taxa de detecção de pólipos e uma caracterização dos mesmos, permitindo diagnóstico óptico mais preciso. Ainda é cedo para estimar o real impacto desse novo mundo no treinamento em colonoscopia, mas não podemos negar que ele veio para ficar e para melhorar a vida de todos.[36-38]

Fase Prática

O treinamento e o aperfeiçoamento em qualquer profissão são um processo contínuo e, portanto, incompleto. Na endoscopia, assim como na medicina em geral, terminada a fase de treinamento os endoscopistas são obrigados a aprimorar suas habilidades e assimilar novas técnicas sem a supervisão de um instrutor. Essa é a chamada fase prática da curva de aprendizado. Ela começa ao final do período de treinamento e se prolonga por toda a carreira do profissional.[1]

OPINIÕES SOBRE A FORMAÇÃO

Paciente

Tradicionalmente, os programas de treinamento em endoscopia envolvem a realização de exames em pacientes. Em muitos procedimentos, o tempo e o risco de desconforto adicionais não representam maiores problemas. Entretanto, durante o aprendizado da colonoscopia, estes pontos tornam-se particularmente importantes. A única solução para estas limitações é o fornecimento de benefícios adicionais ao paciente.[3] Normalmente, os especialistas envolvidos no treinamento são considerados excelentes profissionais, acima da média geral. Quando aceitam a realização de um procedimento por um aprendiz, os pacientes devem ser assegurados da presença do instrutor e dos benefícios que este pode trazer ao seu tratamento. Todos os envolvidos no processo (paciente, aprendiz e instrutor) devem estar cientes da realidade e é indispensável haver uma relação de total confiança entre as partes.[39]

Aprendiz

O aprendiz deve demonstrar interesse e empenho, participando de atividades de pesquisa e ensinamento de outros profissionais. Juntamente com o desenvolvimento das habilidades endoscópicas, este deve aprimorar sua capacidade de realizar um julgamento clínico particularizado, levando-se em conta, exclusivamente, os interesses do paciente.[11]

Ao longo do treinamento, deve aprender a maximizar a visualização de todo o cólon e íleo terminal, minimizando o desconforto do paciente e garantindo a identificação, remoção ou ablação de lesões e outras técnicas terapêuticas. As habilidades técnicas e cognitivas recomendadas pela ASGE estão listadas no Quadro 3-1.[40]

Durante seu treinamento, o aprendiz deve participar de um programa didático completo (leitura e conferências) que contemple os seguintes aspectos:[8]

1. Indicações, limitações e contraindicações dos procedimentos endoscópicos.
2. Complicações dos procedimentos e seus manejos.
3. Princípios das técnicas de sedação/analgesia seguras e monitoramento do paciente, sabendo quando considerar formas alternativas de anestesia.
4. Alternativas médicas, radiológicas e cirúrgicas da terapia endoscópica.
5. Aspectos relacionados com o consentimento informado, diretrizes avançadas e ética médica aplicada à endoscopia digestiva.
6. Avaliação crítica de novas técnicas e da literatura científica.
7. Incorporação dos achados endoscópicos no manejo global do paciente.
8. Preparo de relatórios e laudos.
9. Avaliação da qualidade e melhorias contínuas.[41]

Em 2012, a ASGE publicou uma lista com as principais indicações da colonoscopia.[42] Os aprendizes devem estar totalmente familiarizados com essas diretrizes, aplicando-as no dia a dia. Em caso de dúvidas quanto a uma indicação de colonoscopia, a página na internet do Painel Europeu de Indicações Apropriadas de Endoscopia Gastrointestinal II (http://epage.ch) pode ser extremamente útil.

Vários escores de avaliação de habilidades em colonoscopia foram propostos. Entre esses os mais empregados são: 1. Ferramenta de Avaliação de Habilidades em Colonoscopia Mayo (em inglês, *Mayo Colonoscopy Skills Assessment Tool* – MCSAT); e 2. Avaliação de Competência em Endoscopia (em inglês, *Assessment of Competency in Endoscopy* – ACE). A utilização dessas ferramentas permite avaliação continuada da progressão do aprendiz em busca da competência durante todo o período de treinamento.[43]

A avaliação ACE consiste em 14 questões medindo habilidades cognitivas e motoras e 2 questões gerais (Quadro 3-2).[43]

Cada uma das 6 variáveis motoras e cognitivas, bem como as duas variáveis gerais, são medidas em uma escala que vai de 1 a 4. A nota final é uma média dos valores alcançados.[43-45]

Professor

Treinar outros médicos para a realização de procedimentos endoscópicos é um dom especial. Não existem escolas formais para os instrutores, muito menos processo de seleção ou preparação. Entretanto, estes devem apresentar competência extraordinária na realização dos procedimentos endoscópicos, assim como talento na arte de ensinar.[3,46] Os professores devem:[8]

1. Ter tempo dedicado ao ensino, com o devido suporte financeiro institucional.
2. Ser responsáveis pela instrução didática apropriada e supervisão.

Quadro 3-1. Lista das Habilidades Motoras e Cognitivas Necessárias para a Competência em Colonoscopia[40]

Motoras	Cognitivas
Manuseio correto do colonoscópio	Anatomia
Uso dos controles	Seleção de pacientes
Introdução do colonoscópio	Preparo
Progressão do colonoscópio	Escolha do aparelho
Controle da extremidade distal	Consentimento informado
Torque	Controle da sedação
Identificação do lúmen	Avaliação da indicação e riscos
Retirada e inspeção da mucosa	Identificação de alterações patológicas
Redução de alças	Regulagem de acessórios terapêuticos
Ultrapassagem de ângulos	Integração dos achados na condução do paciente
Intubação do íleo terminal	Elaboração de relatório e comunicação
Biópsia	Manejo das complicações
Polipectomia	Melhoria na qualidade
	Profissionalismo

Quadro 3-2. Itens Avaliados na Ferramenta ACE (Avaliação de Competência em Endoscopia)[43]

Habilidades motoras
Uso eficiente da insuflação, irrigação e aspiração
Técnica de torque do aparelho
Controle fino da extremidade distal
Técnicas de redução das alças
Profundidade de inserção independente do endoscópico
Visualização da mucosa
Habilidade de empregar ferramentas terapêuticas
Habilidade motora geral

Habilidades cognitivas
Identificação do lúmen
Conhecimento das indicações e informações médicas
Controle do desconforto do paciente
Identificação e interpretação de anormalidades
Reconhecimento da localização das anormalidades
Detecção de pólipos
Conhecimento das ferramentas terapêuticas
Habilidade cognitiva geral

3. Participar de reuniões de educação médica continuada ligadas à Gastroenterologia, bem como encontros multidisciplinares com cirurgiões, radiologistas e patologistas.
4. Ser em número apropriado ao número de alunos. A razão entre número de professores e alunos deve ser próxima ou superior a 1.
5. Ter livre acesso para se comunicar com o diretor do programa de treinamento. Cada aluno deve ter um supervisor direto para se comunicar.
6. Colaborar ativamente com pesquisas e melhorias clínicas por meio de publicações e participações em atividades acadêmicas.

Cabe ao instrutor julgar quando o aprendiz poderá progredir de um estágio de supervisão para o seguinte. Durante o treinamento, a habilidade de interromper um procedimento é outro elemento essencial da supervisão. Saber como interromper o processo é tão importante quanto saber quando retirar o endoscópio da mão do aprendiz para o bem do paciente.[6,12,20] Como em todos os treinamentos em Medicina, a segurança do paciente vem em primeiro lugar.[47]

Em geral, a qualidade de cada aprendiz dependerá da qualidade do supervisor que o treinou.[21] É responsabilidade do instrutor, tanto ética quanto legal, assegurar-se de que os 'novos' especialistas (antigos aprendizes) sejam realmente competentes nos procedimentos para os quais foram treinados.[48]

Nos últimos anos, várias sociedades envolvidas no treinamento em endoscopia começaram a organizar cursos para o treinamento dos professores (em inglês, *train-the-trainers*). Esses servem para preparar melhor os responsáveis pelo treinamento de jovens profissionais, disponibilizando materiais didáticos e orientando sobre as várias abordagens do treinamento.[15,49]

Recentemente, a ASGE publicou os princípios do treinamento em endoscopia, um artigo endossado pela World Endoscopy Organization (WEO).[47] Um dos principais pontos abordados é a necessidade do desenvolvimento de uma **competência consciente** para ensinar endoscopia. Instrutores com essa **competência consciente** têm explícito conhecimento do assunto e são capazes de "desconstruir" tarefas, compreender cada elemento e planejar o treinamento de antemão. Conseguem analisar objetivamente a *performance* do aprendiz, ensinando as habilidades necessárias pela verbalização de passos sequenciais efetivos, sem a necessidade de tomar o controle do aparelho. Instrutores que são "competentes inconscientes" têm conhecimento implícito de suas aptidões, mas não são capazes de verbalizar instruções adequadas. Isso explica por que muitos instrutores precisam tomar o controle do aparelho para demonstrar uma manobra ou resolver um problema. A boa notícia é que instrutores competentes inconscientes podem treinar e se tornar competentes conscientes.[47,50]

A ASGE listou as principais barreiras encontradas pelos instrutores para implementação de inovações pedagógicas. Foram elas: inércia institucional, falta de cooperação entre os profissionais envolvidos, restrições de horários, falta de acesso e custo dos simuladores.[47]

Diretor

A presença de um diretor é fundamental em cada programa de treinamento em endoscopia. Este será responsável pela estruturação e direção do aprendizado e pela avaliação da competência de cada aprendiz. Hoje em dia, mais do que nunca, espera-se que os diretores dos programas de treinamento formem indivíduos cada vez mais preparados, apresentando altos níveis de competência a partir do primeiro dia de prática.[8,22,48,51]

O diretor deve ser um endoscopista hábil e experiente, dedicado ao ensinamento. Suas funções são:

1. Monitorar regularmente e assegurar-se a formação cognitiva e técnica dos alunos e a competência dos instrutores.
2. Incorporar um material didático apropriado (livros, atlas, vídeos, mídias eletrônicas) ao treinamento.
3. Revisar periodicamente e atualizar a metodologia e a qualidade do aprendizado.
4. Revisar regularmente o progresso de cada aprendiz de forma individualizada, reconhecendo o momento onde este se torna independente e determinando quando a competência em determinado procedimento é alcançada.

Centro de Treinamento

O treinamento em colonoscopia só deveria ocorrer em unidades especiais onde um adequado volume de procedimentos é realizado, dispondo ainda de todos os serviços de suporte necessários (radiologia, cirurgia, anatomia patológica).[14,40]

A Sociedade Brasileira de Endoscopia Digestiva (SOBED) disponibiliza, em sua página da internet (www.sobed.org.br), o regimento e o regulamento dos centros de ensino e de treinamento, bem como a lista completa dos serviços reconhecidos em todo o país.

COMPETÊNCIA

Competência pode ser definida como o nível mínimo de habilidade e conhecimento (fruto do treinamento e da experiência), necessária à realização segura e profissional de uma tarefa ou procedimento.[7,22,52] Podemos avaliar a competência de um profissional verificando seu desempenho de forma direta (observação do endoscopista durante a realização de um procedimento) ou indireta (por meio de testes e avaliações).

Número Mínimo de Procedimentos Realizados

Tradicionalmente, a definição de competência em endoscopia estava vinculada ao número de procedimentos realizados.[20] De fato, várias sociedades ligadas à endoscopia se pronunciaram a respeito do número mínimo de exames necessário para se adquirir aptidão endoscópica (Quadro 3-2).[43]

Embora a ASGE tenha afirmado, desde o início, que o número de procedimentos por ela recomendado seria apenas o mínimo necessário antes que qualquer avaliação de competência pudesse ser realizada, a utilização desse valor causa sempre mais controvérsias que benefícios.[6,53] Curiosamente, no final da década de 1990, todas as sociedades listadas no Quadro 3-3 preconizavam apenas 100 colonoscopias.[58] Os valores atuais mais elevados demonstram a importância cada vez maior de treinamento mais amplo.

Sedlack *et al.* acompanharam 41 aprendizes e observaram que uma média de 275 exames é necessária para que os residentes cheguem no ceco em mais de 85% das vezes e em menos de 16 minutos.[59] Em estudo semelhante com 19 residentes, Koch *et al.* observaram que 280 colonoscopias foram necessárias para que os aprendizes chegassem ao ceco em mais de 90% dos casos.[60] Esses resultados consistentes, provavelmente, fornecem as melhores evidências disponíveis atualmente sobre o número mínimo de exames para um bom treinamento em colonoscopia.[61]

Patwardhan *et al.* acompanharam 10 aprendizes e observaram que após 500 procedimentos esses eram capazes de atingir o ceco em mais de 90% das vezes, com tempo de introdução variando entre

Quadro 3-3. Recomendações Relacionadas com o Número Mínimo de Procedimentos para se Adquirir Competência

Organização	Ano	Número de colonoscopias
Sociedade Americana de Endoscopia Digestiva (ASGE)[8]	2012	140
Diploma Europeu de Gastroenterologia[54]	2012	200
Sociedade Inglesa de Gastroenterologia (BSG)[55]	2004	100
Comitê de Reconhecimento de Treinamento em Endoscopia Digestiva (Austrália)[56]	2013	100
Joint Advisory Group on Gastrointestinal Endoscopy (JAC), Inglaterra[57]	2019	200 (Certificação Provisória) 300 (Certificação Completa)

7 e 10 minutos e com taxa de sucesso em polipectomia de 90%. Após 700 exames, o tempo de introdução foi inferior a 7 minutos e a taxa de sucesso na polipectomia subiu para 95%.[62,63]

É importante reconhecer que, na ausência de mais estudos bem desenhados sobre o aprendizado da colonoscopia, estas recomendações são elaboradas tomando-se como base um consenso entre especialistas com grande experiência no ensino. Entretanto, a realização de um número mínimo arbitrário de procedimentos não deve ser considerada como critério único necessário para tornar-se "competente" em endoscopia.[64] Alguns aprendizes tornar-se-ão competentes antes de atingirem este limite, enquanto outros podem não estar preparados após terem realizado o número de procedimentos preestabelecido.[8,14,19,65] Ao final do treinamento, para demonstrar sua competência, o endoscopista deve ser capaz de realizar o procedimento para o qual foi treinado com substancial taxa de sucesso (geralmente superior a 90%). No caso da colonoscopia, a capacidade de chegar no ceco é um dos parâmetros mais empregado.[7,8,48,52] Para ser considerado um profissional de qualidade, o colonoscopista deve ter uma taxa de intubação cecal $\geq$ 90% considerando todos os exames, e $\geq$ 95% para exames de rastreamento.[66,67] Além disso, deve chegar ao ceco em menos de 15 minutos (na média) e ter um escore ACE $\geq$ 3,5. Em geral, esses valores são alcançados após 250 procedimentos.[43]

Parece que o foco do treinamento em endoscopia está mudando de um número mínimo de exames para uma abordagem mais individualizada. Uma revisão sistemática recente envolvendo 94 estudos relevantes sobre treinamento e avaliação de competência em endoscopia gastrointestinal concluiu que curvas de aprendizado são melhores para uma avaliação contínua de *performance* e têm mais relevância que um número mínimo preestabelecido de procedimentos.[61] Tanto os EUA quanto o Canadá têm direcionado suas políticas para um modelo com base em competência, onde um aprendiz deve ser capaz de trabalhar independentemente antes de ser credenciado como especialista.[47]

Tempo Mínimo para Realização de uma Colonoscopia

Existe muito debate sobre qual seria o tempo mínimo de retirada do colonoscópio que possibilitaria uma correta inspeção da mucosa cólica. Em um consenso realizado pela ASGE e pelo Colégio Americano de Gastroenterologia (ACG), ficou decidido que entre 6 e 10 minutos são necessários para uma adequada visualização da mucosa. Esse tempo independe do paciente, tipo de aparelho e experiência do endoscopista.[68,69]

Em 2015, ao definir os indicadores de qualidade em colonoscopia que todos deveriam buscar, a ASGE recomendou que o tempo de retirada do colonoscópio deva ser $\geq$ 6 minutos (na média) e esse tempo deve ser respeitado em mais de 98% dos pacientes. Esse valor vem da observação de que retiradas mais lentas cursam com detecção aumentada de lesões neoplásicas significativas.[66,67]

CONCLUSÃO

A palavra aprendizado é derivada do latim, *apprehendere*, e significa dominar algo ou alguma coisa. Ao longo dos séculos, médicos em todo o mundo aprenderam a trabalhar observando outros profissionais. Por muitos anos, isso foi o suficiente e o "saber" médico era pouco questionado. Entretanto, exigências do mundo moderno obrigam que os profissionais demonstrem que são capazes de executar um procedimento médico específico com qualidade e segurança. Nesse contexto, a colonoscopia é uma técnica endoscópica única, que exige treinamento, conhecimento, habilidade manual e bom senso de quem a prática. Atualmente, a cobrança por resultados e as exigências do mercado obrigam que todos tenha uma sólida formação antes de iniciarem o trabalho nessa área. Para isso, centros de treinamento de excelência devem estar disponíveis nas principais regiões do país, preparando profissionais habilitados e capazes.

O processo de aprendizado é longo, trabalhoso e não termina nunca. Aqueles que param no tempo e deixam de aprender coisas novas estão fadados à insignificância e tendem à extinção. Precisamos manter a cabeça aberta, incorporando o avançar do saber com espírito crítico, sempre buscando satisfação pessoal e o melhor para nossos pacientes.

> *"A little learning is a dangerous thing; drink deep, or taste not the Pierian Spring*: Their shallow draughts intoxicate the brain, and drinking largely sobers us again."*
>
> Alexander Pope (1688-1744)

---

*Segundo uma lenda grega, na cidade de Pieria, antiga Macedônia, existia uma fonte mágica que fornecia inspiração às 9 Musas. Estas, filhas de Zeus e Mnenosyne (Deusa da Memória), governavam o mundo das artes e das ciências, inspirando todos os artistas.

REFERÊNCIAS BIBLIOGRÁFICAS

1. Grendell JH. Endoscopy training in a three-year curriculum. Gastrointest Endosc Clin N Am 1995;5(2):293-7.
2. Myren J, Hellers G. The OMGE Recommendations for Education and Training in Gastroenterology, adapted to the Major Areas of the World. Scand J Gastroenterol 1991;26(Suppl 189):1-26.
3. Peterson W, Friedman LS, Polter DE, Benson JJA, Grendel J, Fleischer D et al. Report of the 1993 Gastroenterology Leadership Council Training Director's Conference. Am J Gastroenterol 1994;89(9):1427-40.
4. ASGE Technology Committee, Goodman AJ, Melson J, Aslanian HR, Bhutani MS, Krishnan K et al. Endoscopic simulators. Gastrointest Endosc 2019.
5. Gessner CE, Jowell PS, Baillie J. Novel methods for endoscopic training. Gastrointest Endosc Clin N Am 1995;5(2):323-36.
6. ASGE. Principles of training in gastrointestinal endoscopy. American Society for Gastrointestinal Endoscopy. Standards of Training Committees. 1989-1990. Gastrointest Endosc 1992;38(6):743-6.
7. ASGE. Methods of granting hospital privileges to perform gastrointestinal endoscopy. Manchester, Massachusetts: American Society for Gastrointestinal Endoscopy Standards of Training and Practice Committee; 1997 December. Report No.: Publication No. 1012.
8. Adler DG, Bakis G, Coyle WJ, DeGregorio B, Dua KS, Lee LS et al. Principles of training in GI endoscopy. Gastrointest Endosc 2012;75(2):231-5.
9. Hewett DG, Kahi CJ, Rex DK. Efficacy and effectiveness of colonoscopy: how do we bridge the gap? Gastrointest Endosc Clin N Am 2010;20(4):673-84.
10. Sivak MV Jr., Vennes JA, Cotton PB, Geenen JE, Benjamin SB, Lehman GA. Advanced training programs in gastrointestinal endoscopy [editorial]. Gastrointest Endosc 1993;39(3):462-4.
11. Fleischer DE. Advanced training in endoscopy. Gastrointest Endosc Clin N Am 1995;5(2):311-22.
12. Sivak MV Jr. The art of endoscopic instruction. Gastrointest Endosc Clin N Am 1995;5(2):299-310.
13. Cotton PB, Williams CB. Outcomes, Documentation, Quality and Training. In: Cotton PB, Williams CB (Eds.). Practical Gastrointestinal Endoscopy. 4th ed. Oxford: Blackwell Science; 1996. p. 308-19.
14. ASGE. Principles of training in gastrointestinal endoscopy. From the ASGE. American Society for Gastrointestinal Endoscopy. Gastrointest Endosc 1999;49(6):845-53.
15. Walsh CM, Cohen J, Woods KL, Wang KK, Andersen DK, Anderson MA et al. ASGE EndoVators Summit: simulators and the future of endoscopic training. Gastrointest Endosc 2019.
16. Manu P, Lane TJ, Matthews DA. How much practice makes perfect? A quantitative measure of the experience needed to achieve procedural competence. Med Teach 1990;12(3-4):367-9.
17. Sequeira R, Weinbaum F, Satterfield J, Chassin J, Mock L. Credentialing physicians for new technology: the physician's learning curve must not harm the patient. Am Surg 1994;60(11):821-3.
18. Tassios PS, Ladas SD, Grammenos I, Demertzis K, Raptis SA. Acquisition of competence in colonoscopy: the learning curve of trainees. Endoscopy 1999;31(9):702-6.
19. Rey JF, Romanczyk T. The development of experimental models in the teaching of endoscopy: an overview. Endoscopy 1995;27(1):101-5.
20. Vennes JA, Ament M, Boyce HW Jr., Cotton PB, Jensen DM, Ravich WJ et al. Principles of training in gastrointestinal endoscopy. American Society for Gastrointestinal Endoscopy. Standards of Training Committees. 1989- 1990. Gastrointest Endosc 1992;38(6):743-6.

21. Waye JD. Teaching basic endoscopy. Gastrointest Endosc 2000;51(3):375-7.
22. Bond JH. Evaluation of trainee competence. Gastrointest Endosc Clin N Am 1995;5(2):337-46.
23. Williams CB. Endoscopy teaching: time to get serious. Gastrointest Endosc 1998;47(5):429-30; discussion 30-1.
24. ASGE. Technology status evaluation report - endoscopy simulators. Manchester, Massachusetts: ASGE; 1999 May.
25. Grover SC, Scaffidi MA, Khan R, Garg A, Al-Mazroui A, Alomani T et al. Progressive learning in endoscopy simulation training improves clinical performance: a blinded randomized trial. Gastrointest Endosc 2017;86(5):881-9.
26. Waschke KA. Will you be my first colonoscopy patient? Planning simulator training for novice endoscopists. Gastrointest Endosc 2017;86(5):890-1.
27. Hochberger J, Maiss J. Currently available simulators: ex vivo models. Gastrointest Endosc Clin N Am 2006;16(3):435-49.
28. Noar MD. The next generation of endoscopy simulation: minimally invasive surgical skills simulation. Endoscopy 1995;27(1):81-5.
29. Desilets DJ, Banerjee S, Barth BA, Kaul V, Kethu SR, Pedrosa MC et al. Endoscopic simulators. Gastrointest Endosc 2011;73(5):861-7.
30. Aslanian HR. Ain't nothing like the real thing? Simulators in endoscopy training. Gastrointest Endosc 2012;75(2):261-2.
31. Haycock A, Koch AD, Familiari P, van Delft F, Dekker E, Petruzziello L et al. Training and transfer of colonoscopy skills: a multinational, randomized, blinded, controlled trial of simulator versus bedside training. Gastrointest Endosc 2010;71(2):298-307.
32. Singh S, Sedlack RE, Cook DA. Effects of simulation-based training in gastrointestinal endoscopy: a systematic review and meta-analysis. Clin Gastroenterol Hepatol 2014;12(10):1611-23 e4.
33. Khan R, Plahouras J, Johnston BC, Scaffidi MA, Grover SC, Walsh CM. Virtual reality simulation training for health professions trainees in gastrointestinal endoscopy. Cochrane Database Syst Rev 2018;8:CD008237.
34. Khan R, Plahouras J, Johnston BC, Scaffidi MA, Grover SC, Walsh CM. Virtual reality simulation training in endoscopy: a Cochrane review and meta-analysis. Endoscopy 2019.
35. Wagh MS, Waxman I. Animal models for endoscopic simulation. Gastrointest Endosc Clin N Am 2006;16(3):451-6.
36. Vinsard DG, Mori Y, Misawa M, Kudo SE, Rastogi A, Bagci U et al. Quality assurance of computer-aided detection and diagnosis in colonoscopy. Gastrointest Endosc 2019.
37. Hann A, Walter BM, Mehlhase N, Meining A. Virtual reality in GI endoscopy: intuitive zoom for improving diagnostics and training. Gut 2019;68(6):957-9.
38. van der Sommen F, Curvers WL, Nagengast WB. Novel Developments in Endoscopic Mucosal Imaging. Gastroenterology 2018;154(7):1876-86.
39. Gates EA. New surgical procedures: can our patients benefit while we learn? Am J Obstet Gynecol 1997;176(6):1293-8; discussion 8-9.
40. Sedlack RE, Shami VM, Adler DG, Coyle WJ, DeGregorio B, Dua KS et al. Colonoscopy core curriculum. Gastrointest Endosc 2012;76(3):482-90.
41. Williams JE, Faigel DO. Colonoscopy reports and current state of performance measures. Gastrointest Endosc Clin N Am 2010;20(4):685-97.
42. Early DS, Ben-Menachem T, Decker GA, Evans JA, Fanelli RD, Fisher DA et al. Appropriate use of GI endoscopy. Gastrointest Endosc 2012;75(6):1127-31.
43. Sedlack RE, Coyle WJ, Group ACER. Assessment of competency in endoscopy: establishing and validating generalizable competency benchmarks for colonoscopy. Gastrointest Endosc 2016;83(3):516-23 e1.
44. Walsh CM, Ling SC, Khanna N, Cooper MA, Grover SC, May G et al. Gastrointestinal Endoscopy Competency Assessment Tool: development of a procedure-specific assessment tool for colonoscopy. Gastrointest Endosc 2014;79(5):798-807 e5.
45. Committee AT, Sedlack RE, Coyle WJ, Obstein KL, Al-Haddad MA, Bakis G et al. ASGE's assessment of competency in endoscopy evaluation tools for colonoscopy and EGD. Gastrointest Endosc 2014;79(1):1-7.
46. Sivak MV, Jr. Advanced training in gastrointestinal endoscopy [editorial]. Gastrointest Endosc 1992;38(1):90-1.
47. Waschke KA, Anderson J, Valori RM, MacIntosh DG, Kolars JC, DiSario JA et al. ASGE principles of endoscopic training. Gastrointest Endosc 2019.
48. Friedman LS. How long does it take to learn endoscopy? [editorial; comment]. Gastrointest Endosc 1995;42(4):371-3.
49. Thomas-Gibson S, Williams CB. Colonoscopy training--new approaches, old problems. Gastrointest Endosc Clin N Am 2005;15(4):813-27.
50. Waschke KA, Anderson J, Macintosh D, Valori RM. Training the gastrointestinal endoscopy trainer. Best Pract Res Clin Gastroenterol 2016;30(3):409-19.
51. Elta GH. GI training: where are we headed? Am J Gastroenterol 2011;106(3):395-7.
52. ASGE. Methods of granting hospital privileges to perform gastrointestinal endoscopy. American Society for Gastrointestinal Endoscopy Standards of Training and Practice Committee. Gastrointest Endosc 1992;38(6):765-7.
53. Jowell PS, Baillie J, Branch MS, Affronti J, Browning CL, Bute BP. Quantitative assessment of procedural competence. A prospective study of training in endoscopic retrograde cholangiopancreatography. Ann Intern Med 1996;125(12):983-9.
54. Jaques JP, O'Donnell L, Luetke A, Lillienau J. The EB Gastrohep Training Programme - The Blue Book. Hepatology TESaBoGa editor2012.
55. Guidelines for the Training, Appraisal and Assessment of Trainees in Gastrointestinal Endoscopy (2004).
56. Conjoint Committee for the Recognition of Training in Gastrointestinal Endoscopy. Information Mulgrave. Australia2013 [Available from: http://www.conjoint.org.au/information.html#procedural.
57. Malik KI, Siau K, Dunckley P, Ward ST. Colorectal trainees in the UK struggle to meet JAG certification standards in colonoscopy by the end of their training. Colorectal Dis 2019;21(6):715-22.
58. Cass OW. Training to competence in gastrointestinal endoscopy: a plea for continuous measuring of objective end points [editorial]. Endoscopy 1999;31(9):751-4.
59. Sedlack RE. Training to competency in colonoscopy: assessing and defining competency standards. Gastrointest Endosc 2011;74(2):355-66 e1-2.
60. Koch AD, Haringsma J, Schoon EJ, de Man RA, Kuipers EJ. Competence measurement during colonoscopy training: the use of self-assessment of performance measures. Am J Gastroenterol 2012;107(7):971-5.
61. Ekkelenkamp VE, Koch AD, de Man RA, Kuipers EJ. Training and competence assessment in GI endoscopy: a systematic review. Gut 2016;65(4):607-15.
62. Patwardhan VR, Feuerstein JD, Sengupta N, Lewandowski JJ, Tsao R, Kothari D et al. Fellowship Colonoscopy Training and Preparedness for Independent Gastroenterology Practice. J Clin Gastroenterol 2016;50(1):45-51.
63. Kapadia C. Fellowship Training in Colonoscopy: On Letting the Colt Out of the Barn. J Clin Gastroenterol 2016;50(1):1-2.
64. ASGE. Alternative Pathways to Training in Gastrointestinal Endoscopy. Gastrointest Endosc 1996;43:658-60.
65. Bhangu A, Bowley DM, Horner R, Baranowski E, Raman S, Karandikar S. Volume and accreditation, but not specialty, affect quality standards in colonoscopy. Br J Surg 2012;99(10):1436-44.
66. Cohen J, Pike IM. Defining and measuring quality in endoscopy. Gastrointest Endosc 2015;81(1):1-2.
67. Rex DK, Schoenfeld PS, Cohen J, Pike IM, Adler DG, Fennerty MB et al. Quality indicators for colonoscopy. Gastrointest Endosc 2015;81(1):31-53.
68. Rex DK, Petrini JL, Baron TH, Chak A, Cohen J, Deal SE, et al. Quality indicators for colonoscopy. Gastrointest Endosc 2006;63(4 Suppl):S16-28.
69. de Groen PC. Advanced systems to assess colonoscopy. Gastrointest Endosc Clin N Am 2010;20(4):699-716.

LIMPEZA, DESINFECÇÃO E MANUTENÇÃO DOS EQUIPAMENTOS E ACESSÓRIOS DE ENDOSCOPIA

CAPÍTULO 4

Ana Claudia Quinoneiro

INTRODUÇÃO

O endoscópio é um instrumento médico usado em endoscopia, típico e essencialmente construído por um espelho metálico e uma lâmpada elétrica (do grego *éndon*, «dentro» + *skopeĩn*, «olhar» + -io), tanto que os primeiros endoscópios eram tubos de metal com lâmpada. (Wikipédia) (Fig. 4-1).

Com os avanços da tecnologia, os endoscópios são, hoje, tubos revestidos por plástico preto, escuro, que envolve espiral de metal que os torna flexíveis. Internamente, existem estruturas complexas compostas por canais longos, estreitos e finos, e alguns lumens se abrem para o exterior. Assim, torna-se possível a aderência de matéria orgânica e microrganismos e, portanto, difíceis de serem removidos. Pode ocorrer a formação de biofilme, aumentando o risco de transmissão de infecções exógenas e vários efeitos adversos no indivíduo submetido a este procedimento. Tornou-se, então, uma preocupação crescente e, por esse motivo, esses equipamentos devem passar por um processo rigoroso de limpeza e desinfecção.

Considerando que a formação de biofilme pode ocorrer nos canais internos dos endoscópios, sendo responsável pela infecção cruzada de bactérias, podemos entender que uma limpeza eficiente dos canais para remoção da matéria orgânica é essencial previamente à desinfecção.

Atualmente temos disponíveis no mercado testes rápidos (adenosina trifosfato – ATP) que podem ser realizados *in loco*, em tempo real, para validação da eficácia da limpeza nos canais dos endoscópios, por meio de lavado em ambiente estéril ou escovação do canal de trabalho, permitindo que, nos casos alterados, se realize novamente o processo de limpeza. Os níveis de ATP recomendados variam entre 100 a 200 RLU. Estes testes não substituem os testes de isolamento de microrganismos patogênicos em caso de contaminação cruzada, mas serve como um indicador da eficácia do processo de limpeza, permitindo que, periodicamente, o processo seja revisto mediante os achados, assim como treinamento de equipe.

Apesar de não haver exigência legal, é importante a atenção à qualidade da água utilizada na limpeza e desinfecção, com análise microbiológica e bacteriológica periódica a fim de que não haja comprometimento do processo.

A desinfecção é um processo com capacidade de reduzir a carga microbiana. Na prática, se um equipamento não estiver adequadamente limpo no final da desinfecção, poderá ter quantidade de microrganismos suficiente para causar infecção.

A capacitação dos profissionais antes do início de suas atividades e de forma permanente, de acordo com as atividades desenvolvidas, é essencial, garantindo assim a eficácia da limpeza como principal item deste processo.

CONCEITOS MAIS UTILIZADOS

Acessórios Endoscópicos

São instrumentos utilizados em conjunto com os endoscópios com finalidade terapêutica ou diagnóstica. São descritos como de uso único (descartáveis) ou reprocessados. São classificados de acordo com sua criticidade, sendo:

- *Acessório crítico ou produto crítico para a saúde:* produtos utilizados em procedimentos invasivos com penetração de pele, mucosa, espaço ou cavidades estéreis, tecido subepiteliais e sistema vascular.
- *Acessórios semicríticos:* produtos que entram em contato com pele não íntegra ou mucosas íntegras colonizadas.
- *Acessórios não críticos:* produtos que entram em contato com pele íntegra ou não entram em contato com o paciente.

Pré-Limpeza

Remoção da sujidade presente nos produtos para saúde com a utilização de água, sabão e ação mecânica (Fig. 4-2).

Limpeza

A limpeza é o processo de remoção de sujidades mediante a aplicação de energia química, mecânica ou térmica, por determinado tempo. Este processo é essencial para o sucesso da desinfecção e da esterilização. Tem como objetivos reduzir a carga bacteriana natural dos artigos, contaminantes orgânicos e inorgânicos, além de remover a sujidade dos artigos.

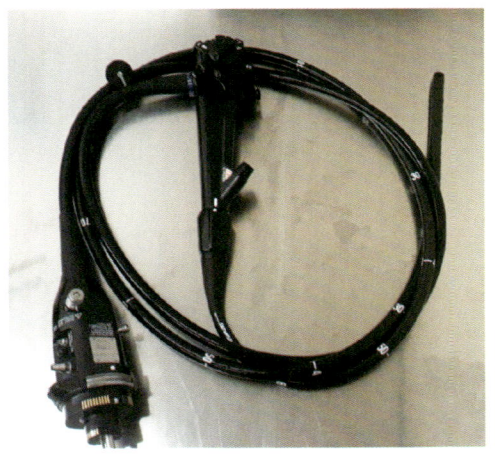

Fig. 4-1. Endoscópio flexível.

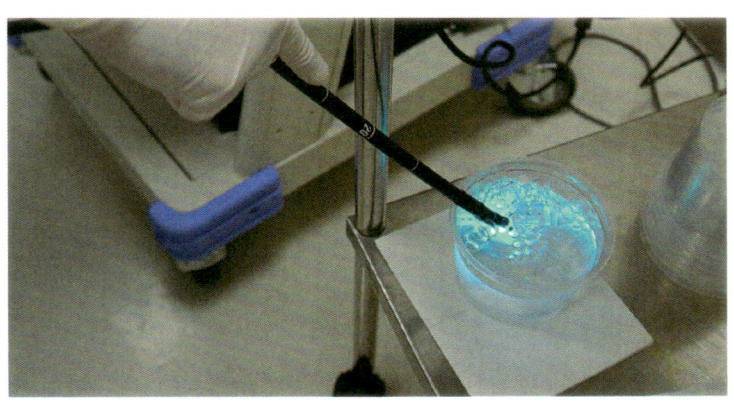

Fig. 4-2. Aspiração de detergente imediatamente após o término do exame.

Quadro 4-1. Classificações no Processo de Desinfecção

Desinfecção	Métodos e soluções germicidas
Desinfecção de baixo nível: são destruídas as bactérias em forma vegetativa, alguns vírus e alguns fungos. O *Mycobacterium tuberculosis*, os esporos bacterianos, o vírus da hepatite B (HBV) e os vírus lentos sobrevivem	• Álcool etílico e isopropílico • Hipoclorito de sódio (100 ppm) • Fenólicos • Quaternário de amônia
Desinfecção de médio nível ou intermediário: além dos microrganismos destruídos na desinfecção de baixo nível, são atingidos os *Mycobacterium tuberculosis*, a maioria dos vírus (inclusive o HBV) e a maioria dos fungos. Ainda sobrevivem os *Mycobacterium* intracelulares, os esporos bacterianos e os vírus lentos	• Álcool etílico e isopropílico (70 a 90%) • Fenólicos • Hipoclorito de sódio (100 ppm) • Pasteurização 75°C a 30 minutos Obs.: depende da concentração e/ou período de exposição
Desinfecção de alto nível: resistem apenas alguns tipos de esporos bacterianos mais resistentes e os vírus lentos	• Aldeídos • Solução de peróxido de hidrogênio • Hipoclorito de sódio (1.000 ppm) • Cloro e compostos clorados • Ácido peracético • Água superoxidada • Pasteurização 75°C há 30 minutos

Desinfecção

É o método capaz de eliminar bactérias, vírus e microrganismos na forma vegetativa, por meio de processo físico ou químico, com exceção dos esporos.

Esse processo pode ser afetado se um dos seus itens não for adequadamente seguido, sendo estes:

- Limpeza prévia adequada.
- Tempo de exposição ao desinfetante.
- Concentração da solução do desinfetante.
- Temperatura e PH do processo de desinfecção.

O processo de desinfecção pode ser definido por três classificações, conforme o Quadro 4-1.

Esterilização

É a eliminação completa de todos os microrganismos, incluindo as formas esporuladas, por meio de processos físicos ou químicos.

MEDIDAS DE CONTROLE DE INFECÇÃO

O treinamento adequado da equipe multiprofissional é essencial para a proteção do paciente e da própria equipe.

Algumas medidas são essenciais para o controle da infecção:

- Higiene pessoal.
- Uso adequado de EPIs – equipamento(s) de proteção individual(is) – e EPCs – equipamento(s) de proteção coletiva.
- Rastreabilidade dos equipamentos.
- Desinfecção e esterilização do equipamento
- Controles de engenharia (ventilação, água, estrutura física).
- Treinamento periódico da equipe.
- Protocolos descritos sobre processos (POPs).
- Atender aos requisitos da RDC n° 5 de 10 de março de 2013, conforme descrito adiante.
- Agenda de exames compatível com a quantidade de equipamentos, levando em consideração o tempo de ação do saneante.

Os serviços de endoscopia passam a ser classificados de acordo com a complexidade dos procedimentos realizados:

- *Serviço de endoscopia tipo I:* realiza procedimentos endoscópicos sem sedação, com ou sem anestesia tópica.
- *Serviço de endoscopia tipo II:* além dos procedimentos descritos no tipo I, realiza, ainda, procedimentos endoscópicos sob sedação consciente, com medicação passível de reversão com uso de antagonistas.
- *Serviço de endoscopia tipo III:* serviço de endoscopia que, além dos procedimentos descritos nos tipos I e II, realiza procedimentos endoscópicos sob qualquer tipo de sedação ou anestesia.

Respeitando as classificações dos serviços de endoscopia descritas anteriormente.

Desde que realize **desinfecção de alto nível,** a limpeza e a desinfecção devem ser realizadas, obrigatoriamente, em sala de processamento, sendo: a área/sala de "limpeza" onde é feita a remoção de matéria orgânica dos equipamentos e acessórios, e a área/sala de "desinfecção" onde os endoscópios e acessórios sofrem o processo de desinfecção.

Caso o serviço utilize processo automatizado de limpeza, desinfecção e esterilização, a área física deve atender aos requisitos técnicos necessários à instalação do equipamento conforme indicação do fabricante e legislação vigente.

Para a secagem dos equipamentos com canais, os serviços devem dispor de ar comprimido medicinal, gás inerte ou ar filtrado, seco e isento de óleo.

APLICAÇÃO PRÁTICA

Para atingir o objetivo final, todas as etapas do processo de limpeza e desinfecção devem ser cumpridas. Caso uma delas não seja realizada ou se ocorrer de maneira inadequada, todo o processo estará comprometido.

> *Os resultados de infecção têm mais a ver com falhas na limpeza do que com o método de esterilização/desinfecção escolhido."*
> (CDC *guideline*, 2008)

Os processos são nas seguintes etapas, conforme descritas na Figura 4-3.

Pré-Limpeza

Ainda na sala de exame, é feita a remoção da saliva e outros fluidos com o auxílio de uma compressa macia sendo passada com leve pressão pelo lado externo do aparelho da parte proximal até a ponta distal (Figs. 4-2).

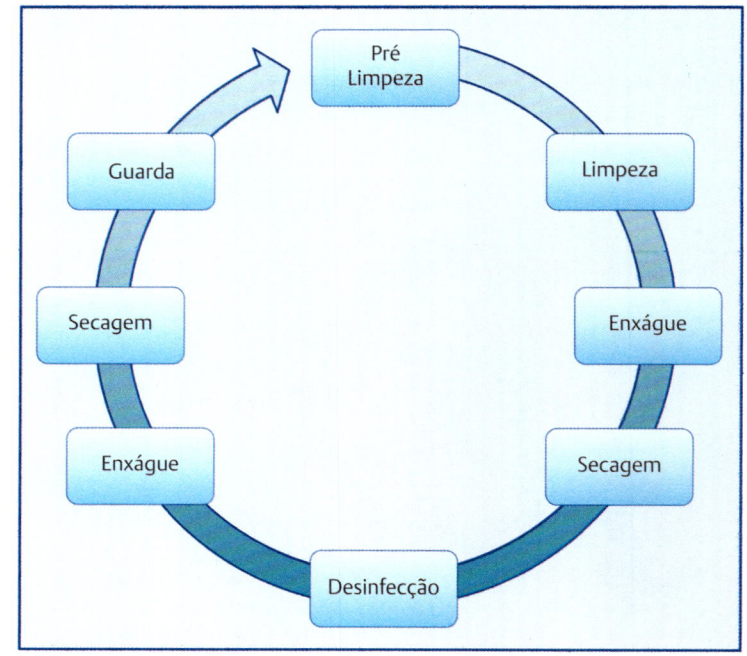

Fig. 4-3. Etapas do processo de limpeza e desinfecção.

LIMPEZA, DESINFECÇÃO E MANUTENÇÃO DOS EQUIPAMENTOS E ACESSÓRIOS DE ENDOSCOPIA

Os canais de ar e água do aparelho devem ser acionados alternadamente de 10 a 15 segundos, em um recipiente com detergente enzimático (o que auxilia na remoção de detritos internos e facilita a limpeza) e, por último, realiza-se a aspiração desta solução pelo canal correspondente do aparelho, também por 10 a 15 segundos.

Pré-Limpeza (Acionamento Canal de Ar e Água)
Na sequência, o aparelho deve ser acondicionado em recipiente plástico lavável, fechado com tampa, devidamente identificado como material "sujo", para ser transportado para a sala de limpeza (Fig. 4-4).

Cubas para Transporte do Aparelho (Sujo)
Quando usados no mesmo exame, os acessórios não devem ser transportados juntamente com o equipamento para evitar danos (p. ex., perfuração). Caso seja necessário realizar o transporte destes no mesmo recipiente, eles devem ser colocados em uma embalagem, que pode ser a original ou em outra que não permita o contato do acessório com o equipamento para evitar danos (perfuração, laceração) ao equipamento. A limpeza destas cubas deve ser realizada uma vez por período ou sempre que houver necessidade.

Na sala de limpeza ("área suja"):

- Registrar o equipamento para garantir a rastreabilidade e a identificação do colaborador que realizou o processo de limpeza.
- Vedar o tubo conector, se necessário, com a tampa adequada (certifique-se de que a tampa esteja íntegra para permitir boa vedação), caso seu equipamento não tenha o tubo blindado (Figs. 4-5 e 4-6).
- Imergir o equipamento, se em uso de detergente enzimático, de acordo com o tempo preconizado pelo fabricante do detergente.

Colocação da Tampa para Vedação do Aparelho
- Realizar teste de vedação (*Leakage test*), que permite verificar a presença de furos ou vazamentos nas conexões dos endoscópios (Figs. 4-6 e 4-7). Deve-se, primeiro, realizar o preenchimento do equipamento com ar (Figs. 4-7 a 4-9).

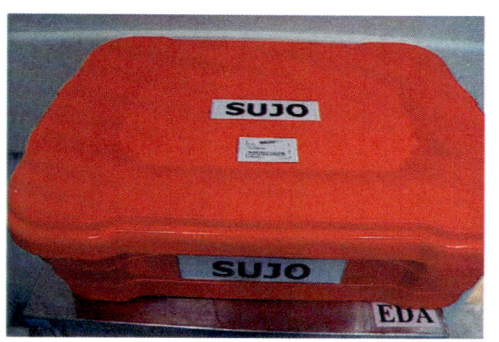

Fig. 4-4. Caixa com identificação de sujo.

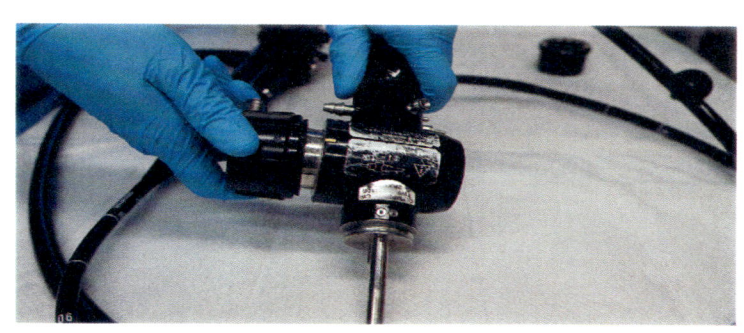

Fig. 4-5. Endoscópio com tampa de vedação.

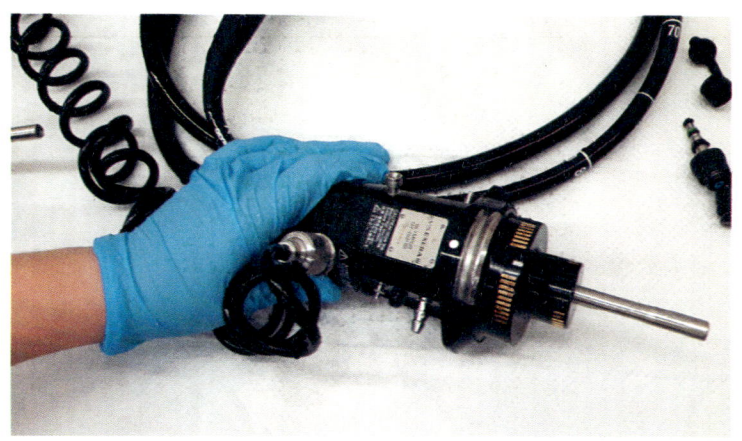

Fig. 4-6. Endoscópio com tubo conector blindado.

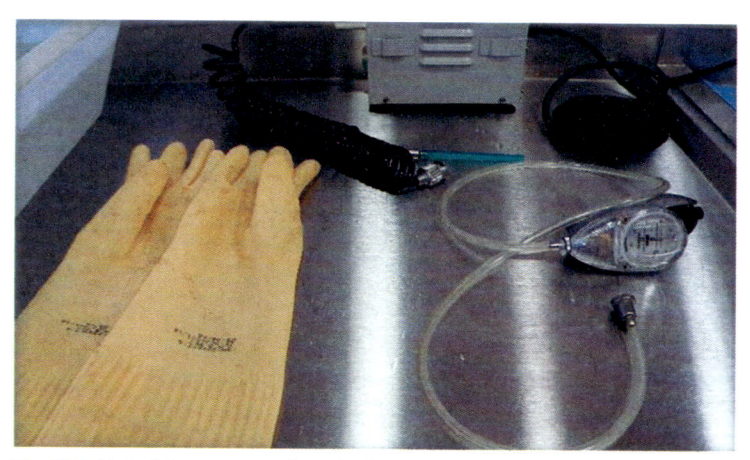

Fig. 4-7. Materiais para teste de vedação.

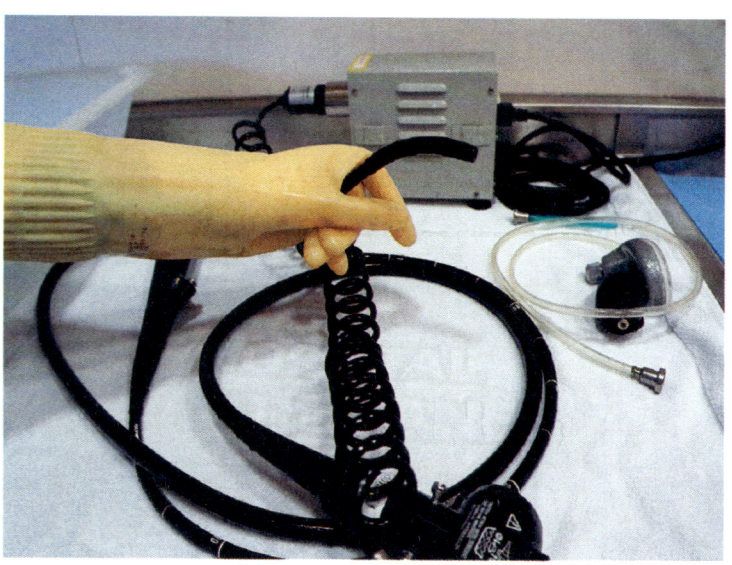

Fig. 4-8. Preenchimento do endoscópio com ar.

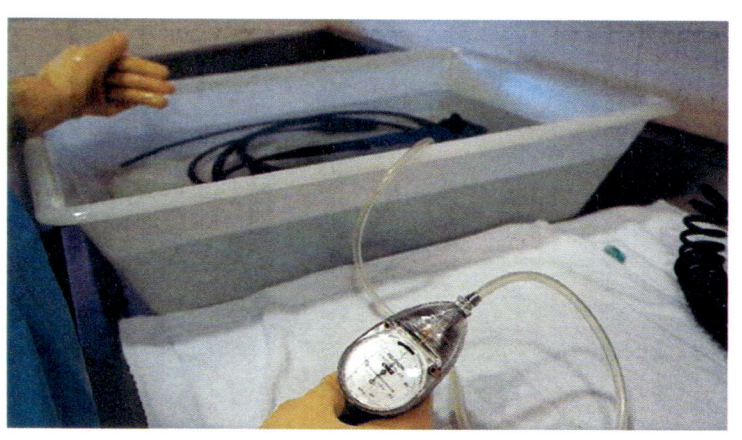

Fig. 4-9. Realização do teste de vedação (*leakage test*).

- Retirar as válvulas de ar, água e canal de trabalho (Fig. 4-10) e imergir em solução de detergente neutro e, se enzimático, aguardar o tempo de ação das enzimas recomendado pelo fabricante e proceder com a escovação (Figs. 4-11 e 4-12). O recipiente contendo o detergente enzimático deverá ser esvaziado e limpo a cada uso, pois poderá ocorrer a saturação das enzimas.
- Lavar a parte externa do aparelho com uma esponja/compressa macia embebida em detergente enzimático (Fig. 4-13).
- Escovar a ponta distal do aparelho com uma escova de cerdas macias, cuidando para que as lentes não sejam danificadas (Fig. 4-14).
- Escovar a manopla com escova macia e canal de trabalho com escovinha apropriada (Fig. 4-15).
- Limpar e escovar as válvulas do aparelho adequadamente (Fig. 4-16).
- Utilizar uma escova adequada a cada aparelho (tamanho e calibre), a escova deve ser compatível com o calibre e o comprimento do equipamento (Figs. 4-17 e 4-18).

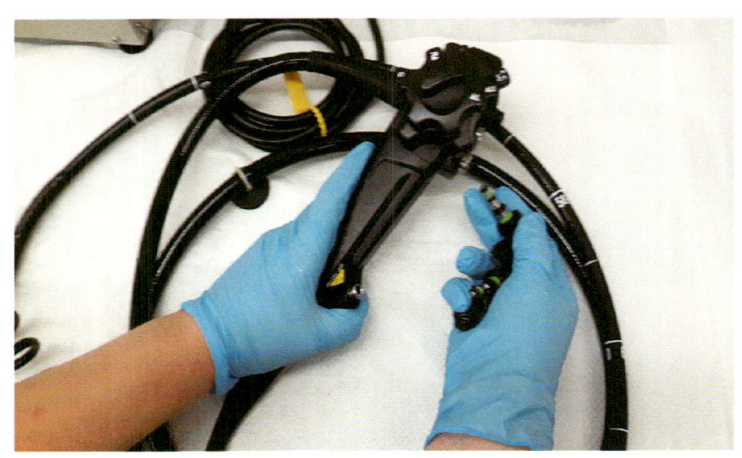

Fig. 4-10. Retirada das válvulas de ar, água e canal de trabalho.

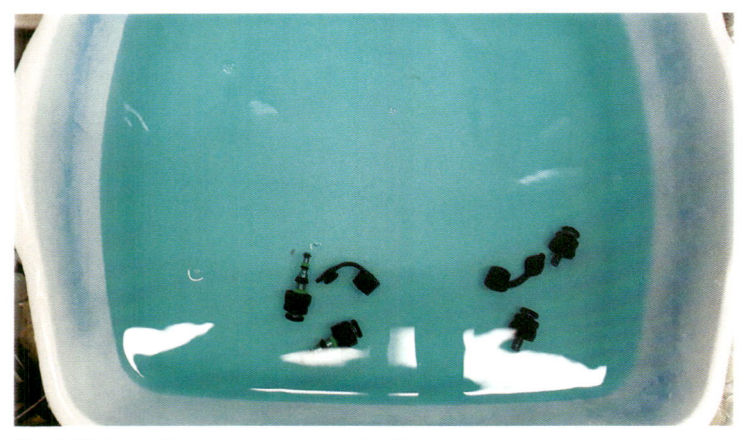

Fig. 4-11. Imersão em detergente enzimático.

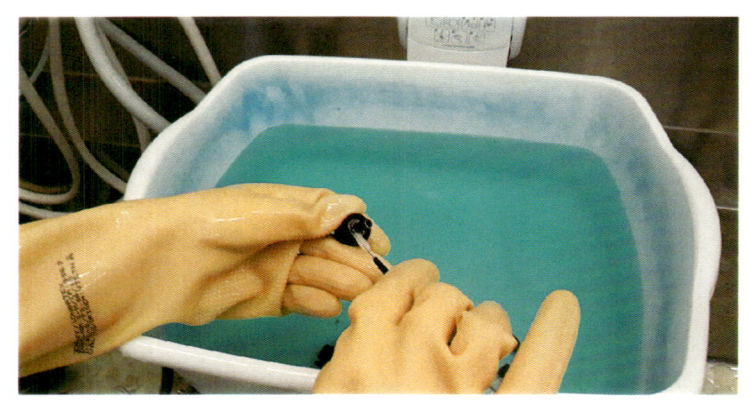

Fig. 4-12. Escovação das válvulas.

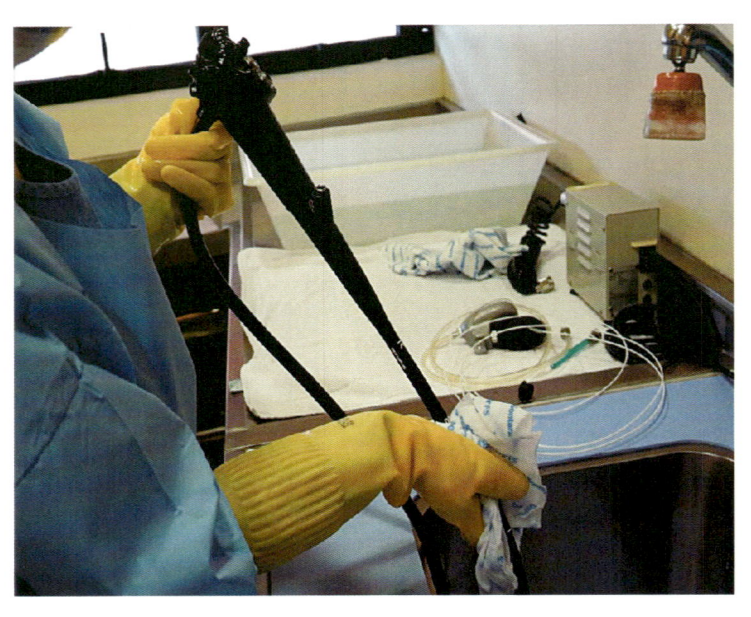

Fig. 4-13. Lavagem da parte externa do aparelho.

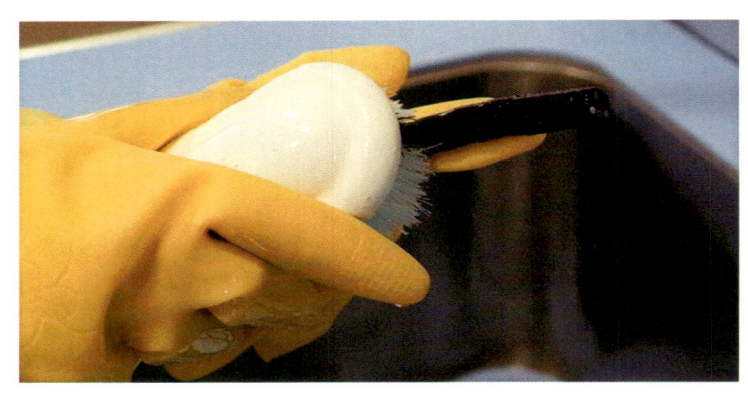

Fig. 4-14. Escovação do tubo distal.

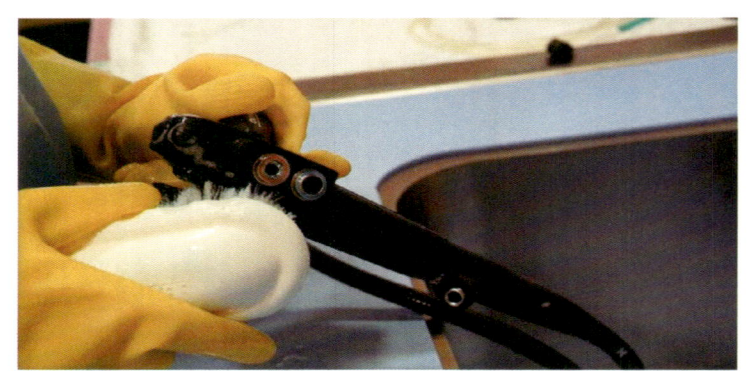

Fig. 4-15. Escovação da manopla.

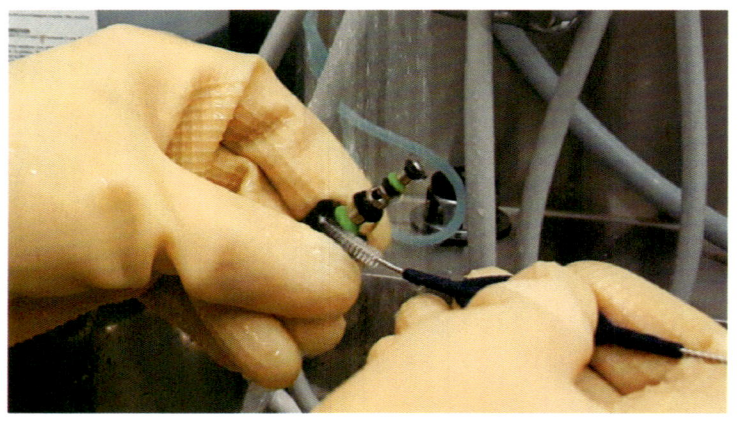

Fig. 4-16. Escovação das válvulas.

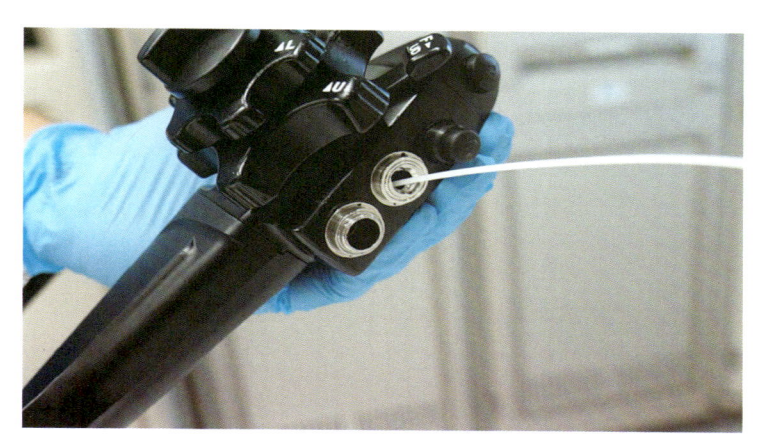

LIMPEZA, DESINFECÇÃO E MANUTENÇÃO DOS EQUIPAMENTOS E ACESSÓRIOS DE ENDOSCOPIA

Fig. 4-17. Escova compatível com o calibre do endoscópio.

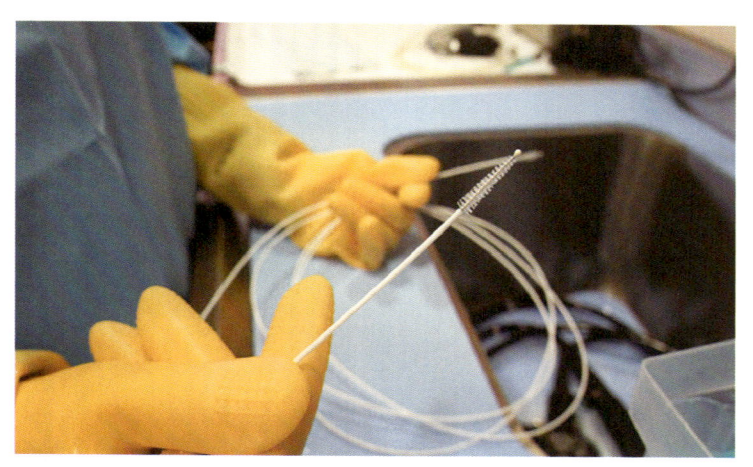

Fig. 4-18. Escova compatível.

Lavagem do Canal de Trabalho, Ar e Água

- Injetar, com o auxílio de seringa ou pistolas, detergente enzimático pelos canais do aparelho (Figs. 4-19 e 4-20).
- Escovar cada canal por 3 vezes ou até que pare de sair sujidades (Fig. 4-21), a escova deve ser limpa cada vez que se exteriorizar na extremidade distal do aparelho para que a sujeira não retorne ao equipamento (Fig. 4-22).
- Enxaguar em água corrente e retirar o excesso de água (Fig. 4-23).
- Recomenda-se que a lavagem e o enxágue sejam feitos em cubas/pias diferentes, pois a cuba de limpeza, teoricamente, está contaminada em relação à cuba de enxágue.

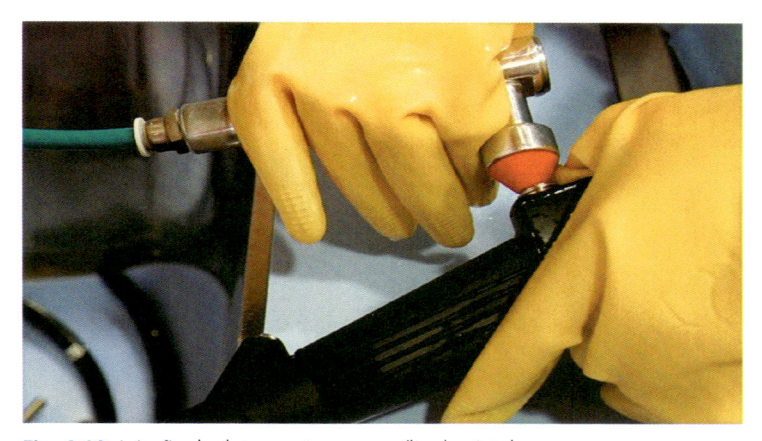

Fig. 4-19. Injeção de detergente com auxílio de pistola.

As escovas utilizadas na limpeza dos canais endoscópicos, quando passíveis de reprocessamento, devem ser submetidas à limpeza e desinfecção a cada uso ou conforme rotina estabelecida pelo serviço (Fig. 4-24).

São indispensáveis a limpeza e a desinfecção do reservatório de água dos equipamentos, no mínimo a cada turno.

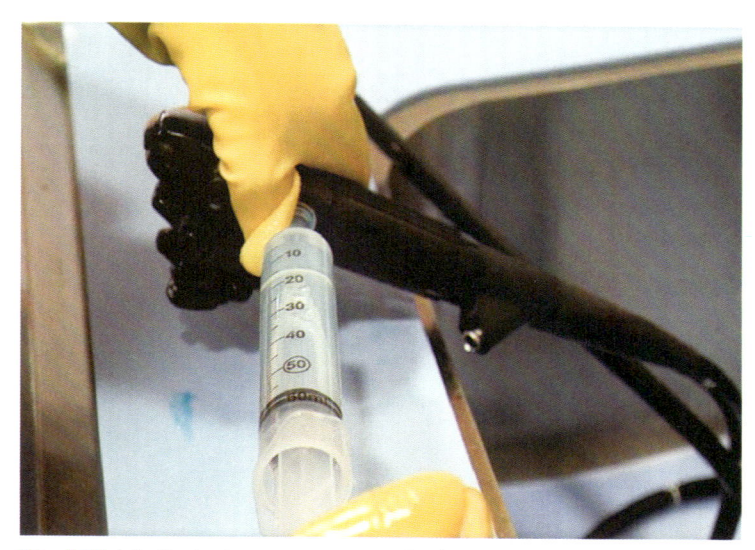

Fig. 4-20. Injeção de detergente com auxílio de seringa.

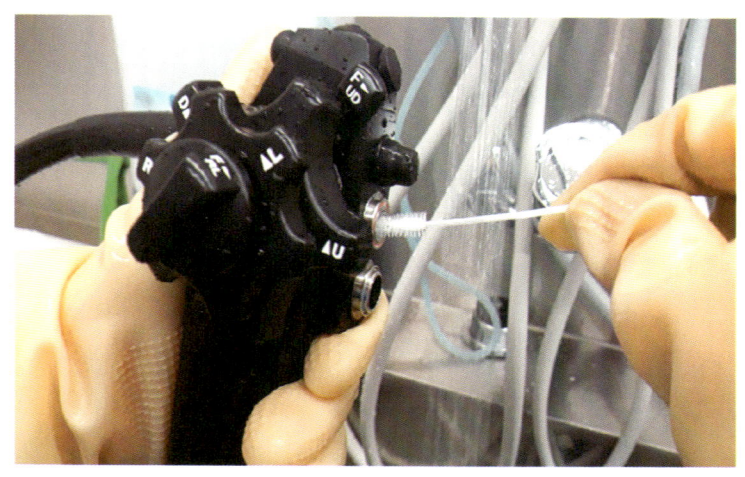

Fig. 4-21. Escovação do canal de ar e água e canal de trabalho.

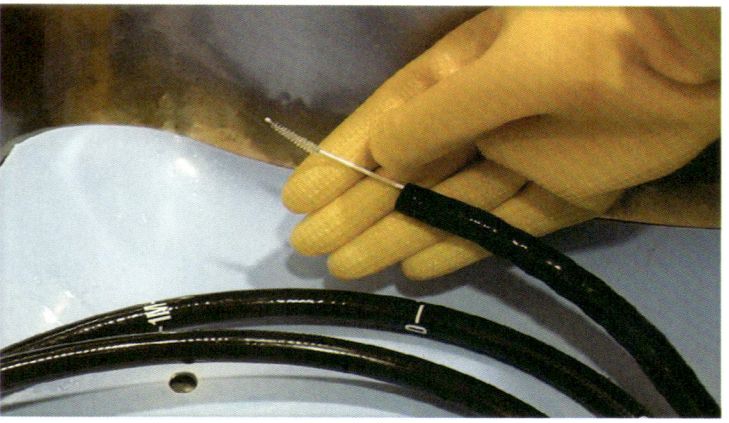

Fig. 4-22. Limpeza da escova após saída do canal de trabalho.

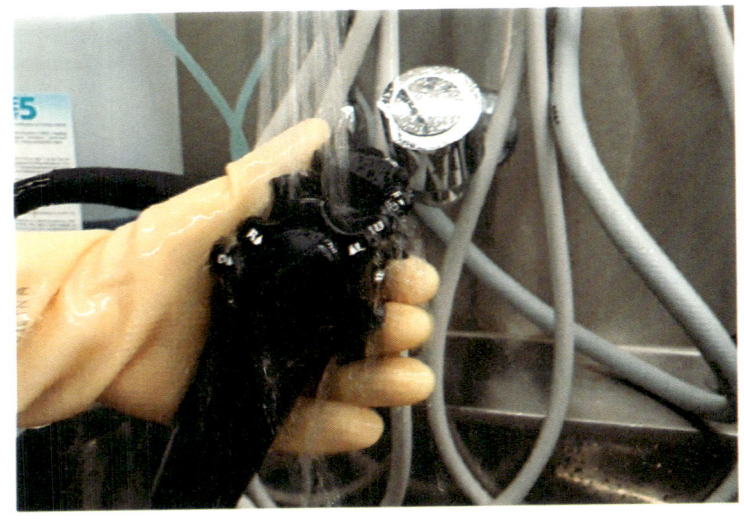

Fig. 4-23. Enxágue do endoscópio.

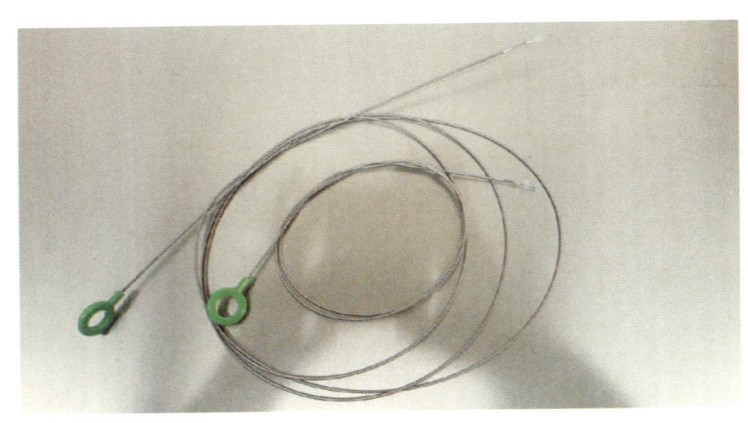

Fig. 4-24. Escova de limpeza modelo permanente.

Sala de Desinfecção ("Área Limpa")

O processo de desinfecção pode ser feito manualmente em cubas com o uso dos adaptadores de limpeza ou automatizado (Figs. 4-25 a 4-27).

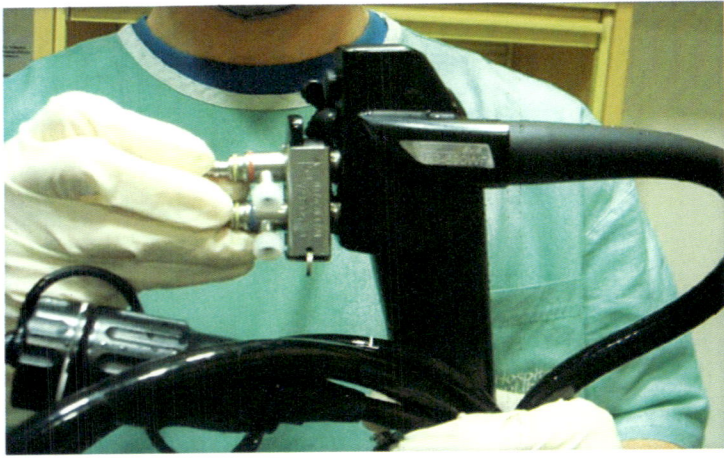

Fig. 4-25. Adaptadores de limpeza e desinfecção.

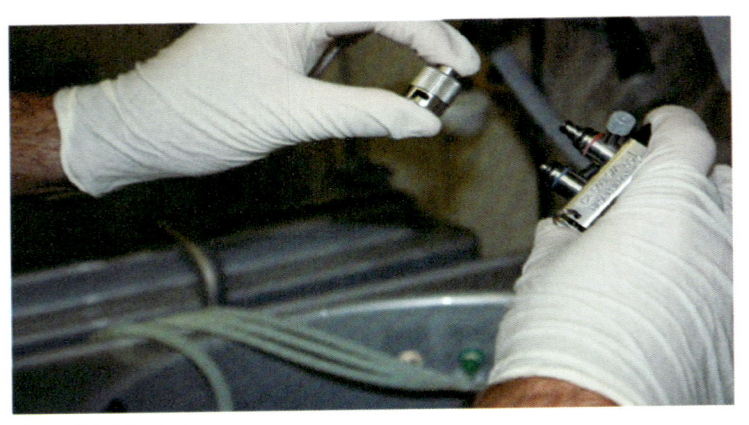

Fig. 4-26. Adaptadores.

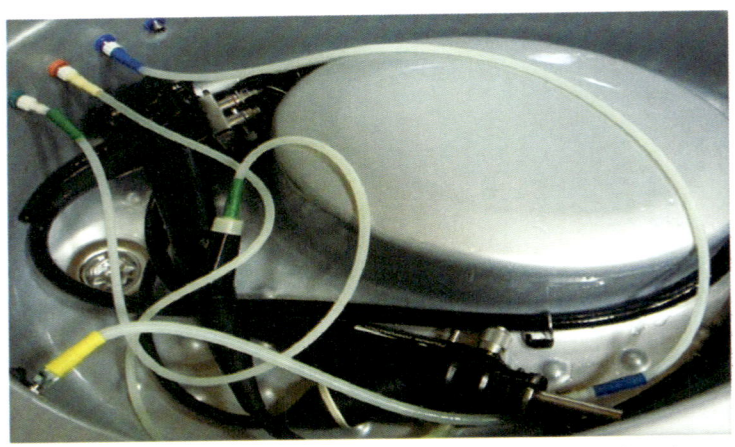

Fig. 4-27. Equipamento pronto para desinfeção com os respectivos adaptadores.

Desinfecção

Após a limpeza e a escovação dos canais, enxágue e secagem externa, o aparelho é transferido para a área determinada como limpa.

É imerso em solução desinfetante manual ou automatizada e deverá permanecer em imersão de acordo com o tempo recomendado pelo fabricante do desinfetante. Deve ser realizado o teste diário do saneante uma vez por plantão ou conforme recomendação do fabricante (Fig. 4-28).

O mesmo processo deve ser feito com as válvulas, não esquecendo que estas devem ser lubrificadas com regularidade, não necessariamente após cada uso, a fim de evitar danos.

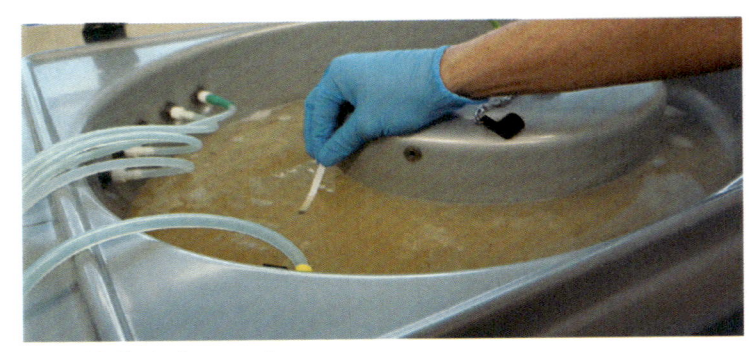

Fig. 4-28. Teste do saneante.

Desinfecção Automatizada
Equipamento de Reprocessamento Automático (ERA) – (Fig. 4-29).

Vantagens
- Rastreabilidade dos equipamentos que foram desinfetados em cada máquina, visto que cada máquina, desde que adaptada, possui o leitor/numeração.
- Redução da omissão de uma das etapas.
- Todos os componentes são submetidos à desinfecção e enxágue uniforme.
- Todos os canais são conectados e irrigados simultaneamente.
- A contaminação cruzada é prevenida pelo uso apenas de soluções (filtros).
- Redução na exposição dos olhos, pele e trato respiratório do indivíduo comprometido com este procedimento.
- Redução na poluição atmosférica.

Observação: ERA são máquinas especialmente desenvolvidas para a desinfecção dos equipamentos endoscópicos, sem o contato humano, nesta fase.

Desvantagens
Não obstante, algumas desvantagens no uso desta automação também devam ser lembradas:

- Surtos de infecção ou colonização relacionados com a ERA.
- Falha no sistema de filtração.

A manutenção preventiva e frequente neste tipo de equipamento é a chave para um reprocessamento seguro.

Enxágue
- Realizado entre a limpeza e desinfecção e ao término da desinfecção sendo que, para este último, deve-se dar atenção especial à qualidade da água utilizada para que todo o processo anterior não seja comprometido.
- Enxaguar o endoscópio e as válvulas com água potável corrente, de acordo com a RDC nº 6 de 2013. Porém, recomenda-se o uso de filtro para o enxágue final a fim de garantir que não haja contaminação por agentes existentes na água.
- Recomenda-se, periodicamente, realizar análises física, química e microbiológica da água utilizada no último enxágue, antes da etapa de guarda.
- É uma boa prática a realização de duplo enxágue, visto que podem restar resíduos do saneante nos equipamentos pós-desinfecção automatizada.

Rinsagem/Secagem
O endoscópio deverá ser adequadamente seco antes da armazenagem, a fim de evitar o crescimento de microrganismos.

- Não se faz necessária a realização de rinsagem com álcool 70% por seringa ou pistola, em razão do risco de fixação de matéria orgânica (método não mais recomendado pelo novo *Guideline* da ASGE de 2018).
- Secar os canais com o auxílio de uma pistola apropriada ou seringa.
- Se uso de pistola, controlar o fluxo de ar a, no máximo, 1 Baar.
- Secar a superfície externa com compressa macia.
- Certificar-se de que o aparelho esteja completamente seco, antes de armazená-lo.

Guarda ou Armazenagem
A sala deve ser apropriada, com paredes laváveis ou armário ventilado, evitando umidade.

- Guardar o aparelho em posição vertical, sem as válvulas (não tracionar o tubo conector).
- Armazenar em armário ventilado (Fig. 4-30).
- Assegurar-se de que as válvulas estejam secas e lubrificadas (se houver necessidade).
- Armazenar, separadamente, as válvulas e os endoscópios.

A sala não pode ter luz solar direta. Quando da existência de vidraças, estas devem ser recobertas por insulfilme e a temperatura ambiente não deve ultrapassar 23°C.

Sabendo-se que a maioria dos profissionais se utiliza das malas para guarda dos equipamentos, é importante salientar que a espuma é porosa, absorvendo umidade e sujidade do tubo, o local é aquecido, o que favorece o crescimento bacteriano. A presença de fungos no equipamento não é rara, em decorrência do local apropriado para estes, portanto, a mala deve ser utilizada apenas para transporte do aparelho para manutenção.

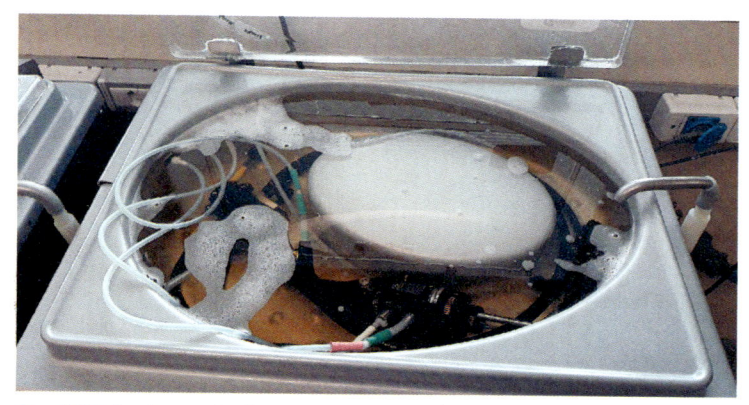

Fig. 4-29. Equipamento de reprocesso automático.

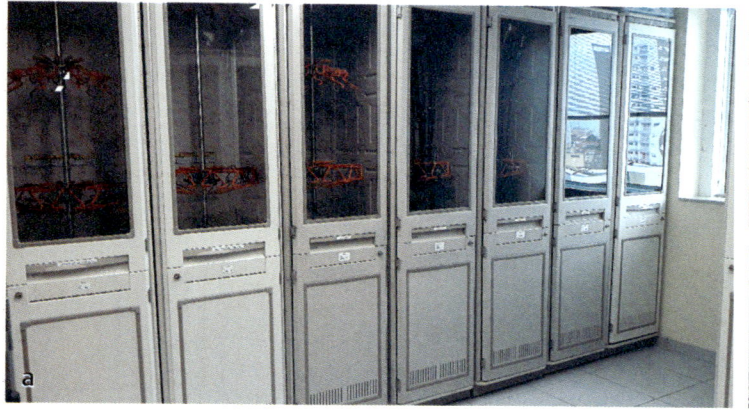

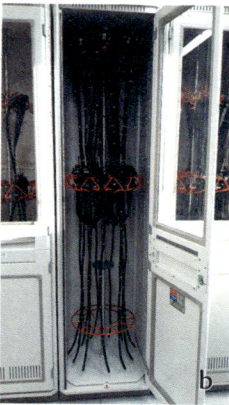

Fig. 4-30. (**a**) Armário para armazenamento dos endoscópios. (**b**) Aparelhos em posição vertical em armário de fácil limpeza e ventilação.

ARMAZENAMENTO DOS APARELHOS

Transporte de Equipamento Limpo
O aparelho deve ser acondicionado em recipiente plástico lavável, fechado com tampa, devidamente identificado como material "limpo", para ser transportado para a sala de exame (Fig. 4-31).

VALIDAÇÃO DA LIMPEZA POR TESTES DE ATP
ATP (adenosina trifosfato) é uma molécula de energia presente em animais, vegetais, leveduras e outras células.

Exemplos: resíduos de sangue contêm grande quantidade de ATP, contaminação microbiana (p. ex., vírus e bactérias) etc.

Após a limpeza, todas as fontes da ATP devem ser significativamente reduzidas e o teste monitora estes níveis.

A rotina de coleta de ATP deve ser estabelecida conforme definição do Serviço em comum acordo com a recomendações da CCIH. Devem-se amostrar todos os tipos de equipamentos utilizados, incluindo configurações e marcas diferentes. Atenção especial aos duodenoscópios, broncoscópios e ecoendoscópios em razão da configuração de difícil limpeza, em especial o canal elevador e recentemente envolvido em publicações de surtos, recomenda-se a realização do teste de ATP a cada uso.

RASTREABILIDADE DOS ENDOSCÓPIOS
Atendendo a RDC nº 6, todo serviço de endoscopia deve traçar o histórico, a aplicação ou a localização dos equipamentos por meio de informações registradas. Ter registro diário de todos os procedimentos realizados onde conste: data, horário, nome do paciente, assim como data de nascimento, sexo, procedimento realizado, nome do profissional executor e identificação do equipamento. Podendo ser manual ou informatizado (Fig. 4-32).

OBSERVAÇÕES GERAIS/DEFINIÇÕES

Salas de Reprocessamento
- As pias devem ser de superfícies lisas e impermeáveis, com dimensões suficientes para acomodação dos endoscópios.
- Cubas com profundidade suficiente para evitar respingos.
- Sistema de climatização e vazão mínima de ar total de 18 m³h/m² (metro quadrado).
- Água potável atendendo a legislação vigente.
- Obrigatório o monitoramento da qualidade do saneante utilizado, pela medida diária da qualidade e efetividade do produto de

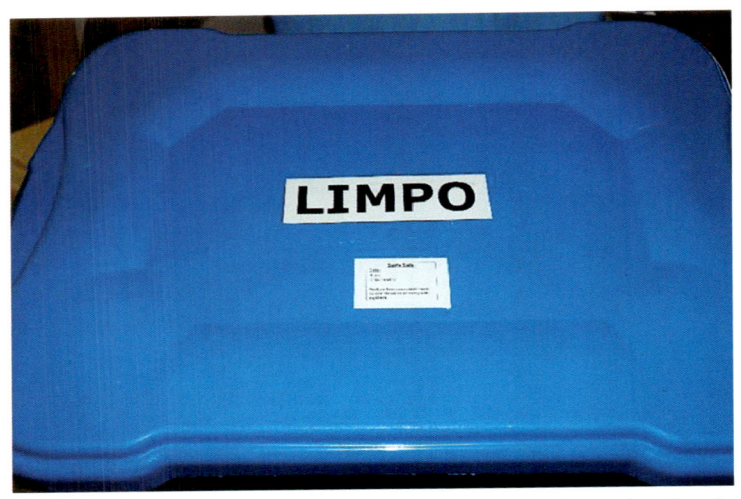

Fig. 4-31. Caixa para transporte de aparelhos (desinfetados) com identificação de limpo.

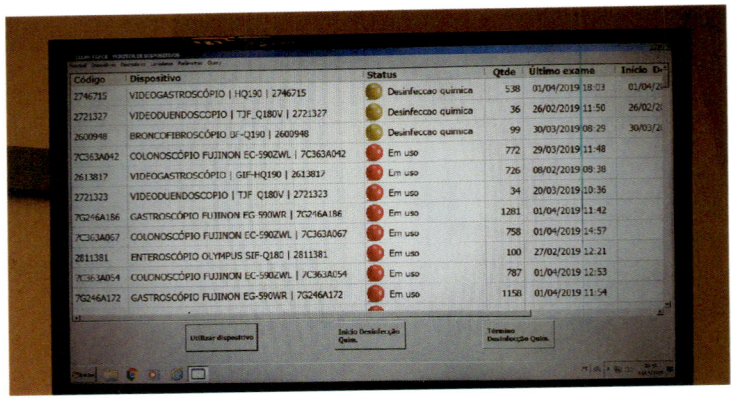

Fig. 4-32. Tela de rastreabilidade.

acordo com a recomendação do fabricante, pelo menos uma vez antes do início dos procedimentos e ter o registro destes testes.

Desinfetantes
- São produtos compostos por substâncias microbicidas e que apresentam efeito letal para microrganismos não esporulados.
- Deverá ser efetivo contra um amplo espectro de organismos.
- Compatível com todo tipo de endoscópio.
- Seguro para operadores.
- Pode ser descartado sem danos ao meio ambiente.
- Desinfetantes devem ser utilizados na temperatura, diluição e tempo de efetividade corretos, seguindo sempre as instruções do fabricante.

Acessórios
- Existem dois grupos de acessórios: os de uso único/ou com reprocessamento proibido e os produtos passíveis de reprocessamento.
- Os de uso único/ou com reprocessamento proibido devem ser descartados imediatamente após o uso.
- Enquanto os passíveis de reprocessamento devem ser submetidos a um ciclo completo de limpeza, desinfecção e esterilização entre cada uso, ou seja, deve-se desmontar escovar, enxaguar, secar e esterilizar.

BIOSSEGURANÇA
- Conjunto de ações voltadas à prevenção, minimização ou eliminação de riscos inerentes às atividades de trabalho.
- Adotar escalas de trabalho que permita rodízio de função, para diminuir o tempo de exposição ao produto.
- Bancadas, acessórios, utensílios e recipientes devem ser adaptados ao trabalhador de forma que a tarefa seja desenvolvida com segurança.

Medidas para Proteção Individual
O uso de EPI está disposto na Norma Regulamentadora – NR-6, com redação pela Portaria Federal n° 25/01, sendo:

- *Proteção dos olhos:* uso de óculos de ampla visão.
- *Proteção das mãos:* uso de luvas nitrílicas ou butílicas.
- *Proteção do corpo:* aventais com mangas longas, em material impermeável.
- *Proteção respiratória:* uso de máscaras com filtro para vapores orgânicos.

Os exames médicos periódicos devem ser realizados a cada 6 meses para trabalhadores expostos a aldeídos.

BIBLIOGRAFIA

American Society for Gastrintestinal endoscopy. Multi-society guideline for reprocessing flexible gastrointestinal endoscopes. Gastrointest Endosc 2003;58(1):1-8.

Agência Nacional de Vigilância Sanitária (Brasil). Resolução nº 6, de 1º de março de 2013.

Agência Nacional de Vigilância Sanitária (Brasil). Resolução nº 2. 605, de 11 de agosto de 2006. Estabelece a lista de produtos médicos enquadrados como de uso único proibidos de ser reprocessados

Agência Nacional de Vigilância Sanitária (Brasil). Resolução nº 2.606, de 11 de agosto de 2006. Estabelece parâmetros que orientem a elaboração, validação e implantação de protocolos de reprocessamento de produtos médicos por serviços de saúde e empresas reprocessadoras com objetivo de garantir a segurança e eficácia dos produtos.

Brasil. Ministério da Saúde. Orientações gerais para central de esterilização. Brasília, 2001.

Kimmey MB, Burnett DA, Carr-locke DL et al. Transmission of infection by gastrointestinal endoscopy. Gastrointestinal Endosc 1993;36:885-8.

Rutala WA, Weber DJ. FDA labeling requirements for disinfection endoscopes: a counterpoint. Infect Control Hosp Epidemiol 1995;16:231-5.

Rutala WA. APIC Guideline for selection and use of disinfectants. Am J Infect Control 1990;18(1):99-117.

Wikipédia. Definição de endoscópio. Disponível em: https://wikipedia.org.

COLONOSCÓPIO

CAPÍTULO 5

Luis Akio Hashiba ▪ Mario de Jesus Lemos Sobral ▪ Fabiano de Almeida Correa

INTRODUÇÃO

Diferentemente dos aparelhos endoscópicos, que são utilizados na porção alta do sistema digestório, os aparelhos empregados para fazer procedimentos endoscópicos nos cólons e segmentos muito pequenos do íleo são relativamente calibrosos e longos. Essas duas características não têm mudado de modo significativo no decorrer da evolução dos endoscópios, o que faz supor que sejam adaptadas para que se examinem adequadamente os cólons.

Parece muito acertado, para uma obra da literatura médica que trata dos cólons, apresentar os princípios dos colonoscópios, o que permitiria aos colonoscopistas obter melhor aproveitamento do aparelho e, ao mesmo tempo, conseguir os melhores resultados diagnósticos e terapêuticos e sem riscos para o paciente ou para a integridade do equipamento.

As quatro maiores companhias produtoras de endoscópios no mundo (Olympus, Fujinon, Pentax e Storz) têm modelos similares, o que permite a descrição de um único aparelho, o colonoscópio, apontando-se as variações.

Neste capítulo procurou-se reunir apenas informações práticas que foram julgadas interessantes para que os colonoscopistas trabalhem com eficiência, tirando maior proveito do seu trabalho em todos os aspectos.

COMO É O COLONOSCÓPIO

Características do Colonoscópio

O colonoscópio é um aparelho flexível, geralmente, de calibre 12,9 mm, podendo variar entre 9,5 até 13,8 mm de diâmetro externo (Fig. 5-1). A parte utilizada para inserção, isto é, o comprimento de trabalho, em geral, tem 1.680 mm.

A parte interna mais conhecida dos endoscopistas é o canal de trabalho que, em geral, tem 3,7 mm, podendo variar entre 3,2 até 4,2 mm. É por onde passam as pinças e os demais acessórios.

Naturalmente, um canal de trabalho mais amplo tem fins terapêuticos, permitindo inserir acessórios mais calibrosos e aspiração mais eficiente, como, por exemplo, em sangramentos.

A ponta flexível angula para todos os sentidos em ângulos pre-determinados pelos fabricantes a fim de facilitar o procedimento, isto é, para cima (180°), para baixo (180°), para a direita (160°) e para a esquerda (160°). É preciso salientar que os movimentos podem ser conjugados, aumentando a angulação.

Existem dois sistemas de angulação: o sistema de corrente e o sistema de roldanas.

No sistema de corrente, as manoplas giram uma engrenagem que tem uma corrente acoplada. Assim, quando se gira a engrenagem, ocorrem os movimentos das correntes, como as das bicicletas e, consequentemente, a tração dos cabos de angulação.

No sistema de roldanas, as manoplas giram uma polia que tem cabo de aço inoxidável fixado. A desvantagem deste sistema é que o cabo de angulação pode desfiar ou romper-se, o que dificilmente ocorre com a corrente, no sistema anterior.

A visão é sempre frontal. O campo de visão dos colonoscópios geralmente é de 140°, mas já existem equipamentos com visão de até 170°, o que permite visão mais ampla, com maiores possibilidades diagnósticas.

Existem os colonoscópios curtos (730 mm de comprimento de trabalho), que são chamados de sigmoidoscópios. Em razão de seu uso restrito, já que não fazem um exame completo, mesmo necessitando de igual preparo, deixam de ser descritos aqui.

O conhecimento das várias partes do colonoscópio ajuda a manejar melhor o aparelho, podendo até evitar danos. São elas:

- *Corpo (Fig. 5-2):* é a parte onde estão todos os comandos do equipamento e a parte por onde as pessoas seguram o equipamento.
- *Manopla ou peça de controle de angulação (Fig. 5-3):* onde o endoscopista maneja para fazer angulações da ponta flexível.
- *Tubo de inserção (tubo endoscópico) (Fig. 5-4):* é o tubo que é inserido no paciente para o exame.

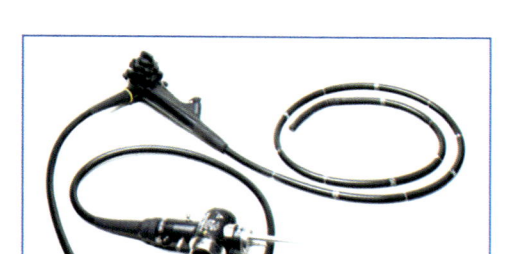

Fig. 5-1. Colonoscópio.

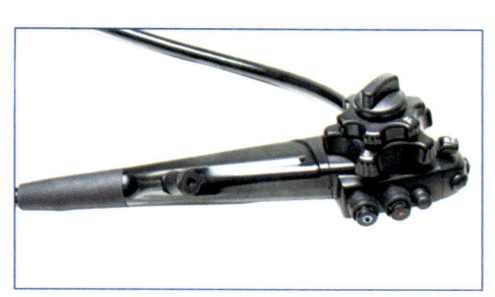

Fig. 5-2. Corpo.

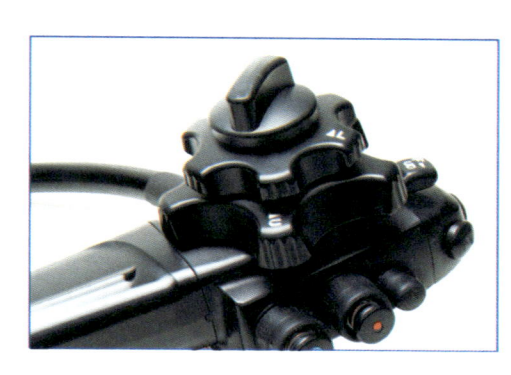

Fig. 5-3. Manopla.

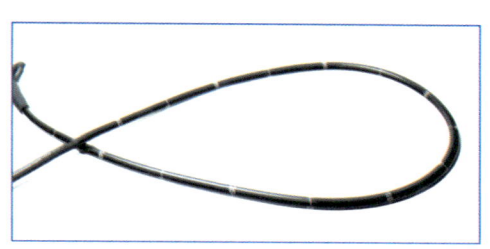

Fig. 5-4. Tubo de inserção.

- *Ponta flexível (Fig. 5-5):* é a parte anexada ao tubo de inserção onde são feitas as angulações.
- *Ponta distal (ponta terminal) (Fig. 5-6):* é a parte onde ficam as lentes de luz, lente objetiva e o difusor de água e ar, e estão fixados o CCD, fibra de luz, canal de trabalho e canal de ar e água.
- *Tubo conector (Fig. 5-7):* é o tubo de ligação do corpo ao conector.
- *Conector (Fig. 5-8):* é a porção terminal do tubo conector que é inserido na videoprocessadora e fonte de luz.

O corpo é onde estão localizadas as manoplas para o sistema de angulação da ponta flexível, assim como estão localizadas as entradas das válvulas de ar/água e de sucção, e os comandos. O fechamento do corpo é feito com uma capa de plástico rígido, assim como a cabeça de vídeo que apresenta os botões de comando.

As manoplas são peças de plástico rígido que são utilizadas para a angulação da ponta flexível, com as quais se conecta por meio de cabos. Os dois sistemas de manoplas (para cima e para baixo, e direita e esquerda) apresentam um sistema de trava para fixação da ponta em determinada posição. Quando o cabo de angulação se solta, a manopla fica solta em um sentido, e há pessoas que dizem, erroneamente, que a manopla "quebrou", o que não corresponde à realidade, pois, na verdade, o cabo se soltou de um dos pontos de fixação.

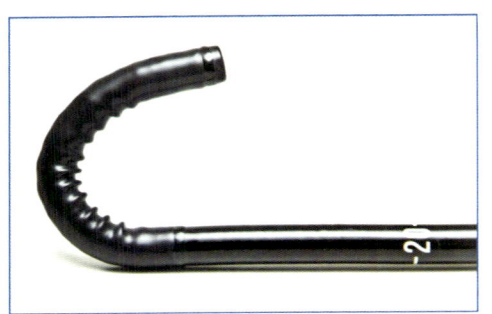

O tubo de inserção é o tubo com escala que é inserido dentro do paciente, podendo apresentar medida entre 9,5 até 13,8 mm de diâmetro externo e comprimento de trabalho, em geral, de 1.680 mm. É composto de uma cinta metálica em espiral na sua parte interna, recoberta por malha de aço inoxidável e acabamento com manta de um polímero. Passam por dentro dele a fiação do CCD (*Charge-Coupled Device*) ou o Dispositivo de Carga Acoplada que é um sensor de captura de imagens, canal de trabalho, canais de ar e água, fibra de luz e canais auxiliares (em alguns equipamentos).

Ponta flexível é um sistema de angulação que é constituído de um conjunto de "vértebras" metálicas em elos, unidas por rebites. Depois é coberta por uma malha de aço inoxidável e, posteriormente, por uma borracha que, preferencialmente, deve ser de Viton, por apresentar uma vida útil maior. Como a ponta flexível é a ligação entre o tubo de inserção e a ponta distal, todas as partes que passam pelo tubo de inserção também se encontram na ponta flexível.

A ponta distal ou terminal do endoscópio é a parte onde estão localizadas as lentes de luz, lente objetiva e o difusor de ar e água, e estão fixados o canal de trabalho, os canais de ar e água, o CCD e a fibra de luz.

O tubo conector é um tubo sem numeração que apresenta, em geral, um diâmetro de 13 mm e comprimento de 1.500 mm. Por dentro dele passam a fiação do CCD, canal de aspiração, canal de ar e água, fibras de luz, cabos dos comandos e o cabo terra. Há dois tipos de formato: o tubo contínuo e o tubo em formato "Y" na parte distal, existindo, assim, um terminal para a parte eletrônica e outro terminal para os canais e para a fibra de luz.

O conector é a parte onde se faz a ligação dos canais de ar e água, do canal para aspiração, a parte elétrica para a videoprocessadora e o terminal da fibra de luz na fonte de luz. Existem vários formatos, encontrando-se redondos, quadrados, retangulares, dependendo do fabricante.

Nos últimos anos, os fabricantes têm lançado novas tecnologias que auxiliam o médico a fazer o diagnóstico com maior precisão, são elas:

- *NBI* (Narrow Band Imaging – *Olympus*): é um recurso que aprimora a visibilidade de capilares e outras diminutas estruturas na mucosa por meio da absorção e dispersão da luz de banda estreita diferente da luz branca. Este tipo de filtragem da luz é mecânica.
- *FICE* (Fujinon Intelligent Colour Enhancement): é um recurso que utiliza o espectro da luz e, pelo comprimento das ondas (entre 400 até 900 nanômetros), consegue evidenciar lesões na mucosa e na epiderme. Este tipo de filtragem da luz é digital.
- *Magnificação:* é um recurso em aparelhos com capacidade de aumentar a região examinada de 1,5 até 170 vezes. Existem dois tipos: a magnificação digital, que simplesmente amplia a imagem original, e a magnificação ótica, que é obtida pelo uso de lentes que ampliam a imagem.

COMO TRABALHAR COM O COLONOSCÓPIO

Manejo do Colonoscópio

A desinfecção do colonoscópio é requisito legal e deve ser feita, também, antes do primeiro exame do dia. Há vários estudos neste sentido, pois há grande probabilidade de contaminação do equipamento no armazenamento.

É aconselhável fazer o teste de vazamento após cada exame, pois o vazamento pode acontecer no primeiro exame do dia. Caso o teste seja feito somente no final do turno ou do dia, pode-se ter o equipamento infiltrado por horas de uso, o que pode causar danos, algumas vezes irreversíveis, como a inutilização do CCD.

O uso exclusivo das manoplas durante o exame, não trabalhando com o torque no tubo de inserção, pode acarretar danos à ponta flexível e forçar em excesso os cabos de angulação. A soltura do terminal do cabo de angulação e, em alguns, casos a soltura do cabo de angulação na ponta flexível, pode ser consequência destas manobras forçadas. Enquanto o primeiro dano é de fácil reparação, o segundo leva à desmontagem total do equipamento, refletindo nos custos.

Fig. 5-5. Ponta flexível.

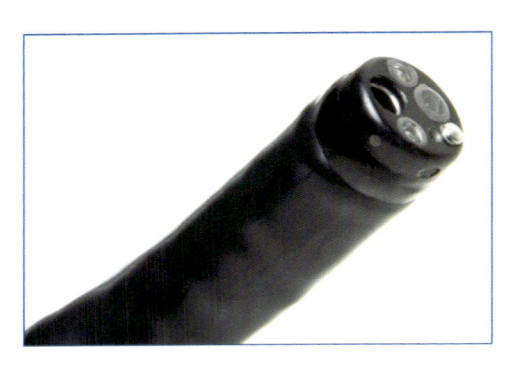

Fig. 5-6. Ponta distal.

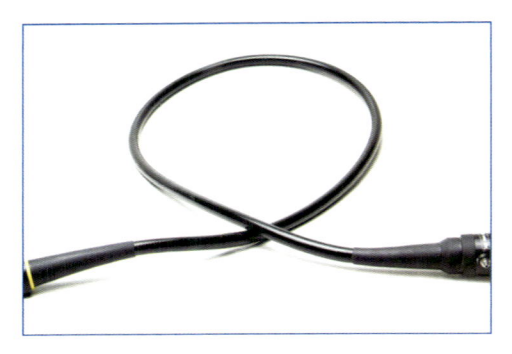

Fig. 5-7. Tubo conector.

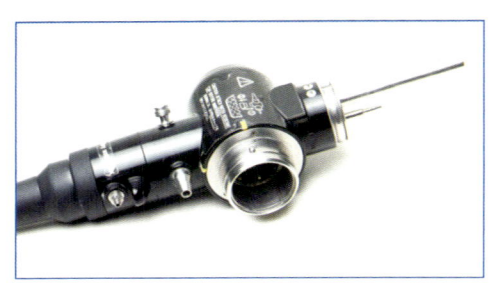

Fig. 5-8. Conector.

Conservação do Colonoscópio

Por ser um equipamento de alto custo de aquisição e o instrumento de trabalho do endoscopista, sua conservação é muito importante.

A limpeza do colonoscópio é item fundamental para conservação e proteção dos pacientes. Deve ser realizada por pessoa treinada e com extremo cuidado para não danificar as partes. Nunca devem ser utilizados produtos abrasivos, como escova com cerdas duras, por mais fina que seja, pois estas podem danificar as partes, em especial as lentes de luz e a lente da objetiva (Fig. 5-9), porém, não se podem descartar, também, possíveis danos à capa dos tubos de inserção e conector.

A acomodação adequada do equipamento durante o processo de lavagem, desinfecção e secagem é importante, evitando que os tubos (inserção e conector) façam ângulos muito fechados e que possam comprometer a estrutura destes e de suas partes internas.

A secagem também é de extrema importância, mas, geralmente, é relegada a um segundo plano. Problemas de obstrução de canais de ar e de água decorrentes da má secagem, e causados pela presença de uma espécie de limo têm sido constatados, além da possibilidade de contaminação.

A armazenagem dos equipamentos deve ser na posição vertical, apoiando o corpo e o conector para que não venham a aparecer dobras no tubo conector. Nunca se deve armazenar o colonoscópio em mala de transporte. Como o próprio nome diz, estas devem ser usadas somente para transporte e nunca para armazenar. A conservação em mala viciará o equipamento, que assumirá curvas ao longo dos tubos de inserção e do conector.

Desgaste do Colonoscópio

Os colonoscópios apresentam desgaste por uso de diversas partes que são forçadas durante o trabalho. Independentemente do médico, estas partes terão que ser substituídas durante a vida útil do equipamento. São exemplos: borracha da ponta flexível, tubo de inserção, cabos de angulação, canal de trabalho, fibra de luz, malha da ponta flexível e cabo da roldana (em equipamentos com o sistema de angulação de roldanas).

É muito importante que seja feita a manutenção preventiva para que o endoscopista não fique sem o seu instrumento de trabalho e tenha que cancelar sua agenda. Na manutenção preventiva é possível se antecipar a futuros danos ao equipamento e troca de partes por desgaste. Além de solicitar que seja feita uma limpeza nos outros equipamentos, como videoprocessadora e fonte de luz (Fig. 5-10).

A experiência tem mostrado que a manutenção preventiva é menos onerosa que a manutenção corretiva.

Danos ao Colonoscópio

Os danos mais comuns em colonoscópios são:

- *Vazamento:* são inerentes a equipamento imersível. Quando um vazamento é constatado no início, a possibilidade de infiltração é ínfima. Portanto, o reparo será rápido e o equipamento não terá sofrido danos. Por ser importante, destaca-se novamente a recomendação de fazer o teste de vazamento após cada exame, pois o vazamento pode acontecer no primeiro exame do dia. Caso o teste seja feito somente no final do turno ou do dia e o equipamento possa ter ficado infiltrado durante horas (Fig. 5-11), isto pode causar danos, algumas vezes irreversíveis, como a inutilização do CCD.
- *Soltura do cabo de angulação:* o sistema de angulação é realizado por meio de quatro cabos de aço que podem ser tracionados. Na ponta flexível é utilizada uma solda de prata de extrema resistência, enquanto na parte do corpo é utilizada uma solda de

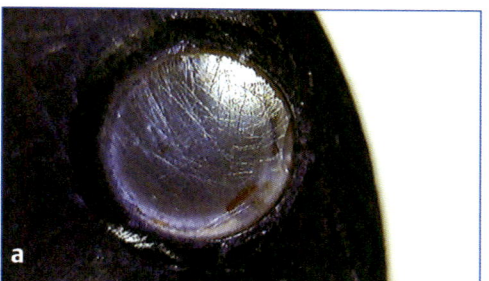

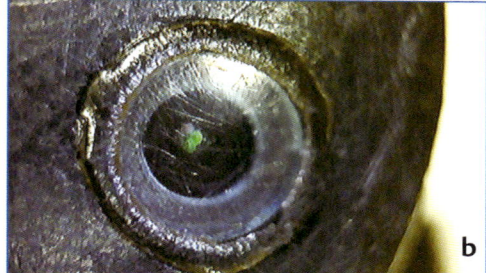

Fig. 5-9. Lente de luz riscada (**a**) e lente objetiva riscada (**b**).

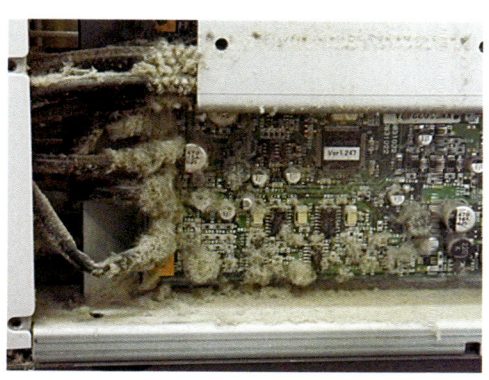

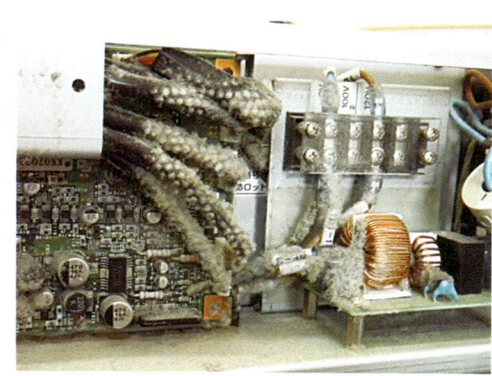

Fig. 5-10. Fonte de luz com pó.

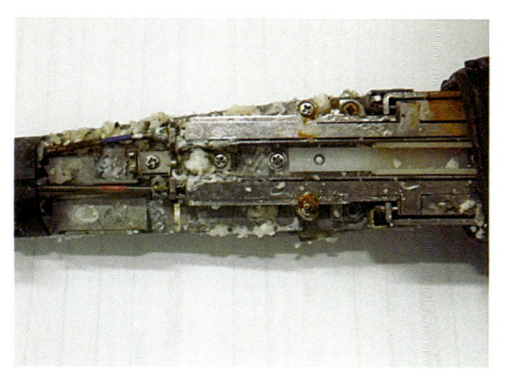

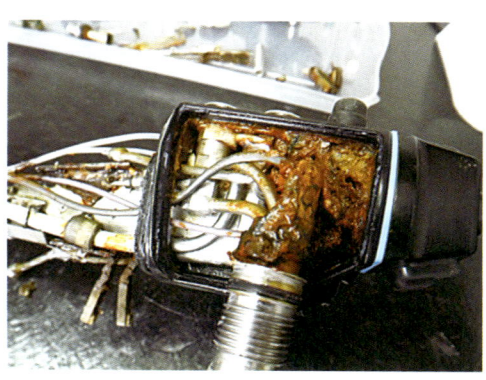

Fig. 5-11. Equipamentos infiltrados.

estanho com média resistência. Assim, quando é realizado um tracionamento excessivo de um dos cabos de angulação, a solda de estanho se rompe (Fig. 5-12). Este dano é de reparo muito simples, que é a ressoldagem do terminal do cabo de angulação.

- *Obstrução do canal de ar e/ou água ou do difusor (Fig. 5-13):* este problema é muito comum e não se aconselha qualquer tentativa de desobstrução com agulha ou qualquer objeto pontiagudo. Este procedimento pode furar um dos canais e infiltrar o equipamento. É interessante lembrar que os difusores, em geral, são colados. Somente em um fabricante ele é parafusado, mas é colocada vedação. Para evitar a obstrução do difusor, recomenda-se "passar" água exaustivamente, no final dos exames, pelos canais de ar e água e em seguida secá-los. O conteúdo de uma garrafa de água do sistema é suficiente.
- *Desgaste ou furo da borracha da ponta flexível (Fig. 5-14):* após um número de exames a borracha da ponta flexível apresenta-se desgastada e é necessário substituí-la, pois o furo desta pode determinar a infiltração do equipamento. Além disso, podem ocorrer acidentes que furem a borracha, o que será constatado pelo teste de vazamento. O reparo é simples, mas demanda, pelo menos, tempo para a cura da cola da borracha.
- *Rugas ou desgaste do tubo de inserção (Fig. 5-15):* como o exame colonoscópico exige muito do equipamento, por fazer voltas e angulações muito fechadas, o tubo de inserção apresenta, em pouco tempo, rugas e/ou desgaste. É necessária a troca do tubo, pois as rugas são pontos "fracos" do tubo que podem comprometer tanto a fibra de luz como o canal de trabalho e a fiação do CCD, sem falar no perigo de ruptura do tubo e infiltração do equipamento.

No caso de desgaste, o maior perigo é a ruptura da capa com consequente infiltração.

- *Quebra da lente de luz e em menor grau da lente objetiva (Fig. 5-16):* por ser um equipamento longo, com tubo de inserção medindo, em média, 1.680 mm de comprimento e, em parte das vezes, por ser a função de auxílio e limpeza realizada por pessoa não bem treinada, a ponta terminal do equipamento pode bater em macas, paredes, carrinhos, pias e bacias, resultando na quebra da lente de luz. Algumas vezes a lente é trincada em vez de quebrada. Nos dois casos é recomendável a substituição, pois ambos os casos podem danificar o equipamento. No caso da lente quebrada, o equipamento não passa no teste de vazamento. Na lente trincada, o equipamento passa no teste de vazamento, mas permite a passagem de umidade que pode vir a danificar o equipamento. A percepção deste dano é uma vantagem da manutenção periódica.
- *Outros problemas menos frequentes são:* rugas ou desgaste do tubo conector, vazamento nos botões de comando, vinco ou furo do canal de trabalho, desgaste da malha da ponta flexível (Fig. 5-17), podendo ocasionar perfuração da borracha da ponta flexível, rompimento total ou parcial do cabo de angulação, onde acontece o endurecimento da ponta flexível ou perda total do movimento de angulação em um dos sentidos.

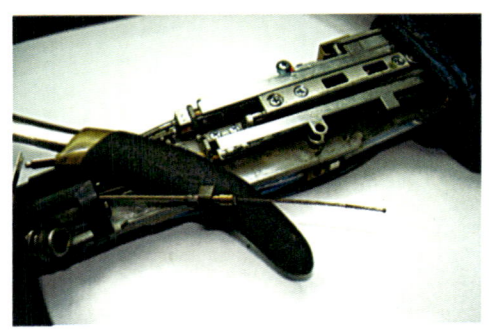

Fig. 5-12. Cabo de angulação solto do terminal.

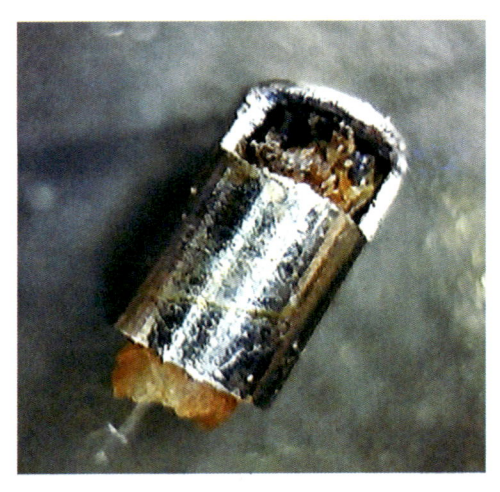

Fig. 5-13. Difusor obstruído.

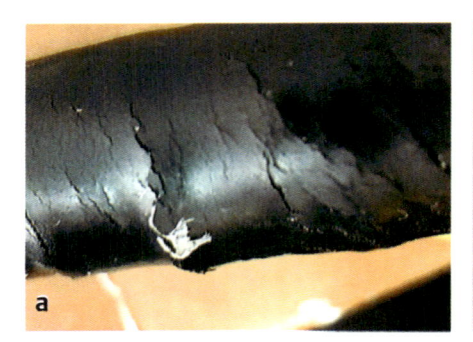

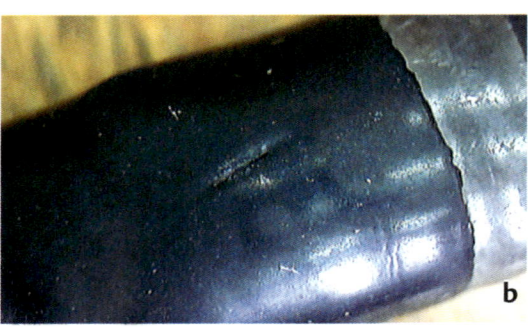

Fig. 5-14. Borracha da ponta desgastada (**a**) e furada (**b**).

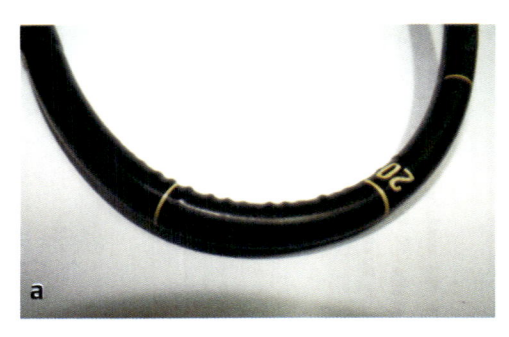

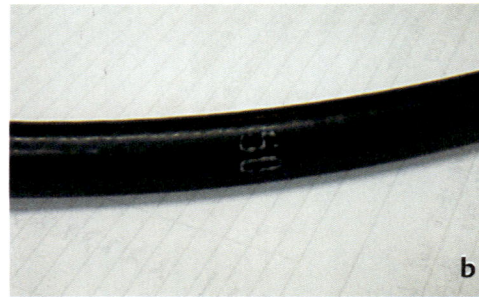

Fig. 5-15. Tubo de inserção com rugas (**a**) e desgastado (**b**).

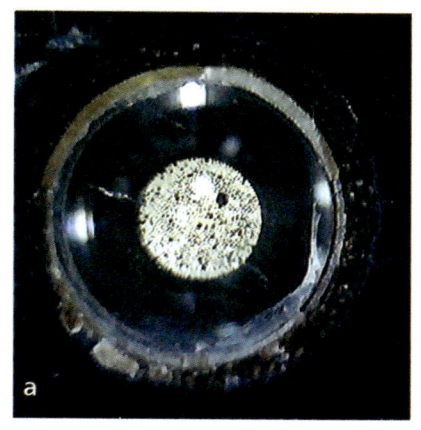

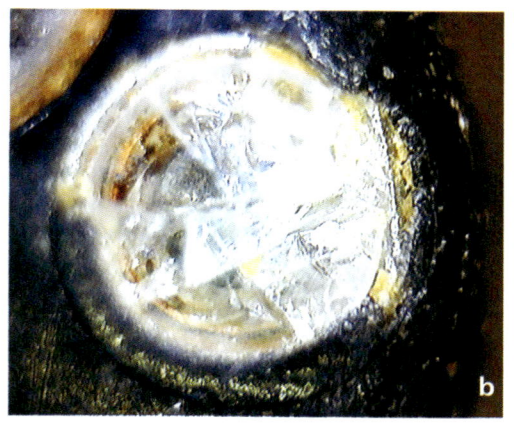

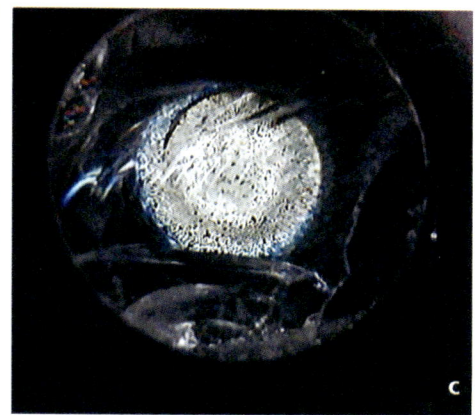

Fig. 5-16. Lente de luz boa (**a**), lente de luz quebrada (**b**) e lente de luz trincada (**c**).

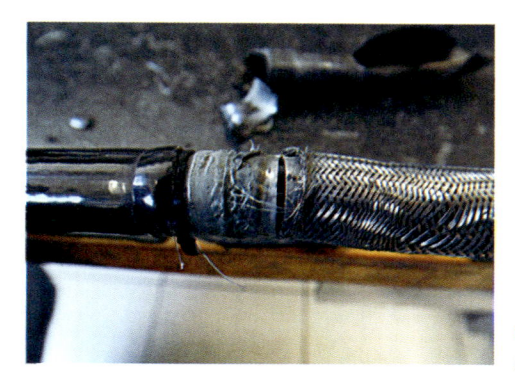

Fig. 5-17. Malha da ponta flexível rompida.

Manutenção do Colonoscópio

Reparo

Devem-se distinguir dois tipos de reparos: desmontagem parcial e desmontagem total do equipamento.

- *Desmontagem parcial do equipamento:* é conserto que requer pouco tempo, pois são trabalhadas somente algumas partes do colonoscópio. Dentro desta categoria estão a soltura do cabo de angulação, o desgaste ou furo da borracha da ponta flexível e o vazamento, quando descoberto no início.
- *Desmontagem total do equipamento:* são reparos mais complexos, pois demandam mais tempo, portanto, mais mão de obra. Mesmo que o problema seja somente na ponta flexível, é necessário desmontar o equipamento inteiro, pois a desmontagem do equipamento é realizada na seguinte ordem: desmonta-se o conector, retira-se o tubo conector, desmonta-se o corpo e retira-se o tubo de inserção para, finalmente, trabalhar-se na ponta flexível. Isso é importante que se tenha em mente, pois, muitas vezes, o endoscopista subavalia o trabalho requerido, quando o dano é, aparentemente, pequeno.

Em reparos em que é retirado o tubo de inserção, é sempre trocado o canal de trabalho. Isto é mais uma precaução, pois como o equipamento inteiro é desmontado, se ele não for trocado e apresentar problema em curto período, será necessário desmontar o equipamento inteiro novamente para troca deste, o que aumentará o custo de manutenção.

A borracha da ponta flexível é trocada preventivamente quando apresenta desgaste e toda vez em que se desmonta o equipamento para troca do tubo de inserção, canal de trabalho, canal de ar e água, fibra de luz, cabo de angulação ou quando há infiltração no equipamento.

EVOLUÇÃO DO COLONOSCÓPIO

Os colonoscópios, como todo equipamento médico, apresentam uma evolução com o passar do tempo. Não houve muitas novidades, mas ultimamente foram notadas duas alterações que, provavelmente, vieram para ficar. São elas:

- *Iluminação por LED:* a substituição das fibras de luz por lâmpadas de LEDs já está ocorrendo, pois além de apresentarem melhor iluminação e menor custo, não apresentam o problema de quebra das fibras de luz atuais.
- *Utilização de mais CCDs:* conforme cai o custo dos CCDs, haverá a utilização de mais CCDs para melhorar a visibilidade, principalmente de tumores nos cólons. Hoje já existem marcas apresentando colonoscópios com 3 CCDs, o que garante visibilidade de mais de 200 graus, melhorando a detecção de lesões.

CONCLUSÃO

Pelas vezes em foi enfatizado, o pior dano do colonoscópio é a infiltração de água, secreção e desinfetante, que deve ser evitada a qualquer custo. Por esse motivo foram citadas as várias condições em que ela pode ocorrer e os meios de detectá-la. Não será demais repetir que a manutenção preventiva tem custo menor que a manutenção corretiva.

AQUISIÇÃO E PROCESSAMENTO DAS IMAGENS ENDOSCÓPICAS

CAPÍTULO 6

Horus Antony Brasil

UM POUCO DE HISTÓRIA...

A maioria dos historiadores modernos considera Philipp Bozzini (1773-1809) o primeiro a construir um dispositivo capaz de examinar o interior de um órgão humano. Em 1806 ele construiu o que chamou de *"Lichtleiter"*, ou condutor de luz. Era um dispositivo rígido iluminado por uma vela cuja luz era refletida por meio de espelhos, permitindo visibilizar a bexiga. A imagem era muito limitada e logo foi aperfeiçoada por Pierre Salomon Segalas (1792-1875), em 1826. O termo "endoscópio" foi usado pela primeira vez em 1853, por Antonin Jean Désormeaux (1815-1894), para descrever um aparelho criado por ele com base no *"Lichtleiter"*, de Bozzini. Este urologista francês também foi o responsável pela primeira cirurgia endoscópica descrita realizando uma ressecção de papiloma uretral. Mesmo assim, o campo de visão e a iluminação eram muito ruins (Fig. 6-1).

Em 1876, Maximilian Nitze (1848-1906) aperfeiçoou e melhorou os aparelhos usados criando um sistema de lentes e prismas aumentando o campo de visão. Foi também responsável pela primeira iluminação adaptada no aparelho, tornando possível levar a luz ao interior do corpo humano. Nitze utilizou uma lâmpada elétrica com filamento de platina e refrigeração por água. Este artefato era de difícil manuseio, mas mesmo assim permitia ver o interior da bexiga. Este aparelho é considerado por muitos o primeiro endoscópio moderno. Em 1910, Christian Jacobaeus usou o cistoscópio de Nitze para realizar a primeira laparoscopia. O período de 1900 até 1930 foi marcado por melhorias e aprimoramentos na forma do tubo, das lentes e na iluminação (Fig. 6-2).

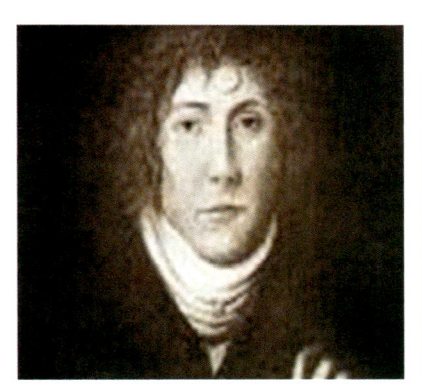

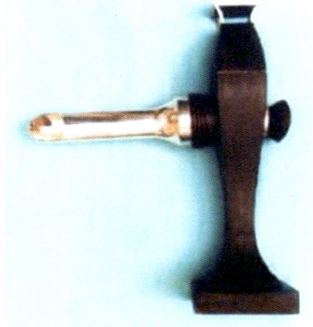

Fig. 6-1. Philipp Bozzini.

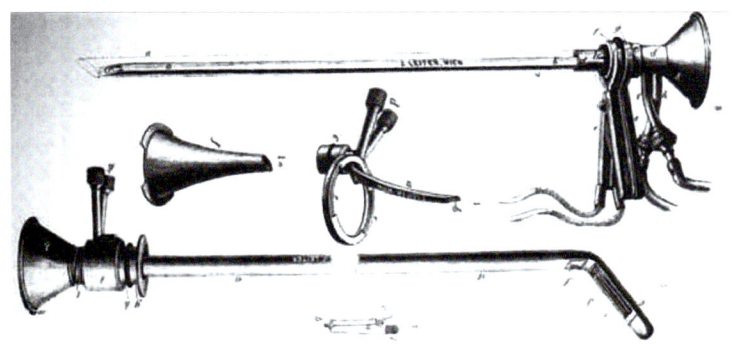

Fig. 6-2. Cistoscópio.

As modificações foram se sucedendo sempre com o objetivo de melhorar a captação da imagem. O uso de fibras óticas primeiro para levar a luz e depois para trazer imagens coerentes dos órgãos foi implementado nas décadas de 1950 e 60. Em 1963, o uso de um endoscópio flexível foi descrito na urologia por Marshall.

As descobertas e os avanços na endoscopia inicialmente propostos pela urologia tomaram o mundo e outros órgãos começaram a ser estudados. A primeira esofagoscopia foi realizada por Kussmaul de Freiburg em 1868. Foi usado o cistoscópio desenvolvido por Désormeaux, que foi modificado aumentando-se o comprimento do tubo. Os primeiros exames foram realizados em um engolidor de espada, mas o resultado foi ruim, pois a iluminação era muito fraca em razão do longo comprimento do tubo. Após o advento da lâmpada elétrica de Edison (1878) houve grande avanço na endoscopia.

Logo aquele modo de examinar o corpo humano pelas cavidades naturais se disseminou. A partir dos anos de 1960, com o advento das fibras óticas, foi possível transmitir um raio luminoso em trajeto curvo. A física não mudou, mas o modo de ver o mundo, sim. Desde esta época, os instrumentos de fibroendoscopia, assim chamados por usar feixes de fibras óticas para enviar luz e transmitir imagens do tubo digestivo, desenvolveram-se continuamente. Nos anos 1990 sugiram os primeiros videoendoscópios, que captavam e produziam imagens por meios digitais sem a presença de fibras óticas. Nestes modelos, apenas a luz continuava a ser enviada por este meio. Mais recentemente, a partir dos anos 2000, a tecnologia digital e de alta resolução foi sendo incorporada nestes equipamentos à medida que se tornava mais disponível ao público em geral. Antigamente, as chamadas imagens de alta definição eram restritas aos profissionais; hoje muitas famílias têm em sua sala de estar, monitores de alta definição com imagens de qualidade superior à dos melhores videoendoscópios. Tal convergência de tecnologia tem causado certa confusão no mercado, dificultando a compatibilidade de equipamentos, porém, por outro lado, permite a aquisição e o armazenamento de imagens de alta resolução até em equipamentos domésticos, amplamente disponíveis no mercado e compatíveis com os equipamentos médicos usados para videoendoscopia. Até o próprio consumidor, mesmo aquele mais aficionado por tecnologia, se vê perdido num mar de siglas e opções de ligações para obter a "imagem perfeita".

O objetivo deste capítulo é explicar, de maneira sucinta, como as imagens são geradas e processadas, apresentando ao leitor as várias opções para tirar o melhor proveito das novas tecnologias de armazenamento e definição de imagem.

FIBROENDOSCÓPIOS

A fibroscopia óptica foi apresentada por dois artigos da Revista Nature de Janeiro de 1954. A partir destes trabalhos de Hopkins e Van Heel, Basil Hirschowitz, juntamente com Curtiss e Peters, da Universidade de Michigan iniciaram o desenvolvimento do gastrofibroscópio. Em 1957 estava pronto um protótipo que foi utilizado pelo Dr. Hirschowitz para estudar seu próprio estômago. O primeiro trabalho reportando o uso clínico deste novo e revolucionário endoscópio saiu na Revista Lancet de Agosto de 1963.

Os fibroendoscópios são construídos com base na propriedade que as fibras óticas têm de transmitir um raio luminoso por meio de reflexões repetidas, de maneira que a luz continua sendo transmitida em linha reta, mas refletida em um trajeto curvo.

Desta forma, mesmo que o aparelho esteja muito dobrado, a qualidade da imagem permanece inalterada. Habitualmente a maioria dos fabricantes emprega dois feixes de fibras para a iluminação e um feixe para a captação de imagem. Estes feixes contêm entre 20.000 a 40.000 fibras muito finas com cerca de 10 μm de diâmetro. Para os feixes de imagem, estas fibras precisam ser "arrumadas" de maneira correta a fim de criar uma imagem coerente e semelhante à captada no ponto de origem. Mesmo com o reduzido diâmetro das fibras óticas, a imagem captada apresenta-se pontilhada por conta do espaço existente entre as fibras. Isto cria um aspecto desagradável, que é exacerbado quando algumas fibras se rompem e criam pontos negros na imagem. Com o passar dos anos o número de feixes de luz disponível, a quantidade e o diâmetro das fibras foram sofrendo modificações. Outros aspectos que foram aprimorados: ângulo de visão e distância focal que varia de 15 a 3 mm na maioria dos aparelhos. Atualmente a produção de fibroendoscópios foi descontinuada pelas grandes empresas e apenas aparelhos usados sobrevivem no mercado.

VIDEOCÂMERAS

A maioria dos fibroendoscópios pode ter a imagem transmitida por um sistema de videocâmera que é acoplada por um adaptador a ocular do aparelho. Esta imagem pode ser vista em um monitor de vídeo, mas tem qualidade muito pobre e o resultado final é muito ruim. A imagem da ocular é transmitida pela lente da câmera que está montada no adaptador justaposto a ela, o que gera uma degradação grande da imagem. A seguir é enviada ao monitor, por meio de uma conexão RCA, gerando uma imagem de má qualidade, exacerbando o efeito pontilhado do fibroendoscópio e produzindo uma distorção na imagem conhecida, tecnicamente, como "ruído". A maior oferta de videoendoscópios de boa qualidade e preço competitivo tem desestimulado a aquisição de videocâmeras.

VIDEOENDOSCÓPIOS

Estes aparelhos são construídos tendo por base um *chip* que revolucionou a indústria fotográfica e de videoprodução – O CCD ou *Charged Couple Device*. Tal é a sua importância que falaremos especificamente desta tecnologia na próxima seção. Por ora, basta saber que esta pequena peça substituiu a ocular e o feixe de fibras óticas dos aparelhos de fibroendoscopia. É um pequeno *chip* quadrado que fica posicionado na ponta do aparelho e capta imagens de alta qualidade, transmitindo-as para um processador que as decodifica e as envia para o monitor.

O fim da ocular nos aparelhos de endoscopia produziu várias consequências. Além do aspecto mais higiênico, afastando-se o canal de trabalho das proximidades do rosto do endoscopista, proporcionou a oportunidade de compartilhar as imagens, possibilitando a aprendizagem. O endoscopista não estava mais só. Por outro lado, o tamanho da aparelhagem cresceu muito tornando o equipamento pouco portátil sendo possível deslocá-lo apenas por meio de carrinhos.

SENSOR DE IMAGEM

Esta pequena peça causou uma das maiores revoluções no mercado de vídeo e foto, sendo responsável pela falência ou readequação de empresas de grande porte que fabricavam filmes fotográficos, máquinas e filmadoras. No início dos anos 1990 esta tecnologia era muito cara e restrita e somente o segmento profissional tinha acesso. Porém, com a convergência da tecnologia, a fotografia e o vídeo digital passaram a fazer parte da vida dos milhões de usuários que, se ainda não têm uma câmera digital, têm celular que faz vídeo ou fotografa.

O sensor de imagem é a parte do equipamento que captura luz para criar uma imagem. É semelhante ao filme das câmeras não digitais que possui uma camada de material sensível à luz impregnada na película fotográfica, o sensor de imagem tem células sensíveis à luz.

Embora existam diferenças técnicas nos sensores de imagem, todos eles operam sob os mesmos princípios básicos. Um sensor possui milhões de células sensíveis à luz, ou fotodiodos, sobre um pedaço de silício. Cada um deles gera uma carga elétrica quando atingido por uma partícula de luz que entra no equipamento por uma lente situada na ponta do aparelho. Um filtro colorido produz a coloração adequada. Em seguida, a unidade de processamento do videoendoscópio, transforma estas cargas elétricas em uma imagem que é então armazenada na memória ou enviada para o monitor. Cada fotodiodo cria um *pixel* (*picture element*) na imagem final. *Pixels* são os pequenos pedaços de informação criados pelos fotodiodos sensíveis à luz. Milhões de *pixels* (*megapixels*) são combinados para criar uma imagem.

Atualmente no mercado conhecemos dois principais tipos de sensores imagem digital: CCD (*Charge Coupled Device* – Dispositivo de Carga Acoplada) e CMOS (*Complimentary Metal-Oxide Semiconductor* – Semicondutor de Óxido Metálico Complementar). Existem diferenças técnicas entre os dois, mas ambos desempenham a mesma função. Faremos uma breve descrição dos dispositivos.

Os sensores CMOS têm melhor relação custo/benefício, são produzidos em tamanhos maiores, e também consomem menos energia, de forma que são comumente usados em telefones celulares e câmeras fotográficas grandes.

CCD (*Charge Coupled Device* – Dispositivo de Carga Acoplada)

Em 1970, os laboratórios da Bells Labs Boyle and Smith criaram o Dispositivo de Carga Acoplada (CCD). Este foi o sensor mais empregado em videoendoscopia até cerca de 5 anos atrás. Hoje esta tecnologia está mudando. Algumas filmadoras e câmeras automáticas compactas ainda utilizam sensor CCD, mas o CMOS vem ganhando espaço rapidamente. No CCD, os fotodiodos são agrupados formando uma grade, cobrindo toda a superfície da placa de silício, mas algumas companhias como a Fuji tentaram implementar modificações no *chip* criando um sensor especial denominado Super CCD®, Segundo a companhia, tratava-se de um CCD convencional com várias modificações de alta tecnologia para tornar o *chip* 45% menor com melhor captação de imagem e sem os riscos de aberrações cromáticas. Sabemos que existe um limite para a miniaturização dos CCDs, pois, em um *chip* menor, haveria menos espaço necessário para conter os milhões de fotodiodos necessários para formar uma boa imagem. Com isto haveria necessidade de miniaturização muito grande dos fotodiodos, o que leva a um risco de interferência na captação de imagem gerando aberrações cromáticas chamadas de "ruído de imagem" que nada mais são do que pequenos borrões ou salpicos de cor na imagem final.

Atualmente a companhia Olympus (Olympus Medical Systems Corporation – Tóquio, Japão) continua usando CCD em todos os seus endoscópios inclusive na sua linha mais nova, EVIS EXERA III® CV 190.

CMOS (*Complimentary Metal-Oxide Semiconductor* – Semicondutor de Óxido Metálico Complementar)

Apesar de o CMOS ter sido desenvolvido nos anos de 1960, este *chip* não se tornou a primeira escolha dos fabricantes por diversas razões técnicas. O fato é que agora o CMOS parece ser a bola da vez. Atualmente presente na maioria das câmeras de fotografia e vídeo mais modernas, vem aparecendo na tecnologia de imagem médica. Os sensores com a tecnologia de *Pixel* Ativo estão superando os CCDs. O CMOS apresenta menor consumo de energia, menor nível de aquecimento, utiliza menos componentes e elementos eletrônicos em sua fabricação em relação ao CCD. O sistema de escaneamento de imagem do CMOS é superior ao do CCD. Neste dispositivo cada *pixel* possui seu próprio amplificador, permitindo uma leitura direta e com menor interferência. Sensores do tipo CMOS foram usados no telescópio Hubble. É possível maior refinamento de imagens e

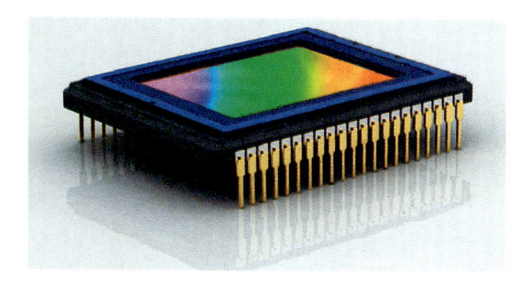

Fig. 6-3. CCD.

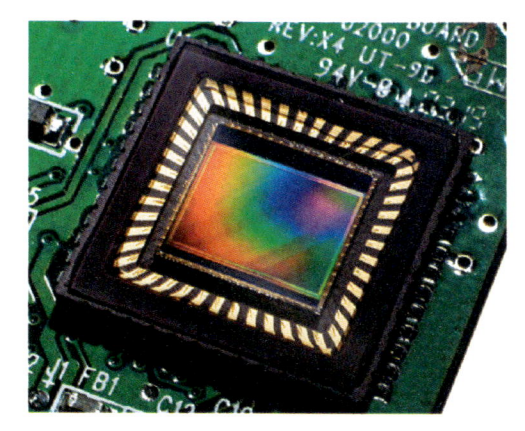

Fig. 6-4. CMOS.

amplificação customizada do sinal permitindo imagens incríveis. Com este ajuste individual é possível refinar o processo de White Balance da imagem por exemplo.

Comparado ao CCD, o CMOS oferece maiores possiblidades de integração, menor consumo de energia e menor aquecimento. O desenvolvimento tecnológico está possibilitando cada vez mais a fabricação de sensores mais eficientes com maior velocidade de processamento, maior resolução espacial, menor custo e menor gasto de energia (Figs. 6-3 e 6-4).

AQUISIÇÃO E PROCESSAMENTO DAS CORES

Todo o processo começa com a realização do chamado "ajuste do branco", também conhecido por *white balance* ou WB. Isto não faz mais do que informar ao equipamento os valores de reflexão das diferentes cores, estabelecendo um padrão comparativo para que o *chip* possa interpretar corretamente cada cor, com base no valor de reflexão da luz. Por definição, um objeto branco tem valores iguais de reflexão para cada cor primária, ou seja, *Red*, *Green*, *Blue*, também conhecido como RGB. Assim, para o sensor, um objeto branco teria valores de reflexão desta forma: R=G=B. No equipamento de videoendoscopia, assim como na maioria das câmeras de vídeo, ao iniciarmos a captação de imagens, realiza-se primeiramente o WB. Alguns equipamentos já incorporam o WB automático. A seguir, começando o exame, cada fotodiodo no CCD detecta apenas o brilho da luz. Por incrível que pareça, este sensor ainda não distingue uma cor isoladamente. A fim de reproduzir o espectro de cores, cada célula do sensor é coberta com um filtro colorido que transmite apenas a luz em uma onda semelhante. Por exemplo, um filtro azul transmitirá apenas a luz azul. O filtro vermelho transmitirá apenas a luz vermelha. Os filtros são criados para cada uma das cores primárias: Deste modo, cada fotodiodo será capaz de transmitir todas as três cores. A maioria dos sensores CCD hoje utiliza um filtro chamado de filtro, máscara ou mosaico de Bayer. (Dr. Bryce Bayer, da Eastman Kodak inventou e patenteou este filtro). Este dispositivo coloca as cores alternadas em um padrão de grade. Uma vez que o olho humano é mais sensível à luz verde, a máscara Bayer tem dois filtros verdes para cada filtro vermelho e azul. Isso cria uma representação mais fiel ao que o olho humano vê realmente.

Com os filtros de cor, cada fotodiodo pode significar um valor vermelho, verde e azul. Os valores de cor destas células são combinados e interpolados para representar o espectro total de cores, permitindo que a unidade processadora do videoendoscópio reproduza uma imagem colorida plena. O processo de interpolação é muito complexo para ser abordado neste capítulo.

Pesquisas para o desenvolvimento de novos tipos de sensores estão em andamento, mas ainda não chegaram ao equipamento médico convencional. Sensores com arquitetura nova como o *chip* Foveon®, representam as cores de maneira diferente. Em vez de utilizar filtros, o sensor Foveon coloca os fotodiodos em diferentes profundidades no silício para detectar as cores diferentes. Isto significa que cada fotodiodo pode detectar todas as três cores sem a utilização de um filtro. Embora a proposta seja a criação de uma reprodução de cor mais real, o sensor Foveon ainda é relativamente novo e os resultados ainda estão sendo analisados.

Vários recursos estão disponíveis atualmente para melhorar e aperfeiçoar o modo de ver as coisas. Cada companhia fabricante de endoscópios procurou disponibilizar recursos especiais além da imagem em alta definição com a luz branca, (*High Definition White Light* ou HDWL). A seguir citaremos brevemente alguns recursos, pois a cromoscopia eletrônica deverá ser tratada em outro capítulo.

A Fujifilm® Corporation apresenta recursos como a BLI® e LCI® com 4 LEDs alegando melhor visibilização da mucosa decorrente da manipulação eletrônica do espectro das cores da imagem.

A Olympus® Corporation apresenta o NBI, que se diferencia por, efetivamente, passar a luz branca por filtros especiais prometendo realce de estruturas vasculares. O foco duplo (modo normal e próximo) promete menor distância focal, permitindo maior aproximação do objeto.

A Pentax Medical® Corporation apresenta o IScan com tecnologia semelhante e também usando manipulação eletrônica da imagem para filtrar certo espectro de cores.

Cada companhia apresenta resultados excelentes e maiores detalhes são fornecidos por cada companhia.

EXIBIÇÃO DA IMAGEM

Uma vez que a imagem foi gerada, captada e processada, é hora de exibi-la na tela do monitor. Infelizmente esta é a parte que mais gera dúvida no consumidor final. A infinidade de siglas, cabos, resoluções, modos de exibição, saídas e entradas, juntamente com a pouca ou nenhuma informação. No português claro, gera frustração no usuário que espera ver uma imagem maravilhosamente definida e, muitas vezes em razão de alguma conexão errada, não desfruta do poder real que o seu equipamento oferece.

Esta seção procura dar ao leitor uma ideia do que pode ser feito para obter a mais perfeita imagem com o equipamento disponível e, ao mesmo tempo, explica a maioria dos termos técnicos empregados nos manuais cuja explicação é solenemente ignorada pela maioria destes livretos. Tentaremos levar o leitor um pouco além dos manuais e abordaremos algumas questões que não foram escritas, procurando explicar "o que ligar aonde", e "porque eu não vejo a imagem que eu queria ver".

Resolução de Imagem

Primeiramente é necessário saber como é exibida a imagem da nossa televisão ou monitor de vídeo. Toda imagem é exibida em linhas horizontais que são exibidas muito rapidamente, de modo contínuo ou entrelaçado por varreduras. Quando a imagem é exibida de modo contínuo ou "progressivo", recebe a letra "p". Quando é em modo intercalado ou entrelaçado (*interlaced*), recebe a letra "i". Além disto, estas imagens são exibidas um número grande de vezes por segundo, isto é, cada *pixel* é desenhado muitas vezes por segundo na tela. Se isto acontecer 60 vezes por segundo, diremos que a "taxa de renovação" (ou *Refresh Rate*) é de 60 Hz, o que acontece na maioria dos monitores. A seguir veja como interpretar os números e as siglas.

Nas TVs antigas, as imagens eram exibidas (e enviadas) em uma resolução de 480i ou seja, eram 480 linhas horizontais exibidas de modo entrelaçado. Hoje, com o advento da HDTV (*High-Definition Television*), é comum a menção de resoluções como 720p e 1080p. Mas o que isso significa? Embora pareça complicado, essas nomenclaturas simplesmente facilitam a identificação da quantidade de *pixels* suportada pelo dispositivo, além do uso de *progressive scan* ou *interlaced scan*. No *progressive scan*, todas as linhas de *pixels* da tela são atualizadas simultaneamente. Por sua vez, no modo *interlaced scan*, primeiro as linhas pares recebem atualização e, em seguida, as linhas ímpares (ou seja, é um esquema do tipo: linha sim, linha não). Em geral, o modo *progressive scan* oferece melhor qualidade de imagem. Assim sendo, a letra "p" existente em 720p, 1.080p e outras resoluções, indica que o modo usado é *progressive scan*. Se for utilizado *interlaced scan*, a letra usada é "i" (p. ex., 1080i). O número, por sua vez, indica a quantidade de linhas de *pixels* na horizontal. Isso significa que a resolução 1080p, por exemplo, conta com 1.080 linhas horizontais e funciona com *progressive scan*.

Eis algumas resoluções mais usadas:

480i	640 × 480	pixels	interlaced
480p	640 × 480	pixels	progressive scan
720i	1.280 × 720	pixels	interlaced
720p	1.280 × 720	pixels	progressive scan
1080i	1.920 × 1.080	pixels	interlaced
1080p	1.920 × 1.080	pixels	progressive scan

Para melhor entendimento usaremos como exemplo a resolução 720p (*progressive*) que é muito usada em monitores LCD de videoendoscópios. Isto significa que, como em uma impressora que lança pontos de tinta no papel, numa resolução de 1.280 × 720 existem 720 linhas de *pixels* em sua tela, de cima para baixo, e cada linha contém 1.280 *pixels*, contando-se da esquerda para a direita, perfazendo um total 921.600 *pixels* (1280 × 720) redesenhados a cada 1/60 de segundo (60 Hz).

Apenas a resolução de 1.080p é considerada Full HD. ou seja, imagem em alta definição. Tudo o mais não é alta definição! Isto precisa ser bem entendido.

Existem muitos tipos de conexões de vídeo. Não importa se estão em um computador pessoal (PC), aparelhos eletrônicos como TVs, aparelhos de DVD ou mesmo videoprojetores. Apesar de a finalidade geral desses conectores ser a mesma – conectar sinal de vídeo de um dispositivo para outro – a qualidade de vídeo obtida por cada tipo de conexão é completamente diferente. Como você, provavelmente, quer obter a melhor qualidade de vídeo possível de seus equipamentos, veja como isto é possível aproveitando a melhor conexão disponível.

Conexões de Vídeo

As conexões mostradas estão em ordem crescente de qualidade:

Conexão Radiofrequência (RF)

RF é o modo mais antigo de transmissão de sinais de vídeo. Ele é usado em TVs e videocassetes para conectar esses dispositivos em antenas e transmissões a cabo. Não é encontrado em dispositivos médicos, pois o nível do sinal é muito ruim. Apenas menciona-se como uma opção de emergência para conectar o videocassete à sua TV, mas já que atualmente todos os aparelhos de TV possuem entradas de vídeo composto (RCA), você deve usar vídeo composto para conectar seu videocassete à sua TV em vez de RF, de modo a obter melhor qualidade de imagem.

São encontrados dois tipos de cabos de RF: coaxial de 75 ohms e paralelo de 300 ohms. Este segundo tipo era o mais usado antigamente por antenas externas, mas, atualmente, mesmo as antenas externas têm usado cabos de 75 ohms. Veja na Figura 6-5 um exemplo de cabo com uma entrada e saída RF.

Vídeo Composto (RCA)

Vídeo composto é um dos tipos mais populares de conexão de vídeo e utiliza conector RCA (*Radio Corporation of América*). Este modo é usado pelos populares conectores *video in* e *video out*, encontrados em videocassetes, aparelhos de TV, aparelhos de DVD e projetores de vídeo. Geralmente apresentados na cor amarela (Fig. 6-6). Alguns equipamentos profissionais podem usar o mesmo cabo blindado (Fig. 6-7), ou conectores diferentes chamados BNC (*Bayonet Neill Concellman*) para esta conexão. Estes terminais são assim chamados por sua forma de encaixe, que é semelhante a uma baioneta, e os dois nomes seguintes são de seus idealizadores. É possível converter facilmente BNC em RCA usando-se um adaptador encontrado nas lojas de eletrônica (Fig. 6-8). Na verdade é o mesmo padrão, somente o tipo de encaixe é que muda. Nos computadores, algumas placas de vídeo têm esta saída. Procure usar esta opção de conexão apenas se não tiver outra. Sugerimos apenas dois usos para a saída de vídeo composto de um aparelho com imagem compatível ou superior a de um DVD: se o seu aparelho de TV é muito antigo ou se é preciso gravar em fitas VHS, o conteúdo de um DVD. Existem duas razões para isso. Primeira, a tela da TV antiga, que tem o formato de tubo (CRT), trabalha com resolução de 480i (640 × 480)i, menor que a resolução mais comum utilizada atualmente.

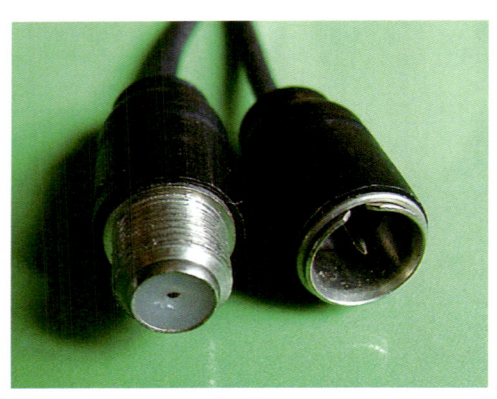

Fig. 6-5. Saída RF e cabo.

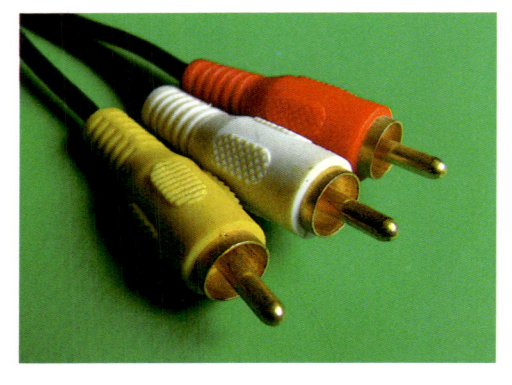

Fig. 6-6. Cabo RCA.

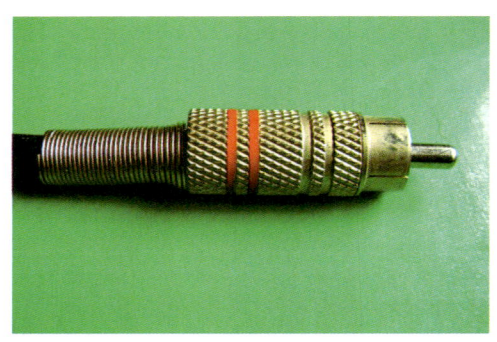

Fig. 6-7. Cabo RCA blindado.

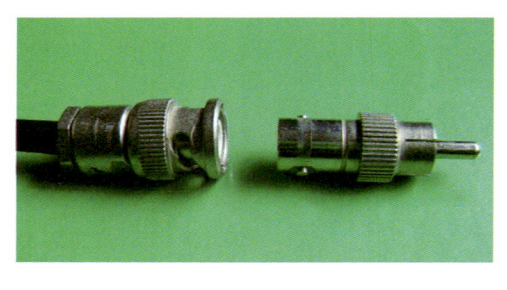

Fig. 6-8. Cabo BNC com adaptador.

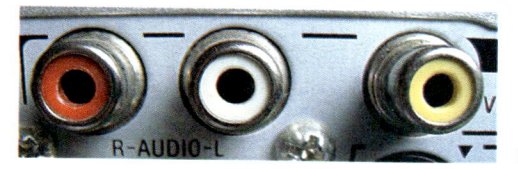

AQUISIÇÃO E PROCESSAMENTO DAS IMAGENS ENDOSCÓPICAS

Fig. 6-9. Entrada RCA.

Segunda, o aparelho de TV trabalha com varredura entrelaçada, enquanto os monitores de vídeo trabalham com varredura não entrelaçada (também conhecida como varredura progressiva), que oferece melhor qualidade de vídeo.

Como os conectores RCA são usados para diferentes propósitos, na maioria das vezes eles são coloridos. Para ajudá-lo, aqui está uma lista das cores mais usadas por conectores e cabos RCA:

- *Amarelo:* vídeo composto.
- *Vermelho:* canal direito (áudio).
- *Branco ou preto:* canal esquerdo (áudio).

Veja ainda como se parece uma entrada RCA mostrada na Figura 6-9.

Vídeo Separado (S-Vídeo)

O padrão de vídeo separado ou S-Vídeo, também é conhecido como Y/C e chamado incorretamente de supervídeo. Este padrão oferece melhor qualidade de imagem do que o vídeo composto. Neste, existem apenas dois fios, um para transmitir o sinal de vídeo e outro que é o fio terra. Já no S-Vídeo três fios são usados; um para transmitir a imagem em preto e branco ou Luminnance (Y), outro para transmitir as informações de cor ou Chroma (C) e um terceiro, que é o fio terra. Daí o seu nome: vídeo separado (*Separated Video*). Este é um padrão ainda totalmente analógico e produz imagem de melhor qualidade, mas nada melhor que 480i ou 576i. O aspecto do conector e da entrada são mostrados nas Figuras 6-10 e 6-11 com os quatro pinos característicos (dois terras, um Y e um C), mas conectores de 7 ou 9 pinos podem ser encontrados principalmente em placas de vídeo e *notebooks*. Estes conectores também são conhecidos como mini-DIN de 4, 7 ou 9 pinos. O de 4 é compatível com todos.

Todos os aparelhos de TV atuais e videoprojetores, DVDs e alguns equipamentos de videoendoscopia possuem este conector e você pode conectar seu aparelho de DVD, monitor, ou mesmo uma *printer* via S-Vídeo, apenas se a sua aparelhagem não tiver uma conexão que ofereça melhor qualidade de vídeo, como vídeo componente, DVI ou HDMI, que serão mostradas a seguir.

É preciso destacar, ainda, que o formato S-Vídeo é compatível com o vídeo composto, havendo adaptadores no mercado ou até diagramas para fazê-lo nos *sites* de eletrônica mais populares da internet.

Vídeo Componente ou YPbPr

Este padrão visa separar ainda mais os componentes do sinal de vídeo objetivando diminuir as pequenas degradações oriundas da transmissão, fato muito comum no vídeo composto. Neste padrão o sinal de vídeo é separado em três componentes (a razão do nome). A conexão de vídeo componente também é capaz de transmitir sinais progressivos ou entrelaçados de alta resolução até 1080p muito embora alguns televisores, por razões de mercado, não aceitem a reprodução de sinais em 1.080p (as vezes aceitam até 1.080i) pela conexão vídeo componente.

O vídeo componente oferece uma qualidade de imagem bem melhor do que a do S-Vídeo, sendo, na ausência de coisa melhor (DVI ou HDMI), a conexão de vídeo com melhor qualidade para ser usada em sua aparelhagem de videoendoscopia, DVD, ou seu monitor. Infelizmente, por razões ignoradas, esta conexão não é muito empregada nos videoendoscópios e monitores destinados a classe médica. Ela está disponível no seu conversor de TV à cabo/satélite, DVD e até mesmo na sua TV LCD ou plasma.

Observe nas Figuras 6-12 e 6-13 que os cabos devem ser conectados da seguinte forma:

- *Conector verde:* plugue verde ou entrada rotulada com Y.
- *Conector azul:* plugue azul ou entrada rotulada como Pb, Cb ou B-Y.
- *Conector vermelho:* plugue vermelho ou entrada rotulada como Pr, Cr ou R-Y.

É importante destacar que estes cabos têm a mesma arquitetura dos cabos RCA, sendo, na verdade, três cabos RCA que transmitem juntos o sinal que apenas um cabo transmitiria no padrão de Vídeo Composto (RCA). Então podemos usar cabos RCA na falta dos cabos YPbPr? A resposta é: SIM e NÃO. Sim, em uma emergência, porque vai funcionar com cabos RCA, mas estes não têm a mesma blindagem e acabamento dos cabos próprios para Vídeo Componente, por isto não se deve usar sob pena de ter um sinal ruim.

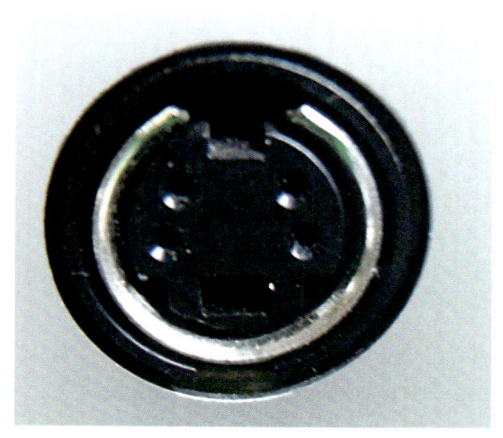

Fig. 6-10. Entrada S-Vídeo.

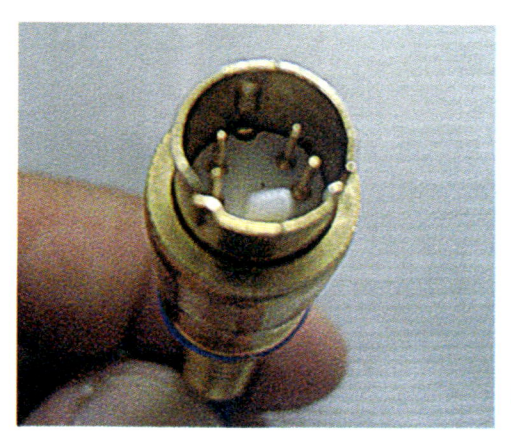

Fig. 6-11. Cabo S-Vídeo.

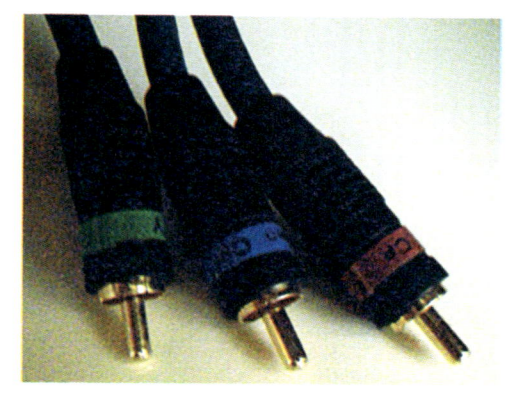

Fig. 6-12. Cabo videocomponente.

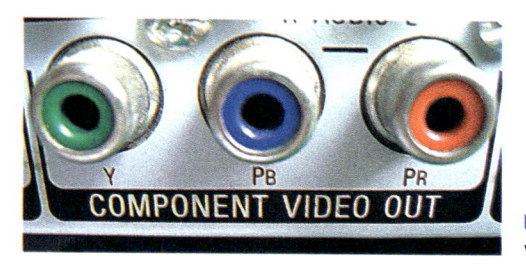

Fig. 6-13. Entrada videocomponente.

Vermelho, Verde e Azul (RGB)

Não confundir este padrão com o anterior. A conexão RGB é um antigo padrão usado por monitores de vídeo. Ele usa o mesmo tipo de sinalização usado pelo VGA, mas em vez de usar um único cabo para transmitir todos os sinais, o padrão RGB usava um cabo separado para cada sinal com conectores BNC e as entradas (também BNC) eram rotuladas de R, G, B. Com um cabo separado, cada sinal possuía sua própria blindagem, protegendo-o contra interferências, o que não ocorre no cabo VGA. Por causa disso, a conexão RGB oferecia boa qualidade de imagem. Nos modelos de videoendoscópio mais antigos, esta era a melhor opção de conexão. Atualmente com tecnologia mais moderna, a configuração com três cabos está caindo em desuso. Hoje é possível encontrar o cabo RGB com todos os fios juntos e melhor blindagem fazendo com que fique muito parecido com o sistema VGA.

Em TVs de LCD é comum encontrar a entrada RGB que é usada para ligar o computador. As Figuras 6-14 e 6-15 mostram o cabo e a Figura 6-16 a entrada do sistema mais novo de RGB

Os monitores mais novos oferecem qualidade de imagem muito superior à dos monitores antigos em decorrência da tecnologia utilizada e da resolução da tela. Outro detalhe é que a maioria desses monitores de vídeo RGB antigos trabalha com frequências de varredura diferente dos monitores VGA, fazendo com que seja impossível conectar monitores de vídeo antigos que usam esse padrão diretamente em seu computador via placa de vídeo.

VGA (Adaptador de Vídeo Gráfico)

VGA é o tradicional conector usado para conectar seu computador a monitores de vídeo. Ele também é uma opção para conectar seu micro a videoprojetores e aparelhos HDTV. Esta conexão oferece

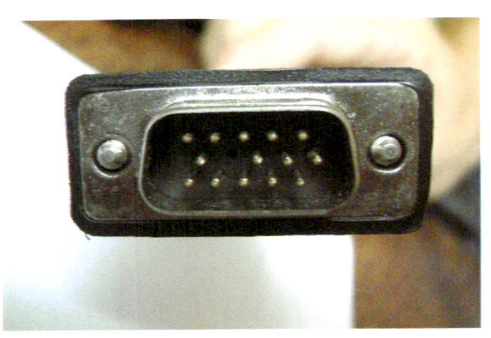

Fig. 6-14. Cabo RGB frente.

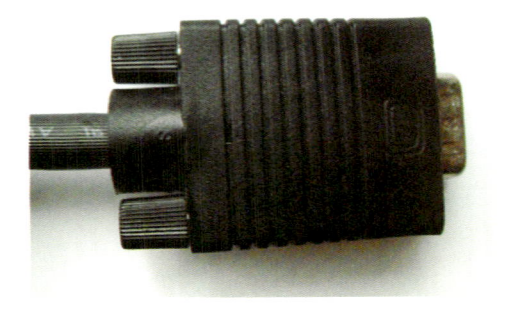

Fig. 6-15. Cabo RGB perfil.

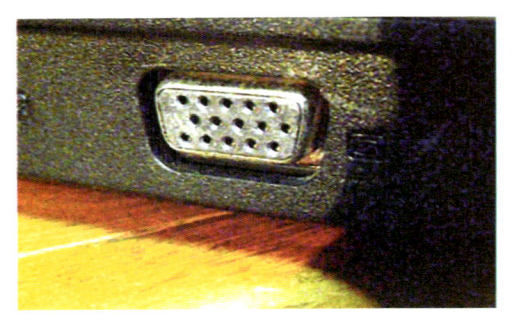

Fig. 6-16. Entrada RGB.

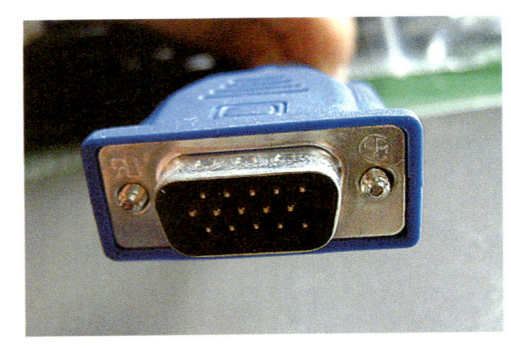

Fig. 6-17. Cabo VGA frente.

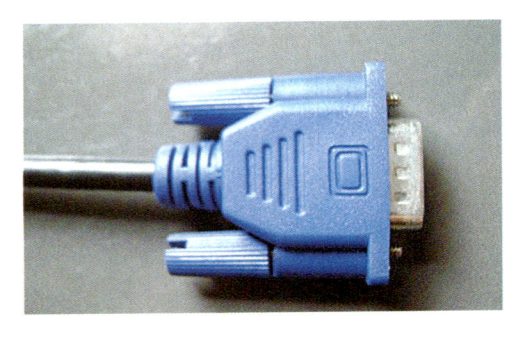

Fig. 6-18. Cabo VGA perfil.

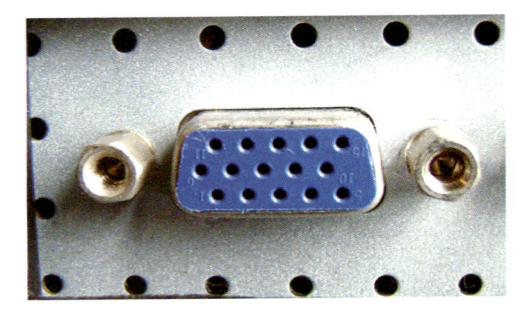

Fig. 6-19. Entrada VGA.

melhor qualidade de imagem comparada ao vídeo componente, S-Vídeo e vídeo composto porque usa fios independentes para cada sinal de vídeo: vermelho, verde, azul, sincronia horizontal e sincroniza vertical. O VGA usa um conector de 15 pinos também conhecido como D-Sub, D-Shell ou HD15 mostrados nas Figuras 6-17 a 6-19. Nesta conexão a informação é transmitida usando sinais analógicos, enquanto na conexão DVI e HDMI a informação é transmitida no formato digital, oferecendo ainda melhor qualidade. Portanto, se seu monitor de vídeo, videoprojetor ou aparelho HDTV tiver um conector DVI ou HDMI – que será o caso nos modelos atualmente disponíveis no mercado – você deve usar um deles em vez do tradicional conector VGA para conectar seu equipamento.

DVI (Interface de Vídeo Digital)

Todos os tipos de conexões mencionadas até agora utilizam sinais analógicos. A conexão DVI é a primeira a transmitir vídeo por meio digital, mas apenas vídeo e não o som, como faz a conexão HDMI (Interface Multimídia de Alta Definição) que é atualmente muito difundida entre os usuários da HDTV. A conexão DVI está presente em vários monitores de vídeo para computador (Figs. 6-20 a 6-22).

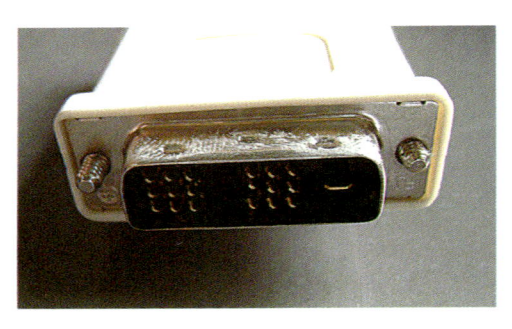

Fig. 6-20. Cabo DVI frente.

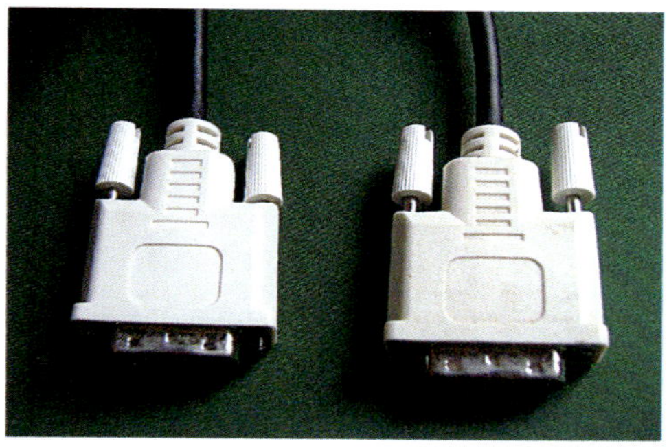

Fig. 6-21. Cabo DVI perfil.

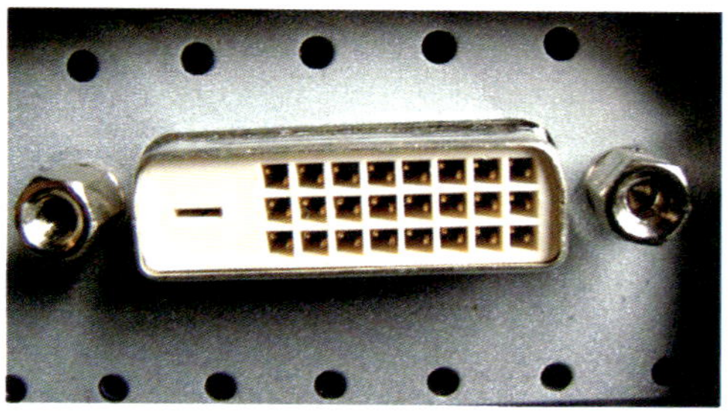

Fig. 6-22. Entrada DVI.

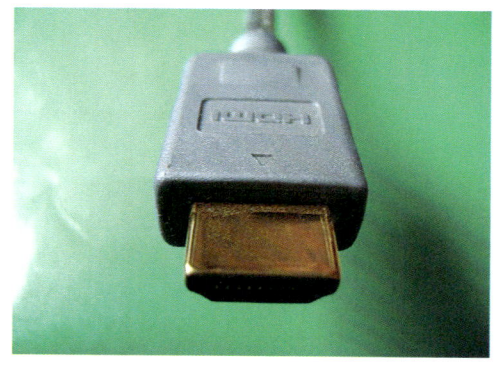

Fig. 6-23. Cabo HDMI frente.

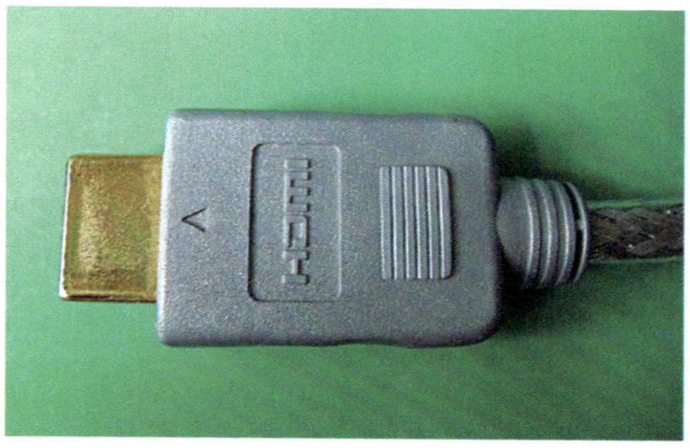

Fig. 6-24. Cabo HDMI perfil.

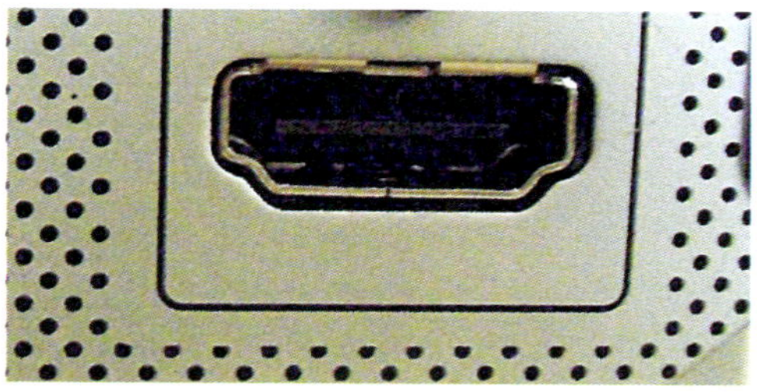

Fig. 6-25. Entrada HDMI.

As antigas conexões DVI podiam transmitir sinais analógicos, mas hoje estão praticamente extintas de forma que apenas as conexões DVI exclusivamente digitais sobreviveram. E isto tem uma razão: estas conexões são compatíveis com as novas e poderosas conexões HDMI Aqui estão os tipos de conectores DVI disponíveis:

- *DVI-A:* conexão analógica (em desuso).
- *DVI-D:* conexão digital. Normalmente quando falamos "DVI" estamos nos referindo ao DVI-D.

Esta conexão, juntamente com a HDMI, é a única capaz de suportar imagens em alta definição, ou seja, 1.920 × 1.080p. Assim, esta é a melhor conexão para ligar o seu monitor de vídeo. Mas atenção! Verifique primeiro se o seu equipamento suporta este tipo de imagem, pois mesmo nos modernos videoendoscópios é necessário especificar um monitor com suporte a HDTV. Muitos monitores, mesmo os de LCD só suportam imagens com definição de 1.280 × 720p e isto não é alta resolução. Como estes monitores são muito caros, existe a opção de ligar a saída DVI do seu videoendoscópio em uma TV de LCD pequena pela entrada HDMI. Os conectores DVI podem ser facilmente convertidos em HDMI, já que o HDMI é totalmente compatível com o DVI. Existem cabos conversores prontos no mercado.

HDMI (Interface Multimídia de Alta Definição)

Esta é uma conexão cada vez mais disponível em equipamentos médicos, principalmente nos monitores de vídeo. A grande vantagem desta conexão é que existe apenas um cabo por onde transitam sinais de áudio e vídeo digital, inclusive com suporte a Surround® e Dolby®. Outra enorme vantagem é a imensa velocidade e capacidade de transmissão, podendo suportar definições que ainda nem estão em uso comercial como 2.048 × 1.536p com *dual link*. Se você tem um equipamento de HDTV, gravador de Blu-Ray®, esta é a conexão certa! Veja os cabos e as saídas nas Figuras 6-23 a 6-25.

Especificamente para a área de videoendoscopia, tanto faz usar o padrão HDMI ou o DVI, pois ambos são compatíveis e suportam HDTV. Mas, com a crescente oferta de imagem em alta definição tanto por parte da televisão aberta como das empresas de TV por assinatura, e do lançamento no mercado de aparelhos com quatro ou mais entradas HDMI, os cabos baratearam e seu uso se tornou popular. Desta forma, para aqueles que têm alguma restrição no orçamento, mas não querem abrir mão da qualidade de imagem, comprar uma boa televisão e conectar o seu equipamento via HDMI/DVI pode ser uma excelente opção. Porém, muito cuidado, pois o barato pode sair caro! A taxa de renovação da imagem ou (*Refresh Rate*) de um monitor de grau médico é muito superior à das melhores TVs de LCD de modo que a imagem em movimento jamais fica travando ou quadriculada (pixelada). Por isso estes monitores profissionais, chamados de grau médico são tão caros. Além de vários melhoramentos, nestes monitores a imagem jamais congela ou trava em razão de seu baixíssimo tempo de atualização da imagem. Então, se você precisa apenas ver uma imagem de alta definição parada, como no caso de seleção de imagens capturadas, pode usar uma TV de alta definição, porém, jamais use para acompanhar um exame dinâmico. Sua TV não chegará nem perto da eficiência dos modernos monitores e tudo o que você vai ver serão imagens tremidas.

A tecnologia avança muito rápido e tudo o que é novo sempre é muito caro. Mas isto não quer dizer que não se possa aproveitar alguma coisa do chamado segmento *high end* do mercado de tecnologia. O problema é o custo elevado.

MELHORANDO A VELOCIDADE DE TRANSFERÊNCIA

Talvez o maior problema ao transferir um arquivo de vídeo gravado em alta definição seja a demora. A questão da capacidade de armazenamento não é mais problema pois drives externos de 1 *terabyte* já são acessíveis. A demora na transferência dos vídeos se dá porque a porta USB 2.0 ainda é lenta para o tamanho do vídeo.

A tecnologia USB surgiu no ano de 1994 e, desde então, foi passando por várias revisões. As mais populares são as versões 1.1 e 2.0, sendo esta última ainda bastante utilizada. A primeira é capaz de alcançar no máximo, taxas de transmissão de 12 Mb/s (*megabits* por segundo), enquanto a segunda pode oferecer até 480 Mb/s.

Como se percebe, o USB 2.0 consegue ser bem rápido, afinal, 480 Mb/s correspondem a cerca de 60 *megabytes* por segundo. No entanto, acredite, a evolução da tecnologia está fazendo que velocidades muito maiores sejam necessárias.

Não é difícil de entender: o número de conexões à internet de alta velocidade cresce rapidamente, o que faz com que as pessoas

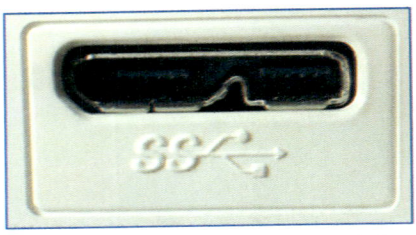

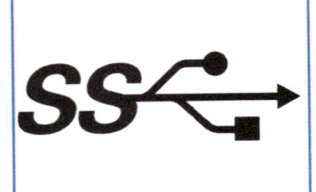

Fig. 6-26. (a) Entrada USB 3.0. (b) Símbolo para dispositivos USB 3.0.

queiram consumir, por exemplo, vídeos, músicas, fotos e jogos em alta definição. Some a isso ao fato de ser cada vez mais comum o surgimento de dispositivos como *smartphones* e câmeras digitais que atendem a essas necessidades. A consequência não poderia ser outra: grandes volumes de dados nas mãos de um número cada vez maior de pessoas.

Com suas especificações finais anunciadas em novembro de 2008, o USB 3.0 surge para dar conta dessa e da demanda que está por surgir. É isso ou é perder espaço para tecnologias como o *Fire Wire* (que tem velocidade semelhante ao USB 2.0), por exemplo. Para isso, a novidade tem como principal característica a capacidade de oferecer taxas de transferência de dados de até 4,8 Gb/s (*gigabits* por segundo).

O USB 3.0 surgiu porque o padrão precisou evoluir para atender novas necessidades. Mas no que consiste, exatamente, esta evolução? O que o USB 3.0 tem de diferente do USB 2.0? A principal é a velocidade de até 4,8 Gb/s, que corresponde a cerca de 600 *megabytes* por segundo, 10 vezes mais que a velocidade do USB 2.0.

Mas o USB 3.0 também se destaca pelo fator alimentação elétrica: o USB 2.0 fornece até 500 miliamperes, enquanto o novo padrão pode suportar 900 miliamperes. Isso significa que as portas USB 3.0 podem alimentar dispositivos que consomem mais energia.

É claro que o USB 3.0 possui as características que fizeram as versões anteriores tão bem-aceitas, como *plug and play* (plugar e usar), possibilidade de conexão de mais de um dispositivo na mesma porta, *hot-swappable* (capacidade de conectar e desconectar dispositivos sem a necessidade de desligá-los) e compatibilidade com dispositivos nos padrões anteriores (Fig. 6-26).

É sempre bom recebermos melhorias nas tecnologias, mas vale lembrar que os dispositivos que de fato aproveitam a capacidade do USB 3.0 de 5 Gbps ainda custam muito caro. Além disso, mesmo os SSDs SATA 3 mais rápidos do mercado não costumam passar de 550 MB/s (4,4 Gbps). Mesmo assim, vários computadores de mesa e *notebooks* já dispõem desta nova tecnologia.

Conexão Thunderbolt

Criada em 2009 pela Intel mas, só chegou ao mercado em 2011. Permite transferir arquivos com velocidades incríveis de até 10 Gb por segundo. Isto é 10 vezes mais rápido que uma porta USB 2.0 e duas vezes mais rápido do que uma USB 3.0. Cada vez mais populares nos computadores da Apple® hoje é comum acessórios que suportam esta tecnologia. Os mais usados são os Discos Rígidos Sólidos (SSDs) que suportam velocidades de transferência altíssimas. Estes discos não têm partes móveis e tudo é gravado eletronicamente. São como *pen drives* gigantes. O problema é o custo. Será que o padrão USB será substituído pelo Thunderbolt? É difícil dizer, mas atualmente as duas convivem bem sendo a USB mais conhecida e mais usada principalmente na plataforma Windows® e a Thunderbolt na plataforma Mac Os da Apple® (Figs. 6-27 e 6-28).

A MELHOR IMAGEM

A maioria das empresas de tecnologia de imagem médica ainda atende ao padrão de HDTV (1.920 × 1.080p). Mas, no segmento comercial e de luxo, as televisões já ultrapassaram bastante este padrão. Já está em desenvolvimento pelo menos três novos formatos de imagem, a 2K, a 4K e a 8K, e elas não se diferenciam apenas no tamanho. Neste caso "K" se refere à resolução vertical em quantidade de linhas (*pixels*) das imagens. Um K equivale a 1.024 unidades, por se

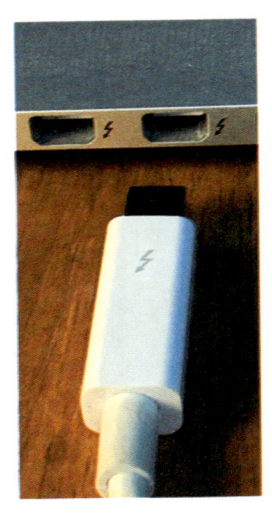

Fig. 6-27. Cabo e entrada Thunderbolt.

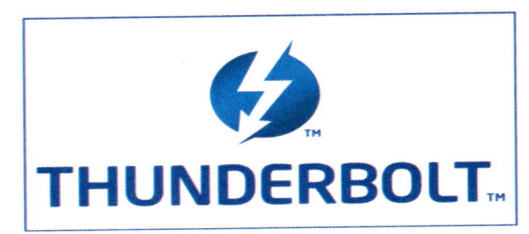

Fig. 6-28. Thunderbolt logo.

tratar de um sistema digital (se o assunto fosse Física, um K é igual a 1.000 unidades). E, para simplificar, vamos apenas usar os termos 2K, 4K e 8K, mas com o cuidado de colocar as resoluções em cada uma delas, para que o comparativo seja mais completo e prático.

Resolução 2K

Idealizado pelo DCI (*Digital Cinema Initiative*, consórcio formado pelos principais estúdios de Hollywood) no final da década de 1990, e a partir dos meados dos anos 2000, começou a fazer parte da primeira geração das telas de cinema digital e nas salas IMAX. A resolução 2K é aplicada a imagens que contam com 2.048 *pixels* de resolução horizontal.

Uma imagem em 2K possui resolução de 2.048 × 1.080 *pixels*. Fazendo uma comparação, essa resolução seria um pouco maior do que a resolução presente nas HDTVs que conhecemos (que é de 1.920 × 1.080p).

Hoje em dia, no Brasil, temos pouquíssimas produções televisivas e transmissões ao vivo exibidas nesse formato, o que explica a baixa comercialização destas TVs.

Resolução 4K

A TV que você terá na sua casa no futuro. A reprodução das imagens nesse formato é, no mínimo, quatro vezes maior que as TVs Full HD atuais. É como se você tivesse um quadrado formado por quatro telas de 1920 × 1080p.

O formato 4K começou a ser adotado nas salas de cinema em 2006/2007 e criou uma verdadeira revolução no setor, já que a definição da imagem era muito maior do que a imagem em 2K. Além disso, a proporção da imagem é mais ajustada, permitindo que você projete vídeos em telas muito grandes, mas sem uma perda visível na resolução das imagens.

Resolução 8K

UHDTV (*Ultra High Definition Television*), ou como prefere o pessoal da NHK, SHV (*Super Hi-Vision*) ou, simplesmente, "o formato de imagem do futuro".

Canais de TV e fabricantes continuam pensando em telas gigantes, para aproveitar todo o potencial dessa resolução, mas com as lições aprendidas no desenvolvimento de câmeras, TVs e monitores em 4K, a evolução do 8K é mais rápida, com resultados mais consistentes.

Os japoneses são aqueles que estão mais próximos de lançarem um produto final com a resolução 8K. Em maio de 2011, a NHK realizou com sucesso a primeira transmissão de TV com a resolução Super Hi-Vision e, recentemente, eles apresentaram em parceria com a Sharp um protótipo de TV de 85 polegadas com a resolução 8K.

Talvez no futuro tenhamos monitores com esta resolução para uso em medicina diagnóstica.

BIBLIOGRAFIA

Chen TS, Chen PS. The history of gastroenterology – essays on its development and accomplishments. Informa Healthcare; 1980.
Verger-Kuhne AB, Reuter MA, Beccaria ML. Biography of Philipp Bozzini (1773-1809). Actas Urol Esp 2007;31:437-44.
Herr HW. Max Nitze, the cistoscope and urology. J Urol 2006;176:1313-6.
Leger P. Antonin Jean Desormeaux. Prog Urol 2004;14:1231-8.
Natalin AR, Landman J. Where the next for the endoscope in URL http. www.medscape.com
Nat Rev Neurol 2009 Nature Publishing Group
Marshall VF. Fiber optics in Urology. J Urol 1964 Jan;91:110-4.
Cotton PB, Williams CB. Basic endoscopic equipment. In: Cotton PB, Williams CB. Practical gastrointestinal endoscopy. 4th ed. Oxford: Blackwell Science; 1996.
Boa Dica [on-line] disponível em: http://www.boadica.com.br/default.asp.
Clube do Hardware [on-line]. Disponível em: http://www.clubedohardware.com.br/
Fórum do Clube do Hardware [on-line]. Disponível em: http://forum.clubedohardware.com.br/
HDMI [on-line]. Disponível em: URL http://www.hdmi.org
Digital Content Protection [on-line]. Disponível em: http://www.digital-cp.com/http://www.digital-cp.com
URL http://tecnoblog.net/121617/usb-3-0-10-gbps/
URL http://www.infowester.com/usb30.php
URL http://www.techtudo.com.br
URL http://www.techtudo.com.br
https://tecnologia.ig.com.br/2013-04-09/o-que-e-thunderbolt.html
https://photographycourse.net/wp-content/uploads/2010/07/CCD-Digital-camera-sensor-1.jpg
http://www.esyncctv.com/web/userfiles/article/ARTICLEimages/CMOSSensor.jpg

INDICADORES DE QUALIDADE EM COLONOSCOPIA

Marcelo Averbach ▪ Alanna Alexandre Silva de Azevedo
Rodrigo de Rezende Zago ▪ Pedro Popoutchi

INTRODUÇÃO

A colonoscopia é o exame chave na investigação diagnóstica das patologias colorretais. Atualmente, é considerada o padrão-ouro para o rastreamento do câncer colorretal (CCR), por permitir não só o diagnóstico, mas também a ressecção das lesões precursoras, levando à redução da sua incidência e mortalidade.[1,2]

Quando adequadamente realizada, a colonoscopia é segura, bem tolerada e eficaz,[3] no entanto, tem suas limitações por ser dependente do operador. A inspeção cuidadosa da mucosa é essencial à redução da incidência do CCR, sendo o rastreamento a indicação mais frequente deste exame.

A eficácia é diretamente dependente das condições em que o exame é realizado. Pólipos e outras lesões podem não ser diagnosticados durante a colonoscopia por diversas razões, entre elas baixa taxa de intubação cecal, preparo inadequado, tempo reduzido de retirada do aparelho, qualidade da imagem e *expertise* do endoscopista.[4]

Além disso, a colonoscopia é menos eficaz na prevenção do CCR no lado direito em comparação ao lado esquerdo do cólon,[5,6] o que pode ser atribuído à morfologia dos pólipos do lado direito, que geralmente são planos e difíceis de serem detectados e ressecados.[7]

Colonoscopia e polipectomia são procedimentos complexos que apresentam resultados variáveis. Alguns fatores que interferem nestes resultados foram identificados e definidos como indicadores de qualidade. Estes devem medir aspectos que tenham impacto no cuidado ao paciente. Comumente são designados como medidas, ou seja, frequências ou taxas que indicam a qualidade mínima e/ou a desejada de determinado fator.[7]

A qualidade de um cuidado de saúde pode ser avaliada pela comparação do desempenho individual ou da equipe com metas e referências estabelecidas.[3]

Diversos *guidelines* e protocolos foram publicados relacionados com os indicadores de qualidade na colonoscopia, visando estabelecer metas a serem seguidas para garantir a efetividade do exame e minimizar riscos e custos. O consenso de recomendações mais amplamente aceito é o da Sociedade Americana de Endoscopia Gastrointestinal,[8] publicado em 2015, que didaticamente divide os indicadores de qualidade dentro de três períodos: pré-procedimento, intraprocedimento e pós-procedimento. Para cada categoria são definidos os pontos relevantes e as metas a serem buscadas.

INDICADORES DE QUALIDADE

Indicadores de Qualidade Pré-Procedimento

O período pré-procedimento é definido desde o primeiro contato entre os membros da equipe de endoscopia e o paciente até a administração da sedação e introdução do colonoscópio. Inclui avaliação da indicação apropriada, consentimento informado, planejamento da sedação, manejo de medicações antitrombóticas.

Indicação Adequada

A indicação deve ser apropriada e estar documentada em todos os procedimentos (meta ASGE: ≥ 98%). Quando ela não for padronizada, também deve ser justificada. Nos casos de rastreamento ou vigilância, os endoscopistas devem documentar se o paciente tem colonoscopia prévia, a data do último exame e os achados histopatológicos. O Quadro 7-1 mostra a lista das indicações padronizadas.

Quadro 7-1. Indicações de Colonoscopia conforme a American Society for Gastrointestinal Endoscopy (ASGE, 2012)

- Alterações significantes detectadas em estudos de imagem como tomografia computadorizada ou enema opaco
- Sangramento gastrointestinal de origem desconhecida
- Investigação de anemia ferropriva
- Rastreamento ou acompanhamento de neoplasia colorretal
- Diagnóstico ou acompanhamento de doença inflamatória intestinal
- Investigação de diarreia crônica sem etiologia conhecida
- Avaliação intraoperatória de lesão não aparente
- Tratamento de lesões vasculares com sangramento (p. ex., angiectasias)
- Retirada de corpo estranho
- Ressecção de lesões
- Descompressão do cólon
- Dilatação de estenose
- Tratamento paliativo de obstruções ou sangramento neoplásicos
- Marcação de local de neoplasias com tatuagens

Consentimento Informado

O consentimento informado deve ser obtido por escrito do paciente ou responsável em todos os exames (meta ASGE: ≥ 98%). Deve incluir riscos e eventos adversos relacionados com o procedimento.

Adequação às Recomendações de Acompanhamento

Os intervalos de tempo para acompanhamento após colonoscopias normais ou com ressecções de lesões devem ser respeitados para que o exame seja efetivo e custo-efetivo, minimizando riscos (meta ASGE: ≥ 90%). Para que o intervalo recomendado seja respeitado, assume-se que houve intubação cecal, preparo adequado e avaliação cuidadosa do cólon.

Vigilância da Doença de Crohn e Retocolite Ulcerativa (RCUI)

Tanto a RCUI como a colite por doença de Crohn são associadas a aumento do risco de CCR, portanto, vigilância com colonoscopia é recomendada (meta ASGE: ≥ 90%), iniciando-se, geralmente, após 7-10 anos após início dos sintomas. A vigilância é recomendada nos pacientes com RCUI que acomete além do reto, e na doença de Crohn, que acomete mais de um terço do cólon.

Indicadores de Qualidade Intraprocedimento

Período que se estende da administração da sedação ou introdução do colonoscópio até a retirada do aparelho.

Documentar o Preparo do Cólon

A qualidade do preparo é baseada na possibilidade de visualização da mucosa após aspiração de líquidos e remoção de fezes. Como a qualidade do preparo intestinal afeta a visualização da mucosa e detecção de pólipos, tem impacto direto na taxa de detecção de adenomas (Fig. 7-1).

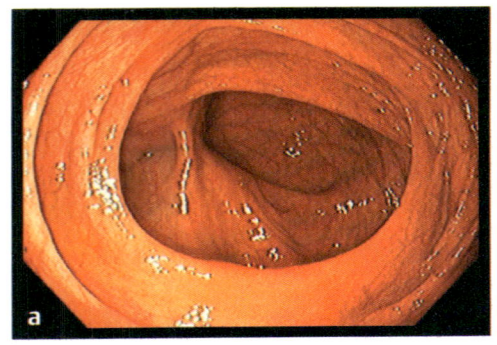

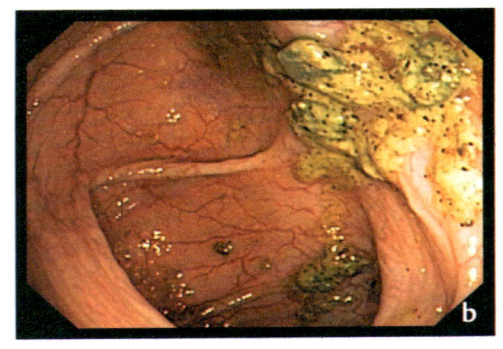

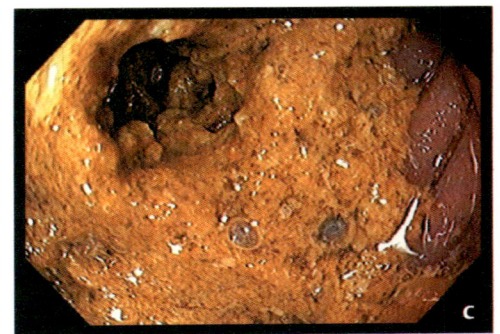

Fig. 7-1. (**a**) Preparo do cólon adequado para a identificação de lesões. (**b**) Preparo do cólon com resíduos que prejudicam parcialmente a avaliação das lesões. (**c**) Preparo do cólon inadequado para a identificação de lesões.

O endoscopista deve documentar a qualidade do preparo em todos os exames (meta ASGE: ≥ 98%). A utilização de termos como excelente, bom, regular e ruim é frequente, porém, apresenta a desvantagem da utilização de critérios subjetivos pelo examinador. Outra possibilidade é definir o preparo como adequado ou inadequado. A ASGE define o preparo como adequado se possibilita a detecção de pólipos > 5 mm de tamanho.

Uma terceira opção é utilizar escores validados na literatura como a Escala de Boston ou Escala de Otawa.[3,9] A escala de Boston é uma das mais utilizadas para este fim (Quadro 7-2). Nesta escala, a avaliação das condições de preparo deve ser iniciada apenas após a aspiração dos líquidos e lavagem dos resíduos removíveis.

Garantir Preparo Adequado

O preparo intestinal deve estar adequado para avaliação da mucosa em pelo menos 85% dos pacientes. Endoscopistas que têm mais de 15% dos exames com preparo inadequado devem reexaminar seu protocolo de preparo intestinal, incluindo método de informação do paciente, escolha do laxativo e forma de administração.[3]

O determinante mais importante para o preparo é o intervalo entre o final da ingestão do laxativo e início do procedimento.[10] A qualidade diminui à medida que o intervalo aumenta e o lado direito do cólon é particularmente afetado.

Se o preparo é inadequado para identificar pólipos com mais de 5 mm e o exame foi realizado para rastreamento ou vigilância de pólipos, o mesmo deve ser repetido no período de até 1 ano, o que gera aumento de riscos e custos.[11]

Quadro 7-2. Escala de Preparo de Boston

0	Segmento não preparado com impossibilidade de visualização da mucosa
1	Porção da mucosa cólica visualizada, mas outras partes não avaliadas em razão da presença de resíduos
2	Pequena quantidade de resíduos, porém, sendo possível boa avaliação da mucosa.
3	Mucosa totalmente avaliada com ausência de resíduos ou líquido opaco

Nota: Cada região do cólon (cólons direito, transverso e esquerdo) recebe uma pontuação variando de 0-3. A pontuação de cada segmento então é somada. A pontuação máxima é de 9 (cólon perfeitamente limpo) e a mínima é 0 (cólon não preparado)

O preparo inadequado é o principal impedimento para a eficácia da colonoscopia, pois prolonga o tempo de intubação cecal, o tempo de retirada do aparelho, bem como reduz a detecção de lesões.[12]

Intubar o Ceco e Documentar

Intubação cecal é definida como a passagem da ponta do colonoscópio proximalmente à válvula ileocecal, de modo que a parede medial do ceco entre a válvula ileocecal e o orifício apendicular seja examinada. Intubação cecal com documentação fotográfica dos pontos de referência é mandatória (meta ASGE ≥ 90% em todos os exames e ≥ 95% nos exames de rastreamento). Os pontos de referência mais importantes são o óstio apendicular e a válvula ileocecal (Fig. 7-2). Para os casos duvidosos, a visualização dos lábios da válvula ileocecal ou intubação do íleo terminal são necessários.

A necessidade de intubação cecal baseia-se na constatação de que parcela importante das neoplasias colorretais estão localizadas no cólon proximal, incluindo o ceco. Baixas taxas de intubação cecal têm sido associadas a taxas mais altas de câncer de cólon proximal de intervalo.[9]

Taxa de Detecção de Adenoma (TDA)

O ponto chave na prevenção do CCR é a detecção e remoção de adenomas, que são os principais precursores do adenocarcinoma.[9] A perda de lesões nas colonoscopias é uma importante causa de câncer de intervalo. Sabe-se que existe variação acentuada na quantidade de lesões identificadas entre os colonoscopistas e, em decorrência disso, foram criados alvos para detecção de adenomas nos exames (Fig. 7-3). Como meta, define-se a taxa de detecção de adenomas de pelo menos 25% (sendo ≥ 30% para homens e ≥ 20% para mulheres).[3]

A taxa de detecção de adenomas é definida como a fração de colonoscopias nas quais pelo menos 1 adenoma foi detectado. Tem sido aceita como o principal parâmetro de qualidade na colonoscopia.[3] Taxas de detecção de adenomas mais elevadas são associadas à diminuição da incidência de câncer colorretal após colonoscopias para rastreamento.[13,14]

Outra medida que tem sido estudada é a taxa de detecção de pólipos, definida como a fração de colonoscopias nas quais pelo menos 1 pólipo foi removido. Não necessita do resultado anatomopatológico e se correlaciona com a TDA em alguns estudos. Tem a desvantagem de valorizar mesmo a remoção de pólipos que não

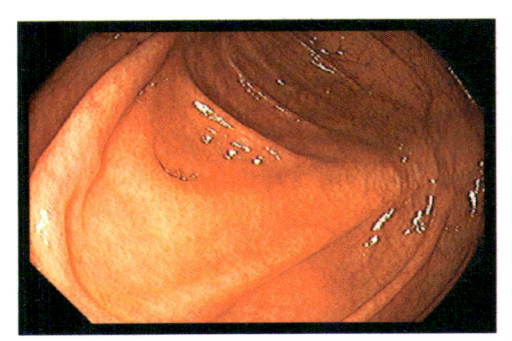

Fig. 7-2. Foto do óstio apendicular confirmando a intubação cecal.

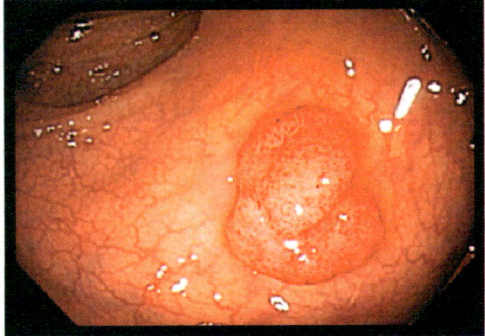

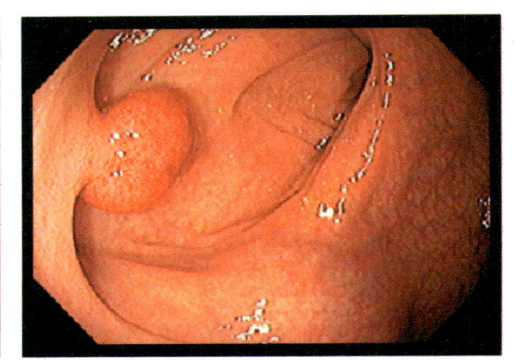

Fig. 7-3. Adenomas detectados em colonoscopias realizadas para rastreamento.

apresentam risco de virar câncer, como pequenos hiperplásicos do cólon distal.³ Atualmente, é considerada um indicador de qualidade aceitável por algumas sociedades, como a britânica.[15]

As lesões serrilhadas são importantes precursoras do CCR e não estão incluídas na TDA. Se deve haver uma taxa de detecção separada para lesões serrilhadas, ainda é assunto de investigação, com um estudo sugerindo uma meta de 5% para as lesões serrilhadas no cólon proximal. Um novo alvo pode não ser necessário se as lesões serrilhadas do cólon proximal e a TDA se correlacionarem bem.[16] Além disso, um alvo precisaria ser definido apenas para lesões serrilhadas proximais porque para as lesões hiperplásicas do cólon distal é desnecessário.

Tempo de Retirada do Aparelho

O tempo de retirada do aparelho deve ser medido em todos os exames (meta ASGE: ≥ 98%) e deve ser de, no mínimo, 6 minutos nas colonoscopias normais realizadas para rastreamento.[3,9,15]

Estudos têm demonstrado aumento na detecção de lesões neoplásicas nos exames em que o tempo médio de retirada foi ≥ 6 minutos. No entanto, o tempo de retirada é indicador de qualidade secundário em relação à TDA. Relatar o tempo de retirada para colonoscopistas com TDA acima da meta pode não ser útil. A principal utilidade do tempo de retirada pode estar na correção do desempenho de colonoscopistas com TDAs abaixo do padrão.[17]

Um estudo prospectivo multicêntrico recente avaliou o tempo de retirada por segmentos e demonstrou que a taxa de detecção de pólipos e adenomas parece significativamente maior quando o tempo de retirada foi maior que 2 minutos no cólon direito, maior que 4 minutos no cólon proximal, e maior que 3 minutos no cólon esquerdo quando comparado com tempos menores.[18]

Realizar Biópsias nos Pacientes com Diarreia Crônica

Biópsias devem ser realizadas em todos os pacientes submetidos à colonoscopia para avaliação da diarreia crônica (taxa alvo: > 98%). Mesmo nos casos de exames normais, biópsias devem ser colhidas para a pesquisa de colites microscópicas.

O número e a localização ideais para essas biópsias não são estabelecidos, mas obter no mínimo 8 fragmentos é o que se recomenda. A inclusão de amostras do cólon proximal melhora a sensibilidade para colite colagenosa.³

Realizar Biópsias nos Exames de Vigilância de Doença Inflamatória Intestinal (DII)

Realizar pancromoscopia com biópsias das alterações encontradas ou quatro biópsias aleatórias a cada 10 cm de cólon acometido (aproximadamente 32 biópsias nos casos de pancolite) em todos os pacientes submetidos à colonoscopia para vigilância de DII é recomendado (meta ASGE: > 98%).

Biópsias sistemáticas do cólon e o íleo terminal podem ajudar a estabelecer a extensão da colite ulcerativa e doença de Crohn e na diferenciação entre as duas. Estudos randomizados controlados demonstraram que a cromoendoscopia pancolônica com biópsias direcionadas resulta em menos biópsias e melhor identificação de displasia em relação a biópsias aleatórias.[19]

Realizar Ressecção Endoscópica de Lesões com Menos de 2 cm

Endoscopistas devem ser capazes de realizar biópsias e polipectomias de forma rotineira, não sendo aceita a necessidade de encaminhamento a outro serviço para a remoção de pequenos pólipos. Lesões pediculadas e sésseis menores que 2 cm não devem ser encaminhados para cirurgia sem tentativa de ressecção endoscópica ou documentação de impossibilidade (meta ASGE: ≥ 98%) (Fig. 7-4).

Pólipos com menos de 2 cm de tamanho são quase invariavelmente endoscopicamente ressecáveis, se não como rotina colonoscópica, serão por colonoscopistas especializados.[20] Em alguns casos, estes pólipos podem ser de difícil acesso ou posicionamento adequado para a polipectomia e o encaminhamento para outro colonoscopista mais experiente deve ser encorajado.

Colonoscopistas não devem tentar remover lesões que considerem além de suas habilidades ou níveis de conforto. Devem sentir-se à vontade para referir esses pólipos a outros endoscopistas para uma segunda opinião (p. ex., revisão de fotografias) ou ressecção endoscópica. Nestes casos, sugerimos não realizar biópsias em lesões planas ou lesões de crescimento lateral, nem tatuar sob a lesão que será manipulada posteriormente.

Indicadores de Qualidade Pós-Procedimento

Período que se estende da retirada do aparelho ao acompanhamento subsequente, incluindo instruções aos pacientes, documentação do procedimento, reconhecimento e documentação de complicações, resultado anatomopatológico, avaliação da satisfação do paciente etc.

Minimizar e Documentar Taxa de Complicações

Perfuração é considerada o evento adverso mais grave da colonoscopia, podendo ocorrer durante ou após o procedimento. As taxas de perfuração esperadas nos exames de rastreamento são menores porque os pacientes geralmente são saudáveis e tendem a não ter condições associadas a maior risco, incluindo pseudo-obstrução, isquemia, colite severa, radiação, estenose, câncer colorretal de grandes dimensões, formais mais graves de doença diverticular e uso crônico de corticoide.

Pelos *guidelines* recentes, as taxas de perfuração aceitas são: < 1:500 em todos os exames e < 1:1.000 nos exames de rastreamento. Taxas mais elevadas são inaceitáveis e devem instigar uma revisão para determinar se a técnica de inserção do aparelho ou de ressecção estão inadaquadas.³

Sangramento é o evento adverso mais frequente após polipectomias, podendo ser imediato ou tardio.[21,22] A taxa de sangramento pós-polipectomia aceita é < 1%.³ Fatores relacionados com maior risco de sangramento são tamanho do pólipo, localização no cólon proximal, tipo de corrente utilizada, anticoagulação e antiplaquetários. Para pólipos maiores que 2 cm no cólon direito, a taxa de sangramento pode exceder 10%.[20-22]

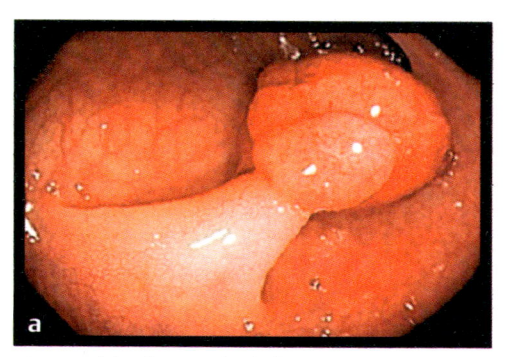

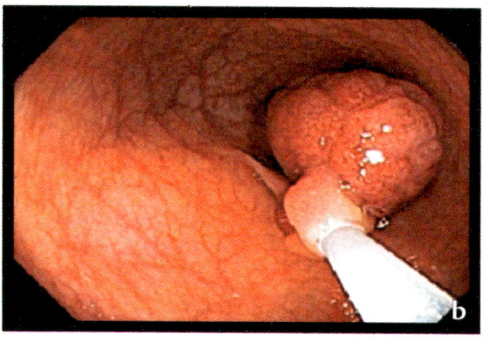

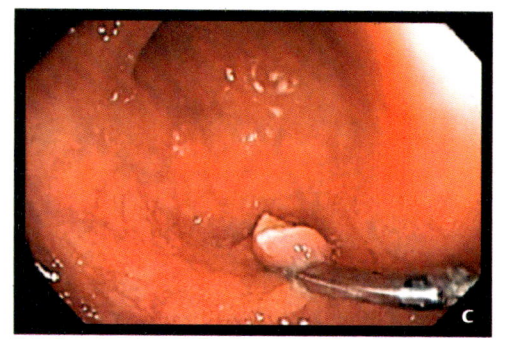

Fig. 7-4. (**a**) Pólipo pediculado encontrado em colonoscopia; (**b**) a ressecção endoscópica é o tratamento indicado – a figura demonstra polipectomia com alça, (**c**) opta-se pela aplicação de clipe para profilaxia de sangramento.

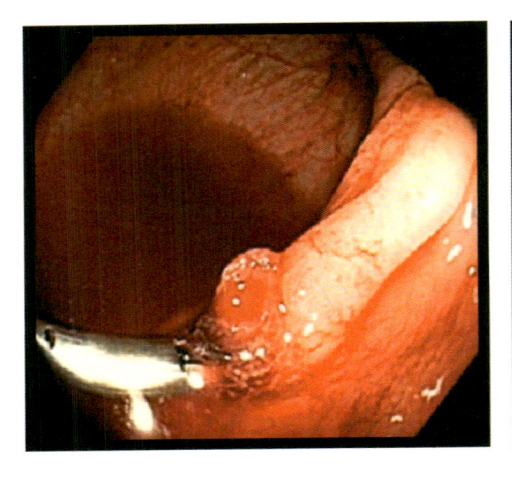

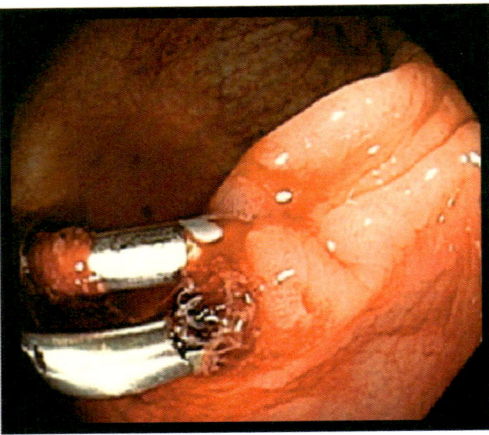

Fig. 7-5. Paciente retornou ao hospital apresentando sangramento 24 horas após a polipectomia. O tratamento foi satisfatoriamente realizado com a aplicação de clipes no vaso com sangramento.

O sangramento pós-polipectomia deve ser manejado endoscopicamente, principalmente nos casos de sangramento imediato. Sangramento tardio, frequentemente, cessa de modo espontâneo e, portanto, repetir a colonoscopia nesta situação fica a critério do endoscopista. Pela ASGE, a colonoscopia deve ser capaz de resolver pelo menos 90% dos casos de sangramento pós-polipectomias (Fig. 7-5).

Documentar o Tempo Adequado para a Repetição do Exame
Endoscopistas devem documentar a recomendação de tempo para repetir o exame após exames normais realizados para rastreamento. Nos casos em que lesões foram removidas, a resultado anatomopatológico deve ser usado para fundamentar as recomendações.

Outros Indicadores
Experiência do Paciente
A experiência do paciente não sedado ou com sedação moderada durante e após a colonoscopia deve ser mensurada. Os pacientes podem caracterizar a colonoscopia como um procedimento doloroso e desconfortável e isto pode levar à baixa aderência aos programas de vigilância ou mesmo investigação diagnóstica.[9]

Monitorar a experiência do paciente é factível e recomendado, mas não existem abordagens universalmente padronizadas.

Técnica de Ressecção Adequada
Polipectomia incompleta é considerada a causa 25% dos CCR de intervalo.[23] Nos pólipos entre 5-20 mm, a taxa de ressecção incompleta pode chegar a 22,7%,[24] portanto, técnicas que aumentem a remoção completa são amplamente recomendadas.

Pela sociedade europeia de endoscopia gastrointestinal (ESGE), pinça de biópsia deve ser utilizada para pólipos de até 3 mm e alça (a frio ou diatérmica) para lesões maiores.[9]

Classificar as Lesões
A ESGE preconiza ainda que os endoscopistas documentem a classificação morfológica das lesões, utilizando a classificação de Paris. Sabe-se que a concordância interobservador é baixa, porém, a utilização da classificação tem a vantagem de predizer a presença de invasão submucosa antes da ressecção.[9]

Tatuar o Local das Lesões
Lesões colorretais com componente deprimido e lesões de crescimento lateral não granular ou granular nodular mista apresentam risco aumentado de malignidade, portanto, o local da ressecção dessas lesões deve ser tatuado para facilitar a identificação dos mesmos e a detecção de recorrência ou guiar tratamento cirúrgico.[9]

Taxa de Adenomas por Colonoscopia e Taxa de Adenomas por Participante Positivo
A TDA é considerada o principal indicador de qualidade, entretanto, existe uma preocupação que endoscopistas possam focar em encontrar um adenoma apenas e, uma vez que isso ocorra, o nível de atenção caia, pois ele já contribuiu para a TDA. Isto pode levar a aumento na taxa de lesões perdidas (em razão do chamado fenômeno *one and done*). Por isso outras taxas têm sido estudadas, como a taxa de adenomas por colonoscopia (TAC) e a taxa de adenomas por participante positivo (TAPP).[13]

A TAC é calculada dividindo-se o número de adenomas detectados pelo número total de colonoscopias. Já a TAPP é calculada dividindo-se o número de adenomas detectados pelo número de colonoscopias em que pelo menos 1 adenoma foi detectado.

A vantagem da TAC estaria em superar a limitação da TDA de não mensurar o número total de adenomas detectados e, portanto, poderia refletir melhor inspeção do cólon e promover melhor separação os colonoscopistas.[25]

Um estudo recente envolvendo 44.142 colonoscopias não demonstrou informação adicional da TAC em relação a TDA, portanto, seu uso talvez não seja necessário ou adicional a TDA. Este estudo mostrou que a TAPP mostra colonoscopistas que identificam poucos adenomas por procedimento, apesar de TAD adequada, entretanto, esta informação pode não ser importante em relação à prevenção de CCR, pois estes endoscopistas podem apresentar taxas adequadas de detecção de adenomas avançados.[13]

Taxa de Retorno ao Hospital nos Primeiros 7 Dias
Em 2016, foi descrito na Gastroenterology um novo indicador de qualidade para pacientes ambulatoriais.[26] A medida avalia a taxa de visitas não planejadas ao hospital dentro dos primeiros 7 dias após colonoscopias. Este indicador ainda não foi amplamente aceito, pois vários pacientes retornam ao serviço por motivos não diretamente associados a complicações dos procedimentos. Além disso, esta medida poderia levar os colonoscopistas a encaminharem lesões com risco mais elevado de complicações diretamente para tratamento cirúrgico para não elevar este indicador.[27]

TÉCNICAS PARA OTIMIZAR AS METAS NA COLONOSCOPIA
Uso de Antiespasmódicos
A administração de antiespasmódicos objetiva minimizar dificuldades técnicas, reduzir o desconforto do paciente e reduzir a possibilidade de perda de lesões. Alguns estudos mostraram menor tempo para intubação cecal enquanto outros não identificaram benefício da medicação na introdução do colonoscópio.[28-30] Em relação ao desconforto do paciente, um estudo mostrou resultado positivo.[31]

Algumas metanálises em relação ao assunto foram publicadas, mas nenhuma delas concluiu que o antiespasmódico aumenta a detecção de lesões.[32,33] Um estudo randomizado controlado mostrou aumento no número de pólipos identificados.[34] Um grande estudo retrospectivo do Programa de Câncer de Intestino da Inglaterra mostrou que o uso rotineiro da hioscina foi associado a aumento de 30% na TDA.[35] Portanto, ainda não existem conclusões definitivas em relação aos antiespasmódicos por conta dos resultados divergentes dos estudos.

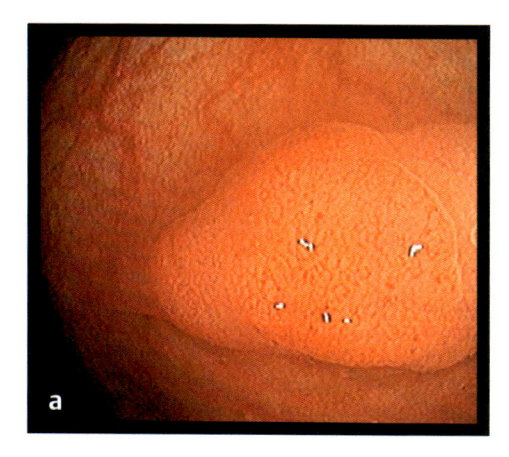

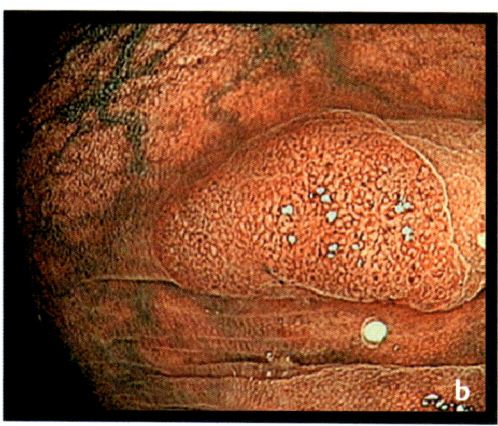

Fig. 7-6. Lesão plana do cólon transverso. (a) Avaliação com luz branca e (b) avaliação com NBI.

Técnicas para Melhorar a Imagem

São métodos utilizados para melhorar a visualização dos vasos sanguíneos e padrões de superfície mucosa nos pólipos durante a endoscopia. Pode ser realizado por meio de corantes (cromoendoscopia) ou pelo próprio equipamento. Neste caso, pode ser óptico (*narrow band image* – NBI ou *blue laser imaging* – BLI) ou eletrônico (*i-scan, Fuji Intelligent Color Enhancement* – FICE, imagem autofluorescente – AFI) (Fig. 7-6).[36]

Metanálises de 2014 e 2016 mostraram evidências que cromoendoscopia com corantes aumenta a detecção de pólipos no cólon e reto.[37,38] Em relação às técnicas de melhora da imagem com os equipamentos endoscópicos, os resultados da literatura são divergentes e os estudos não foram capazes de confirmar a superioridade em relação à luz branca em aparelhos de alta definição na detecção de lesões.[38-42]

Dispositivos que Melhoram a Detecção de Lesões

Novas técnicas e dispositivos destinados a melhorar a TDA têm sido desenvolvidos. Dispositivos adicionais simples que podem ser acoplados à ponta do endoscópio mostraram resultados interessantes em termos de aumento da TDA, pois achatam as dobras do cólon, permitindo visualização direta por trás delas. Entre eles, os mais conhecidos são *Cap, Endorings* e *Endocuff* (Figs. 7-7 e 7-8).[43,44] Suposições definitivas em relação a sua superioridade sobre a colonoscopia convencional não podem ser feitas em decorrência de dados comparativos limitados e conflitantes.

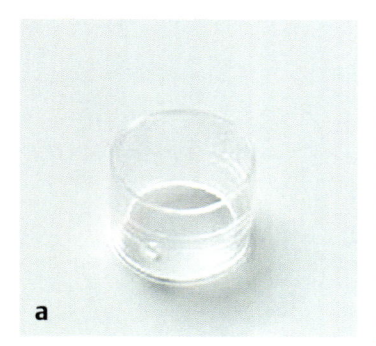

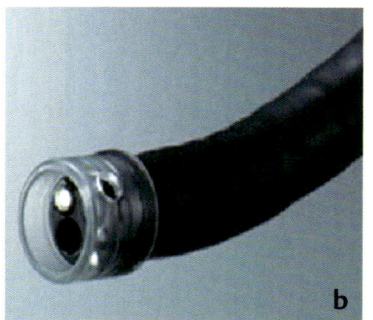

Fig. 7-7. (a) Dispositivo transparente chamado *cap*. (b) Dispositivo acoplado ao colonoscópio.[43]

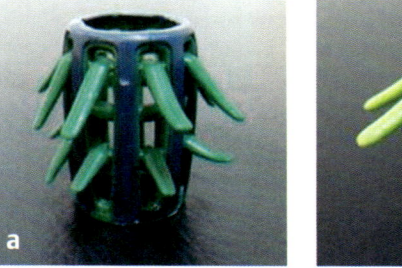

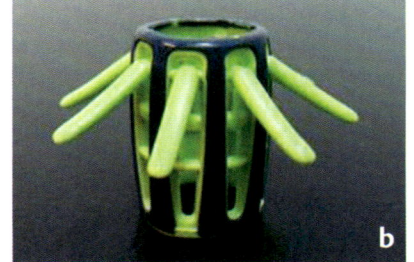

Fig. 7-8. (a) Primeira geração do *Endocuff* e (b) *Endocuff Vision*.[44]

Numa metanálise recente, Endorings parecem ter uma TDA numericamente mais alta em comparação com o *Endocuff* e *Cap*, embora apresentem tendência a lentificar o procedimento, enquanto os outros dispositivos foram associados a menores tempos de intubação cecal.[45] A diminuição do tempo de intubação cecal com o uso do cap foi demonstrada por outros estudos randomizados controlados.[46,47] O uso do *Endocuff* parece aumentar a detecção de adenomas como demonstrado em outra metanálise recente.[44] O benefício com o uso destes dispositivos de acoplamento parece ser maior para detectar pólipos menores (5 mm). A magnitude do benefício é modesta, particularmente para endoscopistas de baixo desempenho (adição de apenas 1 a 2% na TDA neste grupo).[48]

Um novo dispositivo projetado para melhorar mecanicamente a detecção de pólipos durante a colonoscopia é o G-EYE, que é um balão reutilizável integrado em um colonoscópio convencional (Fig. 7-9).[49] O balão não altera a mecânica nem o desempenho técnico do colonoscópio. Após a intubação cecal, o colonoscópio é retirado com o balão parcialmente insuflado, o que retifica as dobras do cólon, centraliza a ótica do colonoscópio e reduz deslizamento do aparelho. Um estudo randomizado controlado multicêntrico recente mostrou aumento da TAD e maior detecção de adenomas planos e lesões serrilhadas com este dispositivo, sinalizando provável benefício deste dispositivo.[49]

O colonoscópio padrão tem um campo de visão de 170°. Em contraste, o endoscópio de espectro total (*Full-spectrum-endoscopy* - FUSE) proporciona um campo de visão de 330° por conta de duas lentes ópticas adicionais, localizadas em ambos os lados da ponta do aparelho (Fig. 7-10).[50] Isso permite maior campo visual e, pelo menos em teoria, maior taxa de detecção de pólipos.[50] Um estudo multicêntrico japonês recente evidenciou menor taxa de perda de adenomas com o FUSE.[51] Entretanto, o maior *trial* com FUSE não mostrou superioridade em relação ao colonoscópio tradicional, levantando dúvidas em relação a sua superioridade.[52] Portanto, até agora os dados da literatura são conflitantes e benefício definitivo na TDA não foi demonstrado.

Outro instrumento é o *Third Eye Retroscope*, "terceiro olho" em tradução livre. É um dispositivo com uma câmara na ponta que pode ser inserido pelo canal de trabalho do colonoscópio padrão e faz uma manobra em U, permitindo a visualização da face proximal das pregas (Fig. 7-11).[53] Estudos realizados até o momento mostraram ganho na TDA de 13,2 a 23,2%. O procedimento, entretanto,

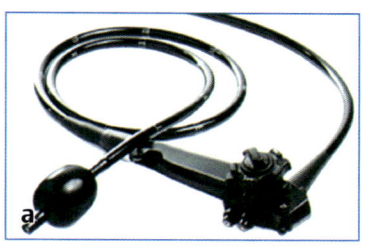

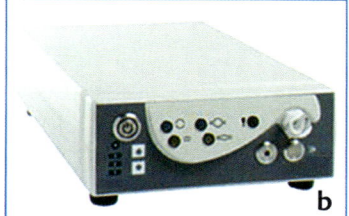

Fig. 7-9. Sistema G-EYE. (a) Balão acoplado ao colonoscópio convencional. (b) Sistema de insuflação NaviAid SPARK2C.[49]

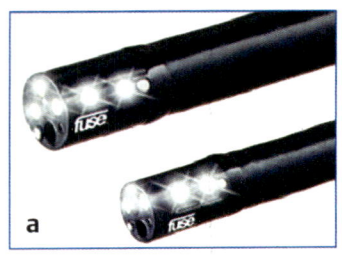

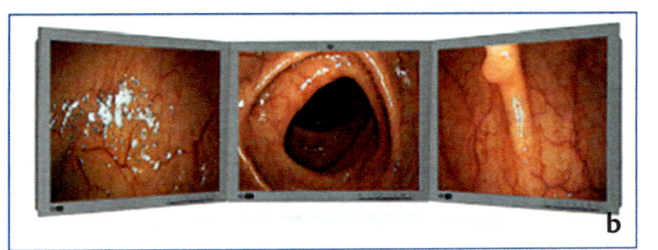

Fig. 7-10. (a) Colonoscópio Full Spectrum Endoscopy® System (FUSE®; EndoChoice, Alpharetta, GA, USA scope). (b) Imagens endoscópicas com o colonoscópio FUSE®.[50]

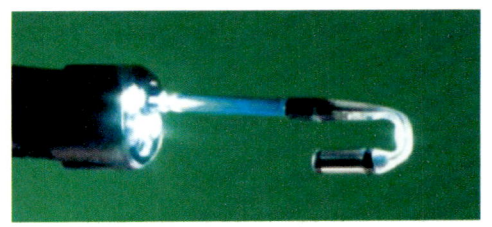

Fig. 7-11. Third Eye® Retroscope® posicionado fora do canal de trabalho de um colonoscópio convencional em sua posição de retroflexão.[53]

é demorado e apresenta algumas desvantagens como alto custo, qualidade de imagem inferior, capacidade reduzida de aspiração e necessidade de remover o terceiro olho sempre que outro dispositivo for inserido no canal de trabalho.[54]

Manobras para Aumentar a Detecção de Lesões

Mudar a posição dos pacientes durante a retirada poderia aumentar a detecção de pólipos, em razão da melhor distensão luminal e da movimentação dos resíduos e fluidos remanescentes, permitindo melhor visualização da mucosa cólica.[55] Vários estudos analisaram o efeito da posição, mas os resultados foram inconsistentes.

Examinar o cólon direito duas vezes já se mostrou eficaz em aumentar a TDA.[56,57] Outra manobra que demonstrou benefício no aumento da detecção de lesões no cólon direito é a retroflexão.[58] Uma revisão sistemática recente com 1882 pacientes confirmou que os dois métodos são eficazes em aumentar a TDA. Mostrou, ainda, que não há diferença estatisticamente significativa na taxa de perda de adenomas comparando as duas técnicas, porém com tendência de maior aumento na detecção de lesões após a segunda avaliação em relação à retroflexão.[59]

Métodos de Insuflação do Cólon

A insuflação com água durante a colonoscopia pode melhorar a TDA por meio de vários mecanismos, como limpeza adicional dos resíduos, inspeção da mucosa sem distender totalmente o lúmen, o que poderia aumentar a detecção de lesões planas (estas podem ser menos visíveis com a distensão total do cólon) e, finalmente, um efeito de magnificação.[60] Um estudo randomizado recente, no entanto, evidenciou maior taxa de perda de lesões e maior tempo de exame nas colonoscopias realizados com água em comparação ao CO_2.[61] Estudos adicionais são necessários para conclusões definitivas.

CONCLUSÃO

A utilização dos indicadores de qualidade para avaliar e melhorar o desempenho da colonoscopia permite a oportunidade de autoaperfeiçoamento para cada endoscopista, individualmente, e também a melhoria do cuidado oferecido aos pacientes.

REFERÊNCIAS BIBLIOGRÁFICAS

1. Schoen RE, Pinsky PF, Weissfeld JL, Yokochi LA, Church T, Laiyemo AO et al. Colorectal-cancer incidence and mortality with screening flexible sigmoidoscopy. N Engl J Med 2012;366(25):2345-57.
2. Holme O, Magnus L, Kalager M et al. Effect of flexible sigmoidoscopy screening on colorectal cancer incidence andmortality: a randomized clinical trial. JAMA 2014;312(6):606-15.
3. Rex DK, Schoenfeld PS, Cohen J et al. Quality indicators for colonoscopy. Gastrointest Endosc 2015 Jan;81(1):31-53.
4. Triantafyllou K, Tziatzios G, Sioulas AD et al. Diagnostic yield of scoperetro flexion in the right colon: a prospective cohort study. Dig Liver Dis 2016;48:176-81.
5. Brenner H, Hoffmeister M, Arndt V et al. Protection from right - and leftsidedcolorectal neoplasms after colonoscopy: population-based study. J Natl Cancer Inst 2010;102:89-95.
6. Lee Hyun Seok et al. Improving detection of right colon adenomas. Endoscopy 2017;49:334-41.
7. Garborg K, de Lange T, Bretthauer M. Quality Indicators in Colonoscopy. Curr Treat Options Gastro 2017;15:416-28.
8. ASGE Standards of Practice Committee, Early DS, Ben-Menachem T et al. Appropriate use of GI endoscopy. Gastrointest Endosc 2012 June;75(6):1127-31.
9. Kaminski MF, Thomas-Gibson S, Bugajski M et al. Performance measures for lower gastrointestinal endoscopy: a European Society of Gastrointestinal Endoscopy (ESGE) quality improvement initiative. Eur Gastroenterol J 2017;5(3):309-34.
10. Di Palma JA, Rodriguez R, McGowan J et al. A randomized clinical study evaluating the safety and efficacy of a new, reduced-volume, oral sulfate colon-cleansing preparation for colonoscopy. Am J Gastroenterol 2009;104:2275-84.
11. Lieberman DA, Rex DK, Winawer SJ et al. Guidelines for colonoscopysurveillance after screening and polypectomy: a consensus update bythe US Multi-Society Task Force on Colorectal Cancer. Gastroenterology 2012;143:844-57.
12. Harewood GC, Sharma VK, de Garmo P. Impact of colonoscopy preparation quality on detection of suspected colonic neoplasia. Gastrointest Endosc 2003;58:76-9.
13. Gessl I, Waldmann E, Penz D et al. Evaluation of adenomas per colonoscopy and adenomas per positive participant as new quality parameters in screening colonoscopy. Gastrointest Endoscopy 2018 (article in press).
14. Corley D, Jensen CD, Marks AR et al. Adenoma detection rate and risk of colorectal cancer and death. N Engl J Med 2014;370:1298-306.
15. Rees CJ, Gibson ST, Rutter MD et al. UK key performance indicators and quality assurance standards for colonoscopy. Gut 2016;65:1923-9.
16. Kahi CJ, Hewett DG, Norton DL et al. Prevalence and variable detection of proximal colon serrated polyps during screening colonoscopy. Clin Gastroenterol Hepatol 2011;9:42-6.
17. Barclay RL, Vicari JJ, Doughty AS et al. Colonoscopic withdrawal times and adenoma detection during screening colonoscopy. N Engl J Med 2006;355:2533-41.
18. Jung Y, Joo Y, Kim HG et al. Relationship between the endoscopic withdrawal time and adenoma/polyp detection rate in individual colonic segments: a KASID multicenter study. Gastrointest Endoscopy 2018 (article in press).
19. Wu L, Li P, Wu J et al. The diagnostic accuracy of chromoendoscopy for dysplasia in ulcerative colitis: meta-analysis of six randomized controlled trials. Colorectal Dis 2012;14:416-20.
20. Buchner AM, Guarner-Argente C, Ginsberg GG. Outcomes of EMR of defiant colorectal lesions directed to an endoscopy referral center. Gastrointest Endosc 2012;76:255-63.
21. Zubarik R, Fleischer DE, Mastropietro C et al. Prospective analysis of complications 30 days after outpatient colonoscopy. Gastrointest Endosc 1999;50:322-8.
22. Sorbi D, Norton I, Conio M et al. Postpolypectomy lower GI bleeding: descriptive analysis. Gastrointest Endosc 2000;51:690-6.
23. Robertson DJ, Lieberman DA, Winawer SJ et al. Colorectal cancers soon after colonoscopy: a pooled multicohort analysis. Gut 2014;63:949-56.
24. Pohl H, Srivastava A, Bensen SP et al. Incomplete polyp resection during colonoscopy-results of the complete adenoma resection (CARE) study. Gastroenterology 2013;144:74-80.
25. Barclay RL, Vicari JJ, Greenlaw RL. Effect of a time-dependent colonoscopic withdrawal protocol on adenoma detection during screening colonoscopy. Clin Gastroenterol Hepatol 2008;6:1091-8.
26. Ranasinghe I, Parzynski CS, Searfoss R et al. Differences in Colonoscopy Quality Among Facilities: Development of a Post-Colonoscopy Risk-Standardized Rate of Unplanned Hospital Visits. Gastroenterology 2016;150:103-13.
27. Imperiale TF, Rex DK. A new quality indicator of colonoscopy: caveat emptor. Gastrointest Endosc 2016;84(3):507-11.

28. Saunders BP, Williams CB. Premedication with intravenous antispasmodic speeds colonoscope insertion. Gastrointest Endosc 1996;43:209-11.
29. Shaheen NJ, Robertson DJ, Crosby MA et al. Hyoscyamine as a pharmacological adjunct in colonoscopy: a randomized, double blinded, placebo-controlled trial. Am J Gastroenterol 1999;94:2905-8.
30. Ristikankare M, Karinen-Mantila H. The role of routinely given hyoscine-N-butylbromide in colonoscopy: a double-blind, randomized, placebo-controlled, clinical trial. Scand J Gastroenterol 2015;51:368-73.
31. Marshall JB, Patel M, Mahajan RJ, Early DS, King PD, Banerjee B. Benefit of intravenous antispasmodic (hyoscyamine sulfate) as premedication for colonoscopy. Gastrointest Endosc. 1999;49:720-6.
32. Rondonotti E, Zolk O, Amato A et al. The impact of hyoscine-N-butylbromide on adenoma detection during colonoscopy: meta-analysis of randomized, controlled studies. Gastrointest Endosc 2014;80:1103-12.
33. Madhoun MF, Ali T, Tierney WM, Maple JT. Effect of hyoscine N-butylbromide on adenoma detection rate: meta-analysis of randomized clinical trials. Dig Endosc 2015;27:354-60.
34. Corte C, Dahlenburg L, Selby W et al. Hyoscine butylbromide administered at the cecum increases polyp detection: a randomized double-blind placebo-controlled trial. Endoscopy 2012;44:917-22.
35. Lee TJ, Rees CJ, Blanks RG et al. Colonoscopic factors associated with adenoma detection in a national colorectal cancer screening program. Endoscopy 2014;46:203-11.
36. Kaltenbach T, Sano Y, Friedland S, Soetikno R; American Gastroenterological Association. American Gastroenterological Association (AGA) Institute technology assessment on image-enhanced endoscopy. Gastroenterology 2008;134:327-40.
37. Brown SR, Baraza W, Din S, Riley S. Chromoscopy versus conventional endoscopy for the detection of polyps in the colon and rectum. Cochrane Database Syst Rev 2016;4:CD006439.
38. Omata F, Ohde S, Deshpande GA, Kobayashi D, Matsuda K, Fukui T. Image-enhanced, chromo, and cap-assisted colonoscopy for improving adenoma/neoplasia detection rate: a systematic review and meta-analysis. Scand J Gastroenterol 2014;49:222-37.
39. Dinesen L, Chua TJ, Kaffes AJ. Meta-analysis of narrow-band imaging versus conventional colonoscopy for adenoma detection. Gastrointest Endosc 2012;75:604-11.
40. Rex DK, Clodfelter R, Rahmani F et al. Narrow-band imaging versus white light for the detection of proximal colon serrated lesions: a randomized, controlled trial. Gastrointest Endosc 2016;83:166-71.
41. Chung SJ, Kim D, Song JH et al. Comparison of detection and miss rates of narrow band imaging, flexible spectral imaging chromoendoscopy and white light at screening colonoscopy: a randomized controlled back-to-back study. Gut 2014;63:785-91.
42. Hoffman A, Loth L, Rey JW et al. High definition plus colonoscopy combined with i-scan tone enhancement vs. high definition colonoscopy for colorectal neoplasia: a randomized trial. Dig Liver Dis 2014;46:991-6.
43. Westoos DA, Alexakis N, Connor SJ. Transparent cap assisted colonoscopy versus standard adult colonoscope: a systematic review and meta-analysis. Dis Colon Rectum 2012;55(2):218-25.
44. Triantafyllou K, Gkolfakis P, Tziatzios G, Papanikolaou IS, Fuccio L, Hassan C. Effect of Endocuff use on colonoscopy outcomes: A systematic review and meta-analysis. World J Gastroenterol 2019 Mar 7;25(9):1158-70.
45. Rex DK, Slaven JE, Garcia J et al. Endocuff Vision Reduces Inspection Time Without Decreasing Lesion> in a Randomized Colonoscopy Trial. Clinical Gastroenterology and Hepatology 2019 (in press).
46. de Wijkerslooth TR, Stoop EM, Bossuyt PM et al. Adenoma detection with cap-assisted colonoscopy versus regular colonoscopy: a randomized controlled trial. Gut 2012;61:1426-34.
47. Pohl H, Bensen SP, Toor A et al. Cap-assisted colonoscopy and detection of Adenomatous Polyps (CAP) study: a randomized trial. Endoscopy 2015;47:891-7.
48. Facciorusso A, Prete VD, Buccino RV et al. Comparative Efficacy of Colonoscope Distal Attachment Devices in Increasing Rates of Adenoma Detection: A Network Meta-analysis. Clin Gastroenterol Hepatol 2018;16:1209-9.
49. Shirin H, Shpak B, Epshtein J .G-EYE colonoscopy is superior to standard Colonoscopy for increasing adenoma detection rate: an international randomized controlled trial (with videos). Gastrointest Endosc 2019;89:545-53.
50. Moriyama T, Uraoka T, Esaki M, Matsumoto T. Advanced technology for the improvement of adenoma and polyp detection during colonoscopy. Dig Endosc 2015 Apr;27 Suppl 1:40-4.
51. Kudo T, Saito Y, Ikematsu H et al. New-generation full-spectrum endoscopy versus standard forward-viewing colonoscopy: a multicenter, randomized, tandem colonoscopy trial (J-FUSE Study). Gastrointest Endosc 2018 Nov;88(5):854-64.
52. Hassan C, Senore C, Radaelli F et al. Full-spectrum (FUSE) versus standard forward-viewing colonoscopy in an organized colorectal cancer screening programme. Gut 2017 Nov;66(11):1949-55.
53. Gralnek IM. Emerging technological advancements in colonoscopy: Third Eye® Retroscope® and Third Eye® Panoramic(TM), Fuse® Full Spectrum Endoscopy® colonoscopy platform, Extra-Wide-Angle-View colonoscope, and NaviAid(TM) G-EYE(TM) balloon colonoscope. Dig Endosc 2015 Jan;27(2):223-31.
54. Ishaq S, Siau K, Harrison K et al. Technological advances for improving adenoma detection rates: The changing face of colonoscopy. Dig and Liver Disease 2017;49:721-7.
55. OuG, KimE, Lakzadeh P, Tong J, Enns R, Ramji A et al. A randomized controlled trial assessing the effect of prescribed patient position changes during colonoscope withdrawal on adenoma detection. Gastrointest Endosc 2014;80(2):277-83.
56. Clark BT, Parikh ND, Laine L. Yield of repeat forward-view examination of the right side of the colon in screening and surveillance colonoscopy. Gastrointest Endosc 2016;84:126-32.
57. East JE, Bassett P, Arebi N et al. Dynamic patient position changes during colonoscope withdrawal increase adenoma detection: a randomized, crossover trial. Gastrointest Endosc 2011;73:456-63
58. Cohen J, Grunwald D, Grossberg LB et al. The effect of right colon retroflexion on adenoma detection: a systematic review and metaanalysis. J Clin Gastroenterol 2017;51:818-24.
59. Desai M, Bilal M, Hamade N, et al. Increasing adenoma detection rates in the right side of the colon comparing retroflexion with a second forward view: a systematic review. Gastrointest Endosc 2018 (article in press).
60. Rex DK. Editorial: water exchange vs. water immersion during colonoscope insertion. Am J Gastroenterol 2014;109:1401-3.
61. Anderson JC, Kahi CJ, Sullivan A et al. Comparing adenoma and polyp miss rates for total underwater colonoscopy versus standard CO2: a randomized controlled trial using a tandem colonoscopy approach. Gastrointest Endosc 2019 Mar;89(3):591-8.

INDICAÇÕES E CONTRAINDICAÇÕES

CAPÍTULO 8

Paulo Corrêa ▪ Marcelo Averbach

INTRODUÇÃO

A colonoscopia atualmente representa um importante recurso diagnóstico e terapêutico para as afecções colorretais. A sua demanda é progressivamente maior e suas indicações têm sido mais abrangentes, bem como novos procedimentos têm sido possíveis.

INDICAÇÕES GERAIS

Apesar de ser um procedimento seguro e bem tolerado pelos pacientes, suas indicações e suas contraindicações devem ser observadas, de forma que pacientes não sejam expostos a riscos excessivos ou desnecessários.

Neste sentido, a American Society for Gastrointestinal Endoscopy (ASGE), em 2012, publicou um consenso para orientar as indicações de todos os procedimentos endoscópicos.[1]

Com base nestas orientações e em algumas outras publicações, a colonoscopia deve ser indicada nas seguintes situações:

1. Se houver possibilidade de trazer alguma modificação no manuseio clínico do paciente.
2. Se, em um paciente participante de um protocolo clínico experimental, houver falha no resultado esperado.
3. Como alternativa a outro método radiológico de investigação.
4. Quando houver indicação para uma terapêutica endoscópica associada.

INDICAÇÕES ESPECÍFICAS

1. Avaliação de anormalidades diagnosticadas em enema opaco ou outros exames de imagem, como um defeito de enchimento ou estenose: apesar de a colonoscopia ser a melhor forma de se examinar o cólon identificando até diminutas alterações, a evolução tecnológica dos exames de imagem radiológicos, de tomografia computadorizada,[2] ressonância magnética e ultrassonografia permitiu que muitas lesões, que outrora seriam obrigatoriamente submetidas ao esclarecimento diagnóstico por meio de colonoscopia, com ou sem biópsia, hoje já podem ser bem definidas por meio destes exames, não sendo necessário o exame endoscópico. Um bom exemplo desta situação seria a presença de um lipoma volumoso do cólon direito.
2. Avaliação de pacientes com sangramento digestivo:
   A) Hematoquezia: para a colonoscopia ser bem indicada em decorrência deste sinal clínico, é fundamental que este paciente tenha sido submetido a um exame proctológico prévio, realizado por um profissional treinado para fazê-lo. Frequentemente a colonoscopia é solicitada sem uma indicação precisa, podendo ser desnecessária, pois o exame proctológico poderia esclarecer a causa do sangramento de forma menos invasiva e com menores índices de complicações. Devemos lembrar que aproximadamente 11% das causas de sangramento retal são orificiais (hemorroidas, fissuras, fístulas e outras).[3]
   B) Melena (após endoscopia digestiva alta normal): algumas vezes, não serão encontradas causas que possam justificar este sinal clínico, durante o exame de colonoscopia. Em alguns destes pacientes, a origem do sangramento pode estar no intestino delgado.[4] Se a suspeita clínica justificar, poderão ser indicados outros exames de imagem específicos como: a cápsula endoscópica ou a enteroscopia (de mono ou duplo balão), que podem definir melhor o foco de sangramento originário deste segmento do tubo digestivo.
   C) Pesquisa de sangue oculto positivo nas fezes (PSOF+): devemos esclarecer a nossos pacientes que este exame, utilizado para o rastreamento do câncer colorretal em populações de baixo risco, apresenta alta sensibilidade para o este câncer, porém, baixa especificidade. Sua positividade para pólipos é baixa (até 25%), principalmente nos localizados do lado esquerdo do cólon. No entanto, sempre que positivo, é mandatório que se realize uma colonoscopia.
   Não se recomenda repetir a PSOF se o paciente fez uma colonoscopia, e esta foi normal, durante um intervalo de 5 anos.
3. Esclarecimento de anemia: deve-se iniciar este esclarecimento sempre pelos exames menos invasivos e orientado pela queixa clínica do paciente, caso haja uma, e pelas características laboratoriais da anemia.
4. Rastreamento e acompanhamento das neoplasias do cólon:
   A) Rastreamento de pacientes assintomáticos com risco baixo e médio para neoplasias colorretais: a colonoscopia tem sido muito utilizada com este intento, por se tratar de exame diagnóstico e também, muitas vezes, terapêutico (remoção de pólipos). Recomenda-se, atualmente, que este exame seja iniciado aos 45 anos de idade e repetido com intervalos de 5 anos, até os 75 anos.[5] Infelizmente, tal recurso não está disponível para toda a população.[6]
   B) Pesquisa de lesões (pólipos ou tumores) sincrônicas em portadores de câncer colorretal tratável: a presença de lesões neoplásicas sincrônicas ocorre entre 30 e 50% destes pacientes sendo, portanto, muito importante a realização de colonoscopia completa nesta população. Em alguns casos, quando o aparelho não ultrapassa uma lesão no cólon distal, pode-se recorrer à colonografia por tomografia computadorizada, para completar este estadiamento.
   C) Remoção de lesões neoplásicas sincrônicas: outros pólipos podem estar presentes em portadores de pólipo ou câncer colorretal. Dependendo do seu número, localização e tamanho, estes devem ser removidos. Se o paciente é portador de polipose adenomatosa familial (PAF) (completa ou atenuada), a remoção de todo o cólon é a melhor conduta. Em casos em que existem pólipos volumosos ou lesões planas sincrônicas, a realização de colectomia segmentar ou subtotal também pode ser a melhor conduta.[6]
   D) Acompanhamento após ressecção de lesões neoplásicas: em decorrência da possibilidade do aparecimento de lesões metacrônicas, é necessário o acompanhamento colonoscópico dos pacientes submetidos à ressecção endoscópica ou cirúrgica. O intervalo entre os exames varia de caso a caso e pode ser mais bem entendido e esclarecido nos capítulos 27 e 29.
   E) Pacientes com história familiar de:
      ▪ Síndrome de Lynch: a recomendação atual é que iniciem os exames a partir dos 25 anos de idade e o repitam a cada 1 ou 2 anos.[7]
      Ver também Capítulo 28.

- Câncer colorretal esporádico antes dos 60 anos: nesta população, indicam-se os exames a partir dos 40 anos de idade (ou, pelo menos, 10 anos a menos da idade em que esse câncer se manifestou em seu familiar) e mantenha-se intervalo bienal.[8]
    F) Acompanhamento de pacientes com retocolite ulcerativa (RCUI) e Doença de Crohn (DC): segundo diretrizes de 2015, iniciam-se as colonoscopias após 8 anos do início clínico da doença e repetem-se os exames com intervalos de 1 a 3 anos. Os intervalos serão decididos de acordo, com a idade de início da doença, sua intensidade e extensão, e sua evolução com o tratamento clínico. Ver também Capítulo 31.
5. Doença inflamatória intestinal: quando há suspeita de RCUI ou DC todos os dados clínicos e laboratoriais disponíveis devem ser considerados, no entanto, a colonoscopia é um importante método diagnóstico porque: torna possível o exame direto da mucosa, permite o estabelecimento da real extensão destas enfermidades, pode realizar o diagnóstico diferencial com outras afecções e propicia a realização de biópsias para a análise histopatológica.
6. Diarreia crônica de origem indeterminada: mais uma vez, o exame da mucosa e a realização de biópsias podem auxiliar no diagnóstico, após terem-se esgotado os exames de imagem e laboratoriais, para a elucidação deste diagnóstico.
7. Colonoscopia intraoperatória para auxílio na identificação de lesões: a colonoscopia pode ser necessária para a identificação de lesões neoplásicas ou hemorrágicas durante uma cirurgia, quando o cirurgião tem dificuldade para localizá-las durante a lapatoromia ou laparoscopia. Quando o colonoscopista prevê esta dificuldade, em exame prévio a cirurgia, deve-se realizar uma tatuagem, com a injeção de tinta Nankin (ou tinta da China), próxima a esta lesão, para auxiliar o cirurgião, dispensando novo exame endoscópico intraoperatório. Mais informações podem ser obtidas nos Capítulos 14 e 46.
8. Tratamento da hemorragia digestiva baixa: em nossa experiência clínica, conseguimos tratar endoscopicamente metade dos pacientes que submetemos à colonoscopia, durante episódio de enterorragia moderada ou massiva, em que pudemos localizar o ponto exato de origem deste sangramento (em 65% destes casos).[9]
9. Avaliação intraoperatória de reconstruções colorretais pélvicas: anastomoses ou reservatórios pélvicos podem ser avaliados após a sua confecção pela colonoscopia, no que tange ao seu calibre e possíveis pontos de extravasamento.
10. Auxílio nas táticas de cirurgia colorretal minimamente invasivas.
11. Avaliação e tratamento de complicações cirúrgicas: neste grupo estão as dilatações de anastomose e tratamento endoscópico de fístulas.
12. Retirada de corpos estranhos: pequenos e de morfologia adequada podem ser removidos por meio de sua apreensão com pinça específica ou alça de polipectomia.[10] Se, no entanto, julgarmos que o risco de complicações (hemorragia ou perfuração) é grande, devemos encaminhar estes pacientes para a remoção cirúrgica destes.
13. Excisão de pólipos colorretais: novamente, o número, o tamanho e a localização destes pode exigir que sua remoção deva ser cirúrgica e não endoscópica.
14. Descompressão de megacólon, volvo de sigmoide ou pseudo-obstrução aguda do cólon (POAC ou síndrome de Ogilvie): nestas três situações, a distensão cólica leva a grande desconforto do paciente, com possibilidades de complicações severas que podem induzir até o óbito destes pacientes. Nas primeiras duas situações, a descompressão com retossigmoidoscópio rígido também pode ser tentada com altos índices de sucesso.[11] A colocação de sonda retal e sua manutenção durante alguns dias, para evitar novos episódios, é manobra também muito utilizada em nosso meio. Já na POAC, o tratamento medicamentoso com uso de anticolinesterásicos tem tido altíssimos índices de sucesso (> 90%), deixando a descompressão colonoscópica como segunda opção na terapêutica desta afecção (ver, também, Capítulos 41 e 42).
15. Dilatação de estenoses: estenoses curtas, concêntricas, podem ter no tratamento endoscópico sua resolução. No entanto, antes de o utilizarmos, é muito importante nos assegurarmos de sua real etiologia, bem como estudá-las detalhadamente, com a realização de exame radiológico prévio (enema baritado ou com contraste hidrossolúvel). Estenoses pós-cirúrgicas ou secundárias à DC são as que têm melhores resultados com este método.[12]
16. Tratamento paliativo de estenoses ou sangramento de neoplasias: mais recentemente, com o advento das próteses endoscópicas cólicas, neoplasias sub ou obstrutivas distais têm sido tratadas por via endoscópica. O intuito é melhorar as condições destes pacientes, tirando-os do surto agudo, permitindo sua melhora clínica e um preparo adequado do cólon para cirurgia. Esta conduta visa minimizar as tão temidas complicações, principalmente a infecção. Já em relação ao sangramento, o uso de fonte diatérmica, como o plasma de argônio (APC/argon plasma coagulator) ou o *laser* ou ainda um *led* (diodo) podem ajudar a conter esta hemorragia e contornar esta situação, muitas vezes dramática.
17. Marcação de neoplasias para melhor localização endoscópica futura ou intraoperatória: a marcação de lesões é possível por meio da injeção de tinta nanquim (ou tinta da China) na submucosa do cólon, próxima a elas. Este procedimento facilita a identificação endoscópica do local após a ressecção e a localização intraoperatória de pequenas lesões, principalmente durante cirurgias laparoscópicas. Pode-se adquirir melhores informações no Capítulo 14.
18. Tratamento da doença hemorroidária: a doença hemorroidária pode ser tratada por meio da aplicação endoscópica de bandas elásticas.[13] Este procedimento pode ser realizado ao término da colonoscopia ou por meio de retossigmoidoscopia e será descrito em um capítulo à frente (Capítulo 12).

O consenso da ASGE 2012 menciona também os casos em que a colonoscopia não está indicada:[1]

1. Síndrome do intestino irritável (SII) ou dor abdominal crônica: apesar de a colonoscopia não ter uma indicação precisa em pacientes portadores da SII, naqueles com idade superior a 50 anos ou quando os sintomas não respondem às medicações habituais, a colonoscopia deve ser indicada para exclusão de outras doenças.
2. Diarreia aguda: todo episódio de diarreia, de instalação aguda, e associado a sintomas como: febre, cólicas abdominais, fezes líquidas ou pastosas, costuma ser autolimitado e não exceder o prazo de duas semanas. Justifica-se apenas a investigação laboratorial em casos de maior intensidade e gravidade.
3. Adenocarcinoma metastático de origem desconhecida na ausência de sintomas intestinais: nestes casos, muitas vezes, o diagnóstico da origem da neoplasia não influenciará a condução terapêutica.
4. Acompanhamento de rotina de doenças inflamatórias intestinais (DII), exceto para o rastreamento do câncer: uma vez estabelecido o diagnóstico de uma DII, não há necessidade de acompanhá-la por endoscopia, salvo haja alguma alteração súbita da doença. Os sintomas clínicos são soberanos para se orientar modificações no esquema terapêutico. A colonoscopia deve ser repetida só se suspeitarmos de associação de alguma outra afecção, como, por exemplo, uma infecção secundária (por citomegalovírus ou pelo *Clostridium sp*) ou o comportamento desta doença de base (DII) não estiver condizente com seu diagnóstico inicial, podendo corresponder a outra afecção mal diagnosticada.
   No entanto, mais recentemente, tem-se proposto, em centros de referência para o tratamento destas afecções, o controle da cicatrização endoscópica destas enfermidades pela colonoscopia. Consultar Capítulo 31.
5. Sangramento digestivo alto ou melena com causa demonstrada no trato digestório superior.

As contraindicações da colonoscopia, assim como para qualquer outro procedimento, acontecem quando os riscos superam os benefícios e, nestes casos, a colonoscopia não deve ser realizada. Esta análise deve ser criteriosa e envolver não somente o quadro clínico relativo à doença intestinal do paciente, bem como suas condições gerais. Desta forma, são contraindicações "absolutas":

- *Causas relacionadas com o estado geral do paciente:* pacientes graves, com comorbidades que elevam muito o risco do preparo, sedação ou do procedimento endoscópico, propriamente dito, devem ter a indicação de colonoscopia bem ponderada, de forma a não tornar os riscos superiores aos eventuais benefícios.
- *Colite fulminante:* pacientes portadores de DII, com esta manifestação clínica grave, correm altíssimo risco de perfuração durante o exame, agravando seu estado inicial. Assim como, também, quando há instalação de megacólon tóxico, o exame está contraindicado.
- *Diverticulite aguda:* embora conste como uma das situações clínicas onde a colonoscopia está contraindicada, por haver maior risco de perfuração ou agravamento do quadro infeccioso inicial do paciente, este achado tem sido cada vez mais encontrado. Isto se deve em decorrência do não estabelecimento do diagnóstico no momento da indicação do exame.

REFERÊNCIAS BIBLIOGRÁFICAS

1. American Society for Gastrointestinal Endoscopy. Appropriate use of gastrointestinal endoscopy. Gastrointest Endosc 2012;75(6):1127-31.
2. Yee J, Akerkar GA, Hung RK et al. Colorectal neoplasia: performance characteristics of CT colography for detection in 300 patients. Radiology 2001;219:685-92.
3. Elta GH. Urgent colonoscopy for acute lower-GI bleeding. Gastrointest Endosc 2004;59(3):402-8.
4. Carey EJ, Fleischer DE. Investigation of the small bowel in gastrointestinal bleeding – Enteroscopy and capsule endoscopy. Gastroenterol Clin North Am 2005;34(4):719-34.
5. Wolf AMD, Fontham ETH, Church TR et al. Colorectal cancer screening for average-risk adults: 2018 guideline update from the American Cancer Society. CA Cancer J Clin 2018;68(4):250-81.
6. Averbach M, Borges LJA. Diagnóstico de cancer colorretal. In: Rossi BM, Nakagawa WT, Ferreira FO *et al.* Cancer de colon, reto e ânus. São Paulo: Lemar e Tecmedd; 2004. p. 63-75.
7. Lynch HT, Smyrk TC, Watson P et al. Genetics, natural history, tumor spectum and pathology of hereditary non-polyposis colorectal cancer: an update and review. Gastroenterology 1993;104:1535-49.
8. Lieberman I. Colon cancer screening. Clinical update. Am Soc Gastrointest Endosc 2003;10:1-4.
9. Correa P, Averbach M, Paccos JL et al. Endoscopic management of massive acute lower gastrointestinal bleeding. Chicago-USA: Digestive Disease Week; 2009.
10. Cohen JS, Sackier JM. Management of colorectal foreign bodies. JR Coll Surg Edinb 1996;41(5):312-5.
11. Hiltunen KM, Syrjä H, Matikainen M. Colonic volvulus: diagnosis and results of treatment in 82 patients. Eur J Surg 1992;158:607-1.
12. Adler DG, Merwat SN. Endoscopic approaches for palliation of luminal gastrointestinal obstruct ion. Gastroenterol Clin North Am 2006;35:65-82.
13. Fukuda A, Kajiyama T, Arakawa H et al. Retroflexed endoscopic multiple band ligation of symptomatic internal hemorrhoids. Gastrointest Endosc 2004 Mar;59(3):380-8.

PREPARO DO PACIENTE PARA A COLONOSCOPIA

Paulo Corrêa ▪ Marcelo Averbach

INTRODUÇÃO

Preparar um paciente para a exame de colonoscopia não se limita apenas a preparar (limpar) seu cólon.

É necessário um contato prévio para bem informá-lo e orientá-lo sobre todas as etapas que envolvem o processo.

Esta fase não precisa, necessariamente, ser realizada pelo médico. A enfermeira do setor de endoscopia ou uma secretária previamente treinada, no consultório ou clínica, pode perfeitamente transmitir as informações necessárias. Se restar alguma dúvida, então o médico deverá ser acionado.

Em serviços de alto volume de exames (como o nosso), os atendentes do *call center* recebem este tipo de treinamento, mas conforme surgem dúvidas, as informações específicas serão dadas por pessoas mais habilitadas, sempre seguindo um fluxo ascendente: atendente/enfermeira do setor/médico.

Outras formas de orientação, mais usadas recentemente, são a confecção de livretos (ou panfletos) com as informações necessárias (de fácil entendimento) ou ainda vídeos informativos. No final deste capítulo estão disponíveis nossas orientações escritas para os pacientes, que podem ser retiradas no serviço ou acessadas pela internet.

INFORMAÇÃO

Indicação

Quando agenda seu exame, o paciente, ou alguém a quem este delegou esta responsabilidade, quase sempre gosta de confirmar sua indicação. Devemos, neste momento, ter muito cuidado para não causarmos mais ansiedade ou confundi-lo. Se este não estiver totalmente convencido da real necessidade deste exame, devemos aconselhá-lo e estimulá-lo a rediscutir a indicação com o médico solicitante. Não devemos intervir neste momento, pois poderemos fazê-lo de forma negativa, desestabilizando a relação médico-paciente previamente construída.

Extensão a Ser Examinada

Esta é outra curiosidade muito frequentemente manifestada pelos pacientes.

Em um bom serviço de endoscopia, nos dias atuais, espera-se que a intubação total do cólon ocorra em mais de 90% das vezes, assim como também a do íleo terminal.

Nestes, aproximadamente 10% restantes, dificuldades como aderências de cirurgias prévias, alterações anatômicas, mau preparo do cólon e algumas outras, nos impedem de atingir este objetivo. Portanto, devemos transmitir esta informação para os pacientes, deixando claro que o insucesso do exame pode corresponder a causas alheias à nossa vontade.

Tempo de Permanência no Hospital

Caso o preparo do cólon (segunda fase) seja realizado em âmbito hospitalar, o paciente habitualmente chegará ao hospital no período da manhã, completará esta fase (ver mais adiante neste capítulo) até a hora do almoço, realizará o exame, fará sua recuperação e, quando bem acordado (e após ser alimentado), deixará o hospital.

Caso faça o preparo domiciliar, ficará no hospital só da realização do exame em diante.

De qualquer forma, quase sempre estas etapas consumirão todo o dia. Assim sendo, recomendamos aos nossos pacientes que não assumam outros compromissos neste dia, deixando-o totalmente para a realização deste exame.

Duração do Exame

Um exame sem dificuldades geralmente é realizado entre 15 e 20 minutos. Devemos somar a isso o tempo de preparo de sala (obtenção de um acesso venoso, monitorização dos parâmetros vitais do paciente, regulagem do equipamento e início da sedação), a recuperação e o transporte (para fora da sala) do paciente. Se houver algum procedimento como: biópsia ou polipectomia, também seu tempo será acrescido ao tempo total do exame.

Assim sendo, devemos comunicar ao paciente e, principalmente aos seus acompanhantes, que, no final, ele deverá ficar entre 60 e 90 minutos no setor de endoscopia.

Sedação e Analgesia

Esta é uma informação muito importante de ser transmitida. Muitos pacientes acabam não realizando o exame por medo de sentir dor. Desta forma, se assegurarmos que este desconforto será atenuado com o uso de medicamentos (analgésicos opioides e hipnóticos), será muito mais fácil conseguirmos sua adesão ao exame. A necessidade de um anestesista em sala deve ser lembrada, principalmente quando se tratar de criança, indivíduo idoso ou portador de comorbidades de maior risco.

Outra situação, onde a presença do anestesista é fundamental, é quando realizamos algum procedimento terapêutico mais demorado.

Riscos e Complicações

Embora durante muito tempo esta informação fosse omitida, nos dias atuais, é fundamental que seja esclarecida. Por se tratar de exame invasivo, o risco de perfuração, ruptura do baço ou sangramento durante o exame de colonoscopia é real, embora pequeno. É melhor que o paciente desista de realizar o exame do que, se ocorrer alguma dessas complicações, venha a duvidar da qualidade ou intenção do examinador ou do serviço.

Procedimentos Complementares

A realização de biópsia ou polipectomia ou, ainda, outros procedimentos terapêuticos que podem ser realizados pela colonoscopia, devem ser bem esclarecidas, inclusive com a possibilidade de eventuais complicações que possam advir destes (como já comentado acima).

ORIENTAÇÃO

Condições Clínicas e Doenças Preexistentes

Quando agenda seu exame, devemos coletar junto ao paciente (ou a pessoa responsável por este) informações sobre seu estado de saúde e a existência de comorbidades, para melhor planejarmos seu preparo (onde, como e quanto), e sua sedação ou anestesia.

Assim sendo, pacientes idosos, crianças, pacientes com alguma deficiência física ou dificuldade de locomoção deverão ser preparados em ambiente hospitalar, de preferência.

Pacientes portadores de cardiopatias graves, diabetes melito de difícil controle clínico, doenças reumatológicas de maior gravidade, doenças inflamatórias do cólon descompensadas etc., podem necessitar de um acompanhamento mais próximo de seu clínico, durante o preparo e a realização do exame endoscópico.

Medicamentos em Uso

Habitualmente, não há necessidade da suspensão ou descontinuidade dos medicamentos de uso rotineiro do paciente, com exceção das condições especiais que serão elencadas à diante:

AGENTES ANTITROMBÓTICOS[1]

Anticoagulantes

Anticoagulantes são drogas que impedem a formação do coágulo, por interferência direta na cascata da coagulação, e incluem quatro tipos de fármacos: antagonistas da vitamina K, heparina e seus derivados, fondaparinux, inibidores da trombina e fator X.

Antagonistas da Vitamina K

A varfarina é, entre estes agentes, a mais utilizada. Entre os medicamentos que contém este fármaco disponíveis no mercado, podemos citar: o Marevan® e o Coumadin®. Estes diferem principalmente em relação a sua biodisponibilidade. Ambos são de uso oral.

Na colonoscopia simplesmente diagnóstica, não há necessidade de sua interrupção.

Não obstante, se for indicado algum tratamento endoscópico para o paciente, que possa trazer risco de sangramento, deve-se interromper o uso deste medicamento de 3 a 5 dias antes do mesmo.

Se o paciente não puder ficar sem a anticoagulação, pode-se utilizar de uma "ponte" com heparina de baixo peso molecular (HBPM) até o dia do exame. Esta tática será também utilizada para os antiagregantes plaquetários.

A sua reintrodução após um exame normal também pode ser imediata. A utilização de uma HBPM por pelo menos mais três dias é imprescindível, até que esta droga atinja níveis terapêuticos adequados.[2]

Novamente, no caso de algum procedimento invasivo de maior risco, poderá ser necessário manter o paciente, que depende da anticoagulação, com o uso de HBPM por um período de tempo maior, até que ela possa ser reutilizada.

Heparina Clássica ou Não Fracionada (HNF) e Heparina de Baixo Peso Molecular (HBPM)

São utilizadas no tratamento de eventos tromboembólicos ou em algumas situações de isquemia cardíaca. Sua desvantagem é que são de uso exclusivo parenteral. Está contraindicado seu uso em gestantes e pacientes portadores de válvulas cardíacas artificiais.[3]

As HBPM têm como vantagem uma anticoagulação mais previsível, melhor biodisponibilidade (com vida média mais longa) e um *clearance* mais rápido (que não é dose-dependente).[4]

As heparinas estão disponíveis no mercado como: HNF: Liquemine® e HBPM: Fragmin®, Clexane® e Fraxiparina®.

Se o exame endoscópico for só diagnóstico, não há necessidade de sua descontinuidade. No entanto, se houver algum procedimento que possa causar algum risco de sangramento, o exame deve ser interrompido e aguardar-se de 8 a 12 horas para repeti-lo e executar a manobra de risco (biópsias, polipectomia ou outro procedimento endoscópico terapêutico).[3]

Podem ser reintroduzidas logo após o exame.

Nos casos onde a indicação for de hemorragia digestiva baixa, e o paciente estiver sob a ação de uma destas drogas, o uso de um antagonista (sulfato de protamina) poderá ser utilizado de imediato. Em relação à HNF seu efeito é pronto e eficaz, apresentando equivalência de dosagem (1 mL para cada 1 mL previamente usado). Para as HBPM, esta equivalência não existe, exigindo doses maiores do antagonista. Sua resposta também não é tão aguda e efetiva.[3]

Fondaparinux (Arixtra)

Esta nova droga é um inibidor sintético do fator X de uso subcutâneo.

Deve ser interrompida pelo menos 36 horas antes de qualquer procedimento invasivo endoscópico. Tem como antagonista o sulfato de protamina.

Novos Anticoagulantes Orais

Recentemente foram desenvolvidos e disponibilizados para uso oral mais alguns anticoagulantes orais.

O etexilato de dabigatrana (PRADAXA) e o argatraban (ACOVA) são inibidores diretos da trombina, e tem efeito rápido (até 2 horas após ingerido).

Também de efeito rápido (duas horas), a rivaroxabana (XARELTO) e a apixabana (ELIQUIS) agem inibindo o fator Xa.

Ambas estas drogas têm uma meia-vida inferior a 24 horas, de forma que sua interrupção 48 horas antes do procedimento endoscópico é suficiente para não se correr risco de hemorragia (pelo menos 2 meias-vidas de segurança).

Como estas drogas são excretadas pelos rins, em pacientes que tenham insuficiência renal pode-se ter que suspendê-las por períodos maiores chegando-se até 4 dias.

Caso, mesmo assim, se tenha um fenômeno hemorrágico, o uso de complexo protrombínico concentrado é recomendado para antagonizá-las (Quadro 9-1).

ANTIAGREGANTES PLAQUETÁRIOS

Estes medicamentos alteram a agregação plaquetária, impedindo a formação do trombo.

Ácido Acetilsalicílico (AAS) ou Anti-Inflamatórios Não Hormonais (AINHs)

Não há necessidade de interrupção do AAS prévio aos exames de endoscopia, mesmo que vá se realizar algum procedimento terapêutico durante estes, desde que este medicamento esteja sendo utilizado nas doses recomendadas, para prevenção de tromboembolismo (AAS até 300 mg/dia).[5]

Caso estes agentes estejam sendo usados como analgésicos, poderão ser substituídos pelo acetaminofen (ou paracetamol) ou, ainda, analgésicos opioides, como a codeína ou o tramadol, por exemplo.

Quadro 9-1. Interrupção dos Medicamentos que Agem na Coagulação (se For Realizado Algum Procedimento Invasivo Terapêutico)

Medicamento	Sim/não	Nº horas/dias antes	Reversão do efeito
AAS (< 300 mg/dia)	Não	–	–
AINH	Sim	5 a 7 dias	–
Dipiridamol	Não	–	–
Ticlopidina	Sim	10 a 14 dias	Transfusão de plaquetas ou plasma fresco
Clopidogrel/Prasugrel	Sim	5 a 7 dias	Transfusão de plaquetas ou plasma fresco
Ticagrelor	Sim	3 a 5 dias	
HNF	Sim	8 a 12 horas	Sulfato de protamina
HBPM	Sim	8 a 12 horas	Sulfato de protamina
Fondaparinux	Sim	36 horas	
Varfarina	Sim	3 a 5 dias	Vitamina K/Complexo protrombínico concentrado
Etexilato de dabigatrana/Argatraban	Sim	48 horas (até 4 dias se IR)	Complexo protrombínico concentrado
Rivaroxabana/apixabana	Sim	48 horas (até 4 dias se IR)	Complexo protrombínico Concentrado

IR: insuficiência renal.

Os AINHs, quando usados de forma contínua como, por exemplo, em pacientes portadores de traumas agudos ou doenças crônicas (como a artrite reumatoide) devem ser suspensos uma semana antes do exame endoscópico.

Tienopiridinas

As tienopiridinas, representadas pelo clopidogrel (Plavix®), ticlopidina (Ticlid®), prasugrel (Effient) e ticagrelor (Brilinta) agem como inibidores da adenosina difosfato (ADP), alterando a morfologia das plaquetas e, consequentemente, a formação do coágulo. Seu efeito é lento e progressivo, quando introduzidas no tratamento clínico, demorando 3 a 5 dias para obter sua ação máxima. No entanto, quando retiradas, podem causar defeitos no processo de coagulação por períodos de 7 a 10 dias. São utilizadas somente por via oral.[6,7]

Ainda existe controvérsia sobre sua interrupção, pois o risco de algum evento tromboembólico após sua retirada pode comprometer seriamente a saúde do paciente, uma vez que são indicadas em situações críticas como: infarto agudo do miocárdio, doença arterial periférica aguda, insuficiência coronariana instável e angioplastia (com ou sem a colocação de *stent* coronariano).[8,9]

Raríssimas serão as indicações para a realização de colonoscopia em um paciente nesta situação clínica.

No entanto, se inevitável, e houver ainda a necessidade de algum procedimento endoscópico terapêutico associado, devemos orientar sua retirada dias antes do exame.[3]

Em casos onde a anticoagulação não puder ser suprimida, pode-se utilizar de uma "ponte", usando-se uma heparina de baixo peso molecular (HBPM), como seu substituto (na dose de 1 mg/kg). Esta deverá ser suspensa pelo menos 8 a12 horas antes do exame (Quadro 9-2).[5,10,11]

Caso não haja risco de sangramento após o exame, a reintrodução do antiagregante plaquetário deverá ser imediata. Se ainda houver risco de hemorragia, deverão ser respeitados os prazos para cada tipo de procedimento, podendo, outra vez, chegar a até duas semanas. Neste período, a continuidade com a HBPM deve ser estimulada.

Dipiridamol

O dipiridamol (Persantin®) é um inibidor da fosfodiesterase que age alterando, de forma leve, a agregação plaquetária. Habitualmente é usado em conjunto com a aspirina. Sua interrupção não é necessária.[12-14]

MEDICAMENTOS PARA DIABÉTICOS

Hipoglicemiantes Orais

Pacientes em uso destes medicamentos devem suspendê-los na véspera do exame, quando seguem algum tipo de preparo em que haja restrição da ingestão calórica (como dieta líquida sem resíduos, por exemplo). Devem voltar a tomá-los no dia seguinte ao exame, quando voltam a se alimentar como lhes é rotineiro.

Insulina

Recomenda-se que indivíduos que usem esta substância e sejam submetidos à restrição calórica na véspera do exame também usem somente um terço da dose de manutenção habitual. No dia do exame, ela não deve ser administrada. É preferível lidarmos com uma hiperglicemia que com uma hipoglicemia, principalmente em um paciente que está sedado durante o procedimento.

A volta da dose de rotina também estará condicionada à volta da alimentação normal do paciente.

PROFILAXIA DA ENDOCARDITE BACTERIANA[15]

Segundo consenso da American Heart Association (AHA), de 2007, esta profilaxia deixou de ser recomendada, para os procedimentos do sistema digestório e urinário, ficando indicada somente para os tratamentos dentários nesta população.[16]

PROFILAXIA EM PACIENTES SUBMETIDOS À DIÁLISE PERITONEAL

A Sociedade Internacional de Diálise Peritoneal tem recomendado o uso de antibióticos antes dos exames endoscópicos.

Estas recomendações são baseadas apenas em estudos observacionais.

Recomenda-se o uso de ampicilina + aminoglicosídeo, e talvez metronidazol, em doses únicas, endovenosas, antes do exame.[17]

PREPARO INTESTINAL

Para poder se realizar um bom exame de colonoscopia é fundamental que se tenha um bom preparo intestinal (Figs. 9-1 e 9-2).[18-22]

Nos dias atuais, sem dúvida alguma, esta fase é a que mais incomoda os pacientes, uma vez que quase todos os serviços usam sedação para o exame.

Considera-se um bom preparo quando não sobram resíduos fecais na superfície cólica, que possam "esconder" diminutas lesões (Fig. 9-3), não ocorrem alterações na aparência endoscópica ou histológica da mucosa, que este cause o mínimo desconforto possível ao paciente e não induza alterações da homeostase deste e, ainda se possível, não seja caro ou difícil de ser encontrado os medicamentos envolvidos neste processo (Figs. 9-4 a 9-6).[23,24]

Quadro 9-2. Utilização de "Ponte" com HNF ou HBPM em Substituição aos Medicamentos por Via Oral que Atuam na Coagulação (em Caso de Procedimento Endoscópico de Risco Associado)

Medicamento	Interrupção	Substituir por	Parar
Ticlopidina ou Clopidogrel/prasugrel Ticagrelor	10 a 14 dias 5 a 7 dias 3 a 5 dias	HNF ou HBPM	8 a 12 horas antes
Varfarina	3 a 5 dias	HNF ou HBPM	8 a 12 horas antes

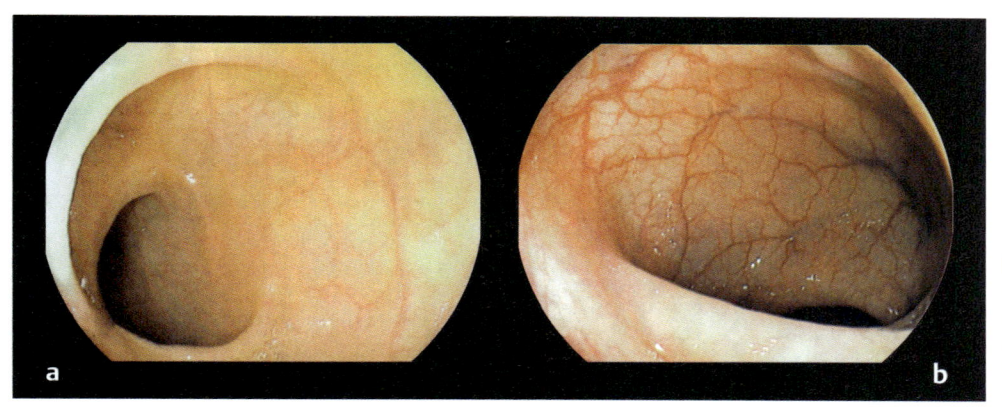

Fig. 9-1. Este é o resultado final que se espera de um preparo do cólon adequado. (**a**) No íleo, é possível observar-se as vilosidades e os vasos da submucosa. (**b**) No cólon, a mucosa é rósea e brilhante, podendo-se acompanhar detalhadamente a divisão dos vasos da submucosa.

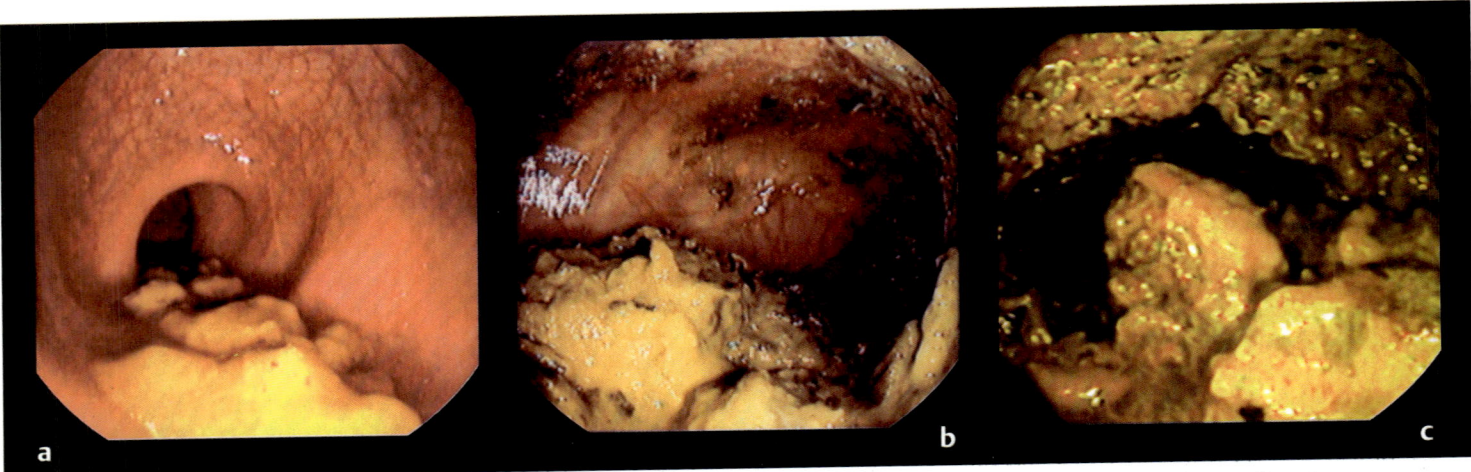

Fig. 9-2. (a-c) Resíduos fecais sólidos prejudicam a qualidade do exame e podem aderir à ponta do aparelho, forçando a interrupção imediata do exame.

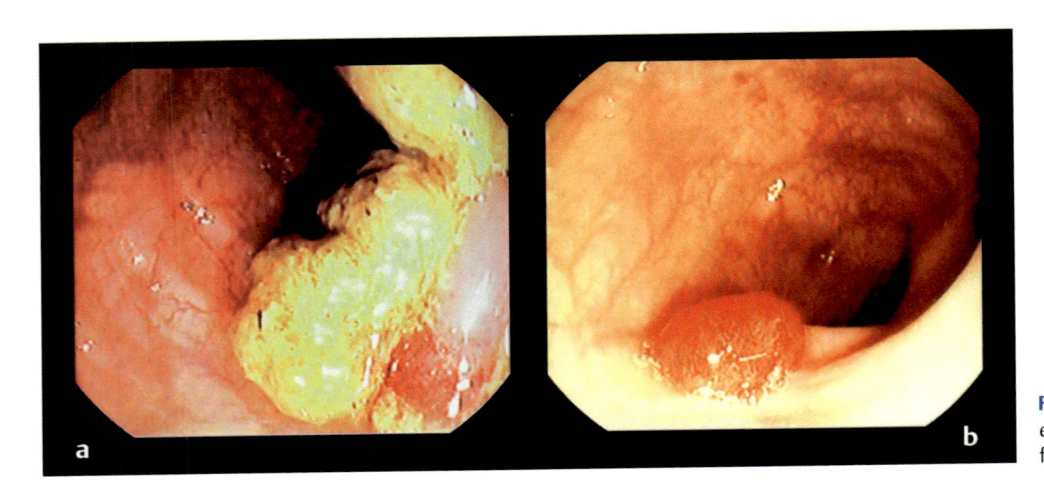

Fig. 9-3. (a, b) A presença de um resíduo sólido esconde um pólipo. Após a remoção deste resíduo, fica evidente a presença da lesão.

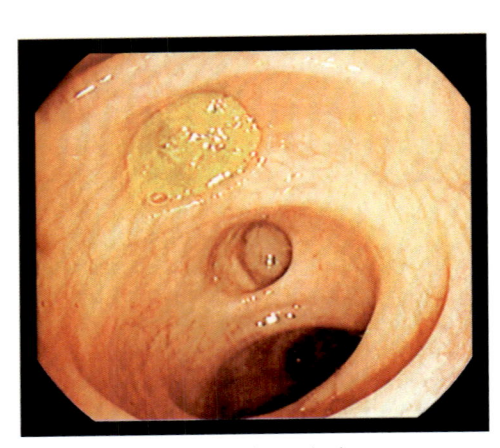

Fig. 9-4. Pacientes portadores de doença diverticular do cólon, com óstios diverticulares de colo largo, podem manter fecalitos residuais, mesmo quando sua evacuação apresenta efluente claro e sem resíduos.

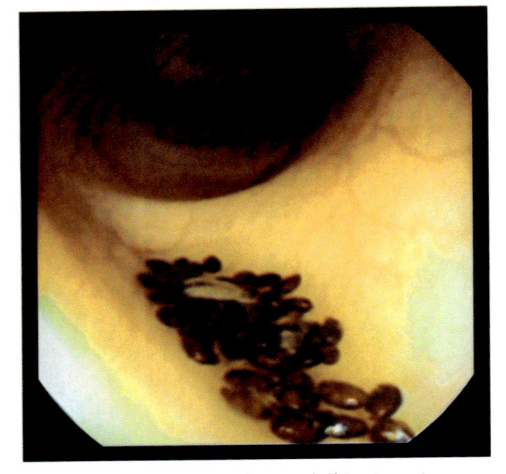

Fig. 9-5. Pacientes que têm por hábito ingerir grande quantidade de frutas com sementes podem apresentar este tipo de achado durante sua colonoscopia. Nesta situação, devemos ter cuidado para não aspirar estas sementes, pois podemos obstruir o canal de trabalho do nosso equipamento.

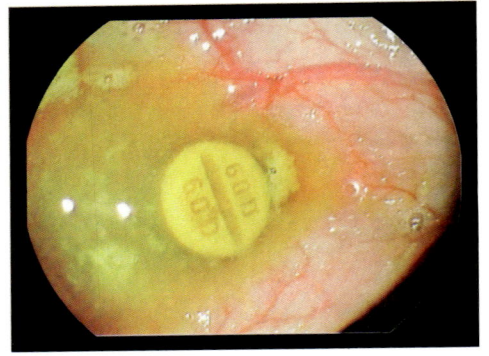

Fig. 9-6. Não é raro nos depararmos com a presença de cápsulas ou comprimidos inteiros, mesmo no paciente bem preparado.

Dieta

Para os exames eletivos, a primeira etapa é a instalação de dieta líquida sem resíduos, nas 24 horas que antecedem ao exame. Embora haja várias opções de preparo que serão comentadas adiante, se essa dieta não for respeitada, seguramente o preparo será prejudicado.[8,25]

A dieta líquida sem resíduos consiste na ingestão ilimitada de fluidos claros como: água, chás, sopas ralas, sucos industrializados, água de coco etc. Nos adultos, o uso de leite e derivados deve ser evitado. Pode ser tolerado o consumo moderado de bolacha tipo "água e sal" ou torradas.

Estudos mais recentes, no entanto, indicam que uma dieta leve sem resíduos alguns dias antes do exame, obtém o mesmo resultado na qualidade do preparo, com maior adesão dos pacientes. Isto se aplica apenas para os pacientes externos. Pacientes internados devem fazer dieta líquida sem resíduos.[26]

Em crianças lactentes, permite-se a ingestão de leite até 3 horas antes do exame.

Primeira Fase

Para os adultos, na véspera do exame, habitualmente se utilizam laxativos orais para se obter uma "pré-limpeza" do cólon. Isto abrevia o tempo do preparo e habitualmente reduz o volume a ser ingerido (da solução principal) no dia do exame.[27,28]

O mais utilizado é o bisacodil, de 1 a 4 comprimidos, dependendo do ritmo de trânsito cólico do paciente.[29] Assim sendo, se o paciente tem um hábito intestinal de uma vez por dia, um só comprimido deve ser suficiente, enquanto nos obstipados pode-se chegar a até quatro comprimidos. É importante notar que devemos conhecer o tempo de início de ação do agente que estamos utilizando para não causarmos um contratempo aos nossos pacientes. O bisacodil, por exemplo, demora de 6 a 8 horas para surtir efeito. É comum a presença de cólicas intestinais de moderada a forte intensidade com o uso deste agente.

Outros agentes também utilizados são o leite de magnésia, citrato de magnésio puro ou associado ao picossulfato de sódio (Picolax®),[27,30] derivados de Senna etc.[31-34]

Temos usado mais recentemente, o macrogol (Muvinlax), 8 envelopes em 1 litro de água, como opção ao bisacodil. Esta solução é facilmente aceita pelos pacientes e não causa cólicas.

Em crianças, e em pacientes portadores de diarreia e suspeita ou antecedente de doença inflamatória inespecífica do cólon (DIC), esta "pré limpeza" não é indicada. Nas crianças, porque é desagradável e desnecessária. Nos pacientes com diarreia, porque não há grande quantidade de resíduos fecais no cólon e, nas DIC, porque pode-se induzir um quadro de "megacólon tóxico".

Segunda Fase

Quanto mais próxima do início do exame, melhor será seu resultado. Portanto, habitualmente é realizada no mesmo dia deste. Pode ser realizada de duas formas: anterógrada ou retrógrada.

1. *Via anterógrada:* a anterógrada é a mais utilizada por ser mais confortável e prática para o paciente e a equipe de enfermagem. Consiste na ingestão de agentes laxativos de rápida e curta ação. Entre os mais utilizados atualmente estão o manitol, o polietilenoglicol (PEG) e o fosfato de sódio.

   Embora a literatura em língua inglesa não recomende o uso de **Manitol**® (sorbitol), aqui no Brasil, este é o agente ainda mais utilizado. O manitol é um açúcar, não absorvido pelo trato gastrointestinal, e que causa uma diarreia osmótica, por mobilização do líquido intravascular e do "terceiro espaço" para dentro da luz cólica.

   O receio de explosão, em virtude da produção de gases como metano, butano e hidrogênio, que ocorre durante a "digestão" deste agente pelas bactérias cólicas, e o uso de corrente elétrica durante polipectomia, não ocorre, provavelmente por causa da troca constante de gases (ar ambiente e esses gases acima citados), por insuflação e aspiração constantes, realizadas durante a execução do exame.

   Para se ter uma boa tolerância à ingestão deste agente, recomenda-se o uso de droga antiemética, alguns minutos antes de se ofertá-lo, por via oral ou endovenosa (habitualmente, a metoclopramida) e sua diluição (para 10%) em suco cítrico (laranja ou limão) gelado ou isotônicos (Gatorade®, Marathon®, Aquarius® etc.).

   Utiliza-se de 750 a 1.500 mL desta solução em média, sendo oferecidos 150 mL a cada 15 ou 20 minutos. Alguns pacientes, no entanto, podem necessitar de até 2.000 mL desta solução para se atingir um preparo adequado. Algumas vezes, ainda temos que associar enteroclismas para obter um preparo ideal, principalmente nos pacientes muito obstipados.

   Os principais efeitos colaterais do manitol são a desidratação e os distúrbios hidreletrolíticos que são facilmente evitados ou revertidos, oferecendo-se líquidos junto com este agente, como chás, limonada, soluções isotônicas (tipo "Gatorade®" ou "Marathon®") por via oral, ou a instalação de soro com eletrólitos, endovenoso, durante o preparo.

Suas principais vantagens são o seu baixo custo e sua farta distribuição em farmácias e congêneres, sendo facilmente encontrada pelos pacientes.[35,36]

O **PEG** é um agente osmoticamente balanceado e não absorvido (laxante de passagem), portanto mais seguro que o manitol e o fosfato de sódio, pois não causa alterações hidreletrolíticas, no entanto, necessita de volumes maiores para se obter um preparo adequado. O volume recomendado é de 4 litros.[37-40]

Seu gosto salgado, seu odor forte (de "ovo podre") e o grande volume a ser ingerido, sempre foram seus maiores obstáculos para ter uma melhor aceitação pela maior parte dos pacientes.[41-48]

Nos últimos anos, alguns laboratórios médicos nos EUA[18] têm tentado produzir soluções de PEG com sabores artificiais que melhoram sua palatabilidade e amenizam o seu sabor salgado ("Colyte®" e "GoLYTELY®"). A remoção dos sais de sulfato (responsáveis pelo seu forte odor) desta solução também melhora sua aceitação ("Trilyte®" e "NuLYTELY®").[49] No entanto, estas medidas nem sempre acabam por aumentar sua tolerância.[50]

Para resolver o problema do volume foram desenvolvidas novas soluções ("Halflytely®" e "Miralax®"), como a 3350, que com "apenas" 2 litros alcança a eficácia da solução original com 4 litros. Esta solução, na prática, só apresenta resultados adequados quando associada ao bisacodil ou citrato de magnésio (como pré medicação ou primeira fase) e com uma dieta restritiva (líquida sem resíduos) de maior duração (12 a 24 horas).[28,30,51] Outra forma de se driblar o grande volume de 4 litros (do PEG) é sua divisão em duas tomadas, com um bom intervalo de tempo entre elas. Assim sendo, podem-se administrar 2 litros na noite da véspera do exame (como uma pré-medicação ou primeira fase) e 2 litros poucas horas antes do exame. Esta manobra tem mostrado os mesmos resultados de quando se tomam os 4 litros de uma só vez, com melhor tolerância dos pacientes.[52]

Aqui no Brasil, até recentemente, este agente tinha que ser produzido em farmácias de manipulação.

Existe um único produto disponível em farmácias, hoje em dia, que é o Muvinlax® (PEG 3350 com eletrólitos).

Autores japoneses têm divulgado que em pacientes com menor complexão física, como em geral é característica nesta raça, pode-se atingir um bom preparo com até 2.000 mL de PEG.[53]

Sem dúvida alguma, é o agente mais seguro para pacientes de maior risco clínico e crianças (a partir de 5 anos).[54-57]

O **fosfato de sódio aquoso** (Fleet®) é outro laxativo osmótico, de maior potência, e que tem o maior efeito de contração vascular, levando à hipovolemia. Além disso, pode induzir tanto à hiperfosfatemia como à hipocalcemia.[58] Todas estas alterações podem causar distúrbios cardíacos graves, como infarto agudo do miocárdio ou arritmias. Existem alguns relatos de morte causada pelo uso deste agente no preparo do cólon. Deve ser utilizado em pacientes jovens e não portadores de insuficiência cardíaca congestiva (ICC), coronariana (ICo) ou renal (IR), obstrução intestinal, distúrbios da motilidade gastrointestinal ou insuficiência hepática.[59]

Além disso, provoca lesões aftoides na mucosa intestinal, podendo mimetizar uma doença inflamatória inespecífica do cólon (DII).[60]

Devem ser oferecidos 45 mL deste agente, em duas tomadas, com, pelo menos, 6 horas de intervalo entre elas (podendo ser a primeira na noite da véspera, como uma pré-medicação ou primeira fase e a segunda, pelo menos, três horas antes do exame), e estimulada grande ingestão de líquidos concomitante.

Dieta líquida sem resíduos é iniciada, pelo menos, 12 horas antes do começo deste preparo.[61]

Seu uso em crianças se mostrou seguro e bem aceito, a partir dos 5 anos de idade. A dose recomendada é de 1,5 colheres de sopa para indivíduos com menos de 15 quilos, e 3 ou mais colheres de sopa para os com mais de 15 quilos, repetidas com um intervalo de 3 horas (à tarde e à noite da véspera do exame).

Dieta líquida sem resíduos, por 24 horas, e jejum de 8 horas devem preceder à colonoscopia.[56,62-64]

As principais vantagens desta forma de preparo são o custo baixo (equivalente ao **manitol**) e a tolerabilidade.

O **Picoprep** é um agente mais recentemente lançado no mercado e é a associação de picossulfato de sódio (10 mg) e citrato de magnésio (3,5 mg).

O primeiro aumenta a peristalse e o segundo age como um laxativo osmótico.

Deve ser usada em dose dividida: metade na véspera do exame e o restante no dia do exame. Vem dois sachês na caixa. Dissolve-se 1 sachê em 150 a 200 mL de água. Esta dissolução tem que ser benfeita senão a solução fica cheia de grumos. É natural que ela fique quente (reação exotérmica) e deve-se aguardar até que esfrie para ser tomada. Após a ingesta deste primeiro volume (30 minutos após), recomenda-se a ingestão de 2 litros de líquidos claros para que seu efeito seja otimizado. É uma boa opção aos preparos mais tradicionais (Manitol e PEG). Fizemos um estudo comparativo desta solução X Manitol (que é nossa solução de rotina) e não obtivemos vantagens significativas.

Outros agentes também devem ser lembrados, como a **lactulona a 8%**,[65] e o **sulfato de sódio** ("sal amargo"). Seu efeito é semelhante ao **manitol** e ao **fosfato de sódio** (soluções hiperosmolares e não absorvíveis), causando também diarreia osmótica autolimitada (Quadro 9-3).[29,66]

Atenção: uma recomendação importante: quando utilizamos algum destes agentes acima descritos e fazemos a sedação do paciente com propofol, devemos respeitar um período de, pelo menos, 3 horas de jejum para o início do exame, uma vez que este sedativo abole o reflexo faríngeo e, portanto, pode causar broncoaspiração. Se o paciente tem um exame de endoscopia digestiva alta (EDA) agendado concomitante à colonoscopia, devemos iniciá-los por este, para aproveitarmos e aspirarmos o conteúdo gástrico.

2. *Via retrógrada:* o preparo retrógrado é realizado com o uso de enteroclismas de soro morno. Ainda é utilizado em pacientes muito idosos ou acamados, pacientes que tenham contraindicação ao preparo anterógrado (como ICC grave ou IR grave), crianças (menores de 10 a 12 anos), na hemorragia digestiva baixa (HDB), se o paciente está apresentando sangramento contínuo e não há tempo hábil para o preparo anterógrado, e nas suspeitas clínicas de suboclusão ou obstrução intestinal de origem cólica.

Nas crianças, recomenda-se 10 mL por quilo de peso, repetidos até se obter o resultado esperado.

Nos adultos, usa-se 1.000 mL por vez, também até se alcançar o resultado almejado.

Nos casos de HDB, indica-se um ou dois enteroclismas com 1.000 mL, para a remoção dos coágulos maiores, que podem aderir à ponta do endoscópio, sendo que o sangue mais "agudo" pode ser diluído e aspirado pelo canal próprio do aparelho.

Nos casos de suboclusão ou obstrução de origem cólica, como tumores distais, volvos e pseudo-obstrução aguda do cólon, enteroclismas com baixo volume (100 a 250 mL) podem ser usados para a remoção do conteúdo sólido presente na ampola retal e ou sigmoide distal e repetidos se necessário. Devemos sempre estar atentos e, se notarmos que está havendo uma piora na distensão abdominal e desconforto do paciente, esta manobra deve ser abortada.

Estas duas últimas situações acima descritas (HDB e suboclusão/obstrução cólica) são situações de urgência e, assim sendo, não permitem nem a dieta nem o uso de pré-medicação, no preparo do cólon (Quadro 9-4).

Quadro 9-4. Principais Indicações para o Preparo Retrógrado

- Crianças
- Pacientes acamados ou muito debilitados
- Paciente em que não se pode utilizar a via oral ou enteral para o preparo do cólon
- Quadros suboclusivos ou obstrutivos

SITUAÇÕES ESPECIAIS

Gravidez e Lactação[67]

Raras são as indicações de colonoscopia durante a gravidez ou na fase de lactação. Este exame deve apenas ser indicado quando, e se, a sua não realização puser em risco a saúde da mãe ou do feto (ou recém-nascido).

O preparo mais seguro, nesta situação, será o que menos trouxer alterações clínicas a ambos.

Assim sendo, na gestante, o uso de PEG ou similares, por via anterógrada ou enteroclismas por via retrógrada, parece-nos os mais seguros.[18]

Na lactente, preparos anterógrados serão mais bem aceitos.

Realização Recente de Exames Radiológicos Baritados

Muitas vezes, pacientes submetidos a um trânsito baritado gastrointestinal (TGI), enema opaco (EO) ou raios X contrastado de esôfago, estômago e duodeno (EED) necessitam de um esclarecimento de alguma lesão suspeita no cólon, revelada durante estes exames. A realização da colonoscopia logo após estes exames é catastrófica, pois, o bário se adere à mucosa e à ponta do aparelho, prejudicando as imagens e inviabilizando o procedimento. É fundamental aguardarmos alguns dias até que todo o bário tenha sido eliminado do organismo, oferecendo ao paciente laxativos orais ou enteroclismas durante este período, para facilitar ou apressar este processo. A realização de uma radiografia simples do abdome, para se certificar de que esta substância já foi toda eliminada, pode ser de grande auxílio antes de iniciarmos o preparo do cólon para o exame endoscópico (Fig. 9-7).

Quadro 9-3. Principais Esquemas de Laxantes para o Preparo Anterógrado do Cólon

Medicamento	Dieta restritiva/ tempo	Laxantes na véspera	Complicações
Manitol	750 a 1.500 mL	Sim/24 h	Sim	- Desidratação - Distúrbios HE - Náuseas e vômitos
PEG*	4 litros	Não	Não	Náuseas e vômitos
PEG ou similares	2 litros	Sim – 12/24 h	Sim	Náuseas e vômitos
Fosfato de sódio**	90 mL (2 tomadas)	Sim – 12 h	Não	- Desidratação - Hipovolemia - Hiperfosfatemia - Hipocalcemia - Alterações endoscópicas

*Pode ser dividido: 2 litros na noite da véspera e 2 litros 3 horas antes do exame.
**Pode ser dividido 45 mL na véspera e 45 mL 3 horas antes do exame. Deve-se estimular grande ingestão de líquidos durante seu uso.

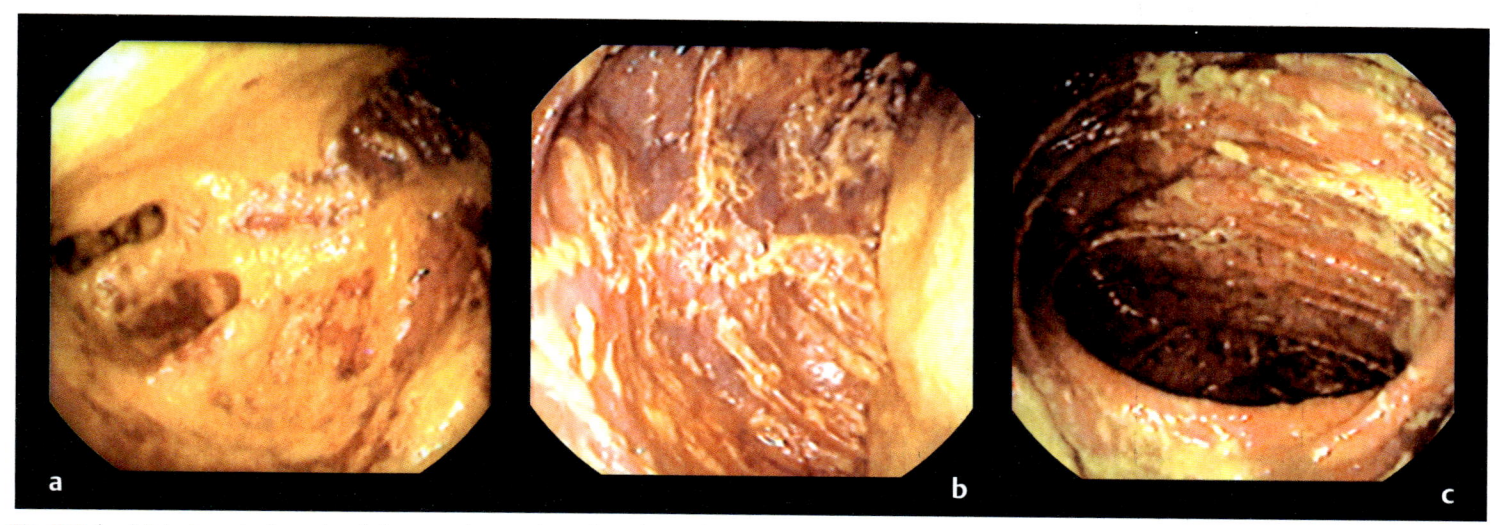

Fig. 9-7. (a-c) Este é o achado endoscópico quando o paciente foi submetido a exame radiológico contrastado recente e não se respeitou um intervalo adequado para a eliminação de todo o contraste.

NA SALA DE EXAME

Acesso Venoso

Quando se utiliza sedação durante o exame de colonoscopia, para podermos ter plena segurança, é fundamental que se obtenha um bom acesso venoso. Para tanto, preferimos utilizar sistemas que canulem a veia (cateteres plásticos curtos, tipo: Abbocath® ou Jelco®), de forma que se mantenham mais estáveis e com menor risco de ruptura do vaso. A punção deve privilegiar vasos retos e fora das dobras do membro superior.

Monitoramento

Pelo menos devemos ter em sala um oxímetro de pulso (não invasivo) que controle a saturação de oxigênio e a frequência cardíaca de nosso paciente. Se for possível, também podemos utilizar um cardioscópio e um monitor pressórico (não invasivo).

Oferta de Oxigênio Complementar

A oferta de oxigênio por meio de cateter nasal ou máscara, com fluxo de 1 a 4 litros/minuto, diminui ou evita episódios de hipoxemia durante o exame. Esta simples e fácil medida pode minimizar efetivamente os riscos associados a este procedimento (colonoscopia).

PÓS-EXAME

Temos recentemente implantado um sistema de contato com os pacientes no pós-exame, para obter informações destes quanto à intercorrências e queixas, sempre com o intuito de nos auditarmos e melhorarmos.

Esta iniciativa está sendo realizada por enfermeiras há mais de 2 anos e já nos trouxe muitas informações relevantes.

Olá, Sr. ou Sra.

HOSPITAL SÍRIO-LIBANÊS

Data: Adicionar à agenda
Unidade: Hospital Sírio-Libanês
Acesso para o estacionamento: Rua Adma Jafet, 115   Como chegar
Acesso para pedestres e desembarque: Rua Adma Jafet, 91   Como chegar
Estacionamento gratuito durante os exames.
Protocolo

Orientações ao paciente   🖨 Imprimir

Horário de chegada:
Estimativa de permanência: **08h00min**

Comece o jejum às:

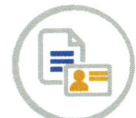

Trazer pedido médico original, documento com foto, carteirinha do convênio e exames anteriores

É obrigatória a presença de acompanhante com 18 anos ou mais

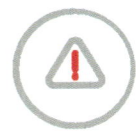

Caso o paciente não siga os preparos, o exame poderá não ser realizado

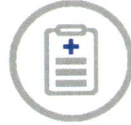

O resultado dos exames estará disponível a partir de diretamente pelo site **portalpaciente.hsl.org.br**

Passo a passo para medicamentos

Qualquer mudança na rotina de medicamentos deverá ser feita sob orientação do médico que prescreveu o medicamento.

15 dias antes
- Suspender por 15 dias **TICLID®**.

8 dias antes
- Suspender por 08 dias **PLAVIX®**.

7 dias antes
- Suspender por 07 dias **GINKGO BILOBA**.

6 dias antes
- Suspender por 06 dias **MAREVAN®**.

5 dias antes
- Suspender medicamentos ricos em fibras e ferro.

1 dia antes
- Ingerir 2 comprimidos de 5 mg de bisacodil entre **16h e 20h**. Se, na véspera do exame, o paciente estiver com diarreia, suspender essa medicação. Pacientes com intolerância a esse medicamento: substituir por 8 sachês de Muvinlax®, dissolvidos em 1 litro de água, **às 20h**.

No dia do exame
- Preparar e tomar a solução de Manitol® às 09 horas. Veja as instruções de preparo a seguir.

No dia do exame
- **Preparo da medicação Manitol®**

  Para imprimir as instruções de preparo, clique aqui.

  Modo de preparo

  1. Colocar os dois frascos de manitol em uma jarra (não resfrie previamente o manitol). O açúcar desta solução não é absorvido, portanto, não apresenta contraindicações adicionais para pacientes diabéticos.
  2. Acrescentar 500 mL de água, suco de laranja (coado), bebidas isotônicas de tangerina ou limão ou suco de 2 limões coados, totalizando 1L. É possível acrescentar gelo à vontade ou levar à geladeira o líquido de sua escolha, antes da diluição.
  3. Acrescentar 166 gotas (15 mL) de dimeticona (Luftal® ou Finigas®).
  4. Tomar um copo desta solução a cada **10 minutos** até a sua totalidade.

  Instruções

  Após a ingestão da solução de manitol, continuar ingerindo líquidos claros (chá de ervas, água de coco, Gatorade® de tangerina ou limão).

  Durante o preparo para o exame, o paciente irá apresentar vários episódios de evacuação de aspecto líquido.

  Aguardar o intervalo de **mais ou menos 40 minutos** entre as evacuações para se dirigir ao Hospital.

  O horário da realização do exame depende do preparo intestinal (evacuação amarela-clara e sem resíduos).

No dia do exame
- **Suspender** o uso de insulina e hipoglicemiantes orais (remédios para diabetes) até o momento do exame, sob orientação médica.

1. Colonoscopia (inclui retossigmoidoscopia) (preparo domiciliar) - Institucional
Horário previsto para realização do exame:

🍴 Alimentação

Na véspera do exame:

- Beber líquidos em grande quantidade para hidratação. Evitar refrigerantes, bebidas gaseificadas e bebidas alcoólicas.
- Depois do café da manhã, não ingerir mais alimentos sólidos, leite e seus derivados (exemplos: queijo, requeijão, margarina, cream cheese, iogurte).
- Confira o cardápio especial para a véspera do seu exame a seguir.
- **Café da manhã**
  Permitido: água, chás de ervas (camomila, erva doce ou erva cidreira), água de coco, sucos de frutas coados (exceto de cor vermelha, azul, roxa ou verde escura), bebidas isotônicas de limão ou tangerina, leite desnatado, vitaminas de frutas coadas.
  Pão de forma sem fibras ou cereais, bisnaga ou pão francês. Bolacha de água e sal, biscoito de polvilho, bolacha maisena ou similares sem fibras ou cereais, torrada sem fibras ou cereais. Geleias de frutas sem semente e sem casca de cor clara, queijo branco, iogurte natural desnatado, margarina, manteiga, requeijão, açúcar, adoçante e mel.
  Proibido: café, chá mate, chá preto, chá de cor vermelha, achocolatado, bebidas isotônicas de cor escura (vermelha, azul, roxa, verde escura).
- **Almoço**
  Permitido: sopa, creme de legumes, como batata, mandioquinha, abobrinha, chuchu e cenoura (veja a receita aqui). Gelatinas de cor clara ou picolé de limão. Água, chá de ervas frio (camomila, erva doce ou erva cidreira), água de coco, sucos de frutas coados (exceto de cor vermelha, azul, roxa ou verde escura), bebidas isotônicas de limão ou tangerina.
  Proibido: café, chá mate, chá preto, chá de cor vermelha, achocolatado, bebidas isotônicas de cor escura (vermelha, azul, roxa, verde escura).
- **Lanche da tarde**
  Permitido: água, chá de ervas (camomila, erva doce ou erva cidreira), água de coco, sucos de frutas coados (exceto de cor vermelha, azul, roxa ou verde escura), bebidas isotônicas de limão ou tangerina.
  Proibido: café, chá mate, chá preto, chá de cor vermelha, achocolatado, bebidas isotônicas, sucos e gelatinas de cor vermelha, azul, roxa ou verde escura.
- **Jantar**
  Permitido: caldos de carne ou frango ou legumes coados (veja as receitas aqui). Gelatinas de cores claras ou picolé de limão.
  Água, chá de ervas (camomila, erva doce ou erva cidreira), água de coco, sucos de frutas coados (exceto de cor vermelha, azul, roxa ou verde escura), bebidas isotônicas de limão ou tangerina.
  Proibido: café, chá mate, chá preto, chá de cor vermelha, achocolatado, bebidas isotônicas de cor escura (vermelha, azul, roxa, verde escura).
- **Ceia**
  Permitido: água, chá de ervas (camomila, erva doce ou erva cidreira), água de coco, sucos de frutas coados (exceto de cor vermelha, azul, roxa ou verde escura), bebidas isotônicas de limão ou tangerina.
  Proibido: café, chá mate, chá preto, chá de cor vermelha, achocolatado, bebidas isotônicas, sucos e gelatinas de cor vermelha, azul, roxa ou verde escura.

No dia do exame:

- Ao acordar, beber de 2 a 3 copos de líquido (cerca de 600 mL). Bebidas permitidas: água, chás de ervas (camomila, erva doce ou erva cidreira), água de coco ou bebidas isotônicas de limão ou tangerina.
- **Jejum (4 horas antes), proibido também beber água.**

Medicamento

- O medicamento Manitol® deve ser retirado com antecedência na unidade em que o exame foi agendado. Unidade Bela Vista: rua Dona Adma Jafet, 115, de segunda a sexta, das 09h00 às 17h00 no setor de Laboratório de Analises Clinicas 1º sub solo do Bloco D. Unidade Itaim: rua Joaquim Floriano, 533, de segunda a sexta, das 07h00 às 18h00. Unidade Brasília IV: rua SGAS, 613, S/N - lote 94, Asa Sul, de segunda a sexta, das 07h00 às 19h00.

Importante

- Pacientes alérgicos a Látex, poderão ter o maior tempo de permanência na instituição, assim como estar sujeito à espera, devido a necessidade de dessensibilização da sala de procedimento.
- Informar todos os medicamentos que está utilizando, especialmente calmantes, antidepressivos, ginkgo biloba, ácido acetilsalicílico, antiagregantes plaquetários, medicações para reumatismo, anti-inflamatórios, analgésicos, insulina, hipoglicemiantes orais e anti-hipertensivos, também sobre alergias e reações anteriores a outros medicamentos.
- Caso não seja possível suspender anticoagulantes, o exame será realizado normalmente, porém biópsias, polipectomias e outros procedimentos intervencionistas associados ao exame não poderão ser realizados. Se houver necessidade desses procedimentos, um novo exame deverá ser agendado.
- Durante todo o preparo, é importante caminhar para auxiliar o funcionamento do intestino.
- Durante o preparo para o exame, o paciente irá apresentar vários episódios de evacuação de aspecto líquido.
O intestino estará preparado (limpo) para realização do exame quando as evacuações estiverem amarelas-claras, sem resíduos, e for possível enxergar o fundo do vaso sanitário. Isso acontece geralmente após a sexta evacuação. Aguardar um intervalo, por volta de 40 minutos, entre as evacuações para dirigir-se ao hospital.
- A equipe de enfermagem irá verificar se o cólon do paciente está limpo e orientar em relação ao início do jejum, que deverá ser de **pelo menos 3 horas**. Poderá ser realizada a lavagem intestinal para complementar o preparo.
- O exame será realizado sob sedação ou anestesia. Por conta disso, o paciente não poderá trabalhar, estudar, dirigir veículos, operar máquinas ou objetos cortantes e perfurantes durante o restante do dia.
- Pacientes com suspeita ou confirmação de gravidez não devem realizar este exame.
- Pacientes que realizaram exame de Raio-X contrastado com bário devem aguardar **pelo menos 4 dias antes** de realizar o exame.
- Mesmo seguindo as orientações, o preparo pode não ficar adequado. Nestes casos, um novo agendamento deverá ser feito.
- Comparecer sem relógios, pulseiras, anéis, correntes, brincos e outros adornos. Usar roupas confortáveis (ex: camiseta, moletom e tênis).
- Trazer exames anteriores da área a ser analisada, que não sejam do Hospital Sírio-Libanês, para comparação.

- É obrigatória a **presença de um acompanhante** maior de idade que deverá permanecer no hospital e acompanhar o paciente após a alta. A ausência do acompanhante impedirá a realização do exame.

⊖ Efeitos Colaterais

- Se, após a alta, o paciente apresentar febre, calafrios, aumento dos batimentos cardíacos, sangramento intestinal (através de evacuações), dores no abdome (moderadas ou que aumentem progressivamente), ele deve dirigir-se imediatamente ao Pronto Atendimento do Hospital Sírio-Libanês ou ao pronto-socorro mais próximo.

ⓘ Riscos

- Pode ocorrer flebite (inflamação na região da punção venosa), depressão respiratória, reação aos sedativos ou medicamentos utilizados, complicações de doenças pulmonares, cardiológicas ou metabólicas preexistentes, aspiração pulmonar de líquidos gastrointestinais (evoluindo com pneumonia), infecções e perfuração intestinal.
- O óbito é extremamente raro.
- A equipe do Hospital Sírio-Libanês está preparada para identificar e cuidar de eventuais complicações.

CENTRAL DE AGENDAMENTO DE EXAMES
Segunda à sexta, das 7hs às 22hs
Sábado, domingo e feriados, das 7h às 19hs
Ligue (São Paulo): **11 3394-0800**
Ligue (Brasília): **61 3044-8888**
www.hospitalsiriolibanes.org.br

RESULTADOS DE EXAMES
Unidade Bela Vista: Rua Dona Adma Jafet, 91
Unidade Itaim: Rua Joaquim Floriano, 533
Unidade Jardins: Av. Brasil, 915
Unidade Brasília: Edifício Vitrium, SGAS 613/614, salas 17 a 24, lote 99, na Asa Sul
ou pelo site: portalpaciente.hsl.org.br

HOSPITAL SÍRIO-LIBANÊS

A informação contida nesta mensagem de e-mail, incluindo quaisquer anexos, é confidencial e está reservada a Sociedade Beneficente de Senhoras Hospital Sírio Libanês e à pessoa para a qual foi endereçada. Caso você não seja o destinatário, fica por meio desta, notificado que não deverá retransmitir, imprimir, copiar, usar ou distribuir esta mensagem de e-mail ou quaisquer anexos. Caso você tenha recebido esta mensagem por engano, por favor, contate o remetente imediatamente e apague esta mensagem.

REFERÊNCIAS BIBLIOGRÁFICAS

1. American Society for Gastrointestinal Endoscopy Guideline. The management of antithrombotic agents for patients undergoing GI endoscopy. Gastrointest Endosc 2016;83(1):3-16.
2. American Society for Gastrointestinal Endoscopy. Guidelines for antibiotic prophylaxis for GI endoscopy. Gastrointest Endosc 2003;58(4):475-82.
3. Mathew A, Riley TR, Young M et al. A cost-saving approach to patients on long-term anticoagulation who need endoscopy: a decision analysis. A J Gastroenterol 2003;98:1766-76.
4. Geerts WH, Jay RM. Oral anticoagulants in the prevention and treatment of venosus thromboembolism. In: Poller L, Hirsch J (Eds.). Oral anticoagulants. New York: Oxford University; 1996. p. 97-122.
5. American Society for Gastrointestinal Endoscopy. Guideline on the management of anticoagulation and antiplatelet therapy for endoscopic procedures. Gastrointest Endosc 2002;55(7):775-9.
6. Sharis PJ, Cannon CP, Loscalzo J. The antiplatelet effects of ticlopidine and clopidogrel. Ann Intern Med 1998;19:394-405.
7. Quinn MJ, Fitzgerald DJ. Ticlopidine and clopidogrel. Circulation 1999;100:1667-72.
8. CAPRIE Steering Committee. A randomized, blinded, trial of clopidogrel versus aspirin in patients at risk of ischemic events (CAPRIE). Lancet 1996;348:1329-39.
9. American Society for Gastrointestinal Endoscopy Guideline: the management of low-molecular-weight heparin and nonaspirin antiplatelet agents for endoscopic procedures. Gastrointest Endosc 2005;61(2):189-94.
10. Goldstein JL, Larson LR, Yamashita BD et al. Low colonoscopy peri procedure period: a cost modeling study. Am J Gastroenterol 2001;96:2360-6.
11. Patrono C, Coller B, Dalen JE et al. Platelet-active drugs: the relationships among dose, effectiveness, and side effects. Chest 2001;119:395-635.
12. Fitzgerald GA. Dipyridamole. N Engl J Med 1987;316:1247-57.
13. Goldstein S, Amard D. Phamacotherapeutic considerations in anesthesia. Heart Dis 2003;5:34-48.
14. Weitz JI. Low-molecular-weight heparins. N Engl J Med 1997;337:688-98.
15. American Society for Gastrointestinal Endoscopy Guideline. Antibiotic prophylaxis for GI endoscopy. Gastrointest Endosc 2015;81(1):81-9.
16. ASCRS, ASGE, SAGES. A consensus document on bowel preparation before colonoscopy: prepared by a task force from the American Society of Colon and Rectal Surgeons (ASCRS), the American Society for Gastrointestinal Endoscopy (ASGE), and the Society of American Gastrointestinal and Endoscopic Surgeons (SAGES). Gastrointest Endosc 2006;63(7):894-909.
17. Piraino B, Bernardini J, Brown E et al. ISPD position statement on reducing the risks of peritoneal dialysis-related infections. Perit Dial Int 2011;31:614-30.
18. Barkun A, Chiba N, Enns R et al. Commonly used preparations for colonoscopy: efficacy, tolerability, and safety - a Canadian Association of Gastroenterology position paper. Can J Gastroenterol 2006;20(11):699-710.
19. Shawki S, Wexner SD. Oral colorectal cleansing preparations in adults. Drugs 2008;68(4):417-37.
20. Tan JJ, Tjandra JJ. Which is the optimal bowel preparation for colonoscopy – a meta-analysis. Colorectal Dis 2006;8(4):247-58.
21. Belsey J, Epstein O, Heresbach D. Systematic review: oral bowel preparation for colonoscopy. Aliment Pharmacol Ther 2007;25(4):373-84.
22. DiPalma JA, Brady CE. Colon cleansing for diagnostic and surgical procedures: polyethylene glycol-electrolyte lavage solution. Am J Gastroenterol 1989;84:1008-16.
23. Tooson JD, Gates Jr LK. Bowel preparation before colonoscopy. Choosing the best lavage regimen. Postgrad Med 1996;100:203-14.
24. DiPalma JA, Brady CE 3rd, Stewart DL et al. Comparison of colon cleansing in preparation for colonoscopy. Gastroenterology 1984;86:856-60.
25. Sharma VK, Chockalingham SK, Ugheoke EA et al. Prospective, randomized, controlled comparison of the use of polyethylene glycol electrolyte lavage solution in four-liter versus two-liter volumes and pretreatment with either magnesium citrate or bisacodyl for colonoscopy preparation. Gastrointest Endosc 1998;47:167-71.
26. American Society for Gastrointestinal Endoscopy Guideline. Bowel preparation before colonoscopy. Gastrointest Endosc 2015;81(4):781-94.
27. Adams WJ, Meagher AP, Lubowski DZ et al. Bisacodyl reduces the volume of PEG solution required for bowel preparation. Dis Colon Rectum 1994;27:229-33.
28. Ell C, Fischbach W, Keller R et al. A randomized, blinded, prospective trial to compare the safety and efficacy of three bowel-cleansing solutions for colonoscopy (HSG-01). Endoscopy 2003;35:300-4.
29. Sharma VK, Steinberg EM, Vasudeva R et al. Randomized, controlled study of pretreatment with magnesium citrate on the quality of colonoscopy preparation with polyethylene glycol electrolyte lavage solution. Gastrointest Endosc 1997;46:541-43.
30. Kolts BE, Lyles WE, Achem SR et al. A comparison of the effectiveness and patient tolerance of oral sodium phosphate, castor oil, and standard electrolyte lavage for colonoscopy or sigmoidoscopy preparation. Am J Gastroenterol 1993;88:1218-23.
31. Ziegenhagen DJ, Zehnter E, Tacke W et al. Senna versus bisacodyl in addition to GoLytely lavage for colonoscopy preparation: a prospective randomized trial. Z Gastroenterol 1992;30:17-9.
32. Ziegenhagen DJ, Zehnter E, Tacke W et al. Addition of Senna improves colonoscopy preparation with lavage: a prospective randomized trial. Gastrointest Endosc 1991;37:547-9.
33. Iida Y, Miura S, Asada Y et al. Bowel preparation for the total colonoscopy by 2000 mL of balanced lavage solution (GoLytely) and senno-side. Gastroenterol Jpn 1992;27:728-33.
34. Averbach M, Sozumi T, Bataglia MP et al. Preparo de cólon para colonoscopia por manitol. Rev Bras Coloproct 1987;7:142-4.
35. Cutait R, Averbach M, Corrêa P. Endoscopia digestiva baixa. In: Coelho JCU. Aparelho digestivo: clínica e cirurgia. São Paulo: Atheneu; 2005. p. 174-91.
36. Davis GR, Santa Ana CA, Morawski SG et al. Development of a lavage solution with minimal water and electrolyte absorption or secretion. Gastroenterology 1980;78:991-5.
37. Reilly T, Walker G. Reasons for poor colonic preparation for inpatients. Gastroenterol Nurs 2004;27:115-7.
38. Ernstoff S, Howard DA, Marshall JB et al. A randomized blinded critical trial of a rapid colonic lavage solution compared with standard preparation for colonoscopy and barium enema. Gastroenterology 1983;84:1512-6.
39. Thomas G, Brozisky S, Isenberg JI. Patient acceptance and effectiveness of a balanced lavage solution (Golytely) versus the standard preparation for colonoscopy. Gastroenterology 1982;82:435-7.
40. Di Palma JA, Marshall JB. Comparison of a new sulfate-free polyethylene glycol lavage solution versus a standard solution for colonoscopy cleansing. Gastrointest Endosc 1990;36:285-9.
41. Froehlich F, Fried M, Schnegg JF et al. Palatability of a new solution compared with standard polyethylene glycol solution for gastrointestinal lavage. Gastrointest Endosc 1991;37:325-8.
42. Froehlich F, Fried M, Schnegg JF et al. Low sodium solution for colonic cleansing: a double blind, controlled, randomized prospective study. Gastrointest Endosc 1992;38:579-81.
43. Raymond JM, Beyssac R, Capdenat E et al. Tolerance, effectiveness and acceptability of sulfate-free electrolyte lavage solution for colon cleansing before colonoscopy. Endoscopy 1996;28:555-8.
44. Cohen SM, Wexner SD, Binderow SR et al. Prospective, randomized endoscopist-blinded trial comparing precolonoscopy bowel cleansing methods. Dis Colon Rectum 1994;37:689-96.
45. Frommer D. Cleansing ability and tolerance of three bowel preparations for colonoscopy. Dis Colon Rectum 1997;40:100-4.
46. Hsu CW, Imperiale TF. Meta-analysis and cost comparison of polyethylene glycol lavage versus sodium phosphate for colonoscopy preparation. Gastrointest Endosc 1998;48:276-82.
47. Hookey LC, Depew WT, Vanner S. The safety profile of oral sodium phosphate for colonic cleansing before colonoscopy in adults. Gastrointest Endosc 2002;56:895-902.
48. Fordtran JS, Santa Ana CA, Cleveland MvB. A low–sodium solution for gastrointestinal lavage. Gastroenterology 1990;98:11-6.
49. Matter SE, Rice OS, Campbell DR. Colonic lavage solutions: plain versus flavored. Am J Gastroenterol 1993;88:49-52.
50. Aoun E, Abdul-Baki H, Azar C et al. A randomized single-blind trial of split-dose PEG-electrolyte solution without dietary restriction compared with whole dose PEG-electrolyte solution with dietary restriction for colonoscopy preparation. Gastrointest Endosc 2005;62:213-8.
51. Rosch T, Classen M. Fractional cleansing of the large bowel with Golytely for colonoscopic preparations: a controlled trial. Endoscopy 1987;19:198-200.
52. Mukai M, Tajima T, Suzuki R et al. Reducing the volume of PEG lavage solution to less than 2 liters of bowel preparation. Tokai J Exp Clin Med 2000;25(1):27-32.

53. Marschall HU, Bartels F. Life-threatening complications of nasogastric administration of polyethylene glycol-electrolyte solutions (Golytely) for bowel cleansing. Gastrointest Endosc 1998;47:408-10.
54. Sondheimer JM, Sokol RJ, Taylor SF et al. Safety, efficacy, and tolerance of intestinal lavage in pediatric patients undergoing diagnostic colonoscopy. J Pediatrics 1991;119:148-52.
55. Gremse DA, Sacks AI, Raines S. Comparison of oral sodium phosphate to polyethylene-glycol-based solution for bowel preparation in children. J Pediatric Gastroenterol Nutr 1996;23:586-90.
56. Tolia V, Fleming S, Dubois R. Use of Golytely in children and adolescents. J Pediatr Gastroenterol Nutr 1984;3:468-70.
57. Schiller LR. Clinical pharmacology and use of laxatives and lavage solutions. J Clin Gastroenterol 1988;28:11-8.
58. Curran MP, Plosker GL. Oral sodium phosphate solution: A review of its use as a colonic cleanser. Drugs 2004;64:1697-714.
59. Rejchrt S, Bures J, Siroky M et al. A prospective, observational study of colonic mucosal abnormalities associated with orally administered sodium phosphate for colon cleansing before colonoscopy. Gastrointest Endosc 2004;59:651-4.
60. Panton ON, Atkinson KG, Crichton EP et al. Mechanical preparation of the large bowel for elective surgery. Comparison of whole gut lavage with conventional enema and purgative technique. Am J Surg 1985;149:615-9.
61. Da Silva MM, Briars GL, Patrick MK et al. Colonoscopy preparation in children: safety efficacy, and tolerance of high versus low volume cleansing methods. J Pediatr Gastroenterol Nutr 1997;24:33-7.
62. Dahshan A, Lin CH, Peters J et al. A randomized, prospective study to evaluate the efficacy and acceptance of three bowel preparations for colonoscopy in children. Am J Gastroenterol 1999;94:3497-501.
63. Trautwein AL, Vinitski LA, Peck SN. Bowel preparation before colonoscopy in the pediatric patient: a randomized study. Gastroenterol Nurs 1996;19:137-9.
64. Klug WA, Sampaio Neto P, Fonoff AM et al. Preparo do Intestino para Colonoscopia com Lactulona a 8%: Modo da Santa Casa de São Paulo. Rev Bras Coloproct 2008;28(1):84-8.
65. Delegge M, Kaplan R. Efficacy of bowel preparation with the use of a prepackaged, low fibre diet with a low sodium, magnesium citrate cathartic vs. a clear liquid diet with a standard sodium phosphate cathartic. Aliment Pharmacol Ther 2005;21(12):1491-5.
66. Bell GD, Quine A, Antrobus JH et al. Upper gastrointestinal endoscopy: A prospective randomized study comparing continuous supplemental oxygen via the nasal or oral route. Gastrointest Endosc 1992;38:319-25.
67. American Society for Gastrointestinal Endoscopy. Guidelines for endoscopy in pregnant and lactating women. Gastrointest Endosc 2012;76(1):18-24.

ANESTESIA, SEDAÇÃO E ANALGESIA

CAPÍTULO 10

João Valverde Filho ■ Marcio Matsumoto ■ Marilia Bonifácio Baranauskas

INTRODUÇÃO

Nas duas últimas décadas, o desenvolvimento de procedimentos diagnósticos e terapêuticos progressivamente mais complexos requerem sedação e analgesia por razões éticas e fisiológicas, uma vez que reduzem, pelo menos parcialmente, o aumento da liberação de catecolaminas, que podem provocar hipertensão arterial sistêmica e arritmias cardíacas.

O alívio da dor, a redução da ansiedade e a hipnose devem contemplar seus aspectos biológicos com a eliminação dos fatores causais e a correção das repercussões desfavoráveis que ocorrem nas vias e centros que capturam e processam a informação álgica e a melhora do comportamento físico, psíquico e social dos pacientes que necessitam de cuidados. As adequadas avaliações da equipe trabalhando em conjunto podem promover controle da dor, sedação ou anestesia adequada para cada procedimento individualmente.

O envelhecimento da população nas últimas décadas provocou maior demanda na busca de qualidade de vida, controle e satisfação, promovendo realização de exames endoscópicos em pacientes críticos e idosos com segurança.[1]

Cada vez mais, procedimentos complexos são realizados em pacientes em extremos de idade, portadores de doenças sistêmicas ou variações anatômicas, pois muitas vezes essa população está debilitada para ser submetida à cirurgia, porém, serão beneficiados com o procedimento proposto.[2]

Estas mudanças têm sido bem documentadas com o crescente número de novos fármacos, técnicas e controles clínicos dos pacientes, com o auxílio de sedação, anestesia e controle dos sinais e sintomas. Os procedimentos colonoscópicos sem sedação ou anestesia insuficiente podem provocar insatisfação e desconforto para os médicos e doentes, além de prolongar o tempo de exame, aumentar o percentual de diagnósticos inconsistentes e impedir a realização de procedimentos terapêuticos.[3]

São os sintomas físicos que os pacientes e familiares mais temem, apesar de os tratamentos serem efetivos. É importante informar aos doentes e seus familiares sobre os sinais e sintomas e expectativas acerca das sedações e anestesias gerais podem provocar para que a alta hospitalar destes doentes ocorra com segurança.

Os pacientes submetidos aos procedimentos endoscópicos podem apresentar dores agudas ou crônicas diferentes dos sintomas que os levaram a realizar os exames. Nestes casos é importante o acolhimento para evitar o sofrimento e subtratamento de condições clínicas que necessitem de tratamento e alívio das dores ou suspensão de medicamentos de uso crônico como opioides e antidepressivos, o que pode precipitar síndrome de abstinência.

As dores viscerais provocadas pelo procedimento endoscópico resultam da estimulação do sistema nervoso autônomo e respondem aos analgésicos potentes como opioides e não opioides, como dipirona e antiespasmódicos.

MANEJO DOS SINAIS E SINTOMAS

O manejo farmacológico dos efeitos analgésicos, sedativos e anestésicos é demonstrado na Figura 10-1.

A sedação e a anestesia geral provocam amnésia, analgesia, hipnose e relaxamento muscular. A sedação pode ser classificada como superficial, moderada ou profunda (CFM 1670/2003):

- *Ansiólise (sedação superficial):* é o estado de tranquilidade e calma induzido por fármacos, durante o qual o paciente responde normalmente aos comandos verbais. Embora as funções cognitivas e de coordenação possam estar comprometidas, as funções cardiovascular e ventilatória estão preservadas.
- *Sedação moderada (sedação consciente):* é uma depressão da consciência induzida por fármacos, durante a qual o paciente desperta intencionalmente a um comando verbal e/ou um leve estímulo tátil. As medidas para intervenções sobre a via aérea são necessárias, como hiperextensão da cabeça para permitir a passagem do fluxo de ar, sempre enriquecida com oxigênio sob máscara facial ou cateter binasal. Nesta modalidade a ventilação espontânea e a função cardiovascular estarão preservadas.
- *Sedação profunda:* é uma depressão da consciência induzida por fármacos, durante a qual o paciente não desperta facilmente, porém, responde aos estímulos dolorosos repetidos. A ventilação espontânea pode estar comprometida e o paciente pode precisar de assistência ventilatória para a manutenção da permeabilidade das vias aéreas, mesmo com a observação de oximetria em parâmetros aceitáveis, pois a respiração espontânea pode estar comprometida, com redução da capacidade ventilatória, evoluindo para hipóxia e hipercarbia. A função cardiovascular geralmente está

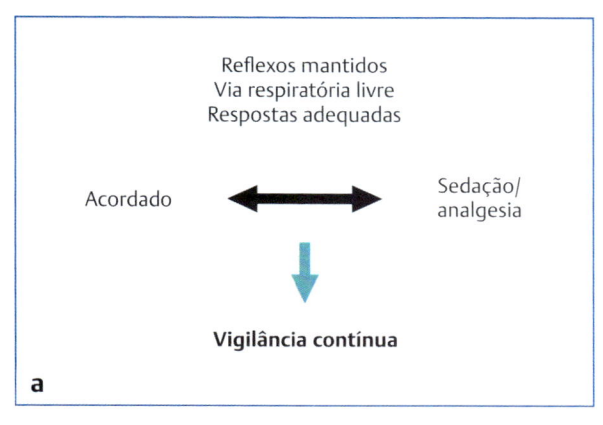

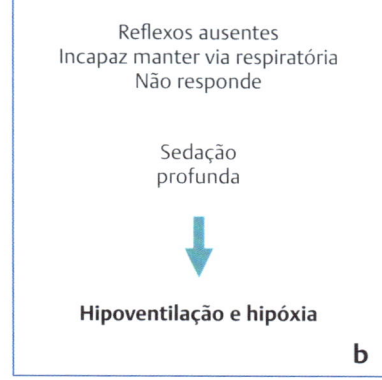

Fig. 10-1. (a) Reflexos mantidos, via respiratória livre. (b) Reflexos ausentes e incapaz de sustentar as vias respiratórias, não responde.

preservada. Caso contrário, a evolução para parada cardiorrespiratória e cerebral pode ocorrer e provocar consequências graves. No doente crítico com hipoproteinemia, ou hemodinamicamente instável, pequenas doses podem provocar sedação profunda e depressão cardiorrespiratória.

A passagem da modalidade de sedação profunda para anestesia geral ocorre com a completa ausência da consciência, sem respostas aos estímulos dolorosos, e as vias aéreas geralmente necessitam de dispositivos como cânulas de Guedel ou sonda de intubação orotraqueal para mantê-las pérvias, com consequente ventilação positiva por depressão respiratória completa.

ROTEIRO PARA O USO DE FÁRMACOS

Enquanto o diagnóstico e o tratamento das condições clínicas que motivaram o exame endoscópico são realizados, não há razão para o retardo do uso de fármacos adequados para cada doente separadamente. Os procedimentos realizados com medicações analgésicas ou sedativas inadequadas podem ser devastadores para o estado emocional dos doentes e seus familiares (Fig. 10-2).

Injeções ou infusões venosas são adequadas para a realização dos procedimentos colonoscópicos, provocando rápido efeito analgésico e ansiolítico com recuperação das respostas adequadas mais precocemente, facilitando a alta hospitalar.

As infusões venosas contínuas ou em *bolus* são, preferencialmente, adotadas para os procedimentos colonoscópicos realizados em hospitais ou clínicas com adequado material de reanimação cardiorrespiratória e presença de médicos treinados. Podem produzir níveis plasmáticos constantes, reduzindo intervenções em menor espaço de tempo quando comparadas por via intramuscular, subcutânea ou via oral.

As injeções intramusculares não são recomendadas. Injeções subcutâneas intermitentes são inadequadas pelo tempo de ação e duração, impedindo ações rápidas durante o procedimento (Fig. 10-3).

A avaliação pré-procedimento, incluindo o estado físico do paciente pela American Society of Anesthesiologists (ASA), idade, índice de massa corpórea, classificação de Mallampati e fatores de risco para apneia obstrutiva do sono, devem ser considerados previamente à administração da sedação por médicos não anestesiologistas.

Pacientes com estado físico ASA ≥ 3, com Mallampati classe ≥ 3 ou outras condições sob risco de obstrução da via aérea (como tumores de faringe e laringe), em pacientes que fazem uso crônico de analgésicos opioides ou em casos de procedimentos de longa duração, sugere-se que a sedação seja feita por médico anestesiologista.[4]

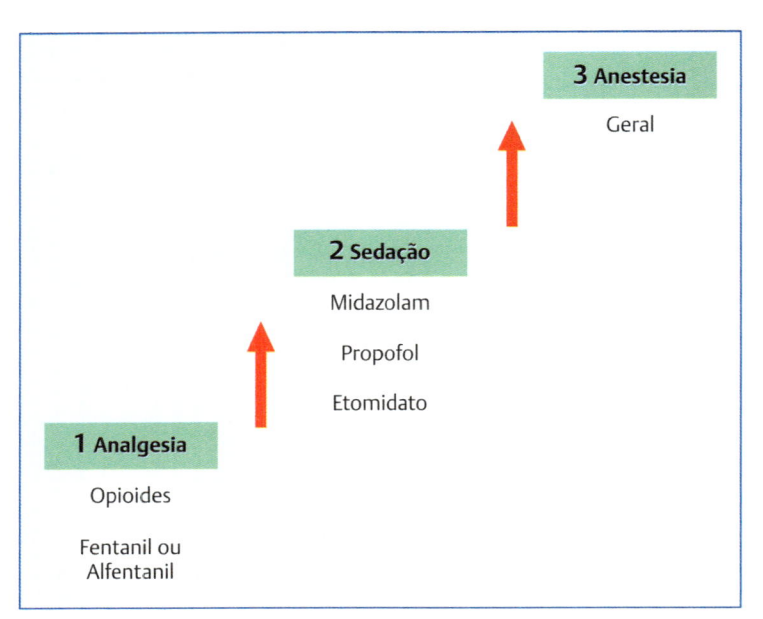

Fig. 10-2. Procedimentos farmacológicos para sedação, analgesia e anestesia.

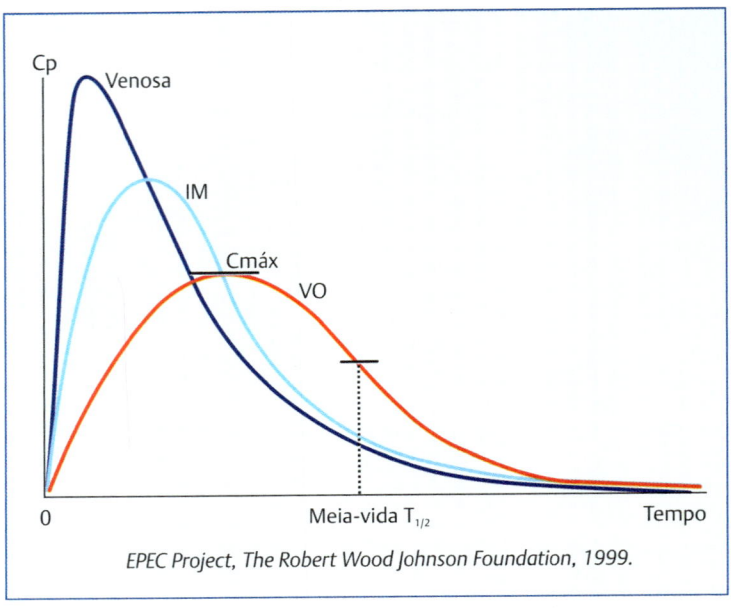

Fig. 10-3. Curvas plasmáticas para os opioides (analgésicos).

FÁRMACOS ANSIOLÍTICOS RECOMENDADOS

A sedação balanceada consiste na administração de pequenas doses de diferentes fármacos depressores do sistema nervoso central, com o propósito de otimizar suas ações terapêuticas e minimizar a possibilidade de reações adversas.

Na prática endoscópica, a sedação balanceada consiste no uso de um hipnótico (propofol ou midazolam) e um opioide (fentanila ou alfentanila), sendo que o opioide é administrado em dose única, seguido por doses adicionais de hipnótico até alcançar nível de sedação desejado (preferencialmente sedação moderada).[5]

Por mais de três décadas, a sedação com administração venosa de benzodiazepínicos, combinados ou não a opioides, tem sido adotada como regime padrão para endoscopia digestiva e é, geralmente, referida como sedação tradicional.[6]

Habitualmente esses procedimentos não necessitam de planos profundos de sedação e os pacientes podem ser liberados o mais breve possível. Assim, os agentes farmacológicos por via venosa devem ter rápido início de ação e curto tempo de duração.

Midazolam

- Fármaco da classe dos benzodiazepínicos (BDZ), possui propriedades amnésicas anterógrada, ansiolíticas, sedativas, hipnóticas, anticonvulsivas e relaxantes musculares em razão de ações específicas sobre o sistema nervoso central. Pode provocar vasodilatação coronariana por ação periférica.[7] Apresenta rápido início de ação e curta duração, conferindo ao fármaco perfil adequado para procedimentos realizados em ambiente ambulatorial.[8]
- Todos os BDZ em uso clínico são ligados aos receptores BDZ localizados no complexo do receptor GABA-a inibitório.[9]
- É o único BDZ hidrossolúvel. Essa propriedade é encontrada no seu anel imidazólico que, ao permanecer aberto em pH < 4, confere à droga hidrossolubilidade. Essa propriedade permite ao midazolan comercialização em solução aquosa com pH = 3,5 com a adição de ácido clorídrico, evitando a ocorrência de dor à injeção ou flebite.[8]
- Seu rápido início de ação se deve ao fato da elevada lipossolubilidade do midazolan em pH fisiológico, pois em pH > 4 o anel imidazólico fecha-se, tornando o fármaco solúvel em lipídios.[8] Fármacos lipossolúveis atravessam mais facilmente a barreira hematoencefálica e alcançam o sistema nervoso central mais rapidamente.[10]
- O início de ação ocorre após 2 a 3 minutos observados no padrão de atividade elétrica ao eletroencefalograma.[10]
- No fígado, a rápida metabolização do anel imidazólico confere ao midazolam seu curto período de ação. O metabolismo se dá por meio do citocromo P-450, formando metabólitos hidrossolúveis, excretados por via renal.[10,11]

- O midazolam possui rápida velocidade de distribuição para outros tecidos (1,8 a 5,4 min), entretanto, a velocidade de eliminação é lenta (1,7 a 2,6 horas). Este fenômeno explica o rápido despertar com sonolência relativamente longa, o que confere um período de recuperação maior, podendo ser causa de retardo da alta hospitalar.[12,13]
- A farmacocinética do midazolam pode ser alterada por características antropométricas (idade, sexo, obesidade), por estados patológicos (insuficiência renal e hepática) e por interação com outros fármacos.[14]

Propofol

- O propofol é um alquifenol com propriedades hipnóticas e sedativas. Seu mecanismo de ação se deve à interação com o receptor GABA-a.[15] Possui alta lipossolubilidade e sua apresentação comercial sob emulsão lipídica, pode cursar com dor à injeção e flebite.[16]
- O tempo de latência para o início de ação do propofol é de 30 segundos, atingindo o equilíbrio entre sangue e cérebro em 2 minutos.
- Sua meia-vida de distribuição é extremamente rápida (2-4 min), distribuindo-se para outros tecidos e provocando despertar rápido e ausente de sonolência residual. A meia-vida de eliminação ultrarrápida (30 min a 1 hora) confere ao fármaco segurança para alta hospitalar mais precoce quando comparada ao midazolam.[17]
- Seus principais efeitos sistêmicos sobre os sistemas cardiovasculares e respiratórios podem provocar redução da pressão arterial, por vasodilatação periférica e depressão miocárdica direta.[18] Os efeitos respiratórios estão associados à depressão respiratória, com redução do volume-minuto e da depressão dos músculos sobre a laringe, impedindo a ventilação adequada.[18]

Fentanila

- Opioide sintético, pertencente ao grupo das fenilpiperidinas. Atua como agonista dos receptores *mu* e *kappa* opioides.[19,20]
- Analgésico com potência 50 a 100 vezes superior à da morfina. Seu uso está indicado para propiciar analgesia em procedimentos dolorosos.[20,21]
- Quando utilizado de forma isolada, não cursa com sedação significativa nas doses usuais. Este fármaco é utilizado na prática diária em associação ao midazolam. O resultado da associação é uma pronunciada sedação, podendo ocasionar depressão cardiovascular e respiratória, e por este efeito indesejável recomenda-se titulação cautelosa. Os principais efeitos adversos são comuns aos opioides como náuseas, vômitos e prurido.[19]

Alfentanila

- O alfentanila é um opioide altamente lipossolúvel, conferindo à molécula cinco vezes mais potência que a fentanila, embora com tempo de duração mais curto. Assim como a fentanila, o alfentanila possui propriedade cardiovascular mínima e segurança para administrar para pacientes críticos como em insuficiência renal. Estas propriedades fazem deste fármaco analgésico ideal para procedimentos ambulatoriais, entretanto, comparado à fentanila, com propriedades semelhantes, possui custo elevado, o que inviabiliza seu uso rotineiro.[20]

EFEITOS INTOLERÁVEIS DOS FÁRMACOS

Os opioides podem provocar vários sintomas como náusea, vômito, constipação, tontura, confusão e outros efeitos menos comuns.[20] Entretanto, estes efeitos podem ser manejados de modo apropriado. Reações anafiláticas são raras e prurido e broncospasmo podem ser efeitos diretos dos opioides. A utilização de anti-histamínicos pode provocar alívio dos sintomas. A troca do opioide é alternativa para realizar o procedimento.

Náusea e vômito são facilmente tratados e rapidamente desaparecem, pois os opioides administrados apresentam curtos períodos de ação. Delírio, confusão, agitação, mioclonia sugerem excesso de opioide circulante.[20,22]

Depressão respiratória pode ocorrer, principalmente, em pacientes que não utilizam opioides de modo regular. Dor é um potente estimulante para a respiração e nos doentes que não apresentam dores, a depressão respiratória pode ocorrer mais rapidamente. À medida que as doses aumentam, a sonolência geralmente precede a depressão respiratória. Assim, a associação de um ansiolítico ao opioide provoca sedação e depressão mais rápida e mais intensa. A vigilância dos sinais vitais e oxigenoterapia devem ser mandatórios nos pacientes submetidos aos procedimentos endoscópicos.

ANTAGONISTAS DE OPIOIDES E ANSIOLÍTICOS

Flumazenil

- Fármaco com afinidade para os receptores BDZ destituído de atividade ansiolítica. É uma imidazobenzodiazepina, com ação agonista-antagonista, porém, com fraca atividade agonista.
- Foi o primeiro agente capaz de reverter prontamente todos os efeitos centrais dos benzodiazepínicos. Seu mecanismo de ação é obtido por meio de uma competição pelos receptores benzodiazepínicos, não possuindo atividade intrínseca.[20,23]
- Possui alta lipossolubilidade, com início de ação em um minuto após a administração venosa. Isso confere ao fármaco rápida meia-vida de eliminação (0,8 a 1,15 h), necessitando de cautela na reversão da sedação de drogas com meia-vida longa ou após altas doses de benzodiazepínicos.[24] A duração média do antagonismo é de 30 minutos.
- Em pacientes ambulatoriais sedados com midazolam, sugere-se uma observação de 2 horas para detecção de sedação residual após administração do antagonista.[25] Para os doentes com o uso de BDZ de ação longa, como o diazepam, deve-se aguardar 5 a 6 horas, especialmente nos doentes idosos e debilitados.
- Os efeitos adversos incluem náusea, tremores, lacrimejamento e ansiedade.[26] Crises convulsivas podem ocorrer e estão associadas ao uso crônico de benzodiazepínicos e histórias de crises convulsivas prévias.

Naloxona

- Possui afinidade pelos mesmos receptores da morfina, que são opioides *mu, kappa e delta.*
- Quando se liga ao receptor, a naloxona ocupa o receptor ou desloca o agonista opioide de seu sítio, impedindo o aparecimento do seu efeito, sem ativar os mecanismos celulares que decorrem da ligação de um agonista opioide nesse receptor.[20]
- A naloxona deve ser administrada por via intravenosa e seu efeito aparece dentro de 1 a 2 minutos. Na dose de 0,4 mg, seu efeito será de 60 a 120 minutos. Dessa forma, os pacientes que receberam altas doses de agonistas opioides precisam ser monitorados para um eventual reaparecimento dos sintomas de intoxicação por opioides, em função da metabolização do antagonista e acúmulo do agonista. Nesses casos será necessária nova dose do antagonista ou a manutenção de infusão contínua da naloxona.
- Possui 95% de biotransformação hepática e tem eliminação renal.
- Seus efeitos colaterais são taquicardia, hipertensão arterial, arritmias, edema agudo de pulmão.
- A dose depende da quantidade de agonista administrada e no adulto varia de 0,04 a 0,4 mg a cada 3 a 4 minutos.
- A dose pediátrica varia de 1 a 10 mcg/kg a cada 3 a 4 minutos.

INDICAÇÕES PARA INTUBAÇÃO OROTRAQUEAL

A obstrução mecânica do cólon por redução do movimento intestinal ou compressão externa por tumores estão frequentemente associadas as distensões, náusea e vômito. O alívio da causa durante o exame endoscópico pode ser desastroso com sedação moderada a intensa. A indicação de anestesia geral e intubação pode ser necessária para prevenir a aspiração do conteúdo gástrico durante o procedimento.

Os doentes que não colaboram ou apresentam patologias graves como doença pulmonar obstrutiva crônica e obesos mórbidos são candidatos à anestesia geral para garantir as vias aéreas pérvias e reduzir o risco de aspiração pulmonar. Para os procedimentos rotineiros é possível a realização de endoscopias digestivas altas para aspiração de conteúdo gástrico antes dos exames colonoscópicos.

Os protocolos institucionais de tempo de jejum devem ser seguidos. Caso não haja, seguem as recomendações adotadas pela Sociedade Americana de Anestesiologistas.

O QUE PODE SER EVITADO

A associação de dois opioides como fentanila e alfentanila não é necessária. Escolha apenas um deles. A associação não aumenta a segurança e não evita depressão respiratória.

Não utilize dois hipnóticos simultaneamente como propofol e midazolam. A associação pode parecer benéfica ao reduzir as doses dos dois hipnóticos, porém, pode aumentar a incidência de depressão respiratória e prolongar o despertar, o que pode contrariar o objetivo ambulatorial do procedimento.

Não prepare propofol antecipadamente. A emulsão lipídica pode contaminar a solução rapidamente.

Realize sempre avaliação e presença dos materiais mínimos necessários para a realização dos procedimentos endoscópicos (Quadro 10-1).

ASPECTOS ÉTICOS E LEGAIS

Na resolução CFM 1670/2003 de 11 de julho de 2003, o Conselho Federal de Medicina definiu a sedação como um ato médico realizado mediante a utilização de medicamentos com o objetivo de proporcionar conforto ao paciente para a realização de procedimentos médicos ou odontológicos (Anexo 1).

PROTOCOLO DE DILUIÇÕES E RECOMENDAÇÕES

Analgesia

Fentanila

- Preparo da infusão: dose inicial ou manutenção.
- 1 mL (50 mcg) fentanila + solução fisiológica 0,9% 4 mL.
- Cada ampola de fentanila contém 2 mL de solução (50 µg/mL).
- Dose inicial (concentração final de 10 µg/mL).
- A administração de fentanila varia com infusões de 20 a 50 µg. Aguarde 3 minutos antes da utilização de sedação com benzodiazepínicos e hipnóticos relacionados abaixo.

Atenção: pacientes com insuficiência renal, hepática ou pneumopatia obstrutiva crônica:

- Jamais infundir opioide rapidamente ou sem a administração prévia de oxigênio por máscara ou cateter binasal.

Durante o procedimento: para frequência respiratória ≤ 8/min:

- Interromper a infusão.
- Administrar naloxona (Narcan®) – 0,1 mg EV. Repetir a naloxona até o paciente responder a comandos verbais e mecânicos.

Dose Equianalgésica de Analgésicos Opioides

Analgésico	Dose Parenteral (mg)
Fentanila	0,1 mg
Meperidina	50 mg
Morfina	5 mg

Sedação

Midazolam

- Preparo da infusão: dose inicial ou manutenção.
- 5 mL de midazolam + solução fisiológica 0,9% 5 mL.
- Cada ampola de midazolam contém 5 mL de solução (1 mg/mL).
- Dose inicial (concentração final de 0,5 mg/mL).
- A administração de midazolam varia com infusões de 2 a 5 mg ou 0,05 a 0,1 mg/kg.
- Para pacientes adultos > 60 anos ou debilitados, a dose inicial deve ser reduzida para 1 a 1,5 mg e aguardar 5 a 10 minutos para o início do procedimento.

Quadro 10-1. Equipamentos de Rotina e Emergência

Oxigênio	▪ Sistema para fornecimento de oxigênio a 100%
Aspirador	▪ Sistema para aspirar secreções ▪ Sondas para aspiração
Manutenção das vias respiratórias	▪ Máscaras faciais ▪ Máscaras laríngeas ▪ Cânulas naso e orofaríngeas ▪ Tubos endotraqueais ▪ Laringoscópio com lâminas
Monitores	▪ Oxímetro de pulso com alarmes ▪ Monitor cardíaco ▪ Aparelho para medir pressão arterial
Equipamentos para reanimação e medicamentos	▪ Balão autoinflável (Ambu) ▪ Desfibrilador ▪ Drogas para reanimação ▪ Antagonistas: naloxona, flumazenil ▪ Impressos com protocolos para reanimação (tipo ACLS)

Propofol

- Preparo da infusão: dose inicial ou manutenção.
- 10 mL de propofol + 10 mL de solução fisiológica 0,9% (propofol 5 mg/mL).
- Cada ampola de propofol contém 20 mL de solução (10 mg/mL).
- Dose inicial de 0,02 a 1 mg/kg.
- A administração de propofol varia com infusões em *bolus* de 5 a 20 mg.

Atenção: o propofol é fármaco de ação ultracurta. A depressão respiratória *sempre* ocorre quando associado a depressores do SNC (opioide e benzodiazepínico) e somente deve ser utilizada por anestesiologistas ou médicos treinados para reanimação cardiorrespiratória.

Flumazenil

- Apresentação: ampola de 0,1 mg/mL.
- Dose inicial: 4-20 mcg/kg ou 0,2 a 1 mg em *bolus* sem diluir.
- Preparo da infusão: 3 mg em 50 mL de solução salina 0,9% (60 mcg/mL) para infusão contínua a uma velocidade de 0,5-1 mcg/kg/min.
- **A duração média do flumazenil é de 30 minutos. Cuidado com a ressedação.**

CONSIDERAÇÕES FINAIS

A realização de colonoscopias tornou-se, nos últimos anos, um procedimento de rotina.[5] Dessa forma, houve aumento considerável no número de exames realizados, bem como de procedimentos terapêuticos. O crescimento da demanda, criou a necessidade de um eficiente sistema de fluxo que viabilize o atendimento de um número cada vez maior de pacientes, com otimização dos custos e manutenção da qualidade e segurança.

A seleção de fármacos, bem como sua correta administração, garante satisfação do paciente, rápida recuperação e redução dos custos.

REFERÊNCIAS BIBLIOGRÁFICAS

1. Chong VH, Yim HB, Lim CC. Endoscopic retrograde colangiopacreatography in the elderly: outcomes, safety and complications. Singapore Med J 2005;46:621-6.
2. Practice Advisory. An update report by American Society os Anesthesiologists Task Force. Anesthesiology 2015;122:495-520.
3. Carey EJ, Sorbi D. Unsedated endoscopy. Gastrointest Endoscopy Clin N Am 2004;14:369-83.
4. ASGE Standards of Practice Committee, Early DS, Lightdale JR, Vargo JJ 2nd, Acosta RD, Chandrasekhara V et al. Guidelines for sedation and anesthesia in GI endoscopy. Gastrointest Endosc 2018;87(2):327-37.
5. Goudra B, Singh PM. Anesthesia for gastrointestinal endoscopy: A subspecialty in evolution? Saudi J Anaesth 2015 Jul-Sep;9(3):237-8.
6. Dumonceau JM, Riphaus A, Schreiber F, Vilmann P, Beilenhoff U, Aparicio JR et al. Non-anesthesiologist administration of propofol for gastrointestinal endoscopy: European Society of Gastrointestinal

Endoscopy, European Society of Gastroenterology and Endoscopy Nurses and Associates Guideline – Updated June 2015. Endoscopy 2015;47:1175-89.
7. Brunton L, Parker K, Blumenthal D, Buxton I. Goodman & Gilman's. Manual of Pharmacological and therapeutics. (CIDADE?): Mcgraw-Hill; 2008. p. 262-77.
8. Chiu JW, White PF. Nonopiode intravenous anestesia. In: Barash PG, Cullen BF, Stoelting RK (Eds). Clinical anestesia. 4th ed. Philadelphia: Lipincott Williams & Wilkins; 2001. p. 327-44.
9. Hobbs WR, Raw TW, Verdoon TA. Hipnotics and Sedatives: Etahnol. In: Hardman JG, Gilman AG, Limbird LE (Eds.). The Pharmacological Basisof Therapeutics. New York: Mcgraw-Hill; 1996. p. 361-98.
10. Reves JG, Glass PSA, Lumbarsky DA. Nonbarbiturate intravenous anesthetics. In: Miller RD (Ed.). Anesthesia. 5th ed. Philadelphia: Churchill Livinstone; 2000. p. 228-72.
11. Lin YS, Dowling ALS, Quigley SD. Co-regulation of CYP3A4 and Contribution of Hepatic and intestinal Midazolan Metabolism. Molecular Pharmacol 2002;62:162-72.
12. Bauer TM, Ritz R, Haberthur C et al. Prolonged sedation due to accumulation of conjugated metabolites of Midazolam. Lancet 1995;346:145-7.
13. Grounds RM, Maxuel DL et al. Acute ventilator changes durind iv induction of anesthesia whith propofol in man. Br J Anesthesia 1987;43:1098-102.
14. Martin G, Glass PSA, Breslin DS et al. Study of Anestetic Drug utilization in Different Age Groups. J Clin Anesth 2003;15:194-200.
15. Manami H, Yoshihisa K, Yoshimi I. Propofol activates GABA receptor-chloride ionophore complex in dissociated hippocampal piramidal neurons of rat. Anesthesiology 1993;79:781-8.
16. Steven LS. Propofol Formulations. Seminars in Anesthesia. Perioperative Medicine and Pain 2002;21:248-57.
17. White PF. Tratado de anesthesia venosa. (CIDADE?): Artmed editora, 2001.
18. Larsen R et al. Effects of Propofol on cardiovascular dynamics and coronary blood flow in geriatric patients. A comparisonwith etomidate. Anaesthesia 1988;43 Suppl: 25-31.
19. Bailey PL, Egan TD, Stanley TH. Intravenous opioid anesthetics. In: Miller RD (Ed.). Anesthesia. 5th ed. Philadelphia: Churchill Livinstone; 2000. p. 273-376.
20. Cummings III K, Naguib MA. Opioids Agonists and Antagonists. In: Stoelting's Pharmacology and Physiology in Anesthetic Practice, 5th ed. Wolters Kluwer; 2015. p. 993.
21. Peng PWH, Sandler AN. A review of thw use of Fentanyl analgesia in the management of acute pain in adults. Anesthesiology 1999;90:576-99.
22. Kaiko RF, Foley KM, Grabinski PY et al. Central nervous system excitatory effects of meperidine in cancer patients. Ann Neurol 1983;13:180-5.
23. Whitwam JG. Flumazenil and Midazolam in Anesthesia. Acta Anaesthesiol Scand 1995;39S108:15-22.
24. Amreim R et al. Clinical pharmacology of Flumazenil. Eur J Anaesthesiol 1988;S2:65-80.
25. Shannon MD, Michael MPH et al. Safety and efficacy of Flumazenil in reversal of benzodiazepine-induced conscious sedation. J Ped 1997;131:582-6.
26. Schauben JL. Flumazenil and precipitated whithdrawal reaction. Curr Ther Res 1992;52:152-9.

Anexo 1: "Resolução CFM 1670/2003"

"Art.1° - Nos ambientes em que se praticam procedimentos sob "sedação consciente" ou níveis mais profundos de sedação, devem estar disponíveis:

I. Equipamentos adequados para a manutenção da via aérea permeável, bem como a administração de oxigênio em concentração superior à da atmosfera;

II. Medicamentos para tratamento de intercorrências e eventos adversos sobre os sistemas cardiovascular e respiratório;

III. Material para documentação completa do procedimento, devendo ficar registrado o uso das medicações, suas doses e efeitos;

IV. Documentação com critérios de alta do paciente.
Parágrafo 1°- Deve-se dar ao paciente e ao acompanhante, verbalmente e por escrito, instruções relativas aos cuidados sobre o período pós-procedimento, bem como informações para o atendimento de emergências eventuais.
Parágrafo 2°- Todos os documentos devem ser assinados pelo médico responsável.

Art. 2°- O médico que realiza o procedimento não pode encarregar-se simultaneamente da administração de sedação profunda/analgesia, devendo isto ficar a cargo de outro médico.

Art. 3°- Todas as unidades que realizarem procedimentos sob sedação profunda devem garantir os meios de transporte e hospitais que disponham de recursos para atender a intercorrências graves que porventura possam acontecer."

Todos os procedimentos ambulatoriais são regimentados pela resolução CFM 1409/94 incluindo condições da unidade, seleção de pacientes e condições de alta:

"Art. 1º - Determinar aos médicos que, na prática de atos cirúrgicos e ou endoscópicos em regime ambulatorial, quando em unidade independente do Hospital, obedeçam às seguintes condições:
I - Condições da Unidade:
a) condições estruturais higiênicossanitárias do ambiente e condições de esterilização e desinfecção dos instrumentos de acordo com as normas vigentes;
b) registro de todos os procedimentos realizados;
c) condições mínimas para a prática de anestesia, conforme Resolução 1363/93, do Conselho Federal de Medicina;
d) garantia de suporte hospitalar para os casos que eventualmente necessitem de internamento, seja em acomodação própria, seja por convênio com hospital;
e) garantia de assistência, após a alta dos pacientes, em decorrência de complicações, durante 24 horas por dia, seja em estrutura própria ou por convênio com unidade hospitalar;
II - Critérios de seleção do paciente:
a) paciente com ausência de comprometimento sistêmico, seja por outras doenças ou pela doença cirúrgica, e paciente com distúrbio sistêmico moderado, por doença geral compensada;
b) procedimentos cirúrgicos que não necessitem de cuidados especiais no pós-operatório;
c) exigência de acompanhante adulto, lúcido e previamente identificado;
III - Condições de alta do paciente da Unidade:
a) orientação no tempo e no espaço;
b) estabilidade dos sinais vitais, há pelo menos 60 (sessenta) minutos;
c) ausência de náuseas e vômitos;
d) ausência de dificuldade respiratória;
e) capacidade de ingerir líquidos;
f) capacidade de locomoção como antes, se a cirurgia o permitir;
g) sangramento mínimo ou ausente;
h) ausência de dor de grande intensidade;
i) ausência de sinais de retenção urinária;
j) dar conhecimento ao paciente e ao acompanhante, verbalmente e por escrito, das instruções relativas aos cuidados pós-anestésicos e pós-operatórios, bem como a determinação da Unidade para atendimento das eventuais ocorrências."

ANATOMIA ENDOSCÓPICA E TÉCNICA DO EXAME DE COLONOSCOPIA

CAPÍTULO 11

Walton Albuquerque ▪ Ricardo Castejon Nascimento ▪ Juliana de Sá Moraes
Letícia Arruda Mendes Cruz Liccazali ▪ Roberto Motta Pereira

INTRODUÇÃO

Nos últimos anos, houve uma explosão na quantidade de colonoscopias realizadas em decorrência da constatação de que a polipectomia colorretal diminuiu a incidência do câncer colorretal.[1] Com isso, a demanda do exame aumentou e, consequentemente, houve migração de diversos profissionais de algumas especialidades médicas para realizarem a colonoscopia. Como o sigmoide é o "vilão" do colonoscopista, não se pode começar o procedimento sem uma boa técnica, pois o início do exame é a parte mais difícil. Além disso, uma técnica adequada, com introdução do tubo do ânus ao íleo em pouco tempo, com baixo estímulo ao paciente, permite a retirada do aparelho com o colonoscopista descansado, com tempo e energia suficientes para o encontro das lesões que, em última análise, é o objetivo principal do exame.

EXAME NORMAL

O conhecimento anatômico de reto, cólon e íleo, tanto da parte interna como da parede desses órgãos e estruturas adjacentes, deve ser de domínio do profissional que realiza o procedimento.

O reto mede cerca de 15 cm de extensão no adulto, com um diâmetro interno em torno de 6 a 7 cm, composto internamente por três pregas de mucosa, denominadas válvulas de Houston. A distância aproximada de cada uma dessas válvulas da margem anal é de 5, 8 e 12 cm para a inferior, média e superior respectivamente. A válvula média está à esquerda e corresponde à reflexão peritoneal anterior, que é um marco anatômico importante entre o reto intra e extraperitoneal, e as outras duas válvulas estão à direita. A espessura da parede do reto gira em torno de 7 mm (Figs. 11-1 e 11-2).[2]

O cólon mede cerca de 150 cm de comprimento, atravessa o abdome em toda extensão, é tubular e alterna partes fixas e móveis. Tem diâmetro interno médio de 7,5 cm, sendo mais largo no ceco/ascendente, embora com parede fina, entre 3,5 a 5 mm. Habitualmente, as partes móveis são o sigmoide, transverso e ceco decorrentes apenas da fixação ao mesentério, e as partes fixas são

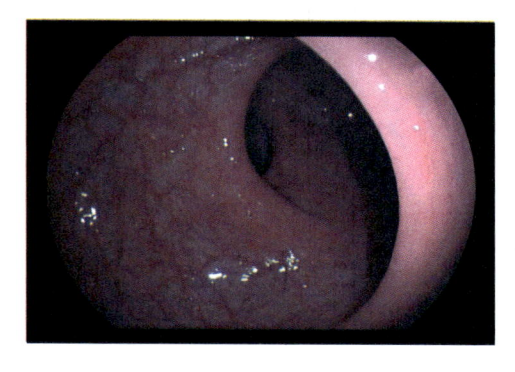

Fig. 11-2. Visão endoscópica do reto, com suas válvulas e vascularização.

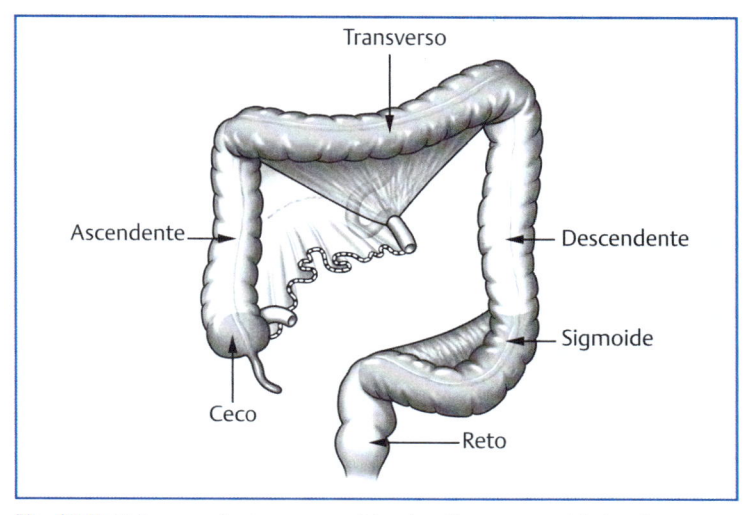

Fig. 11-3. Visão panorâmica esquemática do cólon, com o objetivo de mostrar as partes móveis (mais escuras) com os respectivos mesentérios e as partes fixas, aderidas ao retroperitônio.

o ascendente e o descendente pela intimidade da parede ao retroperitônio e ausência de mesentério (Fig. 11-3).[2]

A mucosa normalmente tem coloração rósea e vasos finos. As pregas semilunares aparecem entre as haustrações, ora mais planas, ora mais elevadas. O baço e o fígado, muitas vezes, são observados durante o exame como uma "sombra" azulada nos respectivos ângulos. São três tênias que acompanham a musculatura longitudinal da parede do cólon: tênias omental, coli e livre. Elas conferem uma impressão longitudinal na mucosa intestinal e guia o eixo que o colonoscopista deve seguir introduzindo o aparelho. No transverso, como são mais nítidas e equidistantes, desenham o aspecto triangular (Figs. 11-4 a 11-8).

O ceco e a papila ileocecal são marcos anatômicos nítidos. Identificam-se as três pregas de mucosa que correspondem às tênias, com o orifício apendicular no centro, lembrando a logomarca da Mercedes-Benz. A papila ileocecal é proeminente, bilabiada, com aspecto amarelado em virtude do depósito de gordura. Deve-se ter em mente que a identificação da luz do aparelho por transiluminação do abdome, para definir a topografia do ceco quando esta está na fossa ilíaca direita, tem de ser feita com muito

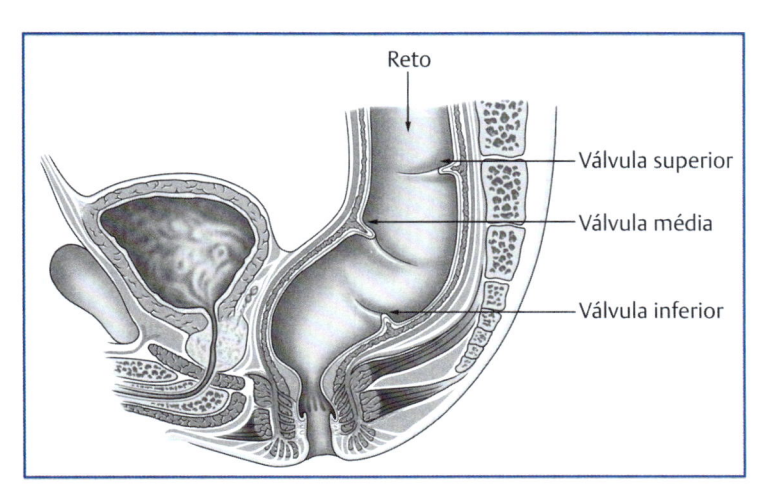

Fig. 11-1. Desenho esquemático da anatomia do reto, notando-se as válvulas de Houston e a relação com a próstata e a bexiga.

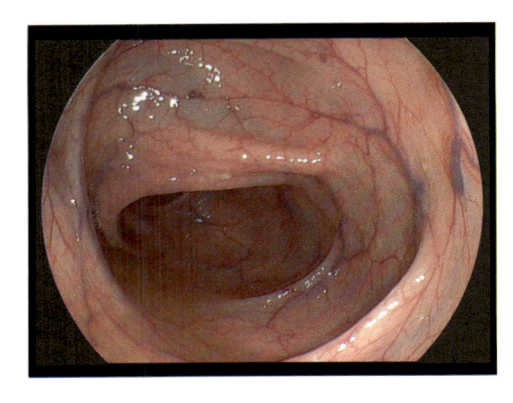

Fig. 11-4. Aspecto normal da mucosa do cólon, com coloração rósea e a distribuição regular dos vasos finos.

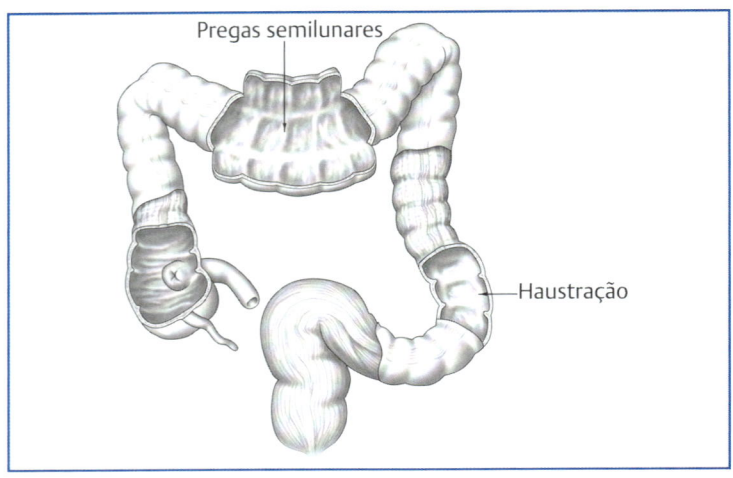

Fig. 11-5. As pregas semilunares são nítidas e dividem as haustrações.

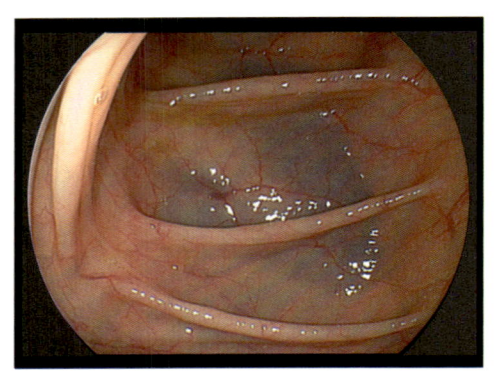

Fig. 11-6. Coloração azulada do baço em íntimo contato com o cólon.

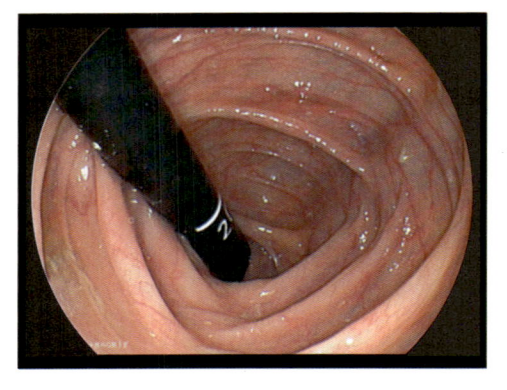

Fig. 11-7. Colonoscópio em retroflexão no cólon ascendente, notando-se discreta coloração azulada no cólon, correspondendo à impressão da borda hepática.

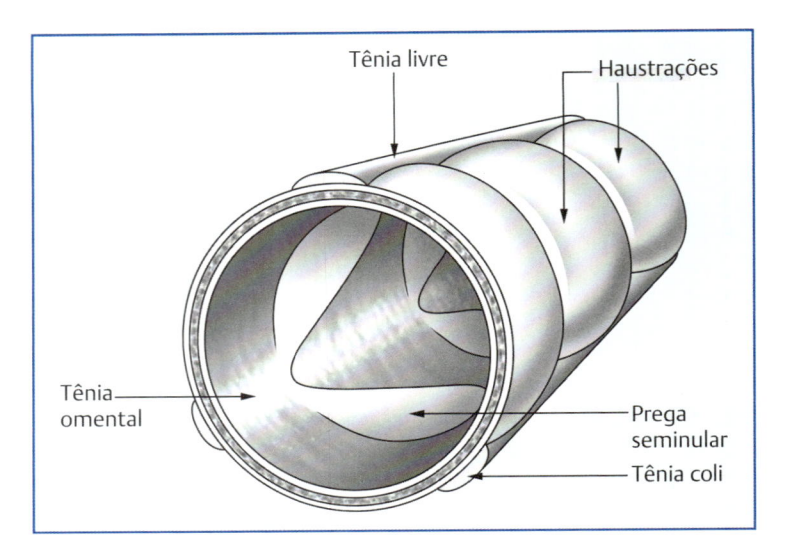

Fig. 11-8. As três tênias do cólon podem ser notadas tanto na serosa como na mucosa e têm grande importância para guiar o colonoscopista em direção ao eixo longitudinal do cólon, principalmente nas angulações.

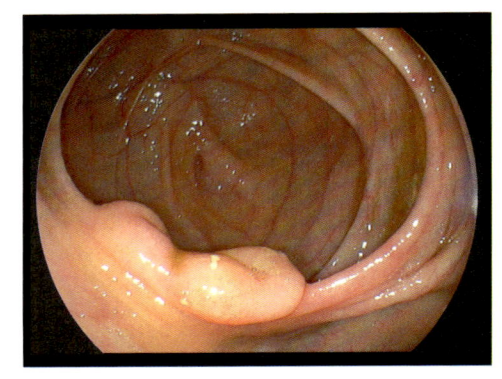

Fig. 11-9. Foto endoscópica panorâmica da anatomia clássica do ceco, da válvula ileocecal e do orifício apendicular.

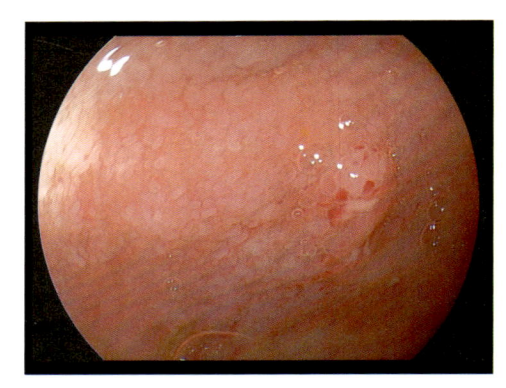

Fig. 11-10. Íleo terminal com suas inconfundíveis vilosidades e um diminuto folículo linfoide.

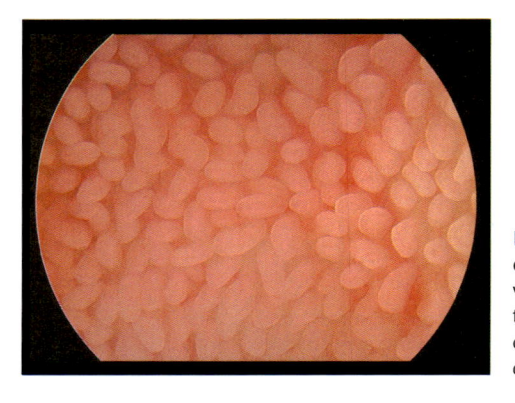

Fig. 11-11. Visão endoscópica das vilosidades do íleo terminal à magnificação de imagens, sem cromoscopia.

cuidado, pois, às vezes, o ceco é móvel, e este dado isolado não é fidedigno (Fig. 11-9).

O íleo terminal com suas vilosidades apresenta um aspecto aveludado da mucosa, às vezes com diminutas nodulações que correspondem aos folículos linfoides, principalmente na criança e no adulto jovem (Figs. 11-10 e 11-11).[2]

TÉCNICAS

Para uma boa técnica em colonoscopia, três fatores devem ser observados: um relacionado com o examinado, outro com a sala de exame/aparelho e o último com o examinador.

- *Examinado:* deve estar motivado e consciente da indicação do exame. Com isto, irá aderir ao esquema de preparo intestinal, que não é agradável, mas fundamental para um bom exame. Durante a colonoscopia, deverá estar confortavelmente posicionado e recebendo os medicamentos necessários para não sentir dor e diminuir a ansiedade.
- *Sala de exame/aparelho:* deve estar equipada adequadamente para o procedimento proposto, organizada, com iluminação regulável e sem barulho. O aparelho calibrado é testado, tanto em relação à parte mecânica quanto à parte óptica-eletrônica. As válvulas devem estar lubrificadas para evitar o travamento durante o procedimento. Alguns fixam uma placa à porta da sala: "procedimento em andamento, não interromper e não usar celulares".
- *Examinador:* deve ter treinamento em centro reconhecido pela sociedade médica à qual pertence, estar descansado, confortavelmente vestido e posicionado para uma jornada de procedimentos com complexidade variável. A remuneração da equipe deve ser justa, compatível com a responsabilidade do trabalho que será realizado (Fig. 11-12).

Entendidos esses pilares, será descrita a técnica clássica de colonoscopia, sabendo que ela pode variar, dependendo da escola de colonoscopia em que o examinador foi formado.

Terminologias

Alguns conceitos de colonoscopia devem ficar claros desde o início para o perfeito entendimento da sequência que será descrita.

O que são alças do colonoscópio? Conformações tomadas pelo corpo do colonoscópio em segmentos do cólon, que dificultam a progressão do aparelho, representando a principal dificuldade para o colonoscopista.[3]

Como identificá-las? São quatro maneiras para reconhecer:

A) A partir do momento em que o examinado começa a ter desconforto ou dor durante o procedimento que estava transcorrendo bem.
B) Movimento paradoxal do colonoscópio, ou seja, o colonoscopista introduz o aparelho e ele volta e, quando é puxado, ele progride.
C) Introdução excessiva do colonoscópio incompatível com a localização.
D) Mais resistência à introdução do aparelho.

Nomenclatura e conceito das manobras:

- *Vaivém:* movimentos curtos e rápidos com o corpo do aparelho, nos dois sentidos (introdução e retirada), com o objetivo de estimular a musculatura do cólon e, com isto, sanfoná-lo, facilitando a progressão do aparelho.
- *Balance:* com a mão direita no corpo do colonoscópio, realizam-se movimentos rápidos, de um lado para o outro, como se tivesse "desenrolando uma mangueira dobrada", quando o aparelho "endurece" ou faz uma retroflexão, com a finalidade de desfazer. Os comandos do aparelho devem estar soltos para realizar esta manobra.
- *Torque:* é a tensão dada ao aparelho, tornando-o respondível ao mínimo movimento de introdução ou retirada. Quando presente, significa que o colonoscopista está com total controle do aparelho, com o cólon retificado e em condições de prosseguir ou realizar alguma terapêutica.
- *Rotação:* pode ser horária ou anti-horária e, geralmente, é acompanhada de recuo do aparelho ao mesmo tempo.
- *Tração:* é a retirada parcial do aparelho para retificá-lo e promover um torque melhor.[4]

Posição do Examinado

A posição inicial é o decúbito lateral esquerdo ou decúbito dorsal (posição supina). Estudo recente comparando as duas posições demonstra menor tempo de intubação cecal, menos dor e maior aceitação do paciente, quando o exame é realizado na posição supina.[5] Entretanto, deve-se lembrar da possibilidade de broncoaspiração nessa posição.

Realizam-se a inspeção anal e o toque retal com sedação e analgesia mais superficiais para não comprometer o tônus do esfíncter anal e não se perder ar no reto no início do exame, permitindo, assim, o exame a partir da linha pectínea. Deve-se aproveitar o máximo possível dos dados fornecidos pelo toque retal, incluindo a próstata e relaxando o esfíncter anal.

Posição do Examinador

Do lado direito do examinado com a maca paralela ou transversal, podendo estar sentado ou em pé. O monitor deve ser regulado para a altura dos olhos do examinador e na distância focal apropriada. O *rack* com a processadora e fonte de luz poderá ficar atrás e à esquerda do examinador, pois, assim, forçará menos o cabo do colonoscópio que sai da fonte de luz/processadora e vai até a mão esquerda do examinador. Portanto, um monitor ficará dissociado deste *rack* (Fig. 11-13).

Segurando o Colonoscópio

A maneira de segurar o colonoscópio é com a mão esquerda na parte dos comandos, com os dedos mínimo e anular circundando-o parcialmente. Os dedos indicador e médio ficam apoiados suavemente nas válvulas de aspiração e insuflação, prontos para acioná-las, quando necessário, e o polegar nas manoplas. A mão direita segura o corpo do tubo do colonoscópio sobre uma gaze para não escorregar, de preferência com parte dos dedos que são mais sensíveis e permitem movimentos adicionais, em torno de 20 a 30 cm da margem anal para permitir as manobras. A maioria dos colonoscopistas controla os comandos e a inserção do tubo, sem auxiliar (Figs. 11-14 e 11-15).[2]

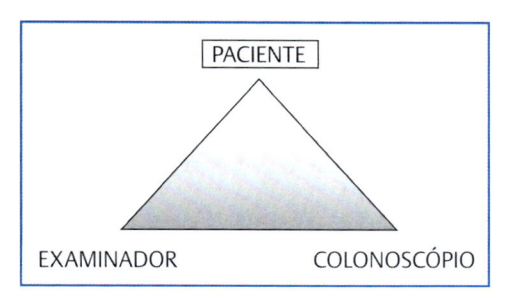

Fig. 11-12. Pilares para uma boa colonoscopia: paciente cooperativo e motivado para o exame, profissional com boa formação e dedicação constante à arte da colonoscopia e aparelho de boa qualidade.

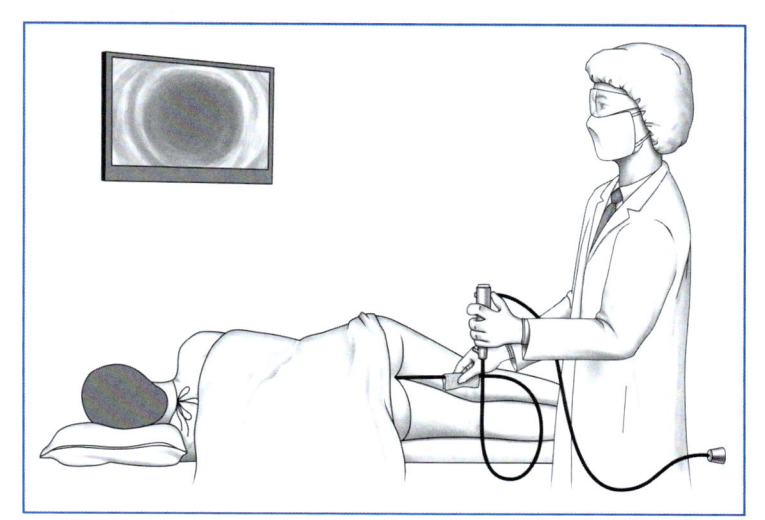

Fig. 11-13. Desenho esquemático panorâmico da sala de colonoscopia, com o paciente em decúbito lateral esquerdo, o examinador do lado direito, e o monitor em frente e na mesma altura dos olhos do médico.

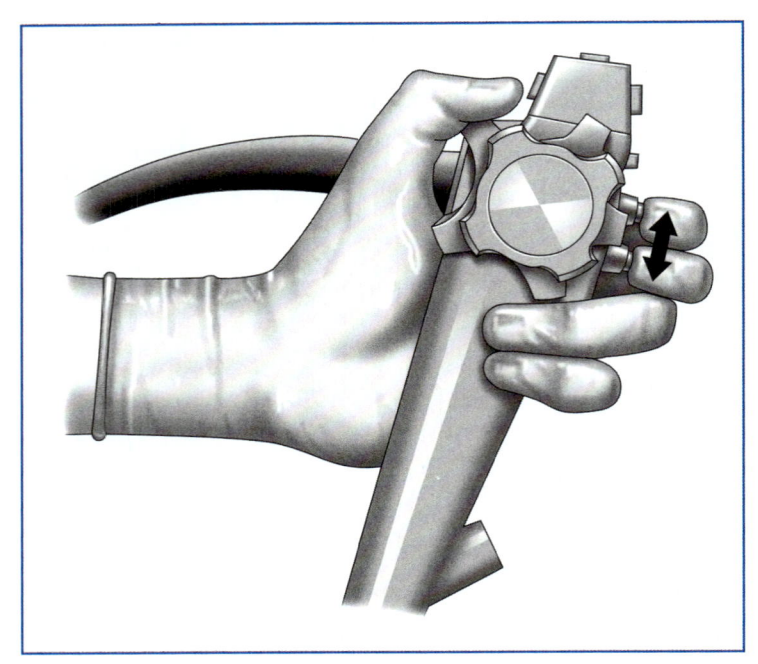

Fig. 11-14. Posição da mão esquerda do examinador segurando o colonoscópio, com o polegar acionando as manoplas, e o indicador e o médio no pistão de aspiração e insuflação respectivamente.

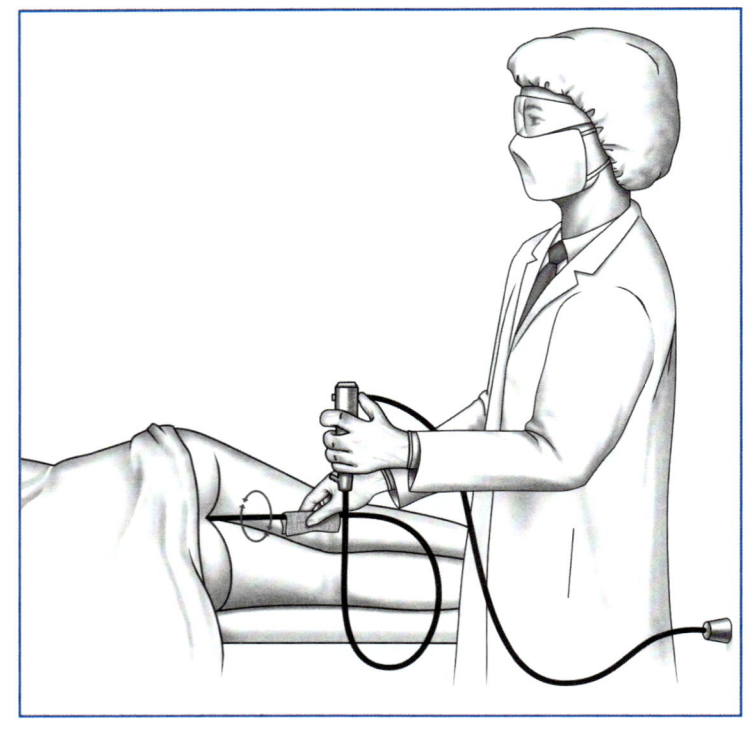

Fig. 11-15. Observe a mão direita do examinador segurando o colonoscópio, comum a gaze e os dedos a uma distância de 20 cm da margem anal para permitir as manobras de rotação (setas).

Introdução do Colonoscópio

- *Inspeção:* faz parte do procedimento fazer a inspeção da região perineal no sentido de verificar a presença ou não de alguma afecção local que pudesse orientar ao diagnóstico ou mesmo contraindicar o procedimento.
- *Reto:* o toque retal é a parte inicial do exame e deve ser feito minuciosamente, com uma luva sobre a outra e bastante lubrificante, que deverá ser passado também nas nádegas para evitar que estas prendam o aparelho. Completada esta parte e ainda com o dedo indicador direito no reto, a ponta do colonoscópio é deslizada suavemente sobre este dedo pela mão esquerda. Após isto, retira-se a luva lubrificada para evitar que o aparelho escorregue durante as manobras. Com pequenas insuflações e rotação leve com o corpo do colonoscópio pela mão direita do examinador, a ponta do aparelho é colocada no meio da luz retal, e obtém-se uma visão panorâmica. O líquido da luz retal deve ser colocado na parte inferior do monitor, via de regra na posição de 5 horas, pois é aí que sai o canal de aspiração do colonoscópio, otimizando-se a aspiração, sempre com o canal submerso no líquido para se evitar colabamento da luz retal/intestinal pela aspiração do ar. Recua-se o colonoscópio até se identificar e fotografar a linha pectínea. Com a ponta do colonoscópio, pressionam-se as válvulas de Houston para se examinar atrás delas, assim como no restante do cólon, geralmente na retirada do aparelho. Nunca é demais relembrar que a insuflação de ar no início do exame deve ser parcimoniosa para evitar excesso de distensão do cólon, o que dificulta enormemente a progressão do aparelho, e a lubrificação do colonoscópio deve ser feita periodicamente, à medida que se avança na luz intestinal para facilitar o seu deslizamento (Figs. 11-16 e 11-17).
- *Retroflexão no reto:* são dois princípios técnicos fundamentais para esta manobra. O primeiro é que o reto deve distender bem para dar espaço suficiente para acomodar o aparelho. Logo, nas afecções que reduzem o diâmetro do reto, assim como naquelas que tornam a parede friável, não se deve fazer esta manobra. O segundo diz respeito ao ajuste adequado da angulação da ponta do aparelho, que deve estar em perfeito estado. Obedecendo-se a isso, introduz-se o aparelho até a válvula média, em torno de 8 a 10 cm da margem anal, insufla-se ar no reto para distendê-lo, faz-se um *up* total, rotação anti-horária e lateral esquerdo. Com isto é possível examinar a linha pectínea e o reto baixo. Para desfazer esta manobra, soltam-se os comandos do aparelho (*up* e lateral) e fazem-se pequenos movimentos de "balance" do corpo do aparelho (Fig. 11-18).
- *Sigmoide:* o princípio básico é colocar as angulações intestinais na posição de *up* do colonoscópio, pois é o melhor recurso de angulação da ponta do aparelho. A primeira angulação é a junção retossigmoide, que não oferece grandes dificuldades. Realizam-se pequena rotação horária/anti-horária e *up* suficiente para aparecer a luz do sigmoide. Com pequenas manobras de vaivém, progride-se no sigmoide. O sigmoide e a junção descendente/sigmoide oferecem maior dificuldade ao examinador. Neste instante, habitualmente, aumenta-se o analgésico venoso, pois é o momento em que ocorre mais desconforto. Identifica-se o trajeto a ser percorrido pela prega de mucosa longitudinal que orienta o eixo do cólon. Quando esta não é nítida, e a angulação é excessiva, com muito cuidado, faz-se o movimento

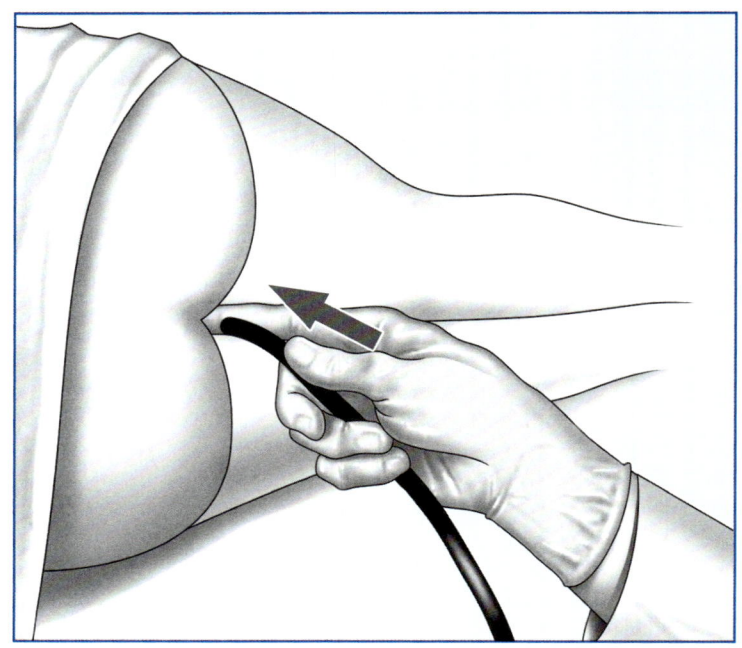

Fig. 11-16. Dedo indicador direito do examinador mantendo o eixo do reto para permitir a passagem do colonoscópio pelo canal anal.

ANATOMIA ENDOSCÓPICA E TÉCNICA DO EXAME DE COLONOSCOPIA

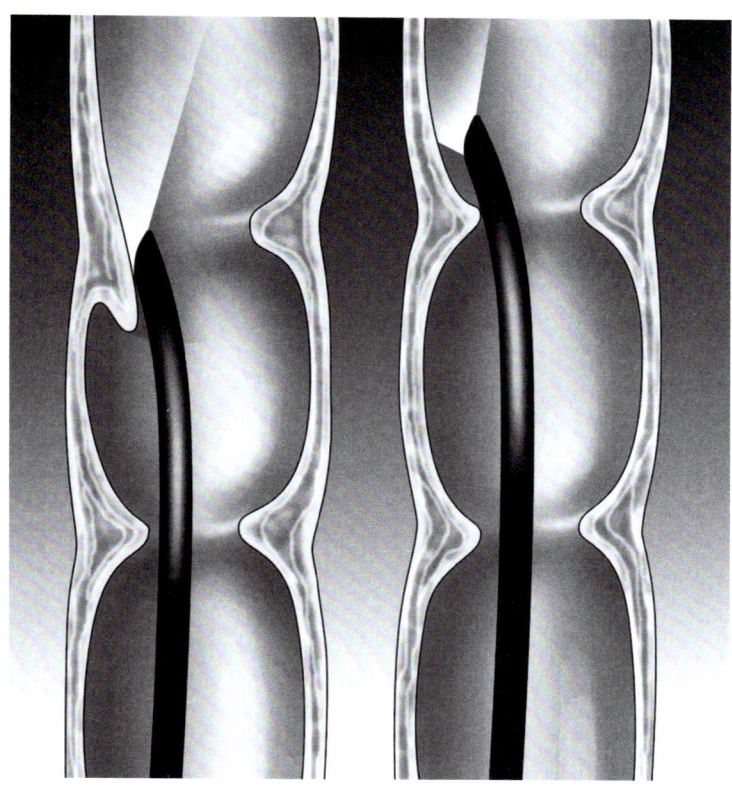

Fig. 11-17. Com a ponta do aparelho, o colonoscopista pressiona as válvulas de Houston e as pregas semilunares para examinar atrás delas, minimizando a perda de lesões.

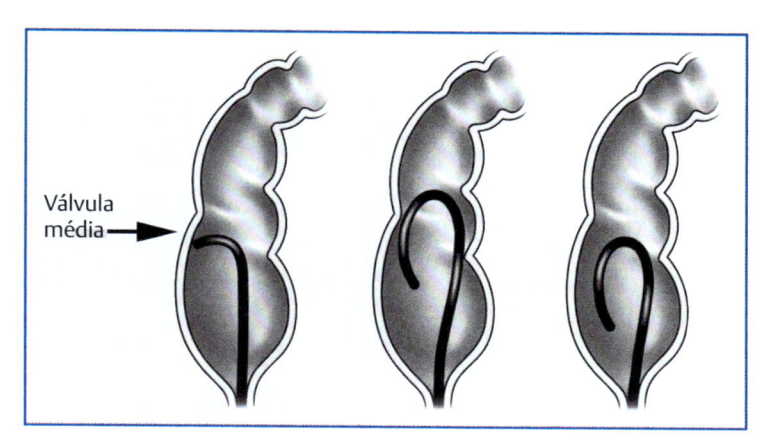

Fig. 11-18. Retroflexão no reto: insuflação de ar, *up* total no nível da válvula média, rotação anti-horária e lateral esquerdo.

de "deslizamento" do colonoscópio, ou seja, angula-se o *up* total do aparelho e, com pressão suave e constante, introduz-se o colonoscópio, às vezes, com pequenos movimentos de rotação horária/anti-horária, até que se sinta a progressão da ponta deslizando sobre a mucosa e a luz intestinal aparece (caso a mucosa apresente tonalidade brancacenta e desaparecimento dos finos vasos, deve-se recuar o colonoscópio, pois há risco iminente de perfuração intestinal). A seguir, se houver tendência a formar a alça, à medida que se introduz o colonoscópio, o auxiliar faz a compressão externa na fossa ilíaca esquerda. Entretanto, poderá formar uma alça, a mais comum em "N", ou alças complexas, como a "alfa". Para desfazê-las, faz-se a rotação horária (mais comum) e traciona-se o colonoscópio até a retificação completa notada pela resposta imediata à introdução do aparelho, correspondendo à mesma distância percorrida (Fig. 11-19).

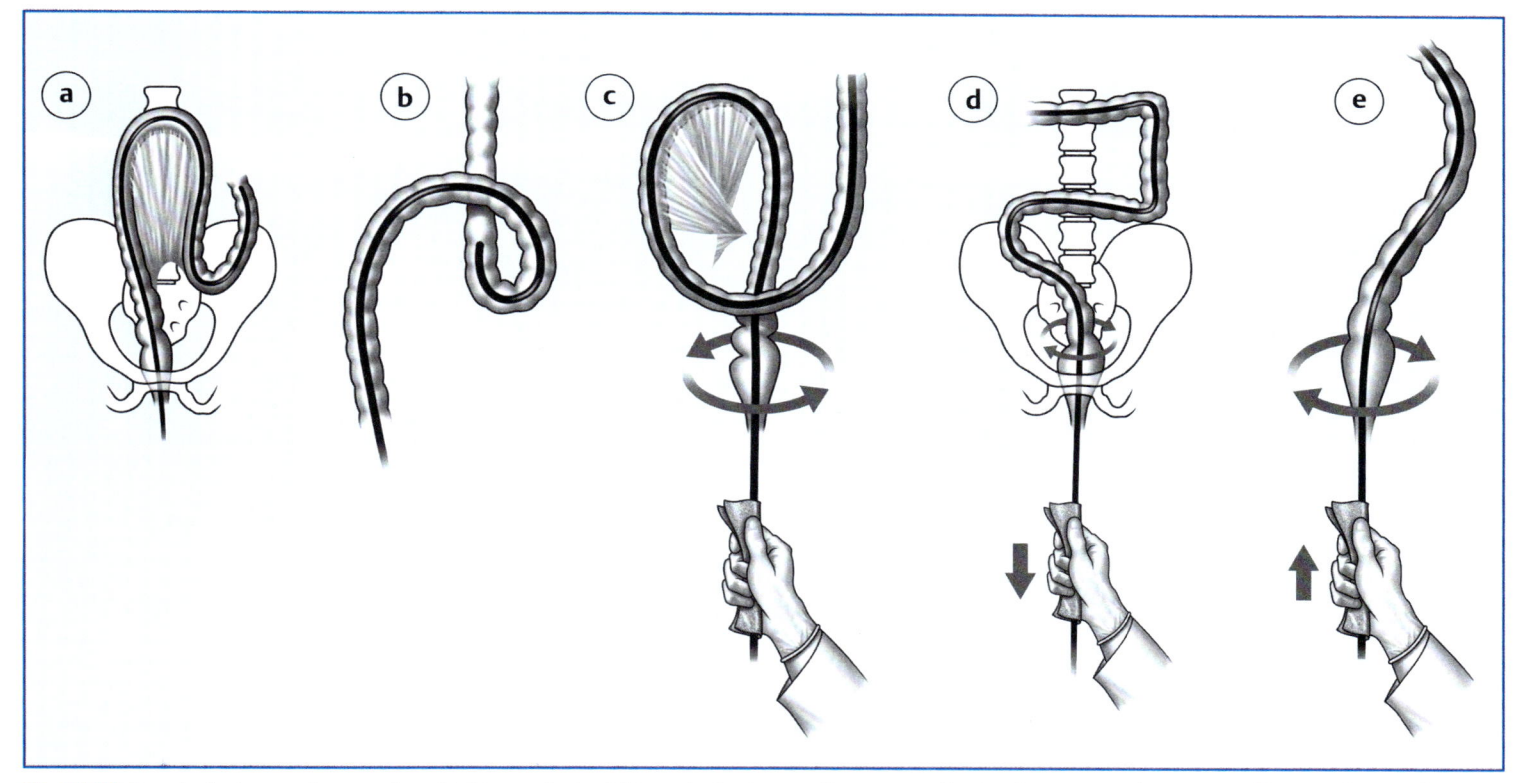

Fig. 11-19. Sequência de manobras no sigmoide/descendente: (**a**) introdução do aparelho com tendência a formar uma alça em "N"; (**b**) ponta do aparelho no descendente e esboçando uma alça em "alfa"; (**c**) alça em "alfa" formada; (**d**) rotação horária e tração do aparelho corrigindo completamente a dobra do aparelho; (**e**) reintrodução do colonoscópio após desfazer a alça em "alfa".

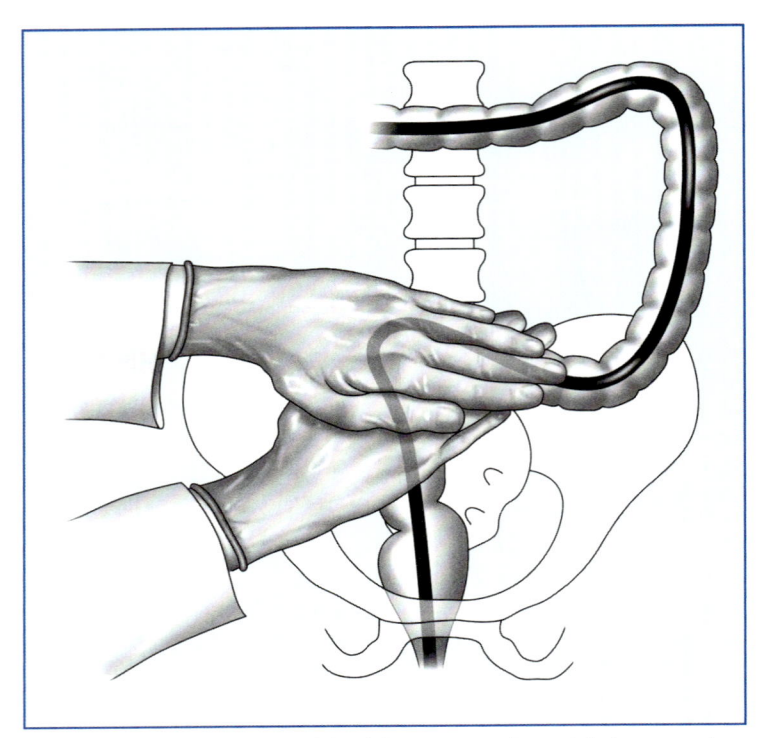

Fig. 11-20. Compressão manual do abdome, no quadrante inferior esquerdo, pelo auxiliar, com finalidade de manter o sigmoide fixo e, com isso, permitir a progressão do colonoscópio.

Deve-se trabalhar bastante no sigmoide no sentido de evitar a formação de alças e, com isso, otimizar o procedimento. Existe uma tendência atual a se utilizar a instilação de água à temperatura corporal para transpor angulações excessivas, evitando-se, assim, hiperinsuflação intestinal de ar, o que é indesejável. A padronização do momento de virar o paciente e de fazer a compressão abdominal de acordo com a dificuldade técnica do exame foi descrita por Albuquerque *et al.* (Fig. 11-20).[6]

- *Ângulo esplênico:* novamente se segue a prega de mucosa longitudinal, aumenta-se o *up* e, por deslizamento suave, encaixa-se na luz do transverso. A seguir, faz-se a rotação anti-horária (mais comumente), traciona-se o aparelho, movimentos de vaivém curtos e pequenas aspirações. Com isso, facilmente se progride no transverso até o ângulo hepático. Eventualmente, pode-se ter dificuldade em progredir o aparelho no transverso e ultrapassar o ângulo hepático decorrente da mobilidade do transverso, tendendo a fazer uma alça em "U" que, se não corrigida, forma uma alça em *ômega* com um mergulho profundo em direção à pelve do corpo do aparelho. A identificação deste evento é o clássico movimento paradoxal. Para corrigi-lo, recua-se o colonoscópio, e o auxiliar faz a compressão no epigástrio, evitando, assim, nova alça (Figs. 11-21 a 11-23).
- *Ângulo hepático:* a manobra mais comumente utilizada é a rotação no sentido horário, lateral direito com o próprio dedo polegar esquerdo e *up*. Assim que a luz do cólon ascendente aparece, em geral seguindo o líquido, faz-se uma aspiração vigorosa com a ponta do aparelho no meio da luz do órgão, evitando-se aspirar a mucosa. Com isso, consegue-se chegar ao ceco (Fig. 11-24).
- *Papila ileocecal e íleo terminal:* com a rotação no sentido horário, *down* e lateral esquerdo, coloca-se a papila ileocecal na posição de 5 horas. Aspira-se parcialmente o ar da luz do ceco, reduzindo o espaço para minimizar a dobra do aparelho, posiciona-se a ponta do colonoscópio no fundo do ceco, mantém-se o *down* no máximo, com pequenas manobras de rotação horária/anti-horária, pressiona-se a papila ileocecal que se abre parcialmente e, com pequenas insuflações com o canal de ar na luz do íleo (ou água), pode-se adentrá-lo mais profundamente (Fig. 11-25).

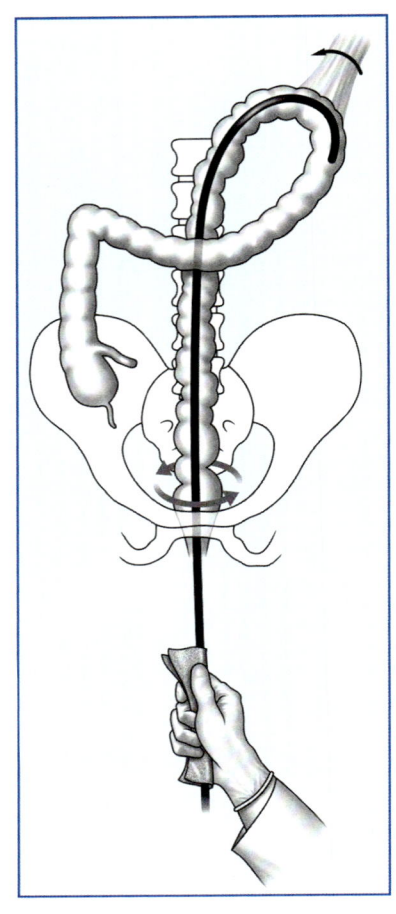

Fig. 11-21. Rotação anti-horária do colonoscópio para inseri-lo no transverso, no ângulo esplênico.

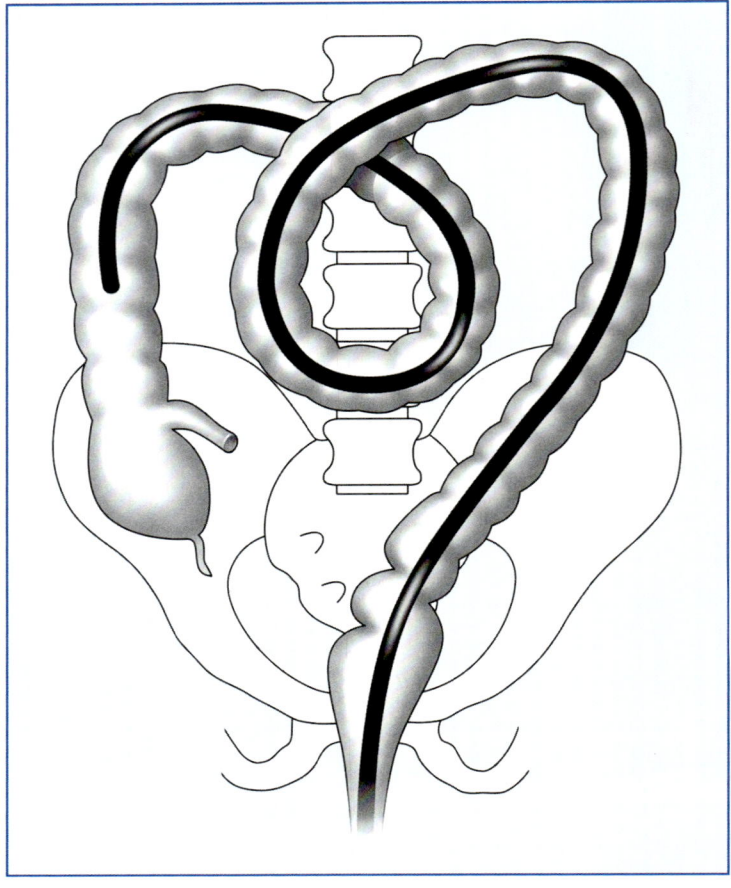

Fig. 11-22. Alça em "ômega" em um cólon transverso redundante e móvel.

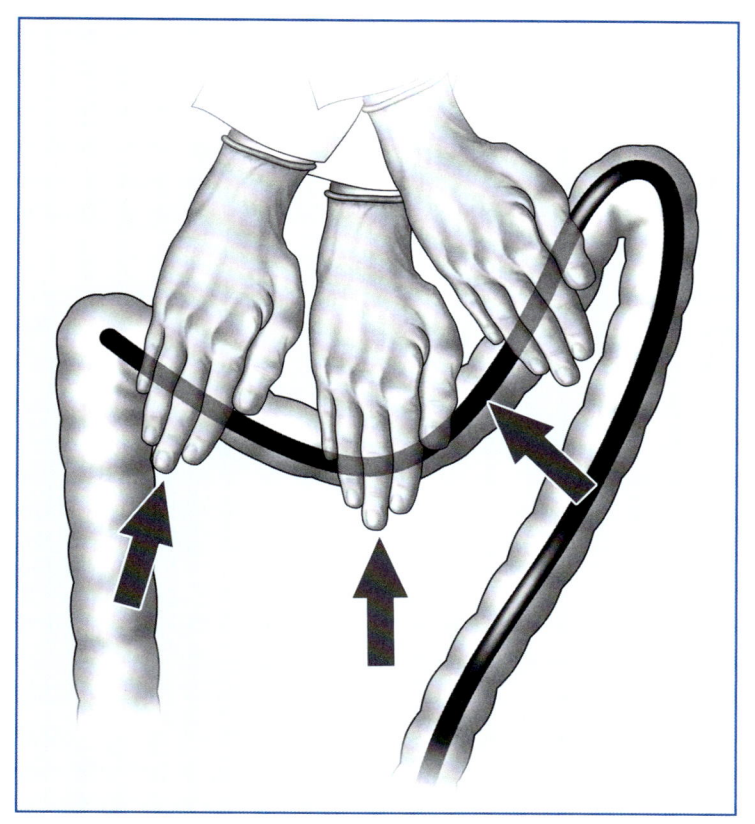

ANATOMIA ENDOSCÓPICA E TÉCNICA DO EXAME DE COLONOSCOPIA

Fig. 11-23. Compressões manuais externas no epigástrio, na tentativa de fixar o cólon transverso e progredir o colonoscópio.

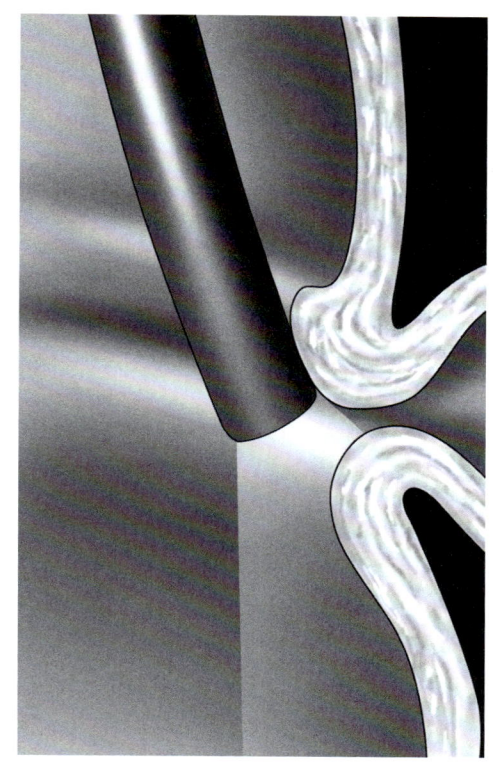

Fig. 11-25. Manobra de entrada no íleo: com pouco ar no ceco, faz-se pressão com a ponta do aparelho contra o lábio superior da papila ileocecal.

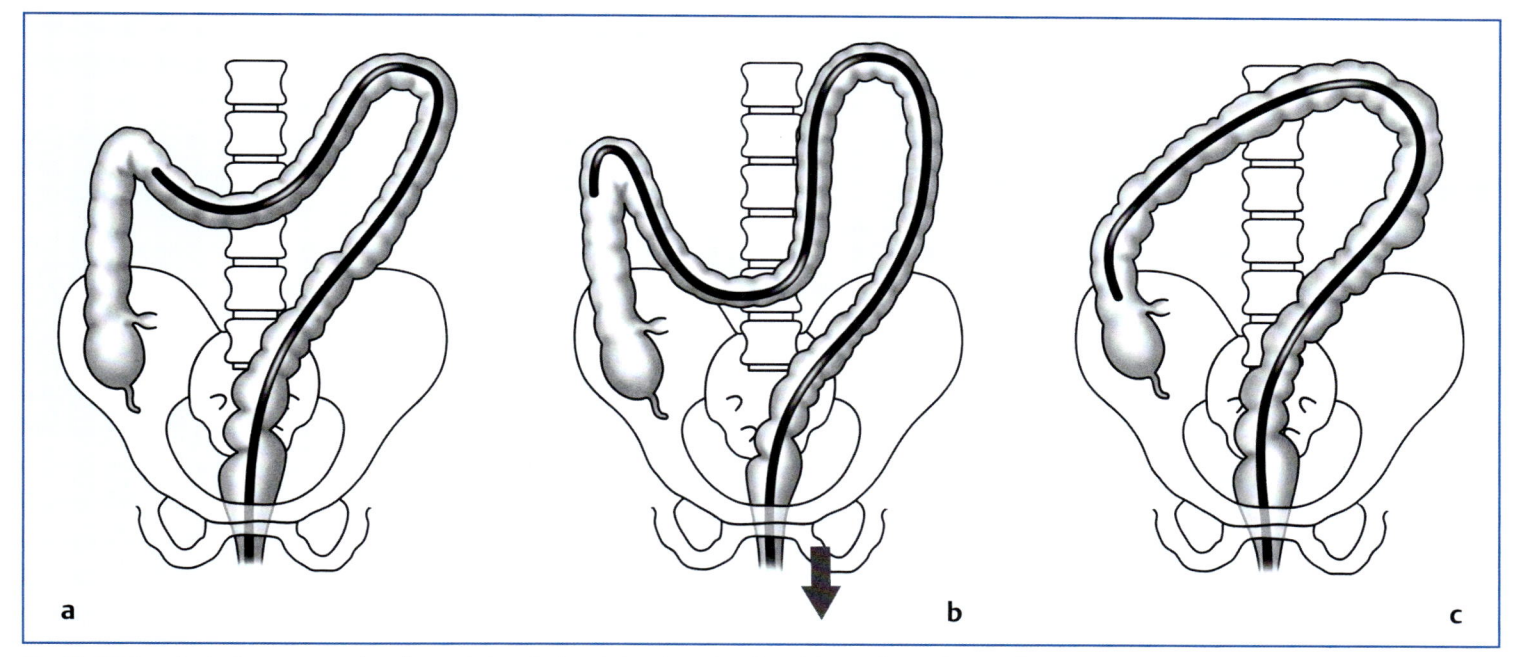

Fig. 11-24. Sequência de passagem do colonoscópio pelo ângulo hepático do cólon: (**a**) introdução do aparelho em direção ao ângulo hepático com pequena dobra no ângulo esplênico; (**b**) progressão do aparelho para o ascendente, mas com formação de alça no transverso; (**c**) puxa-se o aparelho, faz-se aspiração vigorosa do ascendente, com nítida retificação e progressão até o ceco.

Retirada do Colonoscópio

Esta é a hora que se exige o máximo de concentração do colonoscopista, devendo estar a sala em silêncio, a intensidade da iluminação da sala baixa, e o paciente com respiração superficial para permitir o encontro das lesões. Utiliza-se antiespasmódico endovenoso nesse momento para manter o cólon sem contração e aberto. O auxiliar e enfermagem também devem estar treinados em encontrar alterações e participar atentamente dessa fase. Com manobras de rotação sequencial com a ponta do aparelho próximo à mucosa, faz-se o exame minucioso da mucosa de cada haustração, inclusive abaixando as pregas semilunares. Isto é feito em todos os segmentos do cólon, muitas vezes, com o retorno da ponta do aparelho para o segmento já examinado (quando o aparelho saiu mais rápido que o desejado). É fundamental manter o lúmen do cólon aberto, porém, sem excesso de ar, para a identificação correta das alterações. É prudente manter o abdome descoberto, pelo menos parcialmente, para o monitoramento constante do seu grau de distensão.

Alguns colonoscopistas têm adotado dois exames do ceco/ascendente no mesmo ato ou a retroflexão nesse segmento na tentativa de aumentar a taxa de detecção de lesões. Para tal, adota-se o mesmo princípio descrito no reto.

Todos os marcos anatômicos e as alterações encontradas, assim como os procedimentos terapêuticos realizados e eventos indesejáveis ocorridos, deverão ser devidamente documentados pelos recursos digitais disponíveis.

OUTRAS TÉCNICAS

A utilização de ar ambiente nas colonoscopias é técnica já consolidada e aplicada na maioria dos serviços atualmente. Durante o exame, o ar promove a distensão das alças intestinais, refletindo em estímulo de dor durante e após o procedimento. Isto, entretanto, gera maior necessidade de sedativos, a fim de que o paciente possa tolerar o exame e não tenha uma recordação negativa do mesmo. Além disso, estudos demonstram que, em cólons com anatomia complicada às manobras de ascensão do aparelho, a utilização do ar pode ser fator de insucesso.[7]

A colonoscopia assistida por água foi descrita, em 1984, por Falchuk *et al.* para facilitar a progressão do aparelho em pacientes com o lúmen espástico decorrente de diverticulose cólica.[8] Já em 1986, Abe K *et al.* descreveram todo o procedimento sendo realizado com água.[9] A técnica pode ser realizada instilando água na luz do intestino (imersão de água), instilando e aspirando a água, permitindo uma melhor visibilidade (troca de água) ou associando as duas formas. Sabe-se que, com a insuflação de ar padrão, o cólon sigmoide é distendido e sobe levando à formação de um *loop*. No entanto, com o preenchimento de água no intestino, o sigmoide pesa, permitindo sua retificação (Fig. 11-26). Além disso, há abertura dos ângulos e diminuição do tamanho do cólon direito, facilitando com isto a progressão do aparelho. Para instilação de água pelo canal de trabalho, pode-se utilizar uma bomba de injeção endoscópica (p. ex., OFP-2 da Olympus, EGP-100 da Fujifilm [Fig. 11-27 e Fig. 11-28]) ou formas alternativas como protótipos de bomba manual com equipo que direciona a água ao canal de trabalho (Fig. 11-29) ou compressor pneumático em recipiente de soro que mantém a instilação contínua (Fig. 11-30).

Estudos recentes têm avaliado o papel da utilização da água durante a colonoscopia, tanto com fins diagnósticos quanto terapêuticos. Leung CW *et al.* demonstraram que a colonoscopia em imersão de água é mais bem tolerada pelos pacientes em sedação mínima, diminuindo com isto custo e o risco de complicações relacionadas com os sedativos.[10] Também foi relacionada com o menor tempo de intubação cecal e tempo total do exame. Outros trabalhos abordam melhores taxas de detecção de adenomas principalmente em cólon direito.[11,12] A instilação de água também está sendo aplicada no tratamento de pólipos sésseis ≥ 2 cm e recidivas de LSTs (lesão plana elevada com espraiamento lateral) por mucosectomia *underwater*.

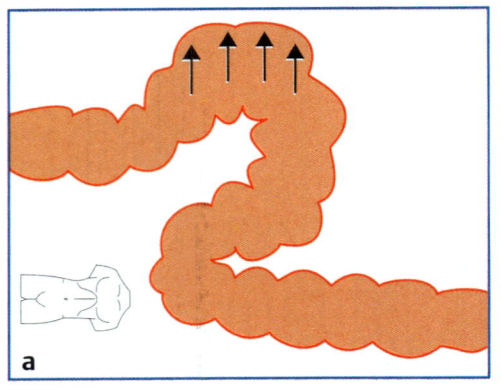

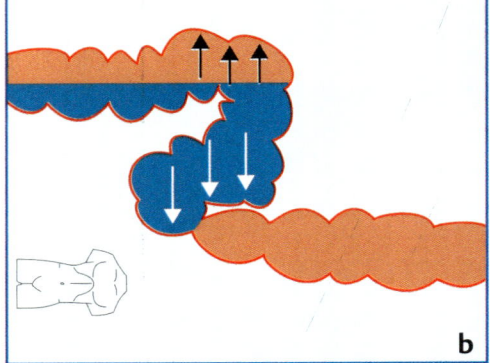

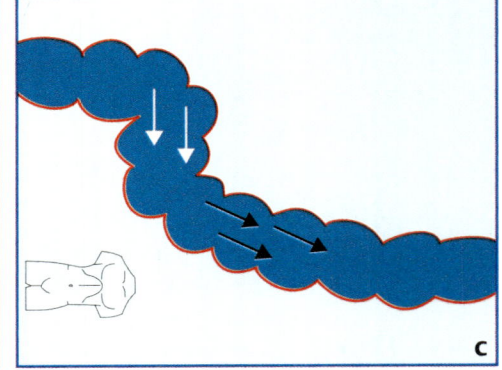

Fig. 11-26. Paciente em decúbito lateral esquerdo durante a colonoscopia. (**a**) Utilização de ar ambiente. O cólon sigmoide é distendido e sobe, levando à formação de *loop*. (**b**) Utilização de água. O cólon sigmoide "pesa", e o cólon desce. (**c**) Com a imersão completa de água no cólon sigmoide, o mesmo retifica e diminui seu comprimento.[10] (Cortesia do Dr. Shai Friedland.)

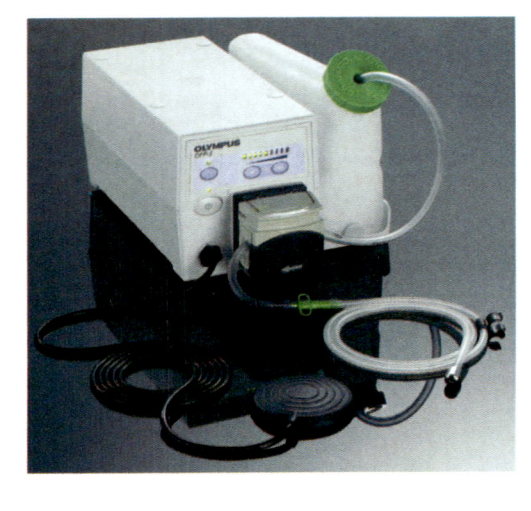

Fig. 11-27. Bomba de injeção endoscópica OFP-2 da Olympus. (Fonte: https://www.olympus-europa.com/.../download_jsp.jsp?.../ofp-2.)

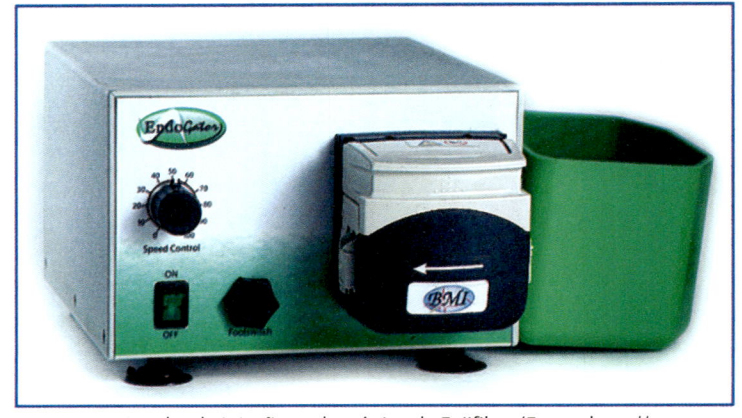

Fig. 11-28. Bomba de injeção endoscópica da Fujifilm. (Fonte: http://www.fujifilmusa.com/products/medical/endoscopy/peripherals/jet-wash-pump/)

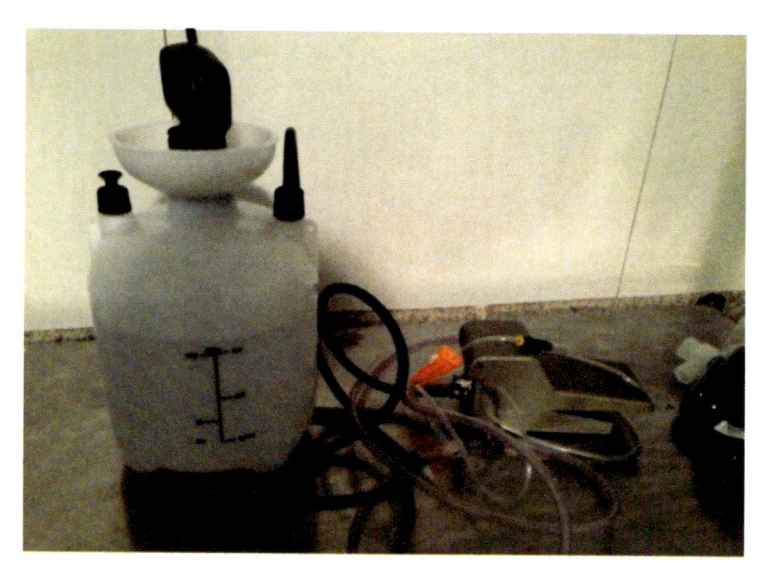

Fig. 11-29. Protótipo de bomba manual de pressão acumulada com equipo conectado que direciona a água ao canal de trabalho.

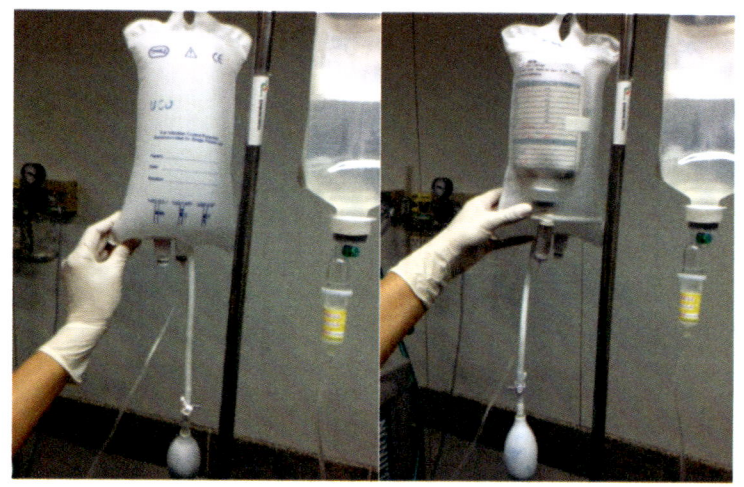

Fig. 11-30. Protótipo de bomba de água. Compressor pneumático em recipiente de soro que mantém a instilação contínua.

Esta técnica, descrita por Binmoeller *et al.* e reproduzida em outros estudos, parece ser de fácil aplicação, segura e eficaz.[13-15]

É notório que o uso de água em colonoscopia a cada dia ganha mais adeptos em razão da fácil aplicação e incremento nos indicadores de qualidade, quando comparado à técnica convencional (colonoscopia com ar ambiente). Isto porque permite um exame mais rápido, com maior chance de detecção de adenomas e de menor sintomatologia para o paciente.

EQUIPAMENTOS

O endoscópio flexível é a ferramenta mais utilizada no diagnóstico e terapêutica das afecções do trato gastrointestinal. O procedimento padrão não sofreu muitas mudanças nas últimas décadas. Entretanto, estão sempre surgindo novas tecnologias e acessórios para aumentar a taxa de detecção de adenomas, auxiliar na melhor caracterização das lesões, diminuir a taxa de colonoscopias incompletas, reduzir a dor do paciente durante o exame e a necessidade de grande quantidade de sedação, prevenir infecções e permitir melhoria nas terapêuticas.[16]

Estão disponíveis no mercado o colonofibroscópio e o colonovideoscópio. Os aparelhos de fibra óptica são pouco utilizados atualmente e foram gradativamente sendo substituídos pelos videoendoscópios.

Existem três grandes fabricantes de colonoscópios no mercado: Olympus, Fujifilm e Pentax. Independente da marca o equipamento se divide em: cabo que se conecta à processadora/fonte de luz, a cabeça de controle e o tubo de inserção.

No cabo que se conecta à processadora/fonte de luz irão as fibras ópticas para conduzir a luz, e também se encontram os conectores para aspiração e reservatório de água.[17]

A cabeça possui os sistemas de controle mecânico do aparelho, com comandos acima/abaixo (*up/down*), direita/esquerda *(right/left)*, canal de trabalho, sistema de travamento de comandos, válvulas de sucção (a mais superior) e logo abaixo a válvula de injeção de ar e água. Além de botões com a função de congelar e magnificar a imagem.[17] Alguns aparelhos dispõem de canal acessório, utilizados para injeção de corante ou água.

O tubo de inserção reveste os seguintes itens: o canal de trabalho, cabos de aço que permitem o torque do aparelho, cabo de luz, feixe de fibra óptica, canais de ar e água. O comprimento do tubo varia de 130 a 180 cm.[17] O canal de trabalho, na sua maioria, tem diâmetro de 3,7 mm, entretanto, pode variar de 2,8 mm a 4,2 mm. O diâmetro do tubo é, em geral 13,8 mm, podendo variar de 9,8 mm até 15 mm (colonoscópio com duplo canal).[18-20]

Na ponta do aparelho localizam-se as lentes, o CCD (*charge-coupled device*), a abertura do canal de trabalho e do canal de água e ar. O campo de visão frontal no geral é de 140°, sendo que o fibroscópio é de 120°, e já existem aparelhos com visão ampliada de 170° ou mais (Fig. 11-31). A angulação dos comandos é, em sua maioria, acima/abaixo (*up/down*) de 180° e direita/esquerda (*right/left*) de 160°. Já existe no mercado aparelho com angulação para cima (*up*) de 210° (Fig. 11-32).[18-20]

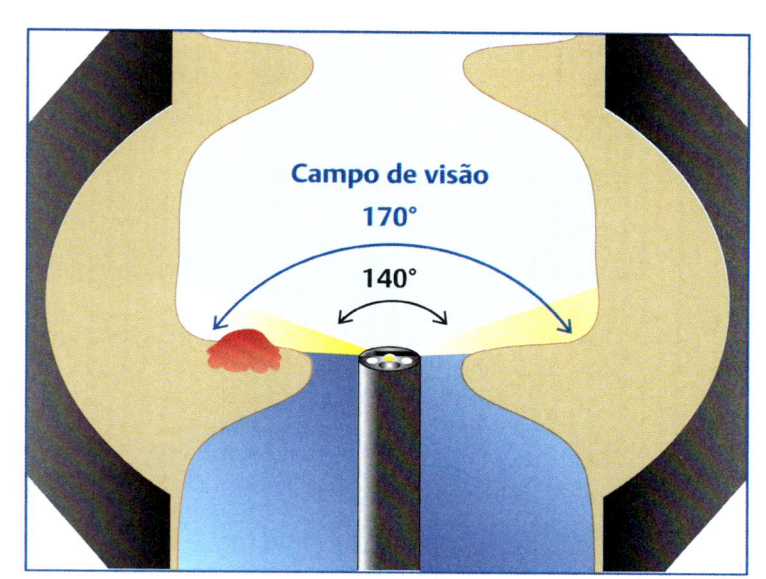

Fig. 11-31. Campo de visão ampliado.

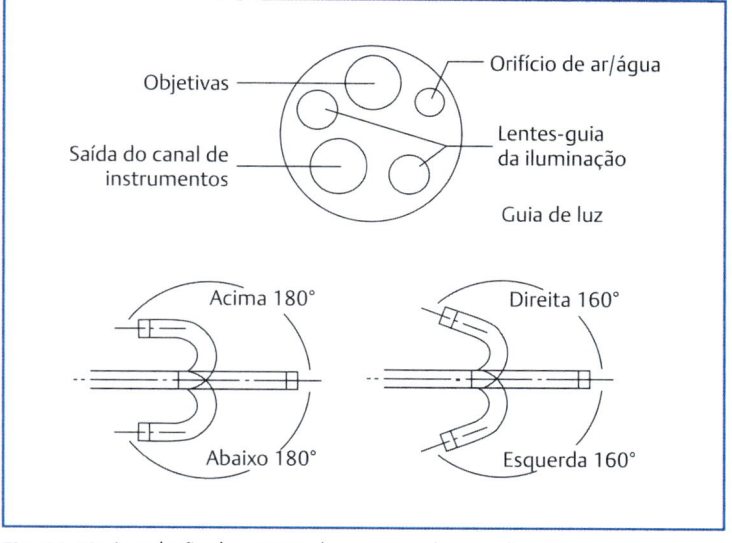

Fig. 11-32. Angulação dos comandos e ponta do aparelho. (Fonte: Olympus Optical Brasil www.olympuslatinoamerica.com)

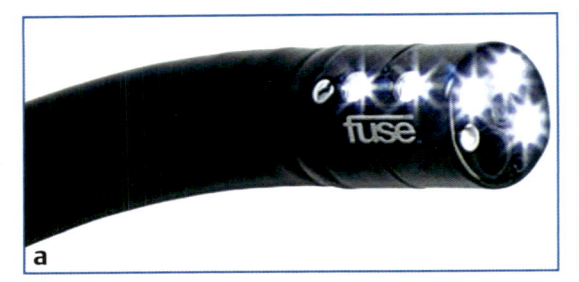

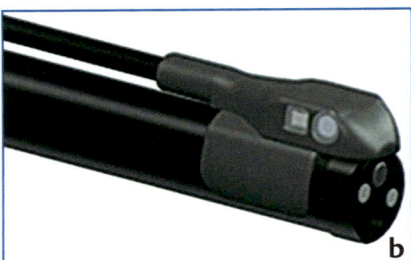

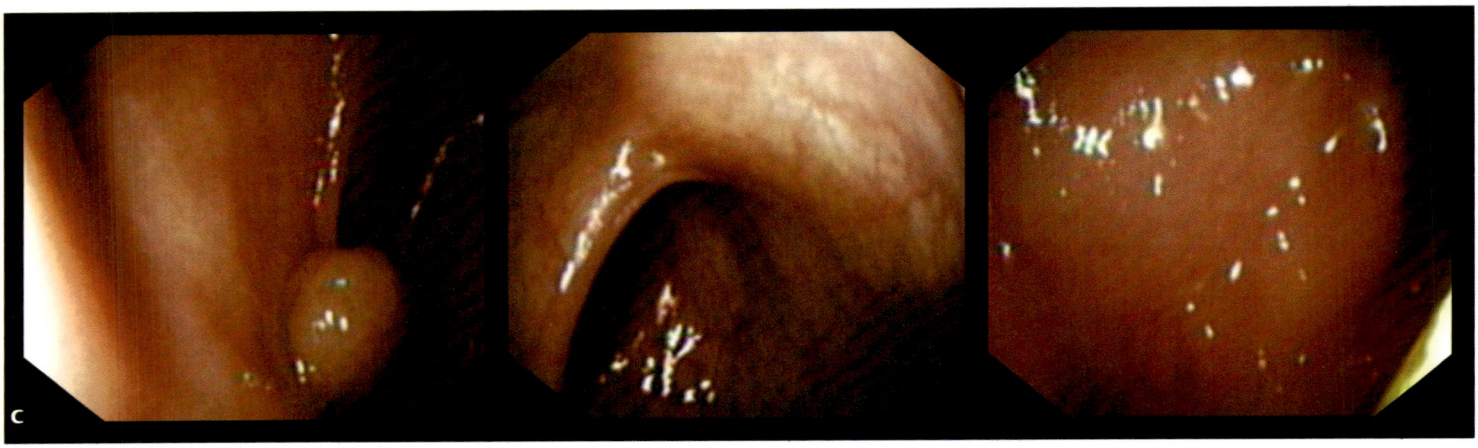

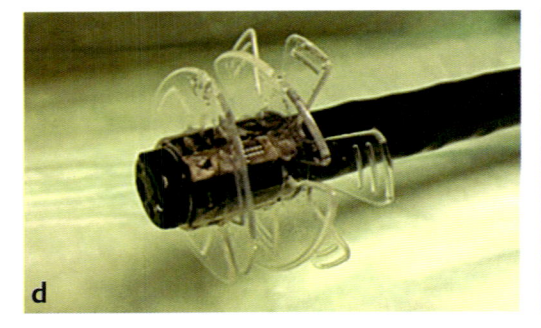

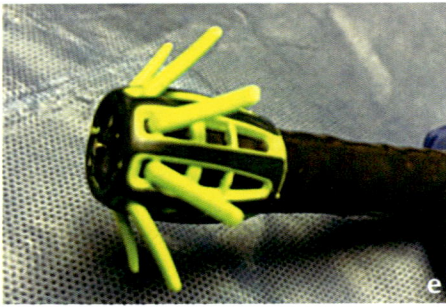

Fig. 11-33. (a) FUSE; (b) *Third Eye* panorâmico; (c) imagens simultâneas (FUSE). (d) *Endorings;* (e) *Endocuff.*[22]

Com o objetivo de melhorar a imagem e, assim, a melhor detecção e caracterização das lesões, dispomos de algumas tecnologias, como: imagem em HD (*high definition*), zoom manual, focalização ajustável, cromoscopia virtual (NBI, LCI, BLI e i-SCAN), endomicroscopia confocal (por meio da iluminação com *laser*, que é absorvido por um agente fluorescente, obtemos uma imagem muito ampliada e de alta resolução semelhante a um microscópio convencional).[21]

Visando ampliar a taxa de detecção de adenomas, foram elaborados equipamentos com campo de visão ampliada para 170°, angulação do comando acima (*up*) 210° (o que permite a retrovisão com mais facilidade). Existem alguns protótipos em estudo que adicionam novas câmeras ao aparelho, como: *Full Spectrum Endoscopy* (FUSE, que com três vídeos simultâneos permite uma visão de 330°), o *Third Eye Panoramic* (onde são acopladas ao aparelho duas câmeras) ou *Third Eye Retroscope* (a câmera é passada pelo canal de trabalho e posicionada a 180°, permitindo uma retrovisão simultânea). Outros acessórios propostos com o objetivo de aumentar a taxa de detecção de adenomas são: a utilização de *cap* na ponta distal do aparelho, *Endorings* (dois anéis flexíveis de silicone são facilmente acoplados na parte distal do aparelho, durante a retirada do aparelho ele permite melhor visualização da mucosa atrás das pregas ao abaixá-las), *Endocuff* (acessório com braços de borracha que são adaptados na parte distal do aparelho e realizam a mesma função do *Endorings*), *G-eye balloon endoscope* (colonoscópio que tem um balão acoplado na parte distal do aparelho que, quando insuflado, na retirada do aparelho, exerce função de abaixar as pregas, melhorando a visualização da mucosa) (Fig. 11-33).[22]

Com o intuito de alcançar menores taxas de colonoscopias incompletas e diminuição da dor do paciente pós-exame colonoscópico, novas tecnologias surgiram, como: colonoscópio com a rigidez variável, que possui um controle que pode aumentar ou diminuir a rigidez da diáfise; o *ScopeGuide* e *Neoguide*, que são sistemas que permitem uma imagem real 3D, evitando *loops* e diminuindo a dor do paciente durante o procedimento. Essas ferramentas devem ser utilizadas em pacientes com colonoscopias incompletas, pois não há evidências de vantagens em seu uso rotineiro.[23] Atualmente, o uso de insuflação de dióxido de carbono (CO_2), que diferente do ar é absorvido pela parede intestinal reduzindo o desconforto do paciente, tem sido utilizado.[24,25]

Novas tecnologias em aparelhos e acessórios estão sempre sendo desenvolvidas e estudadas com o objetivo de melhorar a qualidade das colonoscopias diagnóstica e terapêutica.

REFERÊNCIAS BIBLIOGRÁFICAS

1. Winawer SJ, Zauber AG, Ho MN et al. Prevention of colorectal cancer by colonoscopic polypectomy. The National Polyp Study Workgroup. N Engl J Med 1993;329:1977-81.
2. Sakai Y. Technique of Colonoscopy. Chapter 81. In: Sivak Jr MV. Gastroenterologic Endoscopy. 2nd ed. Philadelphia, Pennsylvania: W.B. Saunders Company; 1999.
3. Shah SG, Saunders BP, Brooker JC, Williams CB. Magnetic imaging of colonoscopy: an audit of looping, accuracy and ancillary maneuvers. Gastrointest Endosc 2000;52:1-8.
4. Cotton PB, Williams CB. Practical Gastrointestinal Endoscopy. 4th ed. Oxford, Blackwell Science Ltd.; 1996.
5. Zhao S, Yangv X, Meng Q et al. Impact of the supine versus left horizontal position on colonoscopy insertion: a 2-center, randomized controlled trial. Gastrointest Endosc 2019;89(6):1193-1201.e1.
6. Albuquerque W, Campolina C, Arantes V, Moreira EF. Avaliação da dificuldade técnica em colonoscopia. GED 2001;20(6):217-21.
7. Ishaq S, Neumann H. Water assisted colonoscopy: A promising new technique. Digestive and Liver Disease 2016;48:569-570.
8. Falchuk ZM, Griffin PH. A technique to facilitate colonoscopy in areas of severe diverticular disesase. New Engl J Med 1984;310:598.

9. Abe K, Hara S, Takada Y et al. A trial on water pouring method during colonoscopic insertion. Yakuri To Chiryou 1986;14:108-112.
10. Leung CW, Kaltenbach T, Soetikno R et al. Water immersion versus standard colonoscopy insertion technique: randomized trial shows promise for minimal sedation. Endoscopy 2010;42:557-563.
11. Cadoni S, Falt P, Sanna S et al. Insertion water exchange increases right colon adenoma and hyperplastic polyp detection rates during withdrawal. Digestive and Liver Disease 2016;48:638-643.
12. Dik VK, Moons LMG, Siersema PD et al. Endoscopic innovations to increase adenoma detection rate during colonoscopy. World J Gastroenterol 2014;20(9):2200-2211.
13. Arnaldo Amato, Franco Radaelli, Giancarlo Spinzi. Underwater endoscopic mucosal resection: The third way for en bloc resection of colonic lesions? United European Gastroenterol J 2016 Aug;4(4):595-598.
14. Binmoeller KF, Weilert F, Shah J et al. Underwater EMR without submucosal injection for large sessile colorectal polyps. Gastrointest Endosc 2012;75(5).
15. Kin HG, Thosani N, Banerjee S et al. Underwater endoscopic mucosal resection for recurrences after previous piecemeal resection of colorectal polyps. Gastrointest Endosc 2014;80(6).
16. Denzer U, Beilenhoff U, Eickhoff A et al. Quality requirements for gastrointestinal endoscopy. Gastroenterol 2015;53:227.
17. Alves JS, Hanan MFBB, Bechara CS. Endoscopia Digestiva diagnóstico e Tratamento. Rio de Janeiro: Revinter; 2013. p. 108-109.
18. Manuais técnicos da Olympus (online). Acesso:15 Fev. 2017. Disponível em: http://www.olympuslatinoamerica.com/portuguese/msg/msg_colonos1_port.asp?d=1&s=4&c=15
19. Manuais técnicos Fujinon Corporation (online). Acesso: 15 Fev. 2017. Disponível em: http://www.fujifilm.com/products/medical/endoscopy/
20. Manuais técnicos Pentax (online). Acesso:15 Fev. 2017. Disponível em: http://www.pentaxmedical.com/pentax/en/100/1/Colonoscopes
21. East JE, Vleugels JL, Roelandt P et al. Guideline ESGE: Advanced endoscopic imaging: European Society of Gastrointestinal Endoscopy (ESGE) Technology Review. Endoscopy 2016.
22. Kurniawan N, Keuchel M. Flexible Gastro-intestinal Endoscopy — Clinical Challenges and Technical Achievements. Computat Struct Biotechnol J 2017;15:168-179.
23. Peter S, Reddy NP et al. Outcomes of use of electromagnetic guidance with responsive insertion technology (RIT) during colonoscopy: a prospective randomized controlled trial. Endoscopy International Open 2019;07:E225-E23.
24. Dellon ES, Hawk JS, Grimm IS et al. The use of carbon dioxide for insufflation during GI endoscopy: a systematic review. Gastrointest Endosc 2009;69(4):843-849.
25. Homan M, Mahkovic D, Orel R et al. Randomized, double-blind trial of CO versus air insufflation in children undergoing colonoscopy Gastrointest Endosc 2016;83(5):993-997.

COLONOSCOPIA E AFECÇÕES PROCTOLÓGICAS

Marcelo Averbach ■ Oswaldo Wiliam Marques Jr.
Fernando Lander Mota ■ Pedro Averbach

INTRODUÇÃO

A colonoscopia pode servir como ferramenta diagnóstica complementar e terapêutica às afecções proctológicas. Pacientes que apresentam desconforto ao exame físico, dor intensa ou estenoses do canal anal podem-se beneficiar do exame endoscópico, não somente por causa do diminuto calibre do aparelho, mas também por ser realizado sob sedação. É importante salientar que a colonoscopia não substitui o exame clínico do ânus e do canal anal (que deve incluir a inspeção estática, dinâmica, o toque retal e a anuscopia) com o paciente desperto e colaborativo. É imprescindível que pacientes com queixas anorretais se submetam ao exame físico completo, e este deve incluir o exame proctológico em ambiente ambulatorial.

Apesar dessas recomendações, solicitações médicas de colonoscopia, incluindo o exame do ânus e canal anal, não são incomuns. Muitos dos pacientes com queixas proctológicas, que se apresentam ao ambulatório de colonoscopia, não foram submetidos previamente a um exame físico completo. Por vezes, em pacientes com hipertonia esfincteriana, não possível a realização do toque retal ou da anuscopia em decorrência do desconforto referido pelo paciente. Nesses casos, o exame feito sob sedação pode ser uma alternativa mais conveniente.

Sendo assim, o médico colonoscopista poderá auxiliar no diagnóstico das afecções anorretais se devidamente treinado e familiarizado com as patologias que acometem essa região. A avaliação endoscópica pode ser realizada com o aparelho em visão frontal, em retroflexão (sendo o exame feito em retrovisão) ou com o auxílio de um anuscópio rígido transparente por meio do qual o tubo de inserção é introduzido. Existe uma ampla discussão, com muitas polêmicas e pouco consenso, quanto à validade dessas manobras como método propedêutico do ânus e canal anal. No entanto, consideramos oportuno abordar alguns aspectos relevantes no que diz respeito a esse assunto.

ASPECTOS ANATÔMICOS DO RETO DISTAL E DO CANAL ANAL

O canal anal é a porção terminal do trato digestório. A divisão anatômica considera o início do canal anal sobre a linha pectínea (LP), enquanto os cirurgiões habitualmente utilizam a junção anorretal como referência, coincidindo com a borda superior do músculo puborretal (também chamado de anel anorretal, sendo este perceptível ao toque retal). O canal anal mede aproximadamente 4 cm de comprimento e termina junto à borda anal ou, como alguns autores descrevem, na fosseta interesfincteriana.[1,2] A LP se situa na metade do canal anal, sendo formada por criptas e papilas alternadas, formando uma linha ondulada, distando cerca de 2 cm da borda anal (Fig. 12-1).

Acima da LP existe um pregueado longitudinal que decorre do estreitamento do reto distal quando este atinge o canal anal. Estas pregas longitudinais podem variar em quantidade, de 6 a 14, e são chamadas de colunas de Morgagni. Acima da LP ocorre uma mudança gradual do epitélio mucoso (glandular) para o epitélio colunar. A uma distância de 6 a 12 mm acima da LP ocorre uma zona de epitélio transicional, frequentemente sendo observada uma mudança na coloração do epitélio. A mucosa retal, rosada, apresenta-se como área arroxeada acima da linha pectínea por causa do plexo hemorroidário interno. A área abaixo da linha pectínea é denominada anoderme e se diferencia da pele normal em decorrência da ausência de folículos pilosos, glândulas sebáceas ou sudoríparas. Apresenta-se como uma área de coloração mais pálida e estende-se por aproximadamente 1,5 cm abaixo da LP.

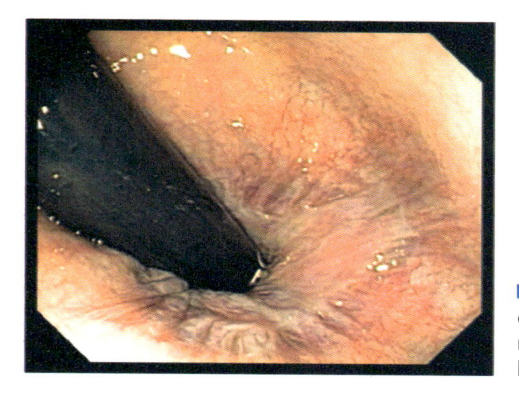

Fig. 12-1. Imagem do canal anal em retroflexão mostrando a linha pectínea.

Distalmente à LP, já na borda anal, há o plexo vascular hemorroidário externo, recoberto por pele (epitélio estratificado queratinizado), e pode ser sede de tromboses e formação dos trombos anais.

PRINCIPAIS AFECÇÕES PROCTOLÓGICAS DE INTERESSE PARA O ENDOSCOPISTA

Doença Hemorroidária

Hemorroidas são coxins compostos por tecido vascular, músculo liso e tecido conjuntivo que se localizam no canal anal.[3] Estas estruturas vasculares auxiliam na continência fecal, funcionando como verdadeiros "plugues" que ocluem o ânus, quando a musculatura esfincteriana está em posição de repouso. Habitualmente são agrupados em três "mamilos", localizados nas posições lateral esquerda, anterolateral direita e posterolateral direita. A doença hemorroidária ocorre quando há uma dilatação anormal, e sintomática, do tecido hemorroidário vascular do canal anal.[3]

A doença hemorroidária sintomática apresenta uma alta prevalência. Estima-se que, nos Estados Unidos, mais de 50% da população acima de 50 anos já experimentou sintomas relacionados com essa afecção, e que aproximadamente 75% das pessoas naquele país apresentarão sintomas hemorroidários em algum momento da vida.[4] Um estudo prospectivo recente revelou a presença de hemorroidas em 39% dos pacientes submetidos a programas de rastreamento do câncer colorretal por colonoscopia, sendo que 44,7% desses apresentavam sintomas.[5] O diagnóstico da doença hemorroidária está associado a 3,2 milhões de consultas ambulatoriais e 306 mil internações no ano de 2004 nos Estados Unidos.[6]

A causa da doença hemorroidária permanece incerta, mas acredita-se que pode estar relacionada com alguns dos seguintes fatores:

1. *Aumento da pressão abdominal:* como obesidade, gravidez e obstipação.
2. *Processos degenerativos relacionados com a idade:* ocorre comprometimento do tecido conjuntivo que serve como estrutura de sustentação dos plexos hemorroidários, levando ao seu deslizamento e ao desenvolvimento da doença hemorroidária.[7]

3. *Hipertrofia ou aumento do tônus do esfíncter interno do ânus:* durante os esforços evacuatórios, quando o bolo fecal força o plexo hemorroidário contra o esfíncter interno, ocasionando sintomas.[8]
4. *Distensão anormal das anastomoses arteriovenosas:* ocorre deslocamento dos coxins hemorroidários durante a evacuação que, em razão do aumento da pressão venosa local e contração do esfíncter externo, impede-os de retornar à posição habitual, ocasionando seu ingurgitamento.[9]

Quanto à localização, são classificadas em:

- *Externa:* quando ocorrem abaixo da linha pectínea.
- *Interna:* quando ocorrem acima.
- *Mista:* na presença de ambas.[10]

Os sintomas mais comuns da doença hemorroidária são: sangramento (referido como vermelho vivo), prolapso, prurido e dor, na ocorrência de trombose ou nas hemorroidas externas. Outros sintomas menos comuns incluem vazamento mucoso ou fecal e anemia. Em até 20% dos casos observa-se associação de fissuras.[10]

Ainda em relação à sintomatologia, a doença hemorroidária pode ser classificada em quatro categorias propostas por Goligher, em 1980, levando em conta a exteriorização dos mamilos e a presença de sangramento, conforme descrito no Quadro 12-1.

O diagnóstico é feito pela história clínica e exame proctológico. Em pacientes menores de 40 anos com sangramento retal mínimo, sem anemia, ferropenia, diarreia, sintomas sistêmicos ou fatores de risco para o câncer colorretal, como doenças inflamatórias intestinais ou história familiar, não há indicação de colonoscopia complementar.

Por outro lado, a avaliação endoscópica complementar está indicada para pacientes com sintomas de sangramento retal com mais de 40 anos, em idade para o início do rastreamento do câncer colorretal ou nas seguintes situações clínicas, independentemente da idade:

- Histórico de melena, enterorragia ou sinais de instabilidade hemodinâmica (considerar hemorragia digestiva alta como diagnóstico diferencial).
- Sinais e sintomas sugestivos de malignidade (perda ponderal, anemia, fezes em fita, alteração do hábito intestinal...).
- Pacientes portadores de síndromes hereditárias associadas a um aumento do risco para o câncer colorretal (p. ex., polipose hereditária, síndrome de Lynch...).

Endoscopicamente, a doença hemorroidária pode ser avaliada com o aparelho em visão frontal ou em retroflexão, evitando-se a hiperinsuflação do reto, que pode distender o anel anorretal "achatando" os mamilos hemorroidários e mascarando a doença (Figs. 12-2 a 12-4).[11]

Fukuda *et al.* (2005) propuseram uma classificação levando em consideração os aspectos endoscópicos: extensão, forma e presença de sinais vermelhos. Essa classificação demonstrou correlação significativa com os sintomas apresentados pelos pacientes, particularmente em relação à queixa de sangramento. Mostrou-se útil também na avaliação da efetividade do tratamento endoscópico das varizes hemorroidárias[12] (Quadro 12-2).

Em relação à presença de sinais vermelhos, os autores utilizam os mesmos termos propostos para a descrição das varizes esofágicas, segundo a Sociedade Japonesa de Pesquisa em Hipertensão Portal, a saber: presença ou ausência de telangiectasias, vergões vermelhos (*red wale marks*) e pontos hematocísticos (*hematocystic spots*) (Quadro 12-3).

O tratamento endoscópico das hemorroidas pode ser realizado por meio de ligaduras elásticas aplicadas com o auxílio do anuscópio rígido e dispositivos tradicionais de ligadura elástica ou utilizando-se de endoscópios flexíveis e *kits* de ligadura elástica, conforme será discutido adiante.

Quadro 12-1. Hemorroidas Internas: Graduação Proposta por Goligher (1980)

Primeiro grau	Sangramento; ausência de prolapso
Segundo grau	Prolapso com redução espontânea
Terceiro grau	Prolapso com redução após manobras manuais
Quarto grau	Prolapsada, não pode ser reduzida. Estrangulada

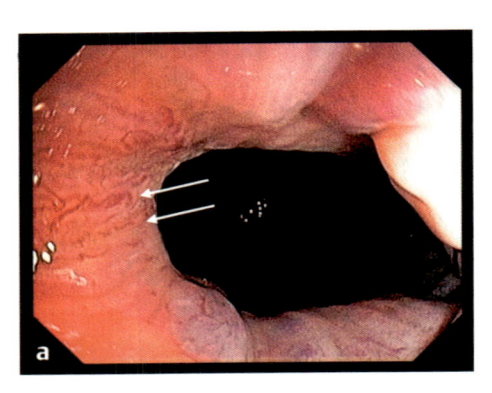

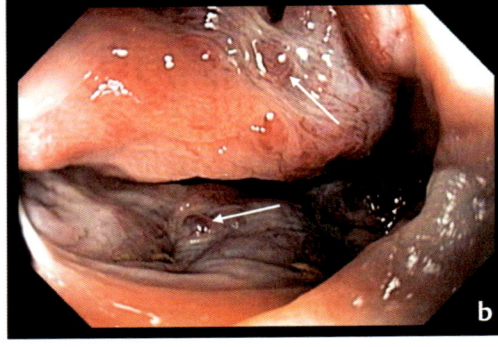

Fig. 12-2. Sinais vermelhos: (a) telangiectasias e (b) pontos hematocísticos.

Fig. 12-3. Mamilos hemorroidários observados em retrovisão.

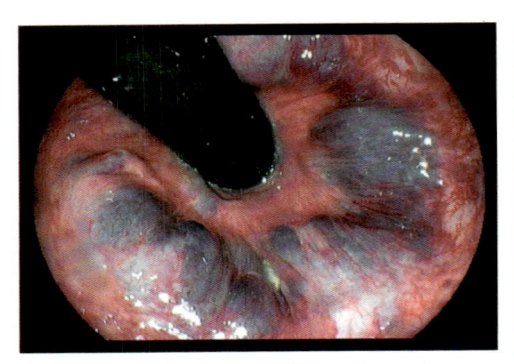

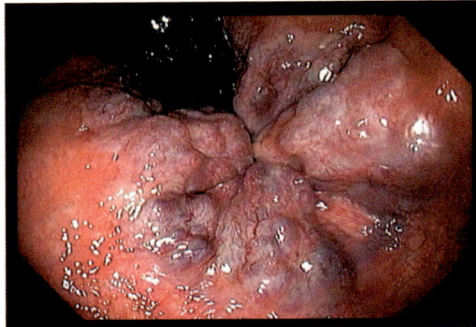

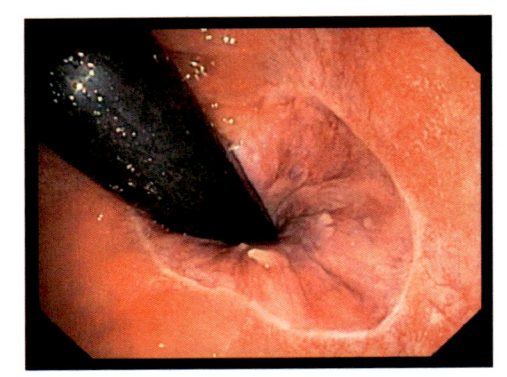

Fig. 12-4. Cicatriz pós-cirurgia de hemorroidas (PPH), nota-se a cicatriz circunferencial.

Quadro 12-2. Classificação Endoscópica da Doença Hemorroidária Interna – Extensão e Forma

	0	1	2	3	4
Extensão	Sem doença hemorroidária	¼ da circunferência	½ da circunferência	¾ da circunferência	Toda a circunferência
Forma	Sem doença hemorroidária	Menor de 12 mm	Maior ou igual a 12 mm		

Modificado de Fukuda et al., 2005

Quadro 12-3. Classificação Colonoscópica da Doença Hemorroidária Interna – Sinais Vermelhos

	+	−
Sinais vermelhos	Ausente	Presente

Modificado de Fukuda et al., 2005

Fissura Anal

A fissura anal é uma ferida de formato elíptico que se localiza na borda anal, distalmente à linha pectínea. Entre as causas mais comuns estão a constipação crônica, ocasionando trauma local pelo bolo fecal endurecido, a hipertonia do esfíncter anal interno, multiparidade e cirurgias prévias. Podem estar associadas também à doença de Crohn.[10]

As fissuras são classificadas em agudas ou crônicas. As primeiras assemelham-se a um corte e tendem a melhorar espontaneamente. As últimas apresentam um tempo maior de evolução, variando de 6 a 8 semanas, e frequentemente apresentam bordas elevadas, muitas vezes sendo possível observar a exposição de fibras do músculo esfíncter interno do ânus em seu interior. As fissuras crônicas podem ser acompanhadas por um plicoma, conhecido como plicoma sentinela, ou por uma papila hipertrófica que pode ser visibilizada mais facilmente com o aparelho em retroflexão no reto (Fig. 12-5).

Os sintomas mais característicos são: dor anal intensa (proctalgia) e sangramento às evacuações. Pacientes portadores de fissura anal podem apresentar grande desconforto durante o preparo de cólon para o exame de colonoscopia em decorrência das várias evacuações. Para a introdução do aparelho é comum a necessidade de sedação profunda.

A fissura deve ser suspeitada no início do exame, quando, ao toque retal, se percebe hipertonia esfincteriana. Habitualmente ocorre na borda mediana posterior do ânus, isto é, às 6 horas, mas pode ocorrer na linha mediana anterior em 19% dos casos.[13]

A colonoscopia é indicada quando há dúvida diagnóstica, nos pacientes em idade para início do rastreamento do câncer colorretal e quando há presença de sangramento (Fig. 12-6), para se afastar a possibilidade de doença inflamatória associada. Em alguns casos, pode-se postergar temporariamente a solicitação da colonoscopia, para instituição do tratamento clínico, visando diminuir o desconforto associado ao preparo do cólon.

Tumores

Os tumores localizados no canal anal podem ser primários desta região ou tratarem-se de tumores do reto distal que acabam por se estender em direção ao canal anal (Fig. 12-7). A maioria dos tumores do reto corresponde aos adenocarcinomas (Fig. 12-8), enquanto que os primeiros são representados principalmente pelos carcinomas espinocelulares; apresentando forte correlação com a infecção pelo papilomavírus humano (HPV); assunto que será abordado mais adiante.

Estes tumores podem representar um grande desafio diagnóstico, pois, quando da retirada do aparelho, o esfíncter tende a ocluir o canal anal, trazendo dificuldades para um exame adequado. Esta situação enfatiza o valor do toque retal antes da introdução do colonoscópio, bem como a avaliação cuidadosa dessa região em visão frontal e em retroflexão.

Classicamente, a anuscopia de alta resolução com citologia anal é o exame indicado para o rastreamento de pacientes em risco para desenvolvimento do câncer do ânus e do canal anal.[14] A videoanuscopia com cromoscopia, por sua vez, vem mostrando resultados favoráveis no diagnóstico da neoplasia intraepitelial anal. Esta é realizada com videoendoscópios convencionais, auxiliados por *cap* de mucosectomia, enquanto que para a cromoscopia do canal anal utilizam-se ácido acético e a solução de Lugol.[15,16]

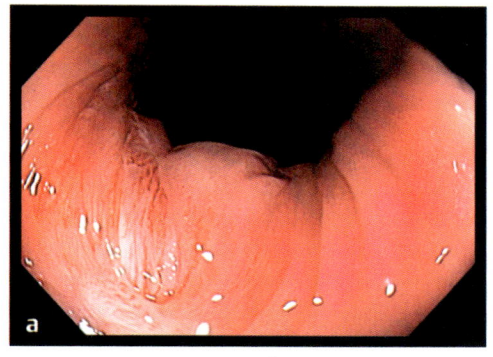

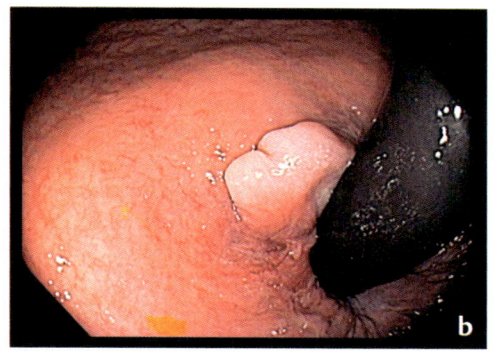

Fig. 12-5. (a) Fissura anal e (b) papila hipertrófica associadas à observada em retrovisão.

Fig. 12-6. Fissura anal aguda: sangramento em exame proctológico com auxílio de anuscópio acrílico.

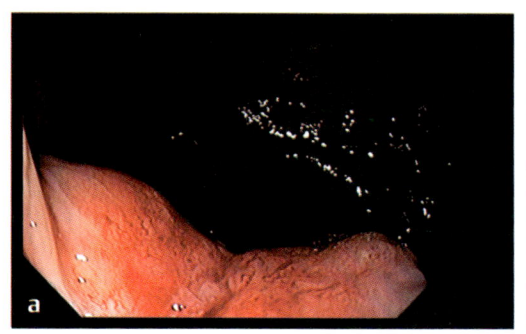

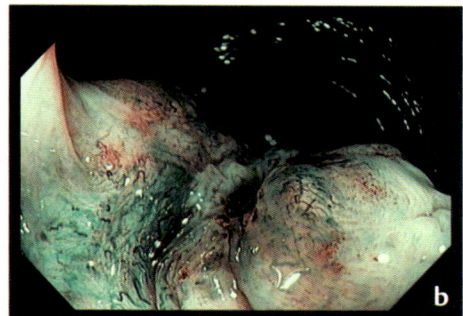

Fig. 12-7. (a) Neoplasia de canal anal. (b) Neoplasia de canal anal – NBI.

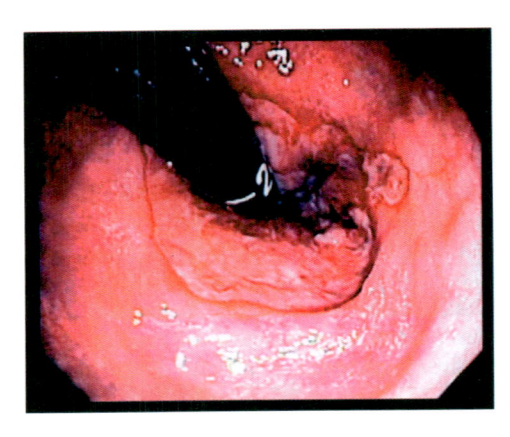

Fig. 12-16. Úlcera herpética do canal anal observada em retrovisão.

mais características da infecção ativa. O primeiro surto geralmente é o mais longo, e sintomas sistêmicos, como febre, linfadenopatia e mal-estar geral inespecífico, podem ocorrer. O HSV permanece latente, e surtos são comuns ao longo da vida.[25]

O acometimento acima da linha pectínea é pouco frequente, mas, quando ocorre, está associado à dor anorretal intensa, parestesia sacral, ulcerações difusas da mucosa do reto distal e disúria (Fig. 12-16).[26] Metade dos pacientes com proctite herpética manifesta linfadenopatia inguinal.[27] O acometimento do cólon e íleo terminal pode ser observado em alguns pacientes, especialmente nos imunossuprimidos. Nesses casos podem ser encontradas ulcerações de bordas bem definidas e quadros de enterite com diarreia aquosa intensa, presença de muco ou sangue nas fezes e sintomas sistêmicos.[5,22] O principal diagnóstico diferencial é com a enterite causada pela infecção pelo citomegalovírus (CMV).[23]

Sífilis

Um dos diagnósticos diferenciais a se considerar, em pacientes sexualmente ativos com úlceras perianais, é o da infecção pelo *Treponema pallidum*. O acometimento primário do reto pela sífilis, apesar de pouco frequente, tem sido relatado principalmente em homossexuais masculinos. O quadro clínico pode incluir sangramento e urgência evacuatória com eliminação de muco ou material purulento. Os primeiros sintomas ocorrem, em média, cerca de 7 dias após a infecção, mas em alguns casos as primeiras lesões só se manifestam 3 meses após o contato.

Inicialmente ocorrem úlceras na região da inoculação, podendo ser únicas ou múltiplas. As lesões perianais geralmente são dolorosas e desaparecem em cerca de 3 a 6 semanas, independentemente do tratamento. O toque retal pode revelar lesão ulcerada no reto e presença de sangue na luz do órgão.

A colonoscopia frequentemente mostra uma úlcera de aspecto irregular que pode se assemelhar às alterações encontradas nos quadros de doença inflamatória intestinal, neoplasia ou úlcera solitária do reto (Figs. 12-17 e 12-18). O diagnóstico é feito por meio de biópsias e sorologia.[22]

Semanas ou meses após a manifestação inicial da sífilis, 25% dos pacientes desenvolvem o quadro de sífilis secundária, que na região anorretal pode provocar lesões perianais ou na mucosa do canal anal além de proctite.

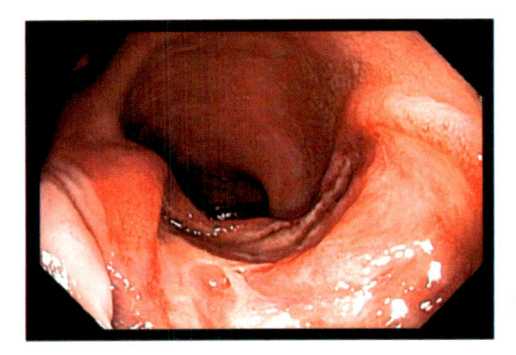

Fig. 12-17. Úlcera com bordas bem definidas.

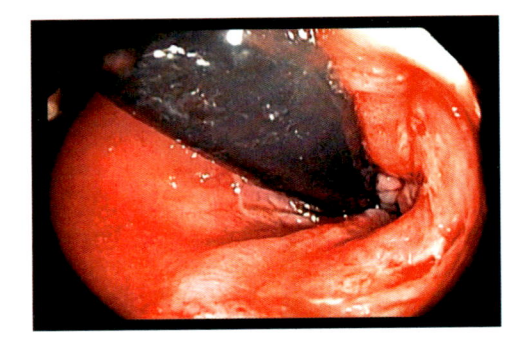

Fig. 12-18. Úlcera luética – retrovisão.

A sífilis terciaria é caracterizada por um quadro neurológico caracterizado por paralisia, demência e lesões a múltiplos órgãos, podendo ocorrer 10 a 30 anos após a infecção inicial. É importante ressaltar a correlação da sífilis com a infecção pelo HIV, não somente pelo comportamento de risco desses pacientes, mas pelo fato de que as úlceras ativas facilitam a infecção pelo vírus, aumentando o risco de contaminação pelo HIV em até cinco vezes.[28]

Donovanose (Granuloma Inguinal)

A *Klebsiella granulomatis* é uma bactéria intracelular que causa uma doença ulcerativa na região genital e no ânus. Embora bastante incomum, é endêmica em algumas regiões do mundo. Pode ocasionar lesões ulceradas na região perianal que apresentam coloração vermelho vivo, por serem altamente vascularizadas e sangrarem facilmente. Está associada à linfadenopatia inguinal e granulomas subcutâneos.[27]

Cancroide

A infecção pelo *Haemophilus ducreyi* é bastante infrequente. Sua transmissão ocorre por meio de pequenas fissuras na pele durante o contato sexual. Inicialmente observa-se a formação de pápulas, bastante sensíveis ao toque, que evoluem para pústulas e posteriormente úlceras. Seu diagnóstico é difícil e geralmente é feito por exclusão: úlceras dolorosas perianais na ausência de infecção pelo *Treponema pallidum* ou HSV e presença de linfadenopatia inguinal são típicas do cancroide.[21]

Gonorreia e Clamídia

A maioria das infecções retais causadas pela *Chlamydia trachomatis* (linfogranuloma venéreo) e *Neisseria gonorrhoeae* é assintomática. No entanto faz-se necessário excluir a presença de ambos os patógenos em todos os pacientes com queixas de proctite (aguda ou crônica) e histórico de coito anal receptivo nos últimos 6 meses. Um quadro de criptite pode-se manifestar em alguns casos, podendo ser observada a saída de secreção mucopurulenta à manipulação das criptas de Morgagni com o anuscópio, e está associado à infecção pelo gonococo.[27]

Na proctite relacionada com o linfogranuloma venéreo os sintomas constitucionais geralmente são exuberantes, sendo comum a associação de febre, mal-estar geral e astenia, na vigência de linfadenopatia regional. Se não tratada, pode evoluir para formação de abscessos perianais e fístulas, e a estenose retal é a sequela tardia mais conhecida.[22]

O VALOR DA RETROVISÃO NA AVALIAÇÃO DO RETO DISTAL

A retroflexão do colonoscópio pode ser alcançada utilizando-se os comandos do aparelho em posição máxima e procedendo-se à introdução cuidadosa do tubo de inserção. Desta forma o colonoscópio permitirá a visão do reto distal e do canal anal até o anoderma. Deve-se, então, manter uma insuflação suficiente para a distensão adequada do reto distal, permitindo sua melhor visualização, até a exposição adequada da LP. Há necessidade de extremo cuidado na realização desta manobra que deverá ser interrompida a qualquer sinal de resistência ou desconforto por parte do paciente. Com a rotação do aparelho fletido pode-se inspecionar toda a circunferência da região anorretal. Nos casos onde não é possível a retroflexão ou em áreas de difícil acesso, podemos utilizar o anuscópio.

Em alguns pacientes, por apresentarem um reto mais estreito, pode ser difícil ou mesmo impossível a execução dessas manobras. Nestes casos não é indicado forçar o aparelho contra o reto, evitando-se, assim, lesões à parede do órgão.

Essa manobra foi descrita, em 1982, e a partir de então várias publicações mostraram que o uso rotineiro da manobra de retrovisão poderia aumentar o percentual de detecção de pólipos adenomatosos do reto distal.[11,29-33] Outros autores, no entanto, não observaram aumento nas taxas de detecção dessas lesões. Em um estudo que envolveu 1.502 colonoscopias a manobra de retroflexão no reto foi aplicada em 1.411 exames (93%),[33] não sendo possível em 7%, por questões anatômicas. Sete pólipos foram vistos somente após a manobra de retrovisão, sendo um deles um adenoma tubular, e os outros seis hiperplásicos. Este estudo tem a maior casuística já apresentada e mostrou que a retroflexão no reto não apresentou importância estatisticamente significativa na detecção de neoplasias do reto distal.[33]

Embora seja uma manobra segura quando bem empregada, existem relatos de complicações (como a perfuração) após a realização da mesma.[34,35] Geralmente essas complicações ocorrem em pacientes que apresentam um reto demasiadamente estreito ou nos portadores de morbidades, como a RCUI, a doença de Crohn e a proctopatia actínica.

Os objetivos do exame em retrovisão do reto não se restringem apenas ao diagnóstico dos pólipos. A avaliação da proctite distal na RCUI e da proctopatia actínica distal, a detecção de condilomas e outras afecções infecciosas do canal anal e a avaliação e tratamento da doença hemorroidária interna, muitas vezes, só são possíveis por meio desta manobra.

Realizamos um estudo em nosso serviço onde 200 pacientes submetidos à colonoscopia foram avaliados prospectivamente. A avaliação do reto foi feita em visão frontal em um primeiro momento, e em seguida foi realizada a manobra de retrovisão. Neste estudo, encontramos oito novos achados pela retroflexão, sendo um pólipo adenomatoso, quatro pólipos hiperplásicos e três pólipos inflamatórios.[36] Embora em alguns casos a avaliação frontal do reto distal pode ser normal e somente a manobra de retrovisão permitir a identificação de lesões envolvendo o canal anal (Figs. 12-19 a 12-21), estatisticamente, não há evidências de que esta deva ser realizada em todos os exames, podendo ser utilizada nos casos em que a visualização da mucosa retal, até próximo à linha pectínea, não foi satisfatória em visão frontal.

Por outro lado, acreditamos que, pela segurança e facilidade de execução, esta pode e deve ser encorajada e indiscutivelmente deve ser de domínio técnico do colonoscopista. Sua principal utilidade é na detecção e ressecção de pólipos do reto distal, mas também é útil na avaliação endoscópica e eventual tratamento de hemorroidas internas sintomáticas ou lesões próximas à linha pectínea.[36]

TRATAMENTO ENDOSCÓPICO DA DOENÇA HEMORROIDÁRIA INTERNA SINTOMÁTICA

Desde 1998 estudos têm sido publicados sobre a ligadura de hemorroidas utilizando-se o endoscópio flexível com o auxílio da manobra de retrovisão.[37-43] Esse método vem sendo aplicado em trabalhos com grandes casuísticas e demonstrou que, além da segurança e efetividade, traz vantagens como um maior conforto para o paciente e aproveitando-se da sedação feita para a colonoscopia. Observa-se também uma redução do número de sessões necessárias para o tratamento pela possibilidade de realizar-se um maior número de ligaduras por sessão. Um estudo prospectivo randomizado publicado, em 2004, comparou a ligadura de hemorroidas pelo anuscópio rígido à realizada pelo aparelho flexível.[43] Este estudo envolveu 100 pacientes com doença hemorroidária graus II ou III, todos com sangramento crônico. Não houve diferença estatística quando se comparou dor e/ou sangramento após o procedimento e recorrência do sangramento em um ano. Entretanto, quando se analisou o número de sessões, houve nítida superioridade da ligadura com endoscópio flexível, com um número de sessões e de bandas menor em relação ao tratamento com o aparelho rígido. Outra vantagem da ligadura com aparelho flexível é a possibilidade de documentação fotográfica.[44]

A técnica de ligadura elástica endoscópica de hemorroidas é muito semelhante àquela empregada na ligadura de varizes esofágicas. O mamilo hemorroidário é visualizado e aspirado para dentro do dispositivo de ligadura elástica que então dispara a banda elástica, fazendo assim o estrangulamento do tecido apreendido. A interrupção do suprimento sanguíneo na região promove ne-

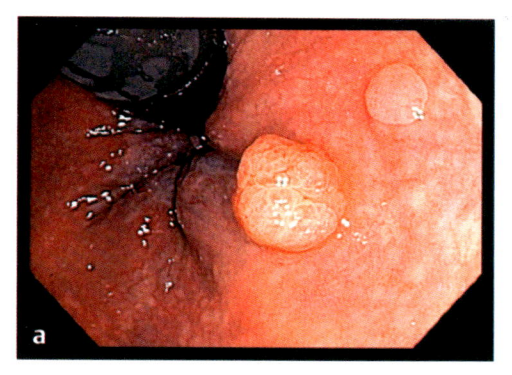

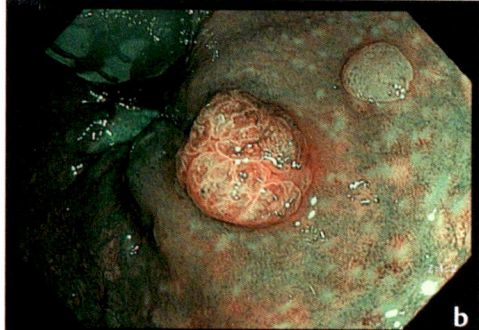

Fig. 12-19. Pólipos de reto.

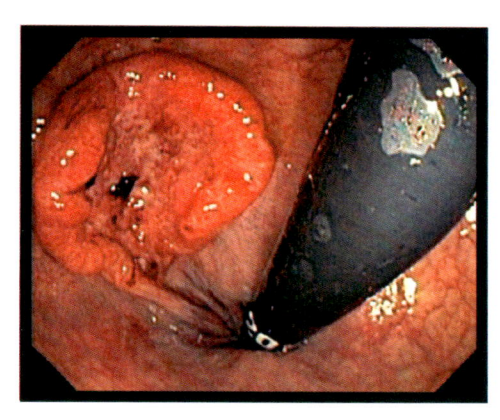

Fig. 12-20. Lesão ulcerada do reto distal.

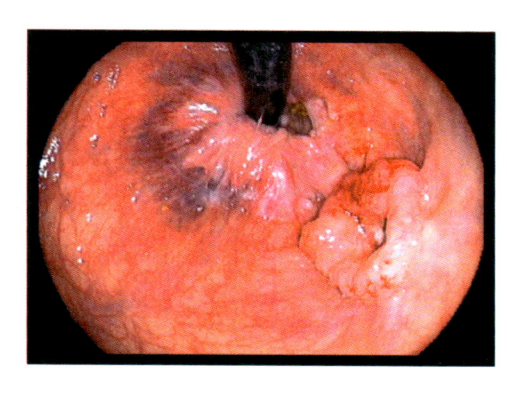

Fig. 12-21. Lesão ulcerada do reto distal.

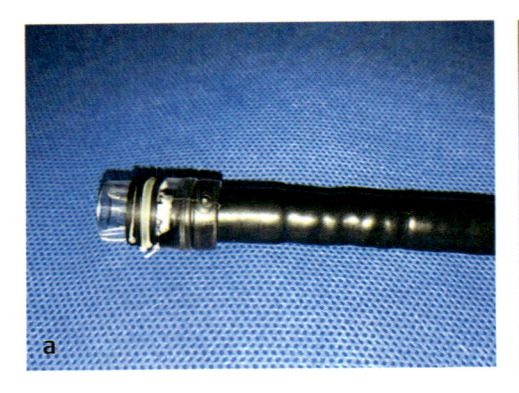

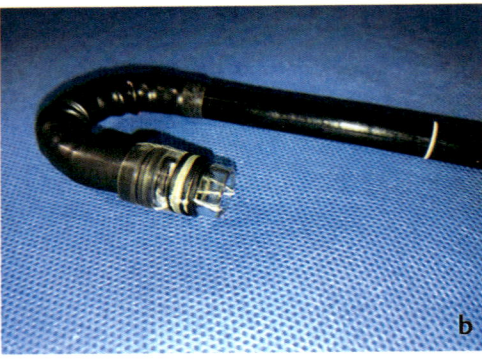

Fig. 12-22. Gastroscópio *standard* de 9,8 mm com o dispositivo de ligadura elástica em posição neutra (**a**) e em retroflexão (**b**).

crose do tecido. Apesar da possibilidade de ser realizado em visão frontal, acreditamos que o procedimento em retrovisão facilita e melhora a aplicação das bandas elásticas. Um fator técnico de extrema importância é atentar para que as ligaduras sejam realizadas acima da linha pectínea, evitando assim o risco de dor intensa e desconforto anal.

Tendo em vista os bons resultados publicados, iniciamos, em 2008, a realização da ligadura de hemorroidas com o aparelho flexível. Utilizamos em todos os casos um gastroscópio *standard* de 9,8 mm, pois os dispositivos de ligadura elástica disponíveis são os mesmos utilizados para a ligadura de varizes esofágicas e não comportam o diâmetro do tubo de inserção do colonoscópio (Fig. 12-22).

Após identificação dos mamilos hemorroidários, inicia-se a aplicação pelo maior deles, que é aspirado de forma a fazê-lo penetrar no dispositivo de ligadura previamente instalado no endoscópio. Com o disparo, o elástico laça e isquemia o mamilo (Figs. 12-23 e 12-24).

O acompanhamento desses pacientes demonstrou que a maioria deles sente-se satisfeita com os resultados dessa modalidade de tratamento.[12] Portanto, com base na literatura e nesta pequena experiência inicial, concordamos que o tratamento da doença hemorroidária sintomática (graus II e III) pode ser feito pela ligadura elástica, utilizando aparelhos flexíveis, procedimento este que se mostrou seguro e eficaz, principalmente nos pacientes com indicação de colonoscopia total.[44,45] O principal fator negativo associado a esse método talvez seja seu alto custo.

Deve-se ter em mente que os pacientes candidatos à ligadura elástica endoscópica necessitam ser previamente orientados quanto às possíveis complicações do método, principalmente a ocorrência de dor após o procedimento. Em nossa experiência, a maioria dos que apresentaram dor a referira como de intensidades leve à moderada, apresentando melhora com analgésicos ou anti-inflamatórios não esteroides. Em casos de dor moderada à intensa, podem-se utilizar analgésicos derivados dos opioides (p. ex., tramadol).

BIÓPSIAS E RESSECÇÕES DE LESÕES EM PROXIMIDADE COM A LINHA PECTÍNEA

O reto é sede de 15% dos tumores malignos do cólon. Apesar dos avanços diagnósticos, estudos mostram que nesse segmento, assim como no cólon direito e sigmoide, algumas lesões podem ser "perdidas" durante a avaliação colonoscópica,[46] sendo o terço distal do reto, provavelmente, o local mais crítico. Dessa forma, o exame proctológico, principalmente o toque retal, mostra-se fundamental, pois permite o diagnóstico de grande parte das lesões distais.

A anuscopia, por sua vez, não permite o tratamento adequado da maioria das lesões retais. Nesses casos, a colonoscopia pode ser a ferramenta necessária. Por meio das técnicas de polipectomia, mucosectomia endoscópica e dissecção submucosa (ESD), a maior parte das lesões precoces do reto pode ser adequadamente avaliada e tratada.

Em relação à polipectomia endoscópica, algumas particularidades devem ser lembradas em relação à sua realização no segmento distal do reto. A proximidade com a LP requer maior cautela na apreensão do pólipo, evitando-se que a laçada tracione alguma porção do tecido abaixo desta, que é altamente inervado e ocasionará intensa dor ao paciente. Quanto ao uso da eletrocoagulação, aplicada por alça de polipectomia, todos os cuidados devem ser tomados a fim de evitar-se a dissipação da corrente elétrica, tendo em mente a inervação e a presença do complexo esfincteriano nesta região anatômica. Deve-se também considerar a intensa vascularização local, incluindo o plexo hemorroidário interno e externo, exigindo maiores cuidados para se evitar o sangramento pós-polipectomia. Lesões do reto distal junto à LP devem ser tratadas com maior atenção, sendo muitas vezes a manobra de retrovisão necessária para que se realize a polipectomia de forma segura e efetiva.[47,48] A mucosectomia endoscópica, seja pela técnica fatiada, seja em bloco, já se mostrou útil para ressecção de grandes lesões do reto distal, com alguns relatos de caso já publicados inclusive em lesões envolvendo o canal anal.[48-51]

Uma alternativa para o tratamento destas lesões é a ressecção cirúrgica transanal utilizando-se ou não equipamentos mais sofisticados como o TEM (*transanal endoscopic microsurgery*).[52-54] Esta forma de abordagem pode ser mais conveniente em determinados casos por permitir ressecções de toda a espessura da parede do reto em um único fragmento. Ambas as técnicas vêm-se mostrado eficazes e seguras para o tratamento do câncer retal precoce.[55]

LAUDO DA COLONOSCOPIA: INCLUIR OU NÃO A AVALIAÇÃO DO CANAL ANAL?

É muito frequente médicos endoscopistas colocarem uma observação no laudo colonoscópico referindo-se às dificuldades e limitações

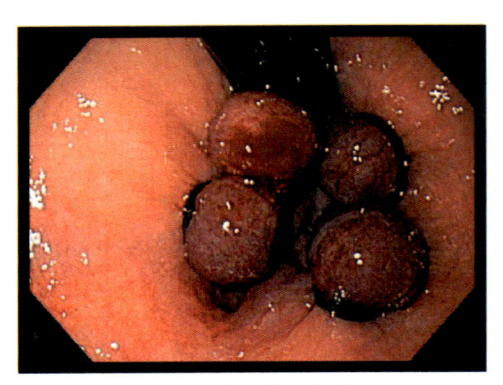

Fig. 12-23. Aspecto pós-aplicação de quatro ligaduras elásticas.

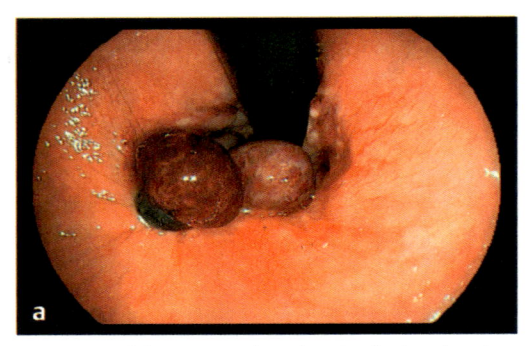

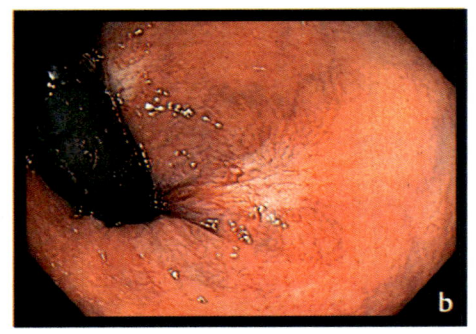

Fig. 12-24. (**a**) Aspecto pós-aplicação de duas ligaduras elásticas e (**b**) aspecto pós-ligadura (1 ano).

do exame do canal anal com método em questão. Conforme discutido anteriormente, o canal anal pode sim ser examinado de forma adequada apesar de não ser a finalidade precípua do procedimento.

No entanto, o exame proctológico vai além da retroflexão e do toque retal que precede a colonoscopia. Sabemos também que nem todos os colonoscopistas possuem treinamento e experiência na avaliação do canal anal e de todas as suas etapas que compreendem também as avaliações estática e dinâmica.

Ainda que o examinador esteja habilitado a realizar um bom exame proctológico, há que se concordar que este não faz parte da colonoscopia. Sendo assim, a nosso ver, eventuais afecções do canal anal devem ser descritas como informações complementares (na forma de "nota" ou "observação"), e não como parte do relatório da colonoscopia.[55,56]

SUGESTÕES PARA UM EXAME ENDOSCÓPICO ADEQUADO DO RETO E DO CANAL ANAL

No exame do reto é necessária a atenção especial às regiões posteriores às válvulas de Houston. Estas devem ser cuidadosamente inspecionadas, objetivando diminuir a perda de lesões, principalmente pequenos pólipos. Uma distensão adequada, entretanto, pode ser de difícil realização em casos de hipotonia esfincteriana ou nos casos onde a insuflação traz desconforto e urgência evacuatória, especialmente nos exames de retossigmoidoscopia flexível, que geralmente são realizados com o paciente desperto. Outro erro comum é a retirada rápida do aparelho pelo reto distal e canal anal. A visão tangencial do aparelho de maneira rápida e descuidada pode favorecer a perda de lesões.

INSPEÇÃO DIGITAL DA PRÓSTATA EM ASSOCIAÇÃO À COLONOSCOPIA PARA RASTREAMENTO DE CÂNCER COLORRETAL

Apesar de controverso, o *screening* do câncer de próstata continua a ser recomendado pela Sociedade Americana de Urologia e pela Sociedade Americana de Câncer em pacientes entre 50 e 70 anos pelo toque retal e da análise do antígeno prostático (PSA).[57,58] Pacientes na mesma faixa etária possuem também recomendação para realização de rastreamento do câncer colorretal por meio da colonoscopia. Dentre as barreiras à ampla implementação dessa prática estão o desconforto físico e também aspectos psicossociais.

O toque retal é rotineiramente realizado precedendo o exame endoscópico, tanto para complementar a avaliação endoscópica quanto para promover a dilatação e lubrificação do canal para a inserção do aparelho. Dessa maneira, alguns autores sugerem a associação da avaliação prostática ao exame colonoscópico. Além disso, a sedação contribuiria também para reduzir a ansiedade e o desconforto da avaliação prostática.[59]

Apesar de o toque retal e de a avaliação prostática serem partes da competência médica e não exclusiva do urologista, muitos endoscopistas sentem-se despreparados para realização do exame. Outras barreiras a essa prática é o tempo empregado a essa avaliação e as discussões sobre riscos e benefícios com o paciente, o que pode ser limitante em contexto de serviços com agendas muito dinâmicas.

REFERÊNCIAS BIBLIOGRÁFICAS

1. Nivativongs S, Stern HS, Fryd DS. The length of the anal canal. Dis Colon Rectum 1982;24:600-1.
2. Milligan ETC, Morgan CN. Surgical anatomy of the anal canal: with special reference to anorectal fistulae. Lancet 1934;2:1150-6.
3. Hulme-Moir M, Bartolo DC. Hemorrhoids. Gastroenterol Clin North Am 2001;30:183-97.
4. Foxx-Orenstein A, Umar SB, Crowell MD. Common Anorectal Disorders. Gastroenterol Hepatol 2014;10(5):294-301.
5. Riss S, Weiser FA, Schwameis K et al. The prevalence of hemorrhoids in adults. Int J Colorectal Dis 2012;27:215-220.
6. Everhart JE (Ed.). The burden of digestive diseases in the United States. Bethesda, MD: National Institute of Diabetes and Digestive and Kidney Diseases, US Department of Health and Human Services; 2008.
7. Haas PA, Fox TA, Haas GP. The pathogenesis of hemorrhoids. Dis Colon Rectum 1984;27(7):442.
8. Arabi Y, Alexander-Williams J, Keighley MR. Anal pressures in hemorrhoids and anal fissure. Am J Surg 1977:134(5):508-10.
9. Thomson WHF. The nature of haemorrhoids. Br J Surg 1975:62:542-552.
10. Appalaneni V, Fanelli RD et al. The role of endoscopy in patients with anorectal disorders. Gastroint Endosc 2010;72(6):117-1123.
11. Varadarajulu S, Ramsey WH. Utility of retroflexion in lower gastrointestinal endoscopy. J Clin Gastroenterol 2001;32(3):235-7.
12. Fukuda A, Kajiyama T, Kishimoto H et al. Colonoscopic classification of internal hemorrhoids: usefulness in endoscopic band ligation. J Gastroenterol Hepatol 2005;20:46-50.
13. Hananel N, Gordon PH. Re-examination of clinical manifestations and response to therapy of fissure-in-ano. Dis Colon Rectum 1997;40:229-33.
14. Repiso Jiménez JB, Padilla España L, Fernández Morano T, de Troya Martín M. Despistaje de la neoplasia intraepitelial anal. Biopsia de canal anal guiada por anoscopia de alta resolución. Actas Dermosifiliogr 2017;108:65-66.
15. Oette M, Wieland U, Schunemann M, Haes J, Reuter S, Jensen BE et al. Anal chromoendoscopy using gastroenterological video-endoscopes: A new method to perform high-resolution anoscopy for diagnosing intraepithelial neoplasia and anal carcinoma in HIV-infected patients. Z Gastroenterol 2017 Jan;55(1):23-31.
16. Hillman RJ, Cuming T, Darragh T, Nathan M, Berry-Lawthom M, Goldstone S et al. 2016 IANS International guidelines for practice standards in the detection of anal cancer precursors. J Low Genit Tract Dis 2016;20(4):283-91.
17. O´Brien PC, Hamilton CS, Denham JW et al. Spontaneous improvement in late rectal mucosal changes after radiotherapy for prostate cancer. Int J Radiat Oncol Biol Phys 2004;58:75.
18. Nieder AM, Porter MP, Soloway MS. Radiation therapy for prostate cancer increases subsequent risk of bladder and rectal cancer: a population based cohort study. J Urol 2008;180:2005-9; discussion 2009-10.
19. Kendal WS, Nicholas G. A population-based analysis of second primary cancers after irradiation for rectal cancer. Am J Clin Oncol 2007;30:333-9.
20. Baxter NN, Tepper JE, Durham SB et al. Increased risk of rectal cancer after prostate radiation: a population-based study. Gastroenterology 2005;128:819-24
21. Cone MM, Whitlow CB. Sexually transmitted and anorectal infectious diseases. Gastroenterol Clin N Am 2013;42:877-892.
22. Vries HJC, Zingoni A, White JA, Ross JDC, Kreuter A. 2013 European guideline on the management of proctitis, proctocolitis and enteritis caused by sexually transmissible pathogens. Intl J STD AIDS 2014;25(7):456-474.
23. Berry JM, Jay N, Cranston RD, Darragh TM, Holly EA, Welton ML, Palefsky JM. Progression of anal high-grade squamous intraepithelial lesions to invasive anal cancer among HIV-infected men who have sex with men Int J Cancer 2014;134(5):1147.
24. Workowski KA, Berman S. Sexually transmitted diseases treatment guidelines 2010. MMWR Recomm Rep 2010;59(RR-12):1-110.
25. Genital Herpes-CDC fact sheet. Disponível em: http://www.cdc.gov/std/herpes/stdfact-herpes.htm. Acessado em 19 de março de 2017.
26. Goodell SE, Quinn TC, Mkrtichian E et al. Herpes simplex virus proctitis in homosexual men. Clinical, sigmoidoscopic and histopathological features. N Engl J Med 1983;30(15):868-71.
27. Whitlow C, Gottesman L, Bernestein MA. Sexually transmitted diseases. In: Beck DE, editor. The ASCRS text book of colon and rectal surgery. New York: Springer; 2011. p. 295-307.
28. Syphilis-CDC fact sheet. Disponível em: http://www.cdc.gov/std/syphillis/stdfact-syphillis.htm. Acessado em 10 de março de 2017.
29. Grobe JL, Kozarek RA, Sanowski RA. Colonoscopic retroflexion in the evaluation of rectal disease. Am J Gastroenterol 1982;77(11):856-8.
30. Cutler AF, Pop A. Fifteen years later: colonoscopic retroflexion revisited. Am J Gastroenterol 1999;94(6):1537-8.
31. Thornton SC, Hirshorn SA, Bradway M, Levien D. Anoscopy vs. retroflexion for evaluation of the anal canal. Dis Colon Rectum 2002;45(8):1120-1.
32. Hanson JM, Atkin WS, Cunliffe WJ et al. Rectal retroflexion: an essential part of lower gastrointestinal endoscopic examination. Dis Colon Rectum 2001;44(11):1706-8.
33. Saad A, Rex DK. Routine rectal retroflexion during colonoscopy has a low yield for neoplasia. World J Gastroenterol 2008 14;14(42):6503-5.

34. Ahlawat SK, Charabaty A, Benjamin S. Rectal perforation caused by retroflexion maneuver during colonoscopy: closure with endoscopic clips. Gastrointest Endosc 2008;67(4):771-3.
35. Averbach P, Dishchekenian FM, Queiroz PM, Azevedo RS, Schleinstein HP, Averbach M. Long term follow up results of patients submitted to endoscopic Elastic Band ligation as a treatment of hemorrhoidal disease. DDW 2017.
36. Liu S, Li Y, Yang H, Li A, Han Z, Wang X et al. Retroflexion-assisted endoscopic mucosal resection: a useful and safe method for removal of low rectal laterally spreading tumors. Surg Endosc 2016 Jan;30(1)139-46.
37. Averbach M, Amory NR, Correa P et al. Es util la retroflexion para examiner el recto distal? Un estudio prospectivo. Revista de Gastroenterologia Del Peru 2001;21(4):S54 220.
38. Cazemier M, Felt-Bersma RJ, Cuesta MA, Mulder CJ. Elastic band ligation of hemorrhoids: flexible gastroscope or rigid proctoscope? World J Gastroenterol 2007 28;13(4):585-7.
39. Berkelhammer C, Moosvi SB. Retroflexed endoscopic band ligation of bleeding internal hemorrhoids. Gastrointest Endosc 2002;55(4):532-7.
40. Trowers EA, Ganga U, Rizk R, Ojo E, Hodges D. Endoscopic hemorrhoidal ligation: preliminary clinical experience. Gastrointest Endosc 1998;48(1):49-52.
41. Su MY, Tung SY, Wu CS, Sheen IS, Chen PC, Chiu CT. Long-term results of endoscopic hemorrhoidal ligation: two different devices with similar results. Endoscopy 2003;35(5):416-20.
42. Su MY, Chiu CT, Wu CS et al. Endoscopic hemorrhoidal ligation of symptomatic internal hemorrhoids. Gastrointest Endosc 2003;58(6):871-4.
43. Fukuda A, Kajiyama T, Arakawa H et al. Retroflexed endoscopic multiple band ligation of symptomatic internal hemorrhoids. Gastrointest Endosc 2004;59(3):380-4
44. Wehrmann T, Riphaus A, Feinstein J, Stergiou N. Hemorrhoidal elastic band ligation with flexible videoendoscopes: a prospective, randomized comparison with the conventional technique that uses rigid proctoscopes. Gastrointest Endosc 2004;60(2):191-5.
45. Averbach M, Salomão BC, Correa P et al. Ligadura de hemorroidas usando Endoscópio Flexível. Apresentado na VII Semana Brasileira do Aparelho Digestivo; 2008.
46. Rex DK, Rahmani EY, Haseman JH, Lemmel GT, Kaster S, Buckley JS. Relative sensitivity of colonoscopy and barium enema for detection of colorectal cancer in clinical practice. Gastroenterology 1997;112(1):17-23.
47. Pishvaian AC, Al-Kawas FH. Retroflexion in the colon: a useful and safe technique in the evaluation and resection of sessile polyps during colonoscopy. Am J Gastroenterol 2006;101(7):1479-83
48. Rex DK, Khashab M. Colonoscopic polypectomy in retroflexion. Gastrointest Endosc 2006;63(1):144-8.
49. Tanaka S, Oka S, Chayama K. Colorectal endoscopic submucosal dissection: present status and future perspective, including its differentiation from endoscopic mucosal resection. J Gastroenterol 2008;43(9):641-51.
50. Tamegai Y, Saito Y, Masaki N et al. Endoscopic submucosal dissection: a safe technique for colorectal tumors. Endoscopy 2007;39(5):418-22.
51. Antillon MR, Bartalos CR, Miller ML, Diaz-Arias AA, Ibdah JA, Marshall JB. En bloc endoscopic submucosal dissection of a 14-cm laterally spreading adenoma of the rectum with involvement to the anal canal: expanding the frontiers of endoscopic surgery. Gastrointest Endosc 2008;67(2):332-7.
52. Turner J, Saclarides TJ. Transanal endoscopic microsurgery. Minerva Chir 2008;63(5):401-12.
53. Røkke O, Iversen KB, Ovrebø K, Maartmann-Moe H, Skarstein A, Halvorsen JF. Local resection of rectal tumors by transanal endoscopic microsurgery: experience with the first 70 cases. Dig Surg 2005;22(3):182-9.
54. Guillem JG, Chessin DB, Jeong SY, Kim W, Fogarty JM. Contemporary applications of transanal endoscopic microsurgery: technical innovations and limitations. Clin Colorectal Cancer 2005;5(4):268-73.
55. Kawaguti FS, Nahas CS, Marques CF, Martins BC, Retes FA, Medeiros RS et al. Endoscopic submucosal dissection versus transanal endoscopic microsurgery for the treatment of early rectal cancer. Surg Endosc 2014 Apr;28(4):1173-9.
56. Averbach M, Cutait R, Correa P. A colonoscopia e o canal anal. GED 2001;20(6):235-6.
57. Carter HB, Albertsen PC, Barry MJ et al. Early detection of prostate cancer: AUA Guideline. J Urol 2013;190:419-26.
58. American Cancer Society. Prostate cancer prevention and early detection. [Accessed March 28, 2017.] Available at: https://www.cancer.org/research/cancer-facts-statistics/cancer-prevention-early-detection.html.
59. Fang CJ, Faerber G, Samadder J. Digital rectal examination for prostate cancer screening performed with colonoscopy for colon cancer screening: 2 for. the price of 1. Gastroint Endosc 2017;86(6).

COLONOSCOPIA PEDIÁTRICA

Eloá Marussi Morsoletto Machado

INTRODUÇÃO

A colonoscopia é o método ideal, padrão, para o exame dos cólons. Consideramos que, durante a colonoscopia, a intubação do íleo terminal, com exame de 15 a 30 cm do mesmo, deve ser rotineira, e na suspeita de doença inflamatória intestinal, mandatória.[1] Portanto, seria bastante apropriado usarmos o termo ileocolonoscopia, em vez de colonoscopia.

INDICAÇÕES E CONTRAINDICAÇÕES

As indicações para a ileocolonoscopia diagnóstica na pediatria são primariamente centradas nos sintomas clínicos: "sinais de alarme", como sangramento anorretal e sinais adicionais de patologias colorretais e de íleo terminal obtidas por radiologia e outros procedimentos diagnósticos ou exames laboratoriais.[2,3] Adicionalmente, ileocolonoscopia para vigilância de câncer colorretal em adolescentes e adultos jovens, portadores de doença inflamatória intestinal com 8 ou mais anos de evolução, assim como nos portadores de síndromes polipoides.

Em comparação a adultos, os pacientes pediátricos apresentam uma maior frequência de achados positivos na ileocolonoscopia.[4]

Nas crianças com dor abdominal, sem outros sintomas, as conclusões diagnósticas, na ileocolonoscopia, são baixas. A indicação do exame, nesta situação, deve ser feita apenas quando houver soma de outros sintomas, como perda de peso, febre inexplicada, deficiência pôndero-estatural, diarreia crônica, presença de fissura anorretal ou abscesso, sinais de anemia crônica, hipoalbuminemia sérica, VHS e/ou PCR elevados.[5]

Em corte de colonoscopias consecutivas em centro pediátrico terciário, Harveen KS e Looi CE observaram histologia positiva em apenas 10% dos pacientes com dor abdominal recorrente, e todos tinham outros sintomas, incluindo perda de peso, alteração do hábito intestinal, ou sangramento retal. Nenhum paciente, com dor abdominal isolada, teve achados positivos no exame de sangue ou fezes, ou na colonoscopia e histologia (todos os pacientes tiveram biópsias ileocolônicas). Isto é semelhante a El-Chammas *et al.* que também encontraram baixas taxas de histologia positiva em crianças com dor abdominal funcional, apesar de colonoscopia ter sido realizada em apenas 32%, e a histologia não ter sido obtida em todos os pacientes com dor abdominal (Quadro 13-1).[6]

Este estudo sugere que a colonoscopia não é indicada em crianças com dor abdominal recorrente, isolada, na ausência de sintomas de alerta e com calprotectina fecal normal. Estudos prospectivos maiores são necessários para confirmar esta impressão.

Ileocolonoscopia não está indicada, nas seguintes situações (Quadro 13-2):[5,7,8]

- Diarreia aguda autolimitada.
- Sangramento gastrointestinal com a origem definida na endoscopia digestiva alta.
- Dor abdominal funcional.
- Síndrome do intestino irritável já definida.
- Constipação intestinal, com ou sem impactação fecal.
- Contudo, em algumas situações de crianças com começo de colite aguda e culturas negativas para patógenos bacterianos e para parasitas, a indicação de ileocolonoscopia seja apropriada.

Cerca de 20 a 30% de colonoscopias incompletas são em consequência de preparo inadequado.[9,10] Apesar dos avanços tecnológicos em colonoscopias, preparo intestinal ideal ainda representa uma das etapas mais difíceis do processo. O objetivo da limpeza intestinal é criar a melhor condição para avaliação visual da mucosa colorretal, para obtenção de tecidos para exame histológico, para remoção de pólipos e de gases voláteis e permitir uma intubação do ceco e íleo terminal com sucesso.[11]

Quadro 13-1. Indicações para a Ileocolonoscopia[5]

Ileocolonoscopia diagnóstica
- Sangramento gastrointestinal baixo
- Hematoquezia
- Sangue oculto nas fezes
- Diarreia crônica
- Na doença inflamatória intestinal
- Diagnóstico
- Determinar extensão e gravidade
- Resposta insatisfatória ao tratamento
- Confirmação de remissão histológica
- Vigilância de Ca colorretal na DII de longa data
- Sinais clínicos de colite por antibiótico, com testes laboratoriais negativos
- Tomografia computadorizada ou ressonância magnética abdominal alterada
- História familiar de síndromes polipoides
- Vigilância para câncer colorretal nas síndromes polipoides e na doença inflamatória intestinal colônica de longa data
- Dor abdominal e diarreia crônica em pacientes com AIDS ou outras doenças imunodeficientes
- Sinais clínicos de doença linfoproliferativa pós-transplante
- Sinais clínicos de doença enxerto-*versus*-hospedeiro
- Diarreia água ou crônica em crianças após transplante intestinal, sem evidência de rejeição aguda
- Ileocolonoscopia intraoperatória em crianças com intussuscepção recorrente

Indicações para colonoscopia terapêutica
- Polipectomia
- Tratamento de angiodisplasia sangrante
- Cecostomia percutânea por colonoscopia
- Descompressão de megacólon agudo (síndrome de Ogilvie) ou volvo colônico
- Dilatação com balão nas estenoses

Quadro 13-2. Contraindicações para a Colonoscopia[5,8]
- Peritonite
- Suspeita de perfuração visceral
- Condições com alto risco para o preparo:
  - Colite fulminante
  - Megacólon tóxico
  - Anastomoses cirúrgicas recentes
- Incapacidade de visão de mucosa
  - Preparação intestinal inadequada
  - Sangramento gastrointestinal maciço
- Problemas associados a medicações:
  - Septicemia
  - Neutropenia absoluta
  - Sofrimento respiratório ou cardiovascular

Pequenas quantidades de fezes líquidas estão frequentemente presentes no cólon, podem ser aspiradas facilmente e não complicam o procedimento. Porém, uma colonoscopia realizada com quantidade moderada de líquidos e fezes formadas pode proporcionar uma insuflação excessiva e estiramento do cólon, dificultando as manobras necessárias para a intubação total. Isto pode induzir dor e agitação e precisar de doses adicionais de sedativo e causar um nível profundo de anestesia não necessário.

Pressão intra-abdominal elevada compromete a respiração, em especial em crianças mais jovens, podendo levar à hipóxia e bradicardia. Além disso, tentando completar a ileocolonoscopia em intestino inadequadamente preparado, aumentamos o risco de perfuração. Ou seja, a colonoscopia deve ser suspensa, quando o preparo está inadequado.

É muito difícil afirmarmos qual o melhor método de preparo intestinal para a colonoscopia, pela grande variedade de pacientes, assim como de cólons. Na escolha do método, devemos considerar a eficácia, a segurança, a tolerância e, também, o custo.[12]

Então, o preparo ideal seria aquele que reunisse os seguintes critérios:

- Restrição alimentar de curta duração.
- Drogas laxantes com bom sabor.
- Pequeno volume.
- Fácil de administrar.
- Limpeza efetiva suficiente para permitir uma boa visão da mucosa.
- Seguro, com poucos efeitos colaterais (anormalidade eletrolítica, náuseas, vômitos e dor abdominal).
- Custo baixo.

Estas considerações são especialmente importantes em crianças, que representam uma população vulnerável, necessitando atenção com a toxicidade e tolerabilidade aos sabores desagradáveis, assim como a regimes com alto volume. Descreveremos alguns métodos de preparo intestinal, tentando mostrar as vantagens e desvantagens de cada um deles, já que não existe, realmente, um método que reúna todos os critérios comentados anteriormente.[13]

Para prevenirmos interpretações erradas, sugerimos que as instruções para o preparo sejam entregues ao responsável pelo paciente, por escrito, e as dúvidas sejam sanadas pessoalmente.

Existem recomendações gerais que cabem para **todo paciente** que será submetido à colonoscopia:

- Medicações orais contendo sulfato ferroso devem ser suspensas 4 a 5 dias antes da colonoscopia.
- Agentes constipantes (como codeína ou loperamida) devem ser suspensos 24 a 36 horas antes da colonoscopia.
- Aspirina, anti-inflamatórios não esteroides ou anticoagulantes devem ser descontinuados, 7 dias antes do procedimento.
- Geralmente, uma dieta líquida é recomendada nas 24 horas que antecedem o procedimento. Isto inclui água, sucos de frutas peneirados, chás (sem leite), sorvetes, gelatinas.
- Parada total de ingestão de líquidos, 4 a 6 horas antes do procedimento, já que, na maioria das vezes, será realizada sob anestesia geral.

Geralmente, em **criança com diarreia**, apenas estes cuidados, aumentando a dieta líquida para 48 horas, são suficientes para um exame satisfatório. Em **lactentes**, um adequado preparo pode ser feito apenas com a substituição do leite materno ou da mamadeira, por líquidos claros, tipo água e chás, por 12 a 24 horas antes do procedimento e o uso de enemas de solução fisiológica, em pequenos volumes, 2 horas antes do procedimento.[14]

LAXANTES OSMÓTICOS
Sais de Magnésio (Citrato ou Sulfato), ou Carboidrato Não Absorvível, como o Manitol

Este preparo pode estar associado à produção de gás metano e hidrogênio resultante da metabolização dos carboidratos pelas bactérias colônicas e, então, há o risco de explosão durante procedimentos com eletrocautério. Este fator fez com que esta substância deixasse de ser usada nos EUA e Europa, mas ainda bastante utilizada no nosso meio. Pode-se evitar este risco, pela insuflação de dióxido de carbono durante o procedimento ou a troca de gás colônico, por aspirações e insuflações repetidas.[15]

Esta solução é bastante doce, e o volume é razoavelmente grande, então, sua ingestão é comumente associada a náuseas. Para amenizar, ou talvez, evitar este sintoma, podemos usar antieméticos do tipo metoclopramida ou bromoprida, via oral, antes do início do manitol.

- Dieta sem resíduos nos 3 dias anteriores.
- Manitol 20% – 10 mL/kg, diluído em água (mesma quantidade) e suco de limão (como o manitol é um açúcar, esta diluição é a que traz melhor sabor, em nossa experiência). Deve ser tomado no máximo em 2 horas.[16]
- O momento da administração é o maior determinante da qualidade do preparo intestinal. Em nosso serviço, conseguimos um melhor preparo, quando o manitol é feito na manhã do dia da colonoscopia, do que quando feito na noite anterior. Isto é bastante reforçado na literatura, qualquer que seja o produto usado para o preparo.
- Geralmente consegue-se limpeza adequada em todos os segmentos, inclusive de íleo terminal.
- É um método rápido de limpeza intestinal.

PEG 3550 (Polietilenoglicol com Solução Eletrolítica)

Lavagem gastrointestinal oral, utilizando uma solução eletrolítica balanceada, com polietilenoglicol. Esta solução está associada à apenas pequena absorção ou secreção de água e sódio durante a lavagem intestinal.[13,17] As preparações comerciais utilizadas nos EUA são: Golytely®, Nulyteli® e Colyte®.

Uma desvantagem deste preparo é que é necessária uma ingestão de grande volume da solução, e o sabor não é agradável, levemente salgado.[10] Além disso, seu custo, comparado aos outros métodos é mais elevado.

- Dieta sem resíduos no dia anterior.
- Golytely® – 20 a 40 mL/kg/hora, até estar apresentando fezes líquidas, claras, límpidas.
- Curto tempo de preparação.
- Poucos efeitos colaterais.
- A visão de mucosa é ideal, e estudo histológico não mostra alterações com este tipo de preparo.

Polietilenoglicol 3350 (sem Solução Eletrolítica)

- Miralax®, Glycolax®.
- Dieta líquida no dia anterior.
- 1,5 g/kg/dia por 1 a 4 dias anteriores ao procedimento.[18]
- Taxa de sucesso em 91% tem sido relatada em estudos recentes.
- Cerca de 30% das crianças apresentam náuseas, vômitos e dor abdominal.
- Para crianças com menos de 2 anos de idade, recomenda-se a ingesta até apresentar 2 evacuações líquidas e claras.
- Tempo de preparo longo, dependendo do peso.
- Perda escolar.

Macrogol 3350

- Muvinlax®.
- Apenas para crianças acima de 2 anos de idade.
- Dieta líquida no dia anterior ao procedimento.
- 1,5 g/kg/dia até o máximo de 100 g em duas tomadas ao dia, por 3 dias anteriores ao procedimento.
- Tempo de preparo longo.
- Perda escolar.

Picossulfato Sódico e Citrato de Magnésio (Picolax®)
O citrato de magnésio atua como um laxativo hiperosmolar, enquanto o picossulfato inibe a absorção de água e eletrólitos e aumenta a motilidade.[14]

- Dieta líquida 24 horas antes do procedimento.
- Medicação deve ser dada em 2 doses via oral, 24 e 18 horas antes da colonoscopia.
- ¼ envelope 2 × (< 2 anos); ½ envelope 2 × (2 a 5 anos).
- 1 ½ envelope 2 × (5 a 10 anos); 2 envelopes 2 × (> 10 anos).
- Menos desconforto abdominal, mas frequente náuseas e vômitos.
- Apenas 1 dia de perda escolar.
- Indicado para crianças que necessitem uma colonoscopia total, com ileoscopia terminal, como nas doenças inflamatórias intestinais (DII).

LAXATIVOS DE CONTATO
Solução de Fosfato de Sódio Via Oral (Enema fleet®)
O fosfato de sódio é um laxante salino, de contato, que estimula a contração da musculatura lisa. Usado em quantidade pequena, com boa limpeza intestinal.

- *Fleet fosfosoda* via oral, em duas doses: a primeira de 22,5 mL, 12 horas antes da colonoscopia, e a segunda, de 45 mL, 6 horas antes. Recomendado grande ingesta de líquidos entre as doses (além de melhorar a limpeza dos cólons, reduzirá a toxicidade renal).[10]
- Pela quantia não ser grande, bastante tolerado.
- Aumento discreto no sódio e fosfato sérico, que normalizam após poucas horas.
- Vários trabalhos descrevem achado de lesões aftoides de mucosa, não específicas e endoscopicamente similares às lesões vistas na Doença de Crohn, quando o paciente recebeu este tipo de preparo. Por causa desta possibilidade de interpretação errônea, este preparo não deve ser usado em pacientes com diarreia crônica, cuja suspeita diagnóstica seja DII.[14]
- Não deve ser usado em pacientes com insuficiência renal, insuficiência cardíaca congestiva e/ou insuficiência hepática.

Laxativo de Contato + Solução de Fosfato de Sódio Via Retal
- Bisacodil: 5 mg VO (< 5 anos); 10 mg VO (5 a 10 anos; 20 mg VO (> 10 anos). Pela manhã, durante 2 dias anteriores à colonoscopia.
- Fleet fosfosoda: via retal – 64 mL (< 5 anos); via retal – 128 mL (> 5 anos).
- Intervalo entre a aplicação do enema e a realização do exame deve ser de 2 horas.
- Não há necessidade de internamento hospitalar, mas a criança ficará em casa (com perda escolar), por 2 dias antes do dia do procedimento.
- Não exige grande volume via oral.
- Tem um papel em pacientes selecionados, requerendo um exame mais limitado (dificilmente o íleo terminal estará limpo).[16]
- A partir de 2007, o laboratório, que detém a maior produção, acrescentou em sua bula que esta solução, para via retal em preparo para colonoscopia, não deve ser usada em crianças com menos de 18 meses de idade.

Enemas não são rotineiramente usados em crianças, especialmente naquelas com suspeita de doença inflamatória intestinal, pois podem causar edema, eritema e lesões petequiais da mucosa de sigmoide distal e reto, complicando a interpretação dos achados endoscópicos.

Existem ainda vários outros métodos de preparo, com uso de outros laxantes, como óleo mineral, sene etc. Vários trabalhos randomizados mostram que estes preparos provocam alteração microscópica da mucosa colônica, com marcado aumento de infiltrado mononuclear na lâmina própria. Estes efeitos podem causar uma interpretação equivocada das biópsias colônicas e, por esta razão, este tipo de preparo não é recomendado.

Os laxantes estimulantes, quando usados no contexto da preparação da colonoscopia, são frequentemente associados a efeitos adversos, como distensão, cãibras e desconforto abdominal e são contraindicados em certas populações de pacientes, incluindo pacientes com doença renal, obstrução intestinal e aqueles em risco de desidratação ou desequilíbrio eletrolítico. Apesar dessas importantes ressalvas, os laxantes estimulantes permanecem uma escolha popular para a preparação intestinal de terapia dupla em colonoscopia pediátrica.

Ashwath S. Kumar *et al.*, em estudo retrospectivo, incluindo 642 procedimentos (idade média de 12,2 anos, regime de limpeza de um dia, agente único, laxante osmótico [Polietilenoglico-PEG]) mostraram não aderência ao regime em 7,3%, e uso de laxantes adicionais em 3,1%, com definição de limpeza inadequada em apenas 11,8% dos casos. O ceco foi atingido, e o íleo terminal foi intubado em 97,8 e 93,6% dos casos. Concluindo que a monoterapia com PEG por um dia parece ser um regime adequado de preparo para colonoscopia na população pediátrica. Com base nos níveis comparáveis (qualidade, conformidade e resultado), um dia de preparação com alto volume X vários dias de uso de PEG com outras soluções laxantes combinadas, não foi observada diferença significativa na limpeza intestinal.[4,19]

O PEG é o agente mais comumente usado para regimes de preparo intestinal em crianças. Relatórios anteriores demonstraram que o PEG 3350 associado à simeticona tem maior eficácia do que outros métodos.[4]

CONSENTIMENTO INFORMADO
Especificações sobre as indicações, riscos e benefícios da colonoscopia devem ser detalhadamente discutidas com a família. Os pais devem-se sentir confortáveis e confiantes com a necessidade e a segurança do procedimento. A taxa do conjunto de complicações imediatas na colonoscopia pediátrica é em torno de 1,1%, maior do que a relatada nos pacientes adultos, que é de 0,3%. O consentimento informado deve refletir o tipo e a frequência destas complicações.[20] Antes do exame, o consentimento informado deve ser assinado.

PROFILAXIA COM ANTIBIÓTICOS
Diretrizes da American Heart Association não recomenda profilaxia para endocardite bacteriana em nenhum procedimento endoscópico de rotina, com ou sem biópsias.[21] Para a maioria dos procedimentos endoscópicos gastrointestinais, a taxa de bacteriemia é de 2 a 5%, e os organismos tipicamente identificados não são suscetíveis de causar endocardite. A taxa de bacteriemia não aumenta com biópsia da mucosa, polipectomia ou esfincterotomia. Em geral, a profilaxia para endocardite bacteriana é recomendada para pacientes com condições de alto risco, por exemplo, doença cardíaca complexa, cianótica, congênita, sendo submetida a procedimentos de alto risco, como escleroterapia de varizes e dilatação de estenoses.

SEDAÇÃO, ANALGESIA E MONITORAMENTO
Ileocolonoscopia pediátrica geralmente é realizada sob sedação profunda, ou anestesia geral. Habitualmente, a criança apresenta-se ansiosa e assustada, não permitindo sequer o posicionamento adequado para o exame, antes de estar profundamente sedada. A sedação profunda é definida quando o paciente responde apenas a estímulos de dor, a respiração é espontânea, e os reflexos de tendões profundos estão presentes.[5] A dor durante a colonoscopia, tem a ver com a distensão e o estiramento dos cólons, e o grau do desconforto ou dor pode ser reduzido por técnica apropriada, quando realizada por endoscopista experiente. Mas é importante aceitar que uma criança gemente sob sedação é o mesmo que uma criança sem sedação, gritando.

Anestesia geral com propofol é comumente usada na endoscopia pediátrica, com base na idade e na intolerância antecipada ao procedimento. A vantagem é a rápida indução, efeitos colaterais mínimos e permanência por curto espaço de tempo na sala de recuperação. É recomendado contínua oximetria de pulso, monitoramento cardíaco e administração rotineira de oxigênio. Deve ser conduzida por anestesiologista, preferencialmente com experiência pediátrica. O objetivo é conseguir a máxima eliminação da ansiedade e da dor durante o procedimento, com mínimo risco de complicações.[5,22]

EQUIPAMENTO

Existem vários tipos de colonoscópios finos, com menos de 12 mm, comercialmente disponíveis. Eles possuem um mecanismo ajustável de rigidez e canal de trabalho largo (3,2 e 3,8 mm), permitindo o uso de todo tipo de acessório necessário. Estes aparelhos são usados em crianças com 2 anos de idade ou mais (Quadro 13-3).

Não existem colonoscópios específicos para bebês e crianças menores. Não há trabalhos publicados que provem a escolha correta do colonoscópio, mas recomendações com base em experiência afirmam que o limite inferior de peso para a utilização de um colonoscópio de adulto, padrão, ou colonoscópio pediátrico é de 12 a 15 kg. Nas crianças que pesem entre 5 e 12 kg, a ileocolonoscopia pode ser executada usando um gastroscópio infantil ou de adulto. Em crianças com menos de 5 kg podemos realizar Ileocolonoscopia com sucesso, usando gastroscópio ultrafino (para neonatos), embora isto possa ser tecnicamente difícil, em decorrência da flexibilidade do tubo de inserção.[23]

Na endoscopia pediátrica, o tamanho do canal de trabalho do aparelho é o principal fator limitante para a escolha dos acessórios. Alguns dispositivos estão disponíveis para usar em aparelhos com canal de trabalho de 2 mm, mas se dispusermos de colonoscópio com canal de trabalho de 3,2 mm, as opções para os acessórios serão melhores.

- Pinça para biópsias (fórceps); pinça de biópsia a quente; alças para polipectomias.
- Dispositivos de recuperação (laços, redes, pinça jacaré, pinça dente de rato, cestas etc.).
- Dispositivos para hemostasia; balões para dilatação.

Recomendações, com base em experiência clínica, sugerem uso de colonoscópio pediátrico padrão em pacientes com peso entre 12-15 kg, uso de gastroscópio padrão, infantil ou adulto, em pacientes com peso entre 5 e 12 kg e uso de gastroscópio ultrafino em pacientes com peso abaixo de 5 kg.[4]

EMBRIOLOGIA DE CÓLON E RETO

Intestino Primitivo

Formado na 4ª semana da gestação, quando por uma porção do saco vitelino revestido por endoderma, é incorporado pelo embrião, e este endoderma originará a maior parte do epitélio e das glândulas do trato digestório. O mesênquima esplâncnico que circunda o intestino primitivo originará os tecidos muscular, conjuntivo e as outras camadas do trato digestório.

No início da 4ª semana, a porção terminal do intestino anterior e a porção cefálica do intestino médio formam o duodeno. A junção das duas porções do duodeno situa-se logo após a origem do ducto biliar. Duodeno em desenvolvimento cresce rapidamente e, conforme o estômago gira, o duodeno assume a forma de uma alça em C, além de se tornar retroperitoneal. É suprido por ramos das artérias celíaca e mesentérica superior.

Os derivados do intestino médio são: intestino delgado, incluindo a maior parte do duodeno, ceco, apêndice, cólon ascendente e um terço à metade do cólon transverso. Todos segmentos derivados do intestino médio são supridos pela artéria mesentérica superior.

Uma hérnia fisiológica ocorre na 6ª semana da gestação. O intestino primário invade a cavidade extraembrionária pelo cordão umbilical. Resulta, provavelmente, do rápido crescimento do fígado, rápido alongamento do intestino primário, dois conjuntos de rins existentes neste período, tornando a cavidade abdominal pequena temporariamente. Retorno das alças intestinais ocorre na 10ª semana da gestação, após regressão do rim mesonéfrico, menor crescimento do fígado e expansão da cavidade abdominal.[24]

Simultaneamente, a alça intestinal primária sofre uma rotação em torno do eixo formado pela artéria mesentérica superior, de cerca de 90° no sentido anti-horário no interior do cordão umbilical (durante a herniação fisiológica). Durante o retorno das alças intestinais, o intestino grosso sofre uma rotação adicional de 180° no sentido anti-horário. Esta rotação adicional é crucial para a recolocação apropriada do intestino, dentro da cavidade peritoneal.[5]

O mesentério da alça intestinal primária passa por profundas alterações com a rotação e o enovelamento do intestino. As porções ascendente e descendente do cólon têm seus mesentérios pressionados contra o peritônio da parede abdominal posterior, tornando estas porções retroperitoneais. O mesa do cólon transverso se funde com a parede posterior do grande omento, sem perder sua mobilidade. Com o desaparecimento do mesentério do cólon ascendente, o mesentério do intestino delgado adquire uma nova linha de fixação que vai da junção duodenojejunal à ileocecal.

O broto cecal surge na 6ª semana da gestação, como uma pequena dilatação no ramo caudal da alça intestinal média. O ápice deste divertículo não cresce tão rápido, formando um divertículo estreito, o apêndice. No nascimento, o apêndice é um comprido tubo em fundo cego, relativamente mais longo do que no adulto. Posteriormente, a parede do ceco cresce de maneira desigual, resultando na saída do apêndice da face mediana, ficando sujeito a variações na sua porção retrocecal. Em circunstâncias normais, o ceco também não possui mesentério. Esta incompleta fixação posterior permite alguma mobilidade ao ceco.

Os derivados do intestino posterior são: um terço à metade do cólon transverso, cólon descendente, cólon sigmoide, reto e parte do canal anal. O epitélio da bexiga é maior parte da uretra. O reto é derivado da cloaca e se funde com o cólon sigmoide na 8ª semana da gestação e tem uma mobilidade limitada. Todos estes derivados são supridos pela artéria mesentérica inferior.[24]

Então, como resultado de uma formação normal, o cólon adquire duas zonas de fixação absoluta: o cólon descendente e o cólon ascendente, assim como duas áreas de fixação parcial: o ceco e o reto. Somente o cólon sigmoide e o cólon transverso possuem seu próprio mesentério e são totalmente móveis. A mobilidade dos ângulos esplênico e hepático é limitada pela extensão dos ligamentos frenocólico e hepatorrenal, respectivamente.[5]

Fica fácil imaginar que uma rotação anormal ou fixação do cólon embriônico trará dificuldades na intubação de um intestino anormalmente móvel. Muitas vezes estas anormalidades são suspeitas apenas durante a ileocolonoscopia.

ANATOMIA ENDOSCÓPICA COLORRETAL – TÉCNICA PARA ILEOCOLONOSCOPIA (FIG. 13-1)

Existem duas formas de realizar a ileocolonoscopia:[5]

1. O endoscopista gerenciando toda a manipulação dos controles com a mão esquerda e o controle do eixo do aparelho com a mão direita (uma pessoa – abordagem com duas mãos).
2. O endoscopista trabalhando com os controles, e o assistente manuseando o eixo do aparelho de acordo com as instruções do endoscopista (duas pessoas – abordagem com quatro mãos).

Quadro 13-3. Alguns Equipamentos Disponíveis Comercialmente[5,23]

	Comprimento	Diâmetro do tubo	Diâmetro do canal de trabalho
Olympus Co			
PCF - 160L	1.680 mm	11,5 mm	3,2 mm
PCF - Q180 AL/I	1.680 mm	11,5 mm	3,2 mm
PCF - H180 AL/I	1.680 mm	11,8 mm	3,2 mm
Fujinon Co			
EC - 450 LS5	1.690 mm	11,1 mm	3,2 mm
EC - 250 LP5	1.690 mm	11,1 mm	3,2 mm
EC - 550 LS5	1.690 mm	11,5 mm	3,8 mm
EC - 250 LP5	1.690 mm	11,5 mm	3,8 mm

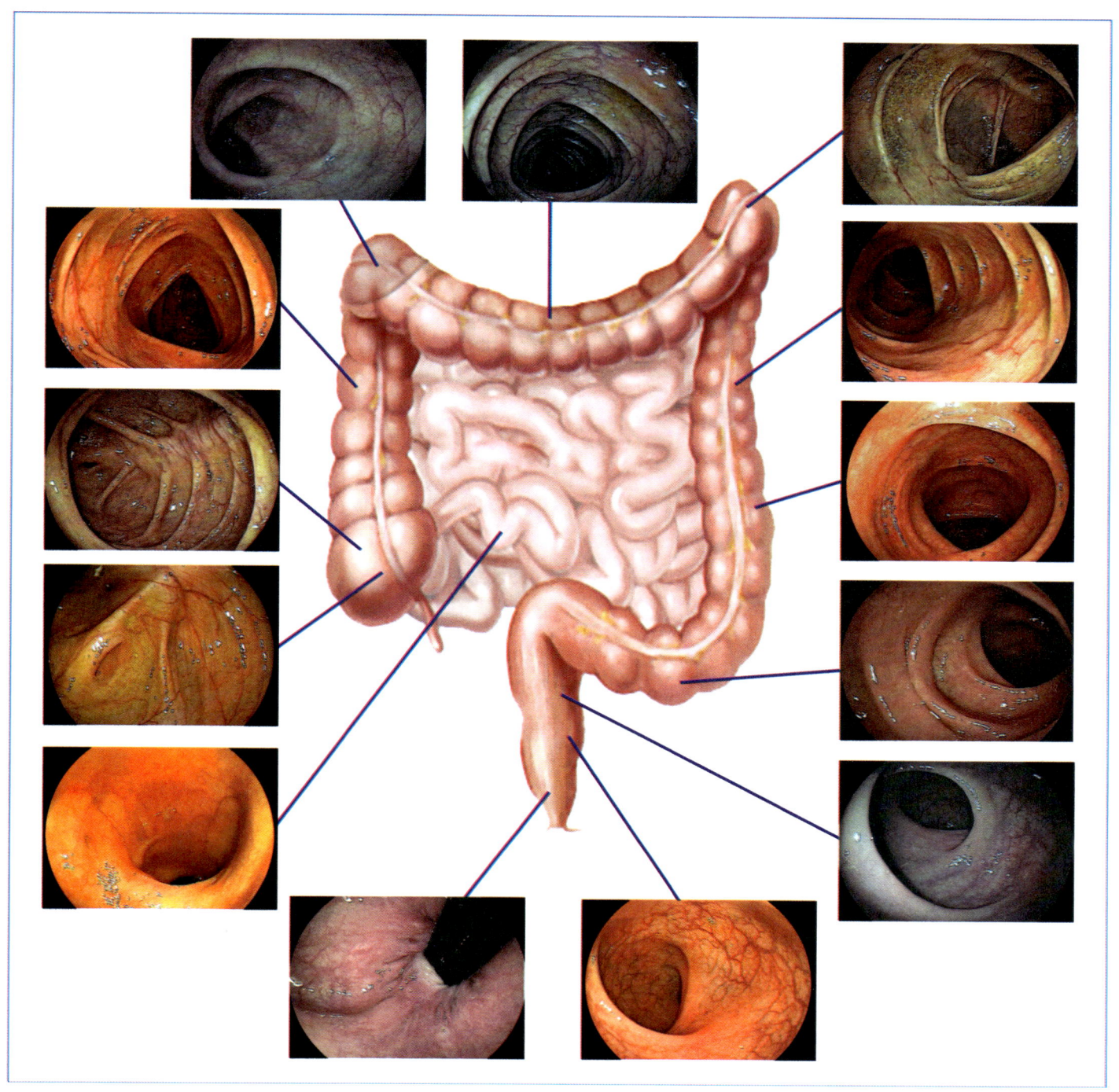

Fig. 13-1. Anatomia endoscópica na ileocolonoscopia.

Parte dos endoscopistas prefere a abordagem com duas mãos, pois existem benefícios nesta forma de realização do exame: uma resposta quase instantânea do cólon para a mudança de posição do aparelho; precisa e constante avaliação e controle da resistência do cólon; capacidade de prevenir a formação de alças e a perda do intestino encurtado. Para trabalhar com a abordagem a quatro mãos, o assistente tem de ser treinado e estar em sintonia perfeita com o endoscopista. Isto, às vezes, é um impedimento para esta técnica.[2] Foram estudados 72 exames de colonoscopia pelo método de duas mãos e 162 exames pelo método de quatro mãos. Preparo intestinal inadequado e baixo peso foram associados à menor taxa de intubação cecal. Esta taxa foi maior no grupo de duas mãos do que no método de quatro mãos (81,9 versus 69,1%). O método de duas mãos apresentou ainda maior taxa de intubação de íleo terminal. A média do tempo de intubação cecal foi de 27,1 ± 11,7 min no método de duas mãos e 26,9 13,3 min no método de quatro mãos. Não foi observada diferença significativa nas complicações. Portanto, parece razoável que o método de duas mãos deve ser estabelecido como um procedimento padrão para o programa de treinamento em ileocolonoscopias pediátricas.[25]

Posicionando o paciente: em geral, a ileocolonoscopia é realizada com o paciente em decúbito lateral esquerdo, com a cabeça da criança repousada em pequeno travesseiro rígido. Os braços estão relaxados ao longo do corpo, o MID está flexionado, sobre o MIE estendido.

A inserção no reto é facilitada nesta posição, e o controle do eixo do aparelho é mais fácil com o paciente em decúbito lateral esquerdo, do que em posição supina. Porém, muitas vezes a intubação do sigmoide e da junção sigmoide-descendente é facilitada pela posição supina. Então, pode-se iniciar o procedimento com o paciente na posição de decúbito lateral esquerdo, podendo ser reposicionado, quando se tornar necessário. Nos lactentes e crianças menores, uma alternativa é já iniciar o exame com o paciente em posição supina, pois é mais fácil palpar e fazer manobra, exercendo pressão com a mão no abdome.

Antes da inserção do aparelho, é importante a checagem de todo o equipamento e suas funções. A maca deve ser colocada em posição e altura confortáveis para o endoscopista.

Inspeção e Palpação

A parte distal do colonoscópio deve ser lubrificada. O toque retal antes da inserção do aparelho tem como propósito a lubrificação do canal anal e uma avaliação grosseira do preparo intestinal. Inclusive, se houver dúvidas sobre o preparo, seria oportuno tentar fazer o toque retal antes da sedação, evitando uma exposição desnecessária ao medicamento.

Iniciando a Ileocolonoscopia

O canal anal tem menos de 2 cm no recém-nato, atingindo o comprimento igual do adulto, de 4 cm, aos 4 anos de idade. É recoberto por epitélio escamoso em sua porção mais distal, e sua mucosa forma uma série de pregas longitudinais, conhecidas como colunas anais de Morgagni, terminando nas papilas anais e separadas entre si por depressões, denominadas seios anais. O epitélio é pavimentoso estratificado. Apresenta dois esfíncteres, o interno, composto por musculatura lisa e o externo, constituído por musculatura estriada, com controle voluntário.

O canal anal geralmente encontra-se fechado, pela contração tônica dos esfíncteres anais. Se estiver constantemente aberto ou o tônus esfincteriano bastante reduzido, espinha bífida, trauma ou abuso sexual deve ser aventado.[5] Ocasionalmente, as papilas anais podem ser proeminentes, semelhantes a cones.

O reto inicia-se alargado e fusiforme, entre a borda superior das colunas anais de Morgagni e a junção retossigmoide. Esta parte do reto é denominada ampola retal. Possui três válvulas, as válvulas de Houston. As válvulas superior e inferior estão localizadas na parede lateral esquerda, e a média, na parede direita. Apesar de esta válvula média ser mais calibrosa, é facilmente ultrapassada pelo colonoscópio, sendo uma referência anatômica importante, pois delimita a porção intraperitoneal da extraperitoneal do reto. Nas crianças maiores, assim como nos adultos, sua parede posterior segue a curvatura do sacro, um pouco diferente dos lactentes, onde esta relação não é tão próxima.[15]

A mucosa do reto é lisa e transparente, permitindo uma boa visão dos vasos submucosos. Pequenos e múltiplos folículos linfoides estão normalmente presentes na mucosa retal, em lactentes e crianças menores e devem ser considerados uma resposta não específica a um estímulo, que pode ser de natureza infecciosa.[26] O cólon sigmoide estende-se da crista ilíaca até a terceira vértebra sacral e é o segmento mais imprevisível, por causa do seu comprimento e seu mesocólon em forma de "V". Seu alongamento durante a ileocolonoscopia pode duplicar seu comprimento. Possui musculatura circular grossa, o que resulta da aparência tubular, intercalada pelas haustrações. Podemos visualizar áreas de coloração cinza-azulada, de estruturas extracolônicas, provavelmente tecido muscular.[5]

Durante a ileocolonoscopia, o sigmoide torna-se mais espiralado e torcido no sentido horário, entre o reto e o cólon descendente. Em crianças, uma alça palpável pode ser reduzida ou modificada pela manobra de retirada do aparelho realizada pelo endoscopista e concomitante pressão aplicada na alça palpável, no abdome, pelo assistente. Outras manobras podem ser realizadas com o intuito de retificar este segmento, como a introdução e retirada do aparelho; torção ou rotação do aparelho em sentido horário.

A transição entre o cólon sigmoide e o cólon descendente é geralmente localizada ao nível da cavidade pélvica. É uma área artificialmente angulada, pela torção e estiramento do cólon sigmoide. Após a passagem da junção sigmoide-descendente, alcançamos o cólon descendente. Normalmente é relativamente curto, um pouco mais alargado e mais oval do que o cólon sigmoide, tem em torno de 10 cm em lactentes e 20 cm em crianças menores. Sua luz é tubular, e dificilmente as haustrações são visíveis. A mucosa tem coloração rósea ou levemente acinzentada. Os vasos visíveis, da submucosa, estão ao longo das pregas, isto é, perpendicular ao lúmen. As ramificações menores se espalham ao redor e pelas pregas, isto é, ao longo do lúmen. Este fato pode ajudar a verificar o eixo do cólon, sem uma visão panorâmica do lúmen do órgão, quando a retirada do aparelho poderia perder o cólon sanfonado.

A flexura esplênica é formada pela parte distal do cólon transverso e pela parte proximal do cólon descendente. Tem um ângulo agudo, em média 50° e é o ponto mais alto, ou melhor, mais cranial dos cólons. A transmissão do batimento cardíaco pode ser percebida neste segmento. Se o aparelho estiver posicionado corretamente no cólon sigmoide e cólon descendente, esta área deve ocupar a parte direita do lúmen. Pode-se visualizar área de coloração azulada, produzida pela proximidade do baço. Porém, uma área com a mesma coloração pode ser vista, ocasionalmente, quando a ponta do aparelho está presa dentro de uma alça grande, formada pelo sigmoide. Ou seja, esta área com coloração azulada não prova definitivamente que alcançamos o ângulo esplênico.

O ângulo esplênico é firmemente ligado ao diafragma, pelo ligamento frenocólico, ao nível da 10ª e 11ª costelas. Em lactentes e crianças pequenas, este fator pode causar soluços e até hipóxia durante o exame do cólon transverso por excessiva pressão e consequente irritação do nervo frênico.

O cólon transverso, suspenso pelo mesocólon, apesar de ser o segmento mais longo e mais móvel do intestino grosso, é relativamente curto em crianças. Tem cerca de 14 cm em lactentes e 30 cm em crianças com 10 anos de idade ou mais, o que torna a colonoscopia mais fácil. A camada circular, relativamente fina em comparação à camada longitudinal da muscular própria, faz com que as tênias confiram uma forma triangular ao cólon transverso. A mucosa é lisa, podendo ser visualizados os vasos da submucosa.

A junção com o cólon ascendente é localizada mais alta. Aponta para o lobo direito do fígado e tem ângulo inclinado posteriormente. O cólon ascendente é curto, retroperitoneal e relativamente fixo, o que facilita sua intubação. O lúmen é largo e constantemente aberto, apresenta uma aparência caracteristicamente triangular, semelhante ao cólon transverso. A mucosa é lisa, com trama vascular fina e delicada. As pregas mucosas são mais espessas.

O cólon ascendente termina em uma bolsa cega, o ceco, que possui dois marcos típicos: o orifício apendicular e a válvula ileocecal. São referências topográficas importantes na orientação da ileocolonoscopia. O orifício apendicular é geralmente ovalado ou redondo e localizado na interseção das três tênias. A válvula ileocecal está situada na parede medial ou posteromedial do cólon, podendo raramente ser visualizada em posição posterolateral. O orifício desta válvula é geralmente paralelo ao eixo do aparelho. Por isso, é vista apenas parcialmente, como um alargamento focal da dobra circular, ou com uma configuração semilunar, semelhante a dois lábios, sendo o lábio superior maior do que o inferior, o que favorece a sobreposição do primeiro sobre o segundo. Também pode-se apresentar com outros aspectos, como o multilobulado e o lipomatoso.

No recém-nato, o ceco tem forma de cone, com o orifício apendicular no meio. Posteriormente, o ceco expande-se lateralmente e por causa do alargamento desigual das haustrações, um saco lateral forma-se e é mais alargado do que o medial.

O exame do íleo terminal deve ser obrigatório para o bom endoscopista e rotineiramente fazer parte da colonoscopia. Uma vez a válvula ileocecal localizada, a ponta do aparelho deve ser movida para a frente, próxima ao apêndice. Habitualmente, a válvula ileocecal está na posição entre 9 e 11 horas. Então, o endoscopista deve descomprimir o ceco, orientar a ponta do aparelho para as 11 horas e vagarosamente puxar o eixo para trás, até que a ponta deslize para o íleo terminal. Eventualmente, a válvula ileocecal está localizada entre 5 e 7 horas. Então, o endoscopista deve dobrar a ponta do aparelho para baixo e para a direita em direção ao orifício, ao mesmo tempo que faz uma rotação no sentido horário, puxando levemente o eixo do aparelho para trás. A intubação do íleo terminal pode ser facilitada com a ajuda de uma pinça de biópsia. Após o colonoscópio ser aproximado da válvula, às 6 horas, a pinça é colocada para fora do canal alguns milímetros e usada como um fio-guia para intubar a válvula ileocecal, por deflexão da ponta para baixo e abrindo o lábio inferior da válvula.[27]

A mucosa do íleo, revestida por epitélio cilíndrico simples, não é tão brilhante quanto a do cólon. Apresenta vilosidades e criptas, que lhe confere aspecto característico. Um padrão vascular submucoso, fino e delicado pode ser visualizado após a insuflação. As pregas circulares, constituídas pela projeção da mucosa e da submucosa, bem desenvolvidas no duodeno e jejuno, vão diminuindo no sentido distal e tornam-se, em geral, ausentes no íleo terminal. A mucosa é rósea clara ou amarelada, aveludada, com múltiplos pequeninos folículos linfoides (menos de 3 mm), não devendo ser considerada patológica, nos pacientes pediátricos.

A fase de retirada do aparelho é a melhor para a avaliação de detalhes da mucosa. Contudo, quando avançamos com o aparelho, com o estiramento dos cólons, as pregas circulares ficam mais planas, facilitando o exame e possibilitando a visão de pequenas lesões como pólipos sésseis.

COMPLICAÇÕES ASSOCIADAS À ILEOCOLONOSCOPIA PEDIÁTRICA

Os potenciais riscos e complicações na ileocolonoscopia pediátrica incluem: perfuração, sangramento, infecção e problemas com a sedação (como uma reação paradoxal a um agente usado).[20,28] Doses maiores de medicação analgésica podem ser necessárias na ileocolonoscopia, pois o procedimento que envolve o cólon, pode produzir dor ou requerer um tempo maior de exame, comparado à endoscopia digestiva alta. Isto exige um monitoramento cuidadoso, porque há uma margem limite entre sedação inadequada e hipersedação.

A incidência de complicações menores é difícil de estimar, pois muitas vezes não são diagnosticadas, ou não são relatadas.[20] Perfuração intestinal e sangramento relatadas em ileocolonoscopia pediátrica são complicações sérias, mas raras. Durante a ileocolonoscopia a frequência estimada de perfuração colônica, mais comumente em sigmoide, é em torno de 0,2 a 0,8% (Quadro 13-4).[2,7] Pode ocorrer por causa de alguns fatores:[5]

- Pressão excessiva criada pelo avanço do aparelho ou a retirada forçada do seu eixo.
- Inserção do aparelho contra a parede colônica.
- Excessiva insuflação, aumentando a pressão intracolônica.

PATOLOGIAS COLORRETAIS – ILEOCOLONOSCOPIA PRIMORDIAL (FIG. 13-2)

Doenças Inflamatórias Intestinais (DII)

Pacientes com colite infecciosa, retocolite ulcerativa e doença de Crohn apresentam frequentemente dor abdominal e evacuações diarreicas sanguinolentas. Os achados primordiais para diferenciar infecção de doença inflamatória intestinal são: duração da diarreia e resultado de culturas de fezes. Aqueles com nenhum patógeno identificado e a duração dos sintomas sejam acima de duas semanas, deve-se levantar a hipótese de doença inflamatória intestinal. Infelizmente, precisamos lembrar que a sensibilidade para cultura de fezes na diarreia aguda está na ordem de 40 a 80%. Além disso, um agente infeccioso, tipo *Clostridium difficile*, pode desencadear uma exacerbação de retocolite ulcerativa.[29]

Em função de estes critérios poderem ser enganosos, alguns autores têm discutido a utilidade de ileocolonoscopia precoce, com biópsias, para a diferenciação de colite infecciosa autolimitada de DII.

Embora as alterações endoscópicas da colite aguda autolimitada possam ser indistinguíveis daquelas na DII, a histologia pode ser útil e conseguir definir. As alterações histológicas, vistas nas DII e não na colite aguda autolimitada, incluem distorção da arquitetura das criptas, linfoplasmocitose basal e metaplasia de células de Paneth no cólon esquerdo. Embora existam evidências na literatura destes achados em pacientes adultos, isto não necessariamente seria semelhante em pacientes pediátricos. Tem sido proposto que os pacientes pediátricos podem ter um curso mais curto de duração dos sintomas, resultando em menos características histológicas de cronicidade.[29]

Em Relação a Ileocolonoscopia

- Item padrão dos exames para DII.
- Avaliações endoscópica e tecidual permanecem padrão ouro para o diagnóstico das DII.
- Endoscopia digestiva alta e baixa, com biópsias sistemáticas, deve ser realizada precocemente na avaliação das crianças e adolescentes com suspeita de DII, pois permite um preciso diagnóstico e avaliação da extensão e gravidade da doença.[30]

Quadro 13-4. Complicações Associadas à Ileocolonoscopia Pediátrica[5]

	Complicações menores: sem hospitalização	Complicações maiores: requer hospitalização
Dano estrutural do intestino ou de órgãos adjacentes	- Pequeno - Hematoma submucoso sem obstrução do lúmen	- Perfuração - Sangramento que precise de transfusão sanguínea ou hemostasia cirúrgica - Síndrome pós-polipectomia
Sem dano estrutural	- Dor abdominal transitória - Distensão abdominal - Flatulência - Desidratação leve	- Alteração cardiovascular ou respiratória - Episódio prolongado de hipóxia requerendo ressuscitação e/ou intubação endotraqueal

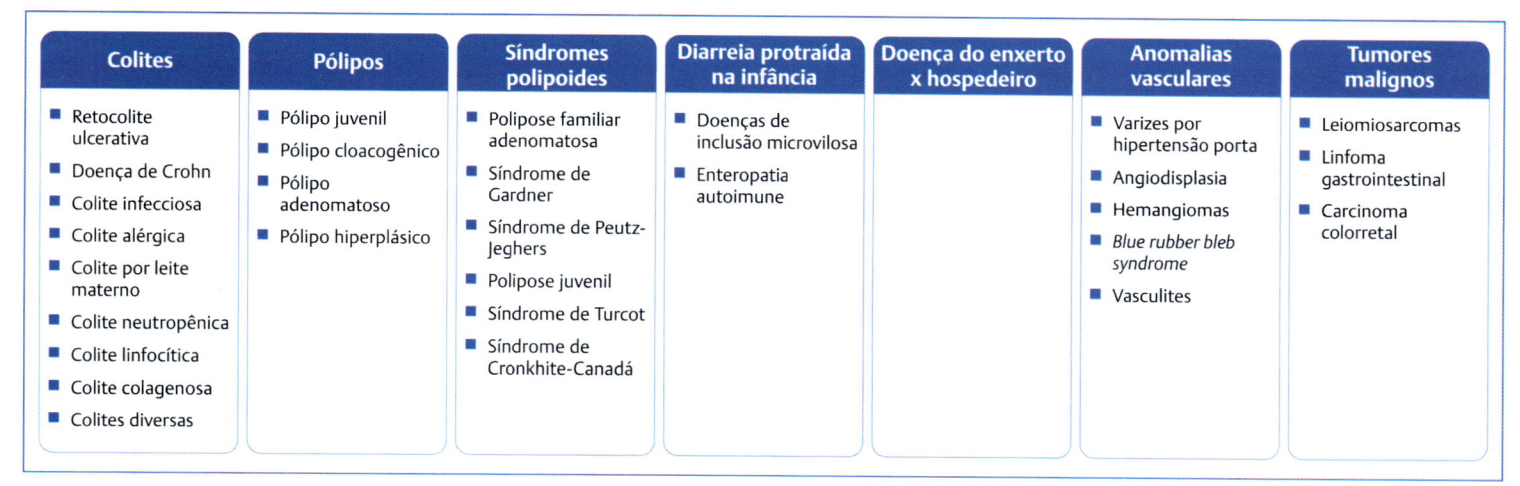

Colites	Pólipos	Síndromes polipoides	Diarreia protraída na infância	Doença do enxerto x hospedeiro	Anomalias vasculares	Tumores malignos
- Retocolite ulcerativa - Doença de Crohn - Colite infecciosa - Colite alérgica - Colite por leite materno - Colite neutropênica - Colite linfocítica - Colite colagenosa - Colites diversas	- Pólipo juvenil - Pólipo cloacogênico - Pólipo adenomatoso - Pólipo hiperplásico	- Polipose familiar adenomatosa - Síndrome de Gardner - Síndrome de Peutz-Jeghers - Polipose juvenil - Síndrome de Turcot - Síndrome de Cronkhite-Canadá	- Doenças de inclusão microvilosa - Enteropatia autoimune		- Varizes por hipertensão porta - Angiodisplasia - Hemangiomas - *Blue rubber bleb syndrome* - Vasculites	- Leiomiosarcomas - Linfoma gastrointestinal - Carcinoma colorretal

Fig. 13-2. Patologias colorretais na criança e adolescente, onde a ileocolonoscopia desempenha papel primordial.

cesso por dissecção submucosa endoscópica. Isto destaca duas importantes questões clínicas: o adenoma serrilhado tradicional pode ocorrer em crianças e que dissecção submucosa endoscópica é útil para tratar este tipo de lesão. No entanto, a segurança deste método em pacientes pediátricos requer mais estudos.[41]

Complicações da Polipectomia

São raras as complicações de polipectomia em crianças. Os relatos chegam a menos de 1% de hemorragia e perfuração. Sangramento imediato é a complicação mais comum, e a incidência tão baixa provavelmente é decorrente do tamanho menor dos pólipos, o número dos pólipos e a ausência de comorbidades, como hipertensão, aterosclerose etc.

Um pequeno sangramento pós-polipectomia é facilmente controlado com injeção de solução de adrenalina (1:10.000) ou corrente bipolar ou coagulação com plasma de argônio.

A síndrome pós-polipectomia (serosite ou queimadura transmural) ocorre por causa do dano térmico transmural, causando uma irritação da serosa, com uma resposta inflamatória localizada. Geralmente o paciente relata apenas desconforto e sensibilidade abdominal à palpação, mas podem ocorrer febre, rigidez de parede ou leucocitose. Em geral, os sintomas se resolvem em 2 a 3 dias.[15]

IMAGENS DE DOENÇA DE CROHN (FIG. 13-8)

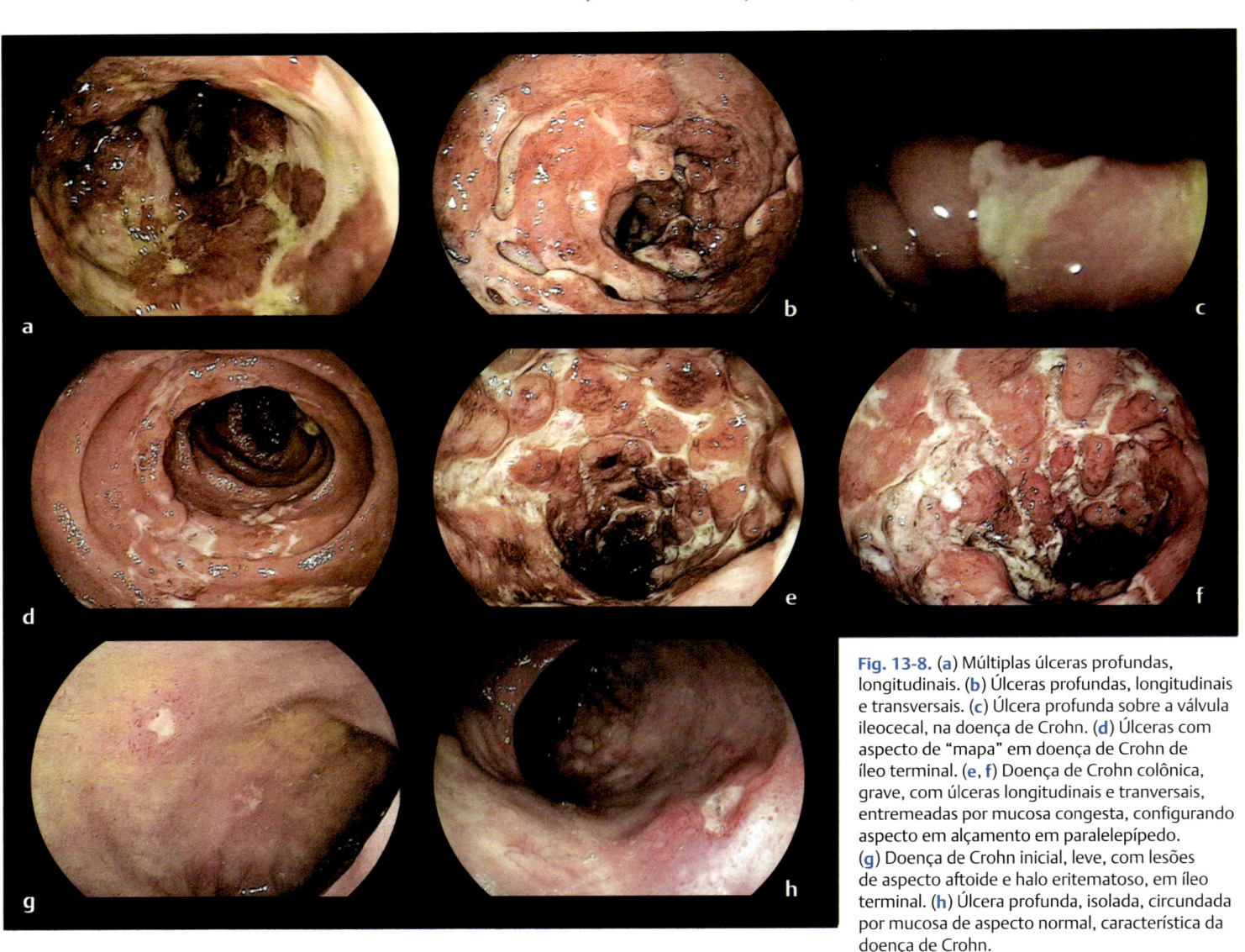

Fig. 13-8. (a) Múltiplas úlceras profundas, longitudinais. (b) Úlceras profundas, longitudinais e transversais. (c) Úlcera profunda sobre a válvula ileocecal, na doença de Crohn. (d) Úlceras com aspecto de "mapa" em doença de Crohn de íleo terminal. (e, f) Doença de Crohn colônica, grave, com úlceras longitudinais e tranversais, entremeadas por mucosa congesta, configurando aspecto em alçamento em paralelepípedo. (g) Doença de Crohn inicial, leve, com lesões de aspecto aftoide e halo eritematoso, em íleo terminal. (h) Úlcera profunda, isolada, circundada por mucosa de aspecto normal, característica da doença de Crohn.

COLONOSCOPIA PEDIÁTRICA

IMAGENS DE RETOCOLITE ULCERATIVA (FIG. 13-9)

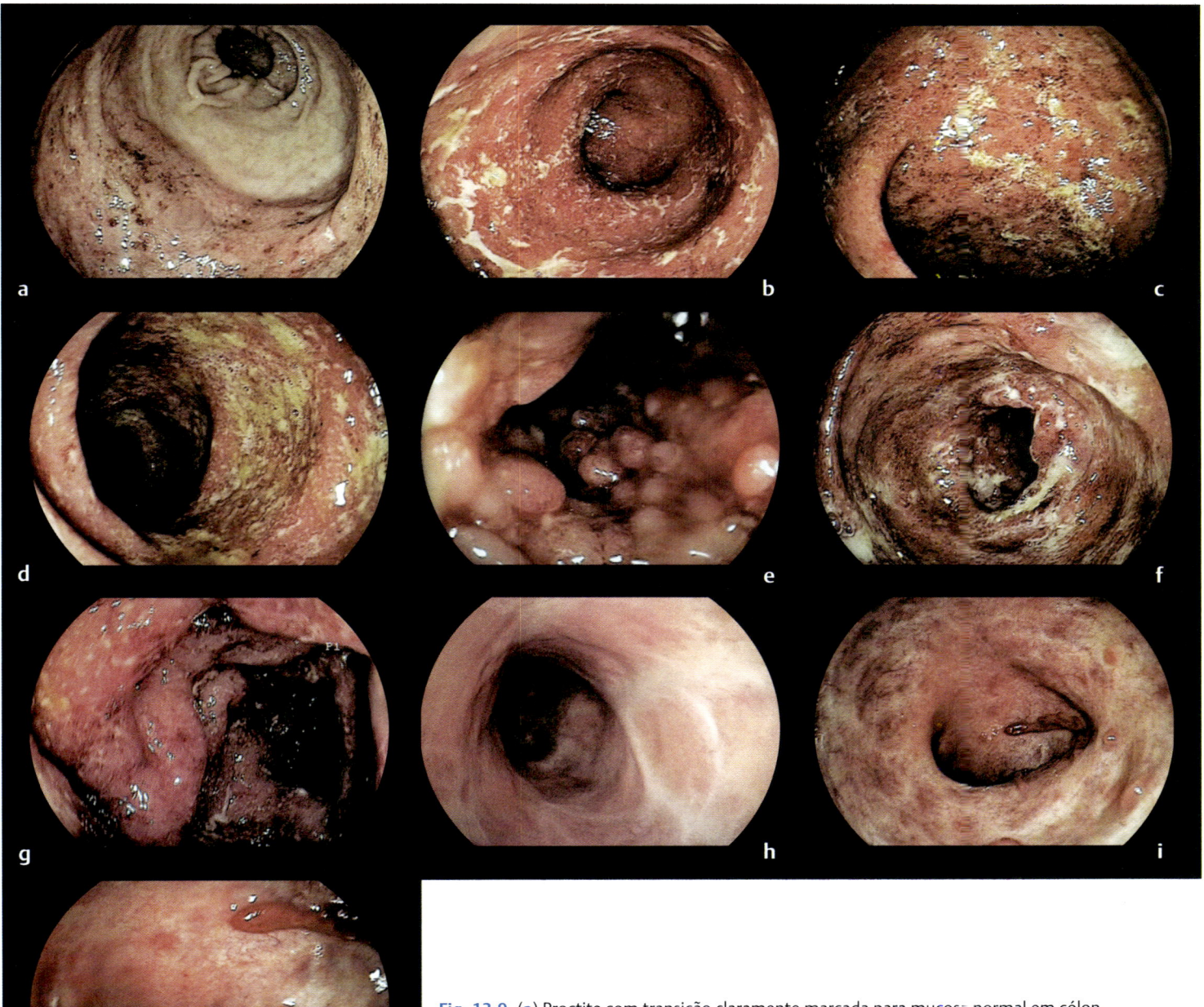

Fig. 13-9. (a) Proctite com transição claramente marcada para mucosa normal em cólon.
(b) Ulcerações superficiais sobre mucosa difusamente edemaciada e eritematosa. (c, d) Retocolite ulcerativa difusa, com congestão e erosões superficiais, secreções mucopurulentas, em toda a circunferência do órgão. (e) Colite ulcerativa ativa, com ulcerações associadas a pseudopólipos.
(f) Colite ulcerativa grave, com ulcerações e exsudato mucopurulento intenso. (g) Colite ulcerativa em atividade intensa, com edema e eritema difuso e erosões superficiais. (h) Áreas cicatriciais de colite ulcerativa em remissão. (i, j) Retocolite ulcerativa em remissão, com áreas cicatriciais e pseudopólipos de vários tamanhos, em adolescente com vários anos de doença.

IMAGENS DE PÓLIPOS COLORRETAIS (FIG. 13-10)

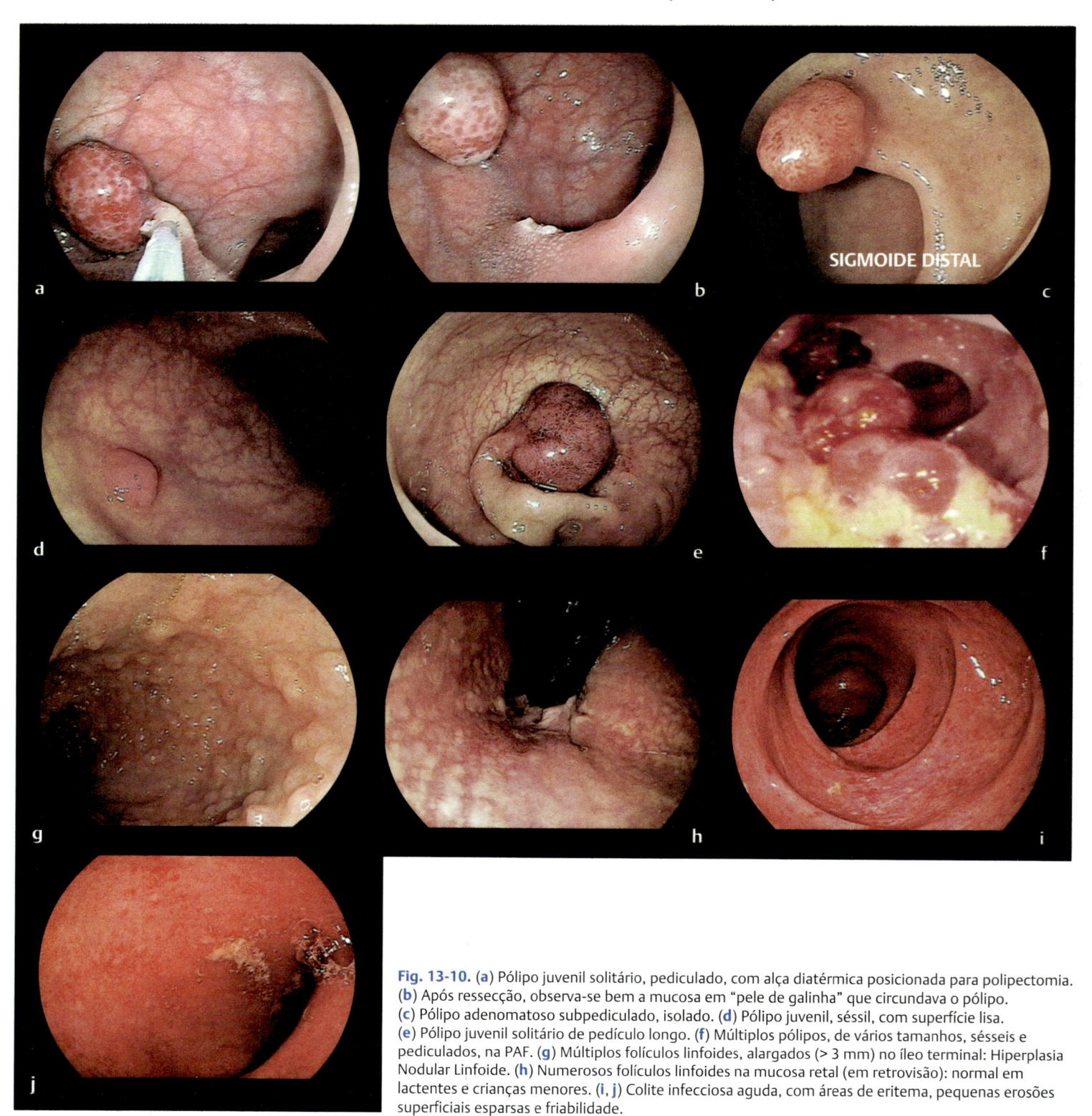

Fig. 13-10. (a) Pólipo juvenil solitário, pediculado, com alça diatérmica posicionada para polipectomia. (b) Após ressecção, observa-se bem a mucosa em "pele de galinha" que circundava o pólipo. (c) Pólipo adenomatoso subpediculado, isolado. (d) Pólipo juvenil, séssil, com superfície lisa. (e) Pólipo juvenil solitário de pedículo longo. (f) Múltiplos pólipos, de vários tamanhos, sésseis e pediculados, na PAF. (g) Múltiplos folículos linfoides, alargados (> 3 mm) no íleo terminal: Hiperplasia Nodular Linfoide. (h) Numerosos folículos linfoides na mucosa retal (em retrovisão): normal em lactentes e crianças menores. (i, j) Colite infecciosa aguda, com áreas de eritema, pequenas erosões superficiais esparsas e friabilidade.

REFERÊNCIAS BIBLIOGRÁFICAS

1. Batres LA, Maller ES, Ruchelli E, Mahboubi S, Baldassano RN. Terminal Ileum Intubation in Pediatric Colonoscopy and Diagnostic Value of Conventional Small Bowel Contrast Radiography in Pediatric Inflammatory Bowel Disease. J Pediat Gastroenterol Nutri 2002;35(3):320-3.
2. Endoscopia Gastrointestinal: Terapêutica: Tecmedd 2006.
3. Lee KK, Anderson MA, Baron TH, Banerjee S, Cash BD, Dominitz JA et al. Modifications in endoscopic practice for pediatric patients. Gastrointest Endosc 2008 1;67(1):1-9.
4. Yoshioka S, Takedatsu H, Fukunaga S et al. Study to determine guidelines for pediatric colonoscopy. World J Gastroenterol 2017 Aug 21;23(31):5773-5779.
5. Gershman G, Thomson M. Practical Pediatric Gastrointestinal Endoscopy: Wiley; 2012.
6. Singh HK, Ee LC. Recurrent Abdominal Pain in Children: Is Colonoscopy Indicated? J Pediatr Gastroenterol Nutr 2019 Feb;68(2):214-217.
7. Ament ME, Gershman G. Pediatric Colonoscopy. Blackwell Publishing; 2004.
8. Park JH. Role of colonoscopy in the diagnosis and treatment of pediatric lower gastrointestinal disorders. Korean J Pediatr 2010 09;53(9):824-9.
9. Carolina CJ-R, Donna DH, Margaret MB, Janice LJLB, David RDRM. Comparison of two common outpatient preparations for colonoscopy in children and youth. Gastroenterol Res Pract. 2009
10. Turner D, Levine A, Weiss B, Hirsh A, Shamir R, Shaoul R et al. Evidence-based recommendations for bowel cleansing before colonoscopy in children: a report from a national working group. Endoscopy 2010;42(12):1063-70.
11. Phatak UP, Johnson S, Husain SZ, Pashankar DS. Two-day Bowel Preparation With Polyethylene Glycol 3350 and Bisacodyl: A New, Safe, and Effective Regimen for Colonoscopy in Children. J Pediatr Gastroenterol Nutr 2011;53(1):71-4.
12. Hunter A, Mamula P. Bowel Preparation for Pediatric Colonoscopy Procedures. Pediatr Gastroenterol Nutr 2010;51(3):254-61.
13. ASGE Consensus Document. Gastrointest Endosc 2006;63(7):A20.
14. Daperno M, D'Haens G, Van Assche G et al. Development and validation of a new, simplified endoscopic activity score for Crohn's disease: the SES-CD. Gastrointest Endosc 2004;60:505-12.
15. Winter HS. Pediatric Gastrointestinal Endoscopy: Textbook And Atlas: Decker Publishing; 2006.
16. Dias da Silva MG, Milward G. Endoscopia pediátrica. Rio de Janeiro: Guanabara Koogan; 2004.
17. Autores V. Atlas De Endoscopia Digestiva Da Sobed: Revinter; 2011.
18. Thakkar K, Fishman DS, Gilger MA. Colorectal polyps in childhood. Current Opinion in Pediatrics. 2012;24(5):632-7
19. Kumar A, Beutler B, Attard T. One-day oral polyethylene glycol based cleanout is effective for pre-colonoscopy preparation in children. BMC Gastroenterology 2018;18:170.
20. Thakkar K, El–Serag HB, Mattek N, Gilger M. Complications of Pediatric Colonoscopy: A Five-Year Multicenter Experience. Clin Gastroenterol Hepatol 2008;6(5):515-20.
21. Zuccaro G, Dajani A et al. Prevention of Bacterial Endocarditis: Recommendations by the American Heart Association. JAMA 1997;277:1794-1801.
22. Lewis JR, Cohen LB. Update on colonoscopy preparation, premedication and sedation. Expert Review of Gastroenterology & Hepatology 2013;7(1):77-87.
23. Barth BA, Banerjee S, Bhat YM, Desilets DJ, Gottlieb KT, Maple JT et al. Equipment for pediatric endoscopy. Gastrointest Endosc 2012;76(1):8-17.
24. Moore KL, Persaud TVN. Embriologia Clínica. Rio de Janeiro: Elsevier; 2008.
25. Chen HS, Wu JF, Chen HL, Ni YH. Does one-man method better than two-man method for colonoscopy insertion in children. J Formosan Medical Assoc 2019 Jan;118(3):387-394.
26. Riddlesberger MM, Lebenthal E. Nodular colonic mucosa of childhood: normal or pathologic? Gastroenterology 1980;79(2):265-70.
27. Messmann H, Barnert J. Atlas of Colonoscopy: Examination Techniques and Diagnosis: Thieme Georg Verlag, 2006.
28. Thakkar K, El-Serag HB, Mattek N, Gold BD, Gilger MA. Complications of Pediatric Colonoscopy. Journal of Pediatric Gastroenterology and Nutrition 2006;43(4):E41-E2.
29. Bousvaros A, Antonioli DA, Colletti RB, Dubinsky MC, Glickman JN, Gold BD et al. Differentiating ulcerative colitis from Crohn disease in children and young adults: report of a working group of the North American Society for Pediatric Gastroenterology, Hepatology, and Nutrition and the Crohn's and Colitis Foundation of America. J Pediatr Gastroenterol Nutr 2007;44(5):653-74.
30. Shikhare G, Kugathasan S. Inflammatory bowel disease in children: current trends. J Gastroenterol 2010;45(7):673-82.
31. Jevon GP, Ravikumara M. Endoscopic and Histologic Findings in Pediatric Inflammatory Bowel Disease. Gastroenterol Hepatol 2010;6(3):174-180.
32. Meinhard Classen, Tytgat GNJ, Lightdale CJ. Gastroenterological Endoscopy: Revinter; 2006.
33. Allez MM, Lemann M. Role of endoscopy in predicting the disease course in inflammatory bowel disease. World J Gastroenterol 2010 June 7;16(21):2626-32.
34. Mary JY, Modigliani R. Development and validation of an endoscopic index of the severity for Crohn's disease: a prospective multicentre study. Groupe d'Etudes Therapeutiques des Affections Inflammatoires du Tube Digestif (GETAID) Gut 1989;30 983-9.
35. Sostegni R, Daperno M, Scaglione N, Lavagna A, Rocca R, Pera A. Review article: Crohn's disease: monitoring disease activity. Aliment Pharmacol Ther 2003;17(suppl 2):11-7
36. Chambrun GP, Peyrin-Biroulet L, Lemann M, Colombel JF. Clinical implications of mucosal healing for the management of IBD. Nat Rev Gastroenterol Hepatol 2010 Jan;7(1):15-29.
37. Schroeder KW, Tremaine WJ, Ilstrup DM. Coated oral 5-aminosalicylic acid therapy for mildly to moderately active ulcerative colitis. A randomized study. N Engl J Med 1987;317:1625-9.
38. Sahn B, Bitton S. Lower Gastrointestinal Bleeding in Children. Gastrointest Endosc Clin N Am 2016;26(1):75-98.
39. Durno CA. Colonic polyps in children and adolescents. Can J Gastroenterol 2007 Apr;21(4):233-9.
40. El-Hodhod MA, Soliman AA, Hamdy AM, Abdel-Rahim AA, Abdel-Hamid FK. Fate and ultra-structural features of chicken skin mucosa around juvenile polyps. Acta Gastroenterol Belg 2011 03/01;74(1):17-21.
41. Kondo S, Mori H, Nishiyama N et al. Case of pediatric traditional serrated adenoma resected via endoscopic submucosal dissection. World J Gastroenterol 2017 June 28;23 24):4462-4466.

UTILIZAÇÃO DE CORANTES

Beatriz Monica Sugai

INTRODUÇÃO

O uso de corantes por via endoscópica, ou cromoscopia, realça a superfície mucosa, facilitando a caracterização e o diagnóstico de lesões durante o exame endoscópico (Fig. 14-1). Os corantes podem ser utilizados em todo o trato gastrointestinal e têm características específicas para cada tecido ou lesão. Sua utilização na colonoscopia remonta a 1976, com o uso do índigo-carmim e o azul de metileno no estudo da mucosa.[1]

Nos dias atuais, com o desenvolvimento de novas técnicas de ressecção, como mucosectomia (EMR – *endoscopic mucosal resection*) ou dissecção submucosa endoscópica (ESD – *endoscopic submucosal dissection*), torna-se fundamental o diagnóstico preciso para melhor indicação terapêutica. A cromoscopia, associada aos equipamentos endoscópicos com alta definição de imagem e magnificação de imagem, é ferramenta importante, possibilitando avaliação precisa das lesões para a escolha da melhor opção terapêutica (Fig. 14-2).

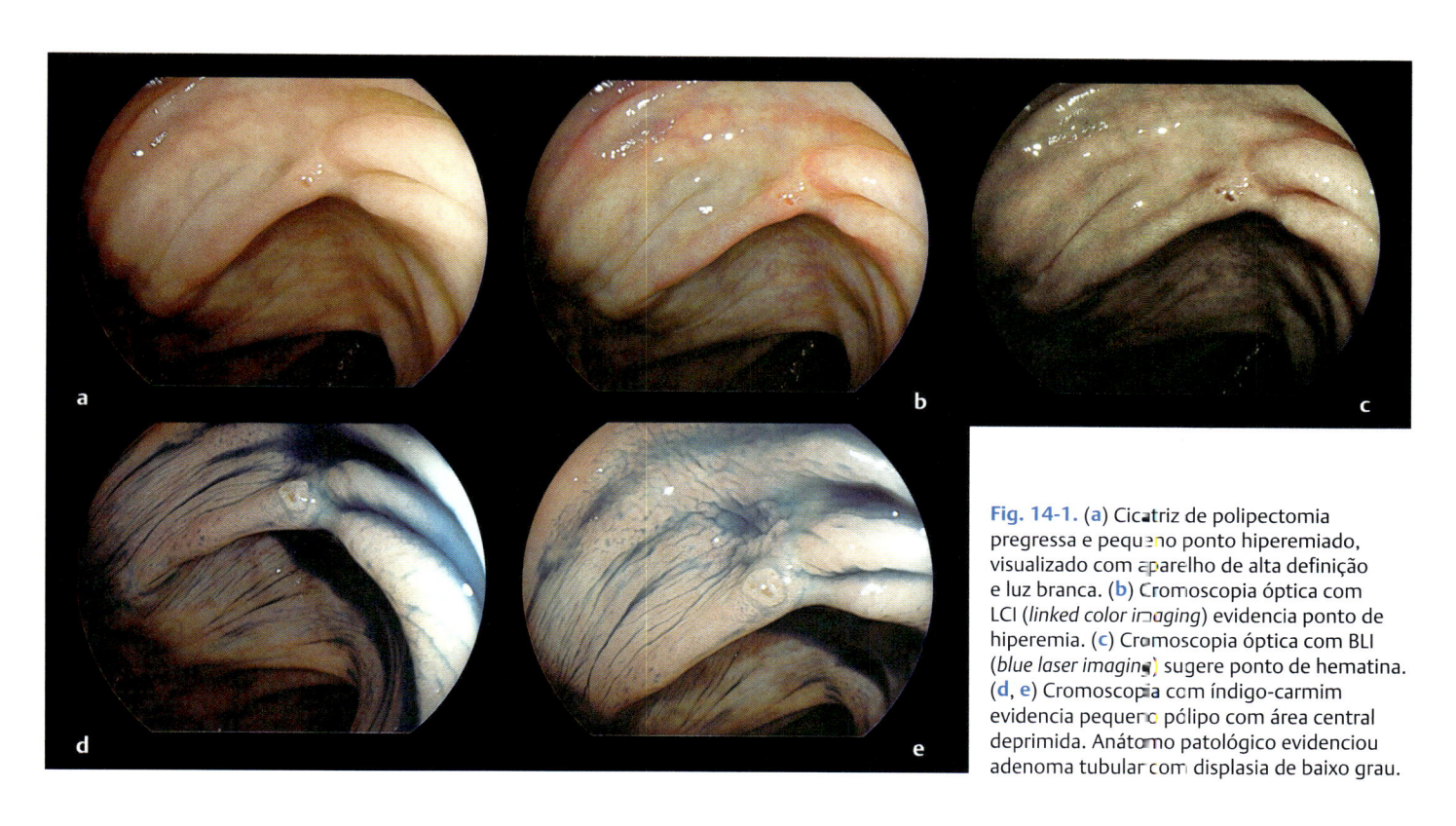

Fig. 14-1. (a) Cicatriz de polipectomia pregressa e pequeno ponto hiperemiado, visualizado com aparelho de alta definição e luz branca. (b) Cromoscopia óptica com LCI (*linked color imaging*) evidencia ponto de hiperemia. (c) Cromoscopia óptica com BLI (*blue laser imaging*) sugere ponto de hematina. (d, e) Cromoscopia com índigo-carmim evidencia pequeno pólipo com área central deprimida. Anátomo patológico evidenciou adenoma tubular com displasia de baixo grau.

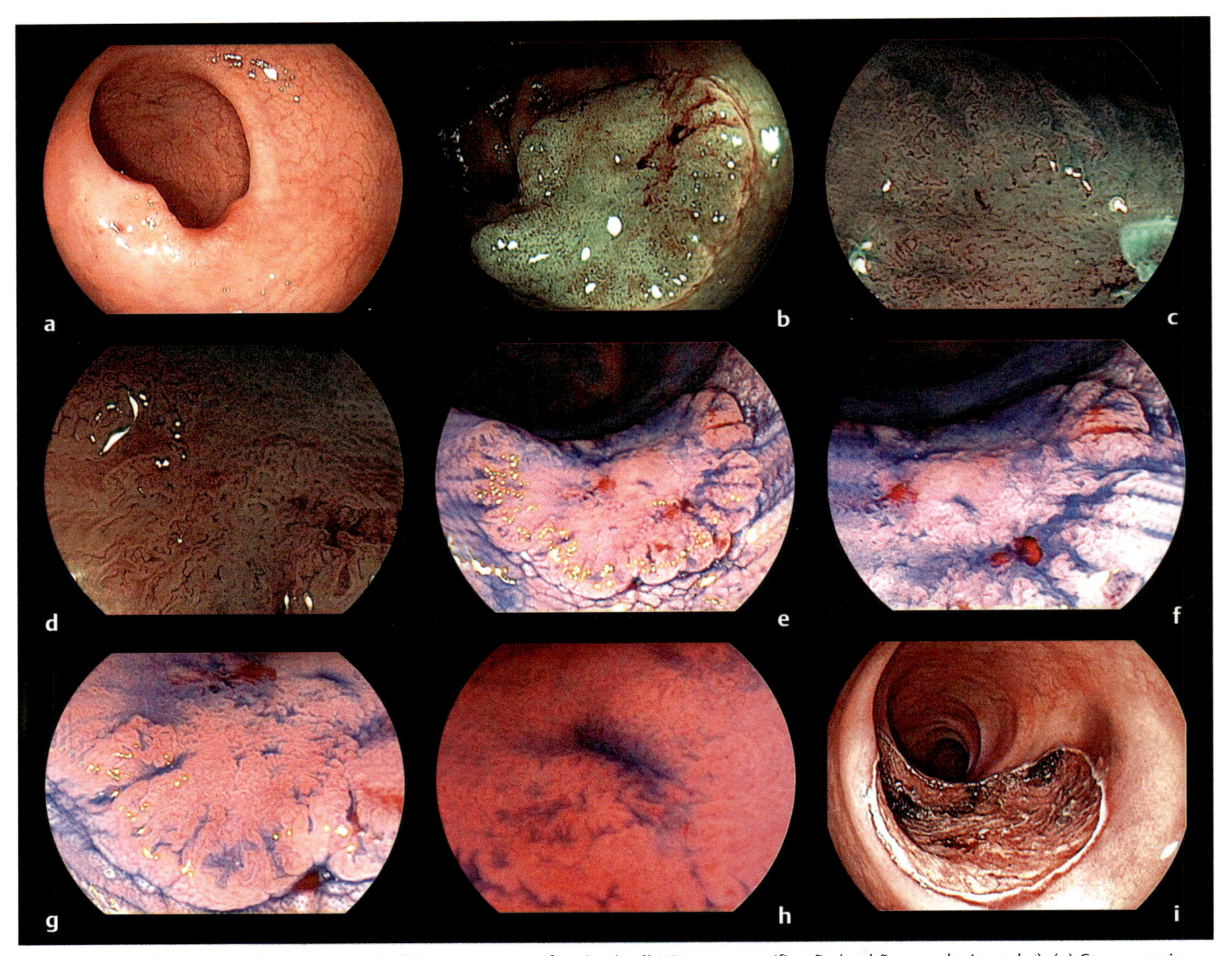

Fig. 14-2. (**a**) Lesão em transição retossigmoide (**b**) NBI, sem magnificação. (**c, d**) NBI com magnificação (padrão vascular irregular). (**e**) Cromoscopia com índigo-carmim, mostrando tratar-se de lesão de crescimento lateral, tipo não granular e pseudodeprimida (LST-NG, PD). (**f-h**) Cromoscopia e magnificação: padrão de cripta tipo VI de Kudo. (**i**) Lesão foi ressecada por ESD. Anatomia patológica mostrou tratar-se de adenocarcinoma invasivo, bem diferenciado (baixo grau), tubular, nível de invasão SM1, 800 mícrons, com invasão vascular presente, margens de ressecção livres. A ressecção endoscópica apresentava critérios de cura, exceto pela invasão vascular presente, sendo então o paciente encaminhado à cirurgia complementar.

TÉCNICA E EQUIPAMENTOS

A técnica da cromoscopia, ou cromoendoscopia, é simples, de baixo custo e segura. Alguns procedimentos técnicos devem ser considerados para auxiliar sua realização:

- Administração de 10 mg de escopolamina intravenosa para minimizar o peristaltismo e a contratilidade.
- Lavar previamente a superfície mucosa ou lesão a ser corada com água ou água com dimeticona (1 gota para cada 100 mL, aproximadamente). A injeção sob pressão pode traumatizar a lesão, e o sangramento dificultar o estudo da sua superfície.
- Aplicação de corante – o índigo-carmim (IC) é o corante mais amplamente usado, e as técnicas para sua utilização são:
  - Pelo canal de trabalho do aparelho: usando-se uma seringa de 20 mL sem rosca na ponta, deixa-se aspirado de 5 a 10 mL de IC a 0,2%, e completa-se o êmbolo com ar. No momento da sua aplicação, injeta-se todo o conjunto (o ar que preenche a seringa auxilia para que o corante seja expelido pelo aparelho no interior do cólon).
  - Pelo canal auxiliar: alguns aparelhos, como os modelos mais recentes da Fujinon, apresentam um canal auxiliar que pode ser usado para aplicação de corantes. A seringa com corante é conectada no canal auxiliar, e o corante é injetado diretamente sobre a lesão a ser avaliada (Fig. 14-3).
  - Pode-se usar um cateter *spray* pelo canal de trabalho do aparelho.
  - Para a pancromoscopia, pode-se usar uma bomba de infusão para corar difusamente segmentos do cólon, conforme indicado nas doenças inflamatórias, usando-se 2 ampolas de índigo-carmim a 0,8% em 250 mL de água, ou 3 ampolas a 0,5% em 250 mL de água (concentração comercializada no Brasil). Deve-se injetar na parede contrária à gravidade e aspirar o excesso de corante.[2]

Com a cromoscopia é possível caracterizar lesões planas para diagnóstico diferencial, determinando-se não só seus limites laterais, como também seu relevo. O médico endoscopista deve ter familiaridade com as imagens obtidas com cada corante utilizado, assim como a classificação das lesões de acordo com sua forma macroscópica e padrão de criptas na superfície mucosa (Fig. 14-4).[3-6]

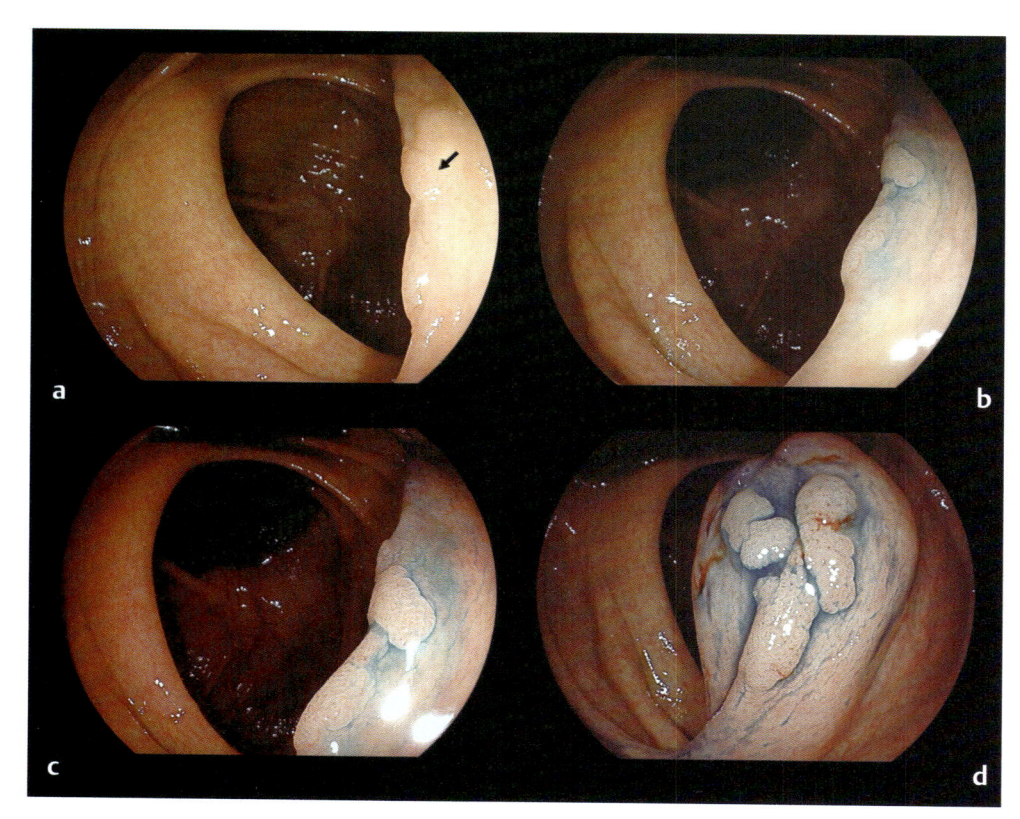

Fig. 14-3. (**a**) Cólon ascendente com irregularidade da prega (seta). (**b, c**) Cromoscopia com IC evidenciando borda de lesão plana. (**d**) Após injeção submucosa foi possível o estudo dos limites da lesão plana, com padrão de cripta IIIL de Kudo. Lesão ressecada por mucosectomia em peça única de 2 × 1 cm. Anatomia patológica mostrou tratar-se de adenoma tubular com displasia de baixo grau.

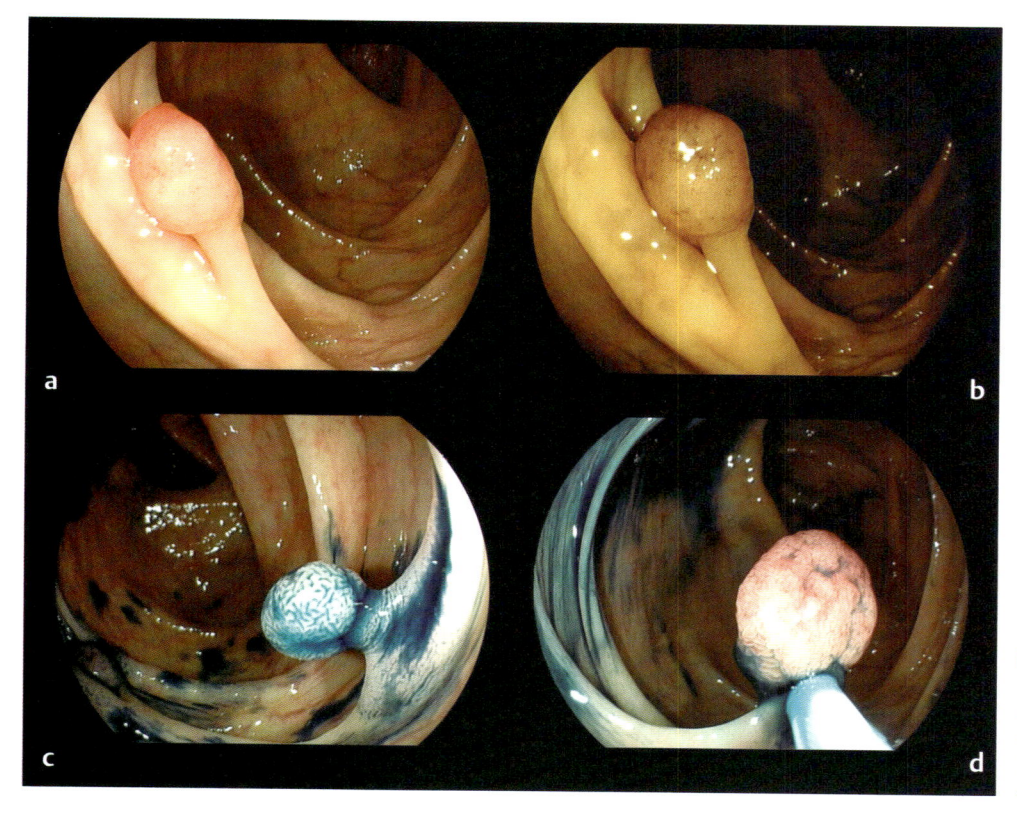

Fig. 14-4. (**a**) Cólon ascendente com pólipo pediculado. (**b**) Cromoscopia óptica FICE com superfície regular. (**c**) Cromoscopia com IC evidencia superfície do pólipo com padrão IIIL de Kudo. (**d**) Polipectomia. Anatomia patológica demonstrou adenoma tubular com displasia de baixo grau.

CORANTES

- **Índigo-carmim a 0,2% (indigotindissulfonato sódico):** corante mais utilizado na colonoscopia. É um corante não absorvível e não tinge a mucosa. Ele se deposita nas depressões ou criptas realçando o contraste do relevo, entre porções mais altas e mais baixas. Deve-se corar cada lesão suspeita separadamente, mesmo após injetar o corante difusamente pelo cólon, nas doenças inflamatórias. O corante deve cobrir toda a lesão, e o excesso, aspirado antes do estudo da lesão. O procedimento é rápido e imediato, não é necessário aguardar algum tempo para o estudo da lesão, nem aumentar a dosagem de anestésicos e não há desconforto para o paciente.[2] Ao utilizar a técnica de EMR para a ressecção de lesões, alguns autores elevam a lesão injetando soro fisiológico misturado com IC, para contrastar a área de ressecção. O objetivo é facilitar a identificação da extensão da elevação obtida, das margens da lesão e da profundidade da ressecção realizada.[7] A concentração preconizada na injeção submucosa é de 10 gotas de IC em 100 mL de solução salina.[2] O uso por via oral de cápsulas de índigo-carmim foi descrito inicialmente por Mitooka, em 1989, com o intuito de diagnosticar as pequenas lesões planas deprimidas.[8] Em nosso meio, Araujo et al. não obtiveram resultado satisfatório, com pequena porcentagem de coloração do cólon esquerdo e reto. Foi utilizada uma cápsula de 100 mg de IC via oral 30 minutos antes do manitol.[9]

- *Violeta cristal a 0,05% (triaryl methane ou violeta de genciana) e violeta cresyl a 0,1% (derivado da oxazina):* ambos são utilizadas na histoquímica e tingem a superfície mucosa, interagindo com os constituintes celulares. A cromoscopia com estes corantes proporciona melhor definição do padrão de criptas à magnificação. Comparativamente, a violeta cristal mostra melhor caracterização das criptas em relação à violeta cresyl. A quantidade necessária é pequena, 1 a 2 mL, instilada com cateter apenas sobre a lesão. O excesso deve ser lavado com água e removido com aspiração. Aguardam-se 30 a 60 segundos para que a lesão esteja tingida e pronta para a leitura com a magnificação de imagem.[3] É pouco utilizada em nosso meio.
- *Azul de metileno:* é um corante vital que interage ativamente com tecidos de absorção, como o intestino delgado e o cólon.[10] O azul de metileno a 1% é utilizado como corante na endocitoscopia (ultramagnificação que permite a análise histológica *in vivo*).[11,12] Este não cora o epitélio escamoso e o gástrico, porém pode ser também utilizado na endoscopia digestiva alta para a pesquisa de áreas com metaplasia intestinal, como o esôfago de Barrett.[13] Alguns autores apontaram o potencial de o corante azul de metileno induzir uma ação oxidativa no DNA dos tecidos expostos ao corante em combinação com a luz. Esta ação oxidativa tem potencial para acelerar a carcinogênese, *in vitro* e *in vivo*. Este fato foi estudado em relação ao índigo-carmim, porém este corante não demonstrou qualquer risco.[14] Apesar desta possibilidade, o Consenso para rastreamento de câncer colorretal nas doenças inflamatórias intestinais (DII) considera o azul de metileno a 0,2% como uma das opções de corante a ser empregado.[2] O azul de metileno também foi utilizado por via oral demostrando aumento de 8,5% na detecção de adenomas com o uso de azul de metileno formulado (MB-MMX) com pH e estrutura multi-matriz tempo-dependente, para ser liberado diretamente na mucosa do cólon e reto. O trabalho está na fase 3 do *trial* e foram estudados 1.205 pacientes, comparados a grupo-controle.[15]
- *Ácido acético a 2%:* estudos isolados mostram que a cromoscopia com o ácido acético pode ser utilizada no esôfago de Barrett e também é eficaz na avaliação de padrão de cripta de pólipos colorretais e que pode ser usado na rotina da colonoscopia com magnificação. As vantagens do ácido acético são a demonstração imediata da estrutura fina da mucosa, o que reduz o tempo de exame, quando comparado ao azul de metileno; a remoção do muco da superfície que interfere na avaliação da lesão; além de ser mais barata.[16-18]

ESTUDOS COMPARATIVOS

A colonoscopia é um exame diagnóstico amplamente realizado no rastreamento do câncer colorretal pela identificação de pólipos e lesões planas. Apesar de a colonoscopia ser o procedimento diagnóstico mais sensível, alguns pólipos podem não ser diagnosticados. A utilização de corantes aumenta o índice de detecção de lesões, aumentando a acurácia da colonoscopia.

Sete estudos prospectivos e randomizados foram revisados e atualizados em metanálise realizada pela base de dados Cochrane, comparando uso do índigo-carmim à colonoscopia convencional, sem magnificação de imagens.

Num universo de 2.727 pacientes submetidos à colonoscopia como rastreamento do câncer colorretal, observou-se que o grupo submetido à cromoscopia identificou mais pacientes com pelo menos uma lesão neoplásica (adenoma ou carcinoma) e também mais pacientes com 3 ou mais lesões neoplásicas do que no grupo-controle, nos trabalhos onde foram utilizados aparelhos sem alta definição. Os autores identificaram uma forte evidência de que a cromoscopia aumenta a detecção de lesões neoplásicas. Estas lesões, quando não identificadas nos exames sem cromoscopia, podem contribuir com o aparecimento do câncer de intervalo (Fig. 14-5).[19]

Alguns estudos compararam a cromoscopia convencional com corantes à cromoscopia virtual (NBI – *narrow band imaging*, FICE – *Fuji intelligent color enhancement*, AFI – *autofluorescence imaging*), e estes trabalhos concluíram que o efeito da cromoscopia virtual pancolônica pareceu limitada. Como a última revisão obtida foi de 2012, citada por Brown em sua metanálise, é possível que novos estudos possam trazer diferentes respostas, com as tecnologias mais recentes.

Trabalho mais recente, multicêntrico, randomizado, comparou o uso do IC e com luz branca em 1.031 pacientes, observou que a detecção de adenomas serrilhados no cólon proximal foi maior no grupo com cromoscopia do que no controle, não havendo diferença significativa com relação ao tempo de exame, com acréscimo aproximado de 6 minutos.[20]

Entretanto, o uso da cromoscopia por si só não significa que determinará aumento na sensibilidade da colonoscopia. Existe uma curva de aprendizado na detecção de lesões que deve ser respeitada. Esta evidência pode ser observada pelos trabalhos publicados, não controlados, onde a cromoscopia não se mostrou significativamente superior à colonoscopia convencional no diagnóstico de pólipos neoplásicos e não neoplásicos.[21] Alguns fatores devem ser considerados na qualidade do exame: cólon com melhor preparo e tempo de retirada do aparelho superior a 6 minutos contribuíram para resultados melhores.[22]

Em nosso meio, Kawaguti avaliando 123 lesões grandes e complexas do cólon e reto (tamanho médio 54,0 ± 37,1 mm), utilizando cromoscopia com IC e magnificação de imagens, obteve acurácia de 96,7% no grau de invasão, determinando a conduta terapêutica. Deste modo, 86,2% dos casos foram tratados endoscopicamente (ESD em 51,2%, EMR entre outros) e somente 13,8% foram submetidos à cirurgia. A cromoscopia e magnificação em conjunto com um bom treinamento na avaliação das lesões tem um papel fundamental na decisão do tratamento.[23,24]

Em 2015, foi publicado o último Consenso Internacional sobre o rastreamento de displasia nas DII. Observou-se, em metanálise com 8 *trials*, que a detecção de lesões com displasias foi maior com

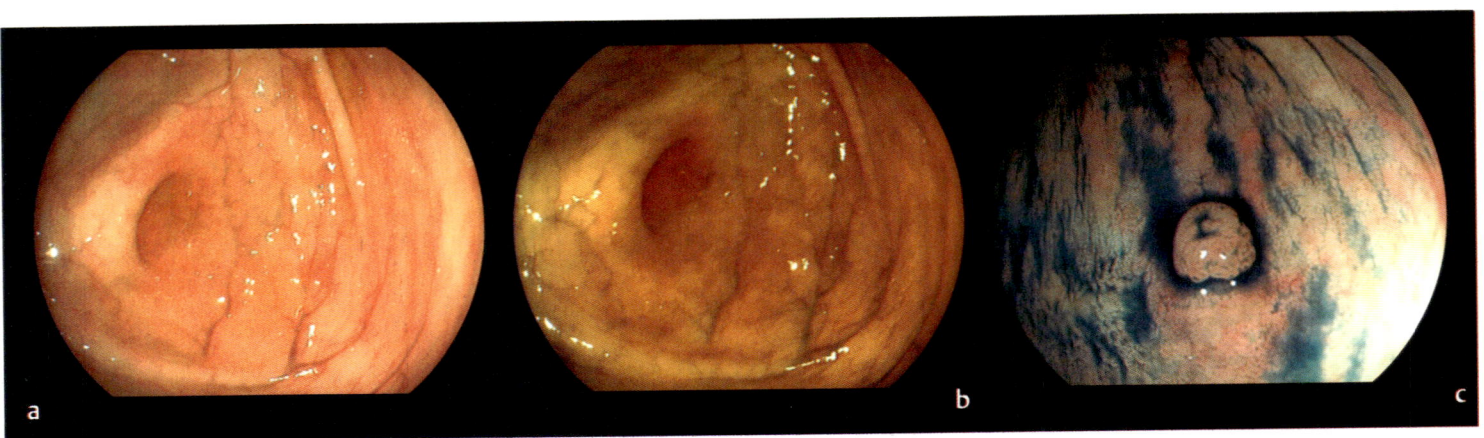

Fig. 14-5. (a) Ceco observado com luz branca, nota-se leve hiperemia. (b) À cromoscopia FICE nota-se pequena área escurecida. (c) Cromoscopia com IC evidencia-se pólipo com 0,2 cm com aspecto viloso. AP: adenoma tubular com displasia de baixo grau.

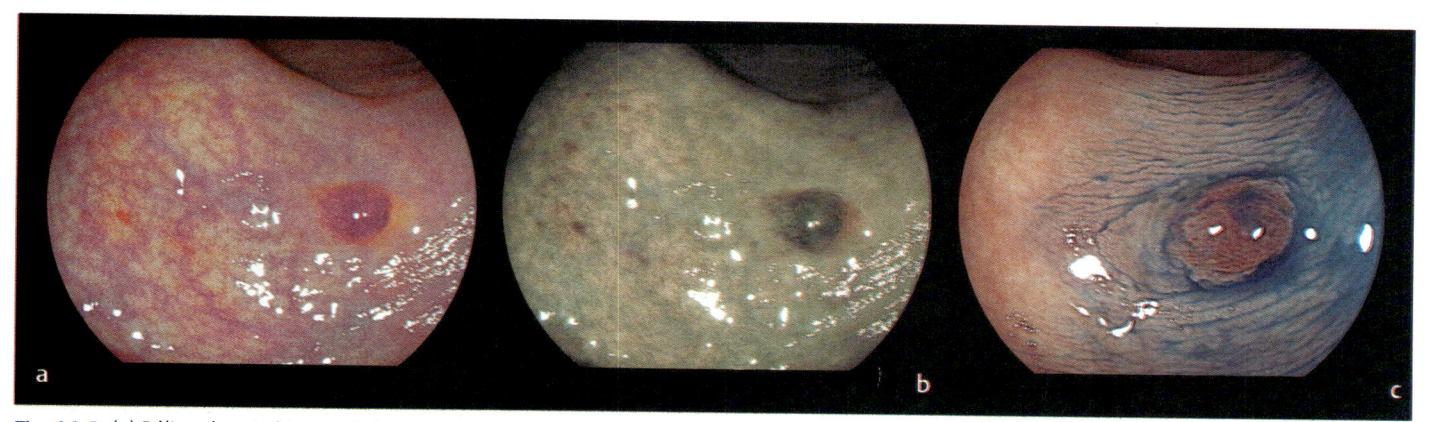

Fig. 14-6. (a) Pólipo de reto hiperemiado, cromoscopia com LCI. (b) Cromoscopia com BLI. (c) Cromoscopia com IC evidenciando pequena área plana ao redor do pólipo hiperemiado. AP: pólipo hiperplásico.

o uso de cromoscopia, quando comparado ao uso da luz branca em equipamentos sem alta definição de imagem. O tempo de duração da colonoscopia com corantes aumentou em média 11 minutos (9 a 12 minutos) (Fig. 14-6).[2]

No exame de colonoscopia com equipamentos de alta definição, o Consenso sugere o uso da cromoscopia em relação à luz branca, entretanto esta evidência tem baixa qualidade, pois baseia-se somente em 1 estudo observacional com poucos casos. Interessante citar que quando comparado o uso de NBI à luz branca, não houve diferença significativa na detecção de lesões displásicas nas DII e não se sugere seu uso em relação à cromoscopia.

Com relação ao uso de biópsias aleatórias a cada 10-20 cm na DII, e biópsias direcionadas com o uso da cromoscopia, não houve um consenso definido.[2]

A cromoscopia mostra-se como uma excelente alternativa a ser considerada no aumento da sensibilidade da colonoscopia, principalmente considerando-se lesões planas e na diferenciação dos pólipos. Os corantes devem fazer parte do arsenal de todos os endoscopistas.[7,25] Na prática diária, devemos ter em mente que cabe ao médico endoscopista aperfeiçoamento na detecção de lesões à visão endoscópica convencional (pólipos, lesões planas, inflamatórias etc.) e a partir da suspeita diagnóstica fazer uso do arsenal de corantes para melhor caracterização dos achados.

TATUAGEM

A tatuagem difere da cromoscopia, pois o objetivo é marcar o local de uma lesão para posterior ressecção cirúrgica ou revisão endoscópica. Esta marcação é importante, pois a localização relatada à colonoscopia pode ter um índice de 13,6% de erro, quando comparada ao local da lesão, observado à cirurgia. Quando a cirurgia é por via laparoscópica, e a lesão é pequena, a localização da lesão torna-se difícil por não ser possível sua palpação. As lesões polipoides, que ocupam menos do que 50% da luz do cólon, ou localizadas em regiões que não o reto e o ceco, devem ser tatuadas.[26]

A tatuagem é realizada com injeção de tinta nanquim (ou tinta da China) estéril na submucosa, com cateter agulhado. Faz-se injeção submucosa de soro fisiológico para confirmação da injeção no plano adequado e dentro deste "coxim" submucoso injeta-se cerca de 0,5 mL de corante. Em seguida, deve ser injetado soro fisiológico novamente para empurrar o corante pelo cateter até a parede intestinal. Isto evita a injeção em planos mais profundos ou transparietal (Fig. 14-7). A localização da marcação deve ser uma a duas pregas distais à lesão. Foram descritos casos com importante fibrose no local da tatuagem, inviabilizando a realização de ESD da lesão.[27] Devem-se marcar pelo menos 2 pontos contralaterais, pois muitas vezes, na cirurgia, a presença de gordura pericólica, do omento ou do mesentério dificulta a visualização da marcação.

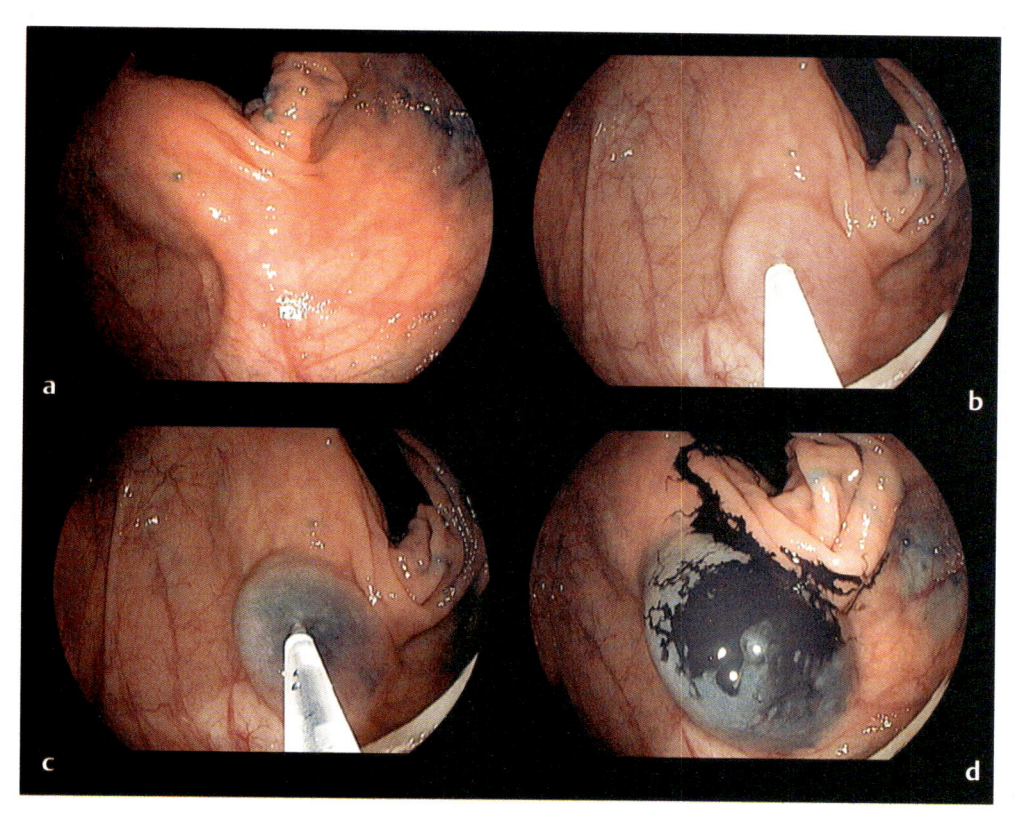

Fig. 14-7. (a) Área a ser tatuada, após ressecção de pólipo. (b) Injeção de soro fisiológico no plano submucoso, formando coxim. (c) Injeção de 0,5 mL de tinta nanquim no coxim. (d) Aspecto final após a tatuagem.

A tinta nanquim tem durabilidade de vários anos no tecido, em função das partículas de carbono que são injetadas na submucosa. Um estudo de 63 casos de tatuagem com tinta nanquim mostrou 6 casos com injeção intraperitoneal. Os pacientes evoluíram sem febre ou dor abdominal.[28] Askin também refere ausência de complicações em sua série com 113 pacientes usando uma solução esterilizada e preparada para uso (SPOT).

Outro corante que pode ser usado para tatuagem é o verde indocianina. A serosa cora com facilidade, porém sua durabilidade é de apenas 7 a 14 dias, o que torna menos eficiente do que o nanquim.[29]

AGRADECIMENTOS

Ao Dr. Fábio S. Kawaguti, médico assistente da Divisão de Endoscopia do Instituto do Câncer do Estado de São Paulo – Faculdade de Medicina da USP, pela cortesia das fotos presentes na Figura 14-2.

REFERÊNCIAS BIBLIOGRÁFICAS

1. Tada M, Katoh S, Kohli Y, Kawai K. On the Dye Spraying Method in Colonofiberscopy. Endoscopy 1976;8(2):70-4.
2. Laine L, Kaltenbach T, Barkun A, McQuaid KR, Subramanian V, Soetikno R. SCENIC international consensus statement on surveillance and management of dysplasia in inflammatory bowel disease. Gastroenterology 2015;148(3):639-651.e28.
3. Teixeira C, Kogure E, Kudo S, Rubino C, Kashida H. Pit Pattern in Colorectal Neoplasia: Endoscopic Magnifying View. Endoscopy 2013;33(04):367-73.
4. Participants PW. The Paris endoscopic classification of superficial neoplastic lesions: esophagus, stomach, and colon. Gastrointest Endosc [Internet] 2003;58(6):S3-43. Available from: http://linkinghub.elsevier.com/retrieve/pii/S001651070302159X
5. Review Group. Update on the Paris Classification of Superficial Neoplastic Lesions in the Digestive Tract. Endoscopy 2005;37:570-8.
6. Van Assche G, Bisschops R, De Hertogh G, Bessissow T, Demedts I, Ferrante M et al. Chromoendoscopy versus narrow band imaging in UC: a prospective randomised controlled trial. Gut 2017;67(6):1087-94.
7. Ferlitsch M, Dumonceau J-M, Langner C, Heresbach D, Repici A, Bourke M et al. Colorectal polypectomy and endoscopic mucosal resection (EMR): European Society of Gastrointestinal Endoscopy (ESGE) Clinical Guideline. Endoscopy 2017;49(03):270-97.
8. Mitooka H, Fujimori T, Maeda S. Minute flat depressed neoplastic lesions of the colon detected by contrast chromoscopy using an indigo carmine capsule. Gastrointest Endosc [Internet] 1995;41(5):453-9. Available from: NS
9. Araujo SEA, Costa AF, Dumarco RB, Caravatto PP de P, Genzini T, Miranda MP de. Eficácia da cromoendoscopia de contraste do cólon com emprego do índigo-carmim administrado por via oral. Arq Gastroenterol 2005;39(3):153-7.
10. Masaki T, Sheffield JP, Talbot IC, Williams CB. Non-polypoid adenoma of the large intestine. Int J Colorectal Dis 1994;9(4):180-3.
11. Kudo S-E, Hamatani S, Wakamura K, Inoue H, Mori Y, Ikehara N. Diagnosis of colorectal lesions with a novel endocytoscopic classification – a pilot study. Endoscopy 2011;43(10):869-75.
12. Wada Y, Miyachi H, Kutsukawa M, Mori Y, Kobayashi Y, Wakamura K et al. Comprehensive diagnostic ability of endocytoscopy compared with biopsy for colorectal neoplasms: a prospective randomized noninferiority trial. Endoscopy 2013;45(02):98-105.
13. Canto M, Setrakian S, Chak A, Sivak M. Methylene blue directed biopsy for improved detection of intestinal metaplasia and dysplasia in Barrett's esophagus: A controlled sequential trial. Gastrointest Endosc 1995;332-332.
14. Davies J, Burke D, Olliver JR, Hardie LJ, Wild CP, Routledge MN. Methylene blue but not indigo carmine causes DNA damage to colonocytes in vitro and in vivo at concentrations used in clinical chromoendoscopy [5]. Gut 2007;56(1):155-6.
15. Recipi A, Wallace MB, Est JE, Sharma P, Ramirez FC et al. Efficacy of Per-oral Methylene Blue Formulation for Screening Colonoscopya. Gastroenterology 2019; 156(8):2198-2207.
16. Anderloni A, Repici A, Ferrara E, Hassan C, Amato L, Sferrazza S et al. Su1662 Chromoendoscopy With Acetic Acid vs Standard Colonoscopy for The Detection of Proximal Neoplasia: A Randomized Trial. Gastrointest Endosc [Internet] 2016;83(5):AB384. Available from: http://dx.doi.org/10.1016/j.gie.2016.03.976
17. Kawamura YJ, Togashi K, Sasaki J, Konishi F. Acetic acid spray in colonoscopy: An alternative to chromoendoscopy (multiple letter) [7]. Gut 2005;54(2):313.
18. Togashi K, Hewett DG, Whitaker DA, Hume GE, Francis L, Appleyard MN. The use of acetic acid in magnification chromocolonoscopy for pit pattern analysis of small polyps. Endoscopy 2006;38(6):613-6.
19. Brown SR, Baraza W, Din S, Riley S. Chromoscopy versus conventional endoscopy for the detection of polyps in the colon and rectum. Cochrane Database Syst Rev 2016;4:CD006439.
20. Hurt C, Ramaraj R, Farr A. Feasibility and economic assessment of chromocolonoscopy for detection of proximal serrated neoplasia within a population-based colorectal cancer screening programme (CONSCOP): an open-label, randomised controlled noninferiority trial. Lancet Gastro Hep 2019;1253(19):1-12.
21. Nakao F, Araujo I, Ornellas L, Sousa M, Ferrari A. Videocolonoscopia convencional e cromoscopia com índigo carmim no diagnóstico de pólipos colônicos. Arq Gastroenterol [Internet] 2002;39(2):86–92. Available from: http://www.scielo.br/scielo.php?script=sci_serial&pid=0004-2803&lng=en&nrm=iso
22. Lapalus M-G, Helbert T, Napoleon B, Rey JF, Houcke P, Ponchon T. Does Chromoendoscopy with Structure Enhancement Improve the Colonoscopic Adenoma Detection Rate? Endoscopy 2006;38(December 2005).
23. Kawaguti FS, Franco MC, Martins BC, Segateli V, Marques CFS, Nahas CSR et al. Role of Magnification Chromoendoscopy in the Management of Colorectal Neoplastic Lesions Suspicious for Submucosal Invasion. Dis Colon Rectum 2019;62(4):422-8.
24. Navaneethan U. Chromoendoscopy. Dis Colon Rectum [Internet]. 2019;62(4):389-91. Available from: http://insights.ovid.com/crossref?an=00003453-201904000-00001
25. Kaltenbach TR, Picco MF, Chiorean M, Leighton JA, Mönkemüller K, Raju GS et al. Optimizing the quality of endoscopy in inflammatory bowel disease: focus on surveillance and management of colorectal dysplasia using interactive image- and video-based teaching. Gastrointest Endosc 2017;86(6):1107-1117.e1.
26. Alonso Gonçalves S, Pérez S, Argudo N, Latorraca JI, Pascual M, Álvarez MA et al. Endoscopic tattooing of colorectal neoplasms removed by laparoscopy: A proposal for selective marking. Rev Esp Enfermedades Dig 2018;110(1):25-9.
27. Chiba H, Tachikawa J, Kurihara D, Ashikari K, Takahashi A, Kuwabara H et al. Successful endoscopic submucosal dissection of colon cancer with severe fibrosis after tattooing. Clin J Gastroenterol 2017;10(5):426-30.
28. Park J, Sohn D, Hong C, Han K, Choi D, Chang H et al. The usefulness of preoperative colonoscopic tattooing using a saline test injection method with prepackaged sterile India ink for localization in laparoscopic colorectal surgery. Surg Endosc Other Interv Tech [Internet] 2008;22(2):501–5. Available from: http://ovidsp.ovid.com/ovidweb.cgi?T=JS&PAGE=reference&D=emed11&NEWS=N&AN=351238242
29. Askin MP, Waye JD, Fiedler L, Harpaz N. Tattoo of colonic neoplasms in 113 patients with a new sterile carbon compound. Gastrointest Endosc 2002;56(3):339-42.

MAGNIFICAÇÃO DE IMAGEM

CAPÍTULO 15

Esdras Camargo A. Zanoni

INTRODUÇÃO

O câncer colorretal (CCR) apresenta-se como neoplasia maligna frequentemente diagnosticada no mundo, obtendo participação expressiva na mortalidade por câncer.

Nos Estados Unidos, representa o terceiro tipo mais comum de câncer entre homens e mulheres com uma estimativa de 145.600 novos casos para o ano de 2019.[1] A estimativa para o Brasil, no ano de 2018, é de 36.360 novos casos e representa o segundo tipo mais comum de câncer entre as mulheres e o terceiro entre os homens.[2]

Através da identificação e ressecção dos pólipos adenomatosos, reconhecidos precursores da maioria das neoplasias malignas do intestino grosso, a colonoscopia mostra-se como método altamente eficaz na prevenção secundária do CCR e possibilita considerável redução na mortalidade dos indivíduos submetidos a essa modalidade de rastreamento.[3] Entretanto, a possibilidade de não detecção de lesões polipoides (principalmente aquelas menores que 10 mm) deve ser considerada,[4,5] assim como a existência de diminutas lesões planas que apresentam comportamento biológico mais agressivo em relação aos pólipos do mesmo tamanho,[6,7] ou, então, a presença de cânceres precoces do tipo deprimido que podem ser invasivos mesmo quando muito pequenos.[8] Além disso, tem apresentado significativa preocupação o número de casos de câncer de intervalo que são aqueles que ocorrem entre 6 e 60 meses após colonoscopia normal. Estudos observacionais têm demonstrado que a colonoscopia se mostra mais vulnerável no cólon direito quando comparado ao esquerdo, e isto se deve possivelmente ao não reconhecimento de lesões frequentemente planas recobertas por capa de muco e mais comumente detectadas no lado direito do cólon. Essas lesões, conhecidas como pólipos/adenomas serrilhados sésseis, podem explicar não somente o menor efeito protetor da colonoscopia para o cólon direito, como também a incidência significativa do câncer de intervalo.[9]

Uma melhor caracterização dos eventos precoces no desenvolvimento do CCR foi alcançada com o advento dos endoscópios de alta resolução (410.000 *pixels* ou mais) e com o emprego da cromoendoscopia e magnificação de imagem, que proporcionaram não somente um aumento nos índices de detecção dos adenomas,[10,11] como também o diagnóstico de lesões planas e deprimidas com maior frequência, antes consideradas um desafio à colonoscopia convencional.[12-14] Através do impulso na substituição do uso de corantes, foram desenvolvidas outras tecnologias de imagem que promovem a cromoendoscopia digital ou virtual – que realça claramente alterações superficiais da mucosa gastrointestinal e permite também a visibilidade de sua delicada arquitetura microvascular. Esses sistemas de imagem são conhecidos como NBI (*Narrow-Band Imaging*) – Olympus® Systems Corp., Tokyo, Japão – e FICE (*Fujinon Intelligent Colour Enhancement*) – Fujinon® Company, Japão. Recentemente, endoscópios dotados de alta resolução têm melhorado sobremaneira a capacidade de detectar lesões de difícil percepção e, nesse cenário de imagem avançada em endoscopia, foram lançadas novas tecnologias, como o i-Scan, BLI (*blue laser imaging*) e LCI (*linked color imaging*) que combinam métodos ópticos e digitais na geração de imagem avançada.[15]

Todas essas inovações permitiram também o diagnóstico diferencial entre lesões neoplásicas e não neoplásicas.[16-20] Dessa maneira, o estabelecimento do diagnóstico histopatológico de uma lesão no momento da endoscopia – *in vivo* – traria economia de tempo e recursos que são gastos com ressecção endoscópica e análise histopatológica de lesões não neoplásicas, bem como selecionaria, para tratamento cirúrgico, lesões neoplásicas invasivas, cuja abordagem endoscópica seria inadequada. Deve-se ressaltar também que ressecções endoscópicas, sejam elas por meio de polipectomia seja mucosectomia, não são isentas de complicações, como sangramento e perfuração.[21]

DEFINIÇÃO

A magnificação de imagem (MI) é um dispositivo que promove a observação pormenorizada da arquitetura superficial da mucosa gastrointestinal.

Por se tratar de tecnologia que necessita de ações coadjuvantes, torna-se de grande importância trazer alguns conhecimentos sobre cromoendoscopia (convencional, digital ou virtual) e alta resolução de imagem.

CROMOENDOSCOPIA CONVENCIONAL

A cromoendoscopia (CE) ou cromoscopia representa uma técnica que utiliza corantes teciduais para melhor caracterizar, delinear ou realçar a mucosa gastrointestinal, expandindo a capacidade diagnóstica pela interação com o epitélio gastrointestinal (Fig. 15-1).[22]

Os corantes são categorizados por sua forma de interagir com a mucosa e podem ser divididos em três categorias:

- *Corantes absortivos ou vitais:* penetram no interior da célula por absorção ou difusão. São eles: violeta cresyl, azul de metileno, azul de toluidina e o lugol.
- *Corantes de contraste:* não interagem com a mucosa, somente realçam seu microrrelevo, acumulando-se nos orifícios de abertura das glândulas intestinais e em depressões. Trata-se do índigo-carmim, que é derivado do índigo (pigmento vegetal azul) e do carmim, extraído de um inseto tropical (Cochinea).
- *Corantes reativos:* interagem com a mucosa sofrendo reações químicas na presença de produtos celulares. O vermelho congo muda sua cor em ambientes ácidos (pH < 3).

A CE tem sido utilizada no cólon para vários propósitos: no diagnóstico diferencial entre pólipos hiperplásicos e adenomatosos; no rastreamento de pólipos e CCR, incluindo lesões planas e deprimidas; na identificação de tecido neoplásico residual após polipectomia ou mucosectomia e para vigilância nas doenças inflamatórias intestinais. O índigo-carmim, corante mais empregado em CE do intestino grosso, é geralmente utilizado nas concentrações de 0,5 a 1% e não é absorvido pela mucosa.[23] Esse corante pode ser empregado após a detecção de uma lesão durante colonoscopia convencional,[11] de alta resolução ou com magnificação de imagem.[16,24,25]

Com a possibilidade da identificação do aspecto granular da mucosa cólica, exaltado pelos sulcos inominados, onde ocorre deposição do contraste, adveio o desejo crescente de se predizer as características histológicas das lesões colorretais, visando reduzir tempo, custos e índices de complicações, inerentes às polipectomias.[26] Esse aspecto granular ocorre pela presença dos orifícios

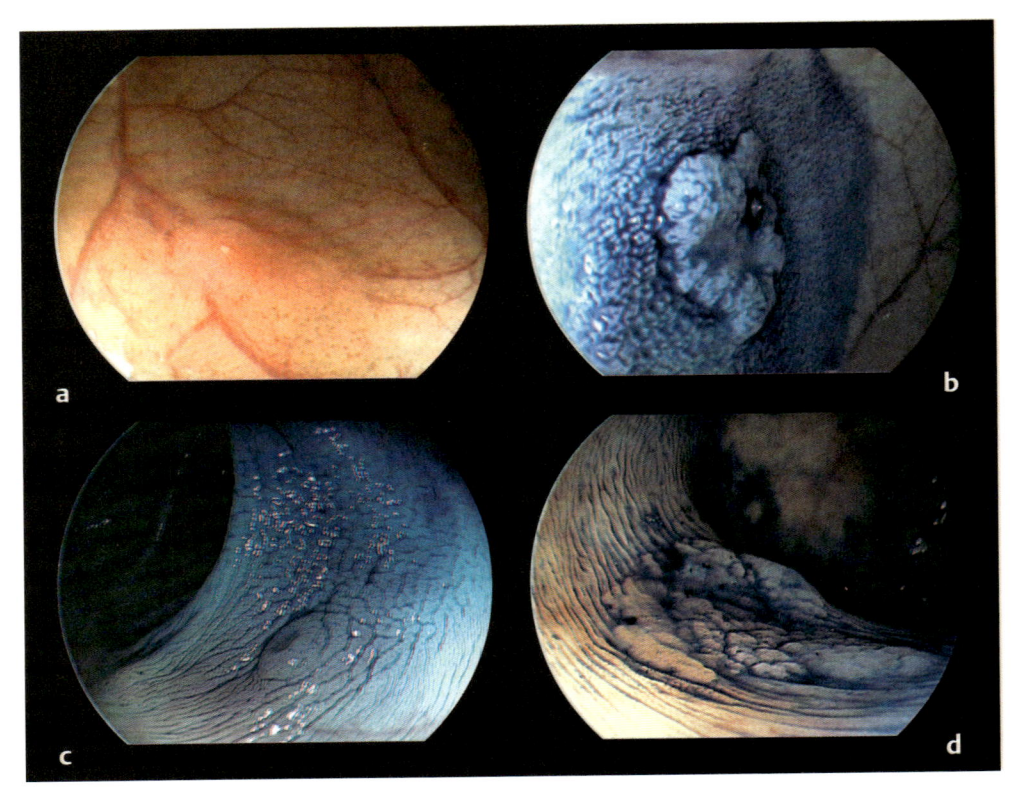

Fig. 15-1. (**a**, **b**) Lesão plana discreta ocasionando interrupção da vascularização mucosa colorretal. Após cromoscopia com índigo-carmin, observa-se lesão plana com depressão central.
(**c**, **d**) Cromoscopia com índigo-carmin realçando discretas alterações da mucosa colorretal.

(do inglês, *pit*) de abertura das criptas de Lieberkühn (glândulas intestinais), cujo diâmetro varia de 40 a 50 μm.[27]

Em um estudo conduzido por Rembacken, em 2002,[17] a CE foi utilizada durante colonoscopias com aparelho de resolução convencional no sentido de se determinar se as lesões neoplásicas poderiam ser distinguidas das não neoplásicas pela análise dos padrões de criptas. Foram observados índices razoáveis de sensibilidade e especificidade (79 e 82%, respectivamente) e um alto valor preditivo negativo (90%), sugerindo que, quando a CE é empregada, essa diferenciação é possível até mesmo com colonoscópios de resolução convencional.

CROMOENDOSCOPIA DIGITAL: ASPECTOS TECNOLÓGICOS

O processo de imagem é a modulação de frequências específicas de luz, provenientes de fótons refletidos da superfície da mucosa gastrointestinal ou pela incidência de fótons emitidos pela fonte de luz. A imagem refletida pela mucosa pode ser processada para realçar o contraste entre duas áreas de mucosa com diferentes arquiteturas (por exemplo: normal × neoplásica) – "realce estrutural" (Olympus Systems Corp., Tokyo, Japão). A imagem revelada no monitor colorido também pode ser processada com o realce do espectro da cor da hemoglobina – "índice de hemoglobina" (IHb, Olympus systems).[28] No sistema de cromoscopia artificial da Olympus®, denominado *Narrow-band imaging* ou NBI, um filtro é interposto após a fonte de luz de xenônio. Nos instrumentos comercialmente disponíveis (Exera III, Lucera Spectrum, Evis Lucera Elite), somente duas bandas estreitas de luz são exibidas (azul e verde), e todos os comprimentos de onda que não são absorvidos pela hemoglobina são filtrados. A luz remanescente que passa pelas duas bandas estreitas do filtro será absorvida pelos vasos (por causa da hemoglobina), promovendo uma imagem altamente contrastada ou será refletida pela superfície da mucosa adjacente. O canal de imagem de 415 nm avalia a delicada arquitetura superficial da mucosa e a sua rede capilar, enquanto o canal de 540 nm faz a análise da trama capilar profunda da mucosa (Fig. 15-2). Nas imagens resultantes, detalhes

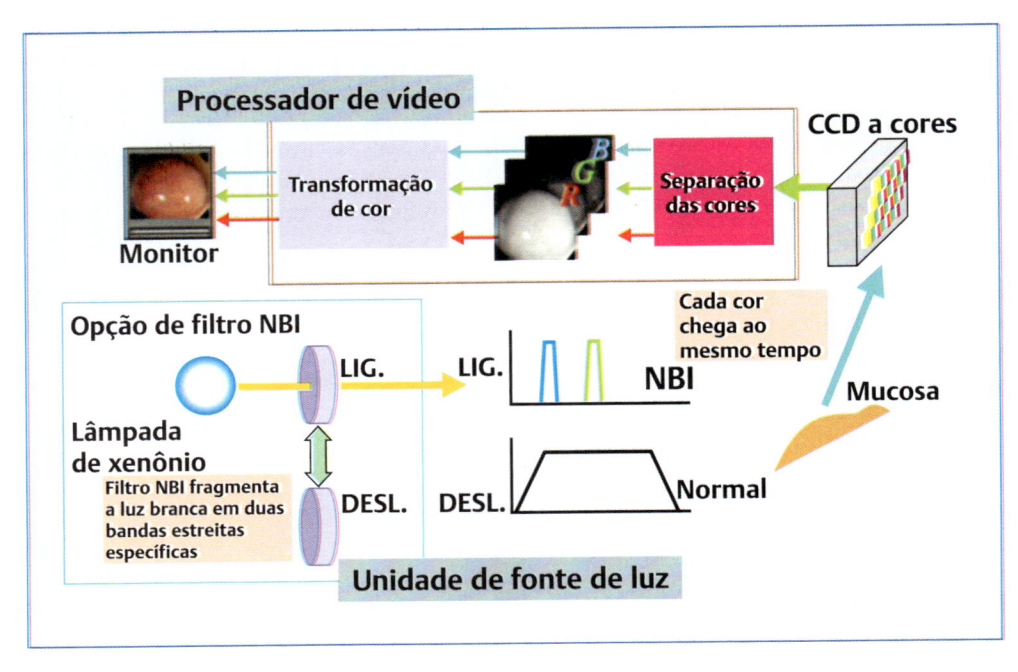

Fig. 15-2. Princípios do sistema NBI. (Fonte: Kaltenbach *et al.*[29])

superficiais e profundos são sobrepostos como uma imagem colorida, destacando a visibilidade das lesões planas. Os capilares subepiteliais são exibidos em marrom.[30]

O outro sistema desenvolvido para cromoscopia artificial é o denominado *Fuji Intelligent Chromo Endoscopy* ou FICE, introduzido pela Fujinon® (Fujinon Co., Omiya, Japão). O sistema FICE é com base no mesmo princípio físico do sistema NBI, porém não depende de filtros ópticos, pois opera com tecnologia computadorizada de estimativa de espectro que processa aritmeticamente os fótons refletidos para reconstruir imagens virtuais pelo aumento da intensidade relativa da luz azul estreitada (B) até um máximo possível e pela diminuição das luzes estreitadas vermelha (R) e verde (G) até um mínimo possível. Esse sistema torna plausível a escolha de diferentes comprimentos de onda que variam de 400 a 700 nm, com intervalos de 5 nm (Fig. 15-3).[20,31]

Os capilares são normalmente detectados como complexos de cor escura (marrom) pelos sistemas NBI e FICE quando usado o comprimento de onda de 415 nm em que a cor azul é mais absorvida pela hemoglobina (Figs. 15-4 e 15-5). Essa tecnologia passa a ser muito significativa, pois o conceito de tumorigênese é dependente da neovascularização (angiogênese).[32]

ALTA RESOLUÇÃO, ALTA DEFINIÇÃO E MAGNIFICAÇÃO DE IMAGEM: ASPECTOS TECNOLÓGICOS

A endoscopia de alta resolução representou um enorme avanço em endoscopia diagnóstica, pois conduziu o endoscopista a uma nova era do diagnóstico endoscópico do câncer precoce, principalmente o de morfologia plano-deprimida.

A alta resolução em videoendoscopia é definida pelo número de *pixels* que integram o CCD (do inglês, *charge-coupled device*), conhecido como *chip* de imagem, que tem a capacidade de discriminar dois pontos muito próximos. Enquanto videoendoscópios de resolução convencional possuem CCD de 100.000 a 200.000 *pixels*, os de alta resolução podem alcançar 1.000.000 *pixels* – CCDs de alta densidade.[33] A quantidade de *pixels* determina o detalhamento ou definição da imagem e, consequentemente, a sua qualidade. Também disponíveis, os endoscópios de alta definição podem gerar 1.080 linhas na tela do monitor e proporcionar ganho adicional na resolução da imagem.[34]

Outra maneira de se incrementar a capacidade de resolução de um videoendoscópio é pela obtenção de magnificação óptica da imagem recebida do CCD.

O sistema de magnificação dos endoscópios da Fujinon® (atualmente Fujifilm®) é composto por um jogo de lentes que direciona a imagem ao CCD, que a converte em sinais eletrônicos que são transmitidos até o processador de vídeo que, por sua vez, transforma estes sinais em imagem a ser observada no monitor. A movimentação desse sistema de lentes proporciona uma ampliação de qualidade inalterada da imagem, pois a quantidade total de *pixels* de captação do CCD é mantida, ao contrário do que ocorre com a ampliação eletrônica (*zoom* eletrônico) que, subtraindo parte de uma imagem, não mantém a quantidade total de *pixels* no processo de ampliação da imagem (Fig. 15-6). O *zoom* óptico é progressivo e é acionado por um interruptor que fica ao lado das manoplas do endoscópio, que ativa um pequeno motor interno, preso ao eixo de movimentação, que possibilita aumentar ou diminuir a imagem progressivamente.

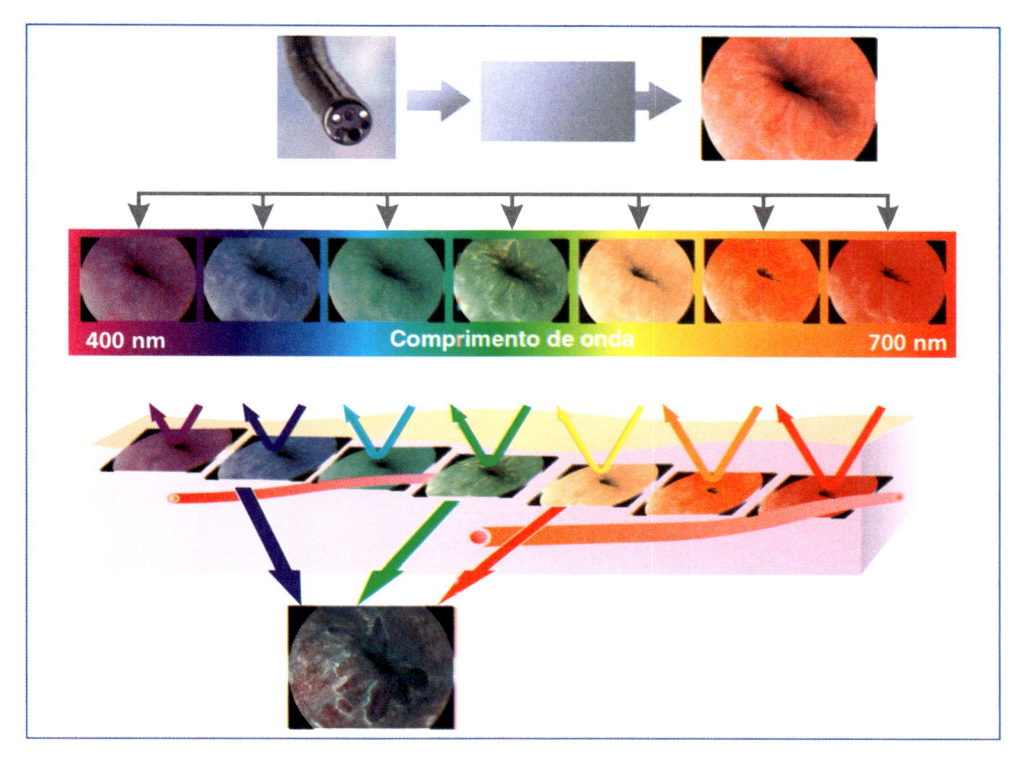

Fig. 15-3. Sistema computadorizado de estimativa de espectro do processador EPX 4400 (FICE): permite a escolha de diferentes comprimentos de onda de luz a intervalos de 5 nm.

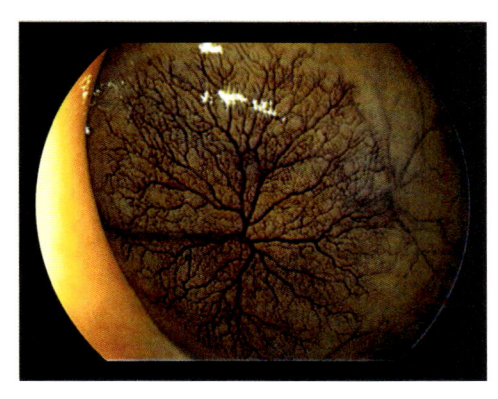

Fig. 15-4. Cromoscopia digital (FICE) destacando malformação vascular do cólon.

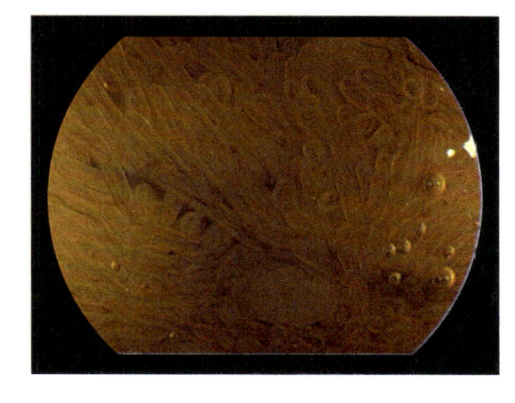

Fig. 15-5. Cromoscopia digital (FICE) com magnificação expondo a microvascularização das vilosidades do íleo terminal.

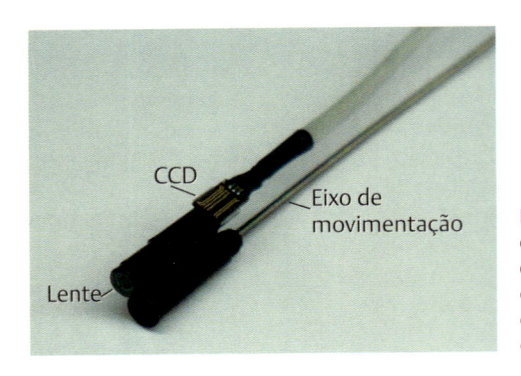

Fig. 15-6. Sistema de *zoom* óptico dos endoscópios da Fujinon® que permite aumento e diminuição progressivos da imagem.

Quadro 15-1. Classificação Morfológica das Lesões Colorretais de Acordo com a Classificação de Paris/Japonesa

Polipoide	■ Pediculada (0-Ip) ■ Séssil (0-Is) ■ Subpediculada (0-Isp)
Não polipoide	■ Plano – elevada (0-IIa) ■ Completamente plana (0-IIb) ■ Plano – deprimida (0-IIc)
Mista	■ Elevada e deprimida (0-IIa + IIc) ■ Deprimida e elevada (0-IIc + IIa) ■ Séssil e deprimida (0-Is + IIc)

Os processadores do sistema Olympus® promovem ampliação da imagem em 150% e podem, também, pelo ajuste no sistema de *Dual Focus*, promover a magnificação da imagem.

A ORIGEM DA MAGNIFICAÇÃO DE IMAGEM

A origem da endoscopia com magnificação data da era dos gastroscópios rígidos, onde os *pits* gástricos foram observados por Gutzeit e Teitige, em 1954.[35] Subsequentemente, um sistema diagnóstico com base nas formas dos *pits* gástricos foi desenvolvido dentro do campo da patologia até que, em 1964, Salem e Truelove firmaram o valor desse sistema na análise de biópsias gástricas, especialmente para o diagnóstico de gastrite.[36]

No Japão, Matsumoto relatou que os *pits* gástricos normais eram destruídos e substituídos por *pseudopits* nos casos de úlcera e câncer gástricos, cada qual com suas próprias características.[37] Yoshii descreveu os padrões normais da mucosa bem como suas variações decorrentes de determinados distúrbios.[38] Essas investigações serviram de base para o sistema diagnóstico que se tem em endoscopia com magnificação.

Fibroscópios especiais para endoscopia com magnificação têm sido produzidos no Japão, desde 1967, mas foram Tada *et al.*,[39] em 1978, os primeiros a utilizar um fibrocolonoscópio com magnificação de imagem que possibilitava aumento de 10 vezes. Utilizaram como corante o azul de metileno na concentração de 0,2 a 1% para estudar 60 pacientes com doença inflamatória intestinal, 104 com pólipos e 120 indivíduos normais. As características observadas sobre a superfície dos pólipos foram classificadas de acordo com a forma e o arranjo das criptas. Pólipos hiperplásicos geralmente associavam-se a um padrão circular, regular, pouco mais alargado em relação à mucosa circunjacente. Os adenomas apresentavam tipicamente configuração de criptas do tipo tubular ou em "sulcos". Cânceres avançados e precoces apresentavam padrão irregular de criptas.

A EVOLUÇÃO DO DIAGNÓSTICO ENDOSCÓPICO
Possibilidades da Colonoscopia de Alta Resolução e Alta Definição

O emprego da tecnologia de alta resolução associada à CE possibilitou a real definição de que a superfície epitelial do intestino grosso é granular e dividida por sulcos inominados. Conforme supracitado, esse aspecto granular é proveniente da presença dos *pits* ou orifícios de abertura das criptas de Lieberkühn (glândulas intestinais) cujos diâmetros variam de 40 a 50 μm. Alguns padrões desses orifícios podem ser identificados com CE e alta resolução, contudo, foram mais bem definidos com o advento dos colonoscópios dotados de magnificação de imagem.

O aspecto mais importante da colonoscopia de alta resolução é a capacidade superior de discriminar detalhes na imagem panorâmica, não magnificada, da mucosa colorretal, que é fundamental, pois antes mesmo de uma lesão diminuta suspeitada poder ser minuciosamente examinada sob magnificação, precisa ser detectada. Para tanto, torna-se mister a compreensão e mentalização da morfologia das lesões colorretais, por sua classificação endoscópica – *Workshop* de Kyoto (Japão), em 2008 (Quadros 15-1 e 15-2).[40]

Quadro 15-2. Subtipos de LST: Classificação Morfológica das Lesões LST e sua Correspondência na Classificação de Paris/Japonesa*

Subtipos de LST*	Classificação em tipo 0
LST granular	
Tipo homogêneo	0-IIa
Tipo misto nodular	0-IIa, 0-Is + IIa, 0-IIa + Is
LST não granular	
Tipo elevado	0-IIa
Tipo pseudodeprimido	0-IIa + IIc, 0-IIc + IIa

*O termo *lateral spreading type* (LST) refere-se ao crescimento lateral de lesões com pelo menos 10 mm de diâmetro.

Sem dúvida, a principal atribuição dos endoscópicos de alta resolução e alta definição é a busca por lesões adenomatosas e, mais atualmente, os pólipos serrilhados, com o objetivo de se minimizarem os índices de não detecção e com isso diminuir a incidência dos cânceres de intervalo, que pode alcançar 10,5%.[9,41] Em 1995, Jaramillo *et al.*[24] utilizaram a CE de alta resolução e detectaram 109 lesões planas, sendo 14 com depressão central, em 55 pacientes. Noventa e dois por cento delas eram menores que 10 mm. Os autores concluíram que estas lesões planas são mais frequentes do que previamente relatado na Escandinávia, pois provavelmente não eram detectadas à colonoscopia convencional. Em metanálise, de 2011, Subramanian *et al.* mostraram que a tecnologia de alta definição é superior à convencional na detecção de adenomas.[34] Utilizando-se da CE pancólica com índigo-carmim, num estudo randomizado realizado em dois centros, Pohl *et al.*, em 2011, encontraram uma proporção de 46,2% de pacientes com pelo menos um adenoma contra 36,3% no grupo-controle (p = 0,002).[42] Gross *et al.* documentaram menor taxa de não detecção de pólipos e adenomas com alta resolução/NBI quando comparada à resolução convencional com luz branca (31 e 27% × 57 e 49%; p = 0,005 × 0,036, respectivamente).[43] Essa vantagem deveria ser atribuída à alta resolução, uma vez que a primeira geração de NBI não incrementou melhores taxas de detecção. Foi mostrado em metanálise que a alta resolução por si só contribuiu modestamente com melhora de 3,5% na taxa de detecção de adenoma, quando comparada à resolução convencional.[34]

Algumas séries também mostraram que é possível se fazer o diagnóstico diferencial entre lesões neoplásicas e não neoplásicas utilizando-se endoscópios de alta resolução sem o emprego da magnificação. Em estudo multicêntrico, realizado por Eisen *et al.*, utilizando CE de alta resolução, em que se pretendia predizer a histologia de 520 pólipos, foram obtidos índices de sensibilidade, especificidade e valor preditivo negativo de 82, 82 e 88%, respectivamente.[44] Embora existam poucos dados que comparem a acurácia da colonoscopia com magnificação de imagem à da colonoscopia de resolução convencional e de alta resolução no diagnóstico diferencial entre lesões neoplásicas e não neoplásicas, é lógico considerar-se a superioridade da primeira, e tal fato foi constatado por dois estudos comparativos publicados, em 2003, por Konishi *et al.* e Togashi *et al.*.[45,46]

Possibilidades da Colonoscopia com Magnificação de Imagem

A colonoscopia com magnificação de imagem (CMI) permite a análise minuciosa dos padrões de criptas ou *pits*, que traduzem o padrão de abertura das glândulas intestinais. Dessa forma, se algumas lesões colorretais pudessem ser confiavelmente discriminadas em neoplásicas ou não neoplásicas durante a colonoscopia, algumas ressecções endoscópicas seriam desnecessárias, trazendo grande benefício em termos de custos e riscos. Além do diagnóstico diferencial, a CMI apresenta outras aplicações, como: diagnóstico qualitativo de neoplasia (adenoma, adenoma avançado, carcinoma invasivo); avaliação do grau de invasão dos adenocarcinomas na parede intestinal, definindo a melhor conduta terapêutica (endoscópica ou cirúrgica); detecção de tecido neoplásico residual nas margens das ressecções endoscópicas; melhor detecção dos focos de criptas aberrantes; diagnóstico de displasia e/ou carcinoma associado à retocolite ulcerativa de longa duração; capacidade de definir que algumas lesões são oriundas de outras camadas que não a mucosa. Em 2011, a American Society for Gastrointestinal Endoscopy (ASGE) publicou o que seriam limites na utilização de imagem em endoscopia frente aos pólipos colorretais. Conclamado de Preservação e Incorporação de Inovações Endoscópicas Confiáveis (do inglês, *PIVI statement*), refere-se: 1) uma tecnologia endoscópica deve prover mais de 90% de concordância na determinação dos intervalos de vigilância pós-polipectomia; 2) a tecnologia deve prover mais de 90% de valor preditivo negativo para histologia adenomatosa de pólipos retossigmoideanos.[47]

Classificação de Kudo

Em 1993, Kudo apresentou resultados sobre a superfície de lesões ressecadas por mucosectomia e analisadas por estereomicroscopia (64×), que mostrava os orifícios de abertura das criptas sob diferentes padrões.[8] Nesse estudo, o padrão de criptas do tipo IIIL (tubular grande) mostrava adenomas em 86,7% dos casos; o padrão IV (ramificado) associava-se a adenomas em 59,7% e a carcinoma intramucoso em 37,2%; o padrão IIIS esteve associado a adenoma em 73% e a carcinoma intramucoso em 28,3%. O padrão de criptas do tipo V (desestruturado) mostrou invasão da camada submucosa em 62,5%. Observou também que a porção elevada das lesões macroscopicamente classificadas como IIc + IIa apresentava padrão de criptas do tipo I (normal). O autor enfatizou que a análise *in vivo* de tais padrões de criptas poderia ser conseguida com CMI.

De acordo com Kudo,[25,48] os seis tipos de padrões de criptas apresentam-se sob a seguinte forma: o padrão de criptas do tipo I (normal ou arredondado) é observado na mucosa normal, incluindo aquela que recobre tumores extramucosos, como lipomas, leiomiomas, carcinoides, e nos pólipos inflamatórios. O padrão de criptas do tipo II (estrelado) é observado nos pólipos hiperplásicos, sendo maior que o do tipo I e regularmente arranjado. O padrão de criptas do tipo IIIL (alongado, tubular grande) está mais frequentemente associado aos adenomas polipoides. O padrão de criptas do tipo IIIS (tubular pequeno), menor que o do tipo I e geralmente encontrado em lesões deprimidas, com frequência, associa-se aos cânceres precoces. O padrão de criptas do tipo IV (ramificado, cerebroide) é observado com frequência nas LSTs (do inglês, *lateral spreading tumor*) e nos grandes adenomas polipoides com componente viloso, podendo albergar focos de carcinoma intramucoso. O padrão de criptas do tipo V (Vi – irregular, Vn – amorfo, ausente) está frequentemente associado às lesões que invadem a submucosa (Fig. 15-7).

Em série de 14.023 pacientes examinados por colonoscopia, Kudo *et al.* publicaram seus resultados referentes a 4.329 polipectomias, 1.413 mucosectomias e 237 casos submetidos à ressecção cirúrgica.[18] As lesões foram observadas durante CMI (60×) e por estereomicroscopia (60×). Cem criptas de cada padrão foram analisadas histologicamente. As criptas com padrão do tipo I foram diagnosticadas como normais em 100% das vezes. Criptas com padrão do tipo IIIS foram colocadas como possivelmente malignas em 72% dos casos e em 28% como adenocarcinomas. Cem por cento das criptas com padrão do tipo II foram classificadas como hiperplásicas. As criptas com padrão dos tipos IIIL e IV foram diagnosticadas como adenomas na sua totalidade. As glândulas com padrão do tipo V foram diagnosticadas como adenocarcinomas em todos os casos.

Visando comparar os dois métodos, Kudo *et al.* mostraram sua experiência frente à análise de 1.387 lesões neoplásicas colorretais, avaliadas por CMI (100×) e estereomicroscopia.[25] Observaram que o índice de concordância entre os dois métodos foi de 81,5% (1.130/1.387), sugerindo que esses dois métodos de observação são comparáveis. Para os adenomas histologicamente diagnosticados, a CMI foi concordante em 96,8% dos casos. Como lesões não neoplásicas não fizeram parte dessa casuística, não foi possível conhecer a acurácia da CMI no diagnóstico diferencial entre lesões neoplásicas e não neoplásicas. Tendo em vista esse mesmo objetivo, Kato *et al.* estudaram 955 lesões colorretais sob estereomicroscopia e CMI, utilizando a classificação de Kudo,[19] e observaram um padrão de concordância entre os dois métodos de 87% para criptas dos tipos I e II, 98% para os tipos IIIL e IV e 84% para o tipo V. O índice geral de concordância foi de 97%.

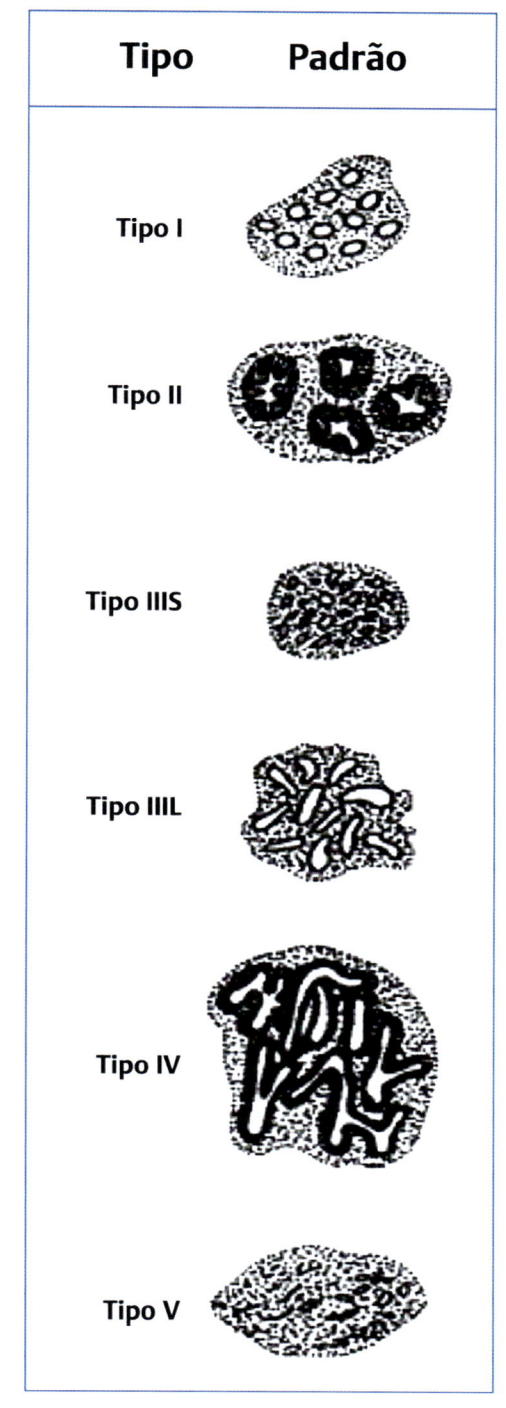

Fig. 15-7. Classificação para os padrões de criptas, proposta por Kudo.

CMI no Diagnóstico Diferencial das Lesões Colorretais

Em 1999, Togashi *et al.* estudaram 923 lesões excisadas, que foram submetidas à CE e magnificação de imagem (50 a 100×).[49] A classificação de Kudo foi utilizada na avaliação da acurácia da CMI no diagnóstico diferencial endoscópico entre lesões neoplásicas e não neoplásicas. Obtiveram uma acurácia de 88,4%, sensibilidade de 92%, especificidade de 73,3%, valor preditivo positivo (VPP) de 94,2% e valor preditivo negativo (VPN) de 85,2%. Nessa série, em 42 casos não foi possível se estabelecerem adequadamente os padrões de criptas. Considerando-se a exclusão desses casos, a acurácia para as lesões neoplásicas seria de 96,7% e para as lesões não neoplásicas seria de 75,8%. Ponderando-se tal cenário, 24,1% das lesões classificadas como neoplásicas à CMI foram excisadas desnecessariamente, e 3,2% dos adenomas diagnosticados não seriam excisados. Esses autores chamam a atenção sobre a importância da curva de aprendizado em CMI, pois, nos primeiros 50 casos, obtiveram uma sensibilidade de 84% e, após ultrapassarem 200 casos examinados, a sensibilidade foi mantida no nível médio de 94,5%.

No estudo supracitado de Kato *et al.*,[19] foram estudadas também 3.438 lesões sob CMI (100×), empregando-se o índigo-carmim a 0,2% para definir a acurácia do diagnóstico histológico por meio da classificação proposta por Kudo. Os autores puderam demonstrar acurácia no diagnóstico endoscópico de lesões não neoplásicas (padrões I e II), representadas nas Figuras 15-8 e 15-9, neoplásicas (padrões III e IV) e carcinomatosas invasivas de 75, 94 e 85%, respectivamente. Observando os resultados obtidos para os padrões de criptas dos tipos I e II, nota-se que 25% dessas lesões eram adenomatosas e, teoricamente, deixariam de ser excisadas (Figs. 15-10 a 15-12).

Tung *et al.*,[50] também, em 2001, examinaram 175 lesões polipoides sob CE e CMI (100×) e obtiveram acurácia de 80,1% no diagnóstico diferencial entre lesões neoplásicas e não neoplásicas, sensibilidade de 93,8%, especificidade de 64,6%, VPP de 76,3% e VPN de 89,5%. Da mesma forma, Liu *et al.* analisaram 954 lesões colorretais, tendo como base a classificação de Kudo, utilizando a CMI (100×) associada ao contraste índigo-carmim a 0,2%.[51] Nesse estudo foram observadas acurácia de 86,1%, sensibilidade de 90,8%, especificidade de 72,7%, VPP de 90,4% e VPN de 73,6%.

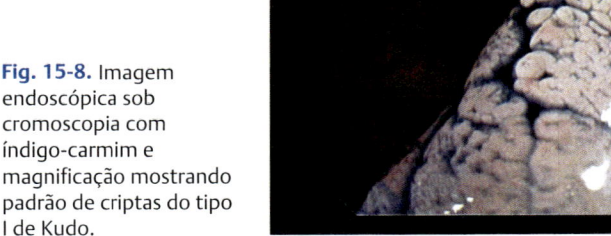

Em 2004, Su *et al.* avaliaram 270 lesões sob CMI (100×) e índigo-carmim, para apurar a correlação entre os diagnósticos endoscópico e histopatológico das lesões colorretais.[52] Observaram acurácia de 91,9%, sensibilidade de 95,1% no diagnóstico endoscópico para os padrões de criptas IIIL, IV e V, e especificidade de 86,8%. O VPP foi de 91,8% e o VPN de 91,9%. Com relação às lesões não polipoides, ressaltaram que as deprimidas eram sempre neoplásicas e com alto potencial maligno, enquanto que as planas nem sempre eram neoplásicas. Com base nessas informações, esses autores concluíram que a magnificação é instrumento útil para selecionar as lesões sésseis e planas que realmente necessitam de mucosectomia. Nesse mesmo ano, Hurlstone *et al.* identificaram 1.008 lesões planas e chegaram a bons índices de distinção entre lesões neoplásicas e não neoplásicas:[53] acurácia de 95%, sensibilidade de 98%, especificidade de 92%, VPP de 95% e VPN de 96%. Os autores concluíram que, embora a CMI fosse um instrumento útil *in vivo*, não deveria substituir o estudo histopatológico. Mais uma vez, Kato *et al.*, em 2006, publicaram outro estudo onde 210 lesões colorretais foram estudadas sob CMI (100×) com o intuito de se determinar seu diagnóstico diferencial e obtiveram resultados bastante expressivos.[54] Relataram acurácia diagnóstica de 100% para as lesões não neoplásicas e de 99,8% para as lesões neoplásicas, concluindo que a CMI poderia ser usada como critério confiável para a decisão de se ressecar ou não algumas lesões colorretais.

Algumas séries, buscando avaliar o grau de variação na interpretação dos padrões de criptas, procuraram testar o sistema de classificação dos *pits* pelo estudo de concordância entre observadores, já que a variação é algo inerente na interpretação desses padrões. Em um estudo publicado, em 2007, pelo presente autor (Zanoni *et al.*),[55] onde se utilizou baixa magnificação (até 50×) na análise de 213 lesões colorretais, procurou-se avaliar a classificação proposta por Kudo, pela experiência em CMI de três observadores independentes, para determinar se havia variação na interpretação dos *pits* e também se a compatibilidade entre os diagnósticos endoscópico e histopatológico autorizava ou não sua utilização na prática clínica. O índice estimado de Kappa foi de 0,561 mostrando que havia boa concordância entre os três observadores. Os resultados frente ao diagnóstico diferencial entre lesões colorretais mostraram acurácia de 84%, sensibilidade de

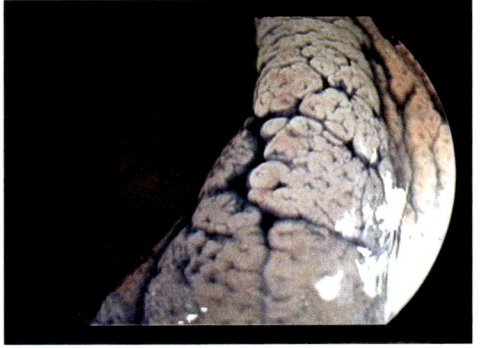

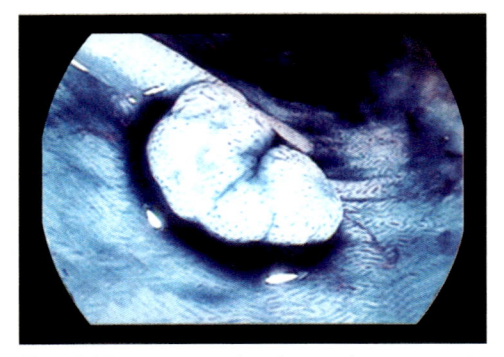

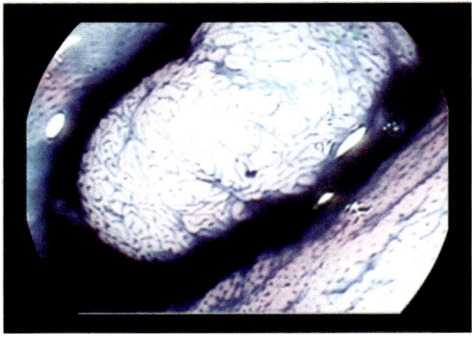

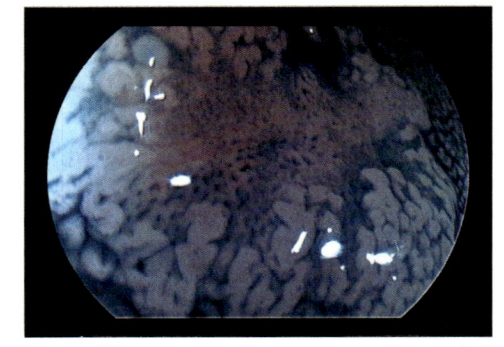

Fig. 15-8. Imagem endoscópica sob cromoscopia com índigo-carmim e magnificação mostrando padrão de criptas do tipo I de Kudo.

Fig. 15-9. Imagem endoscópica sob cromoscopia com índigo-carmim e magnificação mostrando padrão de criptas do tipo II de Kudo em lesão não polipoide.

Fig. 15-10. Imagem endoscópica sob cromoscopia com índigo-carmim e magnificação mostrando padrão de criptas do tipo IIIL de Kudo.

Fig. 15-11. Imagem endoscópica sob cromoscopia com índigo-carmim e magnificação mostrando padrão de criptas do tipo IV de Kudo.

Fig. 15-12. Imagem endoscópica sob cromoscopia com índigo-carmim e magnificação mostrando padrão de criptas do tipo IIIS de Kudo na porção deprimida da lesão.

Quadro 15-3. Resultados das Principais Séries de CMI no Diagnóstico Diferencial entre Lesões Neoplásicas e não Neoplásicas

Autor	N° de lesões	Acurácia %	Sensibilidade %	Especificidade %	VPP %	VPN %
Togashi et al., 1999	923	88,4	92	73,3	94,2	85,2
Tung et al., 2001	175	80,1	93,8	64,6	76,3	89,5
Liu et al., 2003	954	86,1	90,8	72,7	90,4	73,6
Su et al., 2004	270	91,9	95,1	86,8	91,8	91,9
Hurlstone et al., 2004	1.008	95	98	92	95	96
Zanoni et al., 2007	213	84	91,4	67,2	86,6	79,3
Kato et al., 2006	210	99,1	92	100	100	99,8

91,4%, especificidade 67,2%, VPP de 86,6% e VPN de 79,3%. Huang et al.,[56] utilizando CMI (100×), obtiveram um índice estimado de Kappa de 0,716, mostrando excelente concordância entre os seis examinadores selecionados para a análise da classificação de Kudo.

Os resultados das principais séries de CMI no diagnóstico diferencial entre lesões neoplásicas e não neoplásicas citados anteriormente se encontram dispostos no Quadro 15-3.

Em metanálise recente de 20 estudos que incorporavam 5.111 lesões colorretais em 3.418 pacientes foi revelado que a classificação de Kudo é um método diagnóstico acurado na diferenciação entre lesões neoplásicas e não neoplásicas, com sensibilidade e especificidade de 89 e 86%, respectivamente, contudo, foram ressaltados alguns vieses significativos entre os estudos selecionados.[57]

No que se refere ao diagnóstico diferencial das lesões colorretais proporcionado pela CMI, vê-se claramente em todas as séries, à exceção do estudo de Kato et al., em 2006 que não é um método com 100% de sensibilidade e de especificidade e, embora seja um instrumento diagnóstico útil in vivo, não deve substituir, até o presente momento, o estudo histopatológico.[54]

CMI na Avaliação do Câncer Colorretal Precoce

É bem estabelecido o conhecimento de que cânceres colorretais restritos à camada mucosa não oferecem risco de metástases linfonodais (LFN+) e são bons candidatos à ressecção endoscópica. Em contraste, cânceres que invadem a camada submucosa (SM) têm risco de acometimento linfonodal em aproximadamente 6 a 12% dos casos, requerendo ressecção cirúrgica complementar que inclui dissecção linfonodal para seu tratamento curativo.[58,59]

De acordo com o estudo retrospectivo de Nascimbeni et al. que incluiu 353 cânceres T1 tratados cirurgicamente, a presença de LFN+ estava significativamente associada ao nível de invasão dentro da SM e pode alcançar índices de mais de 20%, quando ocorre sua invasão maciça de acordo com Fu et al.[60,61] Além da invasão maciça da SM, outros fatores histológicos desfavoráveis corroboram com o aumento do risco de LFN+, como: invasão linfática ou vascular e pouca diferenciação celular. Alguns critérios histopatológicos que reconhecem a cura pós-mucosectomia para cânceres que acometem a camada SM foram descritos pela Sociedade Japonesa para Câncer do Cólon e Reto.[62] São eles: profundidade de invasão da SM menor do que 1000 μm (SM < 1000 μm); adenocarcinoma bem ou moderadamente diferenciado, incluindo sua porção invasiva, e ausência de envolvimento vascular. Contudo, somente a profundidade da invasão na camada SM pode ser predeterminada endoscopicamente antes da ressecção. Kudo et al. apresentaram uma importante subdivisão para o padrão de criptas do tipo V, mostrando que o subtipo Vi (arranjo irregular ou miscelânea dos pits IIIL, IIIS e IV em diferentes tamanhos) era encontrado normalmente nas lesões com carcinoma superficialmente invasivo da camada SM (SM1: < 1000 μm). Já o subtipo Vn (perda ou diminuição dos pits com uma estrutura amorfa) indicava invasão maciça da camada SM (SM2, SM^3: ≥ 1.000 μm).[63]

Admite-se, portanto, que o subtipo Vn é um indicador de invasão maciça da camada SM, e que o subtipo Vi pode estar presente sob diferentes categorias histopatológicas que vão desde displasias até carcinoma invasivo da camada SM, podendo este invadi-la superficialmente (< 1.000 μm) ou profundamente (≥ 1.000 μm), conforme apresentado pelo estudo de Kanao et al.[64] Diante disso, tornar-se-ia difícil a tomada de decisão sobre a melhor estratégia terapêutica frente às lesões que apresentem tal subtipo. Nesse estudo foi mostrado que as lesões com padrão Vi eram em 57,9% displásicas, em 30,7% SM ≥ 1.000 μm e em somente 11,4% SM < 1.000 μm. Com relação ao padrão Vn, mostrou-se que em 95,7% das vezes as lesões acometiam maciçamente a SM (≥ 1.000 μm). Baseando-se em aspectos particulares do subtipo Vi, como a intensidade de irregularidade e o desaparecimento da muscular da mucosa, concluíram que o subtipo Vi era útil na identificação de displasias ou lesões SM < 1.000 μm. Entretanto, eles não puderam identificar somente com CMI quais lesões eram SM ≥ 1.000 μm tendo como base o subtipo Vi. Esses resultados indicam que essas mudanças na aparência dos pits são causadas pelo processo de infiltração submucosa das neoplasias (Figs. 15-13 e 15-14).

Em 2008, um grande estudo prospectivo, realizado por Matsuda et al., apresentou 4.215 lesões neoplásicas estudadas por CMI, das quais 4.037 apresentaram padrões de criptas não invasivos, e 178 apresentaram padrões invasivos (90 polipoides, 9 planas e 79 deprimidas).[65] Das 178 lesões com pits invasivos, 166 (93%) invadiam a camada SM conforme mostraram os resultados histopatológicos, das quais 154 eram SM2-3 e 12 SM1. Para os padrões de criptas não invasivos (4.037 lesões), 83% eram adenomas, 15% carcinomas intramucosos e 2% carcinomas SM1. Os autores sugeriram então que o diagnóstico dos padrões de criptas invasivos ou não invasivos, por meio da CMI, é altamente efetivo no sentido de se predizer a profundidade de invasão das neoplasias colorretais e consequentemente selecionar quais casos deveriam ser tratados cirurgicamente.

Saitoh et al. e Tsuruta et al. relataram a utilidade da ultrassonografia endoscópica (USE), particularmente a de alta frequência, para diagnosticar a profundidade de invasão do câncer colorretal na parede intestinal, e algumas séries têm comparado esse método à CMI para o mesmo fim.[66,67]

Matsumoto et al., em uma análise de 50 cânceres colorretais precoces, comparando os dois métodos, relataram que a USE foi

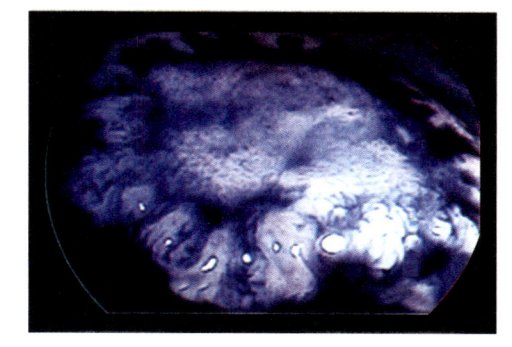

Fig. 15-13. Imagem endoscópica sob cromoscopia com índigo-carmim e magnificação mostrando padrão de criptas do tipo Vi de Kudo.

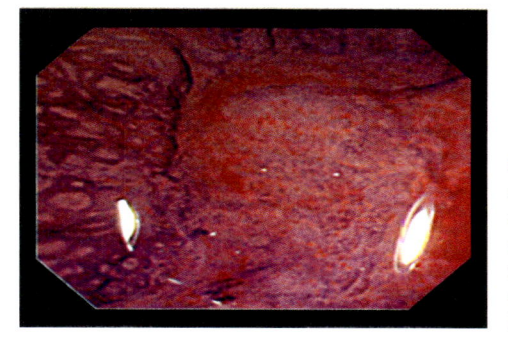

Fig. 15-14. Imagem endoscópica sob cromoscopia com violeta cresyl e magnificação mostrando padrão de criptas do tipo Vn de Kudo.

superior à CMI na avaliação da profundidade de invasão (91,8 × 54,1%).[68] Hurlstone et al. conduziram estudo com finalidade semelhante e também obtiveram acurácia superior da USE de alta frequência (20 MHz) sobre a CMI na determinação da profundidade de invasão (93 x 59%, respectivamente).[69] A sensibilidade para detecção de LFN+ usando USE e CMI foi de 88 e 47%, respectivamente. Já na série de Fu et al. houve uma tendência de superioridade da CMI sobre a USE (87 × 75%, respectivamente), porém, sem significância estatística (p = 0,0985).[61] Outro importante aspecto debatido nesse trabalho é o melhor papel da CMI sobre a USE no reconhecimento da lesão, pois a USE apresenta dificuldade na distinção entre câncer invasivo, infiltração celular inflamatória concomitante e fibrose. Os resultados desse estudo confirmaram esse aspecto (padrão demonstrativo da lesão: acurácia de 96% CMI × 81% USE).

Conforme mostra a literatura especializada, a CMI torna-se parte essencial do armamentário em endoscopia gastrointestinal, e seu principal potencial clínico é estabelecer o diagnóstico da natureza das lesões colorretais, fornecendo informações extremamente importantes para a determinação da modalidade terapêutica a ser empregada.

A CMI na Vigilância da Retocolite Ulcerativa Idiopática (RCUI) de Longa Duração

Os pacientes portadores de RCUI apresentam risco bem estabelecido de câncer colorretal, que varia de 7 a 30% de acordo com a extensão e o tempo de doença.[70] Alguns desses fatores de risco (duração da doença superior a oito anos; pancolite; início precoce; histórico familiar de câncer colorretal; presença de colangite esclerosante primária; ileíte de refluxo) são amplamente reconhecidos e exigem que esses pacientes sejam submetidos anualmente à colonoscopia de vigilância com o intuito de se detectarem neoplasias em estágio pré-invasivo. Fato é que não há consenso entre diferentes sociedades frente ao *status* de vigilância. Segundo o protocolo da American Gastroenterological Association (AGA), múltiplas biópsias aleatórias devem ser realizadas em todos os segmentos cólicos e no reto – pelo menos quatro biópsias a cada 10 cm.[71] Por outro lado, a British Society of Gastroenterology e Association of Coloproctology for Great Britain and Ireland recomendam a CE com biópsias guiadas.[71]

Apesar de ser considerado método padrão-ouro, a colonoscopia convencional com biópsias não dirigidas apresenta limitações e conduz a um cenário de vigilância endoscópica ineficaz para esse grupo de pacientes, uma vez que a detecção de câncer precoce ocorra em uma minoria deles.[73,74] De acordo com Ransohoff et al., somente 20 a 50% das neoplasias intraepiteliais (NI) em RCUI são detectadas por colonoscopia convencional, ou seja, biópsias tomadas aleatoriamente subestimam a frequência de NI.[75] Tal afirmação foi constatada por Rutter et al.,[76] que analisaram 2.904 biópsias não dirigidas e não encontraram displasia. Conforme Rutter et al. e Rubin et al., a maioria das lesões displásicas é visível.[77,78] Sob essa perspectiva, a incorporação de técnicas de CE (convencional ou digital) passa a ter participação essencial em termos de detecção, pois pode reduzir consideravelmente o número de biópsias, bem como aumentar os índices diagnósticos de displasia, além de trazer benefícios na determinação do grau e extensão do processo inflamatório.

Em razão da falta de consonância, foi publicado, em 2015, o consenso internacional sobre vigilância e manejo de displasia em doença inflamatória intestinal (SCENIC). Esse consenso, construído por um grupo multidisciplinar internacional a partir de revisão sistemática da literatura, possibilitou o estabelecimento de condutas com base em índices de concordância, graus de recomendação e níveis de qualidade de evidência. Não há menção direta sobre o uso de CMI no processo diagnóstico de displasia. A tecnologia NBI é citada da seguinte forma:

1) Em vigilância com definição convencional, NBI não deve substituir a luz branca.
2) Em vigilância com alta definição, NBI não deve substituir a luz branca.
3) Em vigilância com imagem avançada de alta definição, NBI não deve substituir a CE.

Essas três declarações apresentam índices de 80 a 90% de concordância, grau de recomendação condicional e moderada qualidade de evidência.[78]

Obviamente, a CMI pode incrementar a capacidade de avaliação das lesões detectadas por CE, pois analisaria as alterações superficiais dessas lesões. Estudos realizados com esse intuito têm mostrado importante evolução na detecção e na condução de tais lesões. Esse assunto será abordado em outro capítulo dessa obra.

Cromoscopia Digital com Magnificação de Imagem no Diagnóstico Diferencial entre Lesões Neoplásicas e Não Neoplásicas

Com base no conceito da angiogênese durante a tumorigênese e na diferente capacidade de penetração de diferentes comprimentos de onda de luz, os sistemas NBI (*narrow-band imaging*) e FICE (*fujinon intelligent chromo endoscopy*) trouxeram a possibilidade de se observar em tempo real não somente características da superfície mucosa gastrointestinal, mas também sua arquitetura microvascular. Além disso, foi documentado em algumas séries que o número de adenomas detectados à luz dessa nova tecnologia era significativamente superior àquele por colonoscopia convencional de luz branca, o que foi substancialmente bem-vindo, pois foram alcançados resultados expressivos sem a utilização de corantes, de certa forma, consumidores de tempo.[80,81] Contudo, o benefício referido pela tecnologia NBI sobre a colonoscopia convencional, para fins de detecção de adenomas, não foi evidenciado em metanálise publicada, em 2012, por Dinesen et al. que qualificaram somente estudos prospectivos, randomizados e controlados de grande poder estatístico.[82]

Características relacionadas com a disposição, densidade (ou intensidade) e irregularidade da microvasculatura superficial da mucosa fizeram com que lesões neoplásicas fossem distinguidas de não neoplásicas. Séries destinadas à utilização da cromoscopia digital mostram que existe correspondência histopatológica com alguns padrões vasculares observados. Foi ressaltado que a arquitetura microvascular da mucosa normal mostra tipicamente um padrão hexagonal – em favo de mel – e regular ao redor das glândulas intestinais. Quanto à espessura dos vasos, o que se nota é que uma trama vascular regularmente arranjada (favo de mel) e fina, quase tendendo à invisibilidade, é característica de lesões hiperplásicas (Figs. 15-15 a 15-17), enquanto que lesões neoplásicas são caracterizadas por trama vascular espessa e com graus de irregularidade variáveis em seus arranjos. Constatou-se também a possibilidade de interpretação dos padrões de criptas, já que o aumento na densidade dos vasos em lesões neoplásicas trazia certa evidência sobre os *pits*, sem a necessidade do uso de corantes (Figs. 15-18 a 15-20).

Vale ressaltar que existem algumas classificações (Sano, Sano modificada, NICE, Hiroshima, Showa, WASP, JNET, Jikei) para padrões vasculares superficiais e/ou de superfície caracterizados principalmente pelo sistema NBI. Entretanto, nenhuma delas é tida como preferencial ou *standard*, uma vez que não haja dados comparativos sobre acurácia diagnóstica entre essas diferentes classificações.

Em estudo piloto realizado, em 2004, Machida et al.,[83] estudando 43 lesões colorretais, compararam colonoscopia convencional (CC), CE e NBI com o objetivo de se estabelecer o diagnóstico diferencial. A acurácia para CC foi de 79,1%, de 93,4% para CE e de 93,4% para NBI. A sensibilidade e especificidade foram equivalentes entre CE e NBI (100 e 75%, respectivamente) e superiores à CC (83 e 44%, respectivamente). Visando comparar NBI e CE, Tischendorf et al. estudaram 200 lesões colorretais e observaram que os resultados são comparáveis entre os dois métodos, quando se utiliza a classificação de Kudo (sensibilidade de 90,5 e 91,7%; especificidade de 89,2 e 90%, NBI e CE respectivamente).[84] Para a avaliação do padrão vascular superficial, os resultados foram: sensibilidade de 93,7% e especificidade de 89,2% para NBI; sensibilidade de 66,7% e especificidade de 95% para CE. Esses autores concluíram que a análise dos padrões vasculares sob NBI foi um método válido para se classificar lesões colorretais e comparável à análise dos *pits* obtida por NBI ou CE.

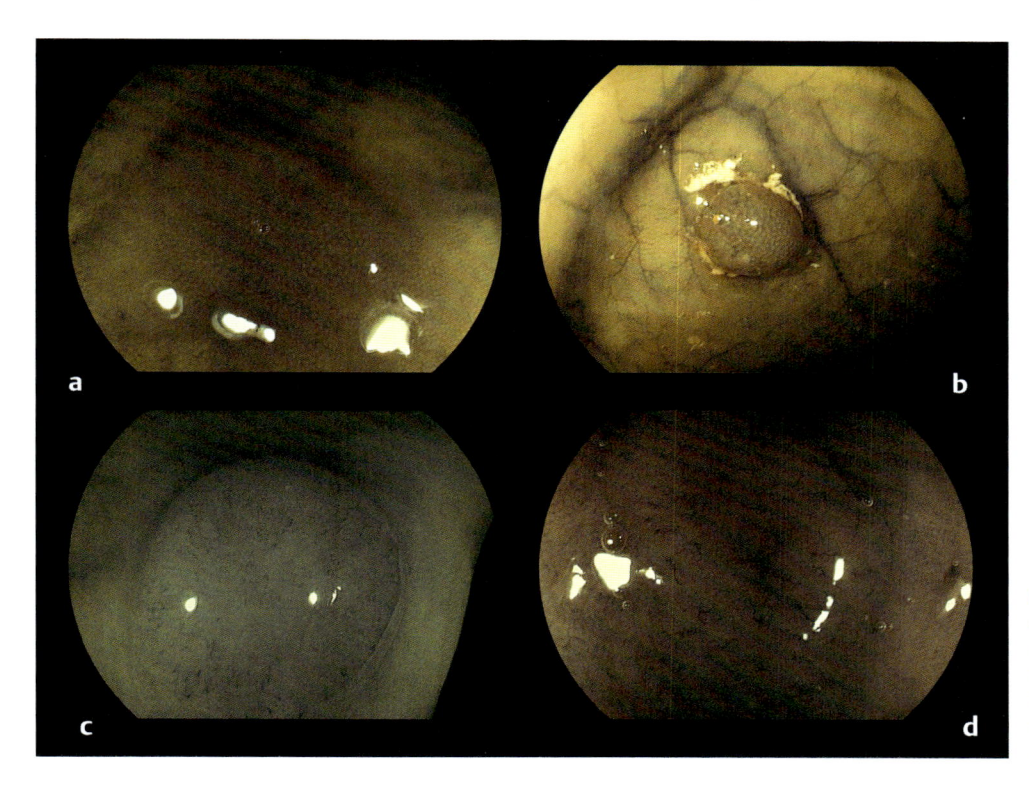

Fig. 15-15. (a-d) Imagens endoscópicas sob cromoscopia digital (FICE) e magnificação mostrando padrão em favo de mel; hipovascularização; rede capilar tendendo à invisibilidade; capilares uniformes e sem dilatação ocupando a periferia da lesão. Características das lesões hiperplásicas.

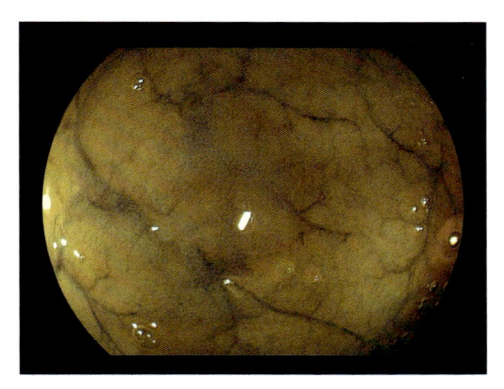

Fig. 15-16. Imagem endoscópica sob cromoscopia digital (FICE) e magnificação mostrando foco de cripta aberrante não neoplásica no reto.

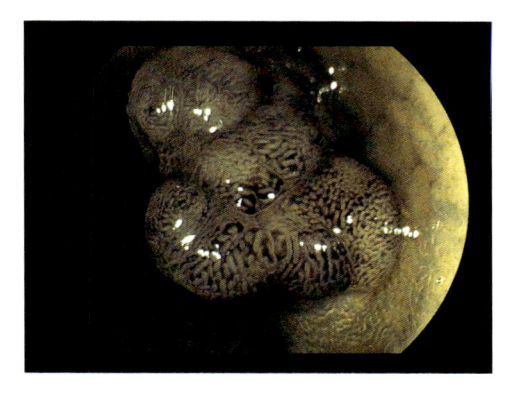

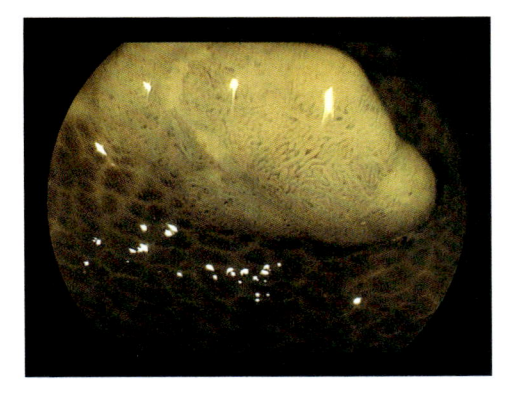

Fig. 15-19. Imagem endoscópica sob cromoscopia digital (FICE) e magnificação, mostrando trama vascular espessa que evidencia os padrões de criptas do tipo IIIL, caracterizando lesão adenomatosa.

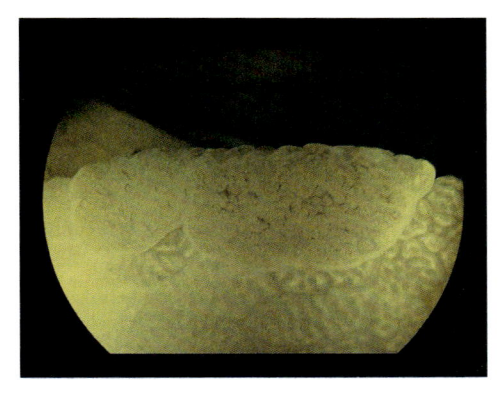

Fig. 15-17. Imagem endoscópica sob cromoscopia digital (FICE) e magnificação mostrando lesão plana hiperplásica.

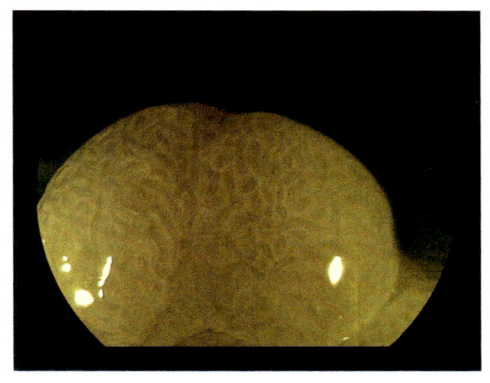

Fig. 15-20. Imagem endoscópica sob cromoscopia digital (FICE) e magnificação que evidencia o padrão de criptas do tipo IV, caracterizando lesão vilosa.

Fig. 15-18. Imagem endoscópica sob cromoscopia digital (FICE) e magnificação mostrando trama vascular espessa que evidencia os padrões de criptas dos tipos IIIL e IV, caracterizando lesão adenomatosa com componente viloso.

Com o objetivo único de avaliar a classificação de Kudo por meio de NBI e CE, Hirata *et al.* analisaram 148 lesões e observaram que a concordância geral entre os dois métodos foi de 84% (II-88%; IIIS-100%; IIIL-98%; IV-88%; Vi-78%; Vn-100%).[85] Em série com objetivo semelhante, Tanaka *et al.* mostraram boa correspondência histopatológica, com a utilização de NBI, para *pits* regulares (II-100%; IIIL-100%; IV-100%), o que não ocorreu tão expressivamente para aqueles irregulares (Vi-80%; Vn-57%).[86]

Rastogi *et al.*, pesquisando diagnóstico diferencial, basearam-se exclusivamente no padrão vascular superficial e revelaram acurácia de 92%, sensibilidade de 86% e especificidade de 96% para lesões hiperplásicas e acurácia de 92%, sensibilidade de 96% e especificidade de 86% para os adenomas (Figs. 15-21 e 15-22).[80]

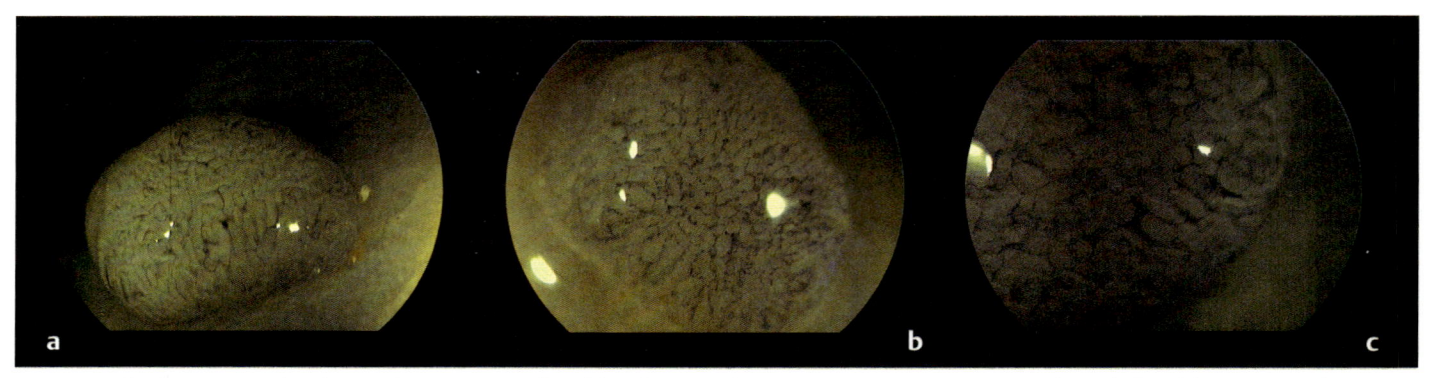

Fig. 15-21. (a-c) Imagem endoscópica sob cromoscopia digital (FICE) e magnificação que mostra numerosos capilares de fino diâmetro, irregulares e tortuosos com pontos de dilatação frequentes, em forma espiral, com intensa disposição pericríptica. Características de lesão adenomatosa.

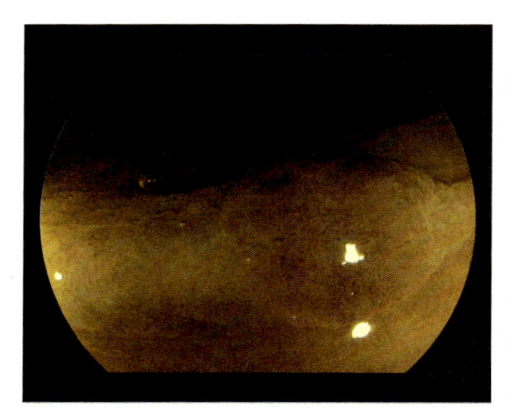

Fig. 15-22. Imagem endoscópica sob cromoscopia digital (FICE) e magnificação que mostra numerosos capilares finos, tortuosos, dispostos irregularmente e disposição pericríptica no centro deprimido da lesão, caracterizando adenoma com displasia de alto grau.

Liu et al.,[87] em um estudo com 451 lesões colorretais que foram analisadas com a tecnologia FICE e CMI, com e sem CE, mostraram índices de detecção de 99,1% para FICE e 100% para CE. Quanto ao diagnóstico diferencial entre essas lesões, observou-se que FICE foi superior na demonstração microvascular superficial ($p < 0,01$), mas não houve diferença estatisticamente significativa na interpretação dos padrões de criptas ($p > 0,05$). Em 2009, foi publicado o primeiro estudo prospectivo, randomizado e multicêntrico que investigou o potencial clínico de FICE para a detecção e classificação das lesões do intestino grosso. Nesse estudo, Pohl et al. observaram que o padrão de detecção dos adenomas não foi melhorado com a utilização da cromoscopia digital em relação à CE e nem mesmo o tempo de retirada do endoscópio foi menor quando comparado ao tempo despendido na avaliação por CE das lesões detectadas.[88] Quanto às performances para o diagnóstico diferencial entre lesões hiperplásicas e adenomatosas, CE mostrou sensibilidade de 90,4% e especificidade de 60%. FICE apresentou sensibilidade de 93,2% e especificidade de 61,2%.

Em 2009, metanálise, realizada por van den Broek et al., mostrou que NBI e CE têm sensibilidade e especificidade altas e similares – em torno de 90% – ambas significativamente superiores à colonoscopia convencional com luz branca.[89] Para lesões pequenas, onde o diagnóstico diferencial é mais difícil, Sano et al. expuseram sob NBI sensibilidade e especificidade de 96,4 e 92,3%, respectivamente.[90] Recentemente, Hewett et al. publicaram estudo visando determinar a histologia de pólipos na região retossigmoide, buscando evitar ressecções desnecessárias (pólipos hiperplásicos),[91] reduzindo, assim, custos e riscos. Concluíram que a tecnologia NBI possui acurácia suficiente para permitir que lesões hiperplásicas distais poderiam ser deixadas em seu local sem ressecção e que adenomas pequenos (≤ 5 mm) poderiam ser descartados sem análise histopatológica. Em outro estudo bastante interessante, Sakamoto et al. avaliaram o tempo dispensado na distinção entre lesões neoplásicas e não neoplásicas com o sistema NBI e observaram decréscimo significativo de 4 ou 5 segundos a menos que o tempo dispensado à CE, o que seria particularmente útil no caso de indivíduos com múltiplas lesões detectadas.[92] Notaram também que o diagnóstico diferencial obtido tanto por NBI quanto por CE é semelhante – sem significância estatística. Paradoxalmente, Kobayashi et al.,[93] em 2012, procuravam avaliar o potencial de NBI e CE para o diagnóstico diferencial entre lesões colorretais e construíram metanálise, onde 27 estudos foram incluídos. Constataram índice de falso negativo de 5,7% para ambas – o que foi considerado inaceitável pelos autores para uso em geral.

Em 2009, foi criada uma nova classificação chamada *NBI International Colorectal Endoscopy* (NICE) que foi a primeira classificação para NBI utilizada com e sem magnificação de imagem.[94] Apesar de sua alta acurácia no diagnóstico de lesões não neoplásicas e de lesões neoplásicas profundamente invasivas, existia dificuldade em se diagnosticar lesões com displasia de alto grau e também na diferenciação entre carcinomas superficialmente invasivos e lesões com displasia de baixo grau.[95]

Em 2011, ocorreu a organização da *Japanese NBI Expert Team* (JNET) com o objetivo de se solucionar essa ampla variação diagnóstica decorrente da classificação NICE, até que, em 2014, foi criada uma nova classificação, conhecida como JNET, com base na utilização de magnificação de imagem onde tanto padrões vasculares como de superfície foram considerados (Fig. 15-23).[96] Os resultados para o diagnóstico das lesões do tipo 1 (hiperplásicas e pólipos serrilhados sésseis), tipo 2A (lesões com displasia de baixo grau), tipo 2B (lesões com displasia de alto grau e com câncer superficialmente invasivo na submucosa) e tipo 3 (lesões com câncer profundamente invasivo na submucosa) da classificação JNET estão dispostos no Quadro 15-4. Observa-se para os tipos 1, 2A e 3 especificidades superiores a 90% e VPPs acima de 95%, indicando uma excelente correspondência histológica para os tipos em questão. Já no caso do tipo 2B, (especificidade, 82,8% e VPP, 50,9%) esses mesmos índices mostram resultados significativamente inferiores. Este fato traz expressiva insegurança na identificação de lesões com displasia de alto grau ou que contêm câncer superficialmente invasivo na submucosa.[97]

Em metanálise publicada, em 2018, Guo et al. objetivaram determinar a acurácia da magnificação de imagem com NBI no diagnóstico diferencial entre lesões neoplásicas e não neoplásicas. Foram incluídos 16 estudos onde 9.607 lesões foram analisadas de acordo com suas características superficiais, características vasculares e características superficiais e vasculares. Embora houvesse significativa heterogeneidade em relação ao diâmetro das lesões, os autores puderam concluir que a análise conjunta das características (superficial e vascular) é significativamente superior quando comparada à análise exclusivamente vascular.[98] Nesse mesmo ano, um estudo de validação multicêntrico japonês para o desenvolvimento da classificação JNET também sugeriu que avaliação de características superficiais, juntamente com a análise vascular, é um critério essencial.[99]

Vários estudos compararam a eficácia diagnóstica da cromoendoscopia à magnificação (CE-M) e da cromoscopia digital à magnificação (NBI-M). No estudo prospectivo de Chiu et al. as acurácias para lesões neoplásicas e não neoplásicas com CM-E e NBI-M foram quase equivalentes (91-92 × 87-90%).[100] Hirata et al. publicaram que a determinação dos padrões de criptas por CM-E ou NBI-M foi a mesma em mais de 90% dos casos.[85] O estudo prospectivo de Tischendorf et al. mostrou que a acurácia diagnóstica para lesões neoplásicas por

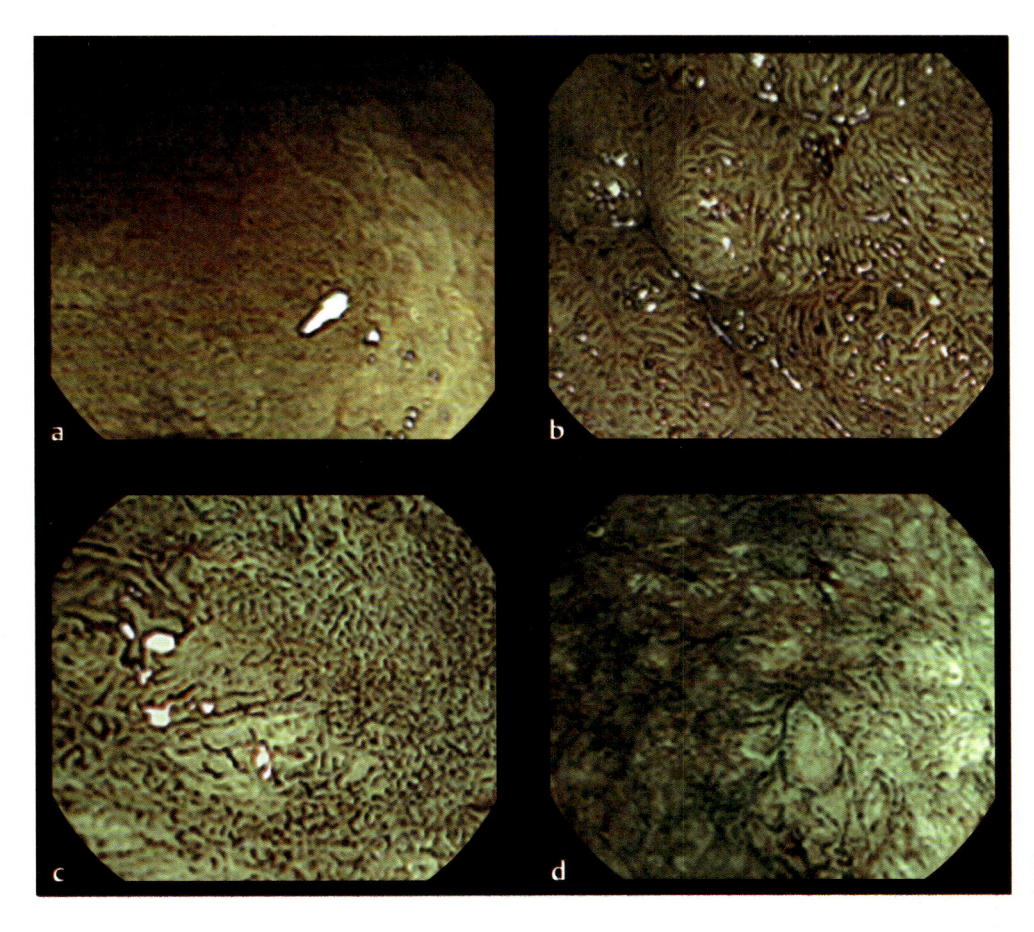

Fig. 15-23. Classificação JNET. Tipo 1, Tipo 2A, Tipo 2B e Tipo 3. (Fonte: Sumimoto et al.[97])

Quadro 15-4. Índices Diagnósticos (Sensibilidade, Especificidade, Valor Preditivo Positivo, Valor Preditivo Negativo e Acurácia) da Classificação JNET para os Tipos 1, 2A, 2B e 3

	Tipo 1	Tipo 2A	Tipo 2B	Tipo 3
Sensibilidade	87,5%	74,3%	61,9%	55,4%
Especificidade	99,9%	92,7%	82,8%	99,8%
VPP	97,5%	98,3%	50,9%	95,2%
VPN	99,4%	38,7%	88,2%	96,6%
Acurácia	99,3%	77,1%	78,1%	96,6%

CM-E e NBI-M, de acordo com os padrões de criptas, foi de 91 e 90%, respectivamente.[84] Também de forma prospectiva, Wada et al. concluíram que CM-E e NBI-M têm sensibilidade (87 × 89%), especificidade (99 × 99%) e acurácia (99 × 98%) similares no diagnóstico diferencial entre lesões neoplásicas e não neoplásicas.[101]

Cromoscopia Digital com Magnificação de Imagem na Avaliação do Câncer Colorretal Precoce

A utilização da cromoscopia digital apresenta algumas vantagens sobre a CE, pois permite a aquisição de imagens com padrão uniforme da mucosa sem a utilização de corantes com consequente menor gasto de tempo para o início da avaliação e possibilita a visibilização avançada de padrões vasculares além dos padrões superficiais.

Algumas séries utilizaram a tecnologia NBI, associadamente à magnificação, para estabelecer o grau de invasão da submucosa pelas lesões que já contêm câncer. Entre essas, Hirata et al. ressaltaram que a presença de microvasos densos tem sensibilidade e especificidade para diagnóstico de invasão da camada SM de 79 e 91%, respectivamente.[102] Constataram ainda que aqueles severamente irregulares têm 63 e 100% de sensibilidade e especificidade para o diagnóstico de invasão maciça da SM. Para lesões cujos padrões microvasculares foram densos e severamente irregulares, a invasão maciça da SM ocorreu em 100% das vezes. Esses autores concluíram que NBI com magnificação é um método útil para correlacionar o grau histológico com a profundidade de invasão na camada SM. Em 2010, Wada et al. descreveram 1.473 lesões colorretais que tiveram seus padrões de criptas (CE) e microvasculares (NBI) avaliados.[101] Buscaram diferenciar o grau de invasão da SM em superficial e maciça. Nesse quesito, a sensibilidade e especificidade para os pits foram de 89,7 e 88%, respectivamente. Para os padrões vasculares, a sensibilidade e especificidade foram de 94,9 e 76%, respectivamente. Os autores enfatizaram que a adição da CE ao NBI é desejável para determinar se o tratamento deve ser endoscópico ou cirúrgico, uma vez que a análise dos pits demonstrou certa superioridade. Sakamoto et al., em 2011, incluíram 72 lesões com câncer precoce para avaliar a profundidade de invasão por meio de dois observadores.[103] Evidenciaram acurácia comparável entre CE e NBI. Contudo, na concordância interobservadores, houve maior variação na interpretação de irregularidades da arquitetura microvascular (NBI). Nesse mesmo ano, Okamoto et al. apresentaram resultados similares entre CE (pits) e NBI (padrões vasculares) na avaliação do grau de invasão dos cânceres precoces – acurácias de 93,2 e 92,2%, respectivamente.[104] Porém, houve diferença estatisticamente significativa na acurácia e especificidade para os dois métodos nas lesões maiores e menores que 10 mm (Figs. 15-24 a 15-27).

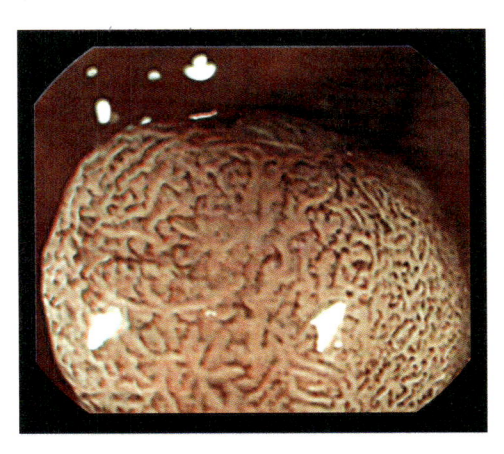

Fig. 15-24. Imagem endoscópica sob cromoscopia digital (NBI) e magnificação que mostra microcapilares formando redes irregulares, espessas e com distribuição constante, caracterizando lesões com displasia de alto grau ou superficialmente invasivas na submucosa. (Fonte: Okamoto et al.[104])

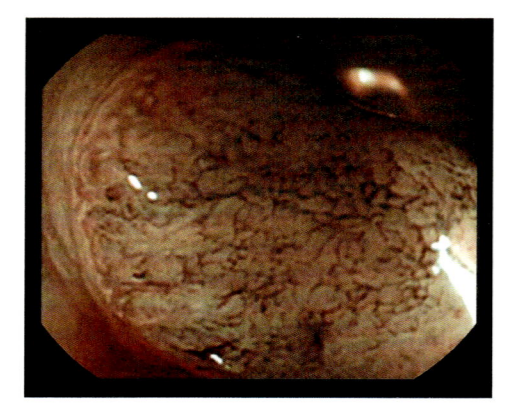

Fig. 15-25. Imagem endoscópica sob cromoscopia digital (NBI) e magnificação que mostra microcapilares formando redes irregulares, espessas e com distribuição inconstante, caracterizando invasão superficial ou maciça da submucosa. (Fonte: Okamoto et al.[104])

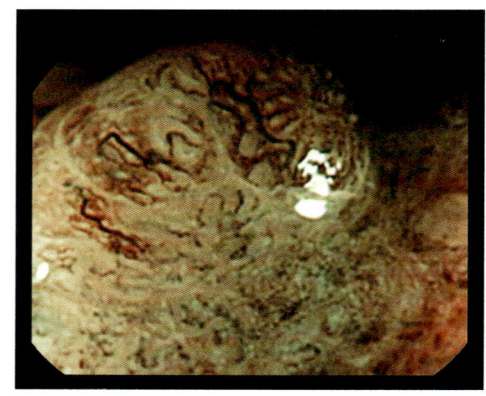

Fig. 15-26. Imagem endoscópica sob cromoscopia digital (NBI) e magnificação que mostra rede microcapilar destruída, com espessamento e distribuição inconstantes. Áreas avasculares. (Fonte: Okamoto et al.[104])

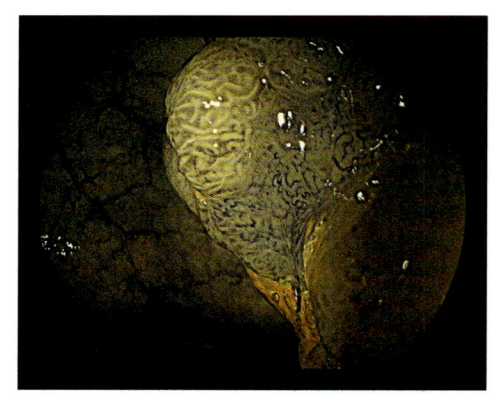

Fig. 15-27. Imagem endoscópica sob cromoscopia digital (FICE) e magnificação mostrando lesão polipoide com componente deprimido. Observa-se o padrão de criptas do tipo IIIL e, em sua porção deprimida, o padrão do tipo Vi. O estudo histopatológico acusou invasão profunda da camada submucosa.

Mais recentemente, a classificação JNET (NBI com magnificação de imagem) tem mostrado resultados excelentes quando se propõe diagnosticar carcinoma profundamente invasivo na submucosa. O tipo 3, que faz referência a essa magnitude de invasão, mostra acurácia de 96,6%, sensibilidade de 55,4%, especificidade de 99,8%, VPP de 95,2% e VPN de 96,6%. Entretanto, a classificação expressa insegurança sobre a tomada de decisão terapêutica, quando o tipo em questão é o 2B, pois a variação diagnóstica transita desde lesões com displasia de baixo grau até lesões que já contêm câncer profundamente invasivo.[97] Diante disso, tem sido proposto que as lesões classificadas como tipo 2B sejam também avaliadas subsequentemente com CE e magnificação para se determinar o padrão de criptas incrementando, assim, a acurácia diagnóstica a fim de se evitar a escolha equivocada do tratamento endoscópico ou desnecessária do tratamento cirúrgico.[105,106]

Diagnóstico Endoscópico do Pólipo/Adenoma Serrilhado Séssil (ASS)

Considerado como lesão precursora do câncer colorretal por via alternativa de carcinogênese, o ASS está relacionado com carcinomas com elevados níveis de instabilidade microssatélite. Como já citado anteriormente, trata-se do principal fator contribuidor para a vulnerabilidade da colonoscopia na prevenção do câncer do cólon proximal e, por assim dizer, responsável direto pelo aumento no número de casos de câncer de intervalo, uma vez que o diagnóstico endoscópico desse tipo de lesão seja desafiador. Geralmente, apresenta-se como alteração súbita, morfologicamente plana, recoberta por capa fina de muco, o que prejudica sobremaneira sua detecção (Fig. 15-28).

Margeando a importante questão da detecção está também a necessidade de sua caracterização, pois, considerada como lesão hiperplásica, deve ser diferenciada do pólipo hiperplásico comum que clinicamente não requer resseção endoscópica nem prevê recomendação de vigilância. Sob magnificação de imagem, ambos apresentam o padrão de criptas do tipo II de Kudo. Recentemente, o tipo II-O, que representa o padrão de criptas do tipo II com aberturas dilatadas, foi proposto como característico do ASS (Figs. 15-29 e 15-30). Kimura et al. mostraram recentemente que a sensibilidade e a especificidade para o diagnóstico do ASS com base nesse novo padrão de criptas foram de 66% e de 97%, respectivamente.[106] Outro elemento caracterizador do ASS, também sob tecnologia NBI, foi descrito como a presença de pontos escuros dentro da abertura de suas criptas.[108]

Para o reconhecimento de displasia/carcinoma em ASS, alguns critérios indiretos têm sido utilizados, como: morfologia subpedi-

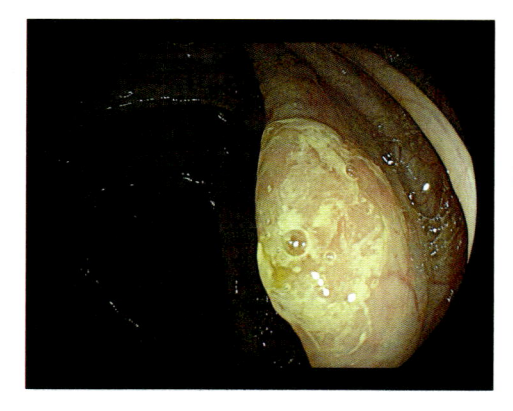

Fig. 15-28. Imagem endoscópica de alteração súbita na mucosa do cólon ascendente que representa lesão de morfologia plana recoberta por capa de muco, sugestiva de ASS.

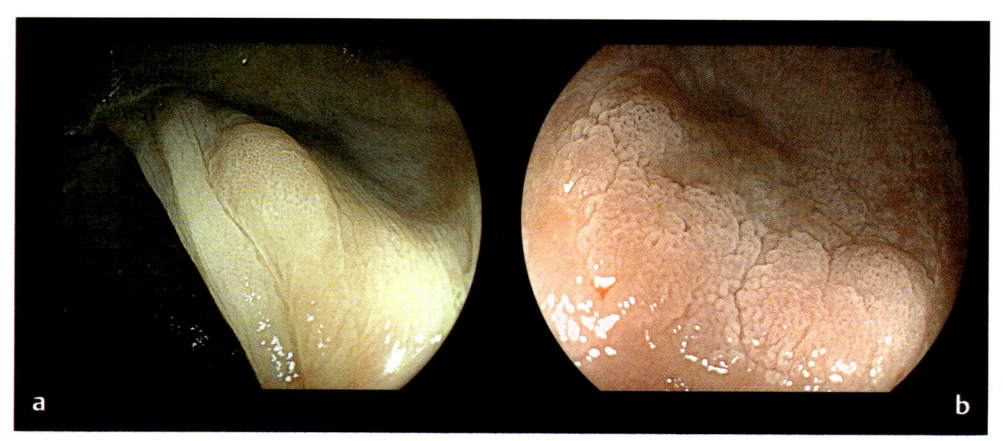

Fig. 15-29. (a, b) Imagens endoscópicas sob cromoscopia com ácido acético e magnificação mostrando padrão de criptas do tipo II e, em algumas porções da lesão, a dilatação da abertura das criptas, caracterizando o padrão do tipo II-O dos ASS.

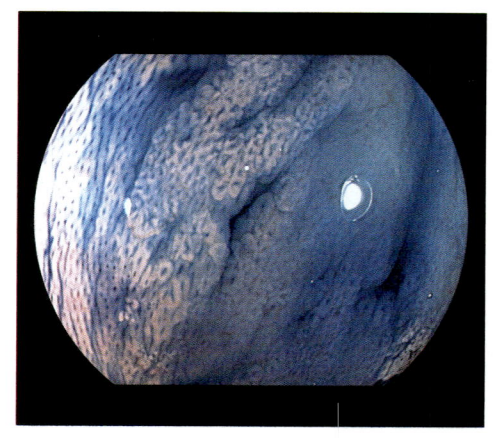

Fig. 15-30. Imagem endoscópica sob cromoscopia com índigo carmim e magnificação evidenciando o padrão de criptas dilatadas II-O dos ASS.

culada, elevações duplas, depressão central e vermelhidão, que são mais frequentemente identificados em ASS com displasia do que na sua ausência. A presença de pelo menos um desses achados pode ser útil na identificação de histologia avançada no ASS, conforme observou o estudo de Murakami *et al.* que mostrou sensibilidade de 91,7% e especificidade de 85,3% na identificação de displasia ou carcinoma em ASS.[109] Deve-se observar também que a associação de outros tipos de padrão de criptas ao tipo II-O pode agregar risco de displasia ou carcinoma ao ASS, principalmente os tipos IIIL, IV, Vi ou Vn.[110]

REFERÊNCIAS BIBLIOGRÁFICAS

1. Siegel RL, Miller KD, Jemal A. CA Cancer J Clin 2019; 69:7-34.
2. Brasil. Ministério da Saúde. Instituto Nacional do Câncer. HTTP://www2.Inca.gov.br/wps/wcm/connect/tiposdecancer/site/home/colorretal/definição
3. Winawer SJ, Zauber AG, Ho MN, O'Brien MJ, Gottlieb LS, Sternberg SS et al. Prevention of colorectal cancer by colonoscopic polypectomy. The National Polyp Study Workgroup. N Engl J Med 1993;329:1977-81.
4. Rex DK, Cutler CS, Lemmel GT, Rahmani EY, Clark DW, Helper DJ et al. Colonoscopic miss rates of adenomas determined by back-to-back colonoscopies. Gastroenterology 1997;112:24-8.
5. Hixson LJ, Fennerty MB, Sampliner RE, Garewal HS. Prospective blinded trial of the colonoscopic miss-rate of large colorectal polyps. Gastrointest Endosc 1991;37:125-7.
6. Muto T, Kamiya J, Sawada T, Konishi F, Sugihara K, Kubota Y et al. Small "flat adenoma" of the large bowel with special reference to its clinicopathologic features. Dis Colon Rectum 1985;28:847-51.
7. Watanabe T, Sawada T, Kubota Y, Adachi M, Saito Y, Masaki T, Muto T. Malignant potential in flat elevations. Dis Colon Rectum 1993;36:548-53.
8. Kudo S. Endoscopic mucosal resection of flat and depressed types of early colorectal cancer. Endoscopy 1993; 25:455-61.
9. Parikh N, Chaptini L, Njei B, Laine L. Diagnosis of sessile serrated adenomas/polyps with image-enhanced endoscopy: a systematic review and meta-analysis. Endoscopy 2016;48:731-39
10. Brooker JC, Saunders BP, Shah SG, Thapar CJ, Thomas HJ, Atkin WS et al. Total colonic dye-spray increases the detection of diminutive adenomas during routine colonoscopy: a randomized controlled trial. Gastrointest Endosc 2002;56:333-8.
11. Hurlstone DP, Cross SS, Slater R, Sanders DS, Brown S. Detecting diminutive colorectal lesions at colonoscopy: a randomised controlled trial of pan-colonic versus targeted chromoscopy. Gut 2004;53:376-80.
12. Jaramillo E, Slezak P, Watanabe M, Rubio C. Endoscopic detection and complete removal of a micro-invasive carcinoma present in a flat colonic adenoma. Gastrointest Endosc 1994;40:369-71.
13. Trecca A, Gai F, Di Lorenzo GP, Hreniuc H, Pasciuto A, Antonellis F, Sperone M. Conventional colonoscopy versus chromoendoscopy and magnifying endoscopy for the diagnosis of colorectal lesions: a comparative prospective study in 995 patients. Chir Ital 2004; 56: 31-6.
14. Hurlstone DP, Cross SS, Drew K, Adam I, Shorthouse AJ, Brown S et al. An evaluation of colorectal endoscopic mucosal resection using high-magnification chromoscopic colonoscopy: a prospective study of 1000 colonoscopies. Endoscopy 2004;36:491-98.
15. Ho S, Uedo N et al. Development of Image-enhanced Endoscopy of the Gastrointestinal Tract: A Review of History and Current Evidences. J Clin Gastroenterol 2018;4:295-306.
16. Averbach M, Zanoni EC, Corrêa PA, Rossini G, Paccos JL, Alencar ML et al. High resolution chromoendoscopy in the differential diagnosis of neoplastic and non-neoplastic polyps. Arq Gastroenterol 2003;40:99-103.
17. Rembacken B. Endoscopic assessment of colonic polyps without magnification: is it good enough to distinguish adenomas from hyperplastic polyps? Gastrointest Endosc 2002;55:AB 91.
18. Kudo S, Hirota S, Nakajima T, Hosobe S, Kusaka H, Kobayashi T et al. Colorectal tumours and pit pattern. J Clin Pathol 1994;47:880-5.
19. Kato S, Fujii T, Koba I, Sano Y, Fu KI, Parra-Blanco A et al. Assessment of colorectal lesions using magnifying colonoscopy and mucosal dye spraying: can significant lesions be distinguished? Endoscopy 2001;33:306-10.
20. Pohl J, Lotterer E, Balzer C, Sackmann M, Schmidt KD, Gossner L- et al. Computed virtual chromoendoscopy versus standard colonoscopy with targeted indigocarmine chromoscopy: a randomised multicentre trial. Gut 2009;58:73-8.
21. Waye JD, Kahn O, Auerbach ME. Complications of colonoscopy and flexible sigmoidoscopy. Gastrointest Endosc Clin N Am 1996;6:343-77.
22. Fleischer DE. Chromoendoscopy and magnification endoscopy in the colon. Gastrointest Endosc 1999 Mar;49(3 Pt 2):S45-9.
23. Eisen GM. Chromoendoscopy of the colon. Gastrointest Endosc Clin N Am 2004;14:453-60.
24. Jaramillo E, Watanabe M, Slezak P, Rubio C. Flat neoplastic lesions of the colon and rectum detected by high-resolution video endoscopy and chromoscopy. Gastrointest Endosc 1995;42:114-22.
25. Kudo S, Tamura S, Nakajima T, Yamano H, Kusaka H, Watanabe H. Diagnosis of colorectal tumorous lesions by magnifying endoscopy. Gastrointest Endosc 1996;44:8-14.
26. Tada M, Katoh S, Kohli Y, Kawai K. On the dye spraying method in colonofiberscopy. Endoscopy 1976;8:70-4
27. Tada M, Kawai K. Research with the endoscope: new techniques using magnification and chromoscopy. Clin Gastroenterol 1986;15:417-37.
28. Igarashi M, Saitoh Y, Fujii T. Adaptive índex of hemoglobin color enhancement for the diagnosis of colorectal diseases. Endoscopy 2005;37:386-8.
29. Kaltenbach T, Soetikno R. Image-enhanced endoscopy is critical in the detection, diagnosis and treatment of non-polypoid colorectal neoplasms. Gastrointest Endosc Clin N Am. 2010;20:471-85
30. Kuznetsov K, Lambert R, Rey JF. Narrow-band imaging: potential and limitations. Endoscopy 2006;38:76-81.
31. Liu YX, Huang LY, Bian XP, Cui J, Xu N, Wu CR. Fuji Intelligent Chromo Endoscopy and staining technique for the diagnosis of colon tumor. Chin Med J 2008;121:977-82.
32. Risau W. Mechanisms of angiogenesis. Nature 1997;386:671-4.
33. Buchner AM, Wallace MB. Future expectations in digestive endoscopy: competition with other novel imaging techniques. Best Pract Res Clin Gastroenterol 2008;5:971-87.
34. Subramanian V, Mannath J, Hawkey CJ, Ragunath K. High definition colonoscopy vs. standard video endoscopy for the detection of colonic polyps: a meta-analysis. Endoscopy 2011;43:499-50.
35. Gutzeit H, Teitige H. Die gastroskopie, Lehrbuch und Atlas. Munchen: Urban & Schwarzenberg 1954.
36. Salem SN, Truelove SC. Dissection microscope appearance of the gastric mucosa. BMJ 1964;2:1503-4.
37. Matsumoto M. Dissecting microscopic study of gastric ulcer and gastric cancer. Gastroenterol Endosc 1973;15:639-65.
38. Yoshii T. Staining dissecting microscopic observation and its application for endoscopy. In: Takemoto T, Kawai K (Eds.). Gastrointestinal endoscopy with application of dye. Tokyo: Igaku Shoin 1974;11-20.
39. Tada M, Misaki F, Kawai K. A new approach to the observation of minute changes of the colonic mucosa by means of magnifying colonoscope, type CF-MB-M (Olympus). Gastrointest Endosc 1978;24:146-7.
40. Kudo S, Lambert R, Allen JI, Fujii H, Fujii T, Kashida H et al. Nonpolypoid neoplastic lesions of the colorectal mucosa. Gastrointest Endosc 2008;68(Suppl 4):S3-47.
41. Shergill A, Conners E, McQuaid K, Epstein S, Ryan J, Shah J et al. Gastrointest Endosc 2015;82:529-37.
42. Pohl J, Schneider A, Vogell H, Mayer G, Kaiser G, Ell C. Pancoloni chromoendoscopy with indigo carmine versus standard colonoscopy for detection of neoplastic lesions: a randomised two-centre trial. Gut 2011;60:485-90.
43. Gross S, Buchner A, Crook J, Cangemi JR, Picco M, Wolfsen H et al. comparison of high definition-image enhanced colonoscopy and standard white-light colonoscopy for colorectal polyp detection. Endoscopy 2011;12:1045-51.
44. Eisen GM, Kim CY, Fleischer DE, Kozarek RA, Carr-Locke DL, Li TC et al. High-resolution chromoendoscopy for classifying colonic polyps: a multicenter study. Gastrointest Endosc 2002;55:687-94.
45. Konishi K, Kaneko K, Kurahashi K, Tomita T, Ito H, Yamamoto T et al. A comparison of magnifying colonoscopy and nonmagnifiyng colonoscopy for diagnosis of colorectal polyps: a prospective study. Gastrointest Endosc 2003;1:48-53.
46. Togashi K, Radford-Smith G, Whitaker D, Hewett D, Hume G, Hallam A et al. Can magnifying chromo-colonoscopy predict the histology of colorectal lesions more accurately than conventional colonoscopy? J Gastroenterol Hepatol 2003;18(suppl 2):B49.
47. Rex D, Kahi C, O'Brien M, Pohl H, Rastogi A, Burgart L et al. Gastrointest Endosc 2011;73:419-22.

48. Kudo S, Rubio CA, Teixeira CR, Kashida H, Kogure E. Pit pattern in colorectal neoplasia: endoscopic magnifying view. Endoscopy 2001;33:367-73.
49. Togashi K, Konishi F, Ishizuka T, Sato T, Senba S, Kanazawa K. Efficacy of magnifying endoscopy in the differential diagnosis of neoplastic and non-neoplastic polyps of the large bowel. Dis Colon Rectum 1999;42:1602-8.
50. Tung SY, Wu CS, Su MY. Magnifying colonoscopy in differentiating neoplastic from nonneoplastic colorectal lesions. Am J Gastroenterol 2001;96:2628-32.
51. Liu H, Kudo S, Juch J. Pit pattern analysis by magnifying chromoendoscopy for the diagnosis of colorectal polyps. J. Formos Med Assoc 2003;102:178-82.
52. Su MY, Ho YP, Chen PC, Chiu CT, Wu CS, Hsu CM, Tung SY. Magnifying endoscopy with indigo carmine contrast for differential diagnosis of neoplastic and nonneoplastic colonic polyps. Dig Dis Sci 2004;49:1123-27.
53. Hurlstone DP, Cross SS, Adam I, Shorthouse AJ, Brown S, Sanders DS, Lobo AJ. Efficacy of high magnification chromoscopic colonoscopy for the diagnosis of neoplasia in flat and depressed lesions of the colorectum: a prospective analysis. Gut 2004;53:284-90.
54. Kato S, Fu KI, Sano Y, Fujii T, Saito Y, Matsuda T et al. Magnifying colonoscopy as a non-biopsy technique for differential diagnosis of non-neoplastic and neoplastic lesions. World J Gastroenterol 2006;12:1416-20.
55. Zanoni EC, Cutait R, Averbach M, de Oliveira LA, Teixeira CR, Corrêa PA et al. Magnifying colonoscopy: interobserver agreement in the assessment of colonic pit patterns and its correlation with histopathological findings. Int J Colorectal Dis 2007;22:1383-8.
56. Huang Q, Fukami N, Kashida H, Takeuchi T, Kogure E, Kurahashi T et al. Interobserver and intra-observer consistency in the endoscopic assessment of colonic pit patterns. Gastrointest Endosc 2004;60:520-6.
57. Li M, Ali S, Liu J, Li Y, Zuo X. Kudo's pit pattern classification for colorectal neoplasms: a meta-analysis. World J Gastroenterol 2014;20:12649-56.
58. Minamoto T, Mai M, Ogino T, Sawaguchi K, Ohta T, Fujimoto T, Takahashi Y. Early invasive colorectal carcinomas metastatic to the lymph node with attention to this nonpolypoid development. Am J Gastroenterol 1993;88:1035-9.
59. Cooper HS. Surgical pathology of endoscopically removed malignant polyps of the colon and rectum. Am J Surg Pathol 1983;7:613-23.
60. Nascimbeni R, Burgart LJ, Nivatvongs S, Larson DR. Risk of lymph node metastasis in T1 carcinoma of the colon and rectum. Dis Colon Rectum 2002;45:200-6.
61. Fu KI, Kato S, Sano Y, Onuma EK, Saito Y, Matsuda T et al. Staging of early colorectal cancers: magnifying colonoscopy versus endoscopic ultrasonography for estimation of depth of invasion. Dig Dis Sci 2008;53:1886-92.
62. Kitajima K, Fujimori T, Fujii S, Takeda J, Ohkura Y, Kawamata H et al. Correlations between lymph node metastasis and depth of submucosal invasion in submucosal invasive colorectal carcinoma: a Japanese collaborative study. J Gastroenterol 2004;39:534-43.
63. Kudo S, Kashida H, Tamura T, Kogure E, Imai Y, Yamano H, Hart AR. Colonoscopic diagnosis and management of nonpolypoid early colorectal cancer. World J Surg 2000;24:1081-90.
64. Kanao H, Tanaka S, Oka S, Kaneko I, Yoshida S, Arihiro K et al. Clinical significance of type V(I) pit pattern subclassification in determining the depth of invasion of colorectal neoplasms. World J Gastroenterol 2008;14:211-17.
65. Matsuda T, Fujii T, Saito Y, Nakajima T, Uraoka T, Kobayashi N et al. Efficacy of the invasive/non-invasive pattern by magnifying chromoendoscopy to estimate the depth of invasion of early colorectal neoplasms. Am J Gastroenterol 2008;103:2700-6.
66. Saitoh Y, Obara T, Einami K, Nomura M, Taruishi M, Ayabe T et al. Efficacy of high-frequency ultrasound probes for the preoperative staging of invasion depth in flat and depressed colorectal tumors. Gastrointest Endosc 1996;44:34-9.
67. Tsuruta O, Kawano H, Fujita M, Tsuji Y, Miyazaki S, Fujisaki K et al. Usefulness of the high-frequency ultrasound probe in pretherapeutic staging of superficial-type colorectal tumors. Int J Oncol 1998;13:677-84.
68. Matsumoto T, Hizawa K, Esaki M, Kurahara K, Mizuno M, Hirakawa K et al. Comparison of EUS and magnifying colonoscopy for assessment of small colorectal cancers. Gastrointest Endosc 2002;56:354-60.
69. Hurlstone DP, Brown S, Cross SS, Shorthouse AJ, Sanders DS. High magnification chromoscopic colonoscopy or high frequency 20 MHz mini probe endoscopic ultrasound staging for early colorectal neoplasia: a comparative prospective analysis. Gut 2005;54:1585-9.
70. Eaden JA, Abrams KR, Mayberry JF. The risk of colorectal cancer in ulcerative colitis: a meta-analysis. Gut 2001;48:526-35.
71. Farraye FA, Odze RD, Eaden J, Itzkowitz SH, McCabe RP, Dassopoulos T et al. AGA medical position statement on the diagnosis and management of colorectal neoplasia in inflammatory bowel disease. Gastroenterology 2010;138:738-45.
72. Cairns SR, Scholefield JH, Steele RJ, Dunlop MG, Thomas HJ, Evans GD et al. Guidelines for colorectal cancer screening and surveillance in moderate and high risk groups (update from 2002). Gut 2010;59:666-89.
73. Lashner BA, Silverstein MD, Hanauer SB. Hazard rates for dysplasia and cancer in ulcerative colitis. Results from a surveillance program. Dig Dis Sci 1989;34:1536-41.
74. Gyde S. Screening for colorectal cancer in ulcerative colitis: dubious benefits and high costs. Gut 1990;31:1089-92.
75. Ransohoff DF, Riddell RH, Levin B. Ulcerative colitis and colonic cancer. Problems in assessing the diagnostic usefulness of mucosal dysplasia. Dis Colon Rectum 1985;28:383-8.
76. Rutter MD, Saunders BP, Schofield G, Forbes A, Price AB, Talbot IC. Pancolonic indigo carmine dye spraying for the detection of dysplasia in ulcerative colitis. Gut 2004;53:256-60.
77. Rutter MD, Saunders BP, Wilkinson KH, Kamm MA, Williams CB, Forbes A. Most dysplasia in ulcerative colitis is visible at colonoscopy. Gastrointest Endosc 2004;60:334-9.
78. Rubin DT, Rothe JA, Hetzel JT, Cohen RD, Hanauer SB. Are dysplasia and colorectal cancer endoscopically visible in patients with ulcerative colitis? Gastrointest Endosc 2007;65:998-1004.
79. Laine L, Kaltenback T, Barkun A, McQuaid K, Subramanian V, Soetikno R, SCENIC development panel. Gastrointest Endosc 2015; 81:489-501.
80. Rastogi A, Bansal A, Fani S, Callahan P, McGregor DH, Chiriano R, Sharma P. Narrow-band imaging colonoscopy - a pilot feasibility study for the detection of polyps and correlation of surface patterns with polyp histologic diagnosis. Gastrointest Endosc 2008;67:280-6.
81. Inoue T, Murano M, Murano N, Kuramoto T, Kawakami K, Abe Y et al. Comparative study of conventional colonoscopy and pan-colonic narrow-band imaging system in the detection of neoplastic colonic polyps: a randomized, controlled trial. J Gastroenterol 2008;43:45-50.
82. Dinesen L, Chua TJ, Kaffes AJ. Meta-analysis of narrow-band imaging versus conventional colonoscopy for adenoma detection. Gastrointest Endosc 2012;75:604-11.
83. Machida H, Sano Y, Hamamoto Y, Muto M, Kozu T, Tajiri H, Yoshida S. Narrow-band imaging in the diagnosis of colorectal mucosal lesions: a pilot study. Endoscopy 2004;36:1094-8.
84. Tischendorf JJ, Wasmuth HE, Koch A, Hecker H, Trautwein C, Winograd R. Value of magnifying chromoendoscopy and narrow band imaging (NBI) in classifying colorectal polyps: a prospective controlled study. Endoscopy 2007; 39:1092-6.
85. Hirata M, Tanaka S, Oka S, Kaneko I, Yoshida S, Yoshihara M, Chayama K. Magnifying endoscopy with narrow band imaging for diagnosis of colorectal tumors. Gastrointest Endosc 2007;65:988-95.
86. Tanaka S, Oka S, Hirata M, Yoshida S, Kaneko I, Chayama K. Pit pattern diagnosis for colorectal neoplasia using narrow band imaging magnification. Digestive Endoscopy 2006;18(s1):S52-S56.
87. Liu YX, Huang LY, Bian XP, Cui J, Xu N, Wu CR. Fuji Intelligent Chromo Endoscopy and staining technique for the diagnosis of colon tumor. Chin Med J 2008;121:977-82.
88. Pohl J, Lotterer E, Balzer C, Sackmann M, Schmidt KD, Gossner L et al. Computed virtual chromoendoscopy versus standard colonoscopy with targeted indigocarmine chromoscopy: a randomised multicentre trial. Gut 2009;58:73-8.
89. van den Broek FJ, Reitsma JB, Curvers WL, Fockens P, Dekker E. Systematic review of narrow-band imaging for the detection and differentiation of neoplastic and nonneo-plastic lesions in the colon (with videos). Gastrointest Endosc 2009;69:124-35.
90. Sano Y, Ikematsu H, Fu KI et al. Meshed capillary vessels by use of narrow-band imaging for differential diagnosis of small colorectal polyps. Gastrointest Endosc 2009;69:278-83.
91. Hewett DG, Huffman ME, Rex D. Leaving distal colorectal hyperplastic polyps in place can be achieved with high accuracy by using narrow-band imaging: an observational study. Gastrointest Endosc 2012;76:374-80.
92. Sakamoto T, Matsuda T, Aoki T, Nakajima T, Saito Y. Time saving with narrow-band imaging for distinguishing between neoplastic and non-neoplastic small colorectal lesions. J Gastroenterol Hepatol 2012;27:351-5.

93. Kobayashi Y, Hayashino Y, Jackson JL, Takagaki N, Hinotsu S, Kawakami K. Diagnostic performance of chromoendoscopy and narrow band imaging for colonic neoplasms: a meta-analysis. Colorectal Dis 2012;14:18-28.
94. Tanaka S, Sano Y. Aim to unify the narrow band imaging (NBI) magnifying classification for colorectal tumors: current status in Japan from a summary of the consensus symposium in the 79th Annual Meeting of the Japan Gastroenterological Endoscopy Society. Dig Endosc 2011;23:131-9.
95. Tanaka S, Hayashi N, Oka S, Chayama K. Endoscopic assessment of colorectal cancer with superficial or deep submucosal invasion using magnifying colonoscopy. Clin Endosc 2013;2:138-46.
96. Sano Y, Tanaka S, Kudo S, Saito S et al. Narrow-band imaging (NBI) magnifying endoscopic classification of colorectal tumors proposed by the Japan NBI Expert Team. Dig Endosc 2016;28:526-33.
97. Sumimoto K, Tanaka S, Shigita K, Hirano D, Tamaru Y, Ninomiya Y et al. Clinical impact and characteristics of the narrow-band imaging magnifying endoscopic classification of colorectal tumors proposed by the Japan NBI Expert Team. Gastrointest Endosc 2017;4:816-21.
98. Guo T, Chen W, Chen Y, Wu J, Wang Y, Yang J. Diagnostic performance of magnifying endoscopy with narrow-band imaging in differentiating neoplastic colorectal polyps from non-neoplastic colorectal polyps: a meta-analysis. J Gastroenterol 2018;53:701-11.
99. Iwatate M, Sano S, Tanaka S, Kudo S, Saito S, Matsuda T et al. Validation study for development of the Japan NBI Expert Team classification of colorectal lesions. Dig Endosc 2018;30:642-51.
100. Chiu H, Chang C, Chen C, Lee Y, Wu M, Lin J et al. A prospective comparative study of narrow-band imaging, chromoendoscopy, and conventional colonoscopy in the diagnosis of colorectal neoplasia. Gut 2007;56:373-9.
101. Wada Y, Kashida H, Kudo SE, Misawa M, Ikehara N, Hamatani S. Diagnostic accuracy of pit pattern and vascular pattern analyses in colorectal lesions. Dig Endosc 2010;22:192-9.
102. Hirata M, Tanaka S, Oka S, Kaneko I, Yoshida S, Yoshihara M, Chayama K. Evaluation of microvessels in colorectal tumors by narrow band imaging magnification. Gastrointest Endosc 2007;66:945-52.
103. Sakamoto T, Saito Y, Nakajima T, Matsuda T. Comparison of magnifying chromoendoscopy and narrow-band imaging in estimation of early colorectal cancer invasion depth: a pilot study. Dig Endosc 2011;23:118-23.
104. Okamoto Y, Watanabe H, Tominaga K, Oki R, Yamagata M, Yokotsuka F et al. Evaluation of microvessels in colorectal tumors by narrow band imaging magnification: including comparison with magnifying chromoendoscopy. Dig Dis Sci 2011;56:532-8.
105. Oba S, Tanaka S, Oka S, Kanao H, Yoshida S, Shimamoto F, Chayama K. Characterization of colorectal tumors using narrow-band imaging magnification: combined diagnosis with both pit pattern and microvessel features. Scand J Gastroenterol 2010;45:1084-92.
106. Kayashi N, Tanaka S, Kanao H, Oka S, Yoshida S, Chayama K. Relationship between narrow-band imaging magnifying observation and pit pattern diagnosis in colorectal tumors. Digestion 2013;87:53-8.
107. Kimura T, Yamamoto E, Yamano H, Suzuki H, Kamimae S, Nojima M, Sawada T et al. A novel pit pattern identifies the precursor of colorectal cancer derived from sessile serrated adenoma. Am J Gastroenterol 2012;107:460-69.
108. Hazewinkel Y, Lopez-Ceron M, East J, Rastogi A, Pellisé M, Nakajima T et al. Endoscopic features of sessile serrated adenomas: validation by international experts using high-resolution white-light endoscopy and narrow-band imaging. Gastrointest Endosc 2013;77:916:24.
109. Murakami T, Sakamoto N, Ritsuno H, Shibuya T, Osada T, Mitomi H et al. Distinct endoscopic characteristics of sessile serrated adenoma/polyp with and without dysplasia/carcinoma. Gastrointest Endosc 2017; 85:590-600.
110. Murakami T, Sakamoto N, Nagahara A. Endoscopic diagnosis of sessile serrated adenoma/polyp with and without dysplasia/carcinoma. World J Gastroenterol 2018;24:3250-59.

NOVAS TECNOLOGIAS NA PRÁTICA DA COLONOSCOPIA

CAPÍTULO 16

Renato Takayuki Hassegawa

INTRODUÇÃO

Desde o advento da colonoscopia flexível na década de 1980 houve melhora progressiva da qualidade de imagem com a adoção de diversas tecnologias que incluem sensores de imagem de alta resolução, magnificação óptica, sistemas de banda estreita de luz e análise espectral.

Na última década as tecnologias de banda estreita de luz e análise espectral associadas à magnificação óptica têm ganhado especial destaque na caracterização, na predição da histologia e na estimação da profundidade de invasão das neoplasias colorretais, substituindo parcialmente o uso do índigo-carmim e da violeta genciana.

MAGNIFICAÇÃO DE IMAGEM

A tecnologia de magnificação de imagem está disponível a partir do final da década de 1980 no Japão e desde então sempre presente na linha 200 de videoendoscópios Olympus. No ocidente, a magnificação de imagem só foi disponibilizada em meados da década de 1990 nas séries 400, 500, 600 e 700 da FujiFilm Co e que ainda disponibiliza o recurso em nosso meio além dos equipamentos Pentax. Importante salientar que todas as classificações modernas de lesões colorretais pressupõem o uso da magnificação óptica superior a 80 x, entre as mais relevantes podemos citar a de Kudo, Teixeira e JNET (Japan NBI Expert Team Classification).[1-3]

O esquema apresentado na Figura 16-1 mostra a estrutura interna de colonoscópio de magnificação da série 500 da Fujinon. Um conjunto de lentes e um prisma associados ao um CCD de alta resolução permitem ampliar a imagem em 80× ou mais.

A Figura 16-2 demonstra a magnificação de imagem em mucosa colônica, e a Figura 16-3 demonstra o íleo distal por magnificação.

TECNOLOGIAS DE BANDA ESTREITA DE LUZ

As tecnologias de banda estreita de luz são assim chamadas porque utilizam uma parte específica do espectro de luz visível em especial a luz ciano que é a composição da luz azul e verde na tecnologia NBI,[4] e da luz violeta e azul na tecnologia BLI.[5]

Narrow Band Imaging (NBI)

Narrow Band Imaging (NBI) é um sistema que melhora a visibilidade dos capilares superficiais da mucosa do trato digestório. Isto é possível pela utilização de duas bandas de luz azul (440-460 nm) e luz verde (540-560 nm) obtidas por interposição de um filtro óptico entre a fonte de xênon e o videoendoscópio.

As luzes azul e verde são fortemente absorvidas pela hemoglobina escurecendo as estruturas vasculares superficiais que são vistas com grande contraste em relação ao restante da mucosa. Uma limitação intrínseca dessa tecnologia é redução significativa da lu-

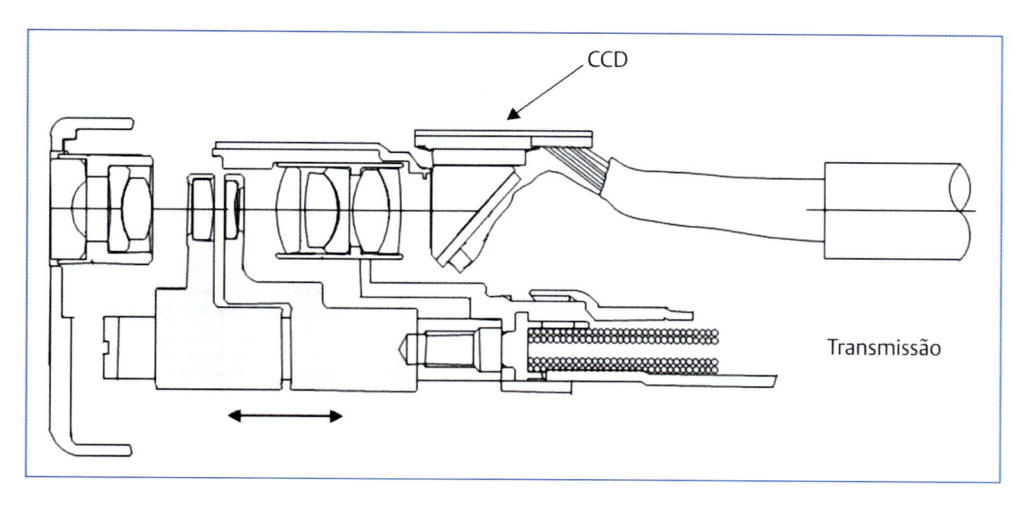

Fig. 16-1. Estrutura representativa do mecanismo de magnificação de imagem do equipamento FujiFilm linha 500. O conjunto de lentes pode-se movimentar distalmente, propiciando aumento da imagem por processo óptico. (Cortesia Sr. Norio Fukui Eng. Labormed).

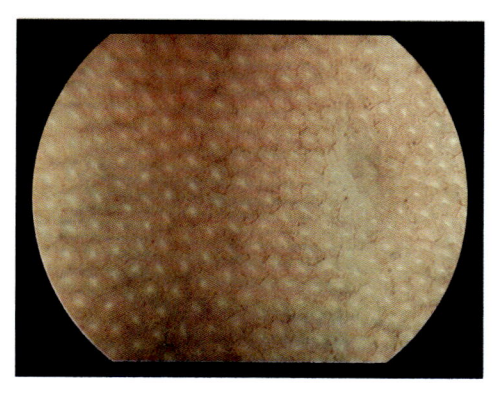

Fig. 16-2. Estrutura normal de criptas e de capilares do cólon com magnificação superior a 140x.

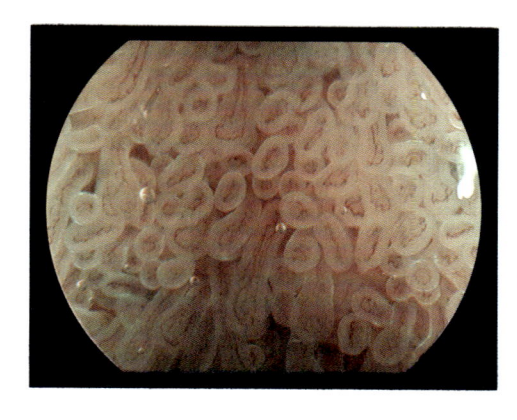

Fig. 16-3. Estrutura normal da mucosa do íleo terminal com magnificação superior a 140x.

135

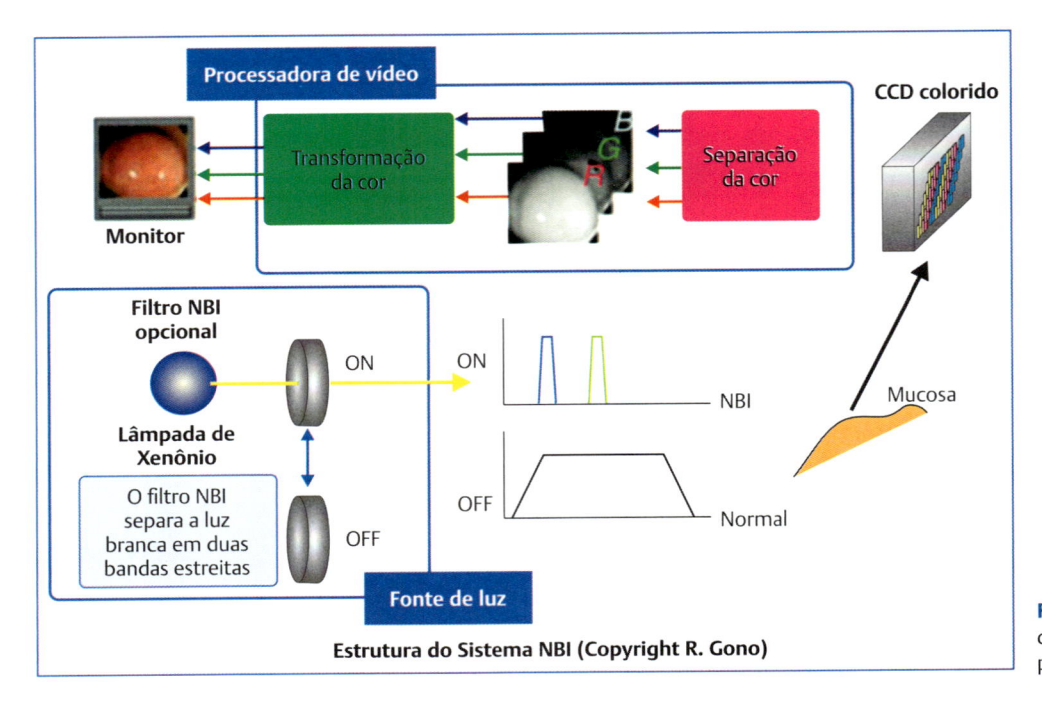

Fig. 16-4. Esquematização do *Narrow Band Imaging* com uso de filtros intercalados na fonte de luz proporcionando realce de determinadas cores.

minosidade por causa da subtração da maior parte do espectro de luz branca o que prejudica o exame de estruturas que não estejam próximas do conjunto óptico.[4]

A Figura 16-4 demonstra esquematicamente o modo de produção do Narrow Band Imaging pelo uso de filtros de luz.

Blue Light Imaging (BLI) e Linked Color Imaging (LCI)

O *Blue Light Imaging* (BLI) e sua variante *Linked Color Imaging* (LCI) utilizam o mesmo princípio físico do NBI, mas sem o uso de filtros físicos.[5] Nesta tecnologia (BLI/LCI) a luz branca é produzida separadamente por quatro diodos emissores de luz azul, verde, vermelho e violeta, cujas intensidades podem ser variadas independentemente, conforme a necessidade. Dessa forma no BLI a luz ciano, fortemente absorvida pela hemoglobina, é produzida pelo aumento da intensidade da luz violeta e azul, mantendo-se o restante do espectro da luz branca.

Há duas vantagens em relação ao NBI, a primeira é manutenção de lumens (quantidade de luz) em todos os modos, pois não há subtração de espectro, o que possibilita o uso em superfícies afastadas do sensor de imagem; a segunda vantagem em relação ao NBI é a melhor caracterização de estruturas não vasculares em razão da presença de luz branca juntamente com a luz ciano.

O LCI é um modo que combina banda estreita e pós-processamento, nesse modo a mesma imagem do BLI sofre um tratamento digital que produz uma imagem próxima à da luz branca, mas com grande contraste de cores que facilita a distinção do tecido neoplásico ou inflamatório em relação ao tecido são.[4]

As Figuras 16-5 e 16-6 demonstram esquematicamente o modo de ação das tecnologias BLI e LCI, e a Figura 16-7 ilustra um caso em que a tecnologia BLI e magnificação foram utilizadas, realçando vascularização.

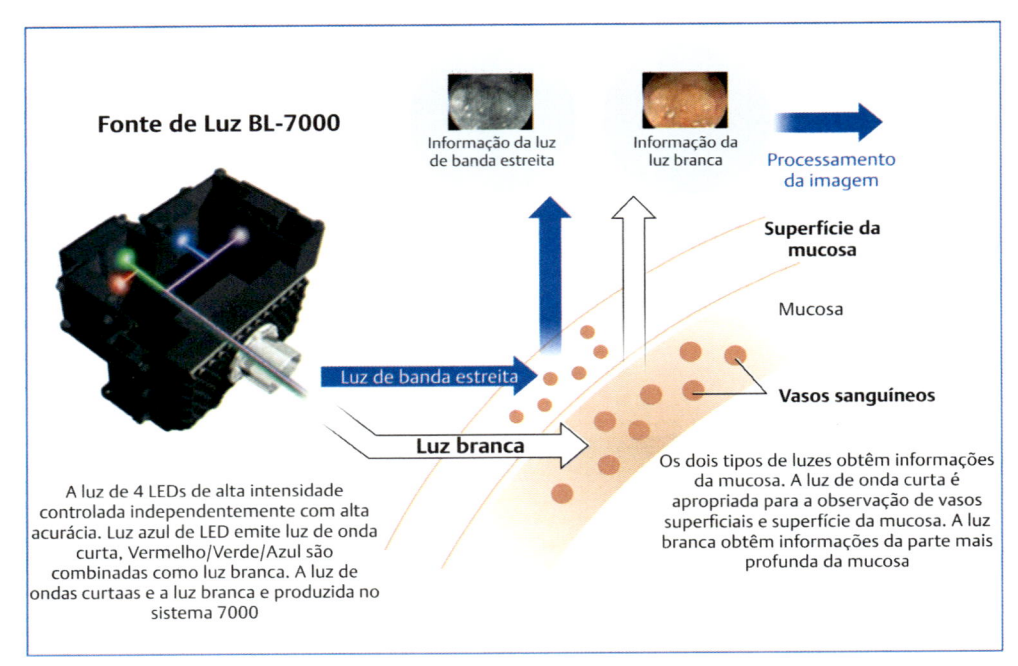

Fig. 16-5. Demonstra modo de funcionamento do *Blue Light Imaging* (BLI). A luz de banda estreita realça a estrutura e vascularização mais superficial, e a luz branca realça os vasos mais profundos.

NOVAS TECNOLOGIAS NA PRÁTICA DA COLONOSCOPIA

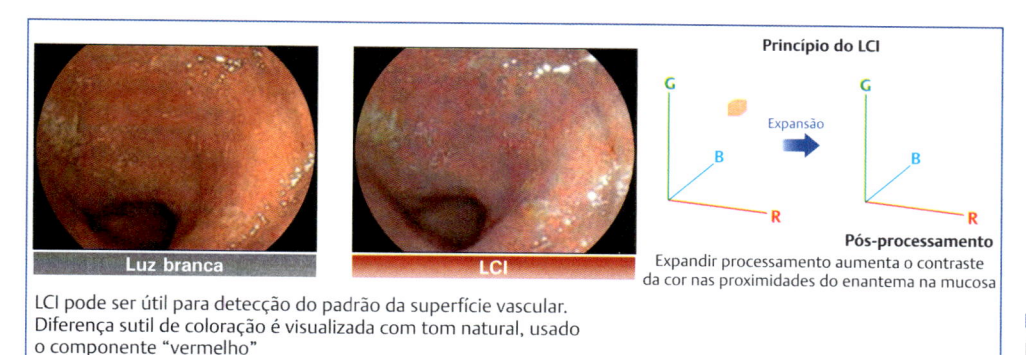

LCI pode ser útil para detecção do padrão da superfície vascular. Diferença sutil de coloração é visualizada com tom natural, usado o componente "vermelho"

Fig. 16-6. Mostra esquematicamente o processamento de imagem envolvido no *Linked Color Imaging* (LCI).

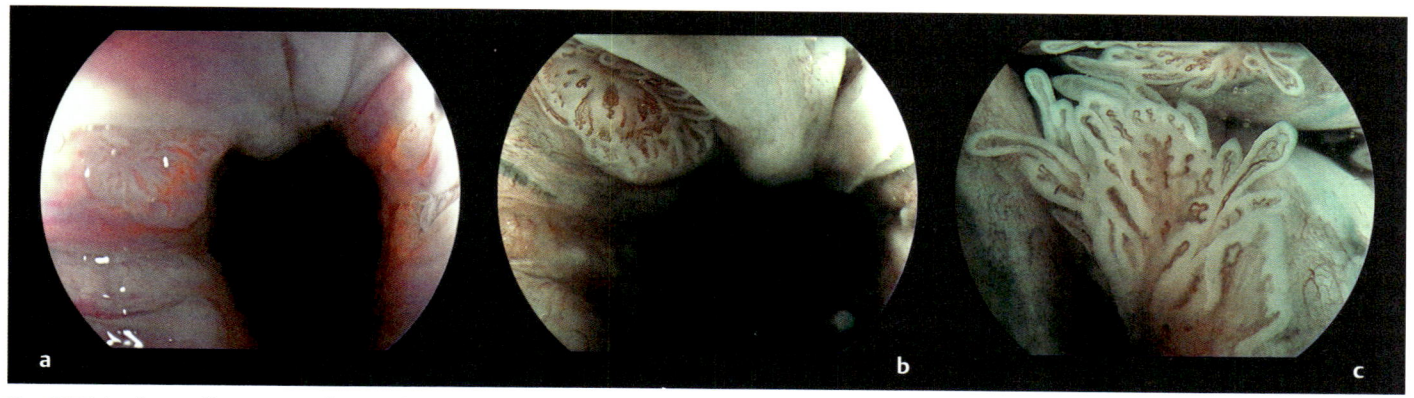

Fig. 16-7. Lesões papilomatosas relacionadas com o HPV (vírus do papiloma humano). (**a**) Lesão papilomatosa identificada com LCI. (**b**) Lesão papilomatosa vista no modo BLI. (**c**) Lesão papilomatosa vista com BLI e magnificação.

TECNOLOGIAS DE PÓS-PROCESSAMENTO DIGITAL

Tecnologias de pós-processamento digital aumentam o contraste da imagem pela supressão digital do sinal correspondente à luz vermelha e realce do sinal das luzes azul e verde para melhora do contraste da vascularização superficial da mucosa. Estas tecnologias, ao suprimirem o sinal correspondente à luz vermelha, reduzem a quantidade de informação da imagem pós-processada, tornando-a menos nítida que nas tecnologias de banda estreita.

Flexible Spectral Imaging Color Enhancement (FICE)

FICE (*Flexible Spectral Imaging Color Enhancement*) é uma tecnologia de propriedade da Fujifilm Corporation que analisa a intensidade de cada cor, estimando o comprimento de onda de luz em cada *pixel* filtrando aquelas pré-selecionadas.[6] Existem 10 configurações que o equipamento disponibiliza de fábrica, e outros podem ser acrescentados pelo usuário. Infelizmente não há dados consistentes de quais configurações seriam os mais adequados a cada situação.[6]

A Figura 16-8 demonstra utilização do FICE para realçar vascularização do pólipo.

I-Scan Digital Contrast (I-SCAN)

I-SCAN (*I-Scan Digital Contrast*) é uma tecnologia de propriedade da Pentax Medical que é outra técnica de pós-processamento de imagem que consiste na manipulação de três parâmetros:

- SE *(surface enhancement)*: realça os contornos.
- CE *(contrast enhancement)*: melhora o contraste de cores, realça áreas deprimidas que aparecem azuladas.
- TE *(tone enhancement)*: como o FICE permite suprimir seletivamente os três componentes da luz branca digitalizada, as cores azul, vermelha e verde.

Três pré-ajustes estão disponíveis de fábrica. I-Scan 1 (SE) para detecção, I-Scan 2 para caracterização, pois combina SE e TE e I-Scan 3 para demarcação. O I-Scan 2 é o mais amplamente utilizado por causa das propriedades semelhantes ao NBI e ao BLI.[4]

AUTOFLUORESCÊNCIA

A Autofluorescência (AFI) é uma tecnologia presente nas séries 200 disponível na Ásia e Europa.[7,8] Baseia-se na propriedade de autofluorescência de componentes naturais dos tecidos, como colágeno,

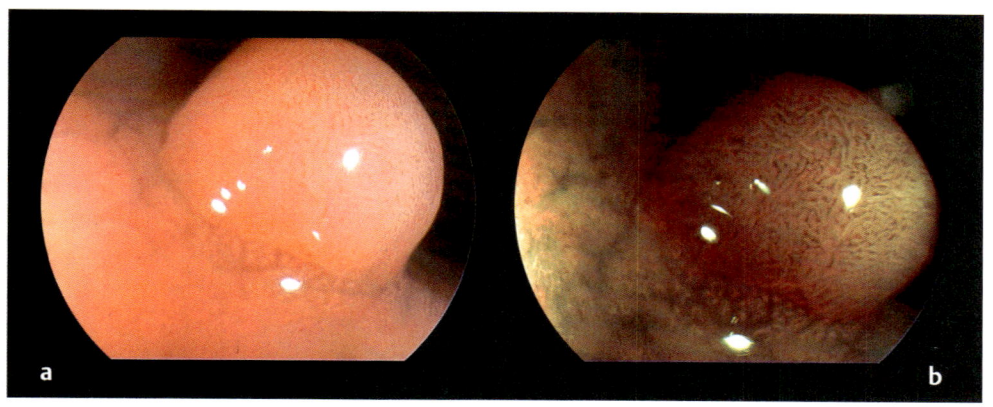

Fig. 16-8. Pólipo de cólon: (**a**) luz branca e (**b**) FICE em configuração 1. Podemos notar realce da estrutura vascular que rodeia as criptas.

flavinas e difosfato de adenosina (NADHP) de emissão de luz de ondas longas (540-560 nm) quando estimuladas por de ondas curtas (390-470 nm). As ondas longas geradas por autofluorescência são muito fracas para serem captadas por sensores de imagem convencionais pois a imagem de autofluorescência é gerada por um CCD dedicado mais sensível à luz entre 540-560 nm associado a um filtro que bloqueia a luz azul. As imagens geradas por AFI são de baixa definição e se prestam basicamente ao rastreio de áreas espessadas por proliferação neoplásica ricas em colágeno que bloqueiam a luz AFI que apareceriam mais escuras.

IMPACTO DAS NOVAS TECNOLOGIAS

O impacto mais esperado das tecnologias de imagem avançada na colonoscopia é no aumento da taxa de detecção de lesões colorretais. Vários estudos apontam nesse sentido, em especial nas tecnologias BLI e NBI que se mostram equivalentes. As tecnologias de imagem pós-processada, como LCI, FICE e I-SCAN, também mostram ganhos em relação à luz branca na taxa de detecção de pólipos.

REFERÊNCIAS BIBLIOGRÁFICAS

1. Kudo S, Lambert R et al. Nonpolypoid neoplastic lesions of the colorectal mucosa. Gastrointest Endosc 2008;68(4):S3-S47.
2. Teixeira CR, Torresini RS, Canali C, Figueiredo LF et al. Endoscopic classification of the capillary-vessel pattern of colorectal lesions by spectral estimation technology and magnifying zoom imaging. Gastrointest Endosc 2009;69:750-756.
3. Sano Y, Hirata D, Saito Y et al. Japan NBI Expert Team classification: Narrow-band imaging magnifying endoscopic classification of colorectal tumors. Dig Endosc 2018 Jul;30(4):543-545.
4. East J, Vleugels JL, Roelandt P et al. Advanced endoscopic imaging: European Society of Gastrointestinal Endoscopy (ESGE) Technology Review. http://dx.doi.org/ 10.1055/s-0042-118087 Published online: 2016 Endoscopy.
5. Togashi T, Nemoto D, Utano K, Isohata N et al. Blue laser imaging endoscopy system for the early detection and characterization of colorectal lesions: a guide for the endoscopist. Ther Adv Gastroenterol 2016;9(1):50-56.
6. Kiriyama S, Matsuda T, Nakajima T, Sakamoto T, Saito Y, Kuwano K. Detectability of Colon Polyp Using Computed Virtual Chromoendoscopy with Flexible Spectral Imaging Color Enhancement, Diagnostic and Therapeutic Endoscopy Volume;2012.
7. Haringsma J, Tytgat GN, Yano H et al. Autofluorescence endoscopy: feasibility of detection of GI neoplasms unapparent to white light endoscopy with an evolving technology. Gastrointest Endosc 2001;53:642-50.
8. Matsuda T, Saito Y, Fu KI et al. Does autofluorescence imaging videoendoscopy system improve the colonoscopic polyp detection rate? A pilot study. Am J Gastroenterol 2008;103:1926-32.

ENDOMICROSCOPIA CONFOCAL

Lucio Giovanni Battista Rossini ▪ José Luiz Paccos

INTRODUÇÃO

A endomicroscopia confocal a *laser* (CLE) é um método de visualização tecidual de alta resolução, minimamente invasivo, que utiliza a indução confocal a *laser*, de baixa potência, para caracterizar o arranjo celular tridimensional *in vivo* e em tempo real.

A CLE foi descrita por Kiesslich, em 2004, que apresentou um microscópio de fibra em miniatura locado na extremidade distal de um videoendoscópio que permitia análises microscópicas *in vivo* até 250 micrometros de profundidade.[1]

O primeiro sistema de classificação utilizando a CLE foi estabelecido, em 2009, em Miami, por um grupo de especialistas durante a primeira conferência internacional para os usuários do Cellvizio (marca de um dos equipamentos utilizados para a realização de CLE) e foi denominado de "Classificação de Miami". Naquela época a CLE ainda era muito nova, e os padrões foram com base em opiniões de poucos especialistas e consensos. Posteriormente, quatro refinamentos foram desenvolvidos: validação *in vivo* da classificação proposta; identificação das imagens microscópicas e sua correlação com diagnósticos específicos; avaliação do desempenho diagnóstico da técnica e concordância interobservadores. Nos últimos anos as aplicações clínicas da CLE se expandiram e, atualmente, a técnica é utilizada no algoritmo diagnóstico de diversas patologias, como:[2,3]

1. Biópsias dirigidas de lesões suspeitas de malignidade: metaplasia intestinal gástrica e câncer gástrico precoce.
2. Diferenciação de malignidade e não malignidade em áreas suspeitas, onde a endoscopia ainda apresenta dúvidas: esôfago de Barrett, estenoses biliares de origem indeterminada, lesões sólidas do pâncreas.
3. Definição de conduta endoscópica, em tempo real, para pólipos do cólon e áreas de displasia encontradas nas doenças inflamatórias do intestino.
4. Avaliar a resposta terapêutica nas doenças inflamatórias intestinais.
5. Afastar malignidade em focos de endometriose intestinal.

Neste capítulo, iremos abordar apenas as aplicações da endomicroscopia confocal no reto, cólon e íleo terminal.

TÉCNICAS E EQUIPAMENTOS

A CLE se baseia na captação seletiva de *laser* refletido da mucosa, previamente tratada com agentes fluorescentes, focada seletivamente em uma predeterminada profundidade de interesse nos tecidos. Com isto são produzidas imagens que permitem diagnósticos pela observação de estruturas celulares e subcelulares, com detalhes semelhantes aos microscópios convencionais. Esta característica exige do operador conhecimentos fundamentais de células e da microarquitetura da parede intestinal e de outras estruturas pertinentes ao exame, que devem ser adquiridos por estudo individual, discussões interdisciplinares com o serviço de patologia e treinamentos específicos em serviços de histopatologia. Existe um aplicativo gratuito da Cellvizio, que ajuda a esclarecer dúvidas nas imagens via internet.

As imagens obtidas pela CLE dependem da utilização de agentes de contraste fluorescentes exógenos, como: acriflavina (solução salina a 0,05% para uso tópico) e/ou fluoresceína sódica (solução a 10% para uso intravenoso). A acriflavina ressalta as células epiteliais superficiais e os núcleos celulares, enquanto que a fluoresceína intravenosa se distribui por toda a mucosa e ressalta também o tecido conjuntivo e a rede microvascular (*capillary network*). As principais contraindicações para a realização de CLE decorrem justamente do contato com estes agentes fluorescentes e incluem: antecedentes de alergia aos agentes, asma, insuficiência renal e gravidez.

A tecnologia da CLE foi desenvolvida sobre 2 plataformas distintas de equipamentos. Na primeira plataforma a CLE foi incorporada à extremidade de endoscópios dedicados (Pentax EC-3870CIFK; Pentax, Tóquio, Japão), recebendo o nome de "eCLE" (Fig. 17-1). Nesta plataforma os cortes ópticos têm espessura de 7 μm e resolução lateral de 0,7 μm (campo de visão de 475 × 475 μm), o alcance de profundidade varia de 0 a 250 μm abaixo da superfície mucosa e são obtidos 1,6 frames/s (1.024 × 512 *pixels*) ou 0,8 frames/s (1.024 × 1.024 *pixels*). Estes aparelhos podem ser reutilizados, após desinfecção de alto nível, até o término da sua vida útil e podem ser utilizados somente com processadoras da marca Pentax.

Na segunda plataforma, a CLE é realizada com *miniprobes* de fibras ópticas que passam por dentro dos canais de trabalho dos endoscópios e são posicionados sobre a mucosa sob visão endoscópica, (pCLE - Cellvizio®, Mauna Kea Technologies®, France) ou com *miniprobes* que são inseridos no interior de agulhas de 19 Gauge e são posicionados no interior das estruturas-alvo, guiados por ecoendoscopia (Cellvizio®, Mauna Kea Technologies®, France nCLE). Os *probes* são acoplados a uma unidade de varredura a *laser* de 488 nm que se integra a um sistema de endomicrocitologia (Optiscan, Austrália) gerando imagens a uma velocidade de 12 "frames" por segundo (Fig. 17-2). Os *miniprobes* utilizados para estudos da superfície mucosa podem ser utilizados somente 20 vezes, e aqueles utilizados por agulhas podem ser utilizados apenas 10 vezes. Atualmente a plataforma com base em *miniprobes* é a mais utilizada no mercado, pois permite uma ampla gama de aplicações (gastroenterologia, urologia, pneumologia etc.), além disso, a sua utilização independe da marca dos equipamentos de endoscopia existentes na unidade.

O exame da superfície do íleo, cólon e/ou reto é realizado utilizando-se um *miniprobe* confocal (ColoFlex^{UHD} for colonoscopy, Cellvizio; Mauna Technologies, Paris, France), que apresenta um campo de visão de 240 micrômetros, uma resolução lateral de 1 micrômetro,

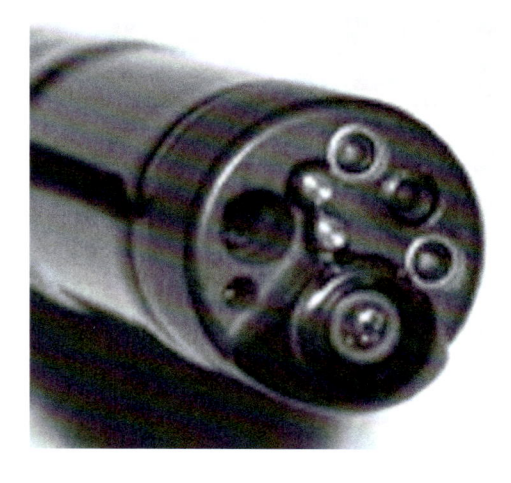

Fig. 17-1. Extremidade do endoscópio utilizado para a realização de eCLE.

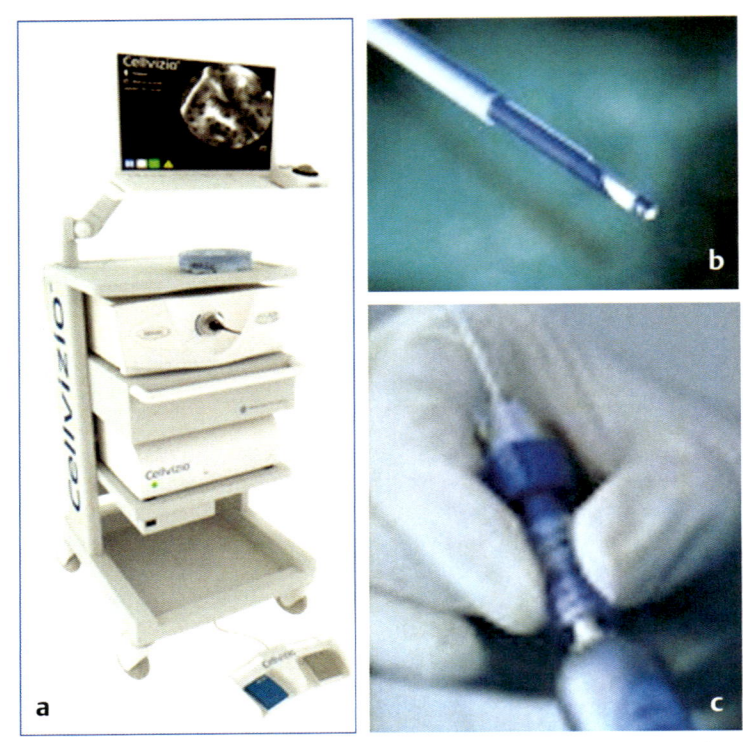

Fig. 17-2. (a) Sistema Cellvizio utilizado para a realização de CLE. (b, c) *Probe* utilizado para a realização de CLE.

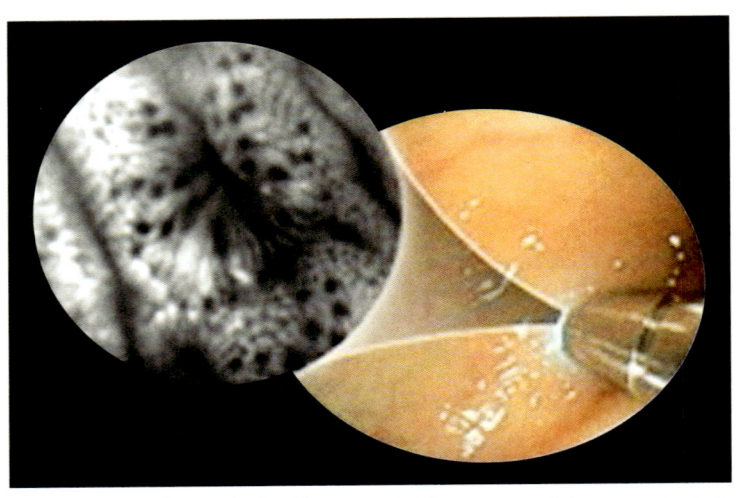

Fig. 17-4. pCLE da parede do cólon normal. Observamos criptas normais, com aspecto de "margaridas" e com o seu centro escurecido.

e profundidade de imagem de 60 micrômetros abaixo da superfície do tecido.[4] Os *probes* utilizados para nCLE são os ColoFlex[UHD] for colonoscopy, Cellvizio; Mauna Technologies, Paris, France.

As modalidades de endomicroscopia confocal, eCLE e pCLE, permitem a realização de uma histologia óptica microscópica, em tempo real, de maneira não invasiva, proporcionando uma visão microscópica dinâmica e longitudinal dos tecidos, enquanto que as amostras de material coletado por biópsias permitem uma visão histológica estática e transversal do tecido (Figs. 17-3 e 17-4). Apesar da diferença de 90 graus entre a histologia por endomicroscopia e a histologia convencional, nas indicações onde é realizada a avaliação da superfície luminal é possível fazer uma boa comparação entre a imagem de CLE e a histologia (principalmente quando são avaliadas glândulas, criptas ou células caliciformes) – (Fig. 17-5).

APLICAÇÕES DA CLE NAS PATOLOGIAS DO CÓLON E DO ÍLEO TERMINAL

Atualmente as principais indicações da CLE nas patologias colorretais e do íleo terminal são:

1. Diferenciação de pólipos colorretais.
2. Controle pós-ressecção endoscópica.
3. Estudo de adenomas serrilhados.
4. Avaliação da doença inflamatória intestinal.
5. Estudo e diagnóstico diferencial da endometriose intestinal (EDTi).

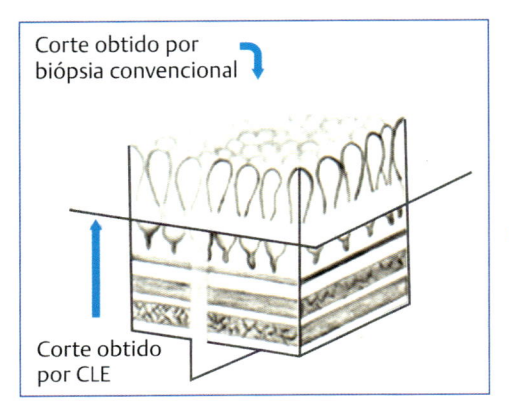

Fig. 17-3. Visão tridimensional da parede intestinal comparando o corte obtido por CLE ao corte obtido pela histologia de biópsias convencionais.

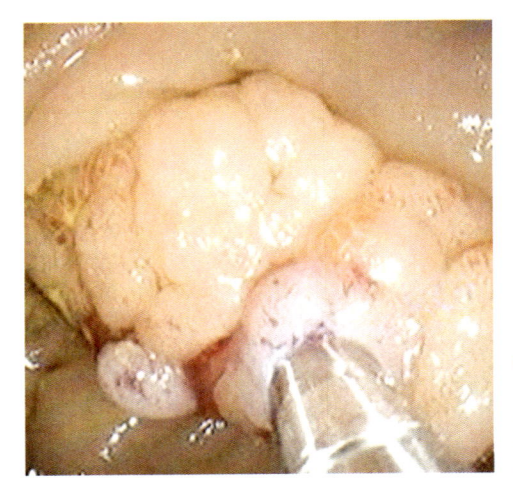

Fig. 17-5. Imagem endoscópica da pCLE sendo aplicada na superfície de uma lesão do cólon.

Diferenciação de Pólipos Colorretais

A endoscopia convencional ainda apresenta algumas limitações para diferenciar pólipos adenomatosos dos não adenomatosos. Na prática, as lesões identificadas são removidas e enviadas para anatomopatológico, induzindo, assim, custos e potenciais complicações. A decisão de deixar um pólipo *in situ* e não o enviar à patologia requer um método de acurácia elevada e com alto valor preditivo negativo. Considerando que mais da metade dos pólipos colônicos menores que 10 mm são hiperplásicos e têm baixo potencial de malignidade, a seleção precisa daqueles que deveriam ser removidos é de importâncias clínica e econômica. Diante destes fatos a American Society of Gastrointestinal Endoscopy (ASGE) e outras agremiações estabeleceram algumas diretrizes para quando seria clinicamente aceitável a adoção de biópsias virtuais.[5,6]

Os estudos de pólipos colorretais por CLE são fundamentados nos critérios da classificação de Miami. Desta forma podemos definir as seguintes subdivisões e respectivas características de imagem (Fig. 17-6):

- *Cólon saudável:* estruturas arredondadas das criptas, células caliciformes escuras, vasos regulares e estreitos em torno das criptas.
- *Pólipos hiperplásicos:* abertura de criptas em forma de estrela, criptas regulares e epitélio circunjacente normal, células caliciformes com distribuição regular e glândulas tortuosas.
- *Pólipos adenomatosos:* estruturas tubulares e vilosas, espessamento da mucosa epitelial, células escuras, criptas distorcidas ou alongadas.
- *Adenocarcinoma:* desorganização completa e perda das estruturas do tecido.

Diversos estudos foram conduzidos para avaliar a acurácia da CLE na diferenciação de pólipos colorretais.

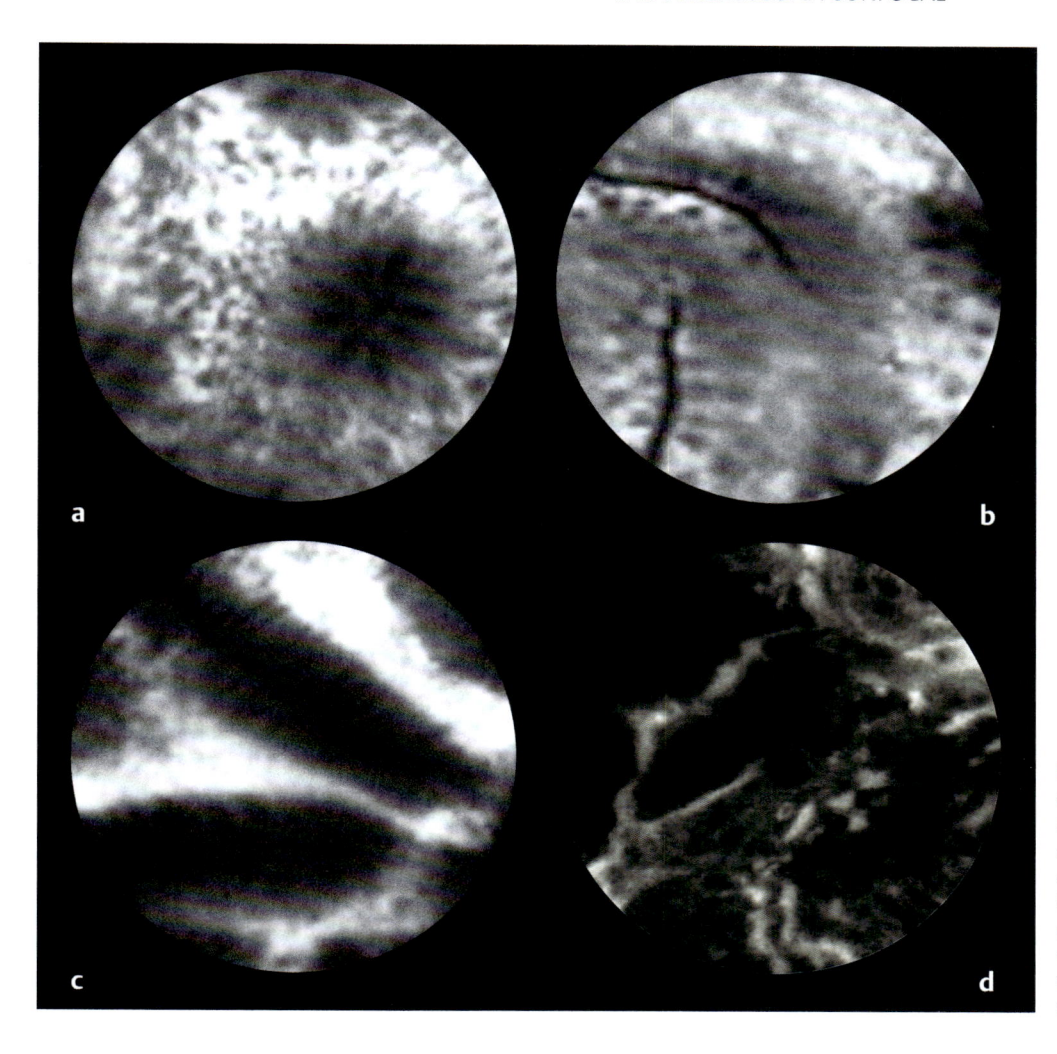

Fig. 17-6. Imagens obtidas com a utilização da pCLE, com *probe* ColoFlex UHD aplicado na superfície do cólon. (**a**) Cólon normal – criptas que possuem aspecto de margarida e *dark globet cells* (pontos escuros nas criptas). (**b**) Pólipo hiperplásico – abertura da cripta estrelada e alongada. (**c**) Pólipo adenomatoso – diminuição das *dark globet cells*, epitélio viliforme, espessado e escuro. (**d**) Adenocarcinoma – epitélio desorganizado, espessado e vasos dilatados.

De Palma *et al.* avaliaram a acurácia e a concordância interobservador da CLE nos pólipos colorretais, em amostra envolvendo 32 pólipos, variando de 1 a 9 mm.[7] Neste estudo, adotando o diagnóstico histopatológico como referência, a CLE atingiu sensibilidade de 100%, especificidade de 85%, valor preditivo positivo de 91% e valor preditivo negativo de 100% em predizer a histologia adenomatosa.

Buchner *et al.*[8] compararam a CLE à cromoscopia eletrônica no diagnóstico de pólipos neoplásicos e não neoplásicos encontrando uma sensibilidade de 91 e 77% (p = 0,01), respectivamente, e especificidade semelhante.

Em 2011, Shahid *et al.*[9] avaliaram 130 pólipos menores que 10 mm combinando a CLE com a *Narrow Band Image* (NBI). A CLE e a NBI apresentaram acurácia similar, sensibilidade de 86 e 64% (p = 0,008) e especificidade de 76 e 92% (p = 0,027), respectivamente. Quando combinados, CLE e NBI, a sensibilidade e o valor preditivo negativo foram de 94%, e a especificidade de 97%. Estes resultados demonstram que a tecnologia atende aos limites recomendados pela ASGE (90% ou mais) para a aceitação de uma estratégia de ressecar e descartar a amostra.[4]

Para a integração de CLE na rotina clínica, utilizando a curva de aprendizado obtida por meio de 76 sequências de testes de 11 endoscopistas com vários níveis de aprendizado, Buchner demonstrou uma curva de aprendizado curta para a CLE.[10]

Controle Pós-Ressecção Endoscópica

A CLE pode melhorar a sensibilidade para a detecção de neoplasia residual na colonoscopia de controle após ressecções endoscópicas. Utilizando a histologia como padrão ouro, Shahid *et al.* avaliaram 129 cicatrizes, após um ano de intervenção, utilizando cromoscopia eletrônica seguida por CLE.[9] A sensibilidade, especificidade, valor preditivo positivo, valor preditivo negativo e acurácia da cromoscopia eletrônica foram de 72, 77, 49, 91 e 77% contra 97, 77, 55, 99 e 81% da CLE. Em 95 das 129 cicatrizes (74%), houve concordância de ambas as técnicas, levando a 100% de especificidade e de valor preditivo negativo. A combinação de cromoscopia eletrônica com CLE foi ainda mais sensível e específica quando o resultado de ambos os métodos foi concordante.

Estudo de Adenomas Serrilhados

Variações glandulares, de distribuição das células caliciformes e do aspecto do epitélio, foram identificadas como critérios promissores na diferenciação entre pólipos hiperplásicos e adenomas serrilhados, porém o desempenho destas características e os valores preditivos ainda precisam ser avaliados prospectivamente.[11]

Avaliação da Doença Inflamatória Intestinal

Pacientes com doença inflamatória têm risco aumentado de desenvolver displasia, desta forma, os protocolos recomendam colonoscopia de rastreamento, incluindo biópsias seriadas. Entretanto, as biópsias têm uma sensibilidade moderada para detecção de neoplasia, especialmente quando são feitas biópsias aleatórias. A diferenciação entre displasia associada à lesão de mucosa (DALM) e lesão adenoma-*like* (ALM) não é considerada confiável apenas com as imagens obtidas por endoscópios convencionais.[12] Durante os procedimentos de rastreamento endoscópico de pacientes portadores de doença inflamatória intestinal, a CLE mostrou alta concordância com os achados histológicos. Para detectar lesões planas ou suspeitas, Kiesslich *et al.* realizaram um estudo randomizado em 161 pacientes utilizando a combinação de cromoendoscopia e CLE. Neste estudo, com a associação dos métodos foram detectadas 4,75 vezes mais lesões neoplásicas, e o número de biópsias foi reduzido pela metade, sugerindo que a melhor combinação para o rastreamento na RCUI seria a utilização da cromoendoscopia eletrônica (padrão ouro para detectar áreas suspeitas) seguida pela CLE, visando confirmar uma neoplasia intraepitelial e guiar a terapia imediata.[13]

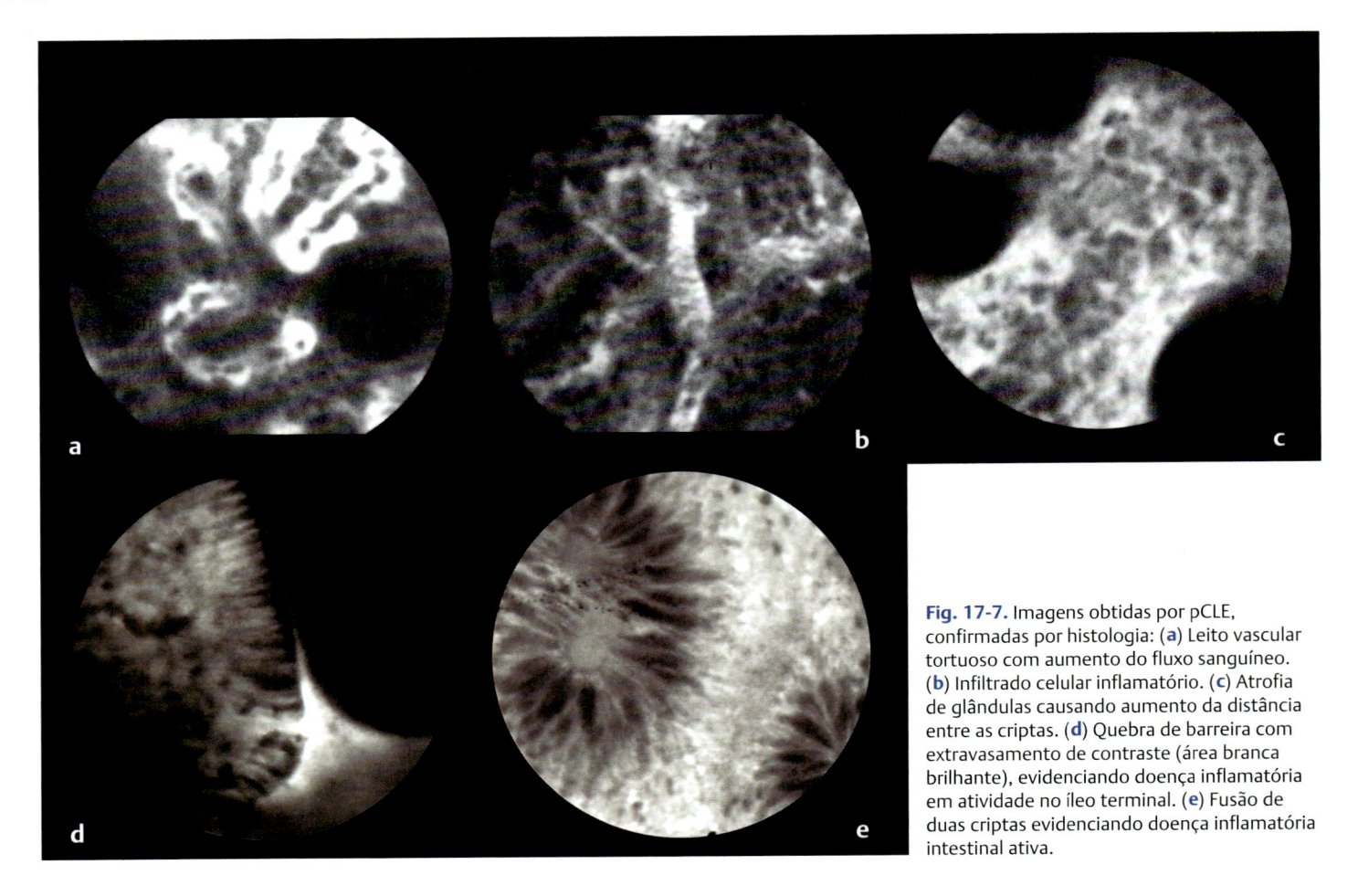

Fig. 17-7. Imagens obtidas por pCLE, confirmadas por histologia: (**a**) Leito vascular tortuoso com aumento do fluxo sanguíneo. (**b**) Infiltrado celular inflamatório. (**c**) Atrofia de glândulas causando aumento da distância entre as criptas. (**d**) Quebra de barreira com extravasamento de contraste (área branca brilhante), evidenciando doença inflamatória em atividade no íleo terminal. (**e**) Fusão de duas criptas evidenciando doença inflamatória intestinal ativa.

Até o presente momento, não há uma classificação aceita para as imagens de CLE em doença inflamatória intestinal (Fig. 17-7), porém, muitos autores remetem à classificação feita por Kiesslich et al., em 2005, para RCUI, que diferencia mucosa normal, regeneração, neoplasia e inflamação, usando a arquitetura das criptas, a infiltração celular e a arquitetura dos vasos.[14]

Recentemente, Neumann et al. desenvolveram uma nova classificação, com base em 6 parâmetros: *Crohn's Disease Endomicroscopic Activity Escore* (CDEAS), para avaliar a atividade da doença de Crohn in vivo.[15] Número de criptas (aumentado ou diminuído), distorção das criptas, microerosões, infiltração celular, vascularização e número de células caliciformes (aumentado ou diminuído). O CDEAS se correlaciona fortemente com a proteína C reativa (PCR) e demonstra ter potencial para avaliação da atividade da doença de Crohn.

A CLE também pode ser aplicada na avaliação da mucosa após o protocolo terapêutico, definindo quando o paciente atingiu a remissão, pela cicatrização completa da mucosa. A presença de quebra das barreiras celulares é um sinal possível de ser identificado somente com a endomicroscopia confocal in vivo. Este sinal é indicativo de doença em atividade e pode ser detectado por pCLE em superfícies intestinais normais à endoscopia e à histologia (Fig. 17-7d).

Estudo e Diagnóstico Diferencial da Endometriose Intestinal

A endometriose intestinal (EDTi) é uma patologia com elevada prevalência na população feminina, principalmente durante o período fértil. As lesões normalmente se apresentam com aspecto tumoral, desta forma, na prática clínica, é importante estabelecer um diagnóstico diferencial entre EDTi e neoplasias que comprometem a parede intestinal. A colonoscopia isolada deixa de identificar cerca de 50% das endometrioses intestinais. Quando, durante um exame endoscópico, são identificadas lesões sugestivas de endometriose, em apenas 5% destes consegue-se estabelecer um diagnóstico histológico de endometriose por biópsias convencionais. Desta forma, na necessidade de se estabelecer um diagnóstico diferencial, ainda no período pré-operatório, são necessárias punções por ecoendoscopia.

No estudo realizado por Rossini existem diversos achados característicos de endometriose que podem ser identificados por nCLE e que podem auxiliar o diagnóstico diferencial de outras neoplasias da parede intestinal, em tempo real, durante o exame ecoendoscópico.[16] Presença de glândulas, áreas hemorrágicas, identificação de estroma, alterações da estrutura vascular e presença de lipócitos foram descritos na aplicação da nCLE em focos de endometriose intestinal (imagens da nCLE na endometriose intestinal estão no capítulo de endometriose intestinal deste livro).

CONSIDERAÇÕES FINAIS

Muitas indicações da CLE ainda estão sendo validadas por meio de ensaios clínicos. Na coloproctologia a aplicação da CLE tem maior impacto nas doenças inflamatórias intestinais, diminuindo o número de biópsias convencionais na doença inflamatória intestinal e orientando o tratamento e o acompanhamento destes pacientes. No futuro próximo, o desenvolvimento tecnológico, incluindo a utilização de marcadores biológicos específicos e leituras de imagens com auxílio de programas computadorizados, deverá oferecer novas oportunidades para ampliar o campo de indicação do método.

REFERÊNCIAS BIBLIOGRÁFICAS

1. Kiesslich R, Burg J, Vieth M et al. Confocal laser endoscopy for diagnosing intraepithelial neoplasias and colorectal cancer in vivo. Gastroenterology 2004;127:706-13.
2. Pittayanon R, Rerknimitr R. Confocal Laser Endomicroscopy In: Diagnostic and therapeutic procedures in gastroenterology. Clin Gastroenterol 2018;2ed:106-121.
3. Karstensen J G, Cartana T et al. Endoscopic ultrasound-guided needle confocal laser endomicroscopy in pancreatic masses. Endoscopy International Open 2018;06:E78-E85.
4. Sharma P, Meining A, Coron E et al. Real-time increased detection of neoplastic tissue in Barrett's esophagus with probe-based confocal laser endomicroscopy: final results of an international multicenter, prospective, randomized, controlled trial. Gastrointestinal Endoscopy; 2011;74(Issue 3):465-472.

5. Wallace M B, Fockens P. Probe-based confocal laser endomicroscopy. Gastroenterology 2009;136(5):1509-13.
6. Sharma P, Savides TJ, Canto MI, Corley DA, Falk GW, Goldblum JR et al. The American Society for Gastrointestinal Endoscopy PIVI (Preservation and Incorporation of Valuable Endoscopic Innovations) on imaging in Barrett's Esophagus. Gastrointest Endosc 2012;76(2):252-4.
7. De Palma GD, Staibano S, Siciliano S, Persico M, Masone S, Maione F et al. In vivo characterization of superficial colorectal neoplastic lesions with high-resolution probe-based confocal laser endomicroscopy in combination with video-mosaicing: a feasibility study to enhance routine endoscopy. Dig Liver Dis 2010;42(11):791-7.
8. Buchner AM, Shahid MW, Heckman MG, Krishna M, Ghabril M, Hasan M et al. Comparison of probe-based confocal laser endomicroscopy with virtual chromoendoscopy for classification of colon polyps. Gastroenterology 2010;138(3):834-42.
9. Shahid MW, Buchner AM, Heckman MG, Krishna M, Raimondo M, Woodward T et al. Diagnostic accuracy of probe-based confocal laser endomicroscopy and narrow band imaging for small colorectal polyps: a feasibility study. Am J Gastroenterol 2012;107(2):231-9.
10. Buchner A. M, Gomez V, Heckman MG, Shahid MW, Achem S, Gill KR et al. The learning curve of in vivo probe-based confocal laser endomicroscopy for prediction of colorectal neoplasia. Gastrointest Endosc 2011 Mar;73(3):556-60.
11. Cholet F, Leblanc S, Le Meur J et al. Hyperplastic polyps and serrated adenoma: differentiation criteria for probe-based confocal laser endomicroscopy (pCLE). UEGW 2011, oral presentation.
12. Neumann H, Vieth M, Langner C, Neurath MF, Mudter J. Cancer risk in IBD: how to diagnose and how to manage DALM and ALM. World J Gastroenterol 2011;17(27):3184-91.
13. Kiesslich R, Goetz M, Lammersdorf K, Schneider C, Burg J, Stolte M et al. Chromoscopy-guided endomicroscopy increases the diagnostic yield of intraepithelial neoplasia in ulcerative colitis. Gastroenterology 2007;132(3):874-82.
14. Kiesslich R, Goetz M, Vieth M et al. Confocal laser endomicroscopy. Gastrointest Endosc Clin N Am 2005;15:715-31 [review].
15. Neumann H, Vieth M, Atreya R, Grauer M, Siebler J, Bernatik T et al. Assessment of Crohn's disease activity by confocal laser endomicroscopy. Inflamm Bowel Dis 2012;18(12):2261-9.
16. Rossini LG, Meirelles LR, Reimão SM et al. Needle Based Confocal Endomicroscopy (nCLE) Performed Through Transrectal Ultrasound (TRUS); The First Experience in Intestinal Endometriosis. Gastrointest Endosc 2015;81;AB538.

ECOENDOSCOPIA COLORRETAL DIAGNÓSTICA E INTERVENCIONISTA

CAPÍTULO 18

Lucio Giovanni Battista Rossini ▪ Marc Giovaninni

INTRODUÇÃO

A ecoendoscopia baixa teve sua origem, em 1955, na ultrassonografia transretal (TRUS) com *probes* rígidos. A partir dos anos 1980, foram desenvolvidos equipamentos flexíveis, projetados sobre plataformas endoscópicas (os ecoendoscópios), introduzindo definitivamente o método nos serviços de endoscopia.

A TRUS tem como principais aplicações o estadiamento das neoplasias epiteliais do reto e do canal anal, o diagnóstico diferencial das lesões subepiteliais e compressões extrínsecas, o diagnóstico e estadiamento da endometriose pélvica profunda, a elucidação das causas de incontinência fecal e o esclarecimento anatômico das fístulas e abscessos perianais. Por meio da TRUS (rígida ou flexível) podemos realizar punções ecoguiadas de linfonodos, lesões pélvicas e/ou de lesões da parede intestinal e também procedimentos terapêuticos, como drenagem interna de abscessos pélvicos e introdução de partículas em lesões neoplásicas.

EQUIPAMENTOS

A TRUS pode ser realizada com *probes* rígidos ou flexíveis, utilizando frequências de ultrassom variáveis, geralmente, entre 5 e 12 MHz, e campos de varredura ecográfica setorial ou radial (Figs. 18-1 e 18-2).

A escolha do transdutor adequado para cada serviço deve ser individualizada e depende do perfil de patologias do serviço, dos recursos econômicos locais e da experiência e preferência dos médicos que irão realizar os exames. Para o início de um serviço de ecoendoscopia geral, a incorporação inicial deve incluir, pelo menos, uma processadora de ultrassom (compatível com os equipamentos de endoscopia do serviço) e um tubo flexível de ecoendoscopia setorial. Esta configuração possibilita a realização da maioria das ecoendoscopias altas, boa parte das ecoendoscopias baixas, punções ecoguiadas e procedimentos terapêuticos ecoguiados. Para os serviços de endoscopia que se dedicam mais ativamente à TRUS (principalmente naqueles que realizam o estudo do esfíncter anal e da endometriose pélvica profunda), a complementação do parque de equipamentos com a aquisição de transdutores rígidos (lineares e radiais) e de ecoendoscópios flexíveis radiais com visão frontal é de grande utilidade. Em comparação aos ecoendoscópios flexíveis, os *probes* rígidos lineares permitem cortes mais amplos da pelve e da parede retal, maior precisão dos movimentos e um melhor posicionamento do *probe* na pelve. O uso de guias (Fig. 18-3), acoplados à haste externa de alguns *probes* rígidos endocavitários, possibilita a realização de punções ecoguiadas com agulhas convencionais de ecoendoscopia ou mesmo agulhas mais econômicas. Apesar de ter um custo de aquisição e manutenção mais baixo que os transdutores flexíveis, os *probes* rígidos, por causa de sua inflexibilidade, falta de visão endoscópica e comprimento reduzido, não permitem avaliação de lesões do cólon e têm limitações na presença de estenoses ou deformidades. Apesar de a visão endoscópica ser considerada uma vantagem dos ecoendoscópios em relação aos *probes* rígidos, devemos lembrar que os ecoendoscópios setoriais e a maioria dos ecoendoscópios radiais (Fig. 18-4), em uso atual, possuem visão endoscópica lateral e têm o transdutor ecográfico localizado distalmente à lente óptica. Desta forma, a progressão de ecoendoscópios flexíveis, de visão lateral, pelo cólon ou de estenoses, também não é um procedimento que pode ser realizado em todos os casos e não é considerado um exame simples e isento de riscos, devendo ser realizado com muita cautela, por médicos com boa experiência em

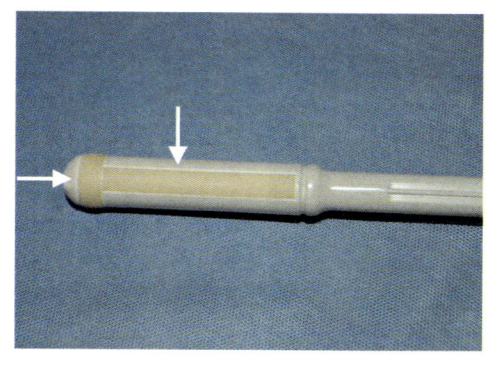

Fig. 18-1. *Probe* linear rígido biplano (Hitachi). Este *probe* é utilizado em consoles de equipamentos de ultrassom compatíveis com diversos ecoendoscópios da Pentax. Transdutor setorial (seta horizontal) e transdutor linear (seta vertical).

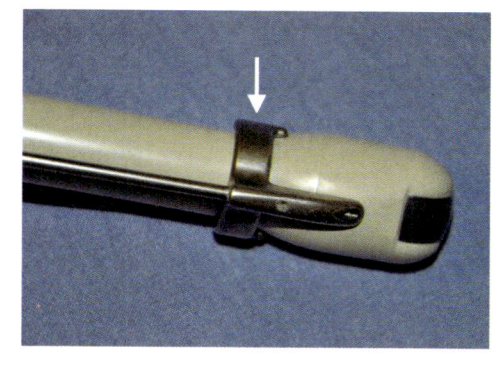

Fig. 18-3. Extremidade do *probe* endocavitário (Aloka) com guia metálico acoplado (seta).

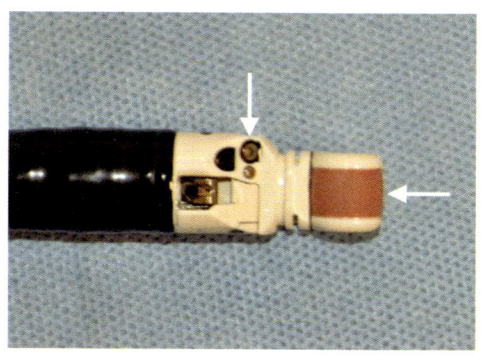

Fig. 18-2. *Probe* linear flexível (Olympus). Lente com visão endoscópica lateral oblíqua (seta vertical) e transdutor setorial (seta horizontal).

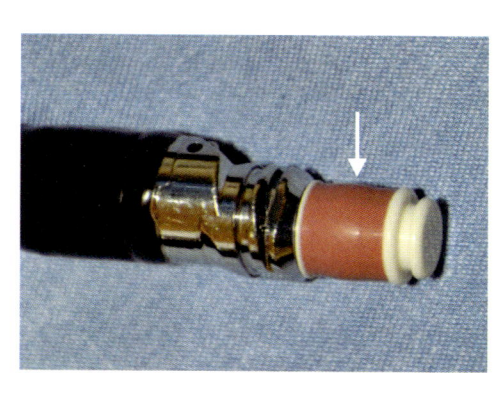

Fig. 18-4. *Probe* radial flexível com visão endoscópica lateral (Olympus). *Probe* radial (seta).

Quadro 18-1. Camadas Ecográficas Identificadas na Topografia do Canal Anal

Camadas ecográficas (a partir do transdutor)	Ecogenicidade	Correspondência histológica
Primeira camada	Hiperecoica	Interface entre a parede do órgão e o balão
Segunda camada	Hipoecoica	Mucosa do canal anal
Terceira camada	Hiperecoica	Submucosa do canal anal
Quarta camada	Hipoecoica	Esfíncter interno
Quinta camada	Hiperecoica	Interface entre o esfíncter interno e o tecido conectivo
Sexta camada	Hipoecoica	Tecido conectivo entre o esfíncter anal interno e externo
Sétima camada	Hiperecoica	Esfíncter externo

O espessamento da muscular própria do reto distal marca o início do esfíncter anal interno. Com transdutores radiais, identifica-se um anel hipoecoico, com espessura média de 1,8 mm a 2,0 mm. Longitudinalmente este anel é mais extenso posteriormente, onde mede cerca de 30 mm na mulher e 35 mm no homem. Anteriormente e cranialmente o comprimento do esfíncter interno se reduz para cerca de 20 mm no sexo feminino e 27 mm no sexo masculino. Outra referência anatômica que determina o limite superior do esfíncter interno é o local de "inserção" dos elevadores do ânus na parede anorretal (Fig. 18-12). A porção descendente destes músculos continua caudalmente como esfíncter anal externo.

Quando visibilizados com o ecoendoscópio radial, o esfíncter anal interno e o externo são vistos como dois "anéis" distintos (Fig. 18-13), por outro lado, quando utilizamos transdutores setoriais, o esfíncter interno é identificado como um segmento de espessamento hipoecogênico da parede (que continua com a camada muscular própria do reto) e o esfíncter externo, como uma faixa hiperecogênica localizada abaixo do esfíncter interno (Fig. 18-14).[1]

As estruturas do canal anal, muitas vezes, são mais bem estudadas nos cortes longitudinais. Os *probes* com feixes de corte linear ou os *probes* que fazem reconstruções 3D (extraindo-se do "volume" cortes setoriais semelhantes aos obtidos com os *probes* rígidos lineares) são aqueles que oferecem as melhores imagens para esta avaliação longitudinal.

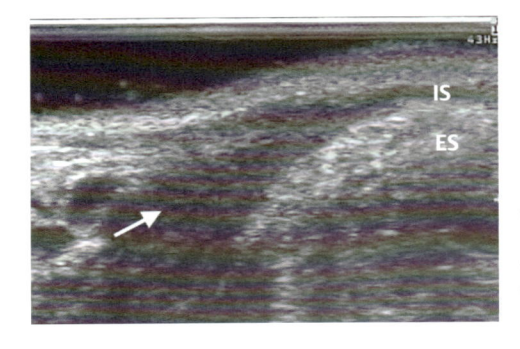

Fig. 18-12. Feixe muscular dos elevadores do ânus (seta), esfíncter interno (IS) e esfíncter externo (ES) examinados com transdutor linear rígido Aloka.

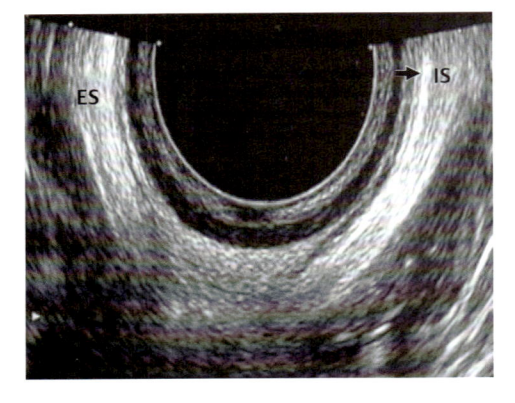

Fig. 18-13. Canal anal sendo estudado com *probe* radial flexível da Pentax. Identificamos duas estruturas anelares: o esfíncter interno hipoecogênico (IS) e o esfíncter externo hiperecogênico (ES).

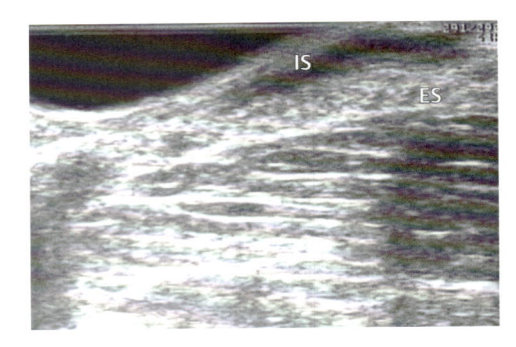

Fig. 18-14. Estudo do canal anal com transdutor linear rígido Aloka identificando duas estruturas alongadas: o esfíncter interno hipoecogênico (IS) e o esfíncter externo hiperecogênico (ES).

Reto e Cólon

O reto se estende cranialmente por cerca de 15 cm a partir da borda anal. Anterior e lateralmente está circundado por órgãos dos aparelhos urinário e reprodutor, e posteriormente pelo sacro e cóccix (estruturas hiperecoicas com sombra acústica posterior).

As paredes do cólon e do reto são identificadas à ecoendoscopia como um conjunto de cinco a nove camadas ecográficas paralelas, medindo, em conjunto, entre 2 e 5 mm de espessura (dependendo da compressão exercida pelo transdutor). A utilização de transdutores convencionais, com frequências que variam de 5 a 12 MHz, possibilita a identificação de pelo menos cinco camadas na parede intestinal (Fig. 18-15). Esta definição de imagem é suficiente para a realização da maioria dos estudos clínicos da parede intestinal. No Quadro 18-2 são elencadas as cinco principais camadas ecográficas da parede retal ao lado de sua correspondência histológica.

Vasos Ilíacos

Os vasos ilíacos são identificados com o aparelho posicionado no sigmoide distal e no reto alto. Quando são utilizados transdutores lineares, os vasos ilíacos apresentam-se predominantemente tubulares (Fig. 18-16), no entanto, quando examinados com sondas radiais, tendem a uma apresentação circular. O conteúdo destes

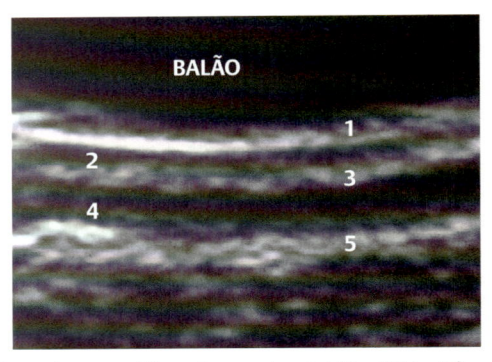

Fig. 18-15. Camadas ecográficas da parede retal (1 a 5) identificadas utilizando-se transdutor rígido linear Hitachi. Epitélio e interface do balão hiperecogênicos (1), mucosa profunda e muscular da mucosa hipoecogênicas (2), submucosa hiperecogênica (3), muscular própria hipoecogênica (4) e interface entre a serosa ou adventícia e o tecido perirretal, hiperecogênica (5).

Quadro 18-2. Camadas Ecográficas da Parede Intestinal Identificadas com Transdutores entre 5 e 7,5 MHz

Camadas da parede intestinal (a partir do transdutor)	Ecogenicidade	Correspondência histológica
Primeira camada	Hiperecoica	Epitélio e a interface do balão
Segunda camada	Hipoecoica	Mucosa profunda e muscular da mucosa
Terceira camada	Hiperecoica	Submucosa
Quarta camada	Hipoecoica	Muscular própria
Quinta camada	Hiperecoica	Interface entre a serosa ou adventícia e o tecido perirretal

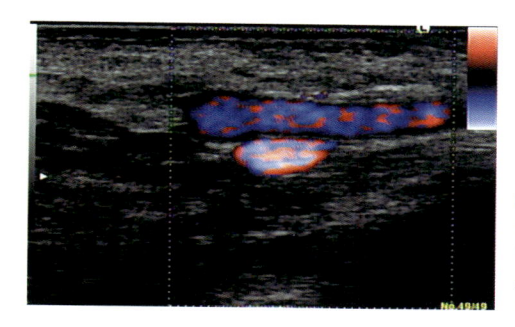

Fig. 18-16. Ecoendoscopia dos vasos ilíacos utilizando *probe* linear Hitachi e o recurso do Doppler.

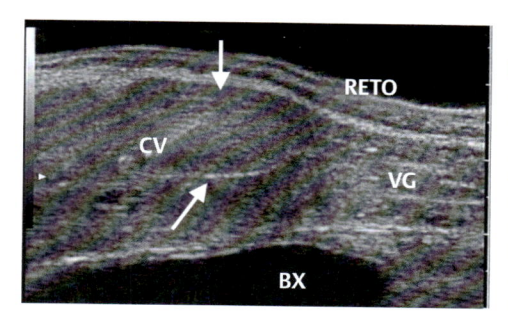

Fig. 18-19. Cérvice uterina (CV), fórnice vaginal posterior (seta para baixo), parede do reto (RETO), vagina (VG), bexiga (BX) e canal cervical hiperecogênico (seta oblíqua). Imagens obtidas com transdutor linear.

vasos é anecoico com sinal Doppler positivo. O limite cranial de avaliação destas estruturas vasculares com transdutores rígidos é a emergência destes na topografia da bifurcação da aorta (Fig. 18-9).

Bexiga

Com o transdutor posicionado no reto, cranial e anteriormente à próstata (no homem) ou anteriormente à vagina e ao útero (na mulher), podemos observar a bexiga (Fig. 18-17). A bexiga se apresenta como uma estrutura anecoica de formas e dimensões variáveis, dependendo da quantidade de urina em seu interior. A parede da bexiga tem uma espessura média de 3,0 mm e é ecograficamente identificada como uma estrutura com três camadas ecográficas, sendo duas camadas hiperecoicas externas com uma camada hipoecoica central.

Próstata e Vesículas Seminais

A próstata se localiza anteriormente ao reto distal dos homens e se apresenta como uma estrutura (Fig. 18-18), hipoecogênica, homogênea e com formato piramidal. Em seu interior, uma estrutura hipoecoica linear pode ser identificada e corresponde ao trajeto da uretra.

As vesículas seminais estão localizadas acima e lateralmente à próstata (Fig. 18-18). Ecograficamente se apresentam como duas estruturas alongadas, lobuladas e hipoecoicas, com dimensões variáveis, dependendo do seu grau de repleção (aproximadamente 50 mm de extensão e 15 mm de espessura). Quando são realizados cortes transversais, devemos ter cuidado para não confundir estas estruturas com linfonodos. A movimentação do transdutor, evidenciando estruturas alongadas e que terminam junto à próstata, permite a fácil caracterização das vesículas seminais.

Útero, Ovários e Vagina

Situado anteriormente ao reto das mulheres, o útero mostra-se ecograficamente como uma grande estrutura piriforme e hipoecoica.

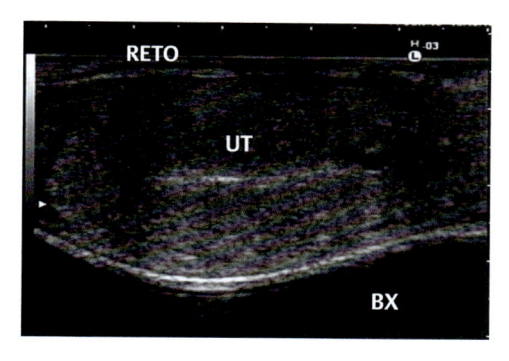

Fig. 18-17. Bexiga (BX), útero (UT) e parede do reto (RETO).

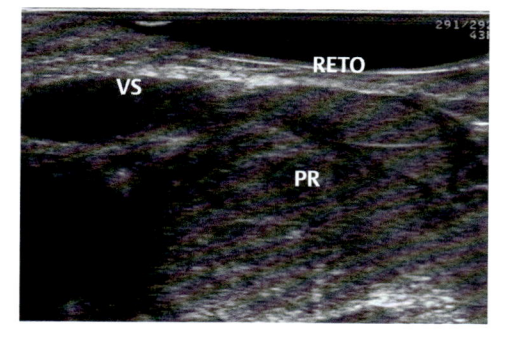

Fig. 18-18. Próstata (PR), vesícula seminal (VS) e parede do reto (RETO) identificados em corte ecográfico longitudinal.

A porção cervical do órgão é facilmente identificada pela presença de uma fina interface hiperecogênica, formada por resíduos de ar e muco, que fica entre as paredes da vagina e o colo uterino. No interior da cérvice uterina, o canal cervical se apresenta como uma estrutura alongada hiperecoica (Fig. 18-19), com ou sem conteúdo anecoico no seu interior.

Geralmente localizados lateralmente ao útero, os ovários são estruturas elípticas hipoecoicas que apresentam em seu interior pequenas formações císticas arredondadas anecoicas (denominadas de cistos funcionais).

A vagina pode ser examinada pelo reto em toda a sua extensão e caracteriza-se por uma estrutura situada anteriormente ao reto distal e ao canal anal, formada por cinco camadas ecográficas. A primeira camada, mais próxima ao transdutor, é hiperecoica e corresponde à interface entre o reto e a vagina. A segunda camada é hipoecoica e corresponde à parede vaginal posterior. A terceira camada é hiperecoica e corresponde à interface de suas paredes e resíduos de ar e muco na luz vaginal, a quarta camada é hipoecoica e corresponde à parede vaginal anterior, e a quinta camada é hiperecoica e corresponde à interface entre a parede vaginal anterior e o tecido pré-vaginal. A realização de um toque vaginal durante o exame facilita o estudo da vagina, pois o ar que permanece no canal vaginal funciona como um meio de contraste, desenhando com precisão a luz vaginal e ressaltando a anatomia dos fórnices vaginais, hipoecogênicos, que se separam por uma linha hiperecogênica de ar, que permanece no interior da vagina (Fig. 18-19). Esta manobra é bastante utilizada na TRUS durante o estudo da endometriose do reto, vagina e septo retovaginal. Para poder realizar esta manobra, devemos ter certeza que a paciente já não apresenta mais integridade do hímen.

INDICAÇÕES DA TRUS

As principais indicações para a realização da ecoendoscopia baixa estão relacionadas no Quadro 18-3.

Quadro 18-3. Principais Indicações da Ecoendoscopia Baixa

Principais indicações	Diagnósticos mais frequentes
1. Estadiamento das lesões epiteliais do reto	- Adenocarcinoma
2. Estadiamento das lesões epiteliais do canal anal	- Carcinoma epidermoide
3. Avaliação das lesões subepiteliais, compressões extrínsecas e neoplasias pélvicas extraintestinais	- Endometriose - Compressões extrínsecas - Recidiva de neoplasias colorretais - Tumor Carcinoide - Lipoma - Leiomioma - GIST - Neoplasias pélvicas primárias - Neoplasias pélvicas metastáticas
4. Estudo de lesões do esfíncter anal	- Fístulas e abscessos perianais - Lesões esfincterianas
5. Drenagem de abscessos perirretais	- Perianastomóticos - Na doença de Crohn

Estadiamento das Lesões Epiteliais do Reto

Segundo o American Joint Committee of Cancer (AJCC) o estadiamento das neoplasias epiteliais intestinais deve ser com base na profundidade da invasão tumoral "T", na ausência ou presença de linfonodos regionais metastáticos "N" e na ausência ou presença de metástases a distância "M". Este sistema é conhecido como classificação TNM e foi revisto e modificado, em 2010.[2]

A ecoendoscopia baixa fornece informações sobre o estadiamento "T" e "N", contudo, por ter seu campo de visão restrito à pelve, não é útil para avaliação do estadiamento "M", realizado habitualmente por outros exames de imagem, como ultrassonografia abdominal e/ou tomografia computadorizada de abdome e/ou ressonância magnética. Desta forma, nos Quadros 18-4 e 18-5 apresentamos resumidamente os dados de estadiamento "T" e "N" que são úteis para a aplicação da TRUS nas neoplasias colorretais.

Com relação ao estadiamento de profundidade de penetração da lesão "T". Ao ultrassom os tumores colorretais se apresentam como lesões hipoecogênicas homogêneas ou discretamente heterogêneas. Quando se apresentam limitados à camada mucosa (primeira e segunda camadas) ecograficamente são classificados como "T1m" (Fig. 18-20), quando invadem a submucosa (terceira camada) são classificados como lesões "T1sm" (Fig. 18-21). As lesões que invadem a camada muscular própria (quarta camada) são classificadas como "T2" (Fig. 18-22). As que invadem todas as camadas do reto, acometendo a gordura perirretal, sem invadir estruturas adjacentes, são classificadas como "T3" (Fig. 18-23). Finalmente, quando os tumores acometem órgãos adjacentes (próstata, vagina, bexiga etc.) são classificados como "T4" (Fig. 18-24).

Quanto ao estadiamento linfonodal, quatro critérios ecográficos são fortemente preditivos de linfonodos metastáticos: forma arredondada, dimensão maior do que 10 mm, hipoecogenicidade e bordas nítidas e bem demarcadas (Fig. 18-25), no entanto, a ausência de um ou mais destes critérios não exclui a malignidade.

Na região perirretal, habitualmente não são visibilizados linfonodos, portanto, a simples identificação ecográfica de um linfonodo, mesmo sem apresentar os critérios anteriores, já é fortemente sugestiva de malignidade. Nesta região, aproximadamente 50% dos linfonodos comprometidos por células tumorais são menores do que 5 mm.[3]

A punção aspirativa por agulha fina (FNA) de um linfonodo pode confirmar sua malignidade. Nos trabalhos existentes na literatura sobre a punção aspirativa de linfonodos por ecoendoscopia baixa, a aplicação da FNA aumentou a acurácia e a especificidade do estadiamento "N".[4]

Quadro 18-4. Estadiamento (TNM) Resumido, para o Câncer Colorretal, Ressaltando os Estádios ("T") onde a Ecoendoscopia Pode Fornecer Dados Relevantes (AJCC, 2010)

Estádio "T"	Definição (AJCC, 2010)
T0	Não existem evidências de tumor primário
Tis	Invasão intraepitelial ou da lâmina própria sem invasão da submucosa
T1	Tumor invade a submucosa
T2	Tumor invadindo a muscular própria
T3	Tumor ultrapassando a muscular própria, acometendo o tecido perirretal
T4a	Tumor penetra a superfície do peritônio visceral
T4b	Tumor invade órgãos ou estruturas adjacentes

Quadro 18-5. Estadiamento (TNM) Resumido, para o Câncer Colorretal, Ressaltando os Estádios ("N") onde a Ecoendoscopia Pode Fornecer Dados Relevantes (AJCC, 2010)

Estádio "N"	Definição (AJCC, 2010)
N0	Ausência de linfonodos metastáticos regionais
N1	Metástases em 1 a 3 linfonodos regionais (N1a – um linfonodo, N1b – 2 a 3)
N2	Metástases em 4 ou mais linfonodos regionais (N2a – 4 a 6 e N2b – 7 ou mais)

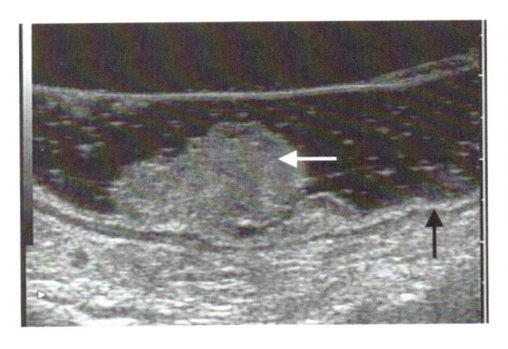

Fig. 18-20. Neoplasia epitelial de reto com invasão da camada mucosa, T1 m (seta horizontal). Acompanhe na figura a camada submucosa que é identificada como uma linha hiperecogênica contínua (seta vertical), abaixo da lesão hipoecogênica.

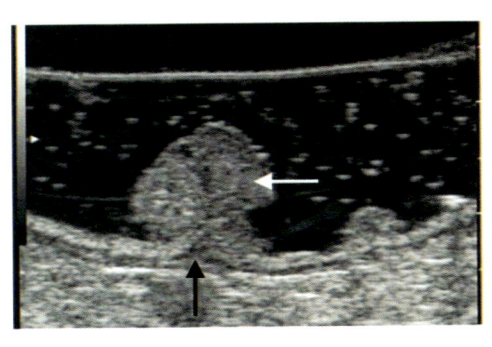

Fig. 18-21. Neoplasia epitelial de reto com invasão da camada submucosa, T1sm (seta horizontal). Acompanhe na figura o apagamento parcial da camada submucosa (seta vertical), abaixo da lesão hipoecogênica.

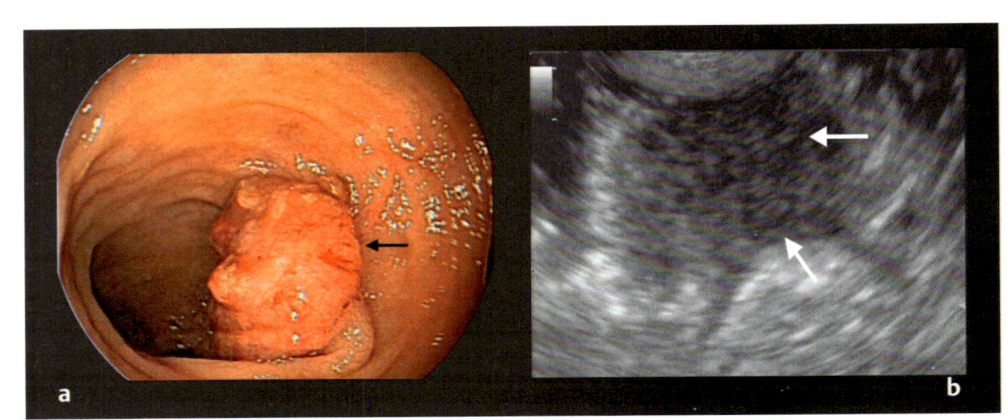

Fig. 18-22. (a) Imagem endoscópica de uma lesão do reto (seta) que ecograficamente foi caracterizada como uma lesão T2 (em b). (b) Neoplasia epitelial de reto com invasão da camada muscular própria da parede do reto, T2. Acompanhe na figura que a lesão hipoecogênica (seta horizontal) rompe a camada submucosa hiperecogênica e se confunde com a camada muscular própria da parede do reto (seta oblíqua).

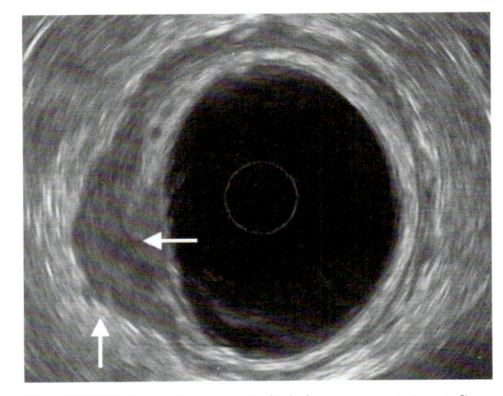

Fig. 18-23. Neoplasia epitelial de reto com invasão de tecidos ao redor do reto, T3. Acompanhe na figura que a lesão hipoecogênica (seta horizontal) invade todas as camadas da parede do reto e atinge o tecido hiperecogênico perirretal (seta vertical).

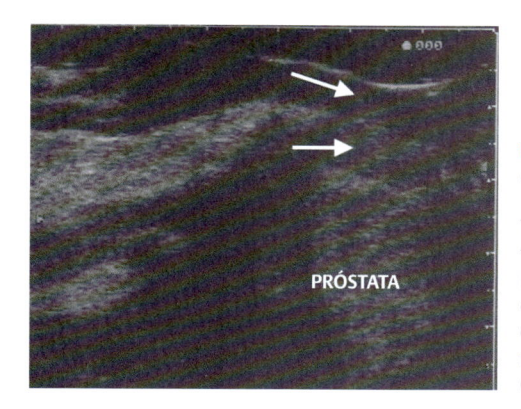

Fig. 18-24. Neoplasia epitelial de reto com invasão da próstata, T4. Acompanhe na figura que a lesão hipoecogênica (seta oblíqua) invade todas as camadas da parede do reto e atinge a próstata (seta horizontal).

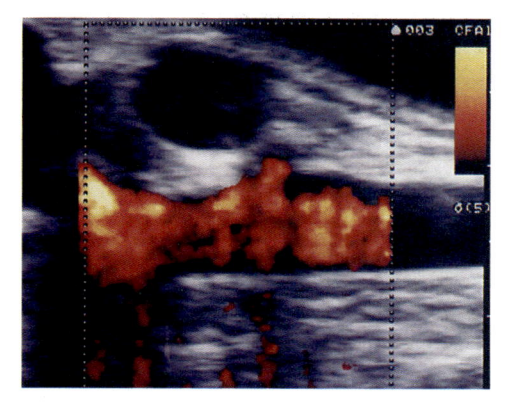

Fig. 18-25. Linfonodo de aspecto ecográfico neoplásico localizado junto aos vasos ilíacos.

Acurácia da TRUS no Estadiamento do Câncer do Reto e sua Relevância Clínica

O câncer colorretal é o terceiro câncer mais frequente no homem e na mulher, com mais de 100 mil novos casos por ano nos Estados Unidos, sendo que, dentre estes, cerca de 40 mil são oriundos do o reto e são facilmente acessados pela ecoendoscopia com equipamentos flexíveis e/ou rígidos.[5]

O estadiamento adequado do câncer retal tem implicações fundamentais no planejamento terapêutico da doença. Para afastar doença metastática a ecoendoscopia baixa não tem utilidade, e devemos realizar o estadiamento "M" por outros métodos de imagem. Para o estadiamento locorregional a ressonância magnética e a ecoendoscopia baixa são os métodos mais acurados para determinar o estadiamento "T" e "N".

A acurácia da TRUS no estadiamento da invasão tumoral "T" e do comprometimento linfonodal "N" está relacionada com a experiência do médico examinador, variando entre 70 e 90% para o estadiamento "T".[6] A TRUS apresenta uma pequena margem de erro, tendendo ao supraestadiamento da lesão, principalmente quando são utilizadas sondas de alta frequência, pois essas detectam com mais realce o processo inflamatório adjacente à lesão, sem distingui-lo do tecido maligno. O subestadiamento também pode ocorrer com a TRUS, pois, assim como em outros métodos de imagem, áreas microscópicas de invasão não são observadas durante o exame. Geralmente a acurácia é mais baixa nas lesões classificadas como "T2", pois a TRUS tende a supraestadiar estas lesões como "T3".

Uma metanálise, avaliando 42 estudos, mostrou a sensibilidade e a especificidade da TRUS nos diferentes estádios "T", sendo: "T1" 88 e 98%, "T2" 81 e 96%, "T3" 96 e 98% e "T4" 95 e 98%.[7]

Já com relação ao estadiamento linfonodal (N) pela TRUS uma metanálise com 35 estudos revelou que a sensibilidade e especificidade do método no diagnóstico de comprometimento linfonodal no câncer retal são de 73 e 76%, respectivamente.[8]

A limitação na acurácia para o estadiamento linfonodal pode ser atribuída ao tamanho dos linfonodos, já que 50% dos linfonodos comprometidos são menores do que 5 mm de diâmetro e são diagnosticados em apenas 20% dos casos.[9]

Entre vários estudos sobre o estadiamento do câncer retal, a TRUS apresentou acurácia superior em relação à TC: 67 a 93% *versus* 53 a 86% para o estadiamento "T" e 80 a 87% *versus* 57 a 72% para o estadiamento "N".[10-12]

A ressonância magnética (RM), quando realizada com o "coil" endorretal, apresenta resultados gerais similares aos da TRUS, mas não superiores.[13-17] A RM não consegue distinguir com precisão as camadas mucosas da submucosa, dificultando a avaliação de lesões mais superficiais. Em adição, a RM endorretal também se torna um exame invasivo como a TRUS, não está facilmente disponível no mercado e apresenta custos mais elevados do que a ecoendoscopia baixa.

Novas evidências sugerem que a associação da TRUS e da TC é a estratégia com melhor relação entre o custo e a efetividade na avaliação de câncer não metastático de reto proximal.[18]

O prognóstico e o tratamento dos tumores do reto estão relacionados com o estadiamento da lesão no momento do diagnóstico. Levando em consideração a preservação funcional, uma grande variedade de técnicas cirúrgicas foi desenvolvida para o tratamento do câncer retal.[19] Estas técnicas estão associadas a diferentes taxas de morbidade pós-operatória. Os resultados obtidos com a aplicação da TRUS permitem a escolha de técnicas terapêuticas mais individualizadas.

Sumariamente, a terapia neoadjuvante está indicada nos tumores em estádio "T3" e "T4", ou nos tumores "T1" e "T2" com linfonodos comprometidos. A rádio e quimioterapia neoadjuvantes são indicadas para "reduzir" (*down-stage*) o estadiamento do tumor, diminuir a recorrência local e aumentar a sobrevida. Em alguns casos, estas terapias possibilitam a preservação esfincteriana em pacientes que seriam candidatos à amputação abdominoperineal. Na prática da colonoscopia devemos sempre considerar que cerca de 10% dos pacientes com estadiamento "T1" apresentam linfonodos comprometidos. Nesta situação, os pacientes deixam de ser candidatos à ressecção endoscópica, e a terapia neoadjuvante deve ser indicada.[20,21]

Aplicação da TRUS no Pós-Tratamento do Câncer de Reto

Após a terapia neoadjuvante a presença de processo inflamatório, fibrose e eventualmente necrose na parede do reto compromete o estadiamento "T" e "N", desta forma, não devemos aplicar a classificação TNM no estadiamento das lesões após terapia neoadjuvante. Nestas situações a TRUS deve apenas constatar uma possível redução do tamanho do tumor e destacar a ausência ou não de comprometimento de estruturas, como o complexo esfincteriano, vagina e outros órgãos adjacentes.

A recidiva local do câncer retal após suposta ressecção curativa ocorre entre 10 e 15% dos casos, normalmente nos primeiros dois anos após a cirurgia. Atualmente, aventa-se a hipótese de que o diagnóstico precoce da recidiva local, e logo o seu retratamento, melhoraria consideravelmente a sobrevida. A TRUS teria utilidade na suspeita de recidiva local, principalmente quando não são evidenciadas lesões comprometendo a mucosa durante endoscopias de controle.

Dois estudos prospectivos mostraram a superioridade da TRUS quando comparada à TC de pelve para a detecção de recidiva local do câncer de reto. A sensibilidade da TRUS na detecção da recorrência foi maior (100%), nos dois estudos, em relação à TC (82-85%).[22,23]

Os achados ecográficos da recidiva tumoral local são inespecíficos, pois as alterações pós-operatórias e pós-radioterapia (inflamação, necrose e fibrose) são muito similares aos aspectos ecográficos de uma recidiva, desta forma, a suspeita ecográfica de recidiva tumoral extraluminal deve ser confirmada pela FNA (Fig. 18-26). Estudos realizados para determinar a acurácia da TRUS-FNA, na detecção de recidivas locais, evidenciaram melhora da acurácia da TRUS de 75 a 79% para 92 a 100%.[24,25] Um destes estudos chama atenção pela capacidade do método de detectar lesões recidivadas pararretais de até 3 mm, permitindo uma indicação de nova ressecção, com potencial curativo.

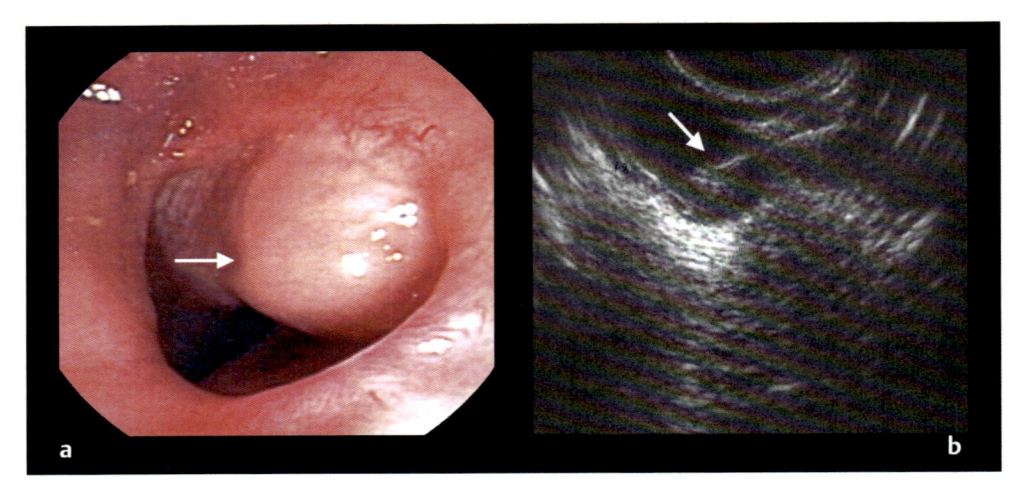

Fig. 18-26. (a) Imagem obtida por colonoscopia evidenciando abaulamento recoberto por mucosa íntegra (seta) na região da anastomose colorretal (pós-operatório de retossigmoidectomia realizada por adenocarcinoma de reto). (b) Punção ecoguiada de recidiva de lesão (adenocarcinoma de reto) localizada na topografia da linha de sutura.

Estadiamento das Lesões Epiteliais do Canal Anal

O estadiamento utilizado para os tumores do canal anal também se baseia no sistema TNM revisado, em 2010 (Quadros 18-6 e 18-7).[2] Este estadiamento é realizado levando em consideração o tamanho da lesão, o comprometimento de órgãos adjacentes, presença de linfonodos (perirretais, ilíacos e inguinais) e de metástases. Os estadiamentos "T" e "N" podem ser obtidos pela TRUS.[26-29] Estudos prospectivos demonstraram a superioridade da TRUS sobre o estadiamento clínico convencional em relação à previsão do risco de recorrência local e à resposta ao tratamento "standard" não cirúrgico. Tumores anais com até 5 cm de diâmetro, estadiados por TRUS como T1-2, responderam completamente à radioterapia (Fig. 18-27). Por outro lado, somente metade dos tumores T3-4 apresentou resposta completa.

Avaliação das Lesões Subepiteliais, Compressões Extrínsecas E Neoplasias Pélvicas Extraintestinais

A ecoendoscopia é um excelente método para o diagnóstico diferencial entre lesões subepiteliais da parede intestinal e compressões extrínsecas (como a impressão do ovário, do útero e de alguns tumores pélvicos). O exame também fornece dados ecográficos que auxiliam o diagnóstico diferencial entre as lesões subepiteliais do cólon e do reto, como o lipoma (Fig. 18-28), leiomioma, tumor carcinoide (Fig. 18-29, Quadros 18-8 e 18-9), tumores estromais e endometriose intestinal entre outros. A endometriose intestinal é um tema amplo, apresentado em outro capítulo deste livro.

À TRUS convencional as lesões subepiteliais podem ser caracterizadas segundo seu tamanho, forma, contorno, vascularização, ecogenicidade e camada ecográfica de localização na parede intestinal. A associação da imagem ecográfica à punção ecoguiada aumenta a especificidade do método, possibilitando o diagnóstico histológico em até cerca de 80% dos casos, permitindo uma escolha terapêutica dirigida para cada lesão. Os resultados obtidos com a punção ecoguiada diminuem drasticamente em lesões menores que 10 mm e também em lesões com áreas de necrose. No Quadro 18-10 elencamos ecogenicidade e as camadas de localização das principais lesões subepiteliais:

Em algumas situações, os exames radiológicos (tomografia, ressonância magnética e ultrassonografia abdominal e/ou transvaginal) não conseguem definir com precisão se tumores extrain-

Quadro 18-6. Estadiamento (TNM) Resumido, para os Tumores do Canal Anal, Ressaltando os Estádios ("T") onde a Ecoendoscopia Pode Fornecer Dados Relevantes (AJCC, 2010)

Estádio "T"	Definição (AJCC, 2010)
Tis	Carcinoma *in situ* – lesão intraepitelial
T1	Tumor menor que 2 cm em seu maior eixo
T2	Tumor medindo mais que 2 cm e menos que 5 cm no seu maior eixo
T3	Tumor com mais de 5 cm em seu maior eixo
T4	Tumor com qualquer tamanho que acomete órgãos adjacentes (vagina, uretra e bexiga). Nota: a invasão direta da parede retal, pele perirretal, tecido subcutâneo ou esfíncter externo não é classificada como T4

Quadro 18-7. Estadiamento (TNM) Resumido, para os Tumores do Canal Anal, Ressaltando os Estádios ("N") onde a Ecoendoscopia Pode Fornecer Dados Relevantes (AJCC, 2010)

Estádio "N"	Definição (AJCC, 2010)
N0	Sem metástases linfonodais regionais perirretais
N1	Metástases em linfonodos perirretais
N2	Metástases em linfonodos ilíacos internos ou inguinais unilateralmente
N3	Metástases em linfonodos perirretais e região inguinal e/ou linfonodos ilíacos internos bilateralmente ou inguinais bilateralmente

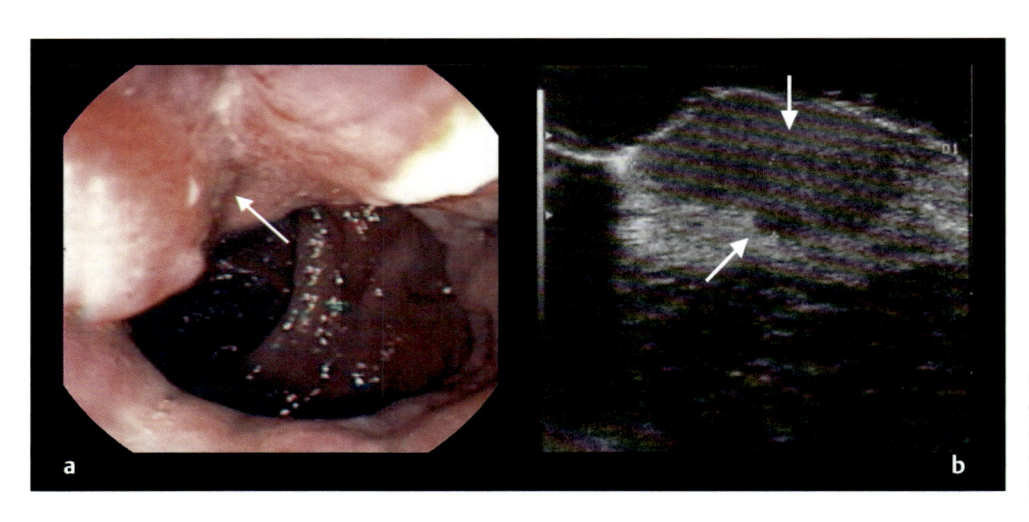

Fig. 18-27. (a) Imagem obtida por endoscopia evidenciando neoplasia infiltrativa no canal anal (seta). (b) Lesão hipoecogênica no canal anal T2 (seta vertical) invadindo o esfíncter anal externo (seta oblíqua).

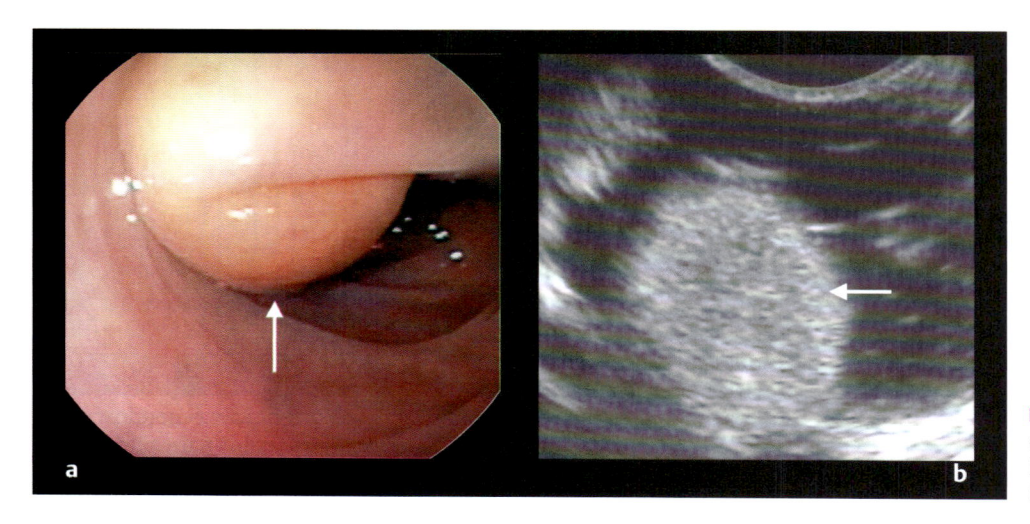

Fig. 18-28. (**a**) Lesão subepitelial de parede do cólon (seta). (**b**) Lesão subepitelial hiperecogênica e homogênea da parede do cólon sugestiva de lipoma (seta).

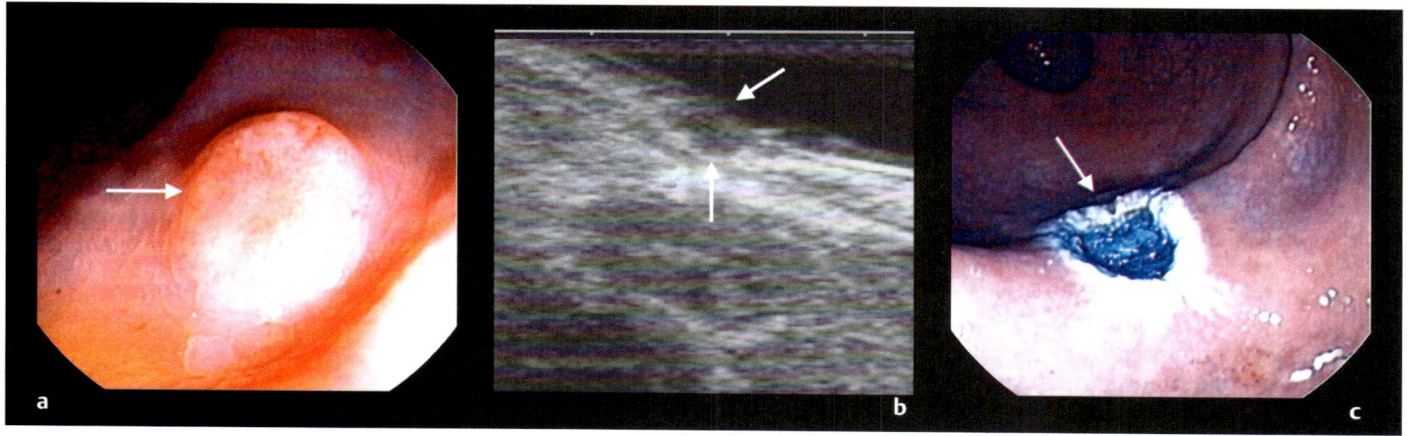

Fig. 18-29. (**a**) Imagem endoscópica evidenciando lesão elevada de reto (seta). (**b**) Imagem ecográfica evidenciando lesão invadindo as camadas mucosa e submucosa do reto. (**c**) Imagem endoscópica da parede do reto após a ressecção completa da lesão pela técnica de mucosectomia (seta). A histologia e imuno-histoquímico fecharam o diagnóstico de tumor carcinoide com comprometimento da camada mucosa e superficial da camada submucosa (seta).

testinais comprometem ou não as paredes do cólon e/ou do reto. Nestas situações a TRUS pode auxiliar na determinação deste comprometimento. O diagnóstico histológico de neoplasias pélvicas extraintestinais também pode ser obtido por punções ecoguiadas por TRUS.

Quadro 18-8. Estadiamento (TNM) Resumido, para os Tumores Carcinoides do Cólon e do Reto, ressaltando os estádios ("N") onde a Ecoendoscopia Pode Fornecer Dados Relevantes (AJCC, 2010)

Estádio "N"	Definição (AJCC, 2010)
N0	Sem metástases linfonodais regionais perirretais
N1	Metástases em linfonodos regionais

Quadro 18-9. Estadiamento (TNM) Resumido, para os Tumores Carcinoides do Cólon e do Reto, Ressaltando os Estádios ("T") onde a Ecoendoscopia Pode Fornecer Dados Relevantes (AJCC, 2010)

Estádio "T"	Definição (AJCC, 2010)
T0	Não existe evidência de tumor primário
T1	Tumor menor que 2 cm em seu maior eixo e invade lâmina própria ou submucosa T1a – tumor menor que 1 cm T1b – tumor medindo entre 1 e 2 cm
T2	Tumor medindo mais que 2 cm ou invadindo a muscular própria
T3	Tumor invade tecido perirretal ou pericólico, não peritonealizado
T4	Tumor invade peritônio ou órgãos adjacentes Nota: Para qualquer T adicionar (m) para tumores múltiplos

Estudo de Lesões do Esfíncter Anal

Os *probes* habitualmente utilizados para a ecoendoscopia baixa apresentam características muito semelhantes àquelas dos transdutores utilizados para o estudo do complexo esfincteriano nos serviços de ultrassonografia e por alguns coloproctologistas. Desta forma a TRUS das regiões anal e perianal pode ser realizada por ecoendoscopistas desde que estes profissionais realizem um treinamento adequado para o exame e que tenham conhecimento da anatomia e das patologias proctológicas. As indicações mais frequentes para a realização de ecoendoscopia baixa na região do esfíncter anal são os abscessos, as fístulas e as lesões esfincterianas.

Abscessos e Fístulas Perianais

Os abscessos perianais são identificados como coleções hipoecogênicas ou anecoicas, com ou sem *debris* em seu interior (Fig. 18-30), e

Quadro 18-10. Características Ecográficas e Principais Camadas de Localização das Lesões Subepiteliais

Lesão	Ecogenicidade	Principais camadas de localização
Lipoma	Hiperecoica	Terceira
Leiomioma	Hipoecoica	Quarta
Linfangioma	Anecoica	Terceira
Leiomiossarcoma	Hipoecoica	Quarta
Carcinoide	Hipoecoica	Segunda e terceira
GIST	Hipoecoica	Quarta
Endometriose intestinal	Hipoecoica	Terceira, quarta e quinta

22. Novell F, Pascual S, Viella P, Trias M. Endorectal ultrasonography in the follow-up of rectal cancer. Is it a better way to detect early local recurrence? Int J Colorectal Dis 1997;12:78.
23. Rotondano G, Esposito P, Pellecchia L et al. Early detection of locally recurrent rectal cancer by endosonography. Br J Radiol 1997;70:567.
24. Hünerbein M, Totkas S, Moesta KT et al. The role of transrectal ultrasound-guided biopsy in the postoperative follow-up of patients with rectal cancer. Surgery 2001;129:164.
25. Löhnert MS, Doniec JM, Henne-Bruns D. Effectiveness of endoluminal sonography in the identification of occult local rectal cancer recurrences. Dis Colon Rectum 2000;43:483.
26. Giovannini M, Seitz JF, Rosello R, Houvenaeghel G, Delpero JR, Gauthier A. The value of endo-anorectal echography in the evaluation of the loco-regional extension and the monitoring of anal cancers. Annales de Gastro-entérologie et d'Hépatologie 1990;26(1):3-4.
27. Giovannini M, Seitz JF, Sfedj D, Houvenaeghel G, Delpero JR. Transanorectal ultrasonography in the evaluation of extension and the monitoring of epidermoid cancers of the anus treated by radiation or chemotherapy. Gastro-entérologie Clinique et Biologique 1992;16(12):994-8.
28. Goldman S, Norming U, Svensson C, Glimelius B. Transanorectal ultrasonography in the staging of anal epidermoid carcinoma. International Journal of Colorectal Disease 1991;6(3):152-7.
29. Roseau G, Palazzo L, Colardelle P, Chaussade S, Couturier D, Paolaggi JA. Endoscopic ultrasonography in the staging and follow-up of epidermoid carcinoma of the anal canal. Gastrointestinal Endoscopy 1994;40(4):447-50.
30. Chapple KS, Spencer JA, Windsor AC et al. Prognostic value of magnetic resonance imaging in the management of fistula-in-ano. Dis Colon Rectum 2000;43:511.
31. Rossini LGB, Colaiacovo R. Colon e reto. In: Averbach M et al. Atlas de endoscopia da SOBED. Rio de Janeiro: Revinter; 2011. p. 478-479.
32. Yousem DM, Fishman EK, Jones B. Crohn disease: perirectal and perianal findings at CT. Radiology 1988;167:331.
33. Buchanan GN, Halligan S, Bartram CI, Williams AB, Tarroni D, Cohen CR. Clinical examination, endosonography, and MR imaging in preoperative assessment of fistula in ano: comparison with outcome-based reference standard. Radiology 2004 Dec;233(3):674-81
34. Deen KI, Kumar D, Williams JG et al. Anal sphincter defects. Correlation between endoanal ultrasound and surgery. Ann Surg 1993;218:201.
35. Sultan AH, Kamm MA, Talbot IC et al. Anal endosonography for identifying external sphincter defects confirmed histologically. Br J Surg 1994;81:463.
36. Levy MJ, Norton ID, Clain JE et al. Prospective study of bacteremia and complication with EUS FNA of rectal and perirectal lesions. Clin Gastoenterol Hepatol 2007;5:684-9.
37. Ivanov KD, Diavoc CD. Three-dimensional endoluminal ultrasound: new staging technique in patients with rectal cancer. Dis Colon Rectum 1997;40:47-50.
38. Gold DM, Bartram CI, Halligan S, Humphries KN, Kamm MA, Kmiot WA. 3-D endoanal sonography in assessment anal canal injury. Br J Surg 1999;86:365-370.
39. Giovannini M, Hookey LC, Bories E, Pesenti C, Monges G, Delpero JR. Endoscopic ultrasound elastography: the first step towards virtual biopsy? Preliminary results in 49 patients. Endoscopy 2006 Apr;38(4):344-8.
40. Iglesias-Garcia J, Larino-Noia J, Abdulkader I, Forteza J, Dominguez-Munoz JE. Quantitative endoscopic ultrasound elastography: an accurate method for the differentiation of solid pancreatic masses. Gastroenterology 2010 Oct;139(4):1172-80.

COLONOGRAFIA POR TOMOGRAFIA

Vicente Bohrer Brentano ▪ Thiago Dieb Ristum Vieira

INTRODUÇÃO

A neoplasia colorretal é uma doença de alta prevalência, estando entre as cinco neoplasias mais frequentes em ambos os sexos.[1,2] É a segunda causa de morte por câncer, e 75% dos casos novos ocorrem na população de baixo risco.[3] O rastreamento desta doença permite a redução de sua incidência de 76 a 90%, por meio da detecção precoce e da prevenção.[1] Os exames diagnósticos já consagrados para esse rastreamento são a pesquisa de sangue oculto nas fezes, o enema opaco, a retossigmoidoscopia flexível e a colonoscopia convencional. Entretanto, nenhum desses métodos é ideal, todos apresentando vantagens e limitações.

A pesquisa de sangue oculto nas fezes é barata e amplamente aplicável. No entanto, tem baixa sensibilidade para a detecção de pólipos adenomatosos, sendo uma única aplicação sensível apenas para o diagnóstico de câncer colorretal.[3] É necessário, dessa forma, a adesão dos pacientes à realização de exames seriados.

A retossigmoidoscopia flexível permite a visualização de menos da metade do cólon, mas a realização de colonoscopia após o diagnóstico de um adenoma por este método aumenta a sensibilidade para 75% das neoplasias significativas.[3] Apesar de mais segura e barata do que a colonoscopia e de não ser necessária sedação, a retossigmoidoscopia flexível não permite o diagnóstico de grande parte das lesões por estarem localizadas nos segmentos proximais do cólon.

O enema opaco com duplo contraste é o exame estrutural mais barato e seguro de todos os métodos de rastreamento. No entanto, é necessário preparo intestinal e, apesar de ser frequentemente relatado desconforto leve a moderado pelos pacientes durante o procedimento, algumas vezes pode ser considerado como doloroso. Apesar de estudos sugerirem que este exame pode detectar 80 a 90% dos adenomas grandes e de 85 a 95% dos cânceres, um estudo controlado randomizado teve como resultado uma taxa de detecção de apenas metade dos adenomas grandes quando comparado à colonoscopia,[4] gerando dúvidas quanto à sua acurácia. Uma outra grande desvantagem do enema opaco é o desinteresse pelo método, tanto por parte dos profissionais solicitantes quanto pelos radiologistas.[5] Atualmente, poucos centros realizam o exame e, menos ainda, de forma adequada.

A colonoscopia é o procedimento definitivo para a avaliação do cólon, sendo tanto diagnóstico quanto terapêutico. É, entretanto, um exame mais caro e, apesar de os riscos de hemorragia e perfuração serem baixos, eles são consideravelmente mais altos do que os dos outros métodos de rastreamento. A avaliação do cólon pode ser, ainda, incompleta por variações anatômicas, espasmos ou obstruções. Assim, é necessário preparo e, como em qualquer exame endoscópico, pode haver uma parcela significativa dos pacientes que se sinta desconfortável com o procedimento em si e com a dor que pode eventualmente causar.

Nesse contexto, insere-se a colonografia por tomografia computadorizada (CTC) ou, como é mais conhecida, colonoscopia virtual. Trata-se de um exame de tomografia computadorizada do abdome dedicado à análise do cólon, que tem por objetivo a detecção de pólipos e de câncer. Foi introduzido, em 1994, a partir da fusão de duas tecnologias novas na época, a tomografia computadorizada helicoidal e o processamento de imagens por computadores em realidade virtual. Basicamente, é realizado um exame de tomografia computadorizada do abdome após preparo e distensão gasosa do cólon. As imagens obtidas são transmitidas para uma estação de trabalho específica, onde são processadas, para que seja criada uma navegação virtual pelo interior do intestino, semelhante a uma colonoscopia convencional. Os avanços tecnológicos do momento da criação do exame até os dias de hoje, tanto com relação aos equipamentos de tomografia computadorizada quanto com relação aos programas de processamento de imagens, melhoraram consideravelmente sua qualidade e, consequentemente, sua acurácia. Estudos controlados relataram desempenho semelhante ao da colonoscopia na detecção de lesões significativas.[6] Por isso é um método mais barato, reprodutível e que pode ser amplamente aplicado na população.

TÉCNICA E INTERPRETAÇÃO

Para a realização de um exame de colonografia por tomografia computadorizada, são necessários preparo e distensão intestinais, equipamento adequado e profissionais habilitados. A ausência de um desses fatores pode comprometer a qualidade diagnóstica do exame.

Preparo

O preparo intestinal deve ser transmitido ao paciente no momento do agendamento do exame e realizado na véspera. Deve ser entregue por escrito, uma vez que compreende vários passos ao longo de todo o dia que antecede o procedimento. É importante, ainda, que o paciente seja entrevistado nesse momento por profissional habilitado, médico ou enfermeiro, para que suas condições clínicas sejam avaliadas e eventuais contraindicações a medicamentos do preparo sejam detectadas. O preparo consiste basicamente em dieta líquida ou sem resíduos, catárticos e meios de contraste baritado e iodado para marcação fecal.

A dieta líquida ou sem resíduos e os catárticos são utilizados para limpeza intestinal. O cólon deve estar o mais limpo e seco possível no momento do exame. Resíduos fecais, quando em pequena quantidade, podem ser confundidos com pólipos e, quando em quantidade maior, podem estar aderidos à parede e impossibilitar sua avaliação e inviabilizar a distensão gasosa intestinal. Resíduos líquidos depositados no interior do cólon impossibilitam a avaliação da parede intestinal posterior a ele, funcionando como uma barreira e podendo ocultar lesões (Fig. 19-1). Dessa forma, os catárticos prescritos para o preparo são o polietilenoglicol (PEG), o citrato de magnésio e o fosfato de sódio,[7] que geram menos acúmulo de líquido. Dá-se preferência para o citrato de magnésio, uma vez que cause menos desconforto, e o fosfato de sódio não deve ser utilizado em pacientes com insuficiência renal, com distúrbios hidreletrolíticos e com insuficiência cardíaca congestiva, condições estas que devem ser investigadas no momento da transmissão do preparo. Também não se utiliza o manitol, por causa do grande acúmulo de líquido que pode ocasionar no interior do cólon. Como os catárticos podem causar desconforto e cólicas abdominais, prescrevem-se, também, antiespasmódicos para serem utilizados, caso isso ocorra.

Os meios de contraste baritado e iodado devem ser ingeridos pelo paciente de maneira fracionada ao longo do dia que antece-

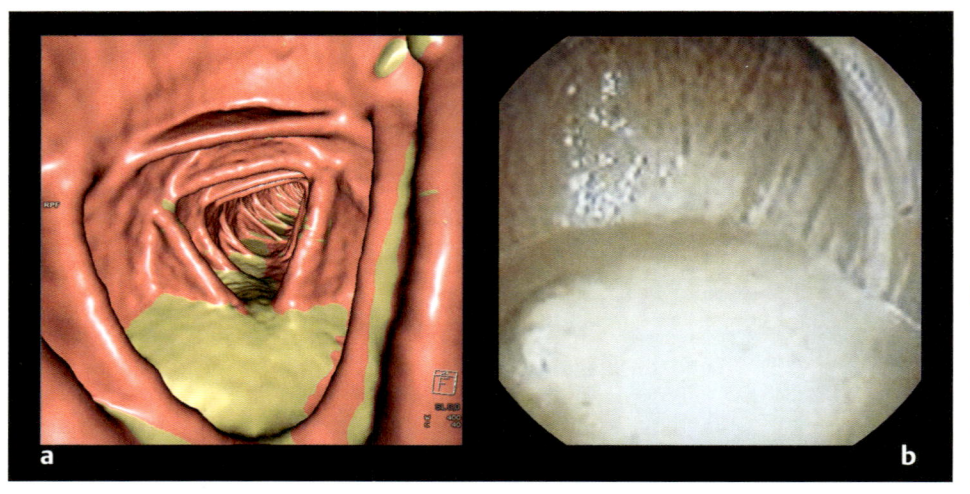

Fig. 19-1. Resíduo líquido no interior do cólon. (**a**) Colonografia por tomografia computadorizada demonstrando o resíduo líquido em amarelo, reconhecido por causa da marcação fecal. Como não é possível a aspiração à colonografia por tomografia computadorizada, a avaliação da parede cólica posterior ao líquido é inviabilizada. (**b**) Colonoscopia convencional.

de o exame. Sua função é a de fazer com que eventuais resíduos fecais fiquem hiperatenuantes (marcação fecal), podendo, assim, ser facilmente distinguidos de lesões que apresentam atenuação intermediária, e serem subtraídos durante o processamento das imagens. O meio de contraste baritado torna os resíduos sólidos hiperatenuantes, e o meio de contraste iodado torna os resíduos líquidos hiperatenuantes. É importante ressaltar que uma parcela dos pacientes é alérgica a iodo, condição que também deve ser investigada no momento da transmissão do preparo e que contraindica o uso do meio de contraste iodado.

Com a introdução da marcação fecal, foram realizados estudos avaliando sua eficácia. Um deles comparou o desempenho de exames realizados com preparo, utilizando-se meios de contraste e citrato de magnésio com aqueles utilizando-se apenas polietilenoglicol.[8] Verificou-se maior quantidade de resíduos nos pacientes que receberam meios de contraste e citrato de magnésio do que naqueles que receberam polietilenoglicol. Entretanto, a especificidade para a detecção de pólipos no primeiro grupo foi de 88%, contra 77% no segundo. A sensibilidade foi semelhante, de 88 e 85%, respectivamente. Como os catárticos podem ocasionar uma série de efeitos colaterais, como náuseas, vômitos, diarreia e dor abdominal, além de ser necessária a interrupção das atividades diárias dos pacientes, a adesão destes ao preparo pode variar. Pacientes sintomáticos e de alto risco tendem a realizar o preparo mais corretamente do que aqueles de baixo risco, que estão fazendo o exame para rastreamento. Por isso, tem-se discutido a realização do exame sem o preparo com catárticos, apenas com os meios de contraste para marcação fecal. No entanto, as imagens de exames realizados sem a administração prévia de catárticos não apresentaram qualidade adequada para interpretação, impossibilitando a realização de estudos sem o preparo com os mesmos.[9]

Aquisição das Imagens

Antes do posicionamento do paciente na mesa do equipamento de tomografia computadorizada, é administrado antiespasmódico por via intravenosa, para que seja mais bem tolerada a insuflação intestinal. Na mesa de exame, é realizada sondagem retal, e o paciente é posicionado em decúbito dorsal. A distensão intestinal deve ser feita com bomba de gás carbônico, mantendo-se pressão de 20 a 25 mmHg, e acompanhada com radiografias digitais de baixa dose de radiação. Essa pressão deve ser mantida durante todo o exame, para que o cólon permaneça adequadamente distendido. A distensão também pode ser realizada com ar ambiente e bomba manual, mas esse procedimento não é recomendado pelo maior risco de perfuração e maior desconforto gerado. Quando todo o cólon está adequadamente distendido, desde o reto até o ceco, são adquiridas as imagens. Os equipamentos de tomografia computadorizada que devem ser utilizados são aqueles com 16 fileiras de detectores ou mais, nos quais as reconstruções são isotrópicas, ou seja, têm a mesma resolução das imagens-fonte. As reconstruções de imagens produzidas por equipamentos com menos fileiras de detectores podem gerar artefatos que comprometam o desempenho diagnóstico do exame.

A utilização do meio de contraste iodado por via intravenosa não é obrigatória, mas é recomendada. Como são adquiridas imagens de todo o abdome, eventuais achados adicionais, como lesões focais hepáticas e renais, podem ser mais bem caracterizados com o meio de contraste. Além disso, eventuais metástases hepáticas e linfonodais podem não ser identificadas, caso não se utilize o meio de contraste. Assim, detectando-se uma lesão infiltrativa cólica, ela já estará adequadamente estadiada com a injeção do meio de contraste, não sendo necessário novo exame. Dessa forma, são obtidas duas séries de imagens. A primeira, sem contraste, é adquirida com o paciente em decúbito ventral, e a segunda, após a injeção intravenosa de meio de contraste, é adquirida em decúbito dorsal. A variação de decúbito é feita para que eventuais resíduos mudem de posição no interior do cólon, adicionando um novo parâmetro para a sua diferenciação com pólipos e lesões infiltrativas.

Após o término do exame, recomenda-se a administração de simeticona para a minimização do desconforto causado pela distensão cólica.

Interpretação

Após a aquisição, as imagens devem ser transferidas para estação de trabalho, onde serão interpretadas. Conforme previamente mencionado, é de extrema importância a experiência do radiologista que avaliará o exame. Como a colonografia por tomografia computadorizada é um estudo específico, ele deve ter visto um grande número desses exames durante sua formação, caso contrário sua capacidade diagnóstica pode ser comprometida. A estação de trabalho deve possuir programa específico de processamento de imagens de colonografia por tomografia computadorizada. Por meio desse programa, as imagens são reformatadas nos três planos bidimensionais (axial, sagital e coronal) e tridimensionalmente para a navegação endoscópica (Fig. 19-2).

A interpretação do exame pode, assim, ser feita de duas maneiras: primariamente bidimensional ou primariamente tridimensional. A avaliação primariamente bidimensional consiste na análise das imagens bidimensionais nos três planos e a utilização da navegação endoscópica para a resolução de problemas ou dúvidas. A avaliação primariamente tridimensional consiste no oposto, ou seja, da análise da navegação, utilizando-se as imagens bidimensionais para a resolução de problemas. É importante que, para ambas as avaliações, as imagens dos dois decúbitos estejam dispostas na tela e, no caso da avaliação primariamente tridimensional, a navegação seja feita no sentido anterógrado (do reto para o ceco) e, a seguir, no sentido retrógrado (do ceco para o reto), possibilitando a visualização dos dois lados das pregas mucosas.

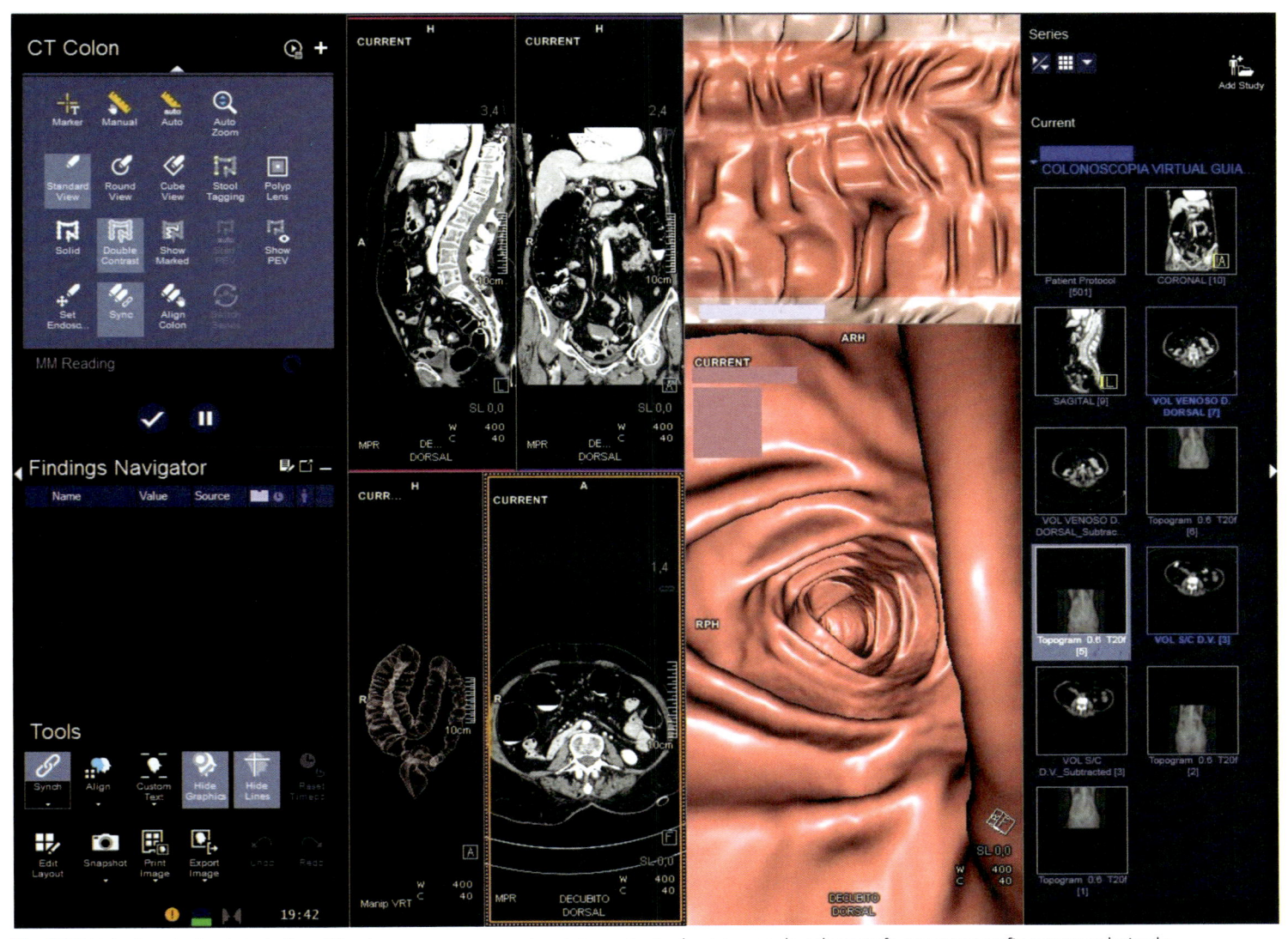

Fig. 19-2. Tela da estação de trabalho utilizada para processamento e interpretação das imagens de colonografia por tomografia computadorizada.

Um estudo publicado há algum tempo concluiu que a avaliação primariamente tridimensional tem sensibilidade de 59% para a detecção de pólipos com até 5 mm, maior que a da avaliação primariamente bidimensional, que foi inferior a 20%, verificada em outro estudo publicado pouco depois.[10,11] Entretanto, a detecção desses pólipos menores tem significado clínico questionável, especialmente se o exame de rastreamento do cólon for repetido em intervalos predeterminados.[3,12] O mesmo estudo de Macari, de 2002, verificou,[11] ainda, que a maioria dos pólipos com até 5 mm não identificados à avaliação primariamente bidimensional (68%) era hiperplásica ou mucosa cólica normal. Dessa forma, admitem-se ambas as formas de interpretação, devendo a escolha ser feita de acordo com a experiência do profissional.

Foram introduzidas, nos programas de processamento de imagens de colonografia por tomografia computadorizada, ferramentas que auxiliam o radiologista a detectar pólipos, chamadas de CAD (do inglês, *computer aided detection*). Essas ferramentas são análogas às utilizadas para a detecção de achados suspeitos em mamografias e localizam todas as alterações com características de pólipos. Como são muito sensíveis e pouco específicas, as lesões detectadas pelos programas devem ser avaliadas pelo radiologista, que definirá se são pólipos ou não; muitas das lesões marcadas pelo CAD são resíduos fecais ou mesmo mucosa normal. Um estudo avaliou prospectivamente a eficácia do CAD.[13] Foram relatadas sensibilidades de 65,4% e de 76,9% para a detecção de pólipos com dimensões de 6 a 9 mm em avaliações sem e com o CAD, respectivamente. Não houve alteração significativa na especificidade, de 90,9% e de 91,8%, respectivamente.

Uma outra ferramenta auxiliar para a interpretação das imagens introduzida foi a dissecção virtual. Essa ferramenta permite a "abertura" do cólon, simulando uma peça cirúrgica, facilitando, assim, a identificação de pólipos (Fig. 19-3). Um estudo comparando a avaliação primariamente bidimensional à primariamente tridimensional com dissecção virtual verificou sensibilidades e especificidades semelhantes, de 77 e 73% e de 99 e 89%, respectivamente.[14] Um outro estudo verificou, entretanto, uma curva de aprendizado menor dos profissionais quando utilizam a dissecção virtual, que pode ser, ainda, melhorada com o uso do CAD.[15]

Os pólipos são identificados, da mesma forma que a colonoscopia convencional, como pequenas lesões arredondadas com atenuação intermediária e fixas à parede do cólon, sésseis ou pedunculadas (Figs. 19-4 e 19-5). São diferenciadas de resíduos fecais por não serem móveis, mantendo-se na mesma posição em ambos os decúbitos (Fig. 19-6). Os resíduos depositam-se por gravidade, conforme a variação do posicionamento do paciente e, diferentemente dos pólipos, impregnam-se pelo meio de contraste ingerido durante o preparo, tornando-se hiperatenuantes (Fig. 19-7).

Lesões expansivas e infiltrativas são representadas por espessamentos irregulares circunferenciais ou semicircunferenciais assimétricos das paredes do cólon, protraindo-se em direção à sua luz e podendo estender-se a planos adiposos circunjacentes, aspecto facilmente visibilizado à colonografia por tomografia computadorizada (Fig. 19-8). Assim, como previamente citado, é possível realizar o estadiamento de eventuais neoplasias colorretais pelo mesmo exame, sendo facilmente identificadas metástases em outros órgãos, como o fígado e linfonodomegalias.

É possível, ainda, pela colonografia por tomografia computadorizada, a diferenciação de pólipos e lesões infiltrativas mucosas de lesões submucosas, como lipomas, e de compressões extrínsecas,

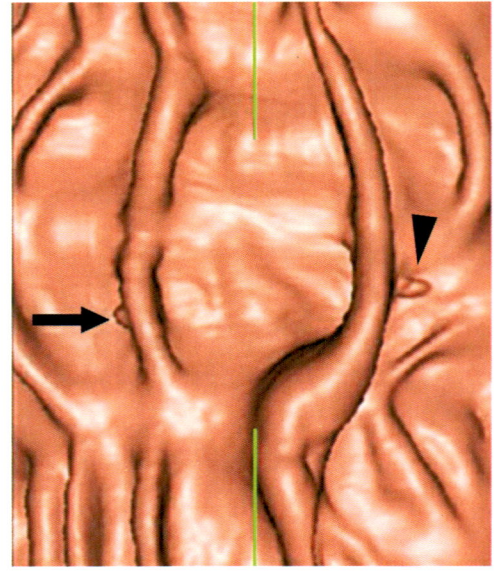

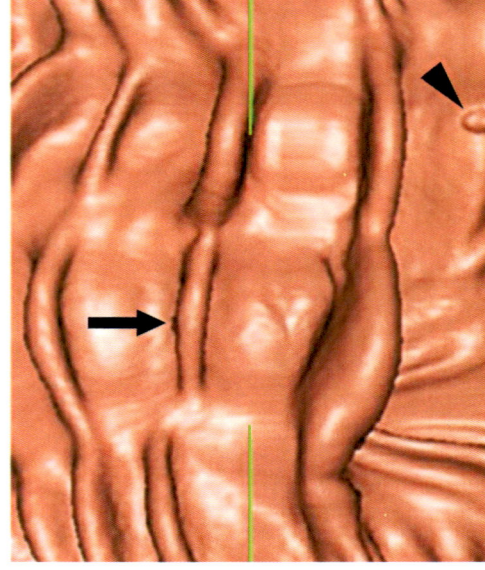

Fig. 19-3. Imagens de dissecção virtual do cólon, simulando uma peça cirúrgica aberta. As setas indicam pólipos facilmente identificados.

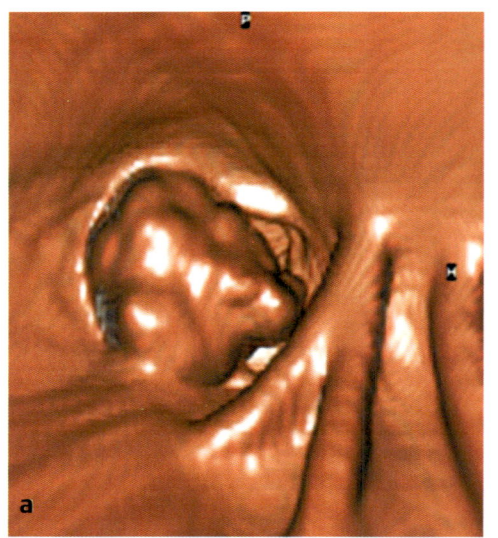

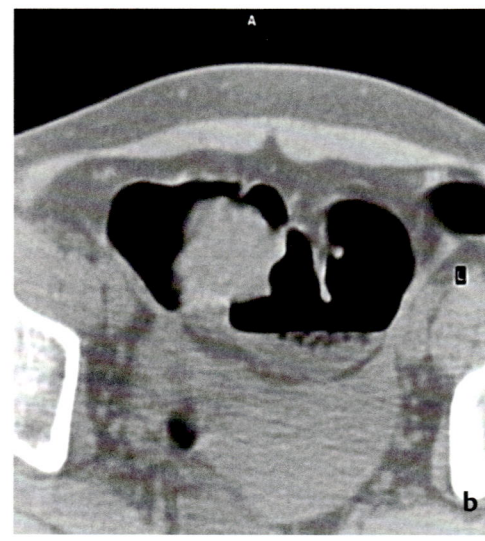

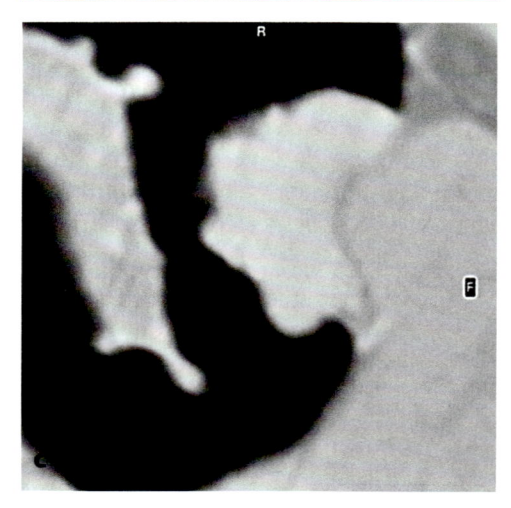

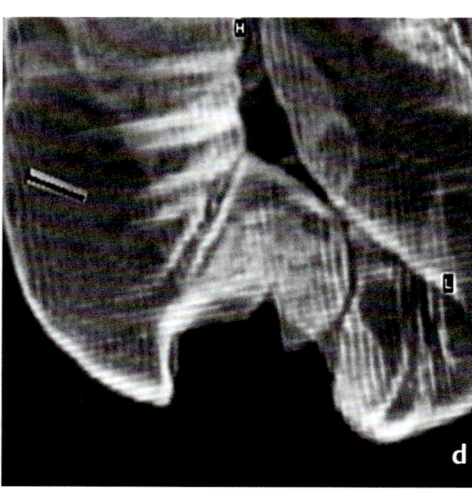

Fig. 19-4. (a) Pólipo visibilizado à navegação virtual, (b, c) às imagens bidimensionais e (d) à reconstrução panorâmica do cólon.

uma vez que se visibilize toda a espessura da parede do cólon e as estruturas adjacentes (Fig. 19-9).

Após a interpretação, o radiologista emite um relatório em que são expostos os achados. Recomenda-se a estruturação desse relatório, ou seja, que ele funcione como um formulário, para facilitar a avaliação do profissional que o recebe. Nesse relatório, devem constar primeiro os achados do cólon, como calibre, espessura das paredes e aspecto da mucosa. Nessa seção, são enumerados todos os pólipos com dimensões superiores a 5 mm com suas respectivas dimensões, localizações e distâncias da borda anal. Devem constar, ainda, aqui, eventuais lesões infiltrativas e suas características. Após a descrição do cólon, devem ser expostos sucintamente os demais achados abdominais relevantes.

COLONOGRAFIA POR TOMOGRAFIA

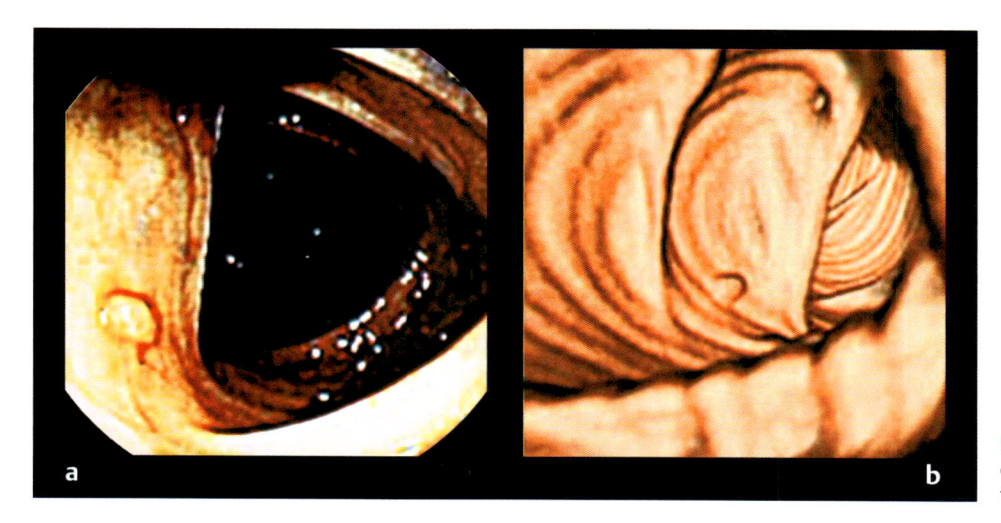

Fig. 19-5. Pequenos pólipos visibilizados: (a) à colonoscopia convencional e (b) à colonografia por tomografia computadorizada.

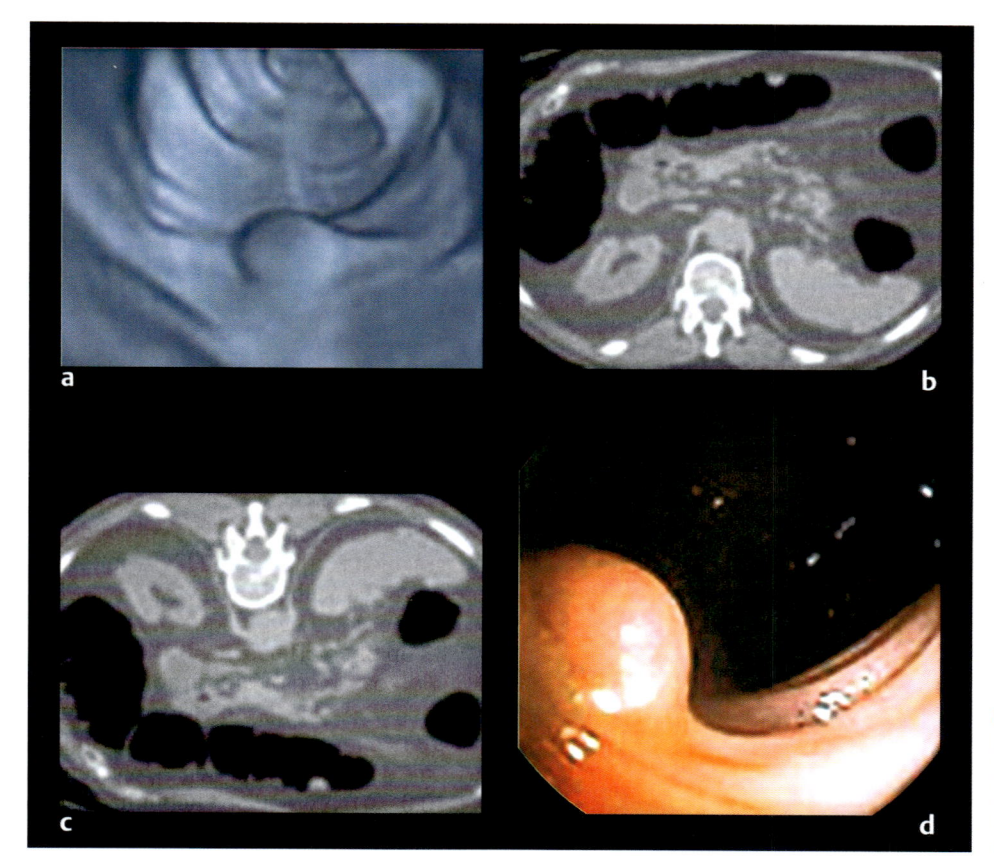

Fig. 19-6. Pólipo visibilizado. (a) Navegação virtual. (b) Imagens bidimensionais em decúbito dorsal. (c) Imagens bidimensionais em decúbito ventral. (d) Colonoscopia convencional. A lesão mantém-se fixa com a mudança de posicionamento, confirmando sua etiologia polipoide.

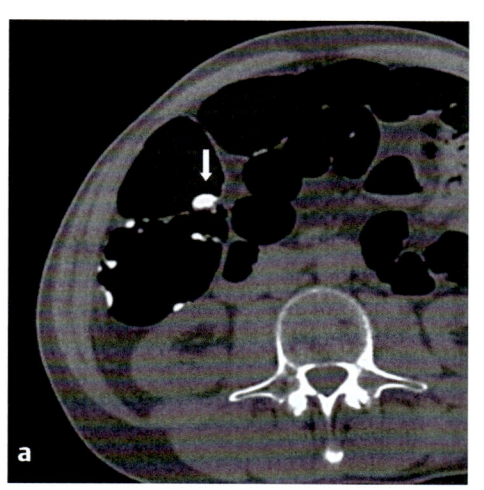

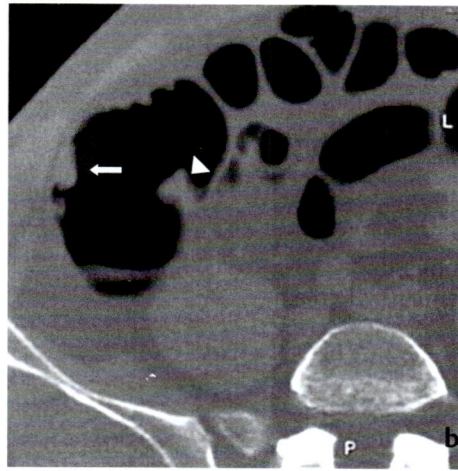

Fig. 19-7. Marcação fecal. (a) Diferenciação de resíduos fecais marcados hiperatenuantes. (b) Pólipos que mantêm média atenuação.

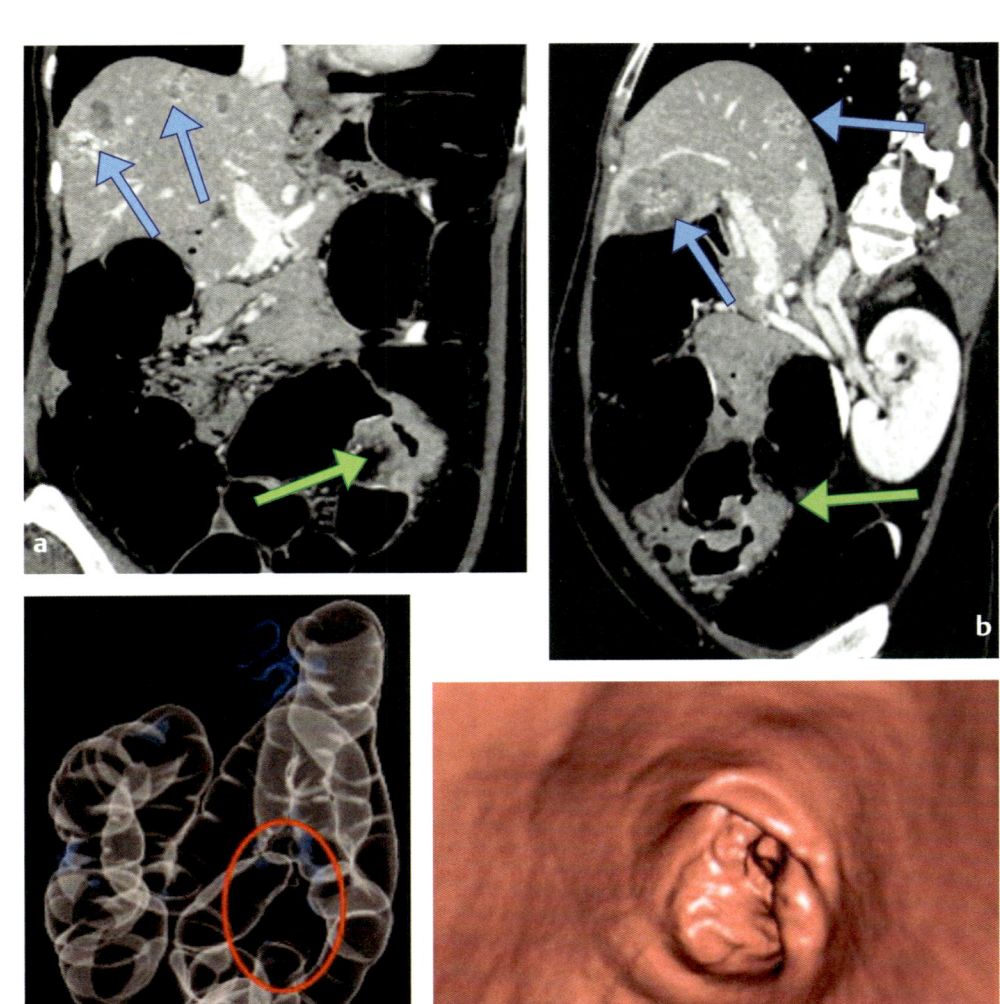

Fig. 19-8. Lesão infiltrativa estenosante do sigmoide (adenocarcinoma). Reformatações coronal (**a**) e sagital (**b**) evidenciando a lesão estenosante no sigmoide (seta verde) e metástases hepáticas (setas azuis). (**c**) Reconstrução tridimensional do cólon demonstrando a área de estenose (círculo vermelho). (**d**) Imagem da lesão estenosante do sigmoide pela navegação virtual.

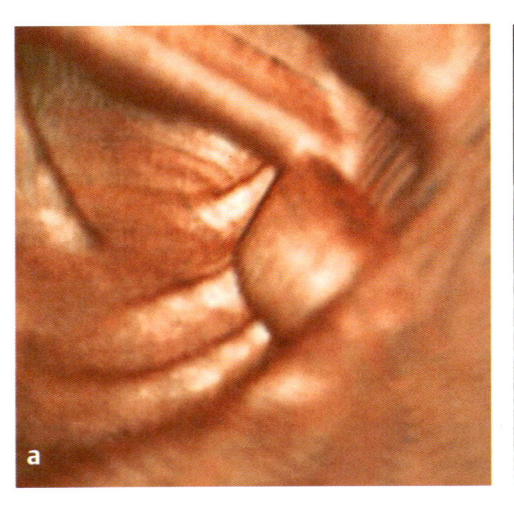

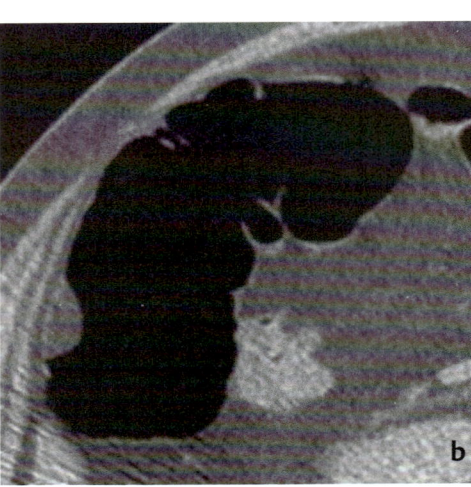

Fig. 19-9. (**a**) Lipoma da parede do cólon, podendo ser confundido com pólipo mucoso à navegação virtual. (**b**) É facilmente caracterizado pela imagem bidimensional axial, em razão de sua atenuação de gordura característica.

SENSIBILIDADE E ESPECIFICIDADE

Em razão dos avanços tecnológicos recentes, tanto com relação aos equipamentos de tomografia computadorizada quanto com relação aos programas utilizados para o processamento das imagens, houve um importante aumento da sensibilidade e especificidade dos exames de colonografia por tomografia computadorizada para a detecção de pólipos.

Entretanto, conforme previamente mencionado, existem outros fatores que afetam diretamente o desempenho desse exame, como a seleção dos pacientes, o preparo intestinal, a distensão intestinal, o protocolo de aquisição de imagens, o processamento das imagens e a experiência do radiologista que as interpreta.[16] É importante a adequação de todos esses fatores para que se obtenha a maior eficácia possível do exame.

Uma metanálise publicada, em 2005, relatou sensibilidade de 93% e especificidade de 97% da colonografia por tomografia computadorizada para a detecção de pólipos com dimensões de 10 mm ou mais.[17] Para pólipos com dimensões acima de 5 mm, tanto a sensibilidade quanto a especificidade foram de 86%. Quando incluídos pólipos com 5 mm ou menos, a sensibilidade e a especificidade variaram consideravelmente, a primeira de 45 a 97%, e a segunda de 26 a 97%. Entretanto, conforme previamente mencionado, o significado clínico de pólipos de até 5 mm é questionável; muitos deles são hiperplásicos ou resultados falso-positivos e podem ser acompanhados em exames subsequentes.[11]

Outra metanálise mais recente comparou o desempenho da colonografia por tomografia computadorizada ao da colonoscopia para a detecção do câncer colorretal.[18] Nesse estudo, a sensibilidade da colonografia por tomografia computadorizada foi de 96,1%, e o da colonoscopia foi de 94,7%. Um outro aspecto interessante ressaltado foi o fato de a colonografia por tomografia computadorizada não deixar de diagnosticar nenhum câncer quando se realizou preparo com catárticos e marcadores fecais. Os autores concluíram, então, que a colonografia por tomografia computadorizada pode ser mais adequada para a avaliação inicial de pacientes com suspeita de câncer colorretal.

Quando a colonografia por tomografia computadorizada foi introduzida, muitos acreditavam que ela poderia ocupar o espaço da colonoscopia convencional. O que se verificou foi o oposto, ambas se tornaram métodos complementares. Houve, assim, um significativo aumento do número de colonoscopias com polipectomias. Quando considerados pólipos maiores que 5 mm, observou-se um aumento de 5 a 10%; quando considerados pólipos maiores que 9 mm, o aumento foi superior a 30%, e quando considerado qualquer pólipo, o aumento foi superior a 50%.[19]

INDICAÇÕES

As indicações da colonografia por tomografia computadorizada, como de qualquer outro método diagnóstico, estão diretamente relacionadas com suas vantagens e limitações, algumas delas já mencionadas previamente. Uma das suas principais vantagens é a de se tratar de um exame minimamente invasivo, não envolver sedação e, consequentemente, apresentar riscos menores; a incidência de complicações é de 0,02% e de perfuração, de 0,009%. Outras vantagens incluem a possibilidade de avaliar todo o cólon, inclusive por via retrógrada e proximal a uma obstrução; ser mais eficiente que o enema opaco e a retossigmoidoscopia; poder ser utilizada quando não for possível a colonoscopia convencional; se tratar de exame de execução relativamente fácil; envolver tecnologia em rápida evolução e, conforme previamente mencionado, apresentar boas sensibilidade e especificidade para a detecção de câncer colorretal e de pólipos com dimensões superiores a 5 mm.

Dois aspectos importantes que devem ser ressaltados dentre as vantagens da colonografia por tomografia computadorizada são as possibilidades de avaliação de todo o cólon, mesmo proximal a uma obstrução por onde o colonoscópio não progride, e de utilização quando não for possível a realização da colonoscopia convencional. Como o gás injetado progride por um ponto obstrutivo, o cólon vai estar todo insuflado, possibilitando a realização da colonografia por tomografia computadorizada. Durante o processamento e a interpretação das imagens, é possível prosseguir com a navegação virtual pelo segmento obstruído e avaliar as porções proximais. É possível, ainda, girar o campo de visão em 180 graus quando se atinge o ceco e retornar até o reto, avaliando o cólon por via retrógrada e, consequentemente, os lados das pregas mucosas não visibilizados durante a navegação anterógrada, algo que não pode ser feito com a colonoscopia convencional. Além disso, existe uma série de contraindicações à realização de colonoscopia convencional, como comorbidades severas, alergia a medicações utilizadas para sedação, quadros hemorrágicos, idade muito avançada ou mesmo resistência e recusa dos pacientes. Como, conforme previamente mencionado, a colonoscopia por tomografia computadorizada é um exame minimamente invasivo e que não envolve sedação, ela pode ser utilizada nesses indivíduos.

Alguns estudos compararam a aceitação dos exames de colonoscopia convencional e de colonografia por tomografia computadorizada pelos pacientes. Gluecker avaliou um grupo de 696 pacientes submetidos à colonoscopia convencional e colonografia por tomografia computadorizada e verificou que 72,3% dos pacientes preferiram a colonografia por tomografia computadorizada.[20] Nesse estudo, foi avaliado, ainda, um grupo de 617 pacientes submetidos a enema opaco com duplo contraste e colonografia por tomografia computadorizada, dos quais 97% preferiram a colonografia computadorizada. A maioria dos pacientes recrutados (89%) considerou o preparo de todos os exames desconfortável. Em um outro estudo,[21] foram aplicados questionários a 111 pacientes submetidos à colonografia por tomografia computadorizada seguida por colonoscopia convencional, investigando sua preferência. Dentre os 68 pacientes que favoreceram um dos métodos, 82% preferiram a colonografia por tomografia computadorizada; os 43 restantes foram indiferentes.

As desvantagens da colonografia por tomografia computadorizada incluem se tratar de método unicamente diagnóstico, envolver radiação ionizante, requerer longa curva de aprendizado do profissional que interpreta as imagens, ser extremamente dependente do preparo e da distensão do cólon, ser pouco sensível e específico para pólipos com dimensões inferiores a 5 mm e ser muito dependente do examinador e do equipamento utilizado. Além disso, uma importante limitação é a falha no diagnóstico de lesões planas e deprimidas, que podem não ser representadas nas imagens, sendo visibilizadas como mucosa cólica normal.[9] Alguns autores demonstraram, contudo, sensibilidade semelhante da colonografia por tomografia computadorizada para a caracterização de lesões planas com dimensões superiores a 10 mm em trabalhos mais recentes.[22]

Dessa forma, o exame é indicado para pacientes com estudo colonoscópico convencional incompleto por lesões obstrutivas, tortuosidade do cólon, aderências ou hérnias, que impossibilitam a progressão do colonoscópio. Outra indicação contempla pacientes com contraindicações à realização de colonoscopia convencional. Além disso, a colonografia por tomografia computadorizada é indicada como método de rastreamento de câncer colorretal para pacientes de baixo risco, tendo sido adotada pela Sociedade Americana de Câncer e pelo NCCN (National Comprehensive Cancer Network) nos seus protocolos, sendo recomendada a cada 5 anos se normal.[2,23]

Diante da introdução da colonografia por tomografia computadorizada como método de rastreamento do câncer colorretal, foi necessária a criação de linhas de conduta diante de eventuais achados. O NCCN recomenda o encaminhamento de pacientes com 3 ou mais pólipos entre 6 e 9 mm ou com um ou mais pólipos maiores que 10 mm para colonoscopia e polipectomia.[2] Com o achado de um ou dois pólipos entre 6 e 9 mm, sugere-se colonoscopia ou colonografia por tomografia computadorizada em 3 anos. Quando houver pólipos menores que 5 mm, recomenda-se individualização da conduta. O Colégio Americano de Radiologia não considera necessário reportar pólipos com dimensões inferiores a 5 mm, uma vez que a maioria desses pequenos pólipos permanece estável ou regride nos exames subsequentes.[24]

A exposição à radiação ionizante em exames diagnósticos é um aspecto que tem gerado preocupação, dada a difusão e o maior acesso da população. Foi recentemente relatado 1% de mortes relacionadas com radiação ionizante nos EUA. Dessa forma, os fabricantes têm centrado esforços no desenvolvimento de equipamentos de tomografia computadorizada que garantam imagens de boa qualidade com doses de radiação cada vez mais baixas, sendo que aparelhos mais modernos já cumprem esse objetivo. Por outro lado, os exames de colonografia por tomografia computadorizada não envolvem doses elevadas de radiação, da ordem de 5 mSv, consideravelmente mais baixas que a dose anual máxima recomendada, de 50 a 100 mSv.[9]

CONCLUSÃO

A colonografia por tomografia computadorizada é um exame minimamente invasivo, com sensibilidade e especificidade adequadas para a detecção de pólipos e câncer colorretal. Além disso, é mais barata, mais simples, mais aceita e não envolve os riscos relacionados com a colonoscopia convencional, podendo ser utilizada como método de rastreamento em uma parcela maior da população, com impacto direto na redução da incidência e da mortalidade pelo câncer colorretal. Assim, suas principais indicações são, para os casos em que a colonoscopia convencional não pode ser realizada, ou é realizada de forma incompleta, e para o rastreamento de câncer colorretal em pacientes de baixo risco. A colonografia por tomografia computadorizada e a colonoscopia convencional são, então, exames complementares e não concorrentes. Apesar de a primeira já ter sido adotada pela Sociedade Americana de Câncer no protocolo de rastreamento do câncer colorretal, no Brasil, ainda é um exame pouco difundido, realizado em centros maiores, principalmente em casos em que a colonoscopia foi incompleta ou não pôde ser realizada.

REFERÊNCIAS BIBLIOGRÁFICAS

1. Burt RW. Colorectal cancer screening. Curr Opin Gastroenterol 2010;26:466-70.
2. Provenzale D, Gupta S, Ahnen DJ et al. NCCN Guidelines(r) insights colorectal cancer screening, version 1.2018 featured updates to the NCCN guidelines. JNCCN J Natl Compr Cancer Netw 2018;16(8):939-949.
3. Glick SN. Background and Significance. In: Dachman AH. Fundamentals of Virtual Colonoscopy. Nova York: Springer Science+Business Media; 2005. p. 4-13.
4. Glick S. Double-contrast baruim enema for colorectal câncer screening: a review of the issues and a comparison with other screening alternatives. AJR 2000;174:1529-37.
5. Glick S, Wagner JL, Johnson CD. Cost-effectiveness of double-contrast baruim enema in screening for colorectal câncer. AJR 1998;170:629-36.
6. Fenlon HM, Nunes DP, Schroy PC 3rd et al. A comparison of virtual and conventional colonoscopy for the detection of colorectal polyps. N Engl J Med 1999;341:1496-503.
7. Scalise P, Mantarro A, Pancrazi F, Neri E. Computed tomography colonography for the practicing radiologist: A review of current recommendations on methodology and clinical indications. World J Radiol 2016.
8. Lefere PA, Gryspeerdt SS, Dewyspelaere J et al. Dietary fecal tagging as a cleansing method before CT colonography: initial results polyp detection and patient acceptance. Radiology 2002;224:393-403.
9. Macari M, Bini EJ. CT colonography: where have we been and where are we going? Radiology 2005;237:819-33.
10. Yee J, Akerkar GA, Hung RK et al. Colorectal neoplasia: performance characteristics of CT colonography for detection in 300 patients. Radiology 2001;219:685-92.
11. Macari M, Bini EJ, Xue X et al. Colorectal neoplasms: prospective comparison of thin-section low-dose multi–detector row CT colonography and conventional colonoscopy for detection. Radiology 2002;224:383-92.
12. Macari M, Milano A, Lavelle M et al. Comparison of time-efficient CT colonography with two- and three-dimensional colonic evaluation for detecting colorectal polyps. AJR 2000;174:1543-49.
13. Regge D, Della Monica P, Galatola G et al. Efficacy of computer-aided detection as a second reader for 6–9-mm lesions at CT colonography: multicenter prospective trial. Radiology 2013;266:168-76.
14. Kim SH, Lee JM, Eun HW et al. Two- versus three-dimensional colon evaluation with recently developed virtual dissection software for CT colonography. Radiology 2007;244:852-64.
15. Hock D, Ouhadi R, Materne R et al. Virtual dissection CT colonography: evaluation of learning curves and reading times with and without computer-aided detection. Radiology 2008;248:860-68.
16. Yee J, McFarland E. How accurate is CT colonography? In: Dachman AH. Fundamentals of virtual colonoscopy. Nova York: Springer Science + Business Media; 2005. p. 14-23.
17. Halligan S, Altman DG, Taylor SA et al. CT colonography in the detection of colorectal polyps and câncer: systematic review, meta-analysis, and proposed minimum data set for study level reporting. Radiology 2005;237:893-904.
18. Pickhardt PJ, Hassan C, Halligan S et al. Colorectal cancer: CT colonography and colonoscopy for detection—Systematic review and meta-analysis. Radiology 2011;259:393-405.
19. Rex DK, Lieberman D. ACG colorectal cancer prevention action plan: update on CT colonography. Am J Gastroenterol 2006;101:1410-13.
20. Gluecker TM, Johnson CD, Harmsen WS et al. Colorectal cancer screening with CT colonography, colonoscopy, and double-contrast barium enema examination: prospective assessment of patient perceptions and preferences. Radiology 2003;227:378-84.
21. Svensson MH, Svensson E, Lasson A et al. Patient acceptance of CT colonography and conventional colonoscopy: prospective comparative study in patients with or suspected of having colorectal disease. Radiology 2002;222:337-45.
22. Kim DH, Matkowskyj KA, Lubner MG, Hinshaw JL, Weiss JM, Pickhardt PJ. Serrated Polyps at CT Colonography : Prevalence and Characteristics of the Serrated Polyp 2016;280(2):455-463.
23. Wender RC, Andrews KS, Brooks D et al. Cancer screening in the United States, 2018: A review of current American Cancer Society guidelines and current issues in cancer screening. CA Cancer J Clin 2018;68(4):297-316.
24. Yee J, Chang KJ, Dachman AH et al. The Added Value of the CT Colonography Reporting and Data System. J Am Coll Radiol 2016:1-5.

CÁPSULA DE CÓLON

Lucio Giovanni Battista Rossini ▪ Fernanda Prata Martins

INTRODUÇÃO

A cápsula endoscópica é um dispositivo capaz de investigar o trato digestório com a aquisição e gravação de imagens de forma minimamente invasiva, sendo realizado sem sedação e sem a insuflação de ar. Inicialmente desenvolvida para avaliação apenas do intestino delgado, hoje temos dispositivos capazes de avaliar também o esôfago e o cólon.[1] A cápsula endoscópica atravessa o intestino grosso submersa no líquido presente em seu lúmen. A qualidade do preparo intestinal é, portanto, fator determinante da *performance* da cápsula na detecção de lesões.

A cápsula endoscópica de cólon (CEC) foi proposta inicialmente como um método alternativo para o rastreamento do câncer colorretal. Alguns estudos clínicos que serão discutidos ao longo desse capítulo demonstraram que, no geral, a CEC é segura e capaz de avaliar toda a extensão da mucosa do cólon.

A *Pillcam Colon* (Given Imaging Ltd., Yoqneam, Israel) é atualmente a única cápsula comercialmente disponível no mercado mundial, estando liberada pelas agências de saúde europeia (European Medicines Agency) e americana (US Food and Drug Administration). A Sociedade Europeia de Endoscopia Gastrointestinal (ESGE) enxerga a cápsula de cólon como viável, segura e aparentemente adequada para rastreamento do câncer de cólon em indivíduos sem fatores de risco ou sinais de alarme.[2] Já nos Estados Unidos, a cápsula de cólon tem seu uso restrito aos pacientes que foram submetidos a duas colonoscopias incompletas.

VISÃO GERAL

O sistema da Given Imaging consiste em 3 componentes principais: 1) a cápsula endoscópica propriamente dita (Fig. 20-1); 2) um sistema de captura composto por sensores e um gravador de dados (Fig. 20-2) e 3) um computador pessoal com estação de trabalho e programa específico para revisão e interpretação das imagens.

A cápsula de cólon é similar à utilizada na avaliação do intestino delgado, no entanto, ela é provida de duas câmeras, localizadas em suas extremidades, permitindo maior campo de visão e aquisição de maior número de imagens.

A CEC disponível comercialmente hoje no mercado brasileiro é da segunda geração (PillCam™ Cólon 2). O dispositivo mede 31,5 por 11,6 mm, possui duas câmeras, uma em cada extremidade, ambas com ângulo de visão de 176°, resultando em um campo visual total de aproximadamente 360°. As principais diferenças entre a primeira e a segunda versões da CEC estão listadas no Quadro 20-1.

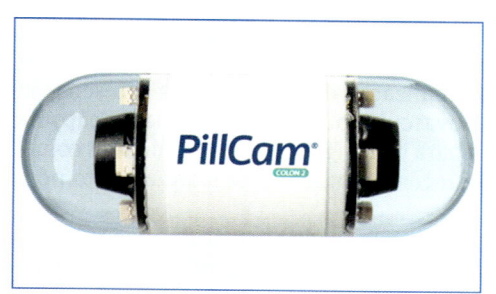

Fig. 20-1. Imagem da cápsula endoscópica de cólon – Pillcam Colon 2 (Given Imaging Ltd., Yoqneam, Israel).

A PillCam™ Cólon 2 possui um sistema de velocidade de captura de imagens ajustável visando otimizar a economia da bateria. Enquanto no estômago, a cápsula trabalha a um ritmo de 14 imagens por minuto. Quando imagens do intestino delgado são identificadas e confirmadas pelo gravador, ela passa a registrar 4 imagens por segundo. Ao alcançar o cólon, a cápsula é acionada para iniciar uma captura de imagens em velocidade variável, adquirindo 4 imagens por segundo, se estiver parada, e 35 imagens por segundo, enquanto em movimento.[1,3,4]

O ritmo adaptável de captura de imagens é controlado pelo novo gravador de dados (DR3) que analisa as imagens adquiridas pela cápsula. O DR3 também assiste e orienta a equipe médica e o paciente ao longo do procedimento. Ele é capaz de produzir alertas sonoros e indicar em seu monitor de cristal líquido instruções para o paciente quanto ao momento da ingestão do reforço de laxativo e também quanto ao término do exame.[5,6]

Os sensores, em número de oito, são os mesmos utilizados na cápsula de delgado, entretanto, os pontos anatômicos para sua colocação são diferentes, como exposto na Figura 20-3. O gravador de dados compatível com a Pillcam™ Cólon 2 é o DR3 (Fig. 20-4).

Assim como na cápsula do delgado, ao término do exame, as imagens transmitidas ao gravador portátil conectado aos sensores junto ao paciente são transferidas para o computador pelo programa específico (RAPID) para interpretação e análise.

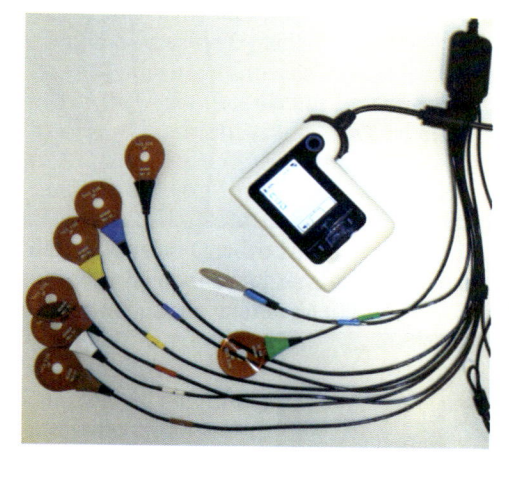

Fig. 20-2. Sistema de captura de imagens da cápsula endoscópica, composto pelos sensores e o gravador de dados.

Quadro 20-1. Características das Cápsulas Endoscópicas de Cólon da 1ª e 2ª Gerações

Característica	PillCam Cólon 1	PillCam Cólon 2
Tamanho	11 × 31 mm	11,6 × 31,5 mm
Câmeras	2	2
Ângulo	156°	172° (total ≅ 360°)
Velocidade de captura Imagens/segundo	4 imagens/s	Ajustável 4 a 35 imagens/s
Bateria	10 horas	10 horas

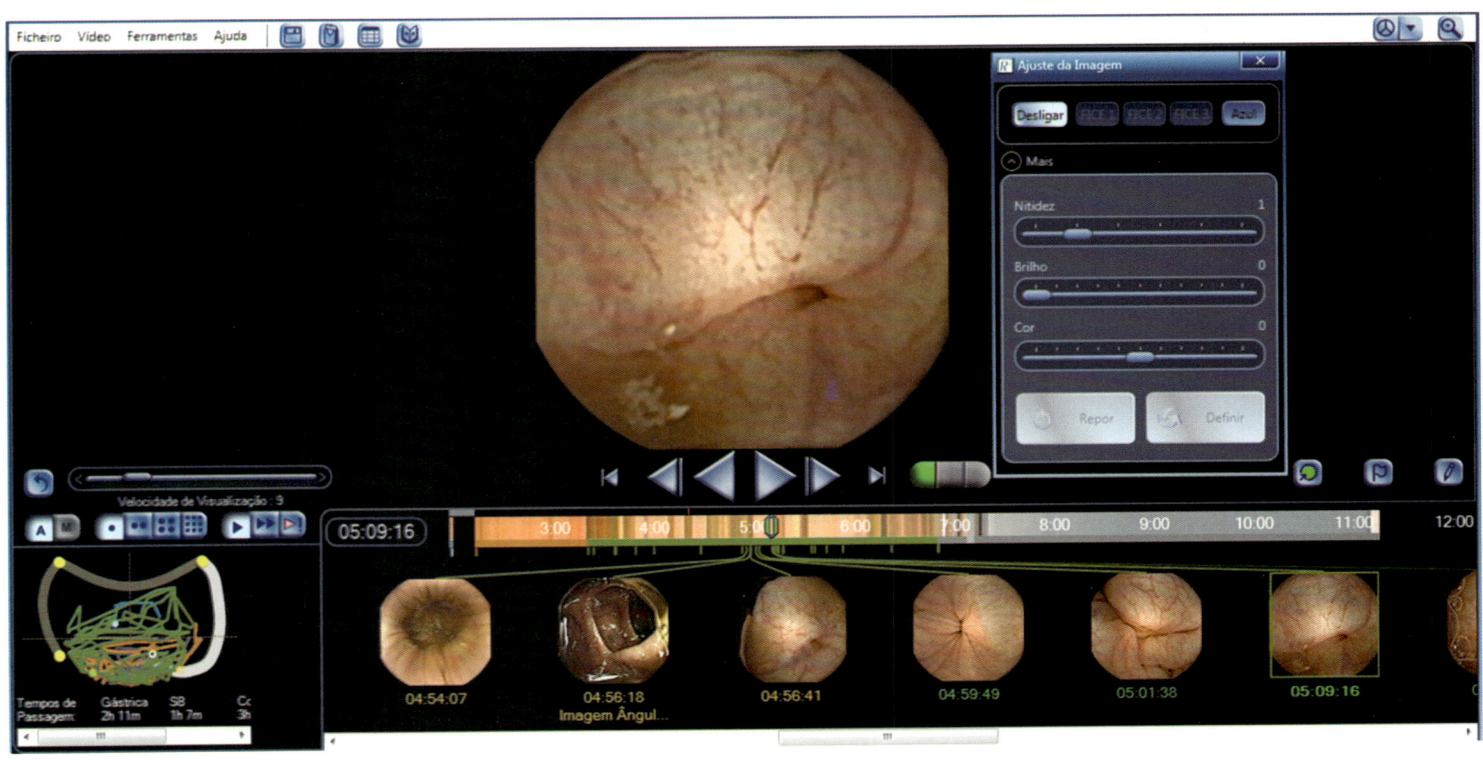

Fig. 20-8. Monitor do programa RAPID com a ferramenta de ajuste de imagem ativada.

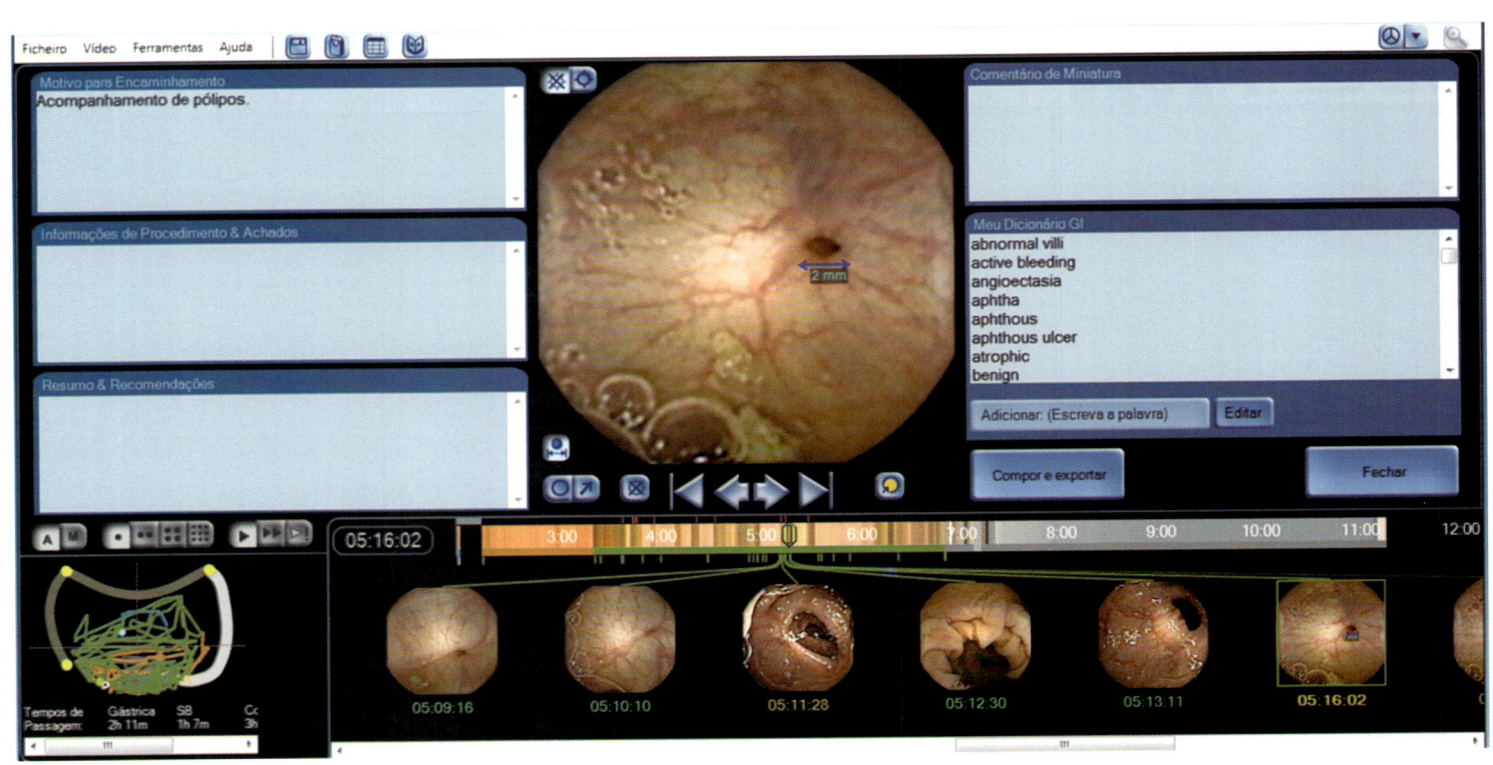

Fig. 20-9. Monitor do programa RAPID e sua ferramenta para mensuração de lesões.

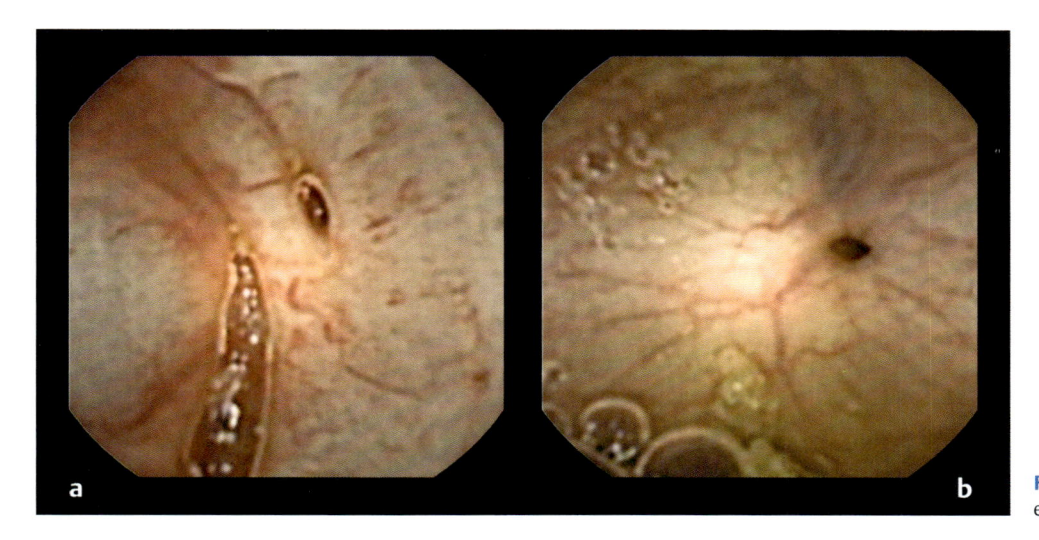

Fig. 20-10. (a, b) Imagens obtidas por CEC evidenciam divertículos sem sinais de complicação.

CONSIDERAÇÕES CLÍNICAS
Pólipos e Câncer Colorretal

A cápsula endoscópica de delgado é um método não invasivo bem estabelecido para avaliação das doenças do delgado. A CEC, por sua vez, é uma tecnologia mais recente, e, até o momento, apenas alguns estudos clínicos com pequeno número de pacientes comparando a *performance* da cápsula à da colonoscopia no rastreamento do câncer colorretal estão publicados (Quadro 20-4).[1-25]

Pacientes sem sinais ou sintomas de alarme são considerados de risco médio populacional para o câncer colorretal e poderiam ser submetidos a testes de rastreamento não invasivos, alternativos

Quadro 20-4. Resultados dos Principais Trabalhos Completos Publicados que Avaliaram a *Performance* da Cápsula Endoscópica de Cólon em Comparação à Colonoscopia no Rastreamento do Câncer Colorretal

Autores/ano	Tipo CEC	N	Idade (anos)	Preparo adequado	Exames completos	Achado na colonoscopia	Sensibilidade (%)	Especificidade (%)	VPP	VPN
Schoofs et al., 2006[14]	CEC-1	41 (36)	56 (26-75)	88%	84%	Pólipos (geral)	76	64	83	54
						Significativo*	77	70	59	84
Eliakim et al., 2006[13]	CEC-1	91 (84)	57 (26-75)	84,4%	74%	Pólipos (geral)	69	81	74	78
						Significativo*	63	94	67	91
Van Gossun et al., 2009[10]	CEC-1	332 (320)	58,5 (22-84)	72%	92,8%	Pólipos (geral)	72	78	–	–
						≥ 6 mm	64	84	–	–
						Câncer	74	98	–	–
Sieg et al., 2009[5]	CEC-1	38 (36)	56 (23-73)	88%	84% (6 h)	Pólipos (geral)	65	96	–	–
Eliakim et al., 2009[3]	CEC-2	104 (98)	49,8 (18-57)	78%	81% (8 h)	≥ 6 mm	89	76	–	–
						≥ 10 mm	88	89	–	–
Rokkas et al., 2010[18] **Metanálise**		626				Pólipos (geral)	73	89	–	–
						Significativo*	69	86	–	–
Herrerias-Gutierrez et al., 2011[11]	CEC-1	144	52,2 ± 16,7	65,6%	93%	Geral	84	62,5	77,7	71,4
Spada et al., 2011[15]	CEC-1	40	58,8 (27-74)	42,5%	87,5%	≥ 6 mm	63	87	77	78
Spada et al., 2011[16]	CEC-1	60 (47)	54 ± 11,1	78%	83%	≥ 6 mm	100	95	–	–
Spada et al., 2011[12]	CEC-2	117 (109)	60 ± 9	81%	88%	≥ 6 mm	84	64	–	–
						≥ 10 mm	88	95	–	–
Rex et al., 2015[24]	CEC-2	884 (695)	57	80%	92%	≥ 6 mm	81	93	–	–
						≥ 10 mm	80	97	–	–
Saito et al., 2015[25]	CEC-2	72 (66)	59,7 ± 10,2	93,6%	87,9%	≥ 6 mm ou indicação de ressecção	94	–	–	–
Brechmann et al., 2016[20]	CEC-1	50	59,5 ± 12,1	60%	98%	Pólipos (geral)	65	76	–	–
Igawa et al., 2017[21]	CEC-2	30	59,5 ± 11,9	100%	100%	LST	81	100	–	–
Alvarez-Urturi et al., 2017[19]	CEC-2	53 (51)	48,6 ± 8,9	60,7%	84,3%	Adenoma avançado	100	98	67	100
						Pólipos (geral)	87	97	93	88
Ota et al., 2017[22]	CEC-2	52 (21)	70,5 (53-81)	65%	75%	Câncer cólon avançado				
						Análise por paciente	85	–	–	–
						Análise por pólipo	81	–	–	–
Parodi et al., 2018[23]	CEC-2	211 (177)	57 (26-82)	80,8%	100%	≥ 6 mm	91,1	88,4	78	95,5
						≥ 10 mm	88,9	94,7	–	–

CEC: cápsula endoscópica de cólon; VPP: valor preditivo positivo; VPN: valor preditivo negativo; LST: lesão plana de crescimento lateral.
*Achado significativo é definido por pólipo ≥ 6 mm ou mais do que 3 pólipos em número.

à colonoscopia.[2] Dentre as opções atualmente disponíveis, a CEC apresenta como maior vantagem o exame direto da mucosa cólica, porém, não há informação consistente sobre o seu custo-benefício nesse propósito. Por outro lado, pacientes classificados como de alto risco, pela história clínica, antecedente pessoal ou familiar, devem ser referenciados diretamente para a colonoscopia.[2]

Os estudos com a primeira geração da cápsula de cólon (PillCam™ Cólon) mostraram uma heterogeneidade significativa nos desenhos dos estudos, na população de pacientes e nas características de desempenho.[10,13,14,19,20,26-28]

Em levantamento feito pela Sociedade Europeia de Endoscopia Gastrointestinal (ESGE) a sensibilidade média para achados significativos pela primeira geração da CEC foi de 58%, número que foi substancialmente elevado para 86% com os dispositivos da segunda geração.[2] Os baixos valores de especificidade (inclusive para a Pillcam™ Cólon 2) parecem estar relacionados primordialmente com uma discrepância na mensuração dos pólipos por ambos os métodos, resultando em uma superestimação da medida das lesões pela cápsula.

Nos estudos com a segunda geração da CEC (Pillcam™ Cólon 2), a sensibilidade e especificidade para a detecção de qualquer pólipo variaram de 73 a 82% e 89 a 97%, respectivamente. Entretanto, na detecção de pólipos significativos (≥ 6 mm em tamanho, ≥ 3 pólipos em número), a sensibilidade variou de 80 a 100% com 64 a 98% de especificidade.[3,12,21-25,29,30] As principais publicações sobre acurácia da CEC para detecção de pólipos estão apresentadas no Quadro 20-4.

Duas metanálises indicaram que a cápsula de cólon, apesar de menos sensível e específica do que a colonoscopia convencional,[26,31] foi acurada para a detecção de neoplasia colorretal. A sensibilidade da CEC para detecção de qualquer pólipo por paciente variou de 71 a 73% com especificidade de 75 a 89%. Ao considerar somente os pólipos significativos (≥ 6 mm ou ≥ 3 pólipos), os valores de sensibilidade foram de 68 a 69%, com especificidade de 82 a 86%.[26,31] Os autores concluíram que, apesar da cápsula não ser tão acurada quanto a colonoscopia, os valores de sensibilidade e especificidade parecem ser razoáveis para um método alternativo de exame do cólon em casos selecionados.[26]

Os resultados observados estão acima do ponto de corte de 50% de sensibilidade, proposto pela Sociedade Americana de Câncer e utilizado para definir um teste como aceitável para fins de rastreamento, e são comparáveis ou superiores aos demais testes não invasivos disponíveis para tal propósito.[32] Vale enfatizar que a meta final do rastreamento do câncer colorretal é a redução da prevalência da neoplasia, levando em conta a aderência do paciente, segurança, custos e complicações.

Se considerarmos a CEC como um método alternativo à colonoscopia em casos selecionados, faz-se interessante a comparação entre ela e a colonoscopia virtual por tomografia (CVT). Dois estudos comparando cápsula de cólon e CVT sugeriram que a cápsula era tão boa quanto ou melhor do que a CVT para triagem do câncer colorretal.[29,33] Em pacientes com colonoscopia incompleta, a sensibilidade relativa da cápsula em comparação à colonoscopia virtual foi de 2,0 (intervalo de confiança [IC] 95%, 1,34 a 2,98), indicando um aumento significativo na sensibilidade para lesões ≥ 6 mm.[33]

Hassan et al. avaliaram o custo-benefício da CEC no rastreamento do câncer colorretal pelo modelo matemático de Markov. Uma simulação inicial de aderência 30% superior ao programa de *screening* com a cápsula endoscópica em relação à colonoscopia tornou a CEC a opção mais eficiente. Os autores concluíram então que o custo-benefício do exame da cápsula depende basicamente da sua capacidade de elevar a aderência dos pacientes aos programas de rastreamento.[34]

O ponto crucial para otimizar os resultados da cápsula endoscópica é o preparo intestinal (Fig. 20-11).[10,15] O estudo multicêntrico com uma das maiores casuísticas, publicado por Van Gossun *et al.*, encontrou valores de sensibilidade e especificidade para a CEC nos pacientes com preparo considerado adequado de 75 e 84%, respectivamente, enquanto nos pacientes com preparo inadequado (ruim ou péssimo) os valores caem para 42 e 84%, respectivamente.[10,15]

Doenças Inflamatórias Intestinais

Os dados publicados a respeito do valor da CEC dentro do espectro das doenças inflamatórias intestinais são bastante inconsistentes e controversos.[35-37] Segundo a ESGE, até o momento não há dados suficientes para sustentar o uso da CEC no diagnóstico e acompanhamento das doenças inflamatórias intestinais. A colonoscopia continua sendo considerada o exame padrão ouro, pois muitas vezes serão necessárias biópsias para diagnóstico diferencial e também porque pacientes com doença de longa data apresentam risco aumentado de neoplasia.[2,7]

Em um estudo prospectivo inicial realizado com a primeira geração da CEC, a sensibilidade e especificidade para a detecção de inflamação colônica ativa em pacientes com suspeita ou colite ulcerativa confirmada foram de 89 e 75%, respectivamente.[37] Outros estudos usando PillCam™ Cólon relataram segurança aceitável, mas eficácia insuficiente como uma alternativa à colonoscopia convencional para monitorar a extensão e atividade da doença.[35-38]

Por outro lado, em recente estudo prospectivo, a PillCam™ Cólon 2 alcançou sensibilidade de 97% para detectar inflamação da mucosa e 94% para inflamação moderada à grave, em portadores de colite ulcerativa. Os valores preditivos negativo e positivo para detecção de inflamação da mucosa chegaram a 94 e 95%, respectivamente.[39]

As diretrizes da ESGE recomendam que a cápsula de cólon possa facilitar o monitoramento da inflamação da mucosa em pacientes com colite ulcerativa.[2] Entretanto, em pacientes com doença de Crohn, a CEC subestima a gravidade da doença e apresenta baixa sensibilidade (40%).

Uma vantagem da cápsula endoscópica sobre a colonoscopia seria a possibilidade de avaliação completa de todo trato gastroin-

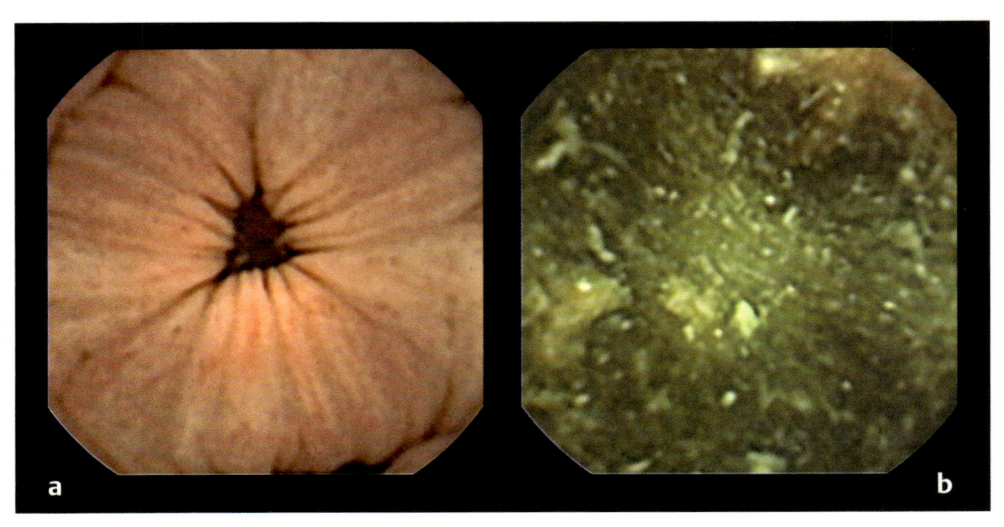

Fig. 20-11. Imagens de um preparo dos cólons adequado (**a**) e impróprio (**b**). Nota-se nítida diferença na qualidade das imagens adquiridas.

testinal. O rendimento diagnóstico da cápsula do cólon avaliando o intestino delgado foi superior à ileocolonoscopia (83,3% versus 69,7%; diferença de rendimento, 13,6%; IC 95%, 2,6 a 24,7%).[40]

Dessa forma, a CEC pode vir a ter um papel no diagnóstico e monitoramento da doença inflamatória quanto à sua localização, extensão, atividade e gravidade, além do acompanhamento da cicatrização da mucosa, estabelecendo o prognóstico e acessando possíveis recorrências pós-operatórias. Essas informações podem, eventualmente, influenciar o planejamento da estratégia do tratamento, por exemplo, quanto à via de administração da medicação (oral, tópica, enema ou combinada). O conhecimento da extensão da doença pode delinear de forma mais apurada o início do rastreamento do câncer colorretal.

Contudo, ainda hoje não há evidência suficiente que possa incluir a CEC como ferramenta diagnóstica para os pacientes com doença inflamatória, esse é um campo que ainda requer maior investigação.[2,7]

Não há estudos clínicos sobre a acurácia da CEC para os demais achados do cólon, como: divertículos e malformações vasculares.

COMPLICAÇÕES

A CEC tem-se mostrado um procedimento seguro, sem relato de complicações maiores em mais de 1.500 procedimentos, dos quais cerca de 40% eram indivíduos assintomáticos.[2] Os efeitos colaterais relacionados com a CEC são basicamente aqueles diretamente ocasionados pelo preparo, como: náuseas, vômitos, cefaleia, fadiga e cólica abdominal, presentes em até 7,9% dos pacientes.[3,5,10,12,13,16]

A retenção da cápsula é a complicação mais grave da CEC. A retenção refere-se à permanência da cápsula no trato gastrointestinal por pelo menos duas semanas. A incidência de retenção é de aproximadamente 2% de todos os pacientes submetidos à endoscopia por cápsula do intestino delgado. A retenção deve ser suspeitada em pacientes assintomáticos que não relatam excreção da cápsula dentro de 15 dias após a sua ingestão e em pacientes com sintomas obstrutivos ou relacionados com a perfuração, em que a cápsula não tenha sido excretada, independentemente do tempo entre o início dos sintomas e a ingestão da mesma.[41]

CONSIDERAÇÕES FINAIS

A CEC é uma tecnologia emergente, que poderá ser útil para incremento da aderência ao rastreamento do câncer colorretal. De fato, é um método minimamente invasivo, atrativo para tal propósito, haja vista a baixa adesão aos programas de rastreamento atualmente disponíveis.

Uma vez que a maioria dos trabalhos publicados incluiu um pequeno número de pacientes, algumas questões importantes devem ser analisadas, antes que a CEC seja disseminada na prática clínica.

A primeira delas concerne à definição do melhor esquema de preparo do cólon. Este é o ponto-chave para implementação da CEC, e, para isso, um balanço entre o resultado final e a satisfação do paciente deve ser almejado, considerando que o valor do exame em pacientes com preparo regular ou inadequado é desconhecido.

A segunda questão envolve uma análise definitiva dos custos da tecnologia da CEC comparada à colonoscopia convencional. Uma vez que a cápsula encontre um achado significativo, o exame endoscópico terapêutico deverá ser realizado, gerando um custo adicional ao paciente e ao sistema de saúde. Deve-se levar em conta, ainda na análise de custos, que o tempo necessário para avaliação das imagens da CEC e confecção do relatório é superior àquele necessário para realizar uma colonoscopia.

A última questão é a falta de largos estudos prospectivos, avaliando a eficácia e as limitações do método no rastreamento do câncer colorretal, bem como na investigação de sinais e sintomas pertinentes.

Até o momento, a cápsula endoscópica de cólon não deve ser considerada como uma alternativa, mas um método complementar à colonoscopia convencional, podendo ser apropriada no caso de exames incompletos, em pacientes que se recusam ou que apresentam uma contraindicação à colonoscopia sob sedação endovenosa.[2,7,26]

As perspectivas para o futuro nesse campo são grandes. Esperamos que, com o avanço tecnológico, as cápsulas possam ser equipadas para liberação controlada de fármacos, realização de citologia e escovado e também dispositivos capazes de realizar biópsias ópticas e reconhecimento imunológico de neoplasias.[26]

REFERÊNCIAS BIBLIOGRÁFICAS

1. Adler SN, Bjarnason I. What we have learned and what to expect from capsule endoscopy. World J Gastrointest Endosc 2012;4:448-452.
2. Spada C, Hassan C, Galmiche JP et al. Colon capsule endoscopy: European Society of Gastrointestinal Endoscopy (ESGE) Guideline. Endoscopy 2012;44:527-536.
3. Eliakim R, Yassin K, Niv Y et al. Prospective multicenter performance evaluation of the second-generation colon capsule compared with colonoscopy. Endoscopy 2009;41:1026-1031.
4. Spada C, Hassan C, Sturniolo GC et al. Literature review and recommendations for clinical application of Colon Capsule Endoscopy. Dig Liver Dis 2011;43:251-258.
5. Sieg A, Friedrich K, Sieg U. Is PillCam COLON capsule endoscopy ready for colorectal cancer screening? A prospective feasibility study in a community gastroenterology practice. Am J Gastroenterol 2009;104:848-854.
6. Spada C, De Vincentis F, Cesaro P et al. Accuracy and safety of second-generation PillCam COLON capsule for colorectal polyp detection. Therap Adv Gastroenterol 2012;5:173-178.
7. Riccioni ME, Urgesi R, Cianci R et al. Colon capsule endoscopy: Advantages, limitations and expectations. Which novelties. World J Gastrointest Endosc 2012;4:99-107.
8. ASGE TC, Adler DG, Chand B et al. Capsule endoscopy of the colon. Gastrointest Endosc 2008;68:621-623.
9. Fernandez-Urien I, Carretero C, Borda A, Muñoz-Navas M. Colon capsule endoscopy. World J Gastroenterol 2008;14:5265-5268.
10. Van Gossum A, Munoz-Navas M, Navas MM et al. Capsule endoscopy versus colonoscopy for the detection of polyps and cancer. N Engl J Med 2009;361:264-270.
11. Herrerías-Gutiérrez JM, Argüelles-Arias F, Caunedo-Álvarez A et al. PillCam Colon Capsule for the study of colonic pathology in clinical practice. Study of agreement with colonoscopy. Rev Esp Enferm Dig 2011;103:69-75.
12. Spada C, Hassan C, Munoz-Navas M et al. Second-generation colon capsule endoscopy compared with colonoscopy. Gastrointest Endosc 2011;74:581-589.
13. Eliakim R, Fireman Z, Gralnek IM et al. Evaluation of the PillCam Colon capsule in the detection of colonic pathology: results of the first multicenter, prospective, comparative study. Endoscopy 2006;38:963-970.
14. Schoofs N, Devière J, Van Gossum A. PillCam colon capsule endoscopy compared with colonoscopy for colorectal tumor diagnosis: a prospective pilot study. Endoscopy 2006;38:971-977.
15. Spada C, Riccioni ME, Hassan C et al. PillCam colon capsule endoscopy: a prospective, randomized trial comparing two regimens of preparation. J Clin Gastroenterol 2011;45:119-124.
16. Spada C, Hassan C, Ingrosso M et al. A new regimen of bowel preparation for PillCam colon capsule endoscopy: a pilot study. Dig Liver Dis 2011;43:300-304.
17. Delvaux M, Crespi M, Armengol-Miro JR et al. Minimal standard terminology for digestive endoscopy: results of prospective testing and validation in the GASTER project. Endoscopy 2000;32:345-355.
18. Leighton JA, Rex DK. A Grading System to Evaluate Colon Cleansing for the PillCam® Colon Capsule: A Validation Study. Gastrointest Endosc 2009;69:AB225.
19. Alvarez-Urturi C, Fernández-Esparrach G, Ibáñez IA et al. Accuracy of Colon Capsule Endoscopy in Detecting Colorectal Polyps in Individuals with Familial Colorectal Cancer: Could We Avoid Colonoscopies. Gastroenterol Res Pract 2017;2017:1507914.
20. Brechmann T, Schmiegel W, Klute L et al. Feasibility of a colon capsule overnight procedure followed by colonoscopy. Z Gastroenterol 2016;54:146-151.
21. Igawa A, Oka S, Tanaka S et al. Evaluation for the Clinical Efficacy of Colon Capsule Endoscopy in the Detection of Laterally Spreading Tumors. Digestion 2017;95:43-48.
22. Ota Y, Yamada A, Kobayashi Y et al. Diagnostic capability of colon capsule endoscopy for advanced colorectal cancer: A pilot study. Dig Endosc 2017;29:695-701.

23. Parodi A, Vanbiervliet G, Hassan C et al. Colon capsule endoscopy to screen for colorectal neoplasia in those with family histories of colorectal cancer. Gastrointest Endosc 2018;87:695-704.
24. Rex DK, Adler SN, Aisenberg J et al. Accuracy of capsule colonoscopy in detecting colorectal polyps in a screening population. Gastroenterology 2015;148:948-957.
25. Saito Y, Saito S, Oka S et al. Evaluation of the clinical efficacy of colon capsule endoscopy in the detection of lesions of the colon: prospective, multicenter, open study. Gastrointest Endosc 2015;82:861-869.
26. Rokkas T, Papaxoinis K, Triantafyllou K, Ladas SD. A meta-analysis evaluating the accuracy of colon capsule endoscopy in detecting colon polyps. Gastrointest Endosc 2010;71:792-798.
27. Gay G, Delvaux M, Frederic M, Fassler I. Could the colonic capsule PillCam Colon be clinically useful for selecting patients who deserve a complete colonoscopy? results of clinical comparison with colonoscopy in the perspective of colorectal cancer screening. Am J Gastroenterol 2010;105:1076-1086.
28. Sacher-Huvelin S, Coron E, Gaudric M et al. Colon capsule endoscopy vs. colonoscopy in patients at average or increased risk of colorectal cancer. Aliment Pharmacol Ther 2010;32:1145-1153.
29. Rondonotti E, Borghi C, Mandelli G et al. Accuracy of capsule colonoscopy and computed tomographic colonography in individuals with positive results from the fecal occult blood test. Clin Gastroenterol Hepatol 2014;12:1303-1310.
30. Hagel AF, Gäbele E, Raithel M et al. Colon capsule endoscopy: detection of colonic polyps compared with conventional colonoscopy and visualization of extracolonic pathologies. Can J Gastroenterol Hepatol 2014;28:77-82.
31. Spada C, Hassan C, Marmo R et al. Meta-analysis shows colon capsule endoscopy is effective in detecting colorectal polyps. Clin Gastroenterol Hepatol 2010;8:516-522.
32. Levin B, Lieberman DA, McFarland B et al. Screening and surveillance for the early detection of colorectal cancer and adenomatous polyps, 2008: a joint guideline from the American Cancer Society, the US Multi-Society Task Force on Colorectal Cancer, and the American College of Radiology. CA Cancer J Clin 2008;58:130-160.
33. Spada C, Hassan C, Barbaro B et al. Colon capsule versus CT colonography in patients with incomplete colonoscopy: a prospective, comparative trial. Gut 2015;64:272-281.
34. Hassan C, Zullo A, Winn S, Morini S. Cost-effectiveness of capsule endoscopy in screening for colorectal cancer. Endoscopy 2008;40:414-421.
35. Hosoe N, Matsuoka K, Naganuma M et al. Applicability of second-generation colon capsule endoscope to ulcerative colitis: a clinical feasibility study. J Gastroenterol Hepatol 2013;28:1174-1179.
36. Meister T, Heinzow HS, Domagk D et al. Colon capsule endoscopy versus standard colonoscopy in assessing disease activity of ulcerative colitis: a prospective trial. Tech Coloproctol 2013;17:641-646.
37. Sung J, Ho KY, Chiu HM et al. The use of Pillcam Colon in assessing mucosal inflammation in ulcerative colitis: a multicenter study. Endoscopy 2012;44:754-758.
38. Ye CA, Gao YJ, Ge ZZ et al. PillCam colon capsule endoscopy versus conventional colonoscopy for the detection of severity and extent of ulcerative colitis. J Dig Dis 2013;14:117-124.
39. Shi HY, Chan FKL, Higashimori A et al. A prospective study on second-generation colon capsule endoscopy to detect mucosal lesions and disease activity in ulcerative colitis (with video). Gastrointest Endosc 2017;86:1139-1146.
40. Leighton JA, Helper DJ, Gralnek IM et al. Comparing diagnostic yield of a novel pan-enteric video capsule endoscope with ileocolonoscopy in patients with active Crohn's disease: a feasibility study. Gastrointest Endosc 2017;85:196-205.
41. ASGE SOPC, Saltzman JR, Cash BD et al. Bowel preparation before colonoscopy. Gastrointest Endosc 2015;81:781-794.

PÓLIPOS COLORRETAIS

Celso Augusto Milani Cardoso Filho ■ Paulo Corrêa

INTRODUÇÃO

Pólipo é toda estrutura com origem na parede do tubo digestório, que se projeta em direção à luz do órgão, de forma circunscrita.[1]

A importância dos pólipos colorretais envolve vários aspectos, como sua elevada incidência na população, a associação ao câncer colorretal em alguns subtipos histológicos, as diversas opções terapêuticas (tanto endoscópica, quanto cirúrgica) e o seu correto acompanhamento (englobando estudos de recidiva e custos).

Os pólipos cólicos podem ser classificados de diversas formas, segundo as suas características, como o seu aspecto morfológico macroscópico, tamanho ou natureza histológica.

Devemos nos lembrar que, segundo a definição de pólipo, até mesmo um coto apendicular invertido (Fig. 21-1), após uma cirurgia de apendicectomia prévia, assim como um divertículo invertido (Fig. 21-2) também são considerados pólipos.

Segundo a morfologia endoscópica, os pólipos podem ser classificados em (Quadro 21-1):[2] sésseis (Fig. 21-3), pediculados (Fig. 21-4) ou planos (Figs. 21-5 e 21-6), sendo que estas características têm importância não somente descritiva, mas também na escolha da melhor terapêutica, principalmente quando existe uma área de transformação carcinomatosa, como veremos adiante. Como teremos um capítulo dedicado às lesões planas neste livro, nosso foco neste serão as lesões pediculadas e sésseis.[1,3]

Ainda com relação à sua morfologia, a magnificação de imagem (consultar também o Capítulo 15) permite outra classificação, segundo as aberturas das criptas na superfície mucosa, havendo uma forte correlação entre estas características e o seu padrão histológico.[4]

Nos últimos anos, outro recurso, a cromoscopia digital, tem ajudado no diagnóstico dos pólipos colorretais, orientando quais devem ser removidos (adenomas), levando-se em consideração a malha vascular da submucosa sob o mesmo.

Quanto ao tamanho, os pólipos são classificados como grandes quando possuem mais do que 20 mm de diâmetro, pequenos quando medem até 10 mm, e diminutos quando medem até 5 mm.

Com relação à origem histológica, a Organização Mundial da Saúde classifica as lesões colorretais de acordo com a sua origem em:[5,6]

1. Epiteliais: lesões adenomatosas, lesões serrilhadas (pólipo hiperplásico, adenoma serrilhado séssil, adenoma serrilhado tradicional), os hamartomas, os carcinomas, as neoplasias neuroendócrinas e os pólipos inflamatórios.

Quadro 21-1. Classificação Macroscópica das Lesões do Trato Digestório Tipo 0, com Aspecto Endoscópico Superficial[2]

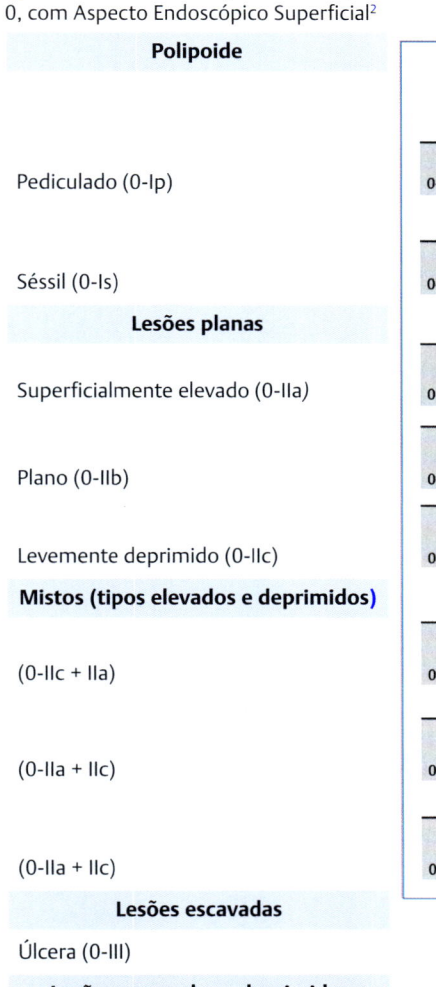

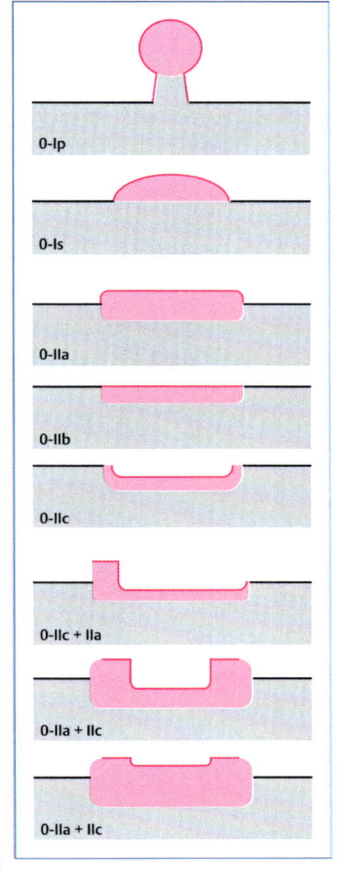

Polipoide	
Pediculado (0-Ip)	0-Ip
Séssil (0-Is)	0-Is
Lesões planas	
Superficialmente elevado (0-IIa)	0-IIa
Plano (0-IIb)	0-IIb
Levemente deprimido (0-IIc)	0-IIc
Mistos (tipos elevados e deprimidos)	
(0-IIc + IIa)	0-IIc + IIa
(0-IIa + IIc)	0-IIa + IIc
(0-IIa + IIc)	0-IIa + IIc
Lesões escavadas	
Úlcera (0-III)	
Lesões escavadas e deprimidas	
(0-IIc + III)	
(0-III + IIc)	

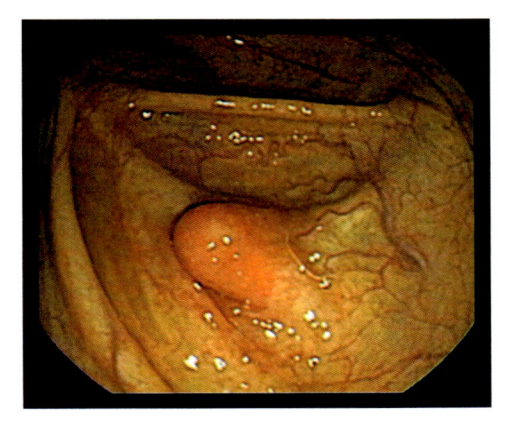

Fig. 21-1. Coto apendicular invertido (pós-operatório). Está no fundo do ceco, junto à confluência das tênias, o que confirma a impressão diagnóstica.

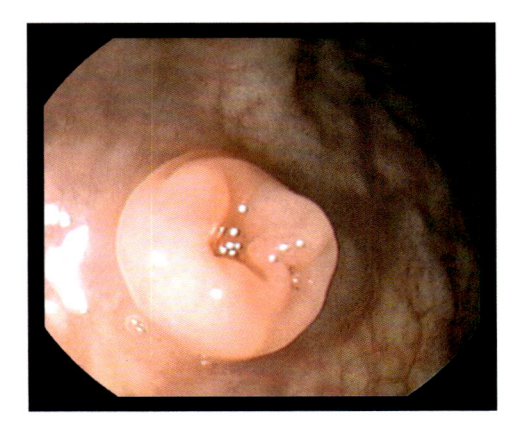

Fig. 21-2. Divertículo invertido. Este achado é comum quando o paciente é portador da moléstia diverticular do cólon. A hiperinsuflação deste segmento costuma evertê-lo.

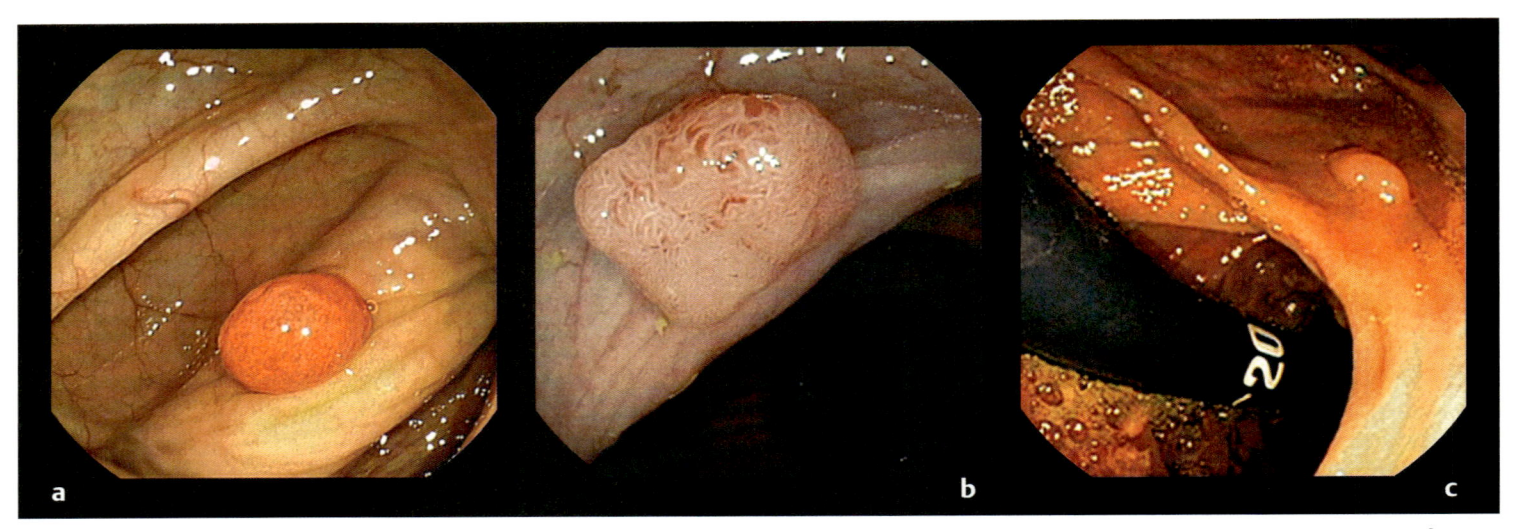

Fig. 21-3. (a) Pequeno pólipo séssil do cólon. (b) Pólipo séssil maior, com base de implantação na parede cólica de aproximadamente 2 cm. Como o exame foi realizado com aparelho de alta resolução, podemos identificar o padrão de abertura de glândulas e a vasculatura dele, que são alongadas e pouco tortuosas (provavelmente um adenoma tubuloviloso). (c) Pólipo séssil pequeno. No cólon direito, estas lesões podem estar escondidas atrás das pregas. A retrovisão (realizada no ceco) pode encontrá-las.

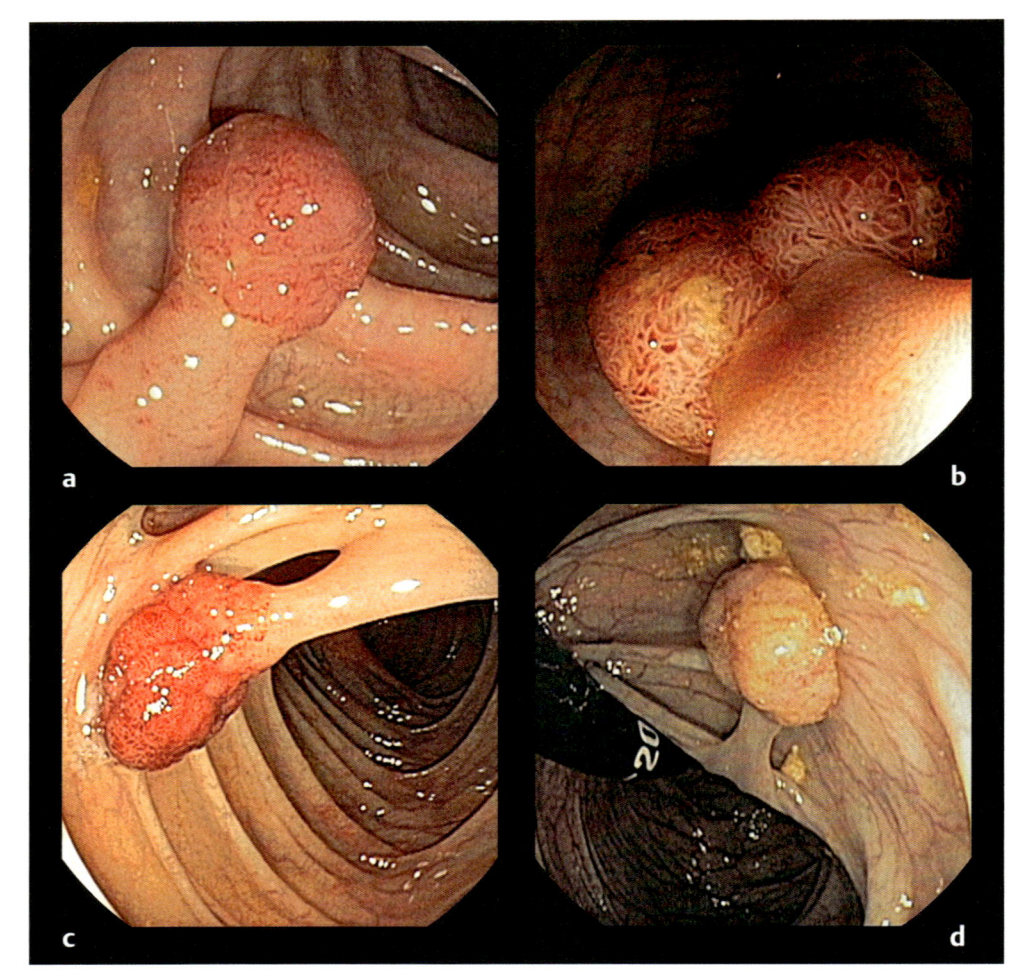

Fig. 21-4. (a) Pólipo pediculado pequeno. (b) Pólipo pediculado. Nesta lesão, observamos a porção cefálica bilobulada e o pedículo grosso. (c) Pólipo pediculado com pedículo longo. (d) Também como as lesões sésseis do cólon direito, quando neste segmento e pequenos, podem estar escondidos atrás de uma prega. Novamente, a retrovisão deste segmento poderá ser útil em sua localização.

Observação: as lesões serrilhadas, aqui interessando o adenoma/pólipo serrilhado séssil e o adenoma serrilhado tradicional, por causa de sua crescente importância, serão discutidas em capítulo específico.

2. Mesenquimais: "GISTs", (tumores estromais gastrointestinais), leiomioma, leiomiossarcoma, lipoma, angiossarcoma, sarcoma de Kaposi, leiomiossarcoma.
3. Linfomas.
4. Tumores secundários.

Os pólipos mesenquimais correspondem àqueles que se originam das camadas mais profundas da parede cólica e se projetam em direção à luz, como o lipoma (Fig. 21-7), o tumor estromal (ou "GIST", do inglês "*gastrointestinal stromal tumor*") o linfoma entre outros. Estas lesões também serão abordadas em outro capítulo deste livro.

Já os pólipos epiteliais podem ser subdivididos didaticamente em neoplásicos e não neoplásicos.

Pólipos neoplásicos:

- Adenomas:
  - Tubular (Fig. 21-8).
  - Tubuloviloso (Fig. 21-9).
  - Viloso (Fig. 21-10).

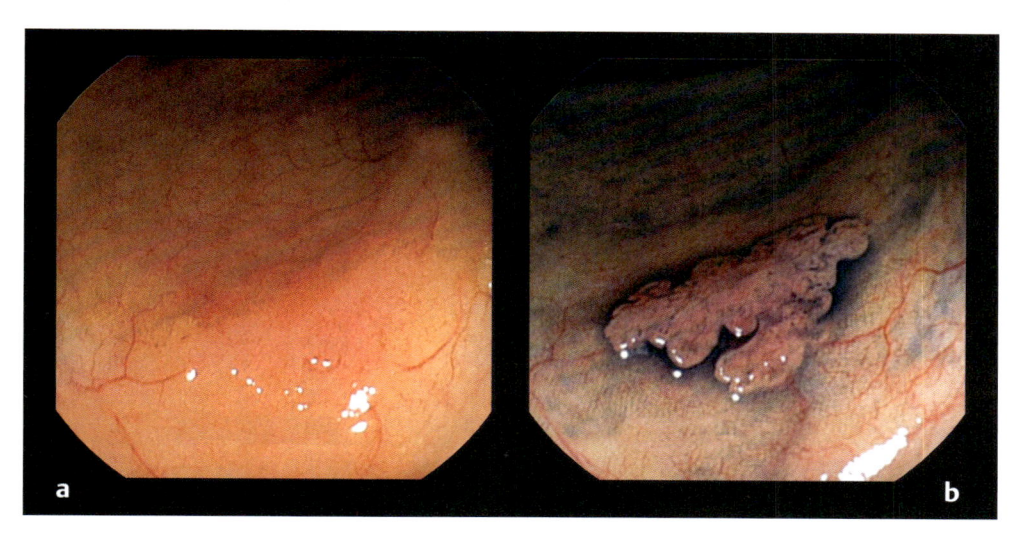

Fig. 21-5. (**a**) Lesões planas pequenas são de difícil localização exigindo muita atenção do examinador e preparo do cólon de excelente qualidade. Como, neste caso, o apagamento de vasos da submucosa foi o alerta para identificá-la. (**b**) O uso de um corante de superfície tornou mais fácil sua visualização, além de melhor estabelecer seus limites.

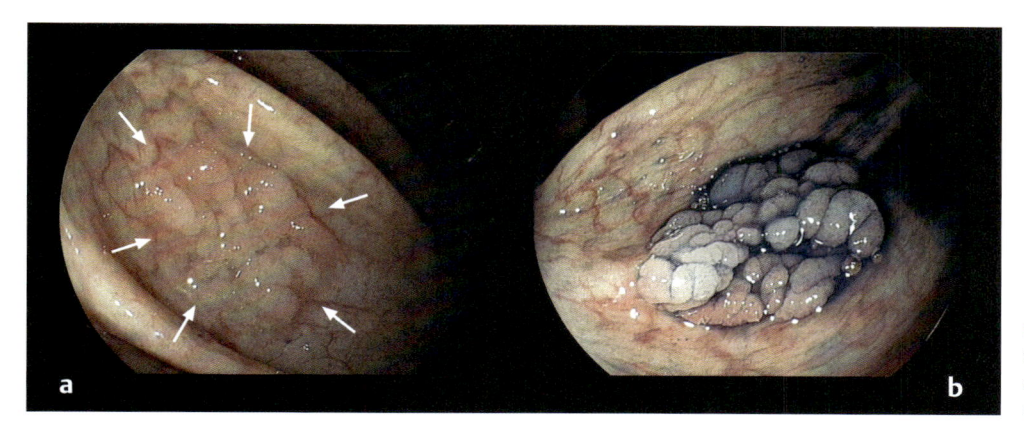

Fig. 21-6. Outra lesão plana. (**a**) A presença de vários nódulos em sua superfície chama a atenção do endoscopista. (**b**) Mais uma vez o uso de corante de superfície facilita seu diagnóstico.

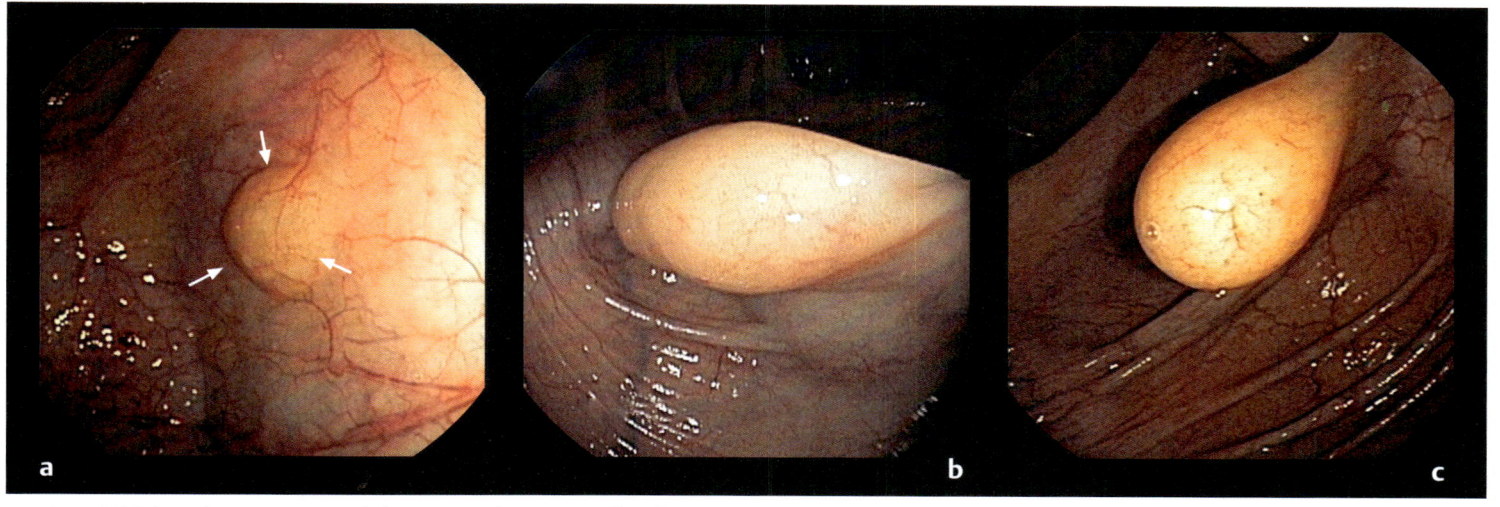

Fig. 21-7. Nódulos submucosos amarelados, principalmente no cólon direito, de consistência amolecida, são altamente sugestivos de lipomas. (**a**) Pequeno lipoma séssil. (**b**) Lipoma maior. Notem sua mobilidade e cor amarela intensa. (**c**) Lipoma subpediculado.

- Adenocarcinoma.
- Neoplasias neuroendócrinas (Fig. 21-11).

Pólipos não neoplásicos:

- Inflamatório (Fig. 21-12).
- Hiperplásico (ver também Capítulo 24) (Figs. 21-13 e 21-14).
- Hamartoma.

Os adenomas são os que têm maior relevância clínica uma vez que podem ser os precursores do câncer colorretal mais frequente, que é o adenocarcinoma (mais de 90% dos tumores malignos do cólon), como já demonstrado por vários autores desde a década de 1920.[7-10] Sua remoção endoscópica propicia uma queda dramática no aparecimento de um câncer colorretal na população portadora destas lesões (> 90%), também como já demonstrado por vários e diferentes autores.[11]

O componente viloso, assim como o grau de diferenciação celular (displasia de alto grau/DAG) destas lesões são fatores de pior prognóstico para a presença de câncer nestas.[12]

As neoplasias neuroendócrinas são oriundas da transformação das células cromafins (células de Kulchitsky) da base das glândulas de Lieberkün, na mucosa. Como seu crescimento é habitualmente centrífugo, muitos creem que seria originário da camada submucosa, de forma equivocada. São mais frequentes no cólon direito (ceco e apêndice vermiforme) e depois no reto, podendo ocupar de 3 a 7% do total dos pólipos cólicos, segundo a literatura.

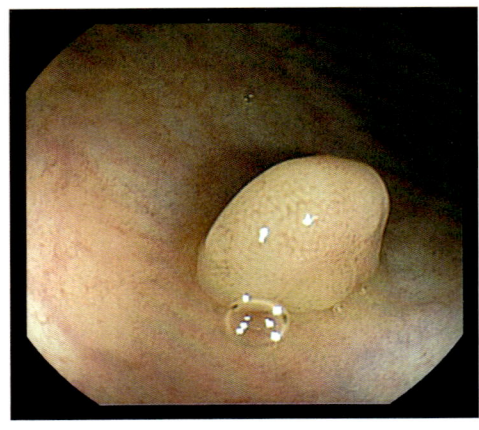

Fig. 21-8. Adenoma séssil. Na sua lateral, identificam-se glândulas alongadas (aparelho de alta resolução) sugestivas de histologia tubular.

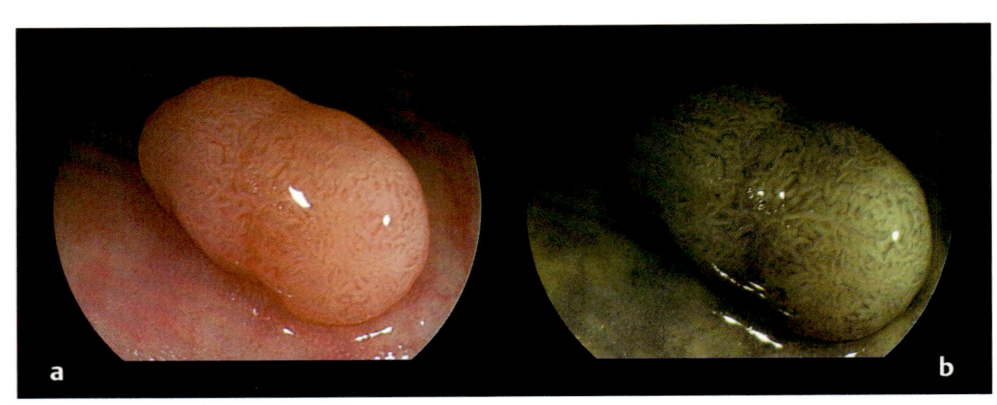

Fig. 21-9. Adenoma tubuloviloso. (**a**) Esta lesão séssil, quando se usa só a magnificação de imagem, mostra vasos longos e pouco tortuosos. (**b**) Ao se aplicar a cromoscopia digital, que exacerba a visão dos vasos da submucosa, esta impressão se confirma.

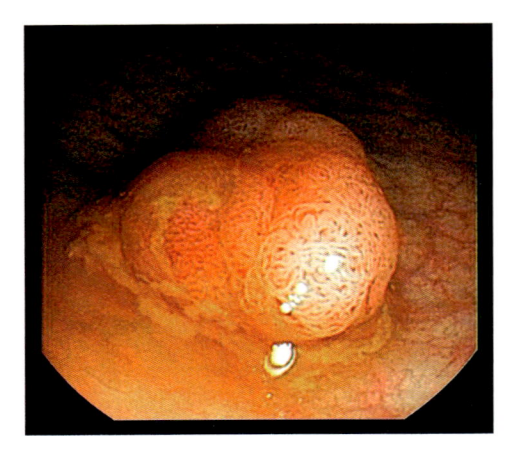

Fig. 21-10. Adenoma viloso. A superfície nodular e a identificação de vasos bem tortuosos em sua superfície praticamente confirmam seu diagnóstico (aparelho de alta resolução).

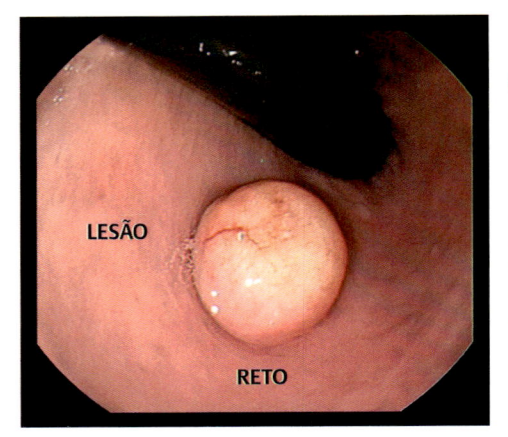

Fig. 21-11. Tumor neuroendócrino (NET) de reto distal. Sua coloração amarelada, assim como sua consistência endurecida, quando tocado com o aparelho ou uma pinça endoscópica, reforçam a impressão diagnóstica endoscópica. Também se observa discreta depressão central nesta lesão.

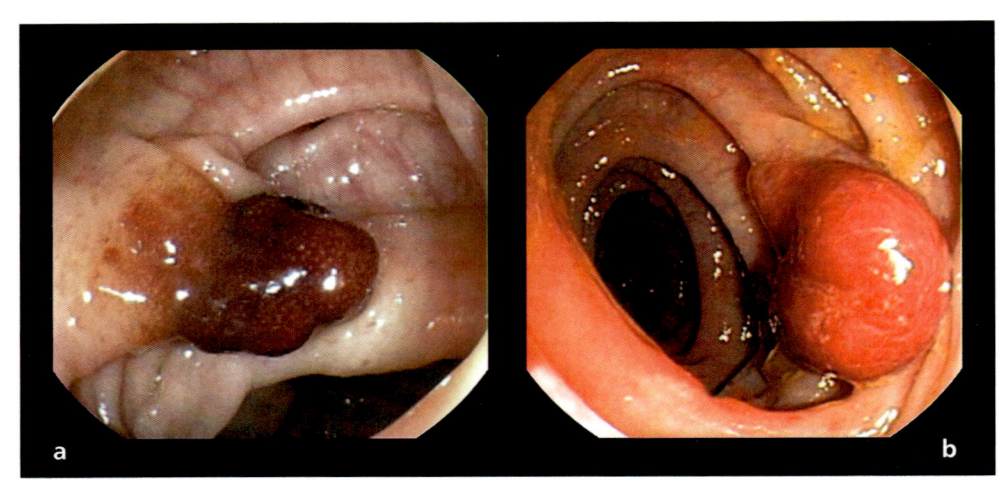

Fig. 21-12. (**a**) Pólipo inflamatório. Sua coloração avermelhada e os sinais inflamatórios da mucosa adjacente são muito sugestivos de seu diagnóstico. Além disso, as glândulas de sua superfície são do tipo I (mucosa normal). (**b**) Esta lesão avermelhada foi encontrada em paciente portador de doença diverticular hipertônica do sigmoide. O aspecto polipoide deve-se ao fato de a hipercontratilidade deste segmento criar um prolapso da mucosa, que assume esta forma.

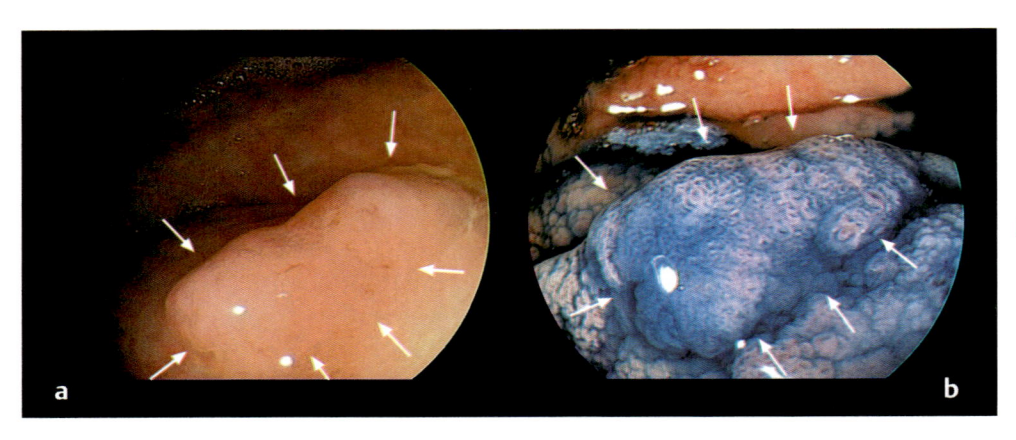

Fig. 21-13. Lesão hiperplásica. (**a**) Esta lesão séssil ao exame com aparelho de alta resolução mostra uma pobreza de vasos de sua submucosa. (**b**) Quando se instila o corante de superfície sobre ela e usa-se a magnificação de imagem, percebem-se glândulas inchadas, de abertura ampla, muito maiores que as da mucosa normal adjacente (padrão II de Kudo).

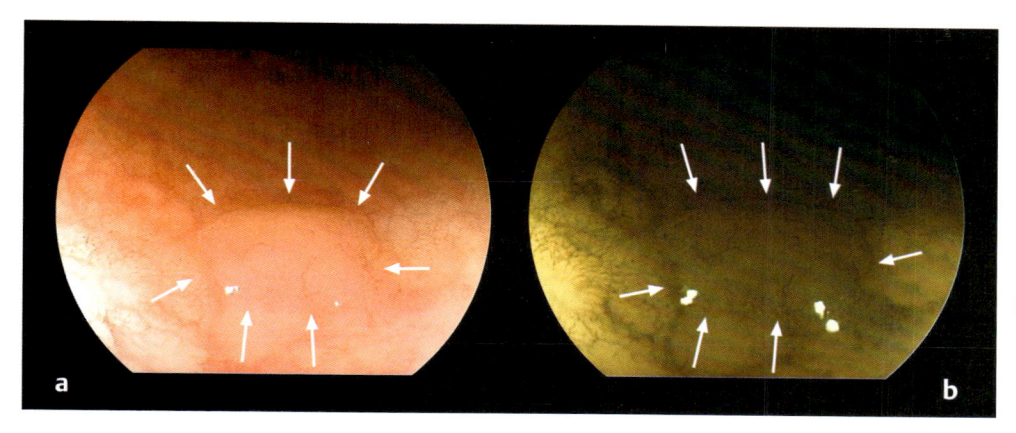

Fig. 21-14. Outra lesão hiperplásica. (**a**) Diminuta lesão abobadal de coloração muito clara e pobre em vasos de superfície. (**b**) Quando submetida à cromoscopia digital, confirma a pobreza dos vasos de sua submucosa (padrão II de Teixeira).

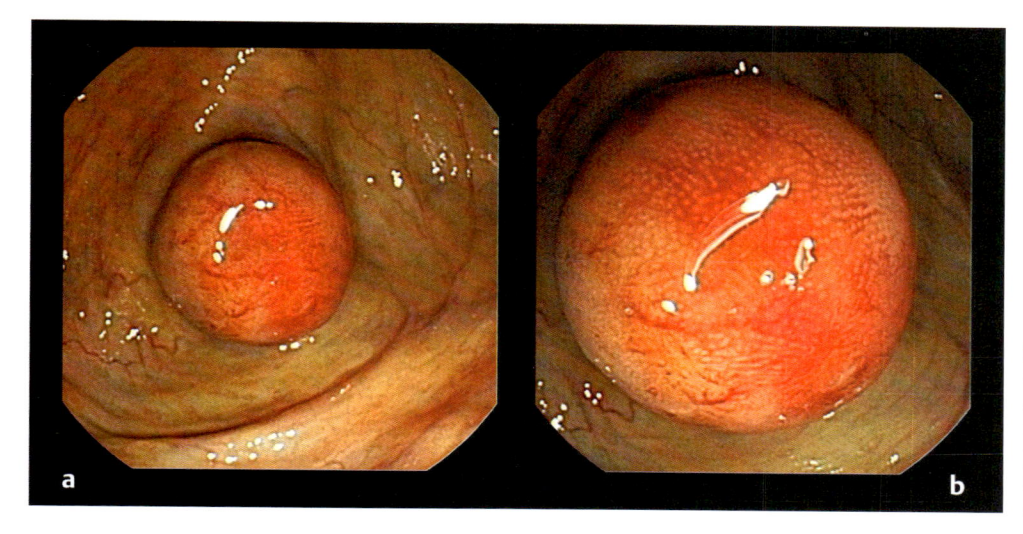

Fig. 21-15. Tumor neuroendócrino do ceco. (**a**) Lesão submucosa endurecida e levemente amarela no fundo do ceco, com 2,5 cm de diâmetro. (**b**) Próximo de sua superfície se confirma a presença de mucosa endoscopicamente normal a recobrindo. Este paciente foi estadiado e submetido a tratamento cirúrgico.

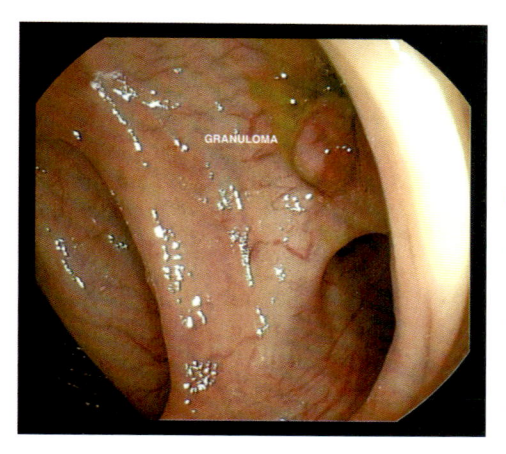

Fig. 21-16. Pólipo inflamatório, junto a um óstio diverticular, secundário a um surto de diverticulite prévio. Nota-se uma superfície irregular e a presença de fibrina em sua superfície, o que colabora para o seu diagnóstico.

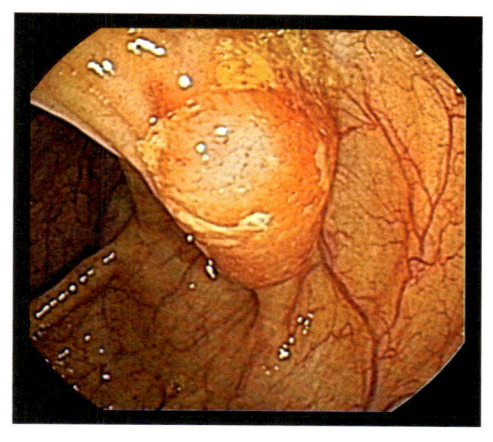

Fig. 21-17. Adenoma serrilhado. Lesões sésseis ou planas, maiores que 1 cm, de coloração mais clara que a mucosa adjacente, com a presença de boa quantidade de fibrina a recobrindo, no cólon direito, são muito sugestivas de adenoma serrilhado séssil, como esta aqui apresentada. Após sua remoção por meio de mucosectomia em bloco, o diagnóstico foi confirmado.

Histologicamente, as neoplasias neuroendócrinas com origem colorretal classificam-se em:[13]

1. Tumor neuroendócrino (NET) G1 (carcinoide), bem diferenciado.
2. Tumor neuroendócrino (NET) G2, bem diferenciado.
3. Carcinoma neuroendócrino (NEC): são tumores de alto grau, NEC de células pequenas e NEC de células grandes.

Seu aspecto endoscópico é de uma lesão recoberta por mucosa de aspecto endoscópico normal, de coloração discretamente amarelada (em razão do alto conteúdo lipídico de suas células), e diferente do lipoma, endurecida e não depressível ao toque de uma pinça endoscópica (Fig. 21-15).

Dependendo do seu tamanho e localização, pode ser removido endoscopicamente.[14]

Os pólipos inflamatórios são compostos de mucosa cólica que sofreu alguma agressão. Podem ser secundários a uma doença inflamatória inespecífica do cólon (RCUI ou doença de Crohn, também chamados "pseudopólipos") ou a um processo localizado, como uma crise de diverticulite, por exemplo (Fig. 21-16). Geralmente, não necessitam ser removidos.

Os hiperplásicos são um achado muito frequente nos exames proctológico ou endoscópico do cólon, principalmente na terceira idade. Costumam ser mais comuns nos segmentos mais distais do cólon (sigmoide e reto), e, quase sempre, são róseos ou esbranquiçados, abobadais e de pequeno tamanho (< 1 cm). Quando presentes no cólon direito (às vezes, múltiplos) e maiores que 10 mm, devem ser removidos por causa da possibilidade de serem na verdade um (ou mais) adenoma serrilhado (Fig. 21-17), que, como já foi demonstrado por Jass,[15-17] tem um comportamento biológico mais agressivo, seguindo uma rota diferenciada do adenoma comum, na transformação para um câncer.[18]

Os hamartomas correspondem à desorganização do tecido cólico e podem estar relacionados com alguma síndrome polipoide. Quando de tamanho avantajado e foco de sintomas clínicos de obstrução ou hemorragia, podem ter indicação de remoção endoscópica.

O pólipo juvenil, ou pólipo de retenção, é achado frequente como causa de sangramento cólico em crianças. Sua remoção endoscópica soluciona esta manifestação clínica.

TRATAMENTO

A capacidade de se removerem os pólipos cólicos por meio da colonoscopia foi iniciada na década de 1970, por Wolff e Shinya.[19] Até então, sua retirada só era possível por meio da cirurgia abdominal convencional.

Nem todo pólipo colorretal, no entanto, necessita ser removido, e alguns deles apresentam altíssimo risco de perfuração em sua ressecção endoscópica. Nestes casos, ainda hoje, quando está realmente indicada sua retirada, e esta não puder ser realizada por polipectomia endoscópica, deverá ser por meio de cirurgia.

Adenomas

A remoção endoscópica dos pólipos adenomatosos do cólon e do reto mostrou um impacto positivo na incidência, morbidade e mortalidade do câncer colorretal.[11,20]

A maioria dos pólipos colorretais é relativamente pequena, tendo até 1 cm de diâmetro. Apenas 20% dos pólipos têm mais de 1 cm. Os pólipos grandes, isto é, maiores de 2 cm, habitualmente localizam-se no cólon direito e no reto.

A maioria dos pólipos menores de 5 mm localizados no reto é não neoplásica, mas 60 a 70% daqueles que se localizam nos segmentos mais proximais são adenomas.[21]

O objetivo das polipectomias é, sempre que possível, a remoção completa dos pólipos de forma segura, obtendo-se material adequado para seu estudo histopatológico.

A técnica a ser empregada na remoção destas lesões será mais bem explicada e exemplificada em outro capítulo deste livro.

Tumores Neuroendócrinos

Os tumores neuroendócrinos (NETs) maiores que 2 cm de diâmetro e qualquer carcinoma neuroendócrino (NEC) devem ser devidamente estadiados e devem ser removidos por cirurgia.

As lesões de um a dois centímetros de diâmetro também devem ser estadiadas e, se localizadas em um segmento, onde a ressecção endoscópica apresente menores riscos, como no reto extraperitoneal, e forem só localizadas, ainda podem ser retiradas por endoscopia.

As lesões menores que 1 cm quase sempre podem ser ressecadas por polipectomia endoscópica com segurança e não necessitam de estadiamento.[14,22]

A avaliação histopatológica destas lesões é fundamental para se estabelecer sua cura definitiva. Assim sendo, se não ultrapassarem a *muscularis mucosae*, tiverem menos de 2 mitoses por campo de grande aumento (CGA), não apresentarem invasão vascular e o índice proliferativo (Ki-67) for inferior a 2%, podem ser consideradas curadas.

Não há consenso, no entanto, quanto ao seu acompanhamento (Quadro 21-2).[23]

Pólipo com Câncer

São considerados pólipos malignos os adenomas que contêm uma alteração citoarquitetural severa (ou displasia de alto grau/DAG), ou área de carcinoma que invade a submucosa, portanto, câncer invasivo.[24]

À endoscopia só cabe tratar as lesões malignas precoces, ou seja, as que não ultrapassam a submucosa (Tis ou T1 segundo a classificação TNM).

Em lesões que apresentam o carcinoma restrito à mucosa (displasia de alto grau, ou carcinoma *in situ* ou intramucoso ou intraepitelial ou ainda Tis), o risco de metástase é nulo, uma vez que não ultrapassa

Quadro 21-2. Tumores Neuroendócrinos: Critérios de Cura Endoscópica[23]
- Até 2 cm de diâmetro
- IM < 2 CGA
- Ki-67 < 2%
- Invasão vascular: não

a *muscularis mucosae*, não atingindo as estruturas vasculares ou linfáticas, não sendo, portanto, possível a disseminação para os linfonodos (por via linfática) ou para outros órgãos (por via hematogênica).

No cólon, diferente dos outros segmentos do tubo digestivo, NÃO existem vasos na mucosa. Estas lesões, quando corretamente tratadas, têm sua cura, única e exclusivamente, pela via endoscópica. Já as lesões com câncer invasivo, ou seja, onde as células cancerosas ultrapassam a *muscularis mucosae* e atingem a submucosa podem, em alguns casos, ter seu tratamento somente endoscópico, como será discutido a seguir.

A incidência de pólipos malignos varia de 2,9 a 9,7%, com média de 4,7% de todos os pólipos removidos.[25]

A presença de comprometimento linfonodal varia muito nas diversas séries em razão da heterogeneidade histopatológica das lesões.[25,26] Em um estudo retrospectivo que analisou 353 casos de câncer T1 ressecados cirurgicamente, foram encontradas metástases em linfonodos em 13% dos casos.[27]

FATORES RELACIONADOS COM O RISCO DE UM ADENOMA CONTER FOCO DE CÂNCER

Tamanho

O risco de câncer aumenta progressivamente com o tamanho do pólipo, assim, em estudo realizado por Nusko,[28] nenhum dos 5.137 pólipos de até 5 mm apresentou focos de malignização. Por outro lado, em 80% dos pólipos com mais de 42 mm desta série, foi diagnosticado adenocarcinoma invasivo.

Estima-se que o risco de carcinoma em um adenoma é de 1% em pólipos de até 1 cm chegando a 10% em pólipos de 1 a 2 cm e atingido risco de 20 a 50% em pólipos maiores do que 2 cm.[29]

Arquitetura

O risco de câncer é menor em adenomas tubulares do que em adenomas vilosos, sendo que o risco nos primeiros é de 4%, enquanto nos adenomas vilosos atinge a taxa de 29,8%.[28]

Localização

Os pólipos que apresentam maior risco de malignização são aqueles localizados no reto, seguidos pelos do cólon esquerdo. Os pólipos do cólon direito é que apresentam menor risco de malignização.[28]

Além disso, os pólipos com localização distal são mais frequentes do que os do cólon direito.[30-32]

FATORES RELACIONADOS COM RISCO AUMENTADO PARA METÁSTASE LINFONODAL E RECIDIVA

Como já comentado anteriormente no texto, a metástase só pode ocorrer, se o câncer for invasivo, ou seja, ultrapassa a *muscularis mucosae*, atingindo um vaso sanguíneo ou linfático. Nas lesões sésseis, isto acontece mais facilmente por causa de sua morfologia, que nas pediculadas, como já demonstrado por Haggitt, em 1985 (Fig. 21-18).[33]

Quando o câncer é invasivo (T1), temos que analisar vários fatores, como: risco de metástase linfonodal, risco de recidiva local da lesão e, por fim, o risco real cirúrgico do paciente, para indicarmos um tratamento cirúrgico complementar ou julgarmos o tratamento endoscópico como definitivo.

Alguns fatores histopatológicos, por exemplo, estão associados a maior risco de comprometimento de linfonodos e de recorrência local e são chamados de fatores prognósticos desfavoráveis. São estes:

- Lesões pouco diferenciadas ou indiferenciadas.
- Presença de invasão vascular e/ou linfática.
- Comprometimento da margem lateral da ressecção endoscópica.
- Margem profunda < 2 mm para pediculados.
- Margem profunda < 1 mm para sésseis.
- Ressecção endoscópica incompleta.
- Presença de *budding* (graus 2 ou 3).

Desta forma, pólipos pediculados com infiltração neoplásica até a submucosa (portanto T1), e que não apresentem evidências

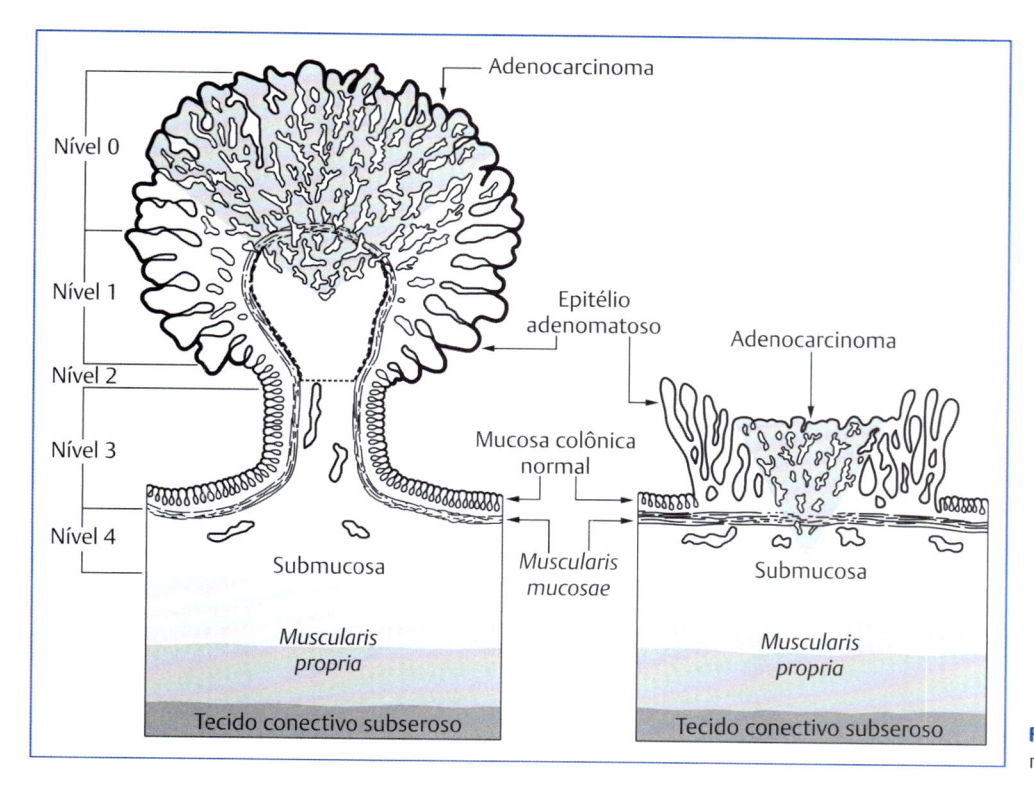

Fig. 21-18. Características da invasão submucosa nos pólipos protrusos do cólon, segundo Haggitt.

histológicas desfavoráveis, têm risco de 0,3% de recorrência local ou metástase linfonodal, após ressecção endoscópica. Aceita-se para estas lesões uma margem satisfatória de, pelo menos, 2 mm, em relação à margem de corte, no pedículo da mesma. Portanto, pólipos pediculados com critérios favoráveis devem definitivamente ser tratados endoscopicamente, enquanto os pólipos com critérios histológicos desfavoráveis devem ser encaminhados à cirurgia.

Já os pólipos sésseis com infiltração até a submucosa, ressecados em um único fragmento, sem critérios histológicos desfavoráveis, têm um pequeno aumento do risco de envolvimento linfonodal (aproximadamente 5%). O critério, hoje em dia mais utilizado, para se considerar o tratamento endoscópico suficiente e efetivo para estas lesões, mesmo se ressecadas fatiadas, é que a invasão na submucosa não ultrapasse 1.000 µm, ou 1 mm.[34]

Consequentemente, a ressecção cirúrgica deve ser considerada para os pacientes onde, apesar de a ressecção endoscópica ser tecnicamente adequada, o nível de invasão ultrapasse esta medida.

Mais recentemente, descobriu-se que alguns tumores do cólon e reto têm um comportamento biológico semelhante ao do esôfago, disseminando-se pela submucosa por aglomerados de células malignas (5 a 10 células tumorais). A este fenômeno chama-se de *budding* (brotamento, em português), sendo junto a indiferenciação celular do tumor, o pior prognóstico para a presença de metástase. Assim sendo, se este fenômeno for detectado, nos graus 2 ou 3, no exame anatomopatológico, o paciente deverá ser sempre encaminhado para tratamento cirúrgico complementar.[35]

De acordo com os fatos expostos anteriormente, apresentamos o Quadro 21-3 que relaciona alguns aspectos morfológicos e histopatológicos com o risco de doença metastática linfonodal.[35-37]

Quadro 21-3. Probabilidade de Metástase no Câncer Invasivo Precoce e Polipoide do Cólon[35-37]

Pediculados cond. favoráveis	< 1%
Sésseis cond. favoráveis	4%
Margem comprometida	8,5%
Invasão vascular	25%
Indiferenciação	50%
Budding > GI	50%

PÓLIPOS GIGANTES

Até pouco tempo atrás, alguns limites impediam o tratamento endoscópico dos pólipos colorretais.

Lesões maiores que 2 cm e/ou que ocupavam mais do que um terço da circunferência e/ou até duas pregas longitudinais eram encaminhadas para o tratamento cirúrgico.

Com o melhor treinamento dos endoscopistas e o advento de novos instrumentos, como clipes metálicos e equipamentos de imagem melhores (com recursos como magnificação de imagens ou cromoendoscopia eletrônica), e do surgimento de novas técnicas endoscópicas, aqui importando a dissecção endoscópica da submucosa (ESD), estes limites foram-se expandindo.

Assim sendo, em casos bem selecionados, pode-se realizar a ressecção endoscópica com relativa segurança, e caso ocorra alguma complicação, como hemorragia imediata ou perfuração, esta ainda poderá ser tratada endoscopicamente, com bastante sucesso.

Caso identifiquemos a presença de depressão central, deformidade de prega(s), distorção no padrão das aberturas das criptas (tipo V de Kudo) ou presença de vasos disformes à cromoscopia digital, não devemos indicar a ressecção endoscópica.

Quando possível, o uso de ultrassonografia endoscópica (USE) pode definir também melhor a possibilidade de tratamento endoscópico.

Na falta deste e dos sinais morfológicos mencionados anteriormente, podemos tentar injetar salina na submucosa, e, se a lesão se elevar, provavelmente ela não deve estar aderida ao plano muscular. Caso contrário, o procedimento deve ser abortado (*non-lifting sign*) (Fig. 21-19).

Frühmorgen *et al.*, revendo sua série, prospectiva, coletada por 20 anos, assinalaram que de quase 5.500 adenomas ressecados, 144 deles eram carcinomas invasivos restritos à mucosa (T1). Destes, 123 foram seguidos por 46 meses, em média.[38]

Dos 59, que apresentavam critérios de segurança (favoráveis) para a abordagem somente endoscópica, nenhum apresentou recidiva ou doença metastática, estando, portanto, curados.

Dos 64, que, ao contrário, apresentavam fatores prognósticos desfavoráveis e, por isso, foi indicado o tratamento cirúrgico complementar, 54 foram submetidos à cirurgia. Destes últimos, havia lesão residual ou comprometimento linfonodal em apenas 10% dos casos.

Desta forma, o tratamento endoscópico dos pólipos colorretais assegura a cura em até 90%, mesmo dos pacientes em que o câncer invasivo, com critérios desfavoráveis, está presente. No entanto,

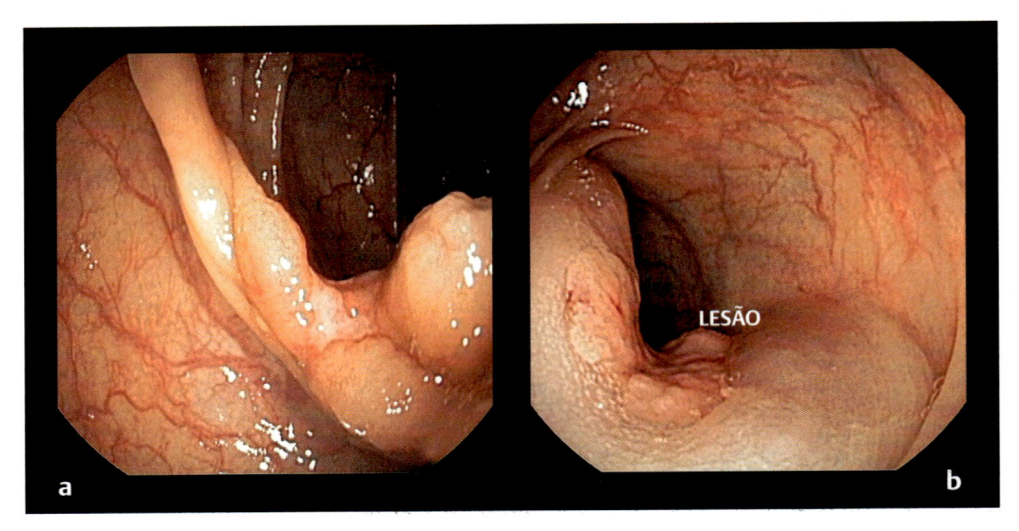

Fig. 21-19. *Non-lifting sign* (sinal da não elevação da submucosa). (**a**) Esta lesão com ulceração central e deformidade de prega (dois sinais preditivos negativos para a sua ressecção) foi submetida à injeção de salina em sua base e bordas laterais. (**b**) Houve a elevação da submucosa adjacente, ficando a lesão mais escavada ainda.

ainda hoje, não dispomos de nenhum método propedêutico que nos possa dar esta segurança, tendo-se que, nestes casos, sempre se oferecer a cirurgia complementar oncológica a estes pacientes.

REFERÊNCIAS BIBLIOGRÁFICAS

1. Rubio CA, Jaramillo E, Lindblom A, et al. Classification of colorectal polyps: guidelines for the endoscopist. Endoscopy. 2002;34(3):226-36.
2. Endoscopic Classification Review Group. Update on the Paris superficial neoplastic lesions in the digestive tract. Endoscopy. 2005;37:570-78.
3. Burnstein MJ, Hicks TC. Polyps. In: Wolff BG, Fleshman JW, Beck DE et al. (Eds.). The ASCRS textbook of colon and rectal surgery. New York: Springer; 2007. p. 362-72.
4. Kudo S. Early colorectal cancer. Tokyo: Igaku-Shoin; 1996.
5. Bosman FT, Carneiro F, Hruban RH, Theise ND (Eds.). WHO Classification of Tumours of the Digestive System. 4th ed. Lyon, France: IARC Press; 2010, p. 160-165. World Health Organization Classification of Tumours; vol 3.
6. Jessup JM, et al. Colon and Rectum. In: Amin MB, et al (Eds.). AJCC Cancer Staging Manual. 8th ed. Chicago: Springer; 2017. p. 251-274.
7. Lockhart-Mummery JP, Dukes C. The precancerous changes in the rectum and colon. Surg Gynecol Obstet. 1928;46:591-96.
8. Swinton NW, Warren S. Polyps of the colon and rectum and their relationship to malignancy. JAMA. 1939;113:1927-36.
9. Jackman RJ, Mayo CW. The adenoma-carcinoma sequence in cancer of the colon. Surg Gynecol Obstet. 1951;93:327-30.
10. Morson CB. Precancerous lesions of the colon and rectum. JAMA. 1962;179:104-9.
11. Winawer SJ, Zauber AG, Ho MN, et al. Prevention of colorectal cancer by colonoscopic polypectomy. The National Polyp Study Workgroup. N Engl J Med. 1993;329:1977-81.
12. O'Brien MJ, Winawer SJ, Zauber AG, et al. The National Polyp Study: Patient and polyp characteristics associated with high-grade dysplasia in colorectal adenomas. Gastroenterology. 1990;98:371-79.
13. Bergsland EK, et al. Neuroendocrine Tumors of the Colon and Rectum. In: Amin MB, et al (Eds.) AJCC Cancer Staging Manual, 8th ed. Chicago: Springer; 2017. p. 395-406.
14. Modlin IM, Lye KD, Kidd M. A 5-decade analysis of 13,715 carcinoid tumors. Cancer 2003;97:934-59.
15. Jass JR. Colorectal cancer: a multipathway disease. Crit Rev Oncog. 2006;12:273-87.
16. Jass JR, Whitehall VLJ, Young J, et al. Emerging concepts in colorectal neoplasia. Gastroenterology. 2002;123:862-76.
17. Jass JR. Classification of colorectal cancer based on correlation of clinical, morphological and molecular features. Histopathology. 2007;50:113-30.
18. Song SY, Kim YH, Yu MK, et al. Comparison of malignant potential between serrated adenomas and traditional adenomas. J Gastroenterol Hepatol. 2007;22:1786-90.
19. Wolff WII, Shinya H. Colon fiberoscopy. JAMA. 1971;217:1509-12.
20. Rex DK. Colonoscopy. Gastrointest Endosc Clin N Am. 2000;10:135-60.
21. Waye JD, Lewis BS, Frankel A, et al. Small colon polyps. Am J Gastroenterol. 1988;83:120-22.
22. Soga J. Early-stage carcinoids of the gastrointestinal tract. Cancer. 2005;103:1587-95.
23. Vieira NF, Guedes R, Buzaid AC. Tumores neuroendócrinos. In: Buzaid AC, Maluf FC, Lima CMR. (Eds.). Manual de oncologia clínica do Brasil. 10. ed. São Paulo: Dendrix; 2012. p. 700-14.
24. Cooper HS. Surgical pathology of endoscopically removed malignant polyps of the colon and rectum. Am J Surg Path. 1983;7:613-23.
25. Coverlizza S, Risio M, Ferrari A, et al. Colorectal adenomas containing invasive carcinoma, pathological assessment of lymph node metastasis. Cancer. 1989;64:1937-47.
26. Kyser S, Begin LR, Gordon PH, et al. The care of patients with colorectal polyps that contain invasive adenocarcinoma. Endoscopic polypectomy or colectomy? Cancer. 1992;70:2044-50.
27. Nascimbeni R, Burgart LJ, Nivatvongs S, et al. Risk of lymph node metastasis in T1 Carcinoma of the colon and rectum. Dis Colon Rectum. 2002;45:200-6.
28. Nusko G, Mansmann U, Altendorf-Hofman A, et al. Risk of invasive carcinoma in colorectal adenoma assessed by size and site. Int J Colorec Dis. 1997;12:267-71.
29. Fenoglio-Preiser CM, Noffsinger AE, Stemmermann GN, et al. Gastrointestinal pathology. An atlas and text. Philadelphia New York: Lippincot-Raven; 1998. p. 961.
30. Hassan C, Zullo A, Risio M, et al. Histologic risk factors and clinical outcome in colorectal malignant polyp: a pooled-cata analysis. Dis Colon Rectum. 2005;48:1588-96.
31. Seitz U, Bohnacker S, Seewald S, et al. Is endoscopic polypectomy an adequate therapy for malignant colorectal adenomas? Presentation of 114 patients and review of the literature. Dis Colon Rectum. 2004;47:1789-97.
32. Geraghty JM, Williams CB, Talbot IC. Malignant colorectal polyps: venous invasion and successful treatment by endoscopic polypectomy. Gut. 1991;32:774-78.
33. Haggitt RC, Glotzbach RE, Soffer EE, et al. Prognostic factors in colorectal carcinomas arising in adenomas: implications for lesions removed by endoscopic polypectomy. Gastroenterology. 1985;89:328-36.
34. Bories E, Pesenti C, Monges G, et al. Endoscopic mucosal resection for advanced sessile adenoma and early-stage colorectal carcinoma. Endoscopy. 2006;38:231-35.
35. Prall F. Tumour budding in colorectal carcinoma. Histopathology. 2007;50:151-62.
36. Cranley JP, Petras RE, Carey WD, et al. When is endoscopic polypectomy adequate therapy for colonic polyps containing invasive carcinoma? Gastroenterology. 1986;91:419-27.
37. Cohen LB, Waye JD. Colonoscopic polypectomy of polyps with adenocarcinoma: When is curative? In: Barkin JS, Rogers AI. (Eds.). Difficult decisions in digestive diseases. Chicago: Year Book Medical; 1989. p. 528-35.
38. Frühmorgen P, Rufle W, Kobras S, et al. Endoscopic therapy of early colorectal cancer (pT1) – A prospective study. Z Gastroenterol. 2003;41:703-10.

TÉCNICAS DE POLIPECTOMIA ENDOSCÓPICA

CAPÍTULO 22

Pedro Popoutchi ■ Marcelo Averbach

INTRODUÇÃO

Em 1969, Wolff e Shinya, com base nas técnicas utilizadas nas polipectomias no estômago, iniciaram tentativas para remover endoscopicamente pólipos colorretais, evitando a necessidade de laparotomia, reduzindo a morbidade e a mortalidade do procedimento. Em 1971, publicaram a técnica da polipectomia endoscópica e lançaram importante avanço na colonoscopia terapêutica.[1]

O conhecimento das vias de carcinogênese, adenoma carcinoma e serrilhada,[2] e a evidência de que a polipectomia endoscópica reduz a incidência e a mortalidade do câncer colorretal (CCR)[3,4] tornaram importante o rastreamento populacional e o tratamento das lesões precursoras. Desta forma, passou-se a indicar o rastreamento entre 45 e 50 anos de idade, para a população de médio risco, com consequente aumento da demanda de colonoscopias.[5,6] A polipectomia realizada de forma inadequada pode se relacionar com ressecção incompleta, eventos adversos e câncer de intervalo. A competência da polipectomia é variável entre os endoscopistas e não foi associada aos critérios de qualidade em colonoscopia, como a taxa de detecção de adenomas, em um estudo recente.[7]

Neste capítulo, abordaremos as técnicas de ressecção, os acessórios necessários, os resultados e as recomendações das polipectomias, de acordo com as diretrizes atuais. No entanto, nos restringiremos aos pólipos, deixando o tratamento das lesões não polipoides e as técnicas de mucosectomia e dissecção da submucosa para capítulos futuros.

INDICAÇÕES DAS POLIPECTOMIAS

A polipectomia é uma habilidade fundamental a todos os endoscopistas que realizam colonoscopia e torna possível o tratamento de lesões pediculadas e sésseis de diversos tamanhos, formas e localização. A Sociedade Europeia de Endoscopia Gastrointestinal (ESGE) recomenda que se classifique a morfologia da lesão, de acordo com a classificação de Paris revisada, em 2005, e o seu tamanho em milímetros. Os pólipos são classificados em diminutos (menores ou iguais a 5 mm) e pequenos (6 mm a 9 mm).[8-10] Todos os adenomas ou potenciais adenomas devem ser removidos, assim como os pólipos de aspecto hiperplásico maiores que 5 mm localizados no cólon proximal, que podem corresponder a adenomas sésseis serrilhados.

Grandes pólipos juvenis em pacientes com polipose também devem ser considerados para remoção, pelo risco de transformação adenomatosa. Os diminutos pólipos hiperplásicos do cólon distal e do reto não têm indicação de polipectomia, assim como prolapsos mucosos e pólipos inflamatórios.[11] A indicação de qualquer procedimento deve levar em conta a experiência de quem o executa, os riscos e a expectativa de vida do paciente.

CONTRAINDICAÇÕES DAS POLIPECTOMIAS

O preparo do cólon deve estar o mais adequado possível para garantir a visualização das lesões e reduzir o risco de perfuração, pela presença do gás metano com o uso do eletrocautério, podendo ser uma contraindicação para a realização do procedimento. Os fatores relacionados com o paciente, como idade, distúrbios da coagulação e uso de anticoagulantes, podem ser considerados contraindicação, pelo menos relativa, às polipectomias. Os fatores relacionados com o pólipo, como tamanho e localização, não representam uma contraindicação formal ao procedimento, embora demandem cuidados especiais. Os pólipos com suspeita de neoplasia avançada, cuja elevação por injeção salina da camada submucosa não é possível (*non-lifting sign*), não são de tratamento endoscópico (Fig. 22-1).[12] Pólipos maiores que 10 mm e que apresentam aspecto endoscópico de invasão da submucosa devem ser avaliados, sempre que possível, com aparelhos de alta definição e cromoscopia eletrônica antes da realização do tratamento endoscópico.[13]

EQUIPAMENTOS E ACESSÓRIOS

Colonoscópio

O primeiro equipamento que devemos contar para a execução de uma polipectomia endoscópica é o colonoscópio. Este tem canais de trabalho de 2,8 a 3,7 mm. Existem aparelhos com dois canais de trabalho, no entanto, são menos disponíveis e pouco utilizados.

Unidade Eletrocirúrgica

Diversas unidades eletrocirúrgicas estão disponíveis com especificações técnicas variadas. Os modelos com microprocessadores que

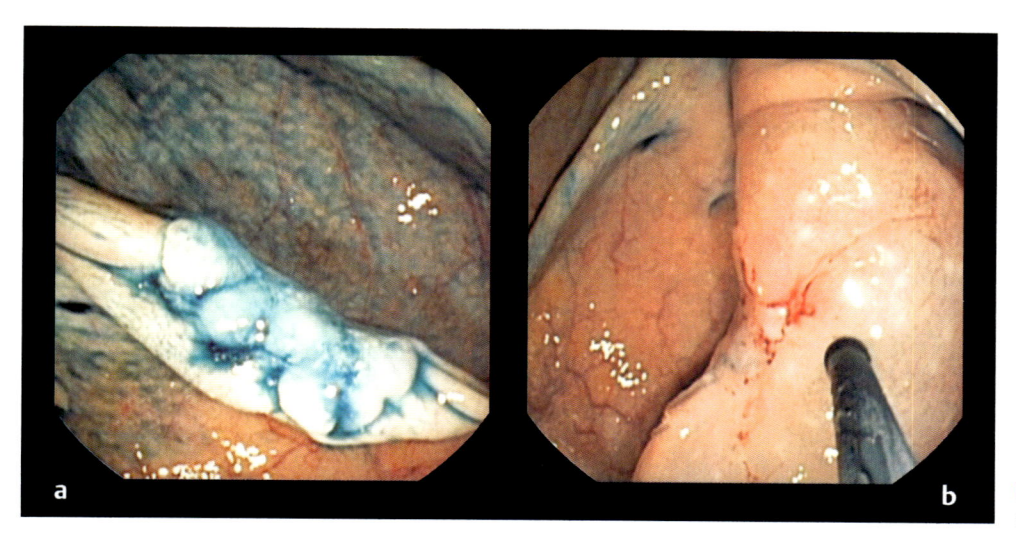

Fig. 22-1. (a, b) *Non-lifting sign* de lesão plana do ascendente.

controlam a geração de energia são mais seguros para realização das polipectomias e outros procedimentos mais avançados. É muito importante que o endoscopista tenha intimidade com a tecnologia que está utilizando, conhecendo os recursos e a potência que emprega, uma vez que a segurança do procedimento depende do equilíbrio entre coagulação e corte para não causar dano à parede do cólon e evitar sangramento no momento da secção do pólipo.

Não existe consenso para a escolha do tipo de corrente a ser empregada nas polipectomias. A corrente mista (corte e coagulação) e coagulação pura são as mais populares entre os endoscopistas. A ESGE não recomenda a utilização de corrente de corte pura para o tratamento de pólipos pediculados, em decorrência do risco de sangramento.[10] Deve-se ter em mente que, enquanto a corrente de coagulação está associada a um maior risco de perfuração, síndrome pós-polipectomia e sangramento tardio, a corrente de corte está associada a maior risco de sangramento imediato.[14]

Pinças de Biópsia

As pinças de biópsia podem ser utilizadas para a remoção de pólipos diminutos. Estas podem ser permanentes ou descartáveis e de tamanhos variados, em geral de capacidade padrão e jumbo. A abertura das pinças varia entre 5 a 8 mm, e suas conchas têm até 3 mm de diâmetro.[15] Algumas pinças podem ser conectadas ao eletrocautério (*hot biopsy*), o que permite a passagem de corrente no momento da ressecção (Fig. 22-2).[16]

Alças de Polipectomia

A polipectomia com alça tem sido a técnica mais amplamente utilizada para o tratamento de pólipos pequenos. As alças de polipectomia podem variar quanto ao tamanho, forma e material. Em relação ao tamanho, elas variam entre 10 e 30 mm. Aquelas com diâmetro entre 10 e 13 mm são úteis não somente para ressecar pólipos pequenos e diminutos, como também para remover tecido neoplásico residual após ressecção de uma lesão de maiores dimensões.[15]

Quanto à forma, elas podem ser ovais, hexagonais, em crescente ou arredondadas (Fig. 22-3). A escolha da forma da alça a ser empregada é dependente do endoscopista e de sua experiência, não havendo uma recomendação quanto à relação entre o formato da alça e as características da lesão que será ressecada, com exceção das alças em crescente, que são mais comumente utilizadas nas ressecções *underwater*.

Apesar de haver alças fabricadas por material monofilamentar, que apresentam uma maior resistência e que podem ser úteis em algumas situações, a maioria das alças é feita por fio trançado. A espessura do fio é variável. Quanto mais espessa, maior a área de contato com o tecido e, consequentemente, maior a hemostasia. As alças convencionais têm fio mais grosso (0,40 a 0,47 mm) e podem ser menos efetivas para a ressecção de pólipos a frio quando comparadas a alças dedicadas, com fio mais fino (0,30 a 0,32 mm).[17]

Algumas alças permitem a rotação após a sua inserção no canal de trabalho do colonoscópio (Fig. 22-4), o que pode ajudar no seu posicionamento, auxiliando laçar o pólipo. Está disponível um produto composto por uma agulha de injeção e uma alça de polipectomia (Fig. 22-5). Este dispositivo permite a injeção na camada submucosa e a rápida abertura da alça e apreensão da lesão, facilitando a ressecção de pólipos maiores que 10 mm ou lesões planas.

A escolha da alça a ser empregada depende das características, da localização do pólipo e da experiência do endoscopista e de quem o auxilia.[18]

Acessórios para a Profilaxia ou Tratamento das Hemorragias

Os pacientes de alto risco para sangramento imediato ou tardio após uma polipectomia devem ser identificados. Entre os principais fatores relacionados com o paciente estão as coagulopatias, plaquetopenia, cardiopatias, insuficiência hepática ou renal, hipertensão arterial sistêmica e o uso de anticoagulantes. Os fatores relacionados com lesão também devem ser considerados. Entre ele, o tamanho maior que 10 mm, pólipos com histologia avançada, morfologia plana e localização no cólon proximal podem ter maior risco de sangramento após sua ressecção endoscópica.

O endoscopista precisa estar familiarizado com os acessórios disponíveis para o controle ou profilaxia do sangramento. Entre os acessórios disponíveis e indispensáveis estão os **clipes endoscópicos**, com suas diversas especificações, facilidades de manuseio e tamanhos e os **cateteres com agulha injetora**, utilizados para injeção de solução vasoconstritora na camada submucosa. A pinça ***CoA grasper***, dedicada principalmente ao tratamento de vasos de maior calibre durante os procedimentos de dissecção endoscópica da submucosa (ESD), tem alto poder de hemostasia quando utilizada com o bisturi elétrico ERBE no modo *soft coagulation*. O **probe bipolar**, conectado ao cautério convencional, pode ter finalidade semelhante.[16] A alça de *nylon* destacável (**endoloop**) pode ser útil quando aplicado no pedículo antes da remoção de grandes pólipos pediculados (Fig. 22-6).

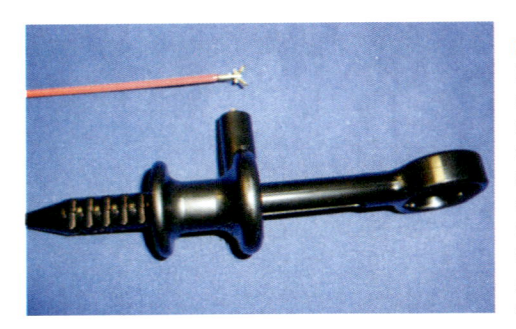

Fig. 22-2. Pinça tipo *hot biopsy*. Nota-se o revestimento para evitar a dissipação da corrente elétrica no tecido adjacente ou no aparelho, assim como o ponto de conexão do cabo, que transmite a corrente gerada na unidade eletrocirúrgica utilizada.

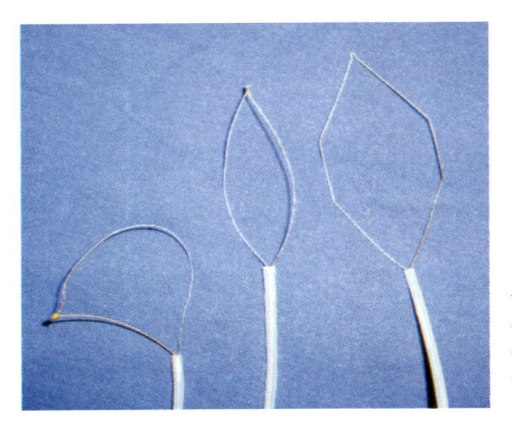

Fig. 22-3. Diversos formatos das alças de polipectomia (da esquerda para a direita: em crescente, elíptica e hexagonal).

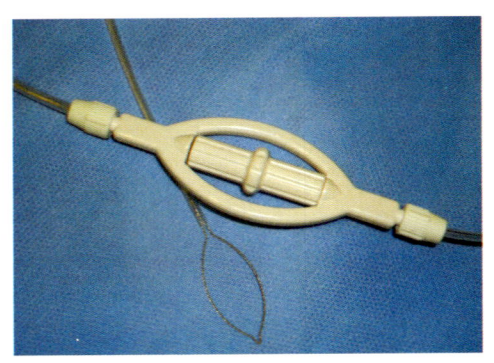

Fig. 22-4. Alça oval com mecanismo de rotação.

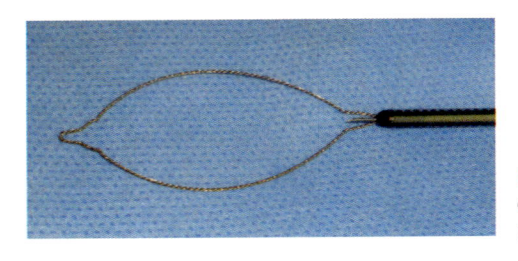

Fig. 22-5. Dispositivo com agulha e alça de polipectomia.

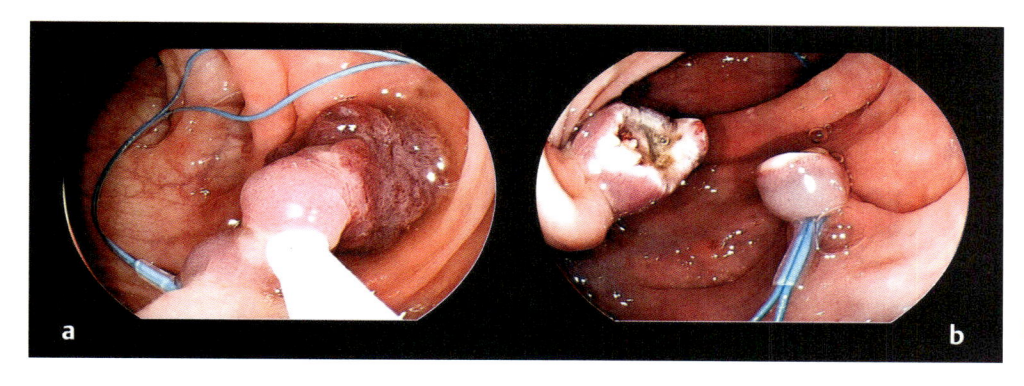

Fig. 22-6. (**a**, **b**) Uso do *endoloop* para profilaxia de sangramento em dois grandes pólipos pediculados.

Outros Acessórios

O CO_2 é absorvido pelo menos 100 vezes mais rápido que o ar e pode reduzir o desconforto abdominal dos pacientes submetidos a procedimentos endoscópicos.[19] O **insuflador de CO_2** é sugerido pela ESGE nos pacientes que realizam colonoscopia com polipectomia.[10] O aparelho de **plasma de argônio** permite a condução de energia sem que haja o toque nos tecidos. Pode ser empregado no controle de sangramentos ou para ablação de lesão residual após a ressecção. As **bombas de irrigação** são acessórios de grande utilidade para os preparos com qualidade regular e na hemorragia digestiva baixa. O fluido é injetado por um canal acessório e não impede a passagem de um instrumento para hemostasia pelo canal de trabalho do colonoscópio. Os **"caps"** acoplados à extremidade do colonoscópio podem ser empregados não somente para as técnicas de dissecção endoscópica da submucosa (ESD), mas também nas polipectomias de grandes lesões sésseis ou planas.

É fundamental a recuperação do espécime ressecado para estudo anatomopatológico. Para isso, existem diversos acessórios utilizados pelo canal de trabalho do aparelho, como pinças de apreensão e alças em formato de rede (Fig. 22-7). O espécime pode também ser aspirado após sua ressecção, e a interposição de um frasco específico, denominado **"caça pólipo"**, acoplado ao sistema de aspiração, facilita a sua recuperação (Fig. 22-8).

TÉCNICA DE POLIPECTOMIA

Os objetivos da polipectomia são a remoção completa e segura do pólipo e sua recuperação para estudo anatomopatológico. Existem muitas técnicas com resultados variáveis entre os endoscopistas e dependentes da experiência de quem a executa, da tecnologia disponível e dos aspectos relacionados com as lesões.[20]

Para a execução de uma polipectomia, o cólon deve estar preparado adequadamente e sem resíduos. O conteúdo gasoso no interior do cólon deve estar renovado por meio da aspiração e insuflação. Portanto, preferencialmente a polipectomia deve ser realizada durante a fase de retirada do aparelho, quando os gases de todos os segmentos foram trocados; exceção se faz quando se trata de pequenos pólipos que podem não ser visualizados posteriormente.

O pólipo deve estar posicionado de forma a permitir a sua exposição completa e, preferencialmente, na posição entre 5 e 6 horas, onde se localiza o canal de trabalho do colonoscópio. Uma segunda opção é o posicionamento da lesão entre 9 e 12 horas. Apesar de possível, a ressecção dos pólipos que não se encontram nestas posições é muito mais difícil.

OPÇÕES TÉCNICAS

A modalidade técnica a ser empregada em uma polipectomia está na dependência das características do pólipo, posicionamento, experiência do endoscopista e disponibilidade de acessórios.

Polipectomia com Pinça a Frio

É um método de fácil execução, que pode ser empregado na remoção de pólipos diminutos. A polipectomia com pinça a frio (PPF) deve ser empregada para a ressecção, preferencialmente em fragmento único, de pólipos menores que 5 mm (Fig. 22-9). As vantagens deste método são a sua simplicidade técnica, a certeza da obtenção de espécime para estudo anatomopatológico e o desprezível risco de sangramento e perfuração por não empregar corrente elétrica. A polipectomia com pinça a frio é a técnica de preferência para o tratamento de pólipos menores ou iguais a 3 mm nos EUA e na Europa.[17] A sua principal desvantagem é a possibilidade da não remoção completa do pólipo.

Um estudo prospectivo e randomizado com uso da PPF para o tratamento de pólipos diminutos reportou uma taxa de ressecção completa de 92% para pólipos de 1 a 3 mm e de 76% para pólipos de 4 a 5 mm.[21] Outro estudo, com adenomas menores que 7 mm, mostrou que a taxa de ressecção completa foi significativamente maior para o grupo que utilizou polipectomia com alça a frio (PAF) quando comparado ao grupo tratado com PPF.[22] Um estudo prospectivo e randomizado reportou a não inferioridade da PPF para o tratamento de pólipos até 3 mm quando comparado à PAF, sendo insuficiente para pólipos maiores.[15] Entretanto, um recente estudo prospectivo, randomizado, controlado e multicêntrico concluiu que a PPF, com pinça jumbo, não foi inferior a PAF para o tratamento de pólipos menores ou iguais a 5 mm, com taxas semelhantes e maiores que 90% de ressecção completa.[23] Uma revisão sistemática e metanálise

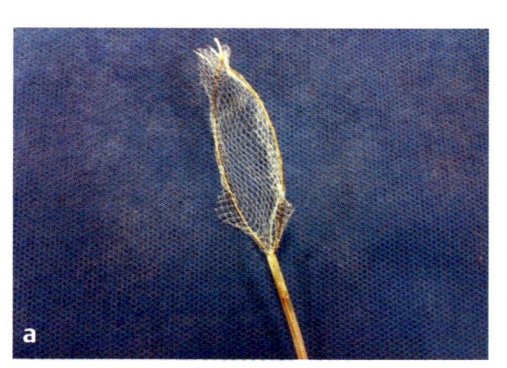

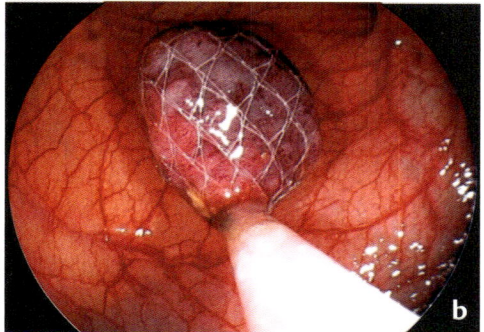

Fig. 22-7. (a, b) Dispositivo na forma de rede para recuperação do pólipo ressecado.

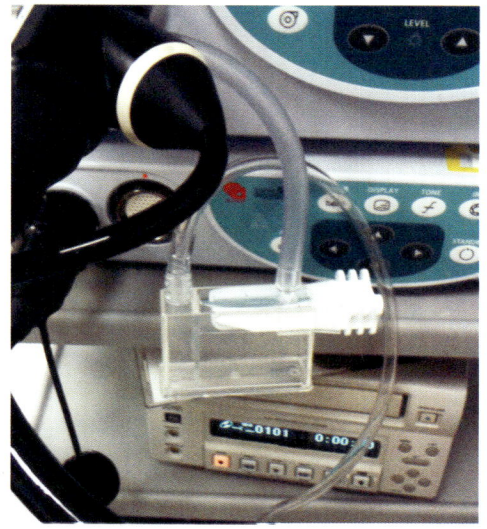

Fig. 22-8. Modelo de "caça-pólipos".

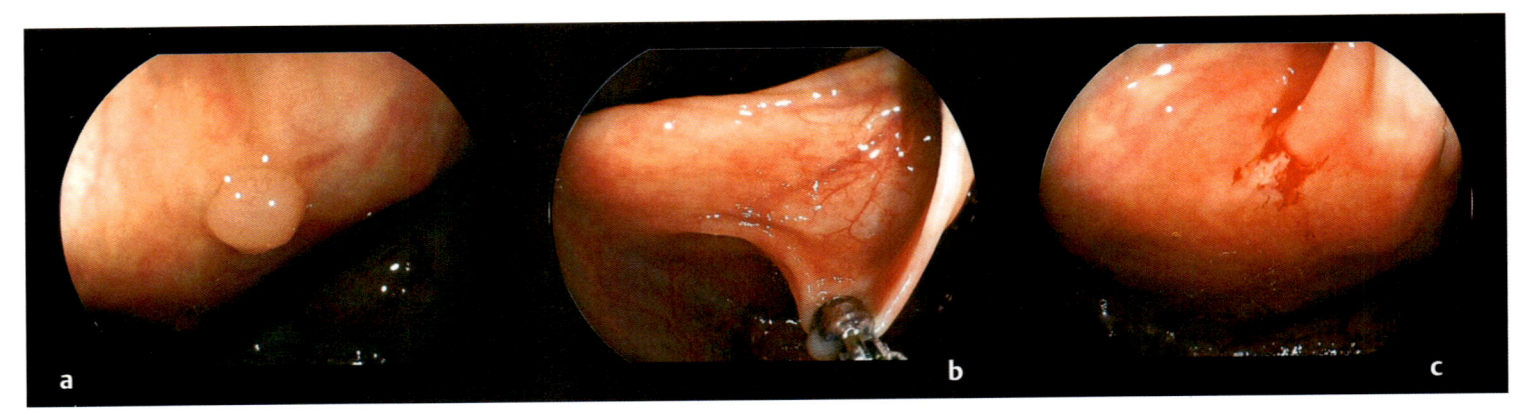

Fig. 22-9. (a-c) Polipectomia com pinça a frio.

concluíram que o tratamento de pólipos diminutos com pinça jumbo ou alça a frio diminuiu em 60% o risco de ressecção incompleta quando comparado à pinça a frio convencional, sem aumento do tempo do procedimento.[24] Para a remoção de pólipos entre 4 e 5 mm com pinça jumbo, geralmente em locais tecnicamente mais difíceis para a utilização de alça a frio, como as lesões localizadas entre 9 e 11 horas, a recomendação é realizar a ressecção em 2 fragmentos, incluindo margem de tecido normal.[15]

Em comparação à PPF, a PAF apresenta maiores taxas de ressecção completa, adequada qualidade de tecido para estudo anatomopatológico e baixas taxas de complicações.[10] Uma potencial vantagem em utilizar uma alça de polipectomia em comparação à pinça de biópsia, para o tratamento de pólipos até 5 mm, é a possibilidade de uso para a ressecção de outros pólipos maiores no mesmo paciente.

Polipectomia com Pinça a Quente (Hot Biopsy)

Esta técnica se assemelha à anteriormente descrita, no entanto, após apreender o pólipo, existe a passagem de corrente elétrica. Para se evitar lesão da parede do cólon, o pólipo deve ser tracionado com a formação de uma tenda. Entre as potenciais vantagens desta técnica, temos a certeza da obtenção de material para estudo, uma vez que a energia, teoricamente, não danifica o material posicionado entre as conchas da pinça pelo princípio da gaiola de Faraday. Entretanto, um estudo prospectivo demonstrou que a qualidade do material enviado para estudo anatomopatológico com a polipectomia com pinça a quente (PPQ) foi inferior à obtida por PPF com pinça jumbo. Segundo os autores, uma parcela significativa do material enviado para estudo apresentou dano pela energia elétrica.[25] Outro estudo prospectivo e randomizado para o tratamento de pólipos entre 3 e 5 mm reportou uma maior taxa de ressecção em bloco na PAF quando comparada à PPQ com uma elevada taxa de dano ao espécime quando foi utilizada a PPQ (52,6%). O risco de sangramento imediato foi semelhante e não houve perfuração ou sangramento tardio.[26]

Embora o uso da PPQ seja recomendado pela Sociedade Americana de Endoscopia Gastrointestinal (ASGE) para pólipos de até 5 mm, sua indicação tem-se relacionado com altas taxas de ressecção incompleta e potenciais danos à parede do cólon e sangramento tardio.[13,15] O uso da pinça de *hot biopsy* tem sido reservado para o tratamento de tecido neoplásico residual após a ressecção de grandes lesões polipoides ou planas.

Polipectomia com Alça a Frio

Em 1992, a polipectomia com alça a frio (PAF) foi reportada pela primeira vez como uma opção para o tratamento de pequenos pólipos colorretais, sem a necessidade de corrente elétrica e com elevada taxa de recuperação do espécime.[27] Aproximadamente 90% dos pólipos encontrados durante uma colonoscopia são menores que 10 mm, sendo 90% até 5 mm.[13] A PAF é uma técnica adequada para a ressecção em fragmento único de pólipos menores que 10 mm sem os potenciais riscos causados pela passagem de corrente. Além disso, o espécime chega ao patologista com qualidade e sem os danos provocados pela cauterização. Nesta técnica, o pólipo é laçado pela alça, depois de posicionado preferencialmente entre 5 e 6 horas, e a secção é realizada sem a passagem de corrente (Fig. 22-10). Uma leve pressão pode ser realizada na alça sobre a mucosa, e a aspiração do ar na luz do cólon facilita a apreensão do pólipo. Uma margem de segurança de pelo menos 1 a 2 mm de tecido normal é desejada quando se utiliza a PAF. Após a ressecção, é importante garantir que não há sangramento, o que pode ser feito por meio da lavagem do local até que a hemostasia esteja satisfatória. Frequentemente se observa uma protrusão de tecido após a realização da PAF em pólipos maiores que 6 mm (Fig. 22-11). A caracterização deste tecido, por meio de biópsias, não demonstrou estruturas vasculares, presença de adenoma ou pólipo serrilhado residuais e não se relacionou com eventos adversos.[28] Segundo os dados de um recente estudo japonês, a largura da área de ressecção quando avaliada imediatamente após a PAF foi maior que a escara produzida pela polipectomia com alça diatérmica (PAD). Entretanto, a área de ressecção com a PAF foi significativamente menor que a produzida pela PAD durante a avaliação 1 dia após. Ainda de acordo com os autores, embora a ressecção pela PAF seja mais superficial que a realizada pela PAD, a muscular da mucosa estava representada na maioria dos espécimes e apresentou largura e profundidade suficientes para promover ressecção endoscópica completa e segurança superior à PAD.[29] Uma revisão sistemática e metanálise reportaram menor tempo de procedimento e menor risco de sangramento tardio com a PAF quando comparada à PAD para o tratamento de pequenos pólipos colorretais.[30]

Cuidados especiais devem ser tomados durante a ressecção de pólipos entre 8 e 9 mm. A manutenção da tensão da alça na mucosa durante a laçada da lesão ou a manobra de trazer todo o conjunto para o canal de trabalho podem ajudar a ressecção. Caso não seja efetivo, existem as opções de abertura e reposicionamento da alça ou ressecção em 2 ou mais fragmentos. A passagem de corrente, no caso de insucesso com a ressecção a frio, com a lesão presa à alça, pode causar danos à parede do cólon e perfuração.[13] As alças dedicadas à ressecção a frio são mais efetivas que as tradicionais para a remoção de pólipos entre 8 e 10 mm sem o uso de corrente elétrica.[27] O uso de endoscopia de alta definição, quando disponível, parece contribuir com a delimitação das margens nas ressecções a frio. O uso de NBI com magnificação de imagem foi associado a uma maior taxa de ressecção completa com alça a frio para o tratamento de pólipos menores que 10 mm, quando comparado à luz branca.[31]

Atualmente se discute o limite de tratamento das lesões com RAF. Embora não seja possível a ressecção em monobloco com alça a frio de pólipos maiores que 10 mm, o tratamento em fragmentos, sem uso de corrente elétrica, tem demonstrado crescente interesse pelo baixo índice de complicações. Uma recente revisão sistemática, que incluiu lesões não pediculadas maiores que 10 mm, demonstrou excelentes resultados com a ressecção com alça a frio fatiada com ou sem injeção da camada submucosa. Um total de 522 pólipos, com tamanho médio de 17,5 mm, foi tratado a frio com ressecção completa em 99,3% dos casos e raros eventos adversos (1,1%). A ressecção com alça a frio também pode ser uma alternativa à mucosectomia convencional para o tratamento de grandes pólipos

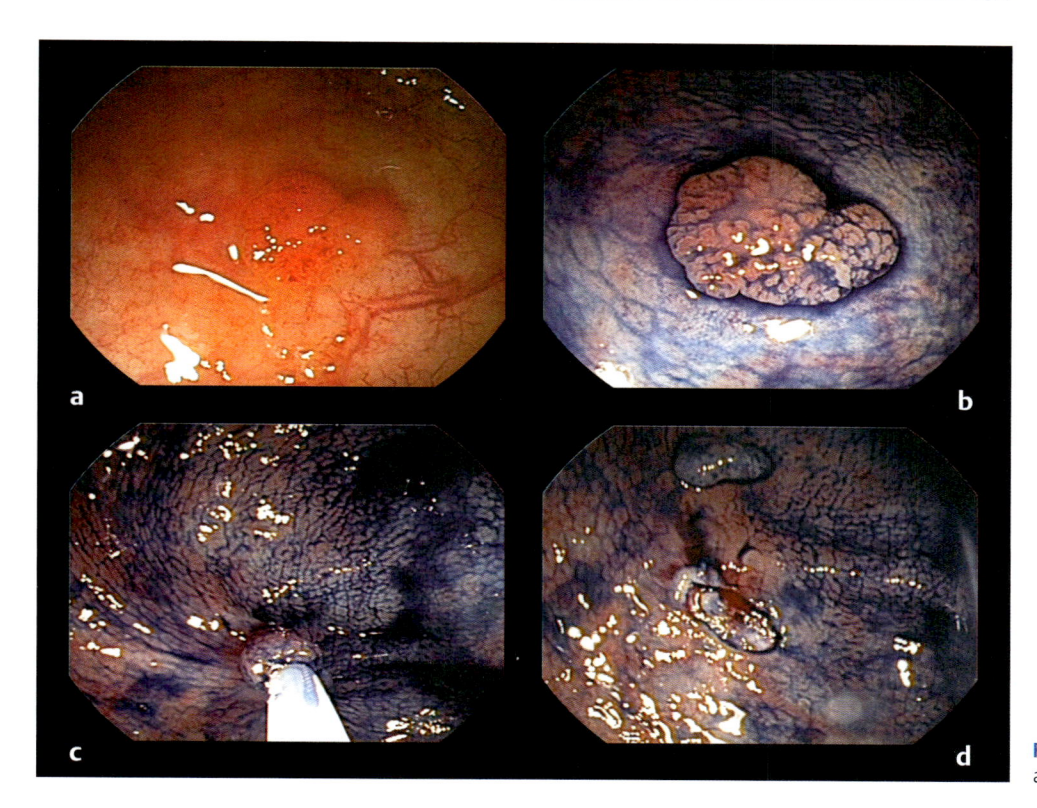

Fig. 22-10. (a-d) Técnica de polipectomia com alça a frio em lesão inferior a 10 mm no ceco.

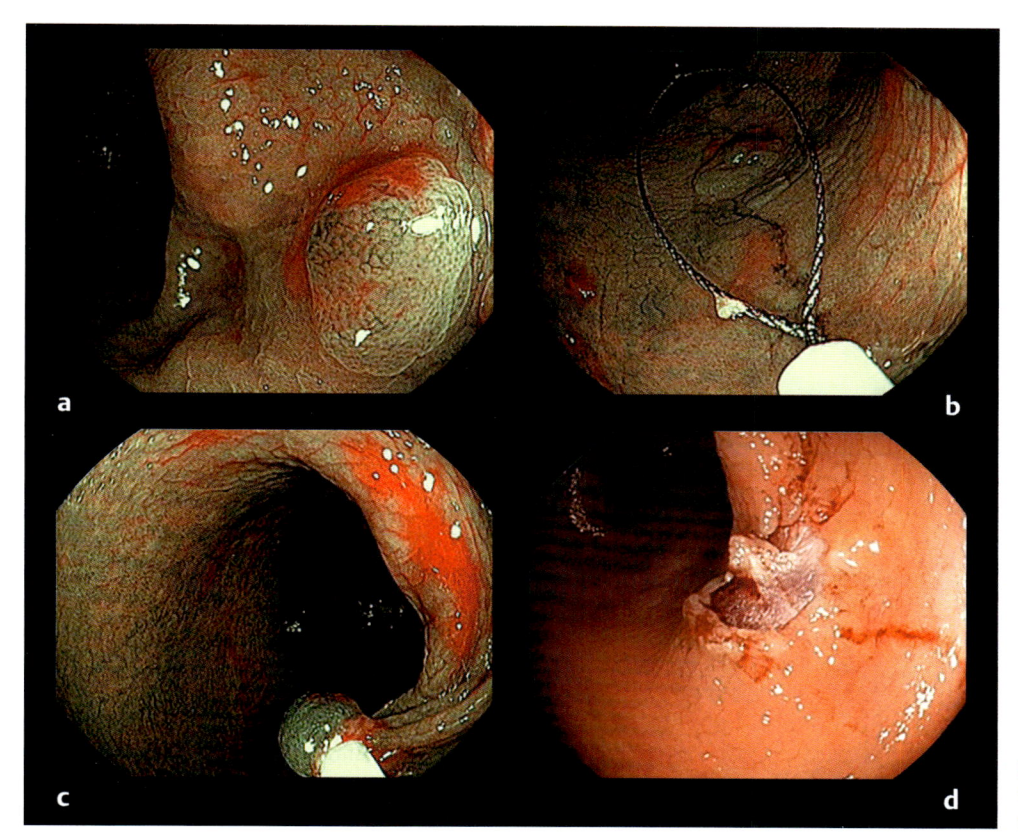

Fig. 22-11(a-c) Técnica de polipectomia com alça a frio com auxílio de NBI; (d) aspecto da protrusão de tecido (submucosa) após a ressecção.

serrilhados sem suspeita de displasia. Um estudo com 41 lesões, medindo entre 10 mm e 35 mm, tratadas sem o uso de corrente elétrica, não reportou complicações e evidência de recorrência em 6 meses de acompanhamento.[32]

A PAF é atualmente a técnica de ressecção mais popular, nos países orientais e também no ocidente, para o tratamento de pólipos pequenos e diminutos por sua facilidade técnica, rapidez e segurança.[10,27,33]

Polipectomia com Alça Diatérmica

Esta é a técnica clássica de polipectomia descrita por Wolff e Shinya.[1] Trata-se do emprego da alça de polipectomia associado à aplicação de corrente elétrica. Assim como na técnica descrita anteriormente, o pólipo deve ser posicionado preferencialmente entre 5 e 6 horas antes de ser laçado pela alça, e a ressecção se faz pelo fechamento da alça concomitante à passagem de corrente elétrica (Fig. 22-12).

Algumas vezes, o posicionamento ideal do pólipo não é possível. Quando localizado entre 9 e 12 horas, ele deve ser laçado de baixo para cima (Fig. 22-13). Em algumas situações, o pólipo se apresenta em local desfavorável, tornando a polipectomia complexa, mesmo com a torção do colonoscópio e manobras de retificação do aparelho. O emprego de alças que fazem rotação pode tornar estes procedimentos menos árduos.

Pólipos pediculados têm um alto risco de sangramento comparado aos pólipos sésseis, e a hemorragia pós-polipectomia é a complicação mais frequente e estimada em 3 a 4% dos casos.[40] Entre os principais fatores de risco para o sangramento tardio pós-polipectomia, estão: pólipos maiores que 10 mm, pedículos maiores que 5 mm, localização no cólon proximal, doença cardiovascular e hipertensão.[41] A hemostasia mecânica com clipes ou *endoloop* e injeção de solução vasoconstritora no pedículo são medidas efetivas na diminuição do risco de sangramento pós-polipectomia em pólipos maiores que 10 mm e com maior benefício naqueles maiores que 20 mm (Fig. 22-18).[13] Entre as opções para profilaxia do sangramento pós-polipectomia de pólipos pediculados, estão:

- *Clipe endoscópico:* a aplicação profilática de clipes antes ou após as polipectomias continua controversa,[42] sendo uma opção de bom custo benefício para pacientes em uso de antiagregantes plaquetários ou anticoagulantes.[43] A principal vantagem desta técnica é a facilidade de aplicação. Pólipos com pedículos muito calibrosos podem oferecer dificuldade para a realizar a hemostasia, necessitando de múltiplos clipes (Fig. 22-19). Quando a opção é clipar o pedículo antes da polipectomia, é muito importante observar para que a extremidade do clipe não toque a parede do cólon durante a passagem de corrente, o que levaria a um escape de corrente, podendo causar perfuração. É importante manter uma distância entre o clipe e o tecido adenomatoso, de forma a permitir que a alça lace o pólipo respeitando uma margem mínima de 2 mm (Fig. 22-20).
- *Endoloop*: a aplicação pode ser, tecnicamente, difícil em pólipos grandes com pedículos curtos ou muito finos. Deve ser aplicado junto à parede intestinal. A técnica da laçada de um pólipo com o *endoloop*, apesar de ser semelhante à aplicação da alça de polipectomia, habitualmente é mais difícil em decorrência do *loop* ser mais flexível e longo. Quando há convicção de que o ponto de aplicação foi atingido, o *loop* deve ser fechado com total estrangulamento do pólipo; a partir de então o *loop* é liberado com a abertura do dispositivo de aplicação. É possível verificar a alteração da coloração do pólipo que se torna isquêmico e vinhoso. Após esta primeira fase, inicia-se a ressecção com alça de polipectomia diatérmica. Uma margem exígua entre o *loop* e o tecido adenomatoso pode dificultar a ressecção. Na década passada, descrevemos um *loop* desenvolvido artesanalmente com fio de *nylon* (Fig. 22-21). Este artifício, além de ter custo mínimo, permite a laçada de lesões maiores.[44] Um estudo prospectivo, randomizado e multicêntrico sugere que a aplicação de clipes é tão efetiva e segura quanto o *endoloop* na prevenção do sangramento pós-polipectomia de grandes pólipos pediculados.[45]
- *Injeção de adrenalina:* a injeção de solução de adrenalina 1:10.000 na base do pedículo tem como objetivo reduzir o fluxo de sangue para a cabeça do pólipo e reduzir o tamanho do mesmo, favorecendo a aplicação da alça. Esta abordagem pode ser útil para grandes pólipos com pedículos grossos e curtos. Após a ressecção com alça diatérmica, é recomendável a aplicação profilática de clipes no pedículo remanescente (Fig. 22-22).

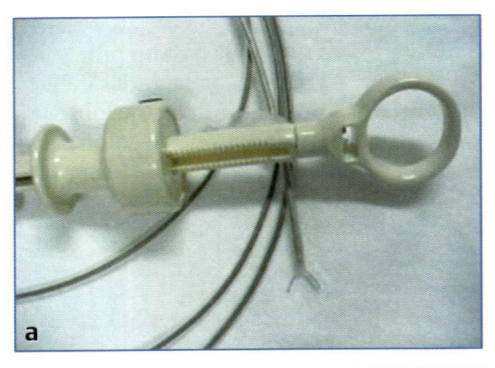

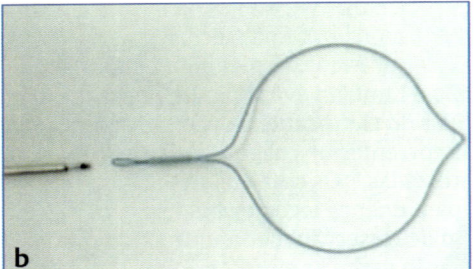

Fig. 22-18. (**a**) Clipe. (**b**) *Endoloop*.

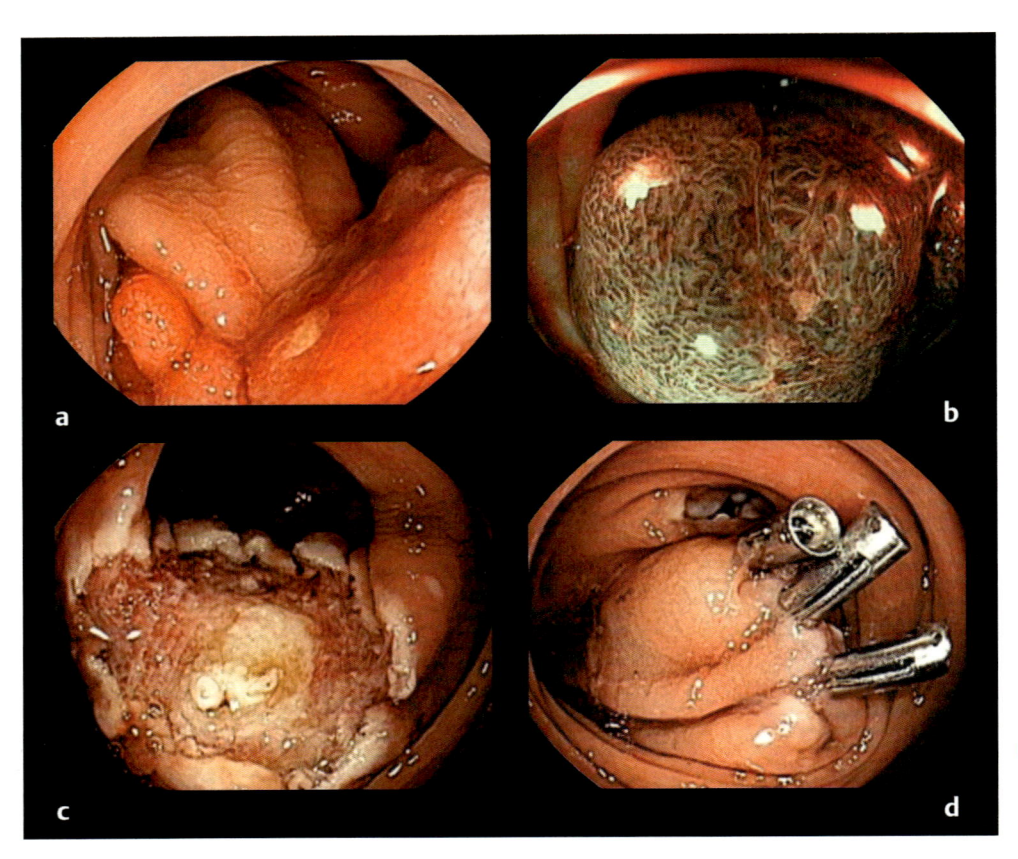

Fig. 22-19. (**a**, **b**) Ressecção com alça diatérmica de grande pólipo com pedículo calibroso; (**c**) coto vascular visível no leito de ressecção; (**d**) aplicação de 3 clipes para profilaxia de sangramento.

TÉCNICAS DE POLIPECTOMIA ENDOSCÓPICA 191

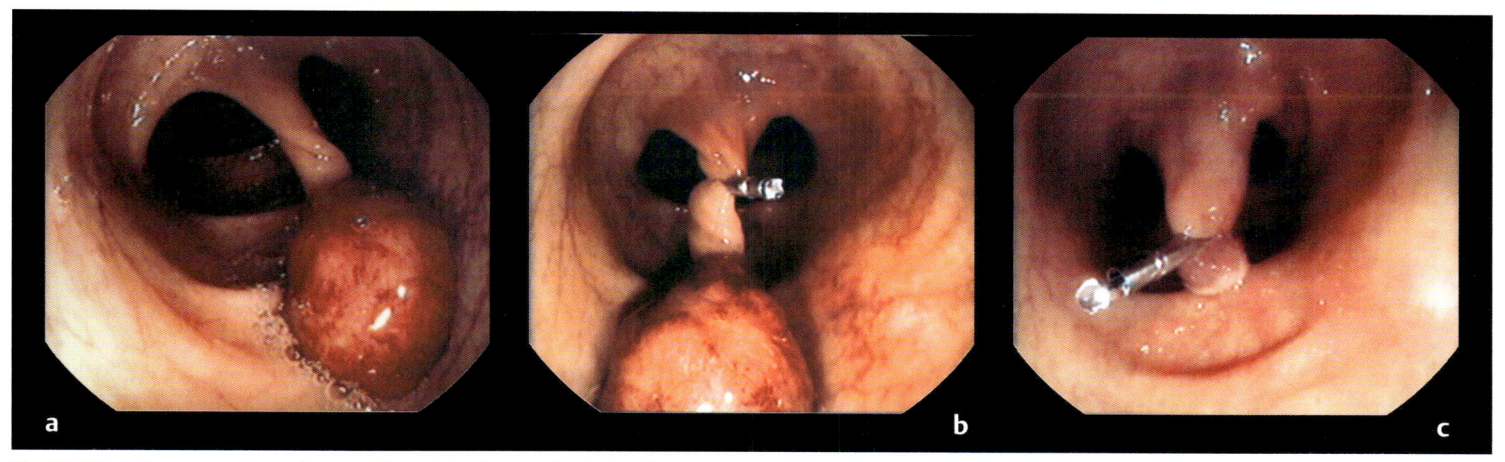

Fig. 22-20. Polipectomia com clipe metálico: (**a**) pólipo pediculado; (**b**) clipe aplicado no terço médio do pedículo; (**c**) aspecto final após a secção do pedículo.

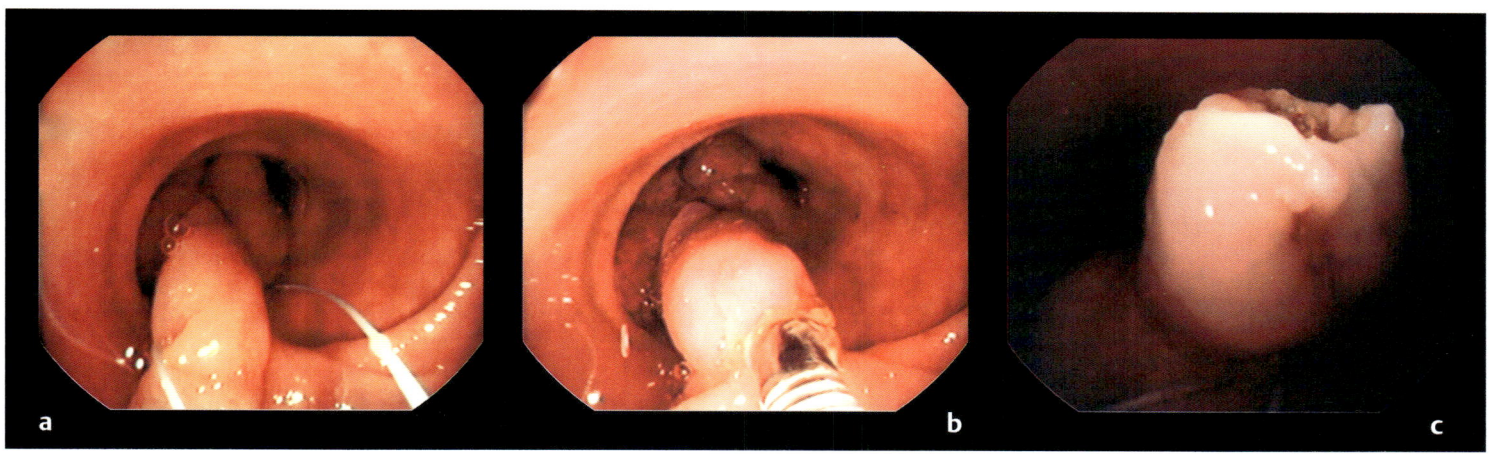

Fig. 22-21. Ligadura com fio de *nylon*: (**a**) pedículo sendo laçado com o fio; (**b**) atamento do nó empurrando-se a camisa metálica contra este; (**c**) aspecto final após a secção do pedículo.

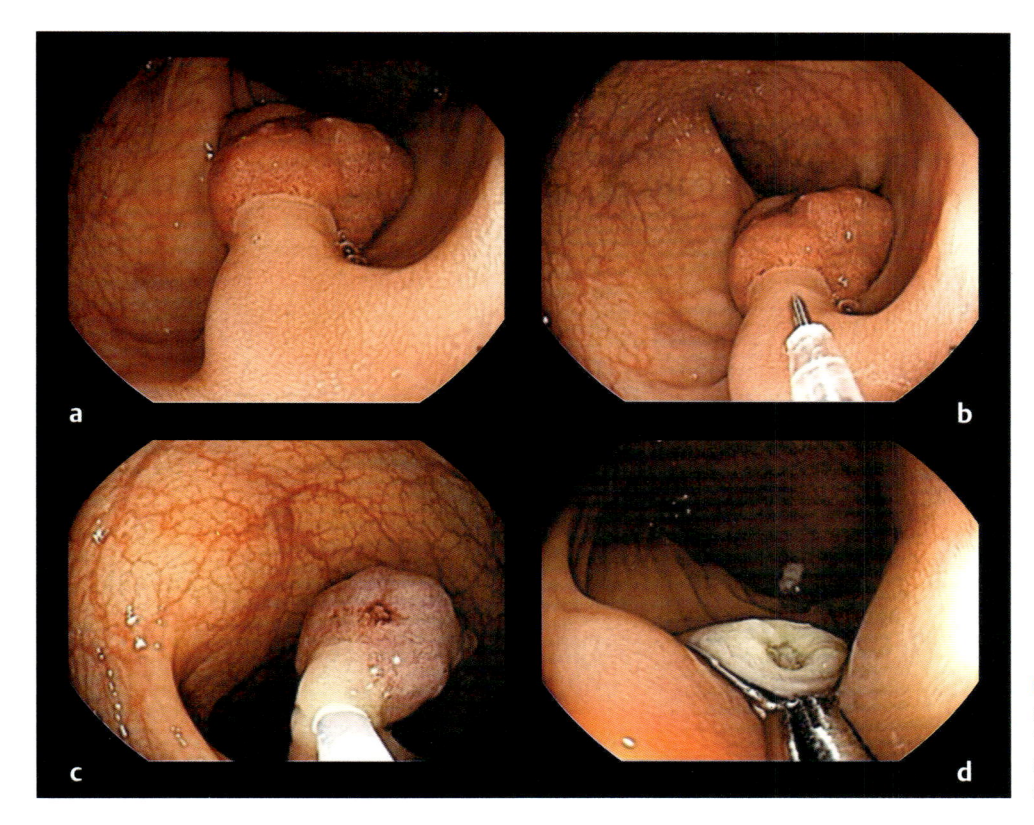

Fig. 22-22. (**a-d**) Polipectomia de pólipo pediculado com injeção profilática de solução de adrenalina 1:10.000, ressecção com alça e corrente de coagulação e aplicação de clipe para profilaxia de sangramento tardio.

Um estudo prospectivo e randomizado comparou as taxas de sangramento à aplicação de clipe profilático ou método combinado, clipe e injeção de adrenalina. Segundo os autores, o uso de clipes sem injeção de adrenalina, após a polipectomia com alça diatérmica, foi efetivo na profilaxia de sangramento imediato e tardio em grandes pólipos.[46] Uma recente metanálise concluiu que os métodos mecânicos, *endoloop* ou clipes são mais efetivos que a injeção de adrenalina para profilaxia dos sangramentos imediato e tardio após polipectomias de pólipos pediculados maiores que 20 mm.[47]

A ESGE recomenda polipectomia com alça diatérmica para o tratamento de pólipos pediculados e profilaxia de sangramento com injeção de adrenalina e/ou clipes ou *endoloop* para pólipos com porção cefálica maior que 20 mm ou pedículos maiores que 10 mm.[10]

Ablação do Tecido Neoplásico Residual

A presença de tecido adenomatoso ou serrilhado residual pode estar presente nas margens ou no centro da área de ressecção, em pontos entre as laçadas, após polipectomias ou mucosectomias aos fragmentos.

O tratamento destas ilhas pode ser feito com maior facilidade com o emprego de alças menores ou pinças, o que nem sempre é fácil, ou por meio da ablação com plasma de argônio (APC). O estudo CARE reportou que, em lesões menores que 10 mm, a taxa de adenoma residual, comprovada por biópsia das margens, foi de aproximadamente 10%. A taxa de tecido adenomatoso residual foi de 23% nas lesões medindo entre 15 e 20 mm.[20]

Assim como quando empregado para outros fins, a aplicação do APC deve ser cautelosa. Evita-se o contato do cateter com a parede do cólon e aplicações muito prolongadas que podem determinar lesão na parede intestinal (Fig. 22-23). O uso do APC em áreas de tecido residual, após mucosectomias, deve respeitar os mesmos preceitos técnicos do uso da tecnologia para outras indicações. A aplicação do APC, após ressecções fatiadas, mostrou-se segura e reduz as taxas de recidiva.[48] Um estudo comparativo entre APC e avulsão com pinça para o tratamento de tecido neoplásico residual, após ressecção de pólipos maiores que 20 mm, reportou que a técnica de avulsão com *hot biopsy* reduziu significativamente a recorrência de tecido neoplásico residual sem aumentar o risco do procedimento.[49] Recentemente, um estudo multicêntrico e randomizado concluiu que a ablação térmica das margens de ressecção, após mucosectomias, com a ponta da alça de ressecção no modo *soft coagulation* ou pinça de coagulação, reduziu significativamente a recorrência na primeira colonoscopia de controle quando comparada ao não tratamento das margens.[50] A avaliação detalhada das margens de ressecção, se possível com endoscopia de alta resolução, é fundamental após o tratamento das lesões colorretais, independentemente do tamanho e da forma de ressecção. Estudos futuros com acompanhamento em longo prazo, comparando as técnicas de ablação do tecido residual, após ressecção de pólipos colorretais, deverão orientar os endoscopistas em relação à escolha do método.

Marcação do Local de Lesão Suspeita

A marcação do cólon por meio da tatuagem endoscópica deve ser indicada, para acompanhamento endoscópico ou localização durante o tratamento cirúrgico, em neoplasias com suspeita ou confirmação de invasão maciça da submucosa, em pólipos que a ressecção endoscópica não é factível por questões técnicas e para o controle de tratamento de lesões que não se situem em pontos de fácil localização, como o ceco ou reto. Para isso, utiliza-se a injeção de solução de nanquim na camada submucosa. O local da tatuagem deve ser realizado em dois ou três pontos, 2 a 3 cm distais à lesão, evitando-se o local exato da ressecção, o que pode dificultar o segmento endoscópico.[10] Deve-se tatuar preferencialmente a borda contra mesentérica, identificada com a observação da água na luz do cólon com o paciente em decúbito dorsal horizontal, para facilitar a identificação durante o ato cirúrgico. Assim, faz-se a punção e injeção de solução fisiológica a 0,9% verificando-se o bom posicionamento da agulha pela formação de uma bolha. Apenas neste momento é que se injeta o nanquim estéril puro, em um volume de 1 a 2 mL, complementando com solução salina para empurrar a tinta pelo cateter injetor (Fig. 22-24). Este cuidado evita a injeção transmural e extravasamento para a cavidade peritoneal.[51] O nanquim tatua o local permanentemente, sendo que aqueles que não necessitarem de ressecção cirúrgica terão sempre o local demarcado para acompanhamento. O local tatuado deverá ser devidamente documentado com fotos e descrito de forma clara no laudo do exame.

RECOMENDAÇÕES FINAIS

Os objetivos de uma polipectomia são a ressecção completa e segura do pólipo e sua recuperação para estudo anatomopatológico. Um adequado diagnóstico endoscópico deve ser realizado, diferenciando entre lesão neoplásica e não neoplásica, descrevendo a morfologia e o tamanho da lesão antes de programar a sua ressecção. O conhecimento do arsenal terapêutico é fundamental para o endoscopista e para quem o assiste durante o procedimento. Diante de um pólipo menor ou igual a 5 mm, prefira pinça de biópsia a frio ou alça de polipectomia a frio. Pinças jumbo são melhores que as de tamanho padrão por sua capacidade e maiores taxas de ressecção completa. Pequenos pólipos, menores que 10 mm, devem ser ressecados com alça a frio, para evitar danos térmicos à parede do cólon. As alças de polipectomia dedicadas à ressecção a frio são superiores às convencionais para o tratamento em monobloco dos pólipos entre 8 e 9 mm. Pólipos de tamanho igual ou maior do que 10 mm devem ser estudados, se possível com endoscopia de alta resolução, para o diagnóstico de invasão da submucosa. A polipectomia com alça diatérmica em monobloco é a técnica de escolha para o tratamento dos pólipos sésseis entre 10 e 19 mm, se possível com injeção da camada submucosa. Os pólipos sésseis acima de 20 mm podem ser ressecados aos fragmentos, após injeção de solução submucosa, quando não apresentam sinais de invasão da submucosa. Pólipos pediculados devem ser ressecados com alça e corrente de coagulação. As técnicas de profilaxia de sangramento são recomendadas nos pólipos pediculados maiores que 20 mm e com pedículos maiores que 10 mm. Lesões com suspeita de invasão superficial da submucosa devem ser tratadas em monobloco e, de preferência, em centros de referência. Lesões com suspeita ou confirmação de invasão maciça da submucosa deverão ser tatuadas e encaminhadas a tratamento cirúrgico. A Figura 22-25 resume as principais recomendações para o tratamento dos pólipos colorretais.

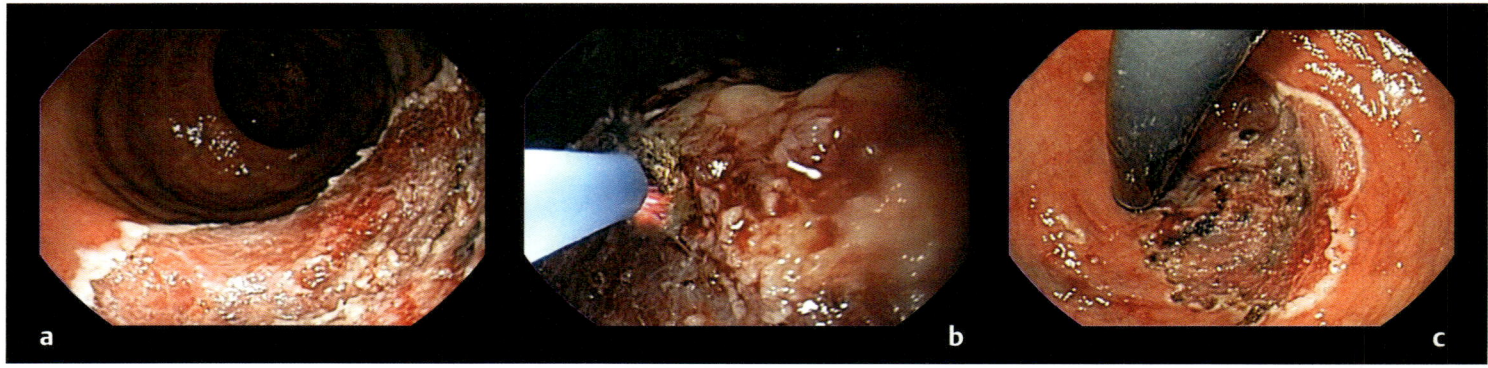

Fig. 22-23. (a-c) Aplicação de APC nas margens de mucosectomia de LST do reto.

TÉCNICAS DE POLIPECTOMIA ENDOSCÓPICA

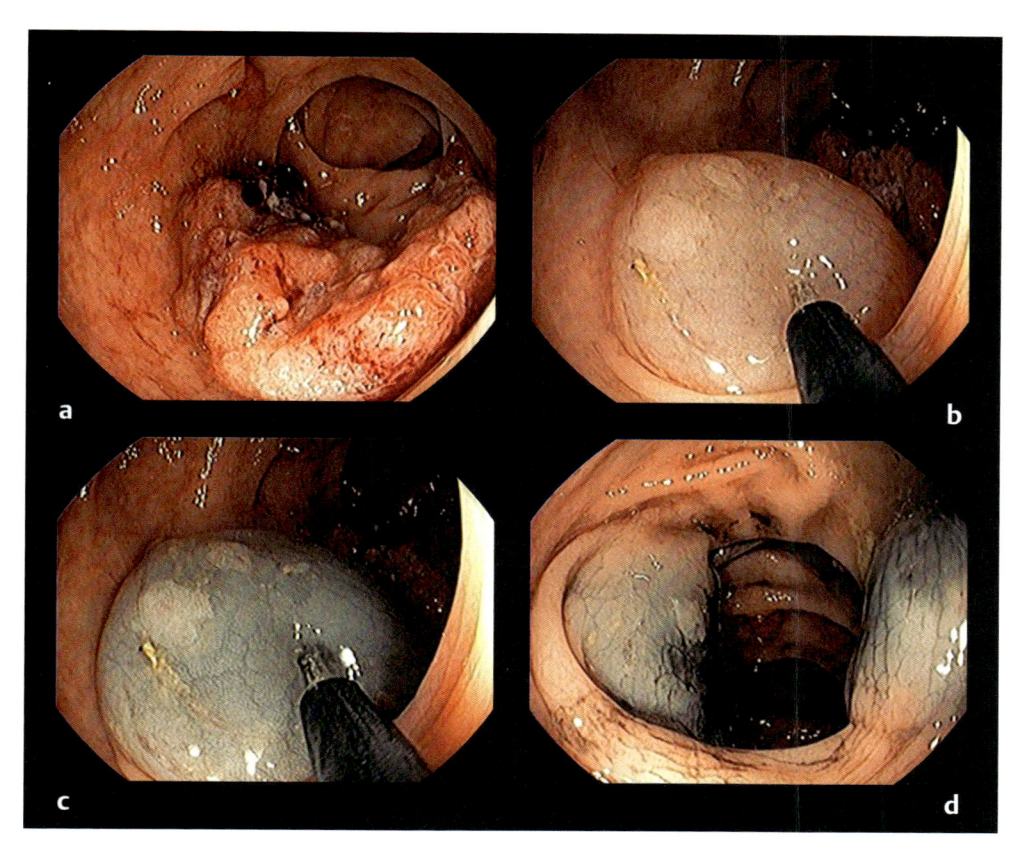

Fig. 22-24. (a-d) Na tatuagem endoscópica deve-se realizar uma bolha com solução fisiológica, distal à lesão, para identificar o plano adequado e somente após injetar o nanquim estéril.

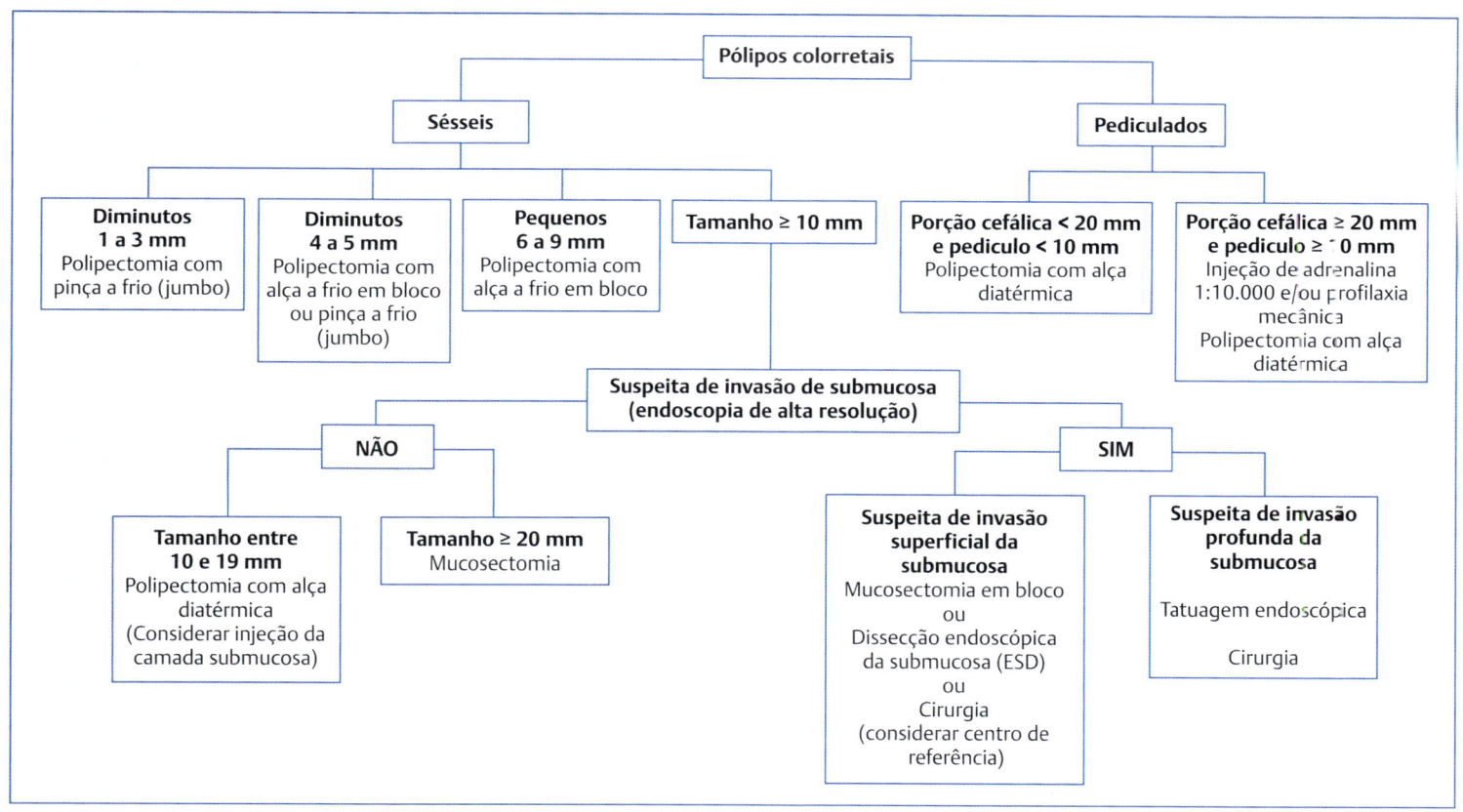

Fig. 22-25. Recomendações de técnicas de ressecção para os pólipos do cólon e reto de acordo com a morfologia e o tamanho. Adaptado de Ferlitsch et al., 2017.[10]

REFERÊNCIAS BIBLIOGRÁFICAS

1. Wolff WI, Shinya H. Colonofiberoscopy. JAMA. 1971;217(11):1509-12.
2. Rex DK, Ahnen DJ, Baron JA, Batts KP, Burke CA, Burt RW, et al. Serrated lesions of the colorectum: review and recommendations from an expert panel. Am J Gastroenterol. 2012;107(9):1315-29.
3. Winawer SJ, Zauber AG, Ho MN, O'Brien MJ, Gottlieb LS, Sternberg SS, et al. Prevention of colorectal cancer by colonoscopic polypectomy. The National Polyp Study Workgroup. N Engl J Med. 1993;329(27):1977-81.
4. Zauber AG, Winawer SJ, O'Brien MJ, Lansdorp-Vogelaar I, van Ballegooijen M, Hankey BF, et al. Colonoscopic polypectomy and long-term prevention of colorectal-cancer deaths. N Engl J Med. 2012;366(8):687-96.
5. Rex DK, Boland CR, Dominitz JA, Giardiello FM, Johnson DA, Kaltenbach T, et al. Colorectal Cancer Screening: Recommendations for Physicians and Patients from the U.S. Multi-Society Task Force on Colorectal Cancer. Am J Gastroenterol. 2017;112(7):1016-30.
6. Wolf AMD, Fontham ETH, Church TR, Flowers CR, Guerra CE, LaMonte SJ, et al. Colorectal cancer screening for average-risk adults: 2018 guideline update from the American Cancer Society. CA Cancer J Clin. 2018;68(4):250-81.
7. Duloy AM, Kaltenbach TR, Keswani RN. Assessing colon polypectomy competency and its association with established quality metrics. Gastrointest Endosc. 2018;87(3):635-44.
8. The Paris endoscopic classification of superficial neoplastic lesions: esophagus, stomach, and colon: November 30 to December 1, 2002. Gastrointest Endosc. 2003;58(6 Suppl):S3-43.
9. Endoscopic Classification Review Group. Update on the paris classification of superficial neoplastic lesions in the digestive tract. Endoscopy. 2005;37(6):570-8.
10. Ferlitsch M, Moss A, Hassan C, Bhandari P, Dumonceau JM, Paspatis G, et al. Colorectal polypectomy and endoscopic mucosal resection (EMR): European Society of Gastrointestinal Endoscopy (ESGE) Clinical Guideline. Endoscopy. 2017;49(3):270-97.
11. Tolliver KA, Rex DK. Colonoscopic polypectomy. Gastroenterol Clin North Am. 2008;37(1):229-51.
12. Wayne JD, Rubin PH. Colonoscopic polypectomy. In: Wu GY, Sridhar S (Eds.). Clinical gastroenterology: diagnostic and therapeutic procedures in gastroenterology: an illustred guide. Totowa, NJ: Humana Press; Springer Science; 2011. p. 291-305. (Clinical gastroenterology).
13. Moss A, Nalankilli K. Standardization of polypectomy technique. Best Pract Res Clin Gastroenterol. 2017;31(4):447-53.
14. Draganov PV, Fyock CJ. Colonoscopic polypectomy and associated techniques. World J Gastroenterol. 2010;16(29):3630-37.
15. Park SK, Ko BM, Han JP, Hong SJ, Lee MS. A prospective randomized comparative study of cold forceps polypectomy by using narrow-band imaging endoscopy versus cold snare polypectomy in patients with diminutive colorectal polyps. Gastrointest Endosc. 2016;83(3):527-32.e1.
16. Carpenter S, Petersen BT, Chuttani R, Croffie J, DiSario J, Liu J, et al. Polypectomy devices. Gastrointest Endosc. 2007;65(6):741-9.
17. Lee Krinsky M. The art of diminutive polypectomy and the tools we use: Is there a best practice? Gastrointest Endosc. 2019;90(1):112-5.
18. Baron TH. Snares, knives and scissors. Tech Gastroenterol. 2006;8:22-27.
19. Wu J, Hu B. The role of carbon dioxide insufflation in colonoscopy: a systematic review and meta-analysis. Endoscopy. 2012;44:128-36.
20. Pohl H, Srivastava A, Bensen SP, Anderson P, Rothstein RI, Gordon SR, et al. Incomplete polyp resection during colonoscopy-results of the complete adenoma resection (CARE) study. Gastroenterology. 2013;144(1):74-80.
21. Lee CK, Shim JJ, Jang JK. Cold snare polypectomy vs. cold forceps polypectomy using double-biopsy technique for removal of diminutive colorectal polyps: a prospective and randomized study. Am J Gastroenterol. 2013;108:1593-600.
22. Kim JS, Lee BI, Choi H, et al. Cold snare polypectomy versus cold forceps polypectomy for diminutive and small colorectal polyps: a randomized controlled trial. Gastrointest Endosc. 2015;81(3):741-7.
23. Huh CW, Kim JS, Choi HH, Maeng IS, Jun SY, Kim BW. Jumbo biopsy forceps versus cold snares for removing diminutive colorectal polyps: a prospective randomized controlled trial. Gastrointest Endosc. 2019 Jul;90(1):105-111.
24. Raad D, Tripathi P, Cooper G, Falck-Ytter Y. Role of the cold biopsy technique in diminutive and small colonic polyp removal: a systematic review and meta-analysis. Gastrointest Endosc. 2016;83(3):508-15.
25. Yasar B, Kayadibi H, Abut E, Benek D, Kochan K, Gonen C. The histological quality and adequacy of diminutive colorectal polyps resected using jumbo versus hot biopsy forceps. Dig Dis Sci. 2015;60(1):217-25.
26. Komeda Y, Kashida H, Sakurai T, Tribonias G, Okamoto K, Kono M, et al. Removal of diminutive colorectal polyps: a prospective randomized clinical trial between cold snare polypectomy and hot forceps biopsy. World J Gastroenterol. 2017;23(2):328-35.
27. Horiuchi A, Ikuse T, Tanaka N. Cold snare polypectomy: Indications, devices, techniques, outcomes and future. Dig Endosc. 2018 Dec 14.
28. Tutticci N, Burgess NG, Pellise M, Mcleod D, Bourke MJ. Characterization and significance of protrusions in the mucosal defect after cold snare polypectomy. Gastrointest Endosc. 2015;82(3):523-8.
29. Suzuki S, Gotoda T, Kusano C, Ikehara H, Sugita A, Yamauchi M, et al. Width and depth of resection for small colorectal polyps: hot versus cold snare polypectomy. Gastrointest Endosc. 2018;87(4):1095-1103.
30. Shinozaki S, Shinozaki S, Kobayashi Y, Hayashi Y, Sakamoto H, Lefor AK, et al. Efficacy and safety of cold versus hot snare polypectomy for resecting small colorectal polyps: Systematic review and meta-analysis. Dig Endosc. 2018;30(5):592-99.
31. Aoki T, Yoshida S, Abe H, Ono S, Nakada A, Ota Y, Narita A, et al. Analysis of predictive factors for R0 resection and immediate bleeding of cold snare polypectomy in colonoscopy. PLoS One. 2019;14(3):e0213281.
32. Tate DJ, Awadie H, Bahin FF, Desomer L, Lee R, Heitman SJ, et al. Wide-field piecemeal cold snare polypectomy of large sessile serrated polyps without a submucosal injection is safe. Endoscopy. 2018;50(3):248-52.
33. Repici A, Hassan C, Vitetta E, Ferrara E, Manes G, Gullotti G, et al. Safety of cold polypectomy for < 10 mm polyps at colonoscopy: a prospective multicenter study. Endoscopy. 2012;44(1):27-31.
34. Horiuchi A, Makino T, Kajiyama M, Tanaka N, Sano K, Graham DY. Comparison between endoscopic mucosal resection and hot snare resection of large nonpedunculated colorectal polyps: a randomized trial. Endoscopy. 2016;48(7):646-51.
35. Swan MP, Bourke MJ, Moss A, Williams SJ, Hopper A, Metz A. The target sign: an endoscopic marker for the resection of the muscularis propria and potential perforation during colonic endoscopic mucosal resection. Gastrointest Endosc. 2011;73(1):79-85.
36. Pohl H, Srivastava A, Bensen SP, Anderson P, Rothstein RI, Gordon SR, et al. Incomplete polyp resection during colonoscopy-results of the complete adenoma resection (CARE) study. Gastroenterology. 2013;144(1):74-80.e1.
37. Siau K, Ishaq S, Cadoni S, Kuwai T, Yusuf A, Suzuki N. Feasibility and outcomes of underwater endoscopic mucosal resection for ≥ 10 mm colorectal polyps. Surg Endosc. 2018;32(6):2656-63.
38. Binmoeller KF, Hamerski CM, Shah JN, Bhat YM, Kane SD, Garcia-Kennedy R. Attempted underwater en bloc resection for large (2-4 cm) colorectal laterally spreading tumors (with video). Gastrointest Endosc. 2015;81(3):713-8.
39. ASGE Standards of Practice Committee, Fisher DA, Shergill AK, Early DS, Acosta RD, Chandrasekhara V, et al. Role of endoscopy in the staging and management of colorectal cancer. Gastrointest Endosc. 2013;78(1):8-12.
40. Ciocalteu A, Gheonea DI, Saftoiu A, Streba L, Dragoescu NA, Tenea-Cojan TS. Current strategies for malignant pedunculated colorectal polyps. World J Gastrointest Oncol. 2018;10(12):465-75.
41. Jaruvongvanich V, Prasitlumkum N, Assavapongpaiboon B, Suchartlikitwong S, Sanguankeo A, Upala S. Risk factors for delayed colonic post-polypectomy bleeding: a systematic review and meta-analysis. Int J Colorectal Dis. 2017;32(10):1399-406.
42. Boumitri C, Mir FA, Ashraf I, Matteson-Kome ML, Nguyen DL, Puli SR, et al. Prophylactic clipping and post-polypectomy bleeding: a meta-analysis and systematic review. Ann Gastroenterol. 2016;29(4):502-8.
43. Parikh ND, Zanocco K, Keswani RN, Gawron AJ. A cost-efficacy decision analysis of prophylactic clip placement after endoscopic removal of large polyps. Clin Gastroenterol Hepatol. 2013;11(10):1319-24.
44. Averbach M, Hashiba K, Corrêa P, Cutait R, Rossini G, Paccos JL, et al. Use of a homemade nylon loop for the prevention of postpolypectomy bleeding of large pedunculated polyps. Surg Laparosc Endosc Percutan Tech. 2005;15(5):275-8.
45. Ji JS, Lee SW, Kim TH, Cho YS, Kim HK, Lee KM, et al. Comparison of prophylactic clip and endoloop application for the prevention of postpolypectomy bleeding in pedunculated colonic polyps: a prospective, randomized, multicenter study. Endoscopy. 2014;46(7):598-604.

46. Park Y, Jeon TJ, Park JY, Park SJ, Cheon JH, Kim TI, et al. Comparison of clipping with and without epinephrine injection for the prevention of post-polypectomy bleeding in pedunculated colon polyps. J Gastroenterol Hepatol. 2015;30(10):1499-506.
47. Tullavardhana T, Akranurakkul P, Ungkitphaiboon W, Songtish D. Efficacy of submucosal epinephrine injection for the prevention of postpolypectomy bleeding: A meta-analysis of randomized controlled studies. Ann Med Surg (Lond). 2017;19:65-73.
48. Brooker JC, Saunders BP, Shah SG, Thapar CJ, Suzuki N, Williams CB. Treatment with argon plasma coagulation reduces recurrence after piecemeal resection of large sessile colonic polyps: a randomized trial and recommendations. Gastrointest Endosc. 2002;55(3):371-5.
49. Holmes I, Kim HG, Yang DH, Friedland S. Avulsion is superior to argon plasma coagulation for treatment of visible residual neoplasia during EMR of colorectal polyps (with videos). Gastrointest Endosc. 2016;84(5):822-9.
50. Klein A, Tate DJ, Jayasekeran V, Hourigan L, Singh R, Brown G, et al. Thermal ablation of mucosal defect margins reduces adenoma recurrence after colonic endoscopic mucosal resection. Gastroenterology. 2019;156(3):604-613.e3.
51. Fu KI, Fujii T, Kato S, Sano Y, Koba I, Mera K, et al. A new endoscopic tattooing technique for identifying the location of colonic lesions during laparoscopic surgery: a comparison with the conventional technique. Endoscopy. 2001;33(8):687-91.

LESÕES NÃO POLIPOIDES DO CÓLON

Luís Masúo Maruta ▪ Marcelo Averbach

INTRODUÇÃO

O avanço dos recursos tecnológicos com a incorporação da endoscopia de alta resolução, magnificação de imagem e cromoscopia eletrônica permitiu considerável progresso no conhecimento das lesões polipoides e não polipoides de cólon. Observamos, também, um aumento expressivo na taxa de detecção e publicações a respeito das lesões serrilhadas, demonstrando a necessidade de se estudar melhor este tipo de lesão.

Do ponto de vista morfológico, podemos subdividir as lesões de cólon como lesões polipoides e não polipoides. As lesões polipoides são constituídas pelas lesões sésseis e pediculadas. As lesões não polipoides, por sua vez, são constituídas por três subtipos principais: as lesões plano-elevadas (menores que 1 cm), as lesões deprimidas e as lesões de crescimento lateral (lesões planas maiores que 1,0 cm). As lesões deprimidas e as de crescimento lateral podem apresentar morfologia mista como elevação ao redor da depressão ou no interior da área deprimida ou depressão no interior de lesões de crescimento lateral.

Dentre as lesões não polipoides, a identificação das formas deprimidas e de crescimento lateral tem importância fundamental no diagnóstico do carcinoma precoce de cólon por causa de seu maior potencial de invasão submucosa, quando comparado às lesões polipoides. Pela importância das diferentes formas evolutivas, incluindo as lesões serrilhadas,[1-3] há desdobramento das lesões de cólon em três capítulos neste livro, para melhor detalhamento. O conhecimento sobre o comportamento biológico destas lesões é altamente relevante para a prevenção do câncer colorretal.[4]

HISTÓRIA NATURAL DO CÂNCER DE CÓLON

A teoria do carcinoma "de novo", influenciou de modo significativo o diagnóstico das lesões não polipoides ou deprimidas de cólon no Japão.

As lesões deprimidas não eram reconhecidas até a formulação da teoria do carcinoma "de novo", publicada, em 1986, por Nakamura,[5,6] no Japão. A teoria demonstra a existência de uma rota alternativa de desenvolvimento do câncer de cólon, contrapondo-se à teoria da sequência adenoma-carcinoma, proposta por Morson,[7-9] em que todo câncer de cólon se origina de um adenoma. Uma das incongruências apontadas na tese de Nakamura é que não havia formas intermediárias diagnosticadas entre o pólipo séssil e o câncer avançado do tipo ulcerado e incentivava os profissionais a procurarem por lesões planas ou deprimidas. Kudo, em 1986, publicou os primeiros relatos de casos de lesões deprimidas tipo IIc no Japão.[10-12]

A publicação do livro do Early Colorectal Cancer, publicada por Kudo, em 1993, mostrou a descrição morfológica e aspectos fundamentais do câncer precoce de cólon, confirmando a rota de desenvolvimento do câncer "de novo", proposto por Nakamura.[10] Atualmente, o diagnóstico das lesões deprimidas é realizado rotineiramente de modo universal.[4,11,13-17]

Matsui estima que 38% dos cânceres avançados originam-se da forma "de novo".[18] O protocolo de Kyoto estima este índice em aproximadamente 40%.[19,20]

No início deste século, houve um aumento considerável do diagnóstico de lesões serrilhadas.[1-3,21] Diversas publicações demonstram elevado potencial de malignização destas lesões,[2,3] corroborando a rota de desenvolvimento do câncer a partir de lesões serrilhadas.

Desta forma, devemos considerar a existência de três rotas de desenvolvimento do câncer de cólon: 1) por meio de transformação maligna de pólipo adenomatoso;[7,9,22] 2) desenvolvimento direto da mucosa pelo carcinoma "de novo" e 3) pela transformação maligna do adenoma serrilhado.[1-4,10,23-27] Não está estabelecida, de forma conclusiva, a proporção de cada forma no desenvolvimento do câncer colorretal.

CLASSIFICAÇÕES

As classificações propostas auxiliam no agrupamento das lesões de cólon com padrões semelhantes, permitindo projetar seu comportamento biológico, grau de malignização e planejar tratamento adequado.

Existem diversas classificações sobre as lesões de cólon, abordando diferenças na sua morfologia, alterações nas criptas e alterações vasculares. Citaremos as mais utilizadas e com maior facilidade de compreensão e praticidade de uso.

As principais classificações abordam os seguintes aspectos:

- Classificação morfológica.
- Classificação das lesões de crescimento lateral.
- Classificação das criptas.
- Classificações das alterações microvasculares.
- Classificações de alterações das criptas em conjunto com alterações microvasculares (NICE e JNET).
- Classificação das lesões serrilhadas (serão detalhadas em outro capítulo).[3]

Classificação Morfológica

A classificação mais recomendada e utilizada é a denominada Classificação de Paris, com base nas classificações previamente estabelecidas pela Sociedade Japonesa de Endoscopia Digestiva e Sociedade Japonesa de Câncer Gástrico.[28] Esta classificação foi proposta em reunião de consenso, em 2002, e publicada pela American Society for Gastrointestinal Endoscopy (ASGE) e está demonstrada no Quadro 23-1.[28]

A classificação das lesões não polipoides é ilustrada na Figura 23-1.

As lesões plano-elevadas são classificadas como IIa pela Classificação de Paris/japonesa e compreendem lesões menores que 1 cm de extensão, com altura menor que 2,5 mm.[19,28] As lesões deprimidas são classificadas como IIc e englobam as lesões situadas abaixo do nível da superfície mucosa, formando uma depressão. As lesões de crescimento lateral são definidas como as lesões superficiais (plano-elevadas ou com componentes deprimidos) com extensão maior que 1 cm.

No Japão, lesões superficiais compreendem 27 a 42% dos pólipos. Esta proporção nos EUA foi estimada em 31,4% por O'Brien no National Polyp Study.[19]

As lesões deprimidas (0-IIc, 0IIa+IIc e 0IIc+ IIa) variam de 1 a 6% das lesões superficiais de cólon. Na estatística de Kudo, a proporção de lesões deprimidas é de 2,3% das lesões superficiais e, na estatística de Tanaka, esta proporção é de 2,2%.[19]

Quadro 23-1. Classificação Morfológica de Paris para Carcinoma Gastrointestinal[28]

Classificação morfológica de Paris para carcinoma gastrointestinal
■ Tipo 0 – tumor superficial polipoide, plano/deprimido ou ulcerado
■ Tipo 1 – carcinoma polipoide geralmente com base larga
■ Tipo 2 – carcinoma ulcerado com margem elevada e bem demarcada
■ Tipo 3 – carcinoma ulcerado sem limites definidos
■ Tipo 4 – carcinoma não ulcerado difusamente infiltrativo
■ Tipo 5 – carcinoma avançado não classificável
Subtipos com morfologia superficial
■ Tipo 0-I – tumor polipoide
■ Tipo 0-IIa – tumor levemente elevado
■ Tipo 0-IIb – tumor completamente plano
■ Tipo 0-IIc – tumor levemente deprimido
■ Tipo 0-III - tumor ulcerado
■ Tipo 0-IIa+IIc – tumor levemente elevado com componente deprimido (tipo misto)
■ Tipo 0-IIc+IIa – tumor levemente deprimido com elevação nas bordas ou na parte central (tipo misto)

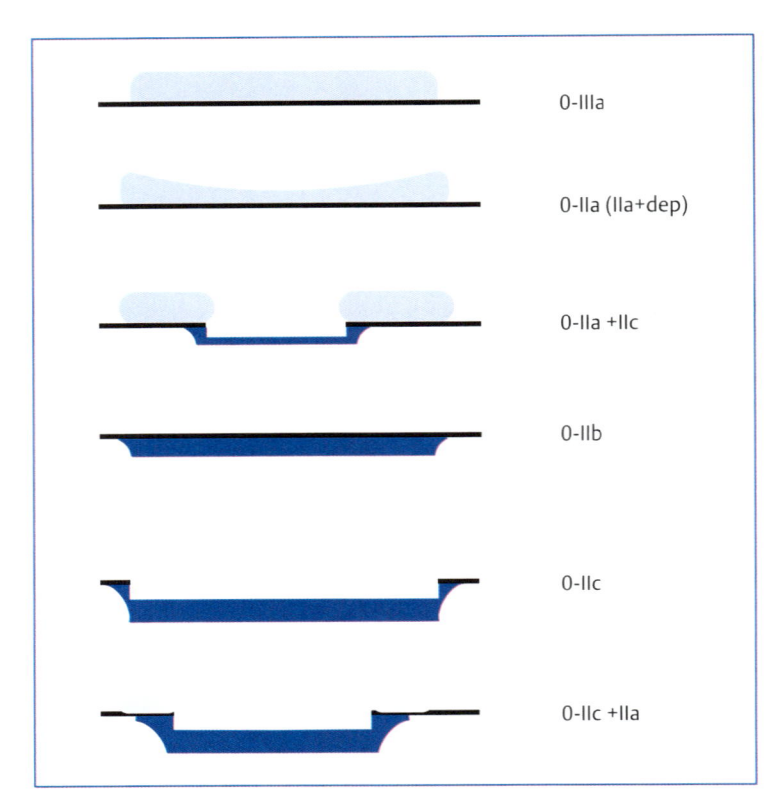

Fig. 23-1. Esquema ilustrativo dos subtipos das lesões planas de cólon.

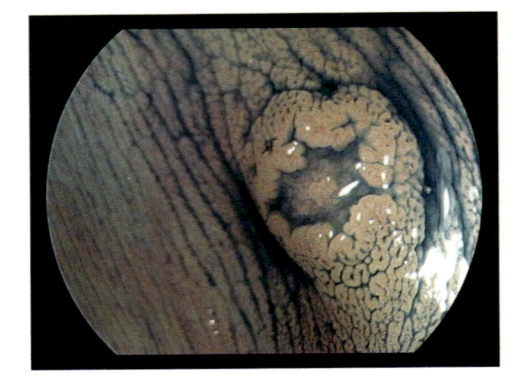

Fig. 23-2. Lesão tipo IIc de aproximadamente 4 mm com contorno interno irregular e externo regular.

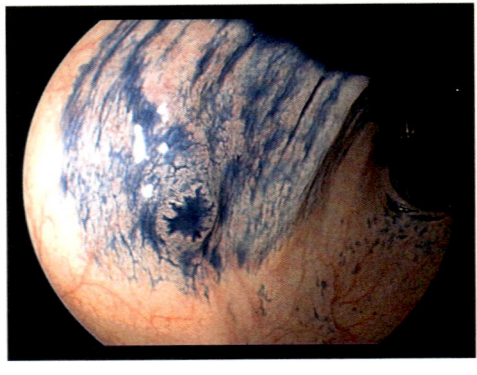

Fig. 23-3. Lesão tipo IIc com contorno interno irregular.

Diferenciação entre Pseudodepressão e Depressão

Alguns adenomas de cólon apresentam depressão na sua superfície, causando dificuldade na diferenciação destes tipos com o tipo IIc. No passado, este tipo de lesão era classificado como tipo IIa+dep. Esta denominação foi revisada na reunião de Kyoto e, em razão do baixo potencial de malignização, foi classificada unicamente como tipo IIa.[19]

Podemos distinguir as lesões do tipo IIc (associados ou não às lesões do tipo IIa) com observação de padrão de cripta tipo IIIs ou V na área deprimida e criptas normais (tipo I) ao redor da depressão mesmo que apresente algum grau de elevação.

A lesão do tipo IIc costuma apresentar contorno duplo: um interno que demarca a depressão, e outro externo, que contorna a área de discreta elevação ao redor.[29]

As Figuras 23-2 e 23-3 ilustram duas lesões tipo IIc com irregularidade no contorno interno, delimitando a área deprimida.

Lesões de Crescimento Lateral

As lesões de crescimento lateral (LST) são as lesões superficiais de cólon com diâmetro maior que 1 cm. O termo foi proposto originalmente por Kudo.[10] Estas lesões apresentam tendência ao crescimento lateral e potencial de invasão submucosa maior que as lesões elevadas.[19]

São classificadas em dois tipos: forma não granular e forma granular. Cada um deles é subdividido em outros dois subtipos: lesão não granular plana, lesões não granular com componente deprimido, lesão granular homogênea e lesão granular mista. A classificação das LST está representada na Figura 23-4.[19,28] A diferença entre os tipos granular homogêneo e misto é que o tipo misto apresenta nodulações maiores (tipo Is, irregulares), e o tipo homogêneo apresenta nódulos relativamente pequenos.[19,30] As diferenças no aspecto endoscópico podem ser visualizadas nas Figuras 23-5 a 23-8.

As lesões com componente deprimido (subtipo b – plano com pseudodepressão) apresentam maior índice de invasão submuco-

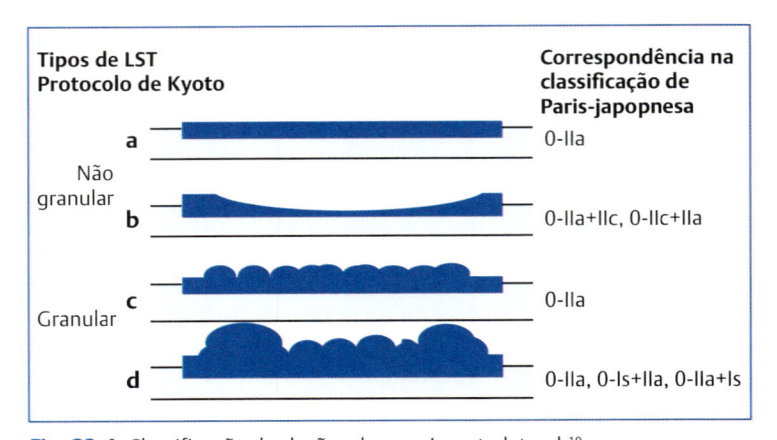

Fig. 23-4. Classificação das lesões de crescimento lateral.[19]
(**a, b**) Representam as formas não granulares, respectivamente subtipos superficial plano e pseudodeprimido. (**c, d**) Representam as formas granulares, respectivamente, de subtipos homogêneo e nodular misto. Pela classificação de Paris-japonesa, os subtipos correspondentes estão citados na coluna à direita do esquema.[28]

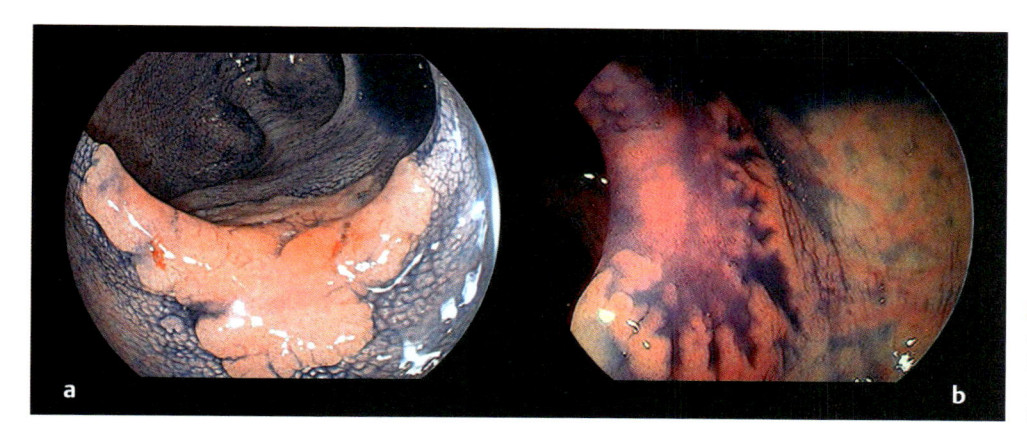

Fig. 23-5. (a, b) Lesão de crescimento lateral (LST) do subtipo não granular com pseudodepressão (b). Nota-se na imagem em perfil da lesão que a parte central está situada abaixo da linha de mucosa normal.

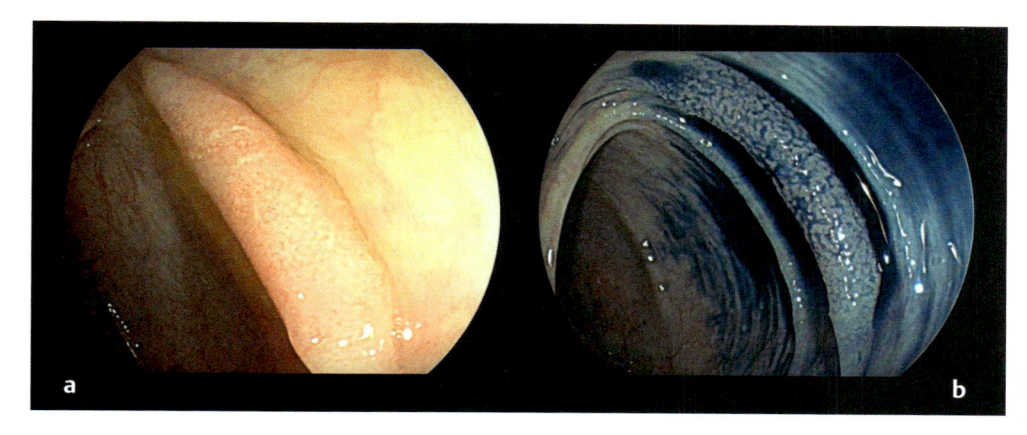

Fig. 23-6. LST do subtipo não granular superficial plano.

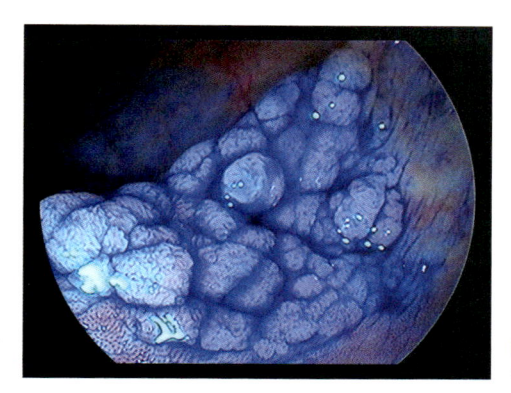

Fig. 23-7. LST do subtipo granular homogêneo.

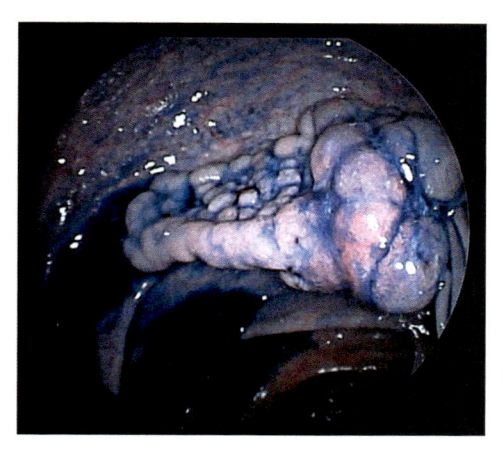

Fig. 23-8. LST do subtipo granular nodular misto.

sa.[30] Na casuística de Oka e Tanaka, o índice de invasão submucosa varia conforme o subtipo:[30]

- Granular homogêneo 0,9% (3/351).
- Granular nodular misto 13,3% (36/271).
- Não granular plano superficial 6,1% (43/703).
- Não granular pseudodeprimido 42,1% (16/38).

As lesões de crescimento lateral (LST) com pseudodepressão ou com nódulos maiores que 10 mm devem ser consideradas como lesões suspeitas de invasão submucosa.[30]

Classificação de Criptas

A classificação mais utilizada do padrão de criptas é a proposta por Kudo e divide os padrões de I a V. O tipo III é subdividido em padrões tipo IIIL e IIIs, e o tipo V é subdividido em padrões tipo Va (amorfo) e Tipo Vi (irregular). Os padrões de cripta tipo IIIs estão relacionados com as lesões tipo IIc, e o tipo V está relacionado com as lesões com invasão submucosa.[10,31,32] As caracterizações das classificações das criptas estão esquematizadas na Figura 23-9.[32]

As análises com cromoscopia com Violeta de Cresyl e magnificação de imagem facilitam de forma considerável esta diferenciação por permitir análise precisa das criptas.[33]

A magnificação de imagem é de importância fundamental para o reconhecimento das criptas do tipo IIIs.[34] Recomenda-se a associação da cromoscopia à Violeta de Cresyl para o reconhecimento desse tipo de cripta.

A Figura 23-10 demonstra uma lesão deprimida após cromoscopia com Violeta de Cresyl, onde foram identificadas criptas do tipo IIIs na área deprimida.

Tanaka estabelece que a magnificação de imagem é imprescindível para reconhecimento das criptas IIIs.[34]

A análise das criptas tem importância fundamental para a diferenciação dos carcinomas invasivos. Em geral, os adenomas apresentam-se com criptas do tipo IIIL ou IV, enquanto os carcinomas invasivos apresentam criptas irregulares (Vi) ou amorfas do tipo Va. As criptas irregulares também são mais bem visualizadas com cromoscopia com Violeta de Cresyl e magnificação de imagem.[32,34]

O reconhecimento da lesão deprimida que evolui com aspecto polipoide é de importância fundamental, pois pode evitar polipectomia desnecessária ou indevida. As lesões deprimidas, com seu alto potencial de invasão e com invasão submucosa descritas entre 0,5 e 1,0 cm, podem evoluir com elevação da parte central da lesão, assumindo um aspecto polipoide. O reconhecimento desta lesão pode ser realizado pela visualização de criptas tipo Vi ou Va na lesão, pelo formato da lesão com elevação na área deprimida,

I		Arredondadas (normal)
II		Criptas asteroides
IIIs		Tubulares ou arredondadas menor que a cripta normal (tipo I)
IIIL		Tubulares ou arredondadas maior que as criptas normais (tipo I)
IV		Criptas dendriticas ou do tipo cerebroide
VA		Forma irregular e tamanho das criptas tipo IIIL,IIIs ou IV
VN		Forma amorfa ou sem estrutura

Fig. 23-9. Representação esquemática do padrão de criptas, segundo Kudo, adaptado de Tanaka.[32]

pela presença de alteração de microvascularização, pela rigidez da lesão ou pela não elevação após injeção submucosa.

Uma ilustração deste fenômeno pode ser observada na Figura 23-11, onde a lesão deprimida com invasão submucosa pequena começa a se elevar na parte central. A cromoscopia com Violeta de Cresyl neste caso demonstrou criptas do tipo Vi, indicando alta possibilidade de invasão submucosa presente.

As imagens descritas como "Buda Like" são ilustrativas desta transformação de lesão deprimida para lesão elevada.[10] Esta evolução dificulta em parte a subdivisão entre lesões polipoides e não polipoides, pois, muitas vezes, estas lesões invasivas originadas de lesão deprimida são classificadas como lesões polipoides. A Figura 23-12 demonstra duas lesões com invasão submucosa com elevação na parte central, formando a imagem típica de "Buda like".

Classificações das Alterações Vasculares

As alterações microvasculares evidenciadas nas lesões de cólon são úteis para diferenciar lesões neoplásicas e não neoplásicas. Apresentam relevância pela sua alta sensibilidade na correlação com invasão submucosa fundamental para a decisão terapêutica.[35] Pelo maior potencial de invasão submucosa das lesões não polipoides, a avaliação de sinais de invasão submucosa deve ser valorizada.

A cromoscopia eletrônica associada à magnificação de imagem é fundamental para a análise de alterações microvasculares das lesões. Em geral, esta análise é realizada para realçar a visualização da estrutura vascular.

Hirata analisou 189 lesões com Narrow Band Imaging (NBI) e demonstrou a correspondência entre quantidade e espessura de vasos com o tipo histológico e a profundidade de invasão da lesão.[36]

Kanao et al.,[35] utilizando magnificação de imagem e cromoscopia eletrônica (NBI), estabeleceram a correlação entre alterações no padrão vascular das lesões colorretais e o tipo histológico e a profundidade de invasão. Há correlação do tipo C (microvasos irregulares e vasos com diâmetro e distribuição heterogêneos) com carcinoma invasivo de cólon. A classificação de Kanao está descrita no Quadro 23-2.[35] A alteração do tipo C de Kanao pode ser vista na Figura 23-13 que demonstra vasos irregulares e de diâmetro aumentado.

Teixeira et al.,[37] utilizando a tecnologia Fuji Intelligent Color Enhancement System (FICE) e magnificação de imagem, propuseram outra classificação de alteração vascular que permite diferenciar, com sensibilidade de 99,2%, as lesões neoplásicas das lesões não neoplásicas. Os tipos I e II seriam não neoplásicos, e tipos III a V, neoplásicos. A análise do tipo V descrito na classificação de Teixeira aparentemente coincide com o tipo C de Kanao, pressupondo-se que a classificação de Kanao também possa ser aplicada, utilizando-se a tecnologia FICE com magnificação de imagem.[35,37] A Figura 23-14 demonstra um caso com alteração do tipo V, segundo a classificação de Teixeira.[37]

As alterações da microestrutura vascular detalhadas por Teixeira são descritas no Quadro 23-3.[37]

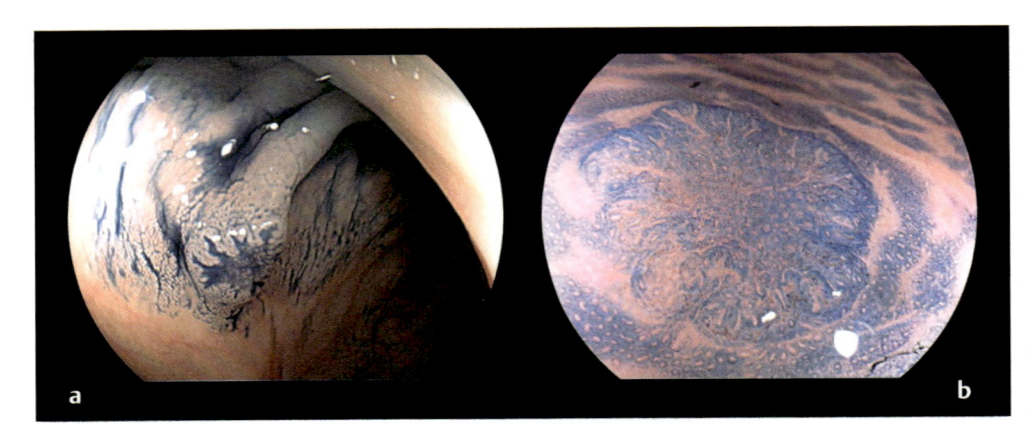

Fig. 23-10. Lesão IIc de sigmoide (a) e após cromoscopia com Violeta de Cresyl (b) demonstrou criptas do tipo IIIs na área deprimida.

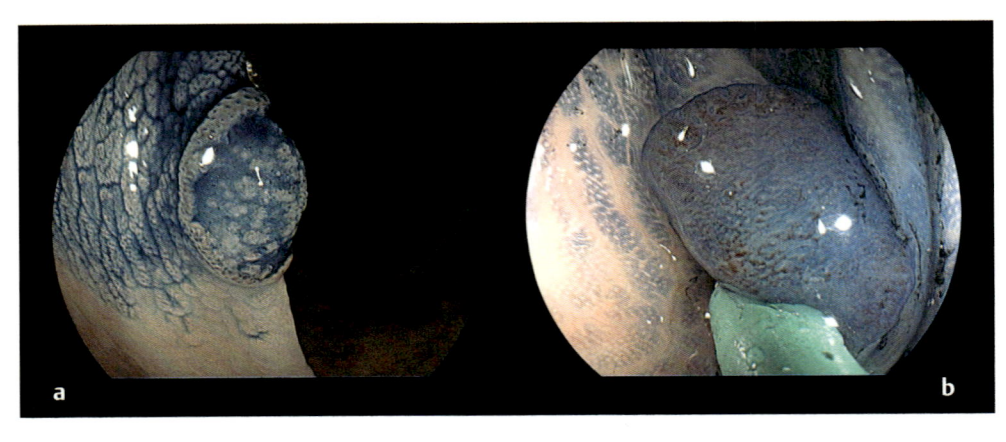

Fig. 23-11. Lesão elevada de sigmoide (a) e após cromoscopia com Violeta de Cresyl (b) demonstrou criptas do tipo Vi na área central confirmando tratar-se de lesão com alta possibilidade de invasão submucosa. Esta lesão elevada provavelmente foi originada de uma lesão deprimida do tipo IIc.

LESÕES NÃO POLIPOIDES DO CÓLON

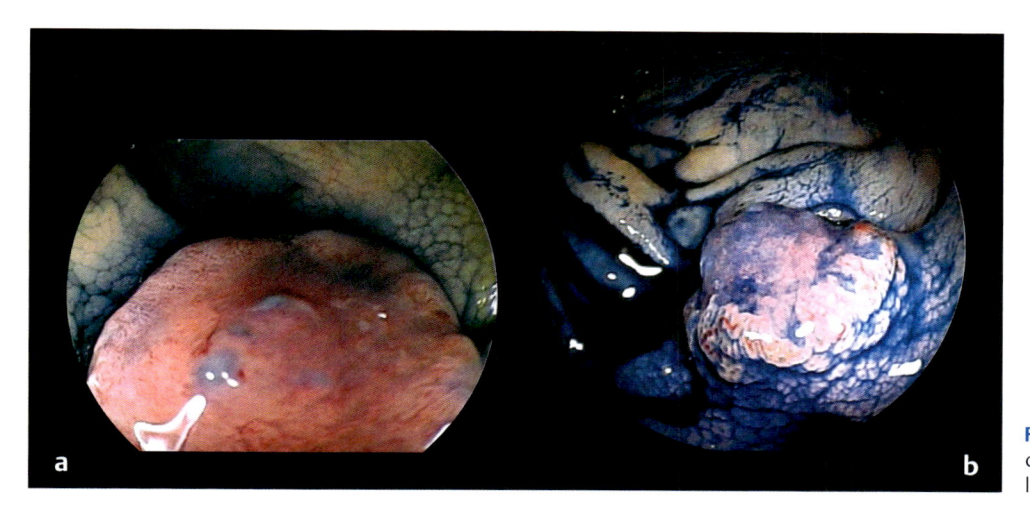

Fig. 23-12. (a, b) Duas lesões do tipo "*Buda Like*" que apresentam uma elevação na parte central em local de lesão previamente deprimida.

Quadro 23-2. Classificação de Kanao para Alteração Microvascular nas Lesões de Cólon que Permite Correlacionar Alterações Microvasculares com Tipo Histológico e Profundidade de Invasão[35]

- Tipo A: não há microvasos ou são extremamente opacos
- Tipo B: microvasos ao redor das criptas facilitando sua visualização
- Tipo C: microvasos irregulares e com diâmetro ou distribuição heterogêneos
  - Subtipo C1: padrão irregular dos microvasos e vasos com diâmetro ou distribuição homogêneos
  - Subtipo C2: padrão irregular dos microvasos e vasos com diâmetro e distribuição heterogêneos. As criptas são visíveis entre os vasos
  - Subtipo C3: aumento do diâmetro de vaso irregular, com distribuição heterogênea e com áreas avasculares na superfície. As criptas não são visíveis entre os vasos

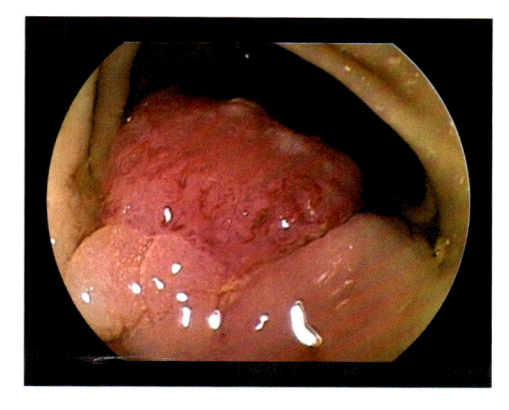

Fig. 23-13. Lesão de reto com alteração microvascular do tipo C de Kanao indicando carcinoma invasivo.

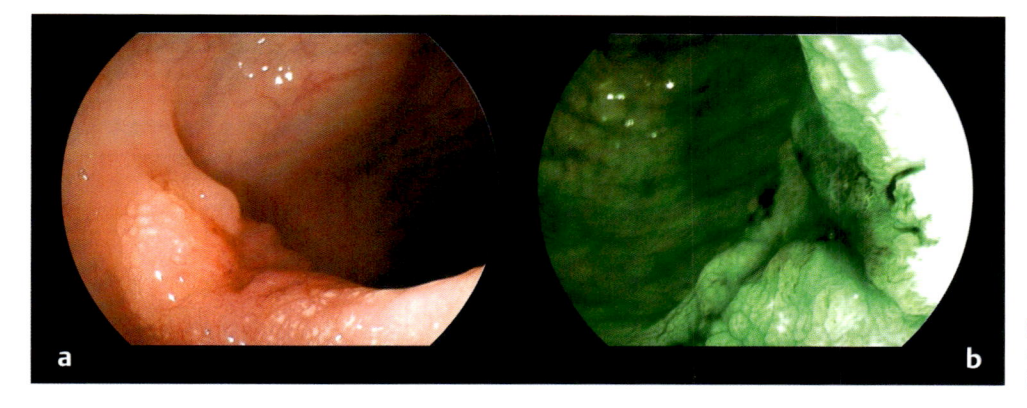

Fig. 23-14. (a, b) Lesão deprimida de cólon com alteração microvascular do tipo 5 de Teixeira, indicando carcinoma invasivo.[37]

Quadro 23-3. Classificação de Teixeira para Alteração Microvascular nas Lesões de Cólon[37]

- Tipo I: capilares finos, regulares, com morfologia linear dispostos uniformemente ao redor das criptas colônicas
- Tipo II: vasos capilares com maior diâmetro que os capilares normais e com morfologia retilínea ou levemente curva, uniformes sem dilatações, dispostos marginalmente na periferia da lesão, e o arranjo pericríptico não é marcante
- Tipo III: numerosos vasos capilares irregulares, com diâmetro mais fino, tortuosos e com dilatações puntiformes frequentes e afilamento de forma espiralada, mostrando marcante arranjo ao redor das criptas
- Tipo IV: numerosos vasos capilares mais espessos e longos, espiralados ou retilíneos arranjados em paralelo e verticalmente às glândulas vilosas
- Tipo V: pleomorfismo de vasos capilares com distribuição e arranjo caóticos, de vasos capilares grossos, com calibre variado e heterogeneidade morfológica

Classificações Mistas

Classificação de NICE (NBI International Colorectal Endoscopic Classification)

Tanaka, em 2009, liderou um grupo de especialistas para propor uma classificação, com NBI (*Narrow Band Imaging*), sem magnificação de imagem, possível de ser utilizada universalmente. A classificação é realizada pela avaliação da cor, alteração vascular e superfície das lesões de cólon, sem magnificação de imagem. Esta classificação foi denominada de NICE (*NBI International Colorectal Endoscopic Classification*) e publicada, em 2012.[38]

A classificação está esquematizada no Quadro 23-4 e mostra as três características (cor, vasos e padrão da superfície) classificadas em 3 tipos. Analisando as três características, o tipo 1 está relacionado com o pólipo hiperplásico, o tipo 2 está relacionado com o pólipo adenomatoso, e o tipo 3 de cada característica está relacionado com a invasão submucosa.

Classificação JNET (Japan NBI Expert Team)

Com a disseminação de uso do NBI e da magnificação de imagem no Japão, na avaliação qualitativa e quantitativa das lesões de cólon, foi proposta uma nova classificação denominada de *NBI Magnifying Endoscopic Classification of Colorectal Tumors* proposta pela *Japan NBI Expert Team* (JNET).[39,40] Esta classificação tem o objetivo de reunir a classificação das criptas e alterações microvasculares e unificar a terminologia das diversas classificações existentes.

A classificação está esquematizada no Quadro 23-5 e correlaciona o tipo de padrão vascular e o padrão da mucosa utilizando tecnologia NBI associado à magnificação de imagem.[39]

A classificação divide em quatro tipos 1, 2A, 2B, e tipo 3 conforme padrões microvasculares e padrão de criptas. O tipo 1 apresenta-se sem vasos visíveis, ou, caso presente, o calibre do vaso na lesão é semelhante aos da adjacência, e o padrão da superfície é regular ou com pontos esbranquiçados ou semelhantes à mucosa adjacente. O tipo 2A apresenta vasos de calibre e distribuição regular e o padrão de superfície regular (tubular, papilar ou ramificado); O tipo 2B apresenta vasos com calibre variado e distribuição irregular e padrão de superfície com criptas irregulares ou obscuras, e o tipo 3 apresenta áreas avasculares ou vasos calibrosos interrompidos e a padrão de criptas amorfas. O tipo 1 representa tipo histológico de pólipo hiperplásico ou serrilhado; o tipo 2A representa a neoplasia intramucosa de baixo grau de atipia; o tipo 2B representa a neoplasia intramucosa de alto grau ou câncer com invasão superficial da submucosa, e o tipo 3 representa, em sua maioria, o câncer com invasão profunda da submucosa.[39,41] O Quadro 23-5 mostra a representação esquemática da classificação JNET.[39]

DIAGNÓSTICO DAS LESÕES NÃO POLIPOIDES

As lesões não polipoides estão relacionadas com duas características distintas das lesões polipoides: maior dificuldade diagnóstica e maior potencial de invasão submucosa.[20] Por este motivo, o exame de colonoscopia deve atender criteriosamente os requisitos de qualidade para realizar o exame detalhado.

O preparo adequado do cólon é de importância fundamental para a avaliação de toda mucosa de cólon e para o diagnóstico de lesões superficiais.[42] Pela característica da elevação superficial ou depressão, a lesão pode facilmente ser recoberta por resíduos, muco ou líquidos, impedindo a sua visualização.

O preparo ideal permite a visualização do padrão mucoso e da microvascularização da mucosa. Muitas vezes, a lesão plana é identificada, avaliando-se detalhadamente alguma irregularidade na mucosa ou borramento da microvascularização.

Nos locais onde se suspeita da presença de lesão plana ou deprimida, o uso de cromoscopia com índigo-carmim é importante para se confirmar o diagnóstico e visualizar de modo adequado as margens da lesão. Para o estudo das alterações estruturais da mucosa colônica, quanto maior a qualidade do exame, relacionado com a resolução de imagem, maior a possibilidade de reconhecimento de finas alterações. Desta forma, quanto melhor for a resolução da imagem, maior será a possibilidade diagnóstica das lesões superficiais.[34,43,44] A padroniza-

Quadro 23-4. Classificação de NICE (*NBI International Colorectal Endoscopic Classification*) Correlacionando Alterações de Coloração, Padrão de Alterações Microvasculares e Avaliação das Criptas com o Tipo Histológico mais Provável.[38] Esta Classificação pode ser Utilizada sem Uso de Magnificação de Imagem

	Tipo 1	Tipo 2	Tipo 3
Cor	Semelhante ou mais claro que a área adjacente	Mais marrom que a área adjacente	Mais marrom-escuro que a área adjacente e com pontilhado esbranquiçadas
Vasos	Ausência ou isolada	Vasos marrom-escuros circundando estruturas	Áreas com vasos distorcidos ou avasculares
Padrão da superfície	Pontilhado branco ou escuros de tamanho uniforme ou ausência homogênea de padrão	Estruturas ovais, tubulares ou ramificadas rodeadas por vasos marrons	Áreas de distorção ou ausência de padrão de criptas
Tipo histológico presumido	Hiperplásico	Adenoma	Câncer com invasão profunda da submucosa

Quadro 23-5. Classificação de JNET (Japan NBI Expert Team Classification)

NBI	Tipo 1	Tipo 2	Tipo 2B	Tipo 3
Padrão vascular	Invisível	Calibre regular Distribuição regular	Calibre variável Distribuição irregular	Áreas avasculares Vasos alargados ou com interrupção abrupta
Padrão da mucosa	Pontilhado escuro, branco; similar à área adjacente	Regular: tubular/ramificado ou papilar	Irregular ou obscuro	Áreas amorfas
Histologia	Hiperplásico ou serrilhado	Neoplasia intraepitelial de baixo grau	Neoplasia intraepitelial de alto grau ou invasão Sm superficial	Invasão submucosa profunda
Exemplos				

Adaptado de Sano.[39]

ção das lesões superficiais de cólon foi proposta, em 1996, quando os equipamentos tinham recursos menos complexos.[10] Desta forma, o treinamento visual, exame cuidadoso e a experiência são fundamentais para o diagnóstico precoce destas lesões superficiais de cólon.[10]

O protocolo de Kyoto propõe o uso da estratégia de 4 etapas para obter boa prática no diagnóstico endoscópico.[19] 1) preparo intestinal adequado como primeira etapa; 2) detecção de área anormal podendo ser alteração de coloração, irregularidade e borramento dos vasos; 3) caracterização da lesão – utilizar cromoscopia com índigo-carmim para identificação das margens e detalhamento da superfície. Classificar a morfologia da lesão pela classificação de Paris e utilizar magnificação de imagem e cromoscopia eletrônica para avaliar a microarquitetura das criptas para estabelecer valores preditivos de reconhecimento do tipo histológico e avaliação das alterações microvasculares para classificação do padrão capilar para diferenciação entre neoplásico e não neoplásico, e 4) decisão a respeito do tratamento mais adequado, conforme classificação.

Diagnóstico Endoscópico

Embora o avanço tecnológico com desenvolvimento de endoscópios de alta resolução (IAA), incorporação de magnificação de imagem e cromoscopia digital contribuam com o aumento da taxa de diagnóstico das lesões planas,[1,43,45-47] o exame minucioso da maior parte possível da mucosa colônica com luz branca ainda é mais importante para o diagnóstico das lesões de cólon.

São as seguintes alterações que devemos valorizar para avaliar possibilidade de lesão não polipoide.

Alterações de Cor

As alterações de cor nas lesões não polipoides de cólon podem ser de enantema ou hipocromia da mucosa. As áreas com enantema ou palidez localizadas da mucosa, principalmente se assumirem a forma oval, devem ser estudadas detalhadamente com a utilização de cromoscopia que permite visualizar a delimitação nítida da lesão em relação ao tecido adjacente.[33,39,48] O uso da cromoscopia é preconizado pelo protocolo de Kyoto como um dos passos fundamentais no algoritmo de avaliação de lesão de cólon para decidir conduta.[19]

As Figuras 23-15 e 23-16 demonstram lesões do tipo IIc de cólon com hipocromia. As Figuras 23-17 e 23-18 demonstram lesões com enantema mucoso, cuja cromoscopia demonstrou lesão do tipo IIc.

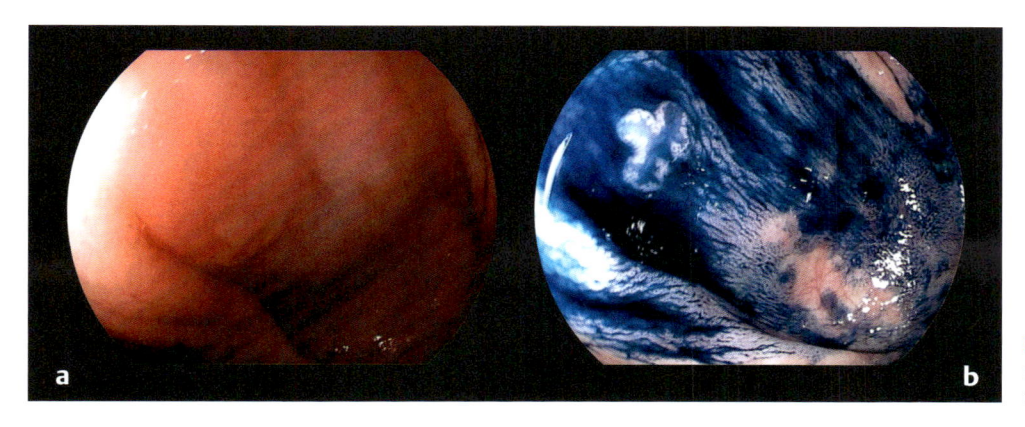

Fig. 23-15. (**a**, **b**) Lesão hipocrômica de cólon ascendente de difícil visualização. (**b**) A cromoscopia na lesão demonstra lesão do tipo IIc.

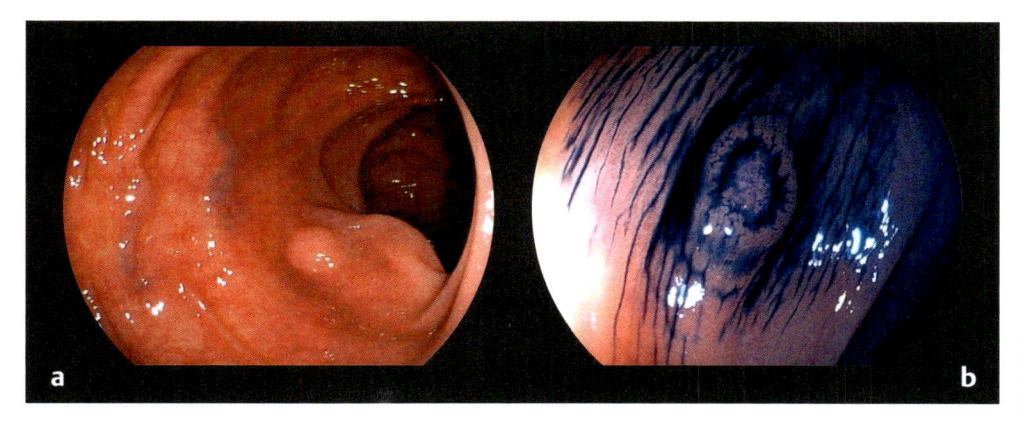

Fig. 23-16. (**a**, **b**) Lesão hipocrômica de cólon transverso de fácil visualização. (**b**) A cromoscopia na lesão demonstra lesão do tipo IIc.

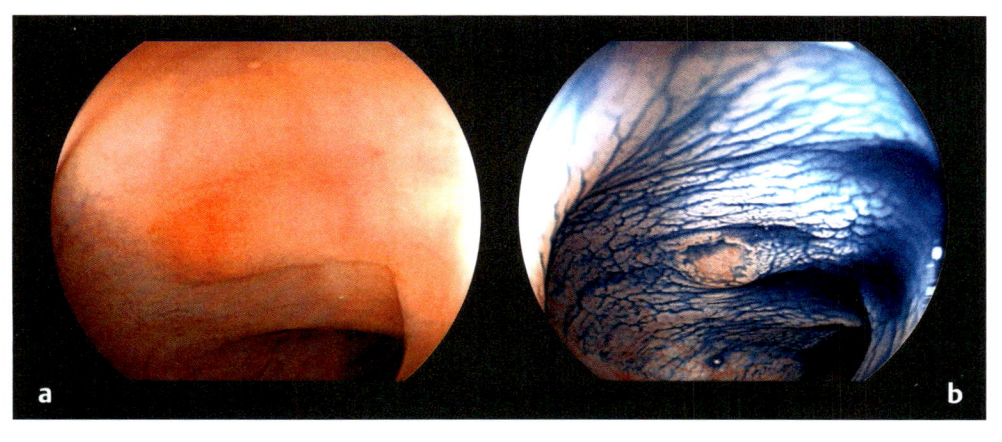

Fig. 23-17. (**a**, **b**) Lesão com enantema tênue no cólon sigmoide. (**b**) A cromoscopia comprova lesão do tipo IIc.

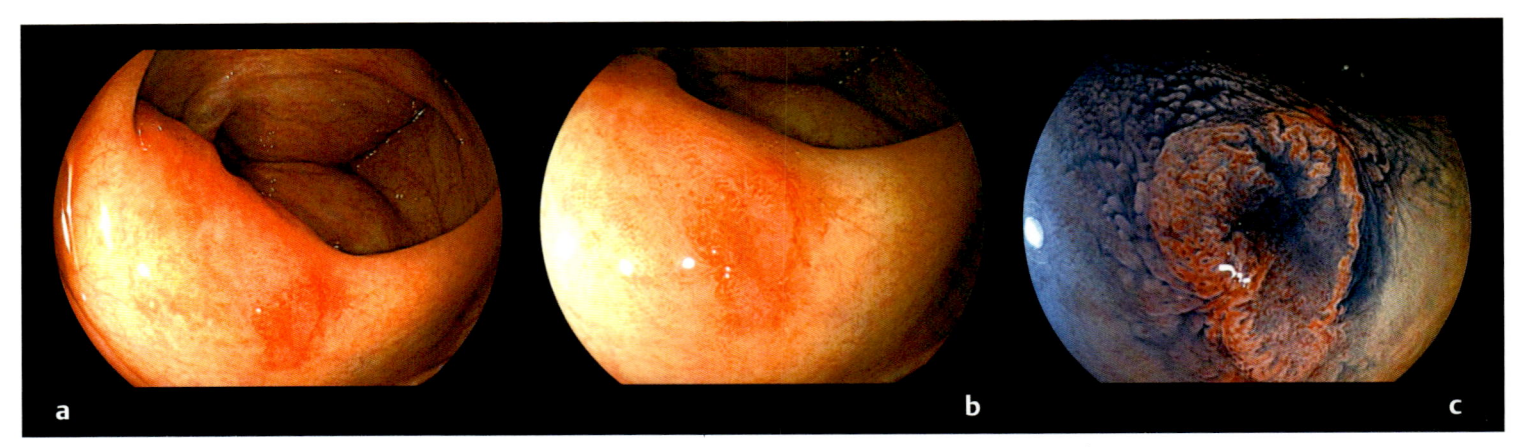

Fig. 23-18. (a-c) Lesão enantematosa de válvula ileocecal. (c) A cromoscopia com índigo-carmim demonstra lesão do tipo IIc.

Alterações na Superfície da Mucosa com a Alternância no Grau de Insuflação

Em geral, as linhas naturais de um cólon normalmente são harmônicas, ou seja, são linhas que acompanham as curvas de um órgão circular. Quando notamos alguma irregularidade, com sinais de elevação ou rebaixamento na curva natural, há necessidade de examinar com maior detalhamento.

Estas alterações são mais bem visualizadas quando examinamos a luz do cólon com menor insuflação. A variação do grau de insuflação facilita a visualização de finas alterações de contorno da mucosa.[29] A Figura 23-19 demonstra lesão deprimida de cólon visualizado no perfil, mostrando irregularidade na linha da mucosa normal, quando examinado com menor insuflação do cólon.

O exame com insuflação acentuada costuma dificultar a visualização de lesões superficiais de cólon. A diminuição da insuflação permite verificar presença de convergência de pregas e eventual rigidez ao redor da lesão.[33] A Figura 23-20 demonstra uma irregularidade na mucosa que após cromoscopia com índigo-carmim demonstrou uma lesão de crescimento lateral do tipo plano.

O reconhecimento de contorno duplo, bem delimitado, na superfície da lesão também pode ser útil no diagnóstico de lesões deprimidas ou não polipoides de cólon. A Figura 23-21 ilustra este duplo contorno visualizado em lesão deprimida (Fig. 23-21a) e em uma lesão com discreta elevação central (Fig. 23-21b). Esta segunda lesão trata-se de lesão IIc com elevação central, havendo necessidade de aprofundar avaliação com cromoscopia para determinar possibilidade de invasão submucosa.

A Figura 23-22 ilustra uma lesão elevada séssil (Fig. 23-22a) que, com a cromoscopia com índigo-carmim, confirmou tratar-se de uma lesão deprimida com elevação na parte central (Fig. 23-22b). Neste caso, há necessidade de se realizar cromoscopia com Violeta de Cresyl ou Violeta de Genciana para avaliar o tipo de cripta na

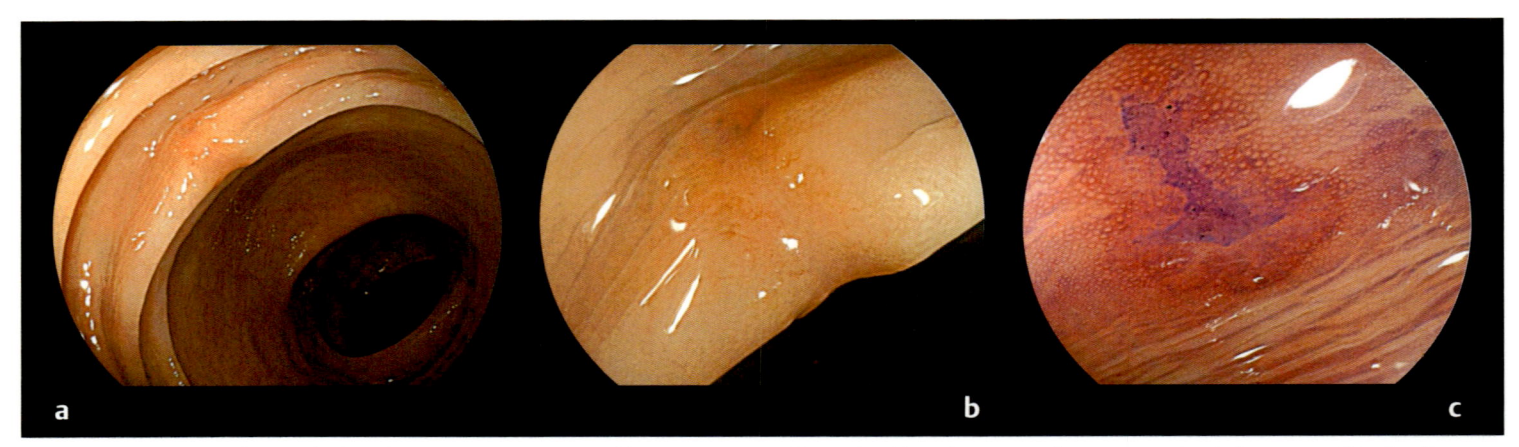

Fig. 23-19. (a-c) Lesão deprimida de cólon. (a) A imagem no perfil, com menor insuflação de cólon, demonstra discreta irregularidade na superfície do cólon. (b, c) Exame detalhado e cromoscopia com violeta de genciana comprovam criptas do tipo IIIs em lesão do tipo IIc. (Imagem cedida pelo Dr. Renato T. Hassegawa, Hospital Santa Cruz SP.)

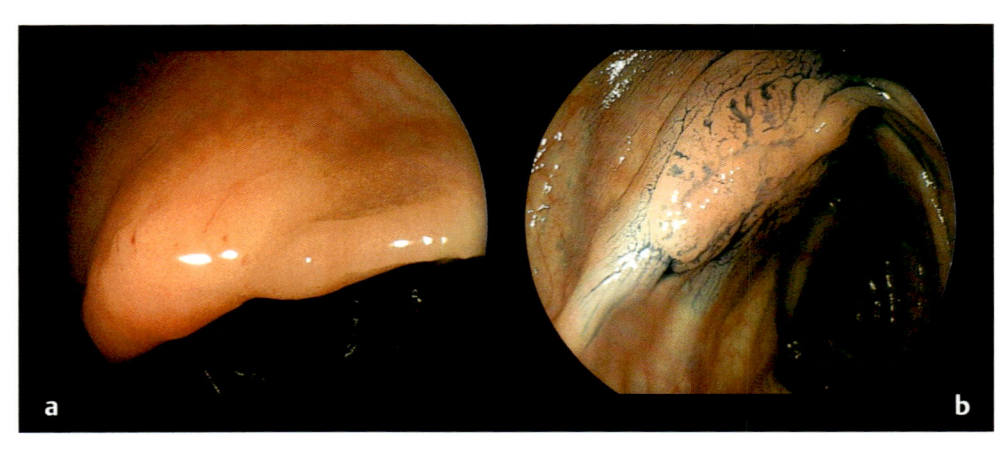

Fig. 23-20. (a, b) Lesão de crescimento lateral plana de cólon. A imagem no perfil, com menor insuflação de cólon, e a cromoscopia demonstram a utilidade para se estudarem as irregularidades da mucosa e a margem nítida da lesão.

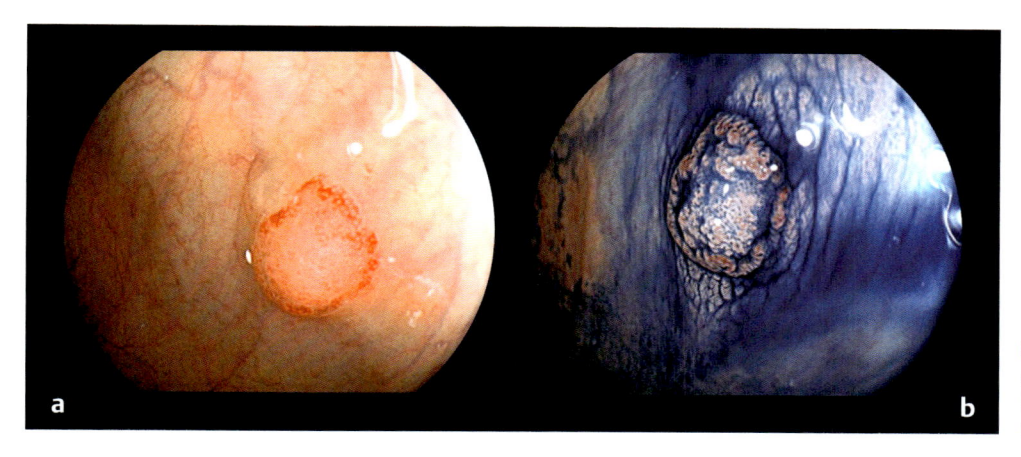

Fig. 23-21. Lesão de cólon com enantema (a) e que, após cromoscopia com índigo-carmim (b), demonstrou duplo contorno na superfície, caracterizando uma lesão deprimida do tipo IIc.

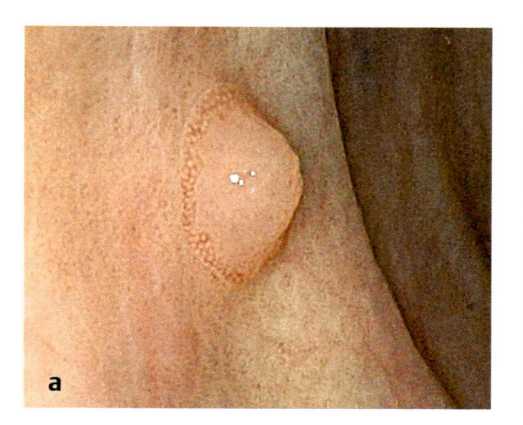

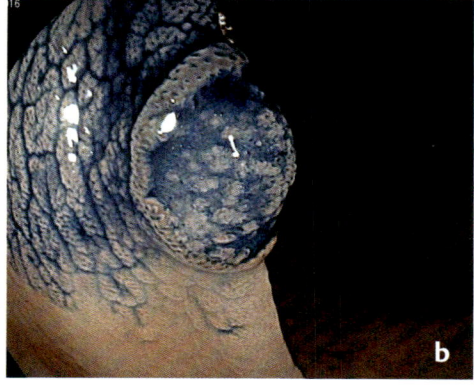

Fig. 23-22. Lesão elevada de cólon com coloração semelhante à mucosa adjacente com a luz branca (a) e que, após cromoscopia com índigo-carmim (b), demonstrou duplo contorno na superfície, caracterizando uma lesão deprimida do tipo IIc.

área deprimida. Caso sejam criptas do tipo Vi ou Va, há alta possibilidade de se tratar de lesão com invasão submucosa.

Depósito de Muco

Irregularidade na mucosa pode provocar retenção de muco na superfície. Nos locais com depósito de muco, é conveniente a lavagem localizada para remoção do muco e realização a seguir da cromoscopia. As Figuras 23-23 e 23-24 ilustram o valor do procedimento.

Sangramento Espontâneo

Locais onde se observa sangramento espontâneo ou com a infusão de líquido para lavagem devem ser examinados detalhadamente para verificar a presença de lesão deprimida ou superficial.

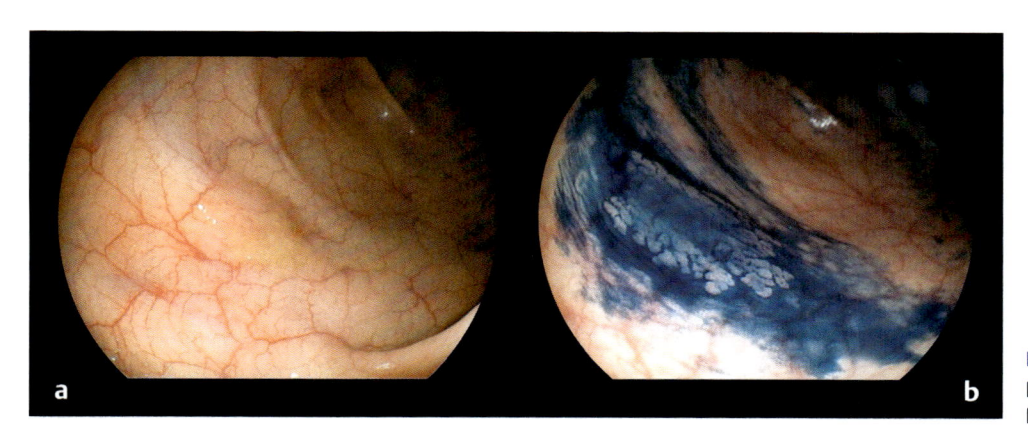

Fig. 23-23. (a, b) Lesão de crescimento lateral plano, cuja visualização estava prejudicada pela presença de muco.

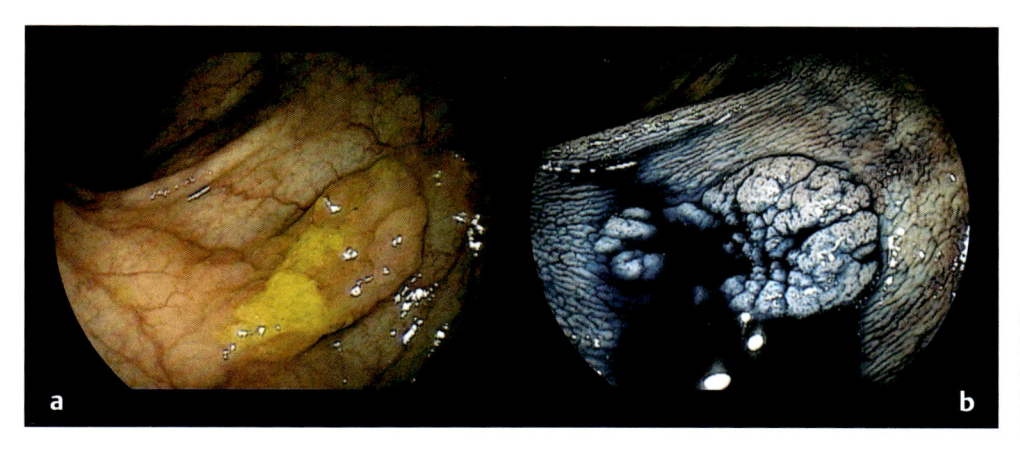

Fig. 23-24. (a, b) Lesão de crescimento lateral parcialmente recoberta por muco. Não se observa a presença de resíduos na mucosa normal do cólon, indicando a possibilidade de retenção de muco pela lesão de crescimento lateral (LST).

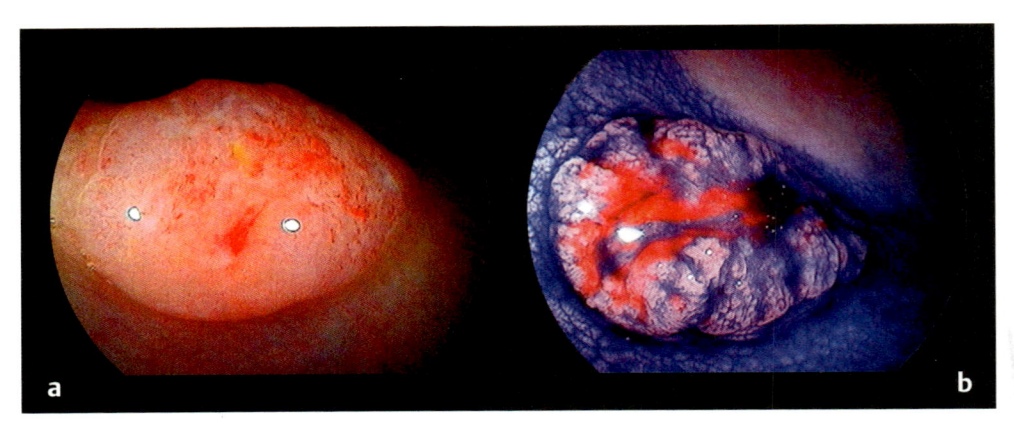

Fig. 23-25. (a, b) Lesão superficial de cólon do tipo IIc com invasão submucosa Sm2 com sangramento espontâneo.

Nestas lesões, observa-se tendência à neoformação vascular e alteração na estrutura microvascular, podendo ocasionar sangramento espontâneo.[23] A Figura 23-25 demonstra lesão superficial invasiva de cólon com sangramento espontâneo.

Borramento dos Vasos

O borramento ou interrupção abrupta da microvascularização colônica pode constituir um indicador importante de presença de lesão superficial do cólon. Nos locais onde se observa a presença desta alteração, devemos efetuar cromoscopia com índigo-carmim para estudo da lesão. A Figura 23-26 ilustra lesão com visualização alterada da vascularização. A cromoscopia demonstra presença de lesão de crescimento lateral no local.

Alterações Relacionadas com a Invasão Submucosa: Rigidez, Pontilhado Branco e Elevação na Área de Depressão

Existem algumas alterações mucosas que indicam maior possibilidade de invasão submucosa. Estas alterações podem ser úteis para o diagnóstico das lesões superficiais do cólon.

Beppu et al.,[13] analisando 54 casos de lesões invasivas de cólon menores que 10 mm, descreveram características apresentadas no Quadro 23-6 que podem ser valorizadas para a diferenciação do grau de invasão. Elevação plena com espessamento, presença de pontilhado esbranquiçado ao redor, rigidez e elevação na área deprimida foram consideradas significativas para a diferenciação entre invasões superficial e profunda. A convergência de pregas e a presença de depressão foram outras alterações verificadas, porém não significativas para a diferenciação.

Estas alterações descritas por Beppu são muito úteis no diagnóstico das lesões superficiais do cólon.[13] Desta forma, a visualização de quaisquer dessas alterações deve indicar exame minucioso, associando-se à cromoscopia.

As Figuras 23-27 e 23-28 ilustram respectivamente as alterações de rigidez da mucosa, pontilhado esbranquiçado e convergência de pregas que podem ser visualizados em geral nas lesões superficiais invasivas de cólon.

A presença de elevação associada à depressão (lesão do subtipo IIc + Is) indica alta possibilidade de invasão submucosa. A elevação é causada pela invasão maciça da submucosa, provocando elevação na parte central da área deprimida. A elevação pode, entretanto, estar situada lateralmente à depressão como mostra a Figura 23-29.

Quando a elevação está situada na parte central da depressão, o aspecto assume aspecto denominado de "lesão Buda-*like*" segundo Kudo (tipo IIc + Is).[46] A Figura 23-30 demonstra lesão com elevação na parte central da lesão deprimida, indicando invasão maciça da submucosa.

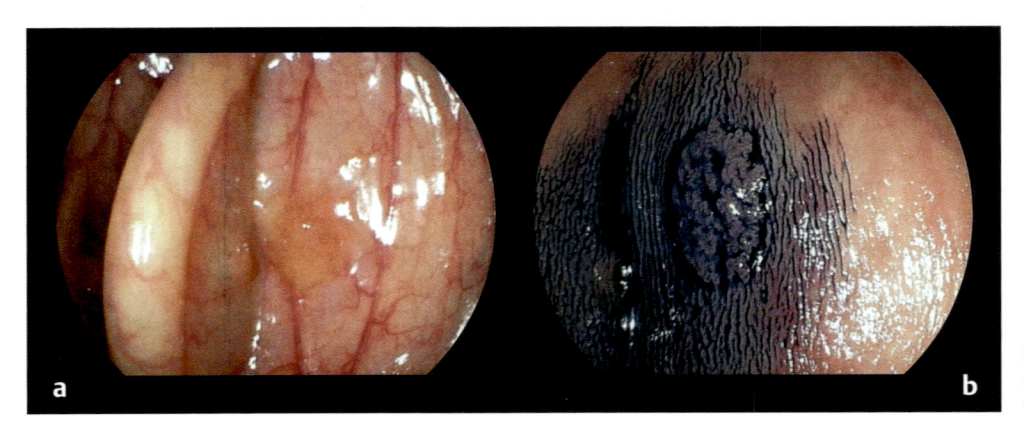

Fig. 23-26. (a, b) Lesão de crescimento lateral diagnosticado pela observação da alteração da vascularização normal do cólon.

Quadro 23-6. Análise de 54 Casos de Câncer Colorretal Invasivos com Diâmetro Menor que 10 mm. Achado Endoscópico nas Lesões Deprimidas SM1 e SM2 em Relação a SM3 ou Abaixo

Alteração endoscópica	SM1 e SM2 (%)	SM3 e abaixo (%)	Valor de p
Elevação plena	1 (7,1)	5 (71,4)	p < 0,01
Pontilhado branco	1 (7,1)	4 (57,1)	p < 0,05
Rigidez	4 (28,6)	6 (85,7)	p < 0,05
Cicatriz (convergência de pregas)	3 (21,4)	3 (42,9)	NS
Área deprimida	3 (21,4)	4 (57,1)	NS
Elevação na área deprimida	1 (7,1)	4 (57,1)	p < 0,05

NS: Não significativo; SM: camada submucosa.
Fonte: Beppu.[13]

LESÕES NÃO POLIPOIDES DO CÓLON

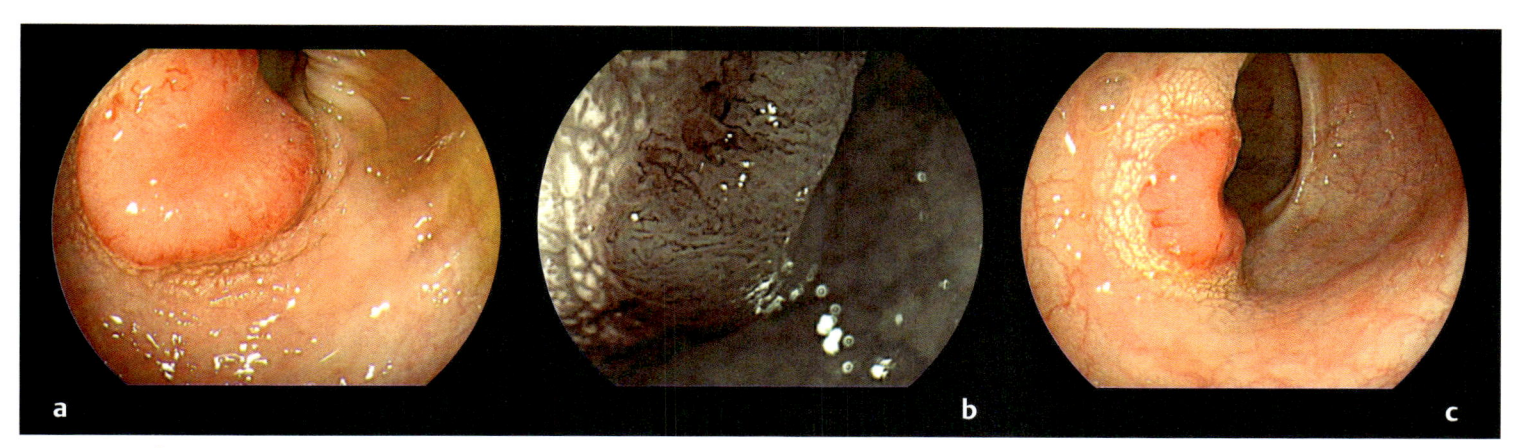

Fig. 23-27. (a, b) Lesão deprimida de reto proximal com invasão maciça da submucosa. Observa-se rigidez local, provocando deformidade da luz do órgão. **(c)** Visualização nítida do pontilhado esbranquiçado ao redor da lesão.

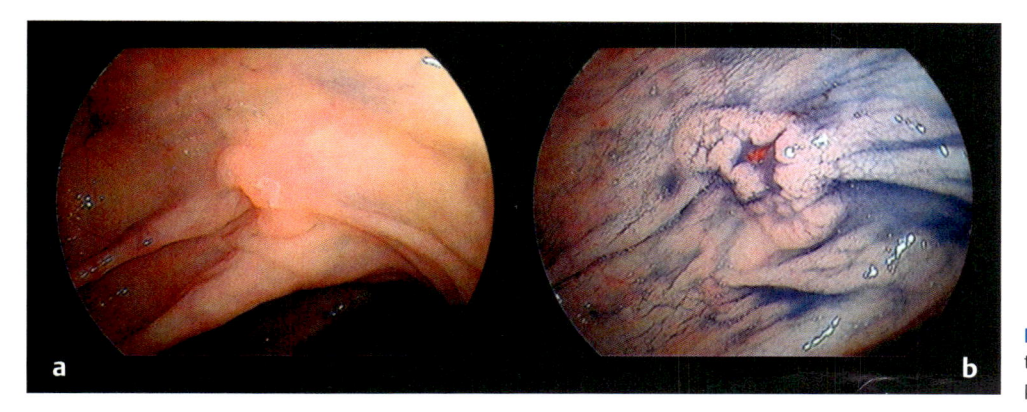

Fig. 23-28. (a, b) Lesão deprimida de cólon do tipo IIc com convergência de pregas, indicando possibilidade de invasão submucosa.

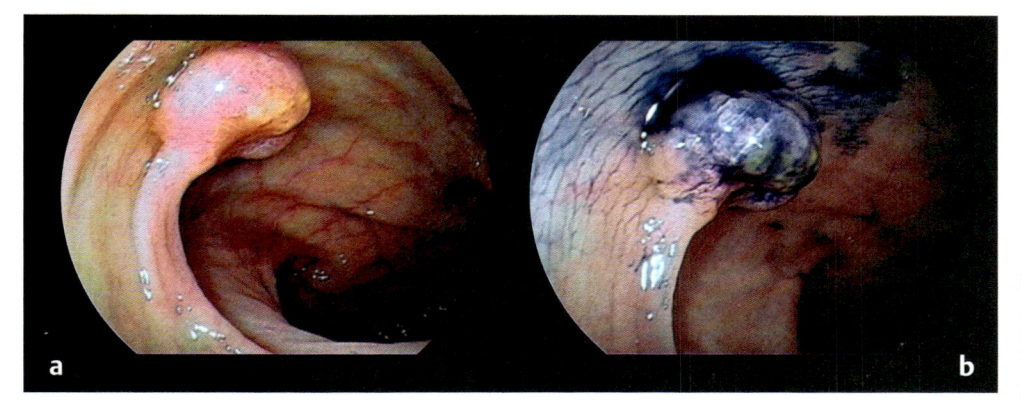

Fig. 23-29. (a, b) Lesão deprimida de cólon com elevação acentuada lateral à depressão. O tratamento da lesão demonstrou tratar-se de lesão do tipo IIc com invasão submucosa Sm2 (até parte média da submucosa).

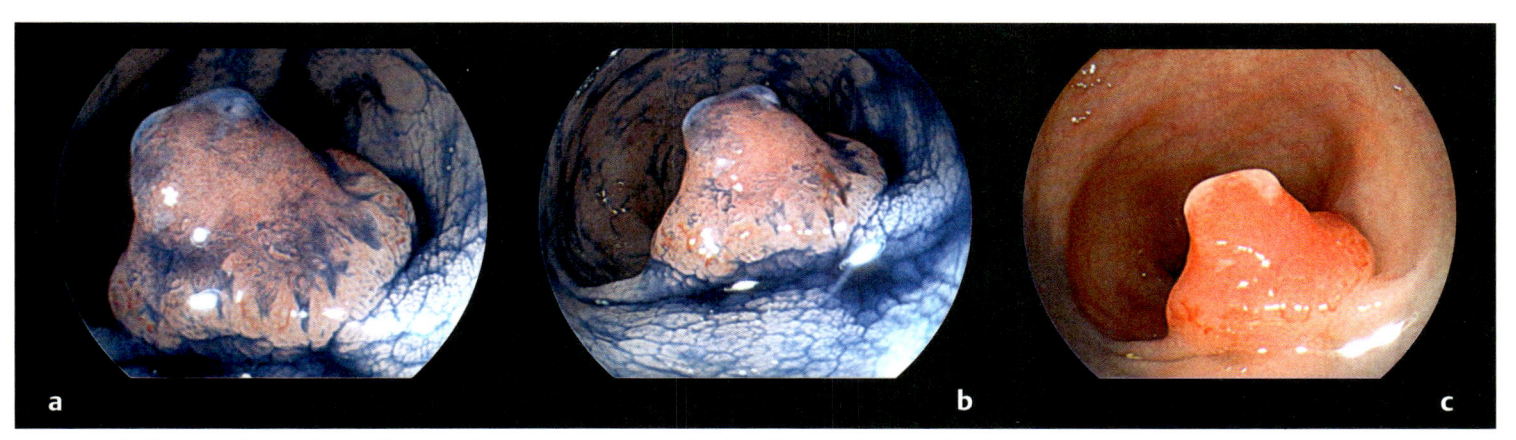

Fig. 23-30. (a, b) Lesão deprimida de cólon com elevação na parte central indicando invasão maciça da submucosa.

REFERÊNCIAS BIBLIOGRÁFICAS

1. Ishigooka S, Nomoto M, Obinata N, Oishi Y, Sato Y et al. Evaluation of magnifying colonoscopy in the diagnosis of serrated polyps. World J Gastroenterol 2012;18:4308-4316
2. Kashida H. Endoscopic diagnosis of sessile serrated polyp: A systematic review. Digestive Endoscopy 2019:31:16-23.
3. Kimura T, Yamamoto E, Yamano H, Suzuki H, Kamimae S, et al. A Novel Pit Pattern Identifies the Precursor of Colorectal Cancer Derived From Sessile Serrated Adenoma. Am J Gastroenterol 2012;107:460-469.
4. Goto H, Oda Y, Murakami Y, Tanaka T et al. Proportion of de novo cancers among colorectal cancers in Japan. Gastroenterology 2006;131:40-6.
5. Nakamura K. De novo câncer and adenoma-carcinoma sequence of the colorectum – clinicopathological differences between de novo carcinoma and carcinoma with the sequence adenoma-carcinoma. In japanese. Nippon Geka Gakkai Zasshi 1999;100:766-775.
6. Nakamura K. Histogenesis y proceso evolutivo del carcinoma colorectal inducida a base de los indices objetivos de grado atipico. In Curso internacional de Avances in Patología Gastrointestinal. Japan Internacional Cooperation Agency; 1986.
7. Chen CD, Yen MF, Wang WM et al. A case-cohort study for the disease natural history of adenoma-carcinoma and de novo carcinoma and surveillance of colon and rectum after polypectomy: implication for efficacy of colonoscopy. Br J Cancer 2003;88:1866-73.
8. Eide TJ. Remnants of adenomas in colorectal carcinomas. Cancer 1983;51:1866-72.
9. Morson BC. The Evolution of colorectal carcinoma Clin Radiol 1984;35:425-431.
10. Kudo S. Early colorectal cancer. Tokyo: Igaku-shoin; 1996.
11. Kudo S. Endoscopic mucosal resection of flat and depressed types of early colorectal cancer. Endoscopy. 1993;25:455-61.
12. Kudo S, Kashida H, Tamura S et al. The problem of "flat" colonic adenoma. Gastroint Endosc Clin N Am 1997;7:87-98.
13. Beppu K et al. Diagnosis of small colorectal cancer. J Gastroenterol and Hepatology. 2010;25(Suppl. 1):S57-S61.
14. Kudo S, Muto T. Superficial depressed type (IIc) of colorectal carcinoma [in Japanese]. Gastroenterol Endosc 1986;28:2811-2813.
15. Kudo S, Tamura S, Nakajima T et al. Depressed type of colorectal cancer. Endoscopy 1995;27:54-57.
16. Kuramoto S, Oohara T. Flat cancer arising from the large intestine. Cancer 1989;64:950-955.
17. Soetikno R, Friedland S, Kaltenbach T, Chayama K, Tanaka S. Nonpolypoid (Flat and Depressed) Colorectal Neoplasms. Gastroenterol 2006;130:566-576.
18. Matsui T, Yao T, Iwashita A. Natural History of Early Colorectal Cancer. World J Surg 2000;24:1022-1028.
19. Kudo S, Lambert R et al. Nonpolypoid neoplastic lesions of the colorectal mucosa. Gastroint Endosc 2008;68(4):S3-S47.
20. Lambert R, Kudo R et al. Pragmatic classification of superficial neoplastic colorectal lesions. Gastroint Endosc 2009;70(6):1182-1199.
21. Oka S, Tanaka S, Hiyama T, Ito M, Kitadai Y, Yoshihara M et al. Clinicopathologic and endoscopic features of colorectal serrated adenoma: differences between polypoid and superficial types. Gastroint Endosc 2004;59:213-219.
22. George SM, Makinen MJ, Jernvall P et al. Classification of advanced colorectal carcinomas by tumor edge morphology: evidence for different pathogenesis and significance of polypoid and nonpolypoid tumors. Cancer 2000;89:1901-9.
23. Kobayashi N, Matsuda T, Sano Y. The Natural History of Non-Polypoid Colorectal Neoplasms. Gastroint Endoscopy Clin N Am 2010;20:431-435.
24. Kudo S, Soja J, Shimoda S et al. Treatment of colorectal sm carcinoma [in Japanese]. Stomach Intestine 1984;19:1349-1356.
25. Kudo S, Tamura S, Hirota S et al. The problem of de novo colorectal carcinoma. Eur J Cancer 1995;31A:1118-1120.
26. Kuramoto S, Oohara T. How do colorectal cancers develop? Cancer 1995;75:1534-1538.
27. Suzuki N, Saunders BP, Brown G. Flat colorectal neoplasms: Endoscopic detection, clinical relevance and Management Tech Coloproctol 2004;8:S261-S266.
28. The Paris endoscopic classification of superficial neoplastic lesions: esophagus, stomach and colon. Gastrointest Endosc. 2003;58(Suppl 6):S3-S43.
29. Sano Y, Tanaka S, Teixeira CR, Aoyama N. Endoscopic detection and diagnosis of 0-IIc neoplastic colorectal lesions. Endoscopy. 2005;37:261-267.
30. Oka S, Tanaka S, Kanao H, Oba S and Chayama K. Therapeutic strategy for colorectal laterally spreading tumor. Digestive Endoscopy 2009; 21(S1):S43-S46.
31. Kudo S, Kobayashi T, Hirota S, Nakajima T, Hosobe S et al. Colorectal tumors and pit pattern. J Clin Pathol 1994;47:880-885.
32. Tanaka S, Oka S, Hirata M, Yoshida S, Kaneko, Chayama K. Pit Pattern diagnosis for colorectal neoplasia using narrow band imaging magnification. Digestive Endoscopy 2006;18 (Suppl. 1):S52-S56.
33. Kudo S, Kashida H, Tamura T, Kogure E, Imai Y, Yamano H et al. Colonoscopic diagnosis and management of nonpolypoid early colorectal cancer. World J Surg 2000;24:1081-1090.
34. Tanaka S, Kaltenbach T, Chayama K, Soetikno R. High magnification colonoscopy. Gastrointest Endosc 2006;64: 604-61.
35. Kanao H, Tanaka S, Oka S, Hirata M, Yoshida S, Chayama K. Narrow-band imaging magnification predicts the histology and invasion depth of colorectal tumors. Gastrointest Endosc 2009;69:631-636.
36. Hirata M, Tanaka S, Oka S, Kaneko I, Yoshida S, Yoshihara M, Chayama K, Evaluation of microvessels in colorectal tumors by narrow band imaging magnification. Gastrointest Endoscopy 2007;66:945-952.
37. Teixeira CR, Torresini RS, Canali C, Figueiredo LF et al Endoscopic classification of the capillary-vessel pattern of colorectal lesions by spectral estimation technology and magnifying zoom imaging. Gastrointest Endosc 2009;69:750-756.
38. Hewett DG, Kaltenbach T, Sano Y, Tanaka S, Saunders BP, Ponchon T et al. Validation of a Simple Classification System for Endoscopic Diagnosis of Small Colorectal Polyps Using Narrow-Band Imaging. Gastroenterology 2012;143:599-607.
39. Sano Y, Tanaka S, Kudo S, Saito S, Matsuda T et al. Narrow-band imaging (NBI) magnifying endoscopic classification of colorectal tumors proposed by the Japan NBI Expert Team. Digestive Endoscopy 2016:28:526-533.
40. Sumimoto K, Tanaka S, Shigita K, Hayashi N, Hirano D et al. Diagnostic performance of Japan NBI Expert Team classification for differentiation among noninvasive, superficially invasive, and deeply invasive colorectal neoplasia. Gastrointest Endoscopy 2017;86:700-709.
41. Iwatate M, Sano Y, Tanaka S, Kudo S, Saito S et al. Validation study for development of the Japan NBI Expert Team classification of colorectal lesions. Digestive Endoscopy 2018;30:642-651.
42. Kim HN, Raju GS. Bowel Preparation and Colonoscopy Technique To Detect Non-Polypoid Colorectal Neoplasms. Gastrointest Endoscopy Clin N Am 2010;20:437-448.
43. Kahi C, Anderson JC. High-Definition Chromocolonoscopy vs. High-Definition White Light Colonoscopy for Average-Risk Colorectal Cancer Screening Am J Gastroenterol 2010;105:1301-1307.
44. Kaltenbach T. Soetikno R. Image-Enhanced Endoscopy Is Critical in the Detection, Diagnosis, and Treatment of Non-Polypoid Colorectal Neoplasms. Gastrointest Endoscopy Clin N Am 2010;20:471-485.
45. Chiu HM, Chang CY, Chen CYC et al. A prospective comparative study of narrow-band imaging, chromoendoscopy, and conventional colonoscopy in the diagnosis of colorectal neoplasia. Gut 2007;56:373-379.
46. Hirata M, Tanaka S, Oka S et al. Magnifying endoscopy with narrow band imaging for diagnosis of colorectal tumors. Gastroint Endosc 2007;65:988-95.
47. Hurlstone DP, Cross SS, Adam I et al. Efficacy of high magnification chromoscopic colonoscopy for the diagnosis of neoplasia in flat and depressed lesions of the colorectum: a prospective analysis. Gut 2004;53:284-90.
48. Kudo S, Kashida H, Tamura T. Early colorectal câncer: Flat or depressed type. J Gastroenterol Hepat 2000;15:D66-D70.

LESÕES SERRILHADAS

Pedro Popoutchi

INTRODUÇÃO

Durante muitos anos acreditou-se que os tumores do cólon e reto se transformavam, exclusivamente, por meio do acúmulo de alterações genéticas nos genes APC, KRAS e TP53 nos adenomas clássicos, na via adenoma-carcinoma, sendo esta a referência para os programas de rastreamento.[1,2] Recentemente, uma nova via, denominada serrilhada, foi descrita como a responsável por, aproximadamente, um terço dos tumores colorretais, apresentando como lesões precursoras um grupo heterogêneo de pólipos serrilhados.[3,4] A principal lesão precursora dessa nova via, a lesão séssil serrilhada (LSS), foi interpretada como um pólipo hiperplásico sem nenhuma possibilidade de transformação.[5] Estudos atuais demonstram que alterações epigenéticas em adenocarcinomas estão intimamente relacionadas com a transformação das LSS, e que se caracterizam por mutação de BRAF, metilação das ilhas (CpG) (CIMP) e instabilidade de microssatélites (MSI).[6,7] As significativas reduções na incidência e na mortalidade do câncer colorretal (CCR) localizado no cólon distal, relacionadas com a colonoscopia com polipectomia, não são apresentadas para o cólon proximal.[8] As neoplasias do cólon direito geralmente exibem CIMP e MSI altos e têm como principal lesão precursora a LSS.[9,10]

Diversos fatores descritos na literatura influenciam a grande variabilidade na taxa de detecção de pólipos serrilhados entre os endoscopistas, como a qualidade do preparo de cólon, os aspectos técnicos do exame e as características morfológicas das lesões.[9,11,12] Além disso, a concordância entre os patologistas para o diagnóstico anatomopatológico dos pólipos serrilhados é descrita como fraca à moderada.[13,14,15,16] Considerando a implicação recente dos pólipos serrilhados no desenvolvimento do câncer colorretal, torna-se imperativa uma identificação confiável, por endoscopistas e patologistas, entre os diferentes tipos de lesões precursoras.

HISTÓRICO E CLASSIFICAÇÃO DAS LESÕES SERRILHADAS

Os primeiros patologistas que utilizaram o termo "hiperplásico" foram Feyrter, em 1929, e Westhues, em 1934, na Alemanha. Em 1962, no Reino Unido, Basil Morson utilizou o termo pólipo metaplásico para distinguir os chamados pólipos hiperplásicos das proliferações adenomatosas.[17] Em 1990, Longacre e Fenoglio-Preiser descreveram o chamado *serrated adenoma* como um tipo de pólipo com histologia mista e que se distinguia dos adenomas clássicos e dos pólipos hiperplásicos e chamaram a atenção para uma nova lesão precursora do CCR que, anos depois, seria classificada como adenoma serrilhado tradicional.[18] Torlakovic e Snover, em 1996, investigaram os pólipos hiperplásicos relacionados com a polipose hiperplásica, uma síndrome definida pela presença de numerosos pólipos hiperplásicos no cólon e reto que estavam associados ao CCR.[5] Dez pacientes com polipose hiperplásica foram incluídos no estudo, e os casos com CCR demonstravam pólipo hiperplásico com aspecto morfológico distinto como distorção arquitetural proeminente, alterações nucleares atípicas e maiores dimensões. Jass et al.[19] estudaram a presença de MSI e a expressão das proteínas MLH1, MSH2 e MSH6 em pólipos de pacientes portadores de polipose hiperplásica e observaram instabilidade de microssatélites em amostras de pólipos hiperplásicos (8%), displasia (54%) e câncer (73%). Em outro estudo, os autores sugeriram uma nova via de carcinogênese relacionada com os pólipos hiperplásicos e carcinomas com instabilidade de microssatélites.[20,21] Em 2003, Torlakovic et al.[22] estudaram 289 pólipos hiperplásicos esporádicos por meio da avaliação de 24 parâmetros morfológicos e estudo imuno-histoquímico para MLH1 e MSH2. Até então, os pólipos serrilhados eram diagnosticados como pólipos hiperplásicos clássicos e tratados como lesões benignas. Os pólipos serrilhados foram agrupados, de acordo com o seu aspecto de proliferação, em normal e anormal, e a maioria daqueles com proliferação anormal foi encontrada no cólon proximal. Os pólipos com proliferação normal foram divididos em três grupos, dependendo da quantidade de mucina e células caliciformes, e denominados pólipos microvesiculares, pólipos com intensa quantidade de células caliciformes (pólipos de células caliciformes) e pólipos pobres em mucina. Os pólipos serrilhados designados como de proliferação anormal demonstraram perda na expressão das proteínas MLH1 e MSH2 por imuno-histoquímica quando comparados aos pólipos com proliferação normal. Concluindo, os autores descreveram uma nova classificação para os pólipos serrilhados em cinco subtipos: microvesicular, células caliciformes, pobre em mucina, adenoma serrilhado e adenoma séssil serrilhado. Os adenomas sésseis serrilhados, considerados no estudo como de proliferação anormal, poderiam fazer parte da progressão para o CCR por meio de uma via alternativa de carcinogênese. Snover et al.,[23] por meio de um amplo estudo sobre a morfologia e os aspectos moleculares dos pólipos serrilhados, consolidaram os conceitos até então reportados nos estudos anteriores, orientando os patologistas para uma emergente classificação de pólipos colorretais. Em 2008, Torlakovic et al.,[24] admitindo a dificuldade para classificar as lesões serrilhadas com os critérios morfológicos até então estabelecidos, avaliaram 66 pólipos serrilhados com o auxílio da expressão dos marcadores CK20 e Ki-67 na tentativa de diferenciar o adenoma séssil serrilhado.[23] Os autores redefiniram os critérios morfológicos para o diagnóstico do adenoma serrilhado, incluindo a presença de focos de criptas ectópicas, citoplasma eosinofílico, pontes na mucosa e vilos similares a raquetes de tênis e renomearam essa lesão como adenoma serrilhado tradicional. Os estudos descritos contribuíram significativamente para a classificação dos pólipos serrilhados, adotada pela Organização Mundial da Saúde (OMS) em 2010. Inicialmente, as lesões foram divididas em pólipos hiperplásicos, adenomas ou pólipos sesseis serrilhados e adenomas ou pólipos serrilhados tradicionais.[25]

A classificação atual das lesões serrilhadas, publicada pela OMS em 2019, divide as lesões em 3 categorias, caracterizadas pelo aspecto serrilhado do seu epitélio glandular (Quadro 24-1).[25]

Quadro 24-1. Classificação das Lesões Serrilhadas Segundo OMS (2019)

Pólipo hiperplásico (PH)
- Pólipo hiperplásico microvesicular (PHMV)
- Pólipo hiperplásico do tipo de células caliciformes (PHCC)

Lesão séssil serrilhada (LSS)
- Lesão séssil serrilhada com displasia (LSSD)

Adenoma serrilhado tradicional (AST)

Fonte: WHO Classification of Tumor Editorial Boar; 2019.[102]

EPIDEMIOLOGIA DAS LESÕES SERRILHADAS

Os estudos de autópsias demonstram uma prevalência variável de 13 a 40% de pólipos serrilhados.[26,27] E uma revisão sistemática com metanálise sobre o risco de neoplasia sincrônica em pacientes com pólipos serrilhados submetidos à colonoscopia mostrou uma prevalência de 15,6% de pólipos serrilhados.[28,29]

Os pólipos hiperplásicos são considerados os mais inócuos entre as lesões serrilhadas e também os mais frequentes (70 a 90%). São mais comuns em homens, tipicamente menores que 5 mm, sésseis ou planos e encontrados com maior frequência no cólon distal e no reto.[9]

Os PHMV são descritos como o subtipo mais comum entre os pólipos hiperplásicos. Embora mais frequentes no cólon esquerdo e no reto, 15 a 25% podem-se localizar no cólon proximal.

Os PHCC são lesões tipicamente pálidas, menores que 5 mm, localizadas no cólon distal em 90% dos pacientes.[28] Em estudo epidemiológico que incluiu 3.543 pacientes submetidos à colonoscopia de rastreamento, os PHMV e os PHCC foram encontrados em 5,3 e 8,7% dos pacientes, respectivamente.[30]

As LSS correspondem a aproximadamente 15 a 25% de todos os pólipos serrilhados. A sua prevalência é muito variável e estimada em 1,7 a 20% entre todos os pólipos nos pacientes de médio risco submetidos à colonoscopia de rastreamento para o CCR.[31-38] A taxa de detecção das LSS vem aumentando nos últimos anos em virtude do melhor diagnóstico endoscópico e anatomopatológico. Um estudo com 1.910 pacientes, conduzido por um colonoscopista experiente e um patologista gastrointestinal, reportou uma prevalência de LSS de 8,1% e um tamanho médio das lesões de 7,13 mm^3.[8] A localização preferencial das LSS é o cólon proximal (75% dos casos); 50% das lesões são maiores que 5 mm, e apenas 20% atingem tamanho de maiores dimensões.[7]

O AST é a lesão serrilhada menos frequente, correspondendo a aproximadamente 5% dos pólipos serrilhados e 0,5 a 1,9% de todos os pólipos colorretais. As lesões são mais comumente localizadas no cólon distal, onde apresentam morfologia séssil ou pediculada. A idade média reportada é de 63 anos, sendo 51% dos casos diagnosticados no sexo feminino.[32,39,40]

Os pólipos hiperplásicos menores que 5 mm e localizados no cólon distal são lesões frequentemente encontradas em exames de rastreamento e aparentemente não exibem risco de transformação. Entretanto, pacientes com pólipo hiperplásico de grandes dimensões e localizados no cólon proximal podem apresentar risco aumentado de desenvolver neoplasia colorretal.[41,42] Um fator que pode contribuir com esse dado é que muitos pólipos hiperplásicos de grandes dimensões e localizados no cólon proximal foram reclassificados como LSS quando revisados por um patologista gastrointestinal.[43] O potencial de transformação das LSS e AST baseia-se em estudos demonstrando displasia de alto grau e adenocarcinoma em lesões com histologia serrilhada adjacente.[44,45] O risco para displasia e câncer nas LSS não está documentado; estima-se que aproximadamente 6% das LSS se transformam em CCR.[32,46] Um estudo populacional norueguês reportou que nenhum dos 23 pólipos serrilhados de grandes dimensões, observados por uma média de 11 anos, desenvolveu CCR.[47] O estudo de Lash et al.,[32] com 2.416 LSS, mostrou que apenas 12% das lesões apresentaram displasia de baixo grau, 2% displasia de alto grau e 1% adenocarcinoma. No mesmo estudo, a idade média dos pacientes com LSS sem displasia foi de 61 anos contra 76 anos daqueles com LSS e neoplasia avançada. Essa diferença de 15 anos foi duas a três vezes maior que a diferença dos pacientes com adenomas tubulares e adenocarcinomas não serrilhados na mesma amostra, sugerindo que as LSS são lesões mais indolentes do que se imaginava. Bettington et al. reportaram que as lesões sésseis serrilhadas com displasia (LSSD) são raras, predominantemente menores que 10 mm e localizadas no cólon proximal.[10] Em geral, a idade média dos pacientes com LSSD foi 17 anos maior que aqueles com LSS sem displasia. Entretanto, uma vez que ocorre displasia, acredita-se que exista uma rápida transformação das LSS para adenocarcinoma, relacionada com o desenvolvimento de MSI, em uma analogia à velocidade de transformação dos adenomas que ocorre na síndrome de Lynch.[47-49] O comportamento biológico dos AST é pouco compreendido, embora seja comprovada a sua capacidade de transformação para neoplasias de mau prognóstico, como as estáveis para microssatélite.[50,51]

Diversos estudos têm descrito a associação entre pólipos serrilhados e neoplasia colorretal sincrônica,[28,41,42,52] definida como a presença de adenoma convencional maior ou igual a 10 mm, histologia tubulovilosa ou vilosa, displasia de alto grau ou adenocarcinoma invasivo. Gao et al. concluíram que existe associação entre pólipos serrilhados proximais (OR 2,77, IC 95% 1,71-4,46) e de grandes dimensões (OR 4,10, IC 95% 2,69-6,26) e risco aumentado de neoplasia avançada sincrônica.[28]

Um menor número de estudos também sugere a associação de lesões serrilhadas grandes e proximais a risco de neoplasia colorretal avançada, futura ou metacrônica.[41,53,54] Um estudo populacional dinamarquês reportou o risco aumentado de CCR metacrônico em pacientes com LSS do cólon proximal, sendo maior para as mulheres do que para os homens. O risco em 10 anos de desenvolver CCR foi de 4,4, 4,5 e 2,3% para pacientes com LSSD, AST e adenomas convencionais, respectivamente, sugerindo que o risco é maior para os pólipos serrilhados de alto risco (LSSD e AST) em comparação aos adenomas.[53] Existem poucos dados sobre a associação entre neoplasia e AST em virtude da baixa prevalência dessa lesão. Um estudo coreano concluiu que pacientes com AST têm maior risco de desenvolver neoplasia avançada e pólipos metacrônicos quando comparados aos adenomas convencionais.[56]

Portanto, os dados descritos anteriormente sugerem que o risco de desenvolver neoplasia avançada sincrônica ou metacrônica aumenta de acordo com a localização da lesão (cólon proximal maior que distal), tamanho (maior risco nas lesões de maiores dimensões) e histologia (maior risco nas LSS e AST comparados aos pólipos hiperplásicos).[36,57]

DIAGNÓSTICO ENDOSCÓPICO DAS LESÕES SERRILHADAS

Os pólipos hiperplásicos avaliados por meio da colonoscopia com luz branca se apresentam como lesões diminutas, pálidas e com padrão de criptas arredondadas do tipo II de Kudo.[9,58] Uma vez que pouco se destacam da mucosa normal por sua coloração semelhante, podem passar despercebidos em um cólon muito insuflado de ar. Quando o padrão de vasos dos pólipos hiperplásicos foi avaliado com a cromoscopia digital, com ou sem magnificação de imagem, por meio da tecnologia digital de estimação espectral (Fujinon Intelligent Chromo Endoscopy – FICE, Fujinon – Japão) ou de imagem de banda estreita (Narrow-band imaging – NBI, Olympus – Japão), observou-se a ausência ou um pequeno número de vasos dilatados e tortuosos que não acompanhavam as vilosidades das criptas.[59,60]

As lesões sésseis serrilhadas se localizam mais comumente no cólon proximal e se caracterizam, endoscopicamente, pela morfologia séssil (Is), plana (IIb) ou mais comumente superficialmente elevada (0-IIa), segundo a Classificação Paris.[61] A coloração das lesões é semelhante à mucosa adjacente; elas apresentam bordas pouco visíveis e irregulares, frequentemente recobertas por uma característica camada de muco.[9] A remoção da camada de muco para avaliação das lesões pode até dificultar a sua visualização. As características endoscópicas mais relevantes das LSS e de grande valor para a sua diferenciação com os pólipos hiperplásicos, de acordo com a Sociedade Japonesa de Gastroenterologia, são seu tamanho (maior que 10 mm), localização no cólon proximal e presença de microvasos varicosos.[62] A combinação das três características mostrou sensibilidade de 89,5% e acurácia de 82,3% para o diagnóstico endoscópico da LSS sem recursos de magnificação de imagem.[62] Um estudo prospectivo com 158 LSS identificou a presença de capa de muco em 64% das lesões, presença de bolhas ou *debris* em 52%, alteração de contorno de uma prega em 37% e interrupção do padrão vascular em 32% dos casos (Fig. 24-1).[63]

Apesar dos avanços e das novas tecnologias em endoscopia, a diferenciação entre uma lesão neoplásica e não neoplásica em tempo real parece ser um desafio, uma vez que a principal caracterís-

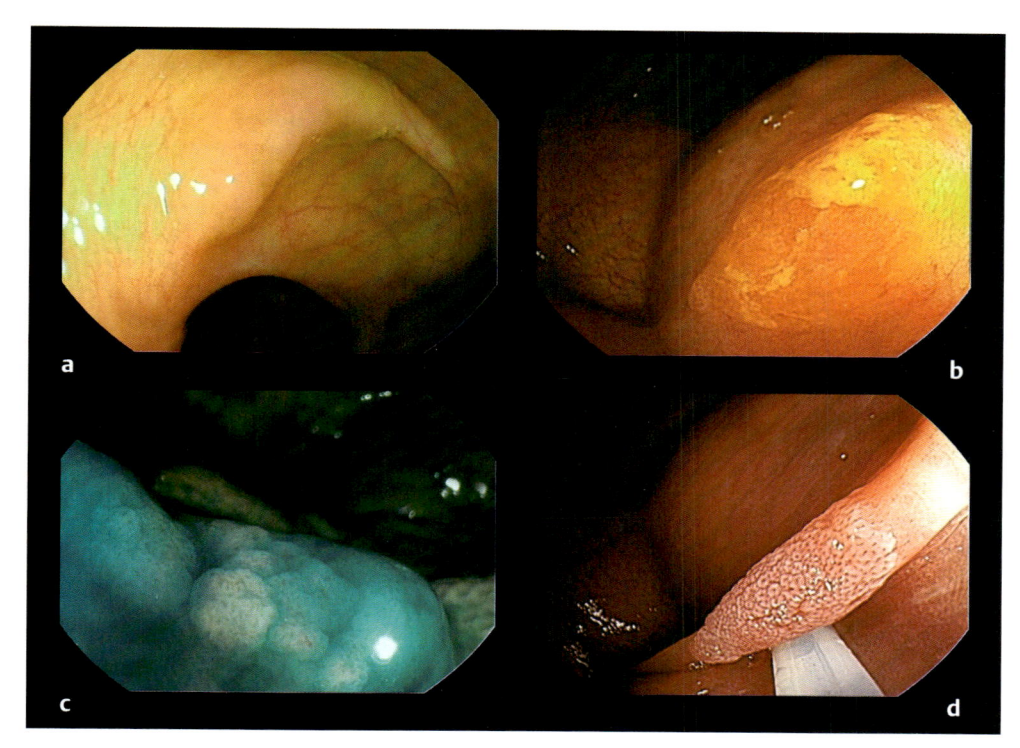

Fig. 24-1. (a, b) Imagens endoscópicas de lesões sésseis serrilhadas no ascendente. Morfologia superficialmente elevada (0-IIa), recobertas por muco; (c) avaliação com cromoscopia digital e corante índigo-carmim a 0,4% (Fujinon 590 – Japão); (d) Near Focus e corante ácido acético a 2% (Olympus 190 – Japão) revelando o padrão de criptas tipo II-O (aberto).

tica histológica que diferencia uma LSS de um pólipo hiperplásico se encontra na base da cripta. Kimura *et al.* encontraram sensibilidade de 65,5% e especificidade de 97,3% para o diagnóstico de LSS com mutação de BRAF e presença de CIMP, ao observar o padrão de criptas do tipo II-O (tipo II aberto), uma variação do padrão de criptas tipo II de Kudo ou hiperplásico, utilizando cromoscopia com índigo-carmim e magnificação de imagem (Fig. 24-2).[64]

A tecnologia de banda estreita ou *Narrow Band Imaging* (NBI) é o método mais estudado de cromoscopia digital, realizado por meio de filtros na lente do aparelho e pelo processamento digital das imagens após sua obtenção, podendo ou não ser associada à magnificação de imagem. A classificação NICE (*NBI International Colorectal Endoscopic*) foi publicada, em 2012, e consiste na avaliação da cor, aspecto dos vasos e padrão da superfície das lesões colorretais, na tentativa de distinguir pólipos adenomatosos de lesões hiperplásicas.[65] De acordo com gastroenterologistas não especialistas em NBI, a classificação NICE não mostrou inicialmente uma elevada acurácia para o diagnóstico das LSS.[65,66] Um estudo de validação de especialistas em NBI, 1 ano depois, incluindo 150 pólipos, demonstrou elevada sensibilidade (89%), especificidade (96%) e acurácia (93%) no diagnóstico da LSS com a tecnologia NBI, sendo os principais fatores preditores das LSS a superfície pálida, as bordas mal definidas, a forma irregular e os pontilhados escuros no interior das criptas.[42] A classificação NICE foi incorporada a critérios de diferenciação para LSS com o objetivo de aumentar a acurácia diagnóstica dessas lesões, criando outra classificação denominada WASP (*Workgroup Serrated Polyps and Polyposis*). A WASP, em seu estudo inicial, aumentou significativamente a acurácia do diagnóstico endoscópico para LSS, necessitando ainda ser validada em outros estudos.[67] Uma revisão sistemática com metanálise, incluindo as diversas modalidades de endoscopia de alta definição para o diagnóstico das LSS e sua diferenciação com lesões não neoplásicas, mostrou sensibilidade de 80% para NBI e magnificação de imagem, 60% para NBI, 49% para autofluorescência e 47% para

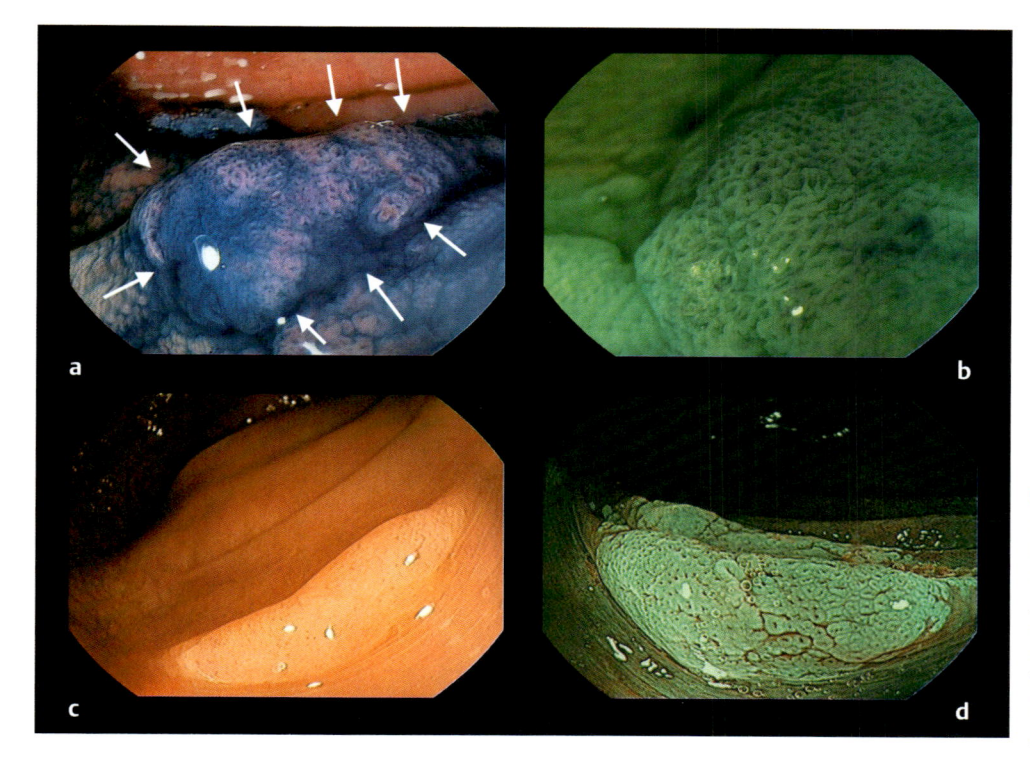

Fig. 24-2. (a) Lesão séssil serrilhada identificada após cromoscopia com índigo-carmim a 0,4%; (b) identificação do padrão de criptas do tipo II-O após magnificação de imagem e FICE (Fujinon 590 – Japão); (c) lesão séssil serrilhada identificada no ascendente com morfologia superficialmente elevada (0-IIa) e visualização do padrão de criptas tipo II-O após cromoscopia com ácido acético a 2%; (d) avaliação com NBI e Near Focus (Olympus 190 – Japão).

a tecnologia FICE (*flexibe spectral imaging color enhancement*) (Fig. 24-3). Os autores concluíram que, por causa da qualidade e heterogeneidade dos 13 estudos incluídos, ainda não se pode recomendar a endoscopia de alta definição como uma ferramenta diagnóstica para o diagnóstico das lesões serrilhadas, embora o NBI tenha se mostrado como a tecnologia mais promissora.[68]

Diferentemente da LSS, que se caracteriza por uma lesão homogênea, a presença de displasia nas LSS é associada à alteração no contorno ou elevação da superfície da lesão (tipo IIa + Is de Paris) e alteração do padrão de criptas (Kudo tipo III ou IV).[69,70] Em um estudo de Kavinderjit *et al.*,[69] em que a média de tamanho das lesões foi de 15 mm (8-40 mm), o componente displásico foi frequentemente encontrado na periferia das lesões (71%). Um estudo prospectivo e multicêntrico reuniu 268 LSS maiores ou iguais a 20 mm, documentando a presença de displasia em 32,4% das lesões e câncer invasivo em 3,9%.[71] A análise multivariada dos dados mostrou que a LSS com displasia estava associada ao aumento da idade, ao aumento das dimensões da lesão, ao padrão de criptas "adenomatoso" (Kudo III, IV ou V) e ao componente elevado na LSS (0-Is) (Fig. 24-4).[71]

Um estudo com 200 AST reportou que as lesões apresentaram morfologia séssil ou pediculada em sua maioria, mediram 9 a 14 mm e foram mais frequentemente encontradas no cólon distal.[50] Os AST diagnosticados no cólon proximal podem apresentar morfologia superficialmente elevada ou séssil.[72] Na cromoscopia digital com magnificação de imagem, uma variação do padrão IV de Kudo, denominada padrão tipo IV-S (IV – serrilhado), descrita por Ishigooka *et al.*,[73] apresentou sensibilidade de 96,7% e especificidade de 89,9% para o diagnóstico do AST. Segundo os autores, o padrão tipo IV-S pode estar associado ou não aos padrões de criptas tipo II ou II alongado (II-L) (Fig. 24-5).

Independentemente da tecnologia disponível, existe significativa variabilidade para o diagnóstico das lesões serrilhadas.[12,33,74] De acordo com de Wijkerslooth *et al.* o diagnóstico dos pólipos serrilhados proximais se relacionou com o endoscopista e não com o paciente.[12] Os tempos de retirada mais longos do colonoscópio se relacionaram com maior detecção de pólipos serrilhados proximais. Os dados do registro de New Hampshire demonstraram que a taxa de incidência de lesões serrilhadas aumentou a partir do sexto minuto de retirada até o máximo de 9 minutos.[75] A cromoendoscopia com corantes, como o índigo-carmim, parece aumentar a taxa de detecção de adenomas e pólipos serrilhados.[11,76] Recentemente, foi realizado um estudo demonstrando o benefício do uso da cromoscopia com ácido acético a 2% na visualização das lesões serrilhadas em uma paciente com Síndrome da Polipose Serrilhada (Fig. 24-6).[77]

A utilização de aparelhos de endoscopia com alta definição e manobras de retroflexão e avaliação repetitiva do cólon proximal aumentaram a taxa de detecção de lesões serrilhadas, assim como para os adenomas.[78-80] O impacto do uso da colonoscopia com *cap*

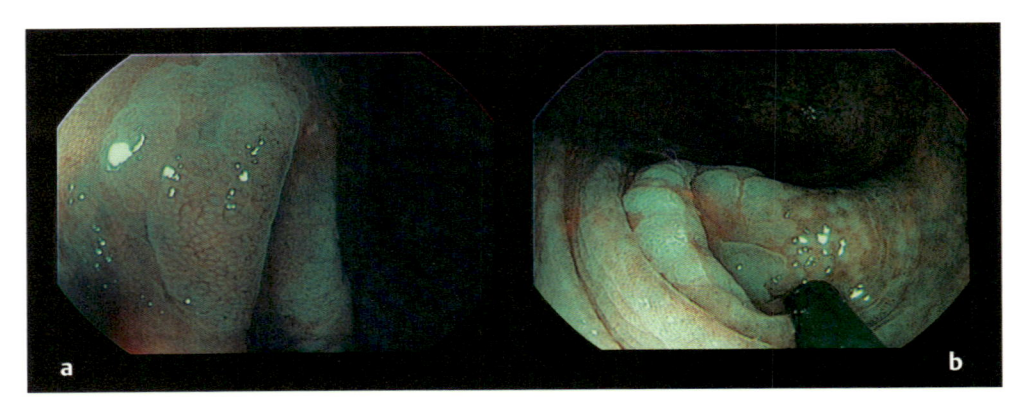

Fig. 24-3. (**a**) Lesão séssil serrilhada localizada no ceco, ao redor do óstio apendicular, avaliada com NBI e Near Focus (Olympus 190 – Japão); (**b**) ácido acético a 2% e NBI.

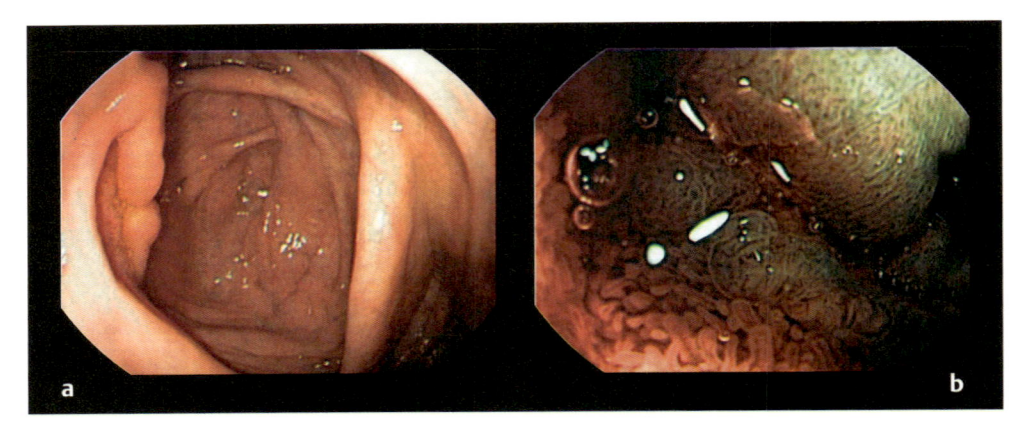

Fig. 24-4. (**a**) Lesão séssil serrilhada com displasia no ceco com alteração do relevo e elevação da superfície; (**b**) alteração do padrão de criptas (tipo IV).

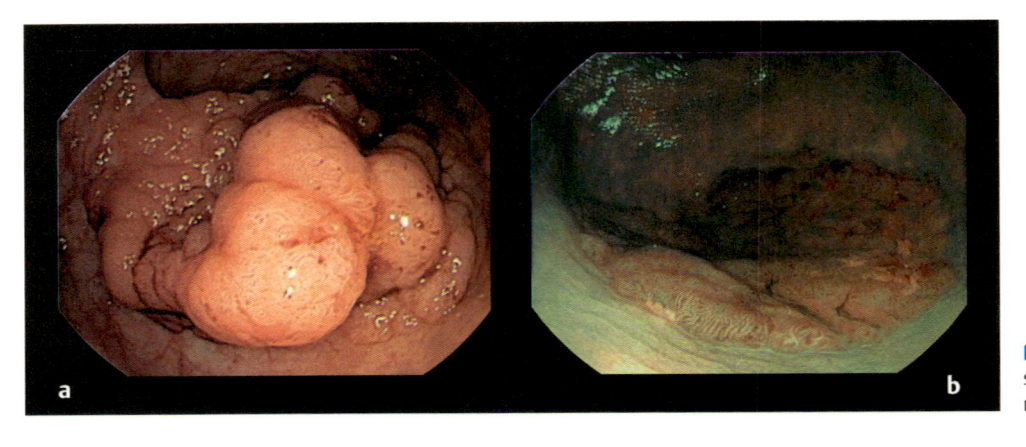

Fig. 24-5. (**a**) Imagens endoscópicas de adenomas serrilhados tradicionais no reto. LST granular nodular mista; (**b**) LST granular homogênea.

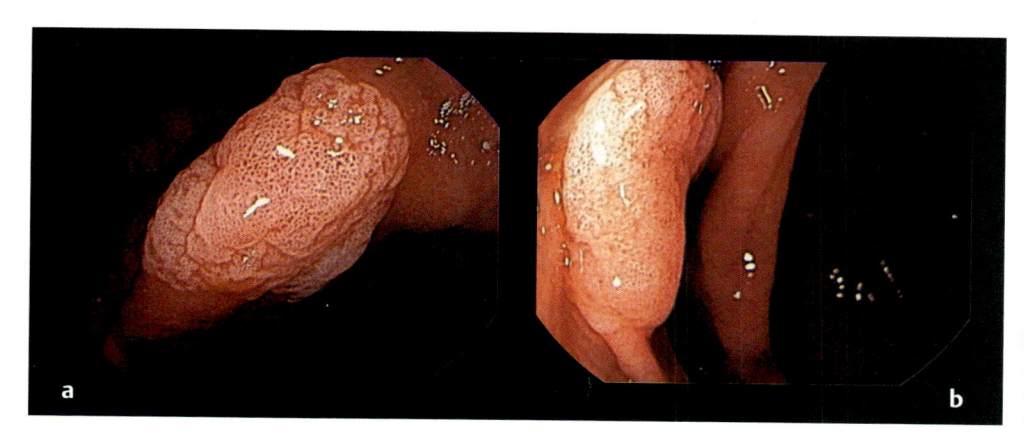

Fig. 24-6. (a) Imagens endoscópicas de lesões sésseis serrilhadas no ascendente após cromoscopia com ácido acético a 2%; (b) avaliação com "*Near Focus*" (Olympus 190 – Japão).

na detecção de adenomas no cólon proximal representa um aumento na detecção de LSS no cólon proximal quando comparado à colonoscopia convencional (três estudos, OR 1,33, IC 95% 1,01-1,74; p = 0,04).[81]

A taxa de detecção de adenomas (ADR) é aceita como um importante índice de qualidade em colonoscopia, e existem evidências da correlação da ADR com a taxa de detecção de lesões serrilhadas no cólon proximal.[82,83] Embora as taxas de detecção de pólipos serrilhados (4 a 35%) e LSS (1,7 a 20%) sejam extremamente variáveis em populações de médio risco submetidas a colonoscopias de rastreamento, uma recente publicação da Sociedade Britânica de Gastroenterologia recomenda que a taxa de detecção de pólipos serrilhados proximais seja superior a 5%.[31-37,42,74,83-87]

A representação esquemática da Figura 24-7 ilustra os principais aspectos endoscópicos, histopatológicos e demográficos das lesões serrilhadas.

- *Pólipo hiperplásico:* aspecto endoscópico de um diminuto pólipo séssil; exame histopatológico demonstrando expansão da zona proliferativa e característico aspecto serrilhado; localização predominante no cólon distal e no reto.
- *Lesão séssil serrilhada:* aspecto endoscópico de uma lesão superficialmente elevada (0-IIa); exame histopatológico demonstrando

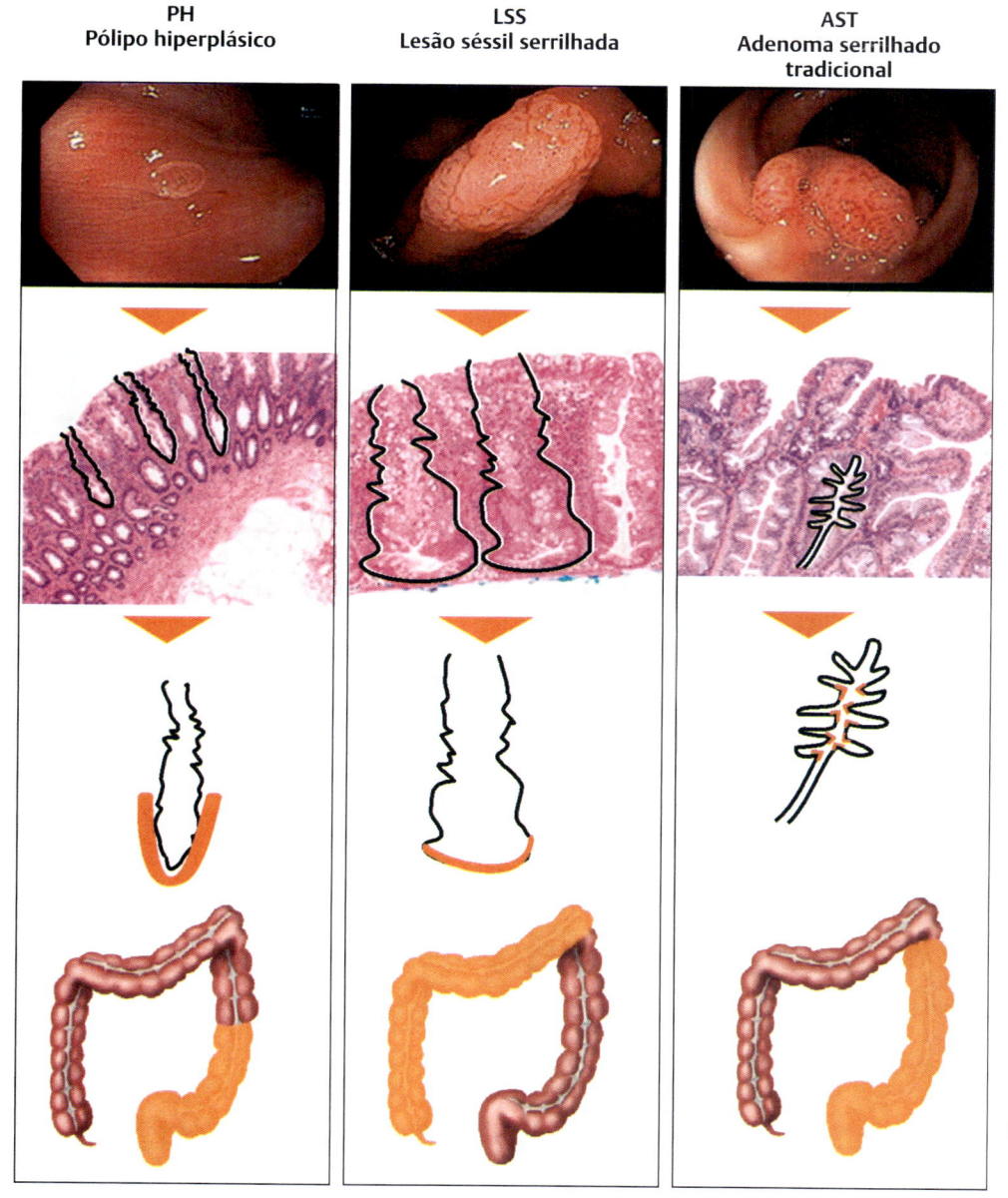

Fig. 24-7. Quadro comparativo das lesões serrilhadas: aspectos endoscópicos, histopatológicos e demográficos.

distorção da cripta e dilatação da sua porção basal; localização preferencial no cólon proximal.

- *Adenoma serrilhado tradicional:* aspecto endoscópico de um pólipo séssil ou pediculado; exame histopatológico demonstrando crescimento da zona proliferativa para o lado de fora da cripta, causando alteração arquitetural e formação de uma estrutura ectópica; localização preferencial no cólon distal e no reto.

TRATAMENTO DAS LESÕES SERRILHADAS

Por causa do potencial de carcinogênese da LSS e AST, recomenda-se que todas as lesões serrilhadas do cólon proximal devem ser ressecadas por completo.[9,88] As características endoscópicas das LSS, como morfologia plana, bordas indistintas e localização proximal, tornam íntima a sua relação com o câncer de intervalo ou pós-colonoscopia.[89] O consenso de especialistas em pólipos serrilhados recomenda a remoção aleatória, para estudo anatomopatológico, de múltiplas lesões diminutas ou maiores que 5 mm no cólon distal e no reto. A Sociedade Japonesa de Gastroenterologia recomenda que as LSS ou pólipos com características endoscópicas de pólipo hiperplásico maiores ou iguais a 10 mm e AST maiores ou iguais a 5 mm devem ser ressecados.[90]

Os pólipos diminutos, menores que 5 mm, podem ser tratados com pinça ou alça a frio.[9] As lesões menores que 10 mm devem ser tratadas, preferencialmente, sem corrente elétrica e ressecadas a frio com alça de polipectomia (RAF) pelo menor risco de sangramento tardio. A RAF é superior à ressecção com pinça para o tratamento de pequenos e diminutos pólipos, e uma margem de 1 a 2 mm de mucosa normal deve ser incluída na alça.[70,91,92] Uma manobra que pode ajudar no tratamento das lesões não polipoides (Paris 0-IIa e 0-IIb) é a técnica de sucção, com a aspiração da lesão para o canal do colonoscópio, criando um pseudopólipo para facilitar a apreensão com a alça de polipectomia.[93] As lesões serrilhadas maiores que 10 mm devem ser tratadas como primeira opção com mucosectomia, em fragmento único ou fatiada.[70] A ressecção em bloco pode ser desafiadora em alguns casos por conta da morfologia plana e da dificuldade em se avaliarem as margens da lesão. A mucosectomia aos fragmentos tem como desvantagens a avaliação prejudicada pelo patologista e uma maior taxa de recidiva local quando comparada à ressecção em monobloco.[7] Quando disponíveis, endoscópios de alta definição, cromoscopia eletrônica (NBI), cromoscopia com corantes como índigo-carmim, associados ou não à magnificação de imagem, são ferramentas que auxiliam a adequada delimitação das margens da lesão.[9,94] A adição do corante índigo-carmim ao soro fisiológico na confecção da solução injetada na submucosa durante a mucosectomia pode ajudar a delimitar a margem de ressecção das lesões serrilhadas durante o procedimento.[95]

O estudo CARE (*The Complete Adenoma Resection*) mostrou que a taxa de ressecção incompleta das LSS foi significativamente maior que a de outros pólipos neoplásicos: 31% contra 7,2%.[88] Segundo os autores, 47,6% das LSS entre 10 e 20 mm foram tratadas de forma incompleta. Os principais fatores apontados para a maior taxa de ressecção incompleta foram o tamanho das lesões e a histologia compatível com LSS.[88] Entretanto, estudos mais recentes, incluindo lesões serrilhadas maiores que 20 mm ressecadas com mucosectomia, demonstraram que a técnica é factível e segura e que a taxa de recorrência dos pólipos serrilhados não foi superior à dos adenomas tratados.[96,97] A eficácia e segurança da mucosectomia para o tratamento de LSS maiores ou iguais a 10 mm foram reportadas em um estudo com 251 lesões em 199 pacientes. Apenas cinco pacientes (3,6%) foram diagnosticados com recidiva local, sendo tratados com sucesso. Não foram reportadas complicações maiores, como perfuração ou sangramento, assim como lesões transformadas ou invasivas, no exame anatomopatológico (Fig. 24-8).[98]

A realização da dissecção endoscópica da submucosa (ESD) ou da ressecção da lesão em monobloco *underwater*, em centros de referência, pode ser uma alternativa para o tratamento em fragmento único das lesões serrilhadas de grandes dimensões, com displasia de alto grau ou com suspeita de invasão superficial da camada submucosa.

VIGILÂNCIA E CONSIDERAÇÕES FINAIS

Os guias de recomendação para vigilância das lesões serrilhadas baseiam-se, em grande parte, em estudos observacionais e opiniões de especialistas e seguem os mesmos princípios dos adenomas clássicos, considerando o número, tamanho e presença ou não de displasia nas lesões. Existem poucos estudos prospectivos e controlados sobre a história natural dos pólipos serrilhados.[70]

O Quadro 24-2 resume os intervalos recomendados segundo o consenso de especialistas em pólipos serrilhados, a Sociedade Europeia de Endoscopia Gastrointestinal (ESGE) e o US Multi-Society Task Force, de acordo com a histologia, tamanho, número e localização das lesões.[99,100]

A adequada vigilância de qualquer lesão colorretal depende dos critérios de qualidade da colonoscopia inicial, do tratamen-

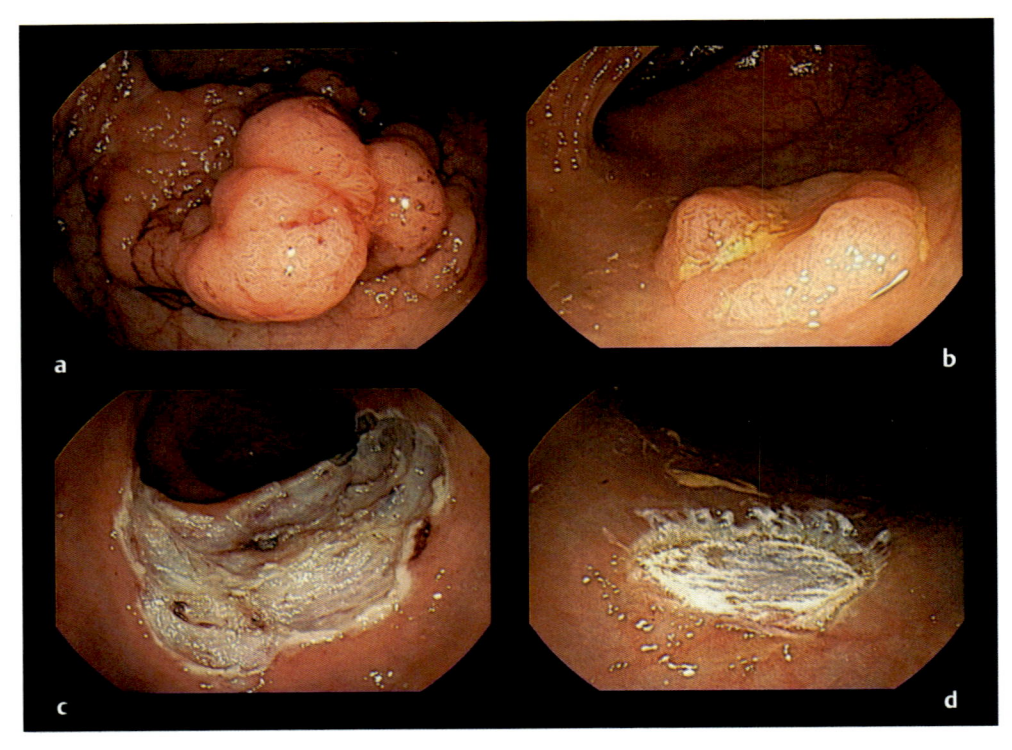

Fig. 24-8. (**a, b**) Adenomas serrilhados tradicionais com displasia de alto grau; (**c, d**) aspecto final após mucosectomia fatiada e em monobloco.

Quadro 24-2. Sugestão de Acompanhamento Pós-Ressecção das Lesões Serrilhadas do Cólon e do Reto segundo o Consenso dos Especialistas (2012), European Society of Gastrointestinal Endoscopy (ESGE)[99] e US Multi-Society Task Force[100]

Histologia	Tamanho	Número	Localização	International Serrated Consensus Panel	US Muti-Society Task Force	ESGE
PH	< 10 mm	Qualquer	Cólon distal e reto	10 anos	10 anos	10 anos
PH	≤ 5 mm	≤ 3	Proximal ao sigmoide	10 anos	NR	Rotina
PH	Qualquer	≥ 4	Proximal ao sigmoide	5 anos	NR	Rotina
PH	> 5 mm	≥ 1	Proximal ao sigmoide	5 anos	NR	Rotina
LSS	< 10 mm	< 3	Qualquer	5 anos	5 anos	Rotina
LSS	< 10 mm	≥ 3	Qualquer	3 anos	5 anos	Rotina
LSS	≥ 10 mm	1	Qualquer	3 anos	3 anos	3 anos
LSS	≥ 10 mm	≥ 2	Qualquer	1 a 3 anos	3 anos	Rotina
LSSD	Qualquer	Qualquer	Qualquer	1 a 3 anos	3 anos	3 anos
AST	< 10 mm	< 3	Qualquer	5 anos	3 anos	3 anos
AST	≥ 10 mm	1	Qualquer	3 anos	3 anos	3 anos
AST	< 10 mm	≥ 3	Qualquer	3 anos	3 anos	3 anos
SPS				1 ano	1 ano	Aconselhamento genético

NR: não relatado.
Fonte: Rex et al., 2012; Lieberman et al., 2012; Hassan et al., 2013.

to endoscópico adequado e do assertivo diagnóstico histopatológico.[101] A elaboração de um guia de acompanhamento ideal para os pacientes deveria levar em consideração as limitações no diagnóstico endoscópico, as elevadas taxas de tratamento incompleto e a baixa concordância entre patologistas quanto ao diagnóstico histológico das lesões serrilhadas.[9,13,88,101] As informações sobre os fatores de risco e associação à neoplasia sincrônica e metacrônica colorretal deverão ser incorporadas às futuras diretrizes para o melhor acompanhamento dos pacientes com lesões serrilhadas.[57]

REFERÊNCIAS BIBLIOGRÁFICAS

1. Vogelstein B, Fearon ER, Hamilton SR, Kern SE, Preisinger AC, Leppert M, et al. Genetic alterations during colorectal-tumor development. N Engl J Med. 1988;319(9);525-32.
2. Lieberman DA, Rex DK, Winawer SJ, Giardiello FM, Johnson DA, Levin TR. Guidelines for colonoscopy surveillance after screening and polypectomy: a consensus update by the US Multi-Society Task Force on Colorectal Cancer. Gastroenterology. 2012;143(3):844-57.
3. Lino H, Jass JR, Simms LA, Young J, Leggett B, Ajioka Y, et al. DNA microssatélite instability in hyperplastic polyps, serrated adenomas, and mixed polyps: a mild mutator pathway for colorectal câncer? J Clin Pathol. 1999;52(1):5-9.
4. Jass JR. Classification of colorectal cancer based on correlation of clinical, morphological and molecular features. Histopathology. 2007;50(1):113-30.
5. Torlakovic E, Snover DC. Serrated adenomatous polyposis in humans. Gastroenterology. 1996;110(3):748-55.
6. Bettington M, Walker N, Clouston A, Brown I, Leggett B, Whitehall V. The serrated pathway to colorectal carcinoma: current concepts and challenges. Histopathology. 2013;62(3):367-86.
7. Okamoto K, Kitamura S, Kimura T, Nakagawa T, Sogabe M, Miyamoto H, et al. Clinicopathological characteristics of serrated polyps as precursors to colorectal cancer: current status and management. J Gastroenterol Hepatol. 2017;32(2):358-67.
8. Brenner H, Hoffmeister M, Arndt V, Stegmaier C, Altenhofen L, Haug U. Protection from right- and left-sided colorectal neoplasms after colonoscopy: population-based study. J Natl Cancer Inst. 2010;102(2):89-95.
9. Rex DK, Ahnen DJ, Baron JA, Batts KP, Burke CA, Burt RW, et al. Serrated lesions of the colorectum: review and recommendations from an expert panel. Am J Gastroenterol. 2012;107:1315-29.
10. Bettington M, Walker N, Rosty C, Brown I, Clouston A, McKeone D, Pearson SA, Leggett B, Whitehall V. Clinicopathological and molecular features of sessile serrated adenomas with dysplasia or carcinoma. Gut. 2017;66(1):97-106.
11. Kahi CJ, Anderson JC, Waxman I, Kessler WR, Imperiale TF, Li X, et al. High-definition chromocolonoscopy vs. high-definition white light colonoscopy for average-risk colorectal cancer screening. Am J Gastroenterol. 2010;105(6):1301-7.
12. de Wijkerslooth TR, Stoop EM, Bossuyt PM, Tytgat KM, Deele J, Mathus-Vliegen EM, et al. Differences in proximal serrated polyp detection among endoscopists are associated with variability in withdrawal time. Gastrointest Endosc. 2013;77(4):617-23.
13. Glatz K, Pritt B, Glatz D, Hartmann A, O'Brien MJ, Blaszyk H. A multinational, internet-based assessment of observer variability in the diagnosis of serrated colorectal polyps. Am J Clin Pathol. 2007;127(6):938-45.
14. Bustamante-Balén M, Bernet L, Cano R, Morell L, López A. Assessing the reproducibility of the microscopic diagnosis of sessile serrated adenoma of the colon. Rev Esp Enferm Dig. 2009;101(4):258-64.
15. Gunia S, Berg T, Gradhand E, Becker S. Knowledge of the anatomical polyp location might bias the pathological classification of histologically equivocal colorectal serrated polyps - A consensus study performed by pathology trainees. Pathol Res Pract. 2011;207(2):116-20.
16. Schramm C, Kaiser M, Drebber U, Gruenewald I, Franklin J, Kuetting F, et al. Factors associated with reclassification of hyperplastic polyps after pathological reassessment from screening and surveillance colonoscopies. Int J Color Dis. 2016;31(2):319-25.
17. Choi E-YK, Appelman HD. A historical perspective and exposé on serrated polyps of the colorectum. Arch Pathol Lab Med. 2016;140(10):1079-84.
18. Longacre TA, Fenoglio-Preiser CM. Mixed hyperplastic adenomatous polyps/serrated adenomas. A distinct form of colorectal neoplasia. Am J Surg Pathol. 1990;14(6):524-37.
19. Jass JR, Lino H, Ruszkiewicz A, Painter D, Solomon MJ, Koorey DJ, et al. Neoplastic progression occurs through mutator pathways in hyperplastic polyposis of the colorectum. Gut. 2000;47(1):43-9.
20. Jass JR, Whitehall VL, Young J, Leggett BA. Emerging concepts in colorectal neoplasia. Gastroenterology. 2002;123(3):862-76.
21. Jass JR, Young J, Leggett BA. Evolution of colorectal cancer: change of pace and change of direction. J Gastroenterol Hepatol. 2002;17(1):17-26.
22. Torlakovic E, Skovlund E, Snover DC, Torlakovic G, Nesland JM. Morphologic reappraisal of serrated colorectal polyps. Am J Surg Pathol. 2003;27(1):65-81.
23. Snover DC, Jass JR, Fenoglio-Preiser C, Batts KP. Serrated polyps of the large intestine: a morphologic and molecular review of an evolving concept. Am J Clin Pathol. 2005;124(3):380-91.
24. Torlakovic EE, Gomez JD, Driman DK, Parfitt JR, Wang C, Benerjee T, et al. Sessile Serrated Adenoma (SSA) vs. Traditional Serrated Adenoma. Am J Surg Pathol. 2008;32(1):21-9.

25. Bosman FT, Carneiro F, Hruban RH, Theise ND. WHO classification of tumours of the digestive system. 4th ed. Lyon: World Health Organization International Agency for Research on Cancer; 2010. (World Health Organization classification of tumours, 3)
26. Williams AR, Balasooriya BA, Day DW. Polyps and cancer of the large bowel: a necropsy study in Liverpool. Gut. 1982;23:835-42.
27. Clark JC, Collan Y, Eide TJ, Estève J, Ewen S, Gibbs NM, et al. Prevalence of polyps in an autopsy series from areas with varying incidence of large-bowel cancer. Int J Cancer. 1985;36(2):179-86.
28. Gao Q, Tsoi KK, Hirai HW, Wong MC, Chan FK, Wu JC, et al. Serrated polyps and the risk of synchronous colorectal advanced neoplasia: a systematic review and meta-analysis. Am J Gastroenterol. 2015;110(4):501-9.
29. Yang HM, Mitchell JM, Sepulveda JL, Sepulveda AR. Molecular and histologic considerations in the assessment of serrated polyps. Arch Pathol Lab Med. 2015;139(6):730-41.
30. Qazi TM, O'Brien MJ, Farraye FA, Gould RW, Chen CA, Schroy PC. Epidemiology of goblet cell and microvesicular hyperplastic polyps. Am J Gastroenterol. 2014;109(12):1922-32.
31. Spring KJ, Zhao ZZ, Karamatic R, Walsh MD, Whitehall VL, Pike T, et al. High prevalence of sessile serrated adenomas with BRAF mutations: a prospective study of patients undergoing colonoscopy. Gastroenterology. 2006;131(5):1400-7.
32. Lash RH, Genta RM, Schuler CM. Sessile serrated adenomas: prevalence of dysplasia and carcinoma in 2139 patients. J. Clin. Pathol. 2010;63;681-86.
33. Kahi CJ, Li X, Eckert GJ, Rex DK. High colonoscopic prevalence of proximal colon serrated polyps in average-risk men and women. Gastrointest Endosc. 2012;75(3):515-20.
34. Rosty C, Hewett DG, Brown IS, Leggett BA, Whitehall VLJ. Serrated polyps of the large intestine: Current understanding of diagnosis, pathogenesis, and clinical management. J Gastroenterol. 2013;48(3):287-302.
35. IJspeert JE, de Wit K, van der Vlugt M, Bastiaansen BA, Fockens P, Dekker E. Prevalence, distribution and risk of sessile serrated adenomas/polyps at a center with a high adenoma detection rate and experienced pathologists. Endoscopy. 2016;48(8):740-6.
36. O'Connell BM, Crockett SD. The clinical impact of serrated colorectal polyps. Clin Epidemiol. 2017;9:113-25.
37. Anderson JC, Butterly LF, Weiss JE, Robinson CM. Providing data for serrated polyp detection rate benchmarks: an analysis of the New Hampshire Colonoscopy Registry. Gastrointest Endosc. 2017;85(6):1188-94.
38. Abdeljawad K, Vemulapalli KC, Kahi CJ, Cummings OW, Snover DC, Rex DK. Sessile serrated polyp prevalence determined by a colonoscopist with a high lesion detection rate and an experienced pathologist. Gastrointest Endosc. 2015;81(3):517-24.
39. Bettington M, Walker N, Rosty C, Brown I, Clouston A, Wockner L, et al. Critical appraisal of the diagnosis of the sessile serrated adenoma. Am J Surg Pathol. 2014;38(2):158-66.
40. Wiland HO, Shadrach B, Allende D, Carver P, Goldblum JR, Liu X, et al. Morphologic and Molecular Characterization of Traditional Serrated Adenomas of the Distal Colon and Rectum. Am J Surg Pathol. 2014;38(9):1290-7.
41. Schreiner MA, Weiss DG, Lieberman DA. Proximal and large hyperplastic and nondysplastic serrated polyps detected by colonoscopy are associated with neoplasia. Gastroenterology. 2010;139(5):1497-502.
42. Hazewinkel Y, de Wijkerslooth TR, Stoop EM, Bossuyt PM, Biermann K, van de Vijver MJ, et al. Prevalence of serrated polyps and association with synchronous advanced neoplasia in screening colonoscopy. Endoscopy. 2014a;46:219-24.
43. Schachschal G, Sehner S, Choschzick M, Aust D, Brandl L, Vieth M, et al. Impact of reassessment of colonic hyperplastic polyps by expert GI pathologists. Int J Colorectal Dis. 2016;31(3):675-83.
44. Tonooka T, Sano Y, Fujii T, Kato S, Yoshino T, Fu KI, et al. Adenocarcinoma in solitary large hyperplastic polyp diagnosed by magnifying colonoscope: report of a case. Dis Colon Rectum. 2002;45(10):1407-11.
45. Patil DT, Shadrach BL, Rybicki LA, Leach BH, Pai RK. Proximal colon cancers and the serrated pathway: a systematic analysis of precursor histology and BRAF mutation status. Mod Pathol. 2012;25(10):1423-31.
46. Huang CS, Farraye FA, Yang S, O'Brien MJ. The clinical significance of serrated polyps. Am J Gastroenterol. 2011;106(2):229-40.
47. Holme Ã, Bretthauer M, Eide TJ, Løberg EM, Grzyb K, Løberg M, et al. Long-term risk of colorectal cancer in individuals with serrated polyps. Gut Lond. 2015;64:929-36.
48. O'Brien MJ, Yang S, Mack C, Xu H, Huang CS, Mulcahy E, et al. Comparison of microsatellite instability, CpG island methylation phenotype, BRAF and KRAS status in serrated polyps and traditional adenomas indicates separate pathways to distinct colorectal carcinoma end points. Am J Surg Pathol. 2006;30(12):1491-50.
49. Haque TR, Bradshaw PT, Crockett SD. Risk factors for serrated polyps of the colorectum. Dig Dis Sci. 2014;59(12):2874-89.
50. Bettington ML, Chetty R. Traditional serrated adenoma: an update. Hum Pathol. 2015;46(7):933-8.
51. Murcia O, Juarez M, Hernandez-Illan E, Egoavil C, Giner-Calabuig M, Rodrigues-Soler M, et al. Serrated colorectal câncer: molecular classification, prognosis and response to chemotherapy. World J Gastroenterol. 2016;22(13):3516-30.
52. Ng SC, Ching JY, Chan VC, Wong MC, Tang R, Wong S, et al. Association between serrated polyps and the risk of synchronous advanced colorectal neoplasia in average-risk individuals. Aliment Pharmacol Ther. 2015;41(1):108-15.
53. Lu FI, van Niekerk DW, Owen D, Tha SPL, Turbin DA, Webber DL. Longitudinal outcome study of sessile serrated adenomas of the colorectum: an increased risk for subsequent right-sided colorectal carcinoma. Am J Surg Pathol. 2010;34(7):927-34.
54. Teriaky A, Driman DK, Chande N. Outcomes of a 5-year follow-up of patients with sessile serrated adenomas. Scand J Gastroenterol. 2012;47(2):178-83.
55. Erichsen R, Baron JA, Hamilton-Dutoit SJ, Snover DC, Torlakovic EE, Pedersen L, et al. Increased risk of colorectal cancer development among patients with serrated polyps. Gastroenterology. 2016;150(4):895-902.
56. Yoon JY, Kim HT, Hong SP, Kim HG, Kim J-O, Yang D-H, et al. High-risk metachronous polyps are more frequent in patients with traditional serrated adenomas than in patients with conventional adenomas: a multicenter prospective study. Gastrointest Endosc. 2015;82(6):1087-93.
57. O'Connell B, Hafiz N, Crockett S. The Serrated Polyp Pathway: Is It Time to Alter Surveillance Guidelines? Curr Gastroenterol Rep. 2017;19(10):52.
58. Kudo Se, Lambert R, Allen JI, Fujii H, Fujii T, Kashida H, et al. Nonpolypoid neoplastic lesions of the colorectal mucosa. Gastrointest Endosc. 2008;68(4 Suppl):S3-47.
59. Teixeira C, Torresini R, Canali C, Figueiredo L, Mucenic M, Pereira Lima J, et al. Endoscopic classification of the capillary-vessel pattern of colorectal lesions by spectral estimation technology and magnifying zoom imaging. Gastrointest Endosc. 2009;60:750-6.
60. Sano Y, Tanaka S, Kudo SE, Saito S, Matsuda T, Wada Y, et al. Narrow-band imaging (NBI) magnifying endoscopic classification of colorectal tumors proposed by the Japan NBI Expert Team. Dig Endosc. 2016;28(5):526-33.
61. The Paris endoscopic classification of superficial neoplastic lesions: esophagus, stomach, and colon: November 30 to December 1, 2002. Gastrointest Endosc. 2003;58(6 Suppl):S3-43.
62. Uraoka T, Higashi R, Horii J, Harada K, Hori K, Okada H, et al. Prospective evaluation of endoscopic criteria characteristic of sessile serrated adenomas/polyps. J Gastroenterol. 2015;50(5):555-63.
63. Tadepalli US, Feihel D, Miller KM, Itzkowitz SH, Freedman JS, Kornacki S, et al. A morphologic analysis of sessile serrated polyps observed during routine colonoscopy (with video). Gastrointest Endosc. 2011;74(6):1360-8.
64. Kimura T, Yamamoto E, Yamano HO, Suzuki H, Kamimae S, Nojima M, et al. A novel pit pattern identifies the precursor of colorectal cancer derived from sessile serrated adenoma. Am J Gastroenterol. 2012;107(3):460-9.
65. Hewett DG, Kaltenbach T, Sano Y, Tanaka S, Saunders BP, Ponchon T, et al. Validation of a simple classification system for endoscopic diagnosis of small colorectal polyps using narrow-band imaging. Gastroenterology. 2012;143(3):599-607.
66. Kumar S, Fioritto A, Mitani A, Desai M, Gunaratnam N, Ladabaum U. Optical biopsy of sessile serrated adenomas: do these lesions resemble hyperplastic polyps under narrow-band imaging? Gastrointest Endosc. 2013;78:902-9.
67. IJspeert JE, Bastiaansen BA, van Leerdam ME, Meijer GA, van Eeden S, Sanduleanu S, et al. Development and validation of the WASP classification system for optical diagnosis of adenomas, hyperplastic polyps and sessile serrated adenomas/polyps. Gut. 2016;65(6):963-970.
68. Parikh ND, Chaptini L, Njei B, Laine L. Diagnosis of sessile serrated adenomas/polyps with image-enhanced endoscopy: a systematic review and meta-analysis. Endoscopy. 2016;48(8):731-9.

69. Kavinderjit S, Nanda KS, Tutticci N, Burgess N, Sonson R, McLeod D, et al. Caught in the act: endoscopic characterization of sessile serrated adenomas with dysplasia. Gastrointest Endosc. 2014;79(5):864-70.
70. Ma MX, Bourke MJ. Sessile serrated adenomas: how to detect, characterize and resect. Gut Liver. 2017;11(6):747-60.
71. Burgess NG, Pellise M, Nanda KS, Hourigan LF, Zanati SA, Brown GJ, et al. Clinical and endoscopic predictors of cytological dysplasia or cancer in a prospective multicentre study of large sessile serrated adenomas/polyps. Gut. 2016;65(3):437-46.
72. Chetty R. Traditional serrated adenoma (TSA): morphological questions, queries and quandaries. J Clin Pathol. 2016;69(1):6-11.
73. Ishigooka S, Nomoto M, Obinata N, Oishi Y, Sato Y, Nakatsu S, et al. Evaluation of magnifying colonoscopy in the diagnosis of serrated polyps. World J Gastroenterol. 2012;18(32):4308-16.
74. Hetzel JT, Huang CS, Coukos JA, Omstead K, Cerda SR, Yang S, et al. Variation in the detection of serrated polyps in an average risk colorectal cancer screening cohort. Am J Gastroenterol. 2010;105(12):2656-64.
75. Butterly L, Robinson CM, Anderson JC, Weiss JE, Goodrich M, Onega TL, et al. Serrated and adenomatous polyp detection increases with longer withdrawal time: results from the New Hampshire Colonoscopy Registry. Am J Gastroenterol. 2014;109(3):417-26.
76. Pohl J, Schneider A, Vogell H, Mayer G, Kaiser G, Ell C. Pancolonic chromoendoscopy with indigo carmine versus standard colonoscopy for detection of neoplastic lesions: a randomised two-centre trial. Gut. 2011;60(4):485-90.
77. Popoutchi P, Mota FL, Averbach M, de Menezes MS, Coudry RA. Acetic acid spray contribution in the endoscopic diagnosis of serrated polyposis syndrome. VideoGIE. 2018;3(2):65-7.
78. Subramanian V, Mannath J, Hawkey CJ, Ragunath K. High definition colonoscopy vs. standard video endoscopy for the detection of colonic polyps: a meta-analysis. Endoscopy. 2011;43(6):499-505.
79. Chandran S, Parker F, Vaughan R, Mitchell B, Fanning S, Brown G, et al. Right-sided adenoma detection with retroflexion versus forward-view colonoscopy. Gastrointest Endosc. 2015;81(3):608-13.
80. Triantafyllou K, Tziatzios G, Sioulas AD, Beintaris I, Gouloumi AR, Panayiotides IG, et al. Diagnostic yield of scope retroflexion in the right colon: A prospective cohort study. Dig Liver Dis. 2016;48(2):176-81.
81. Desai M, Sanchez-Yague A, Choudhary A, Pervez A, Gupta N, Vennalaganti P, et al. Impact of cap-assisted colonoscopy on detection of proximal colon adenomas: systematic review and meta-analysis. Gastrointest Endosc. 2017;86(2):274-281.
82. Rex DK, Petrini JL, Baron TH, Chak A, Cohen J, Deal SE, et al. Quality indicators for colonoscopy. Am J Gastroenterol. 2006;101(4):873-85.
83. East JE, Atkin WS, Bateman AC, Clark SK, Dolwani S, Ket SN, et al. British Society of Gastroenterology position statement on serrated polyps in the colon and rectum. Gut. 2017;66(7):1181-96.
84. Freedman JS, Harari DY, Bamji ND, Bodian CA, Kornacki S, Cohen LB, et al. The detection of pre malignant colon polyps during colonoscopy is stable throughout the work day. Gastrointest Endosc. 2011;73(6):1197-206.
85. Anderson JC, Butterly LF, Goodrich M, Robinson CM, Weiss JE. Differences in detection rates of adenomas and serrated polyps in screening versus surveillance colonoscopies, based on the New Hampshire colonoscopy registry. Clin Gastroenterol Hepatol. 2013;11(10):1308-12.
86. Lee CK, Kim YW, Shim JJ, Jang JY. Prevalence of proximal serrated polyps and conventional adenomas in an asymptomatic average-risk screening population. Gut Liver. 2013;7(5):524-31.
87. Payne SR, Church TR, Wandell M, Rösch T, Osborn N, Snover D, et al. Endoscopic detection of proximal serrated lesions and pathologic identification of sessile serrated adenomas/polyps vary on the basis of center. Clin Gastroenterol Hepatol. 2014;12(7):1119-26.
88. Pohl H, Srivastava A, Bensen SP, Anderson P, Rothstein RI, Gordon SR, et al. Incomplete polyp resection during colonoscopy-results of the complete adenoma resection (CARE) study. Gastroenterology. 2013;144(1):74-80.
89. Szylberg L, Janiczek M, Popiel A, Marszalek A. Serrated polyps and Their Alternative Pathway to the Colorectal Cancer: A Systematic Review. Gastroenterol Res Pract. 2015;2015:573814.
90. Tanaka S, Saitoh Y, Matsuda T, Igarashi M, Matsumoto T, Iwao Y, et al. Evidence-based clinical practice guidelines for management of colorectal polyps. J Gastroenterol. 2015;50(3):252-60.
91. Kim JS, Lee BI, Choi H, Jun SY, Park ES, Park JM, et al. Cold snare polypectomy versus cold forceps polypectomy for diminutive and small colorectal polyps: a randomized controlled trial. Gastrointest Endosc. 2015;81(3):741-7.
92. Komeda Y, Kashida H, Sakurai T, Tribonias G, Okamoto K, Kono M, et al. Removal of diminutive colorectal polyps: A prospective randomized clinical trial between cold snare polypectomy and hot forceps biopsy. World J Gastroenterol. 2017;23(2):328-335.
93. Pattullo V, Bourke MJ, Tran KL, McLeod D, Williams SJ, Bailey AA, et al. The suction pseudopolyp technique: a novel method for the removal of small flat nonpolypoid lesions of the colon and rectum. Endoscopy. 2009;41(12):1032-7.
94. Crockett SD, Snover DC, Ahnen DJ, Baron JA. Sessile serrated adenomas: an evidence-based guide to management. Clin Gastroenterol Hepatol. 2015;13:11-26.
95. Sweetser S, Baron TH. Optimizing resection of sessile serrated polyps. Endoscopy. 2014;46(Suppl 1); UCTN:E231.
96. Rex KD, Vemulapalli KC, Rex DK. Recurrence rates after EMR of large sessile serrated polyps. Gastrointest Endosc. 2015b;82(3):538-4.
97. Pellise M, Burgess NG, Tutticci N, Hourigan LF, Zanati SA, Brown GJ, et al. Endoscopic mucosal resection for large serrated lesions in comparison with adenomas: a prospective multicentre study of 2000 lesions. Gut. 2017;66(4):644-653.
98. Rao AK, Soetikno R, Raju GS, Lum P, Rouse RV, Sato T, et al. Large Sessile Serrated Polyps Can Be Safely and Effectively Removed by Endoscopic Mucosal Resection. Clin Gastroenterol Hepatol. 2016;14(4):568-74.
99. Hassan C, Quintero E, Dumonceau J-M, Regula J, Brandão C, Chaussade S, et al. Postpolypectomy colonoscopy surveillance: European Society of Gastrointestinal Endoscopy (ESGE) guideline. Endoscopy. 2013;45:842-64.
100. Rex DK, Boland CR, Dominitz JA, Giardiello FM, Johnson DA, Kaltenbach T, et al. Colorectal Cancer Screening: Recommendations for Physicians and Patients from the U.S. Multi-Society Task Force on Colorectal Cancer. Am J Gastroenterol. 2017;112(7):1016-30.
101. Popoutchi P. Caracterização imuno-histoquímica e molecular das lesões serrilhadas do cólon e do reto [tese]. São Paulo: Sírio-Libanês Ensino Pesquisa; 2018. p. 188.
102. WHO Classification of Tumors Editorial Board. Digestive system tumors. Lyon (France): International Agency for Research on Cancer; 2019.

MUCOSECTOMIA: TÉCNICAS E RESULTADOS

Mauricio Paulin Sorbello ▪ Paulo Corrêa ▪ José Luiz Paccos

INTRODUÇÃO

A primeira publicação sobre a técnica de injeção de solução na camada submucosa para realização de um procedimento endoscópico data de 1955. Neste ano, Rosenberg revelou que durante a realização de sigmoidoscopia rígida, a separação das camadas mucosa e muscular própria, pela interposição de solução salina, injetada na submucosa, com a formação de uma "bolha", permitia a execução de alguns procedimentos endoscópicos com maior segurança, como, por exemplo, a fulguração de pólipos.[1]

Decorridas quase duas décadas, em 1973, Deyhle *et al.* descreveram uma técnica de ressecção indicada para pólipos sésseis colorretais, que anos mais tarde ficaria conhecida como "Mucosectomia".[2]

Em 1975, Wolff e Shinya publicaram a mais extensa série mundial de polipectomias colonoscópicas da época (2.000 casos), ocasião em que os autores destacaram o fato de terem concluído o estudo com "sequer uma morte ou complicação com necessidade de intervenção cirúrgica", tornando este um marco na história do tratamento das lesões colorretais e, segundo os autores, definindo novos critérios para indicação de laparotomia, sugerindo que esta ficaria reservada aos pólipos não passíveis de ressecção endoscópica ou para os casos de dúvida quanto à presença de câncer:[3]

> "Laparotomy is now reserved for polyps not suitable for endoscopic resection or where a question of residual cancer exists."

Apesar de bem documentada na literatura, a técnica de "Ressecção Endoscópica da Mucosa" (REM ou, da língua inglesa: EMR – *Endoscopic Mucosal Resection*) ou "Mucosectomia" passou por um período de latência até o início da década de 1980, quando, em 1984, Tada *et al.*,[4] motivados pelos avanços nas pesquisas do tratamento endoscópico do câncer gástrico precoce, publicaram estudo que reavivou a utilização das bases técnicas da ressecção descrita por Deyhle *et al.*[5]

A partir de então, o conceito de REM foi amplamente difundido e passou a ser aceito mundialmente.

A escola japonesa destacou-se no aprimoramento e diversificação desta técnica, ampliando as indicações e viabilizando sua aplicação para todo o trato gastrointestinal.[6,7]

Foram então padronizados os dois tempos que definem a técnica clássica de REM: primeiro, a injeção submucosa de uma solução (dentre várias disponíveis), seguida da apreensão e secção da lesão aplicando-se diatermia com a utilização de uma alça de polipectomia.

Conforme mencionado anteriormente, a elevação da lesão pela técnica de injeção submucosa tem por objetivo a criação de um coxim submucoso ("bolha"), afastando a camada mucosa da muscular própria, permitindo melhor visibilização e identificação dos limites da lesão, facilitando o correto posicionamento da alça e, consequentemente, minimizando o risco da apreensão inadvertida, bem como a transmissão de corrente diatérmica para as camadas mais profundas da parede intestinal.

Como resultado, proporciona a realização da ressecção com maior acurácia e segurança, reduzindo o risco de lesão térmica e perfuração.

Alguns autores sugerem que o termo "polipectomia com injeção submucosa" deva ser empregado para designação desta técnica, em vez de REM, uma vez que, frequentemente, grande parte ou toda a camada submucosa faz parte do produto da ressecção e não somente a mucosa.

AVALIAÇÃO PRÉ-PROCEDIMENTO

Decorrido pouco mais de meio século dos primeiros passos que serviriam de base técnica para as ressecções endoscópicas atuais, o surgimento de novas tecnologias possibilitou incremento e aperfeiçoamento diagnóstico das lesões de todo o trato gastrointestinal, incluindo as colorretais.

O desenvolvimento de sistemas com alta definição de imagem, aliados a recursos de cromoendoscopia (convencional e virtual) com magnificação de imagem, possibilitou estimar o grau de invasão em profundidade das lesões malignas no momento da realização do exame com acurácia próxima de 100%.

Estudo conduzido por Matsuda *et al.*, no National Cancer Center, em Tóquio, Japão, após avaliação de 4.215 lesões neoplásicas, utilizando-se a técnica de cromoendoscopia com magnificação de imagem, demonstrou acurácia de 98,8%, com sensibilidade de 85,6% e especificidade de 99,4% na diferenciação de câncer intramucoso ou com invasão superficial da submucosa (SM1 ou ≤ 1.000 mícrons), daqueles com invasão profunda (SM2-3 ou > 1.000 mícrons).[8]

Desta maneira, os "extremos" diagnósticos, ou seja, aquelas lesões de natureza não neoplásica, como, por exemplo, mucosa normal ou inflamatória, para as quais não há necessidade de ressecção, bem como aquelas com suspeita diagnóstica de câncer avançado, quando o tratamento endoscópico é contraindicado e, ainda, os casos duvidosos durante avaliação diagnóstica inicial à luz branca e sem magnificação, passaram a ser caracterizados com maior precisão após a utilização destes recursos, possibilitando o manejo mais apropriado, por exemplo, reduzindo polipectomias desnecessárias de lesões não neoplásicas, sem relevância clínica.

Aliado a estes fatos, o constante desenvolvimento de acessórios e o surgimento de novas técnicas destinadas à terapêutica endoscópica fizeram com que paradigmas fossem quebrados e os critérios para indicação do tratamento endoscópico fossem gradualmente expandidos, gerando novos desafios relacionados com os aspectos técnicos durante a ressecção, conforme será discutido adiante.

Kedia e Wayne sugerem duas perguntas a serem respondidas diante do achado de uma lesão considerada de ressecção "complexa" ou "difícil":[9]

- "Parece se tratar de lesão benigna?"
- "É possível a ressecção endoscópica?"

Assim, a cuidadosa e minuciosa avaliação da lesão após sua identificação é tempo fundamental para o planejamento e definição da conduta a ser adotada. Para isso, além da avaliação utilizando-se a luz branca, alguns recursos complementares podem ser aplicados para melhor caracterizá-la e para que as perguntas anteriores possam ser respondidas com menor probabilidade de erro.

Cromoscopia Convencional

Trata-se de técnica simples e de baixo custo.

Os corantes mais utilizados são os de **contraste**, representados pelo **índigo-carmim** (utilizado em concentrações entre 0,2-0,5%),

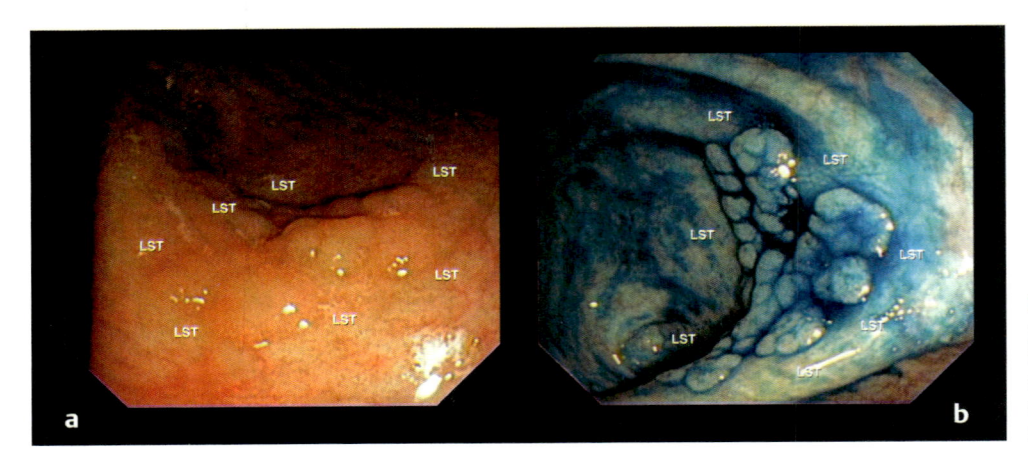

Fig. 25-1. (a) Lesão de crescimento lateral (LST) granular localizada em cólon direito, identificada à luz branca. (b) Após cromoscopia convencional com índigo-carmim, possibilitando a avaliação mais detalhada da superfície desta lesão, bem como a definição com precisão de seus limites.

que se depositam na superfície e contornos da lesão, e os **absortivos**, como o **azul de metileno** a 0,5%.

Esta técnica, amplamente abordada em outro capítulo deste livro, permanece como boa opção para melhor caracterização da superfície da lesão e definição de seus limites durante a avaliação inicial.

No entanto, quando combinada exclusivamente à imagem de alta resolução, sem tecnologia de magnificação, a acurácia na diferenciação entre adenomas e lesões não neoplásicas é de cerca de 80% (sensibilidade de 88%, especificidade de 55%), conforme demonstrado por Averbach et al., alertando para o fato de que lesões adenomatosas podem ser erroneamente definidas como não neoplásicas na ausência da utilização do recurso de magnificação (Fig. 25-1).[10]

Cromoscopia Óptica e Digital

As tecnologias de cromoscopia óptica: *Narrow Banding Imaging* – NBI (Olympus) e *Composite Band Imaging System* – CBI (Aohua) ou digital: *Fujinon Intelligent Chromoendoscopy* – FICE™ (Fujinon) e iScan system (Pentax), permitem a avaliação do padrão vascular capilar submucoso pela aplicação de filtros, que, de acordo com a profundidade de penetração dos diferentes comprimentos de onda de luz, promovem o realce da arquitetura vascular.[11-13]

Há diversas classificações de avaliação do padrão capilar vascular publicadas, a maioria delas de origem japonesa.[14]

Em nosso país, Teixeira et al. definiram grupos correlacionando-os com a probabilidade de se tratar de lesões neoplásicas ou não e, para tal, utilizam-se da diferenciação de densidade, forma e disposição da microcirculação da submucosa usando tecnologia FICE (Fig. 25-2).[15]

Magnificação de Imagem (MI)

Na década de 1990 o desenvolvimento de colonoscópios com magnificação permitiu que a minuciosa avaliação microestrutural superficial da mucosa fosse realizada *in vivo* pela geração de imagem em alta definição.

Atualmente alguns aparelhos possuem recurso de magnificação óptica de até 135 vezes, com possibilidade de dobrar o aumento por recurso eletrônico (magnificação eletrônica), que, ao serem compostos com o aumento padrão do aparelho (40 vezes), possibilitam a obtenção de imagem com aumento total de até 320 vezes.

Este método, quando associado à cromoscopia convencional, possibilita a caracterização do padrão de abertura das criptas de Lieberkühn, permitindo a correlação de suas diferentes formas de apresentação com a origem histológica das lesões.

Diante deste fato, em 1993, Kudo et al. classificaram os padrões de abertura de criptas *(pit pattern)* em cinco tipos, com a devida correlação quanto à probabilidade de se tratar de lesões não neoplásicas (mucosa normal e lesões hiperplásicas) ou neoplásicas e estimando a profundidade de invasão na parede intestinal (adenoma tubular, adenoma com componente viloso, adenocarcinoma intramucoso, adenocarcinoma com invasão de submuocsa).[16]

Esta cuidadosa avaliação microestrutural agrega valor significativo à avaliação inicial colonoscópica, possibilitando maior precisão na seleção dos casos que devem ser submetidos a tratamento endoscópico por meio de ressecção, daqueles em que o tratamento cirúrgico se impõe (Fig. 25-3).

Ultrassonografia Endoscópica

A ultrassonografia endoscópica (USE) tem dentre suas indicações a avaliação da profundidade de comprometimento da parede, especialmente nos casos de neoplasia retal precoce, principalmente quando a impressão endoscópica inicial for duvidosa quanto à determinação de fatores preditores de invasão das camadas profundas.

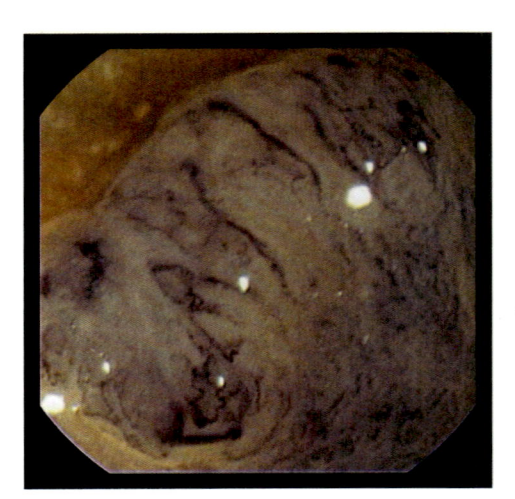

Fig. 25-2. Cromoscopia digital com magnificação de imagem evidenciando padrão vascular do tipo V da Classificação de Teixeira:[10] pleomorfismo capilar, calibres variados, com distribuição e arranjo caótico.

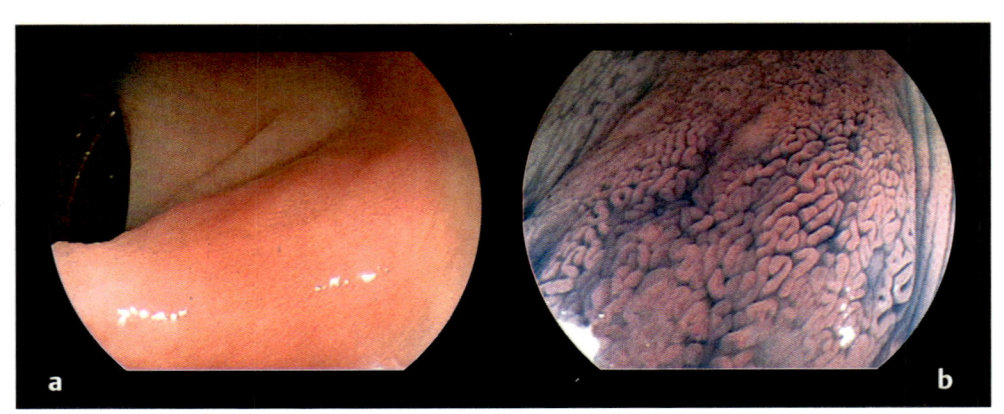

Fig. 25-3. (a) Lesão plana – tipo IIb em paciente com retocolite ulcerativa em remissão, evidenciada por intermédio da observação de área avermelhada da mucosa cólica, associada à alteração do padrão da trama vascular submucosa. (b) Magnificação de imagem, associada à cromoscopia com índigo-carmim, possibilitou a definição do padrão de abertura de criptas – tipo IV de Kudo.[11]

Por intermédio dela também é possível a avaliação locorregional em busca de linfonodos perirretais, assim como, a definição de suas características ecográficas e morfológicas quanto à suspeita de comprometimento neoplásico secundário.

INDICAÇÕES

A REM é indicada para tratamento de lesões sésseis e planas, quais sejam pré-malignas, suspeitas de câncer precoce ou superficialmente invasivo.

Pode ser indicada também para lesões recidivadas ou residuais, porém há de se mencionar que o fato de ter havido manipulação prévia muitas vezes prejudica a ressecção. Nestes casos frequentemente há fibrose decorrente do processo cicatricial, e esta pode ser causa de insucesso na elevação da lesão pela injeção (*non-lifting sign*), dificultando ou mesmo inviabilizando sua ressecção.

Por meio da REM também é possível a realização das denominadas macrobiópsias para aquisição de fragmentos de tecido maiores e a ressecção de lesões de origem mais profunda na camada mucosa, como, por exemplo, as neoplasias neuroendócrinas.

Diante da suspeita de câncer precoce, antes de ser indicada a ressecção, o risco de invasão profunda da camada submucosa pela lesão deve ser cuidadosamente avaliado por critérios endoscópicos, utilizando-se os recursos descritos anteriormente, uma vez que nestes casos a ressecção endoscópica está, a princípio, contraindicada, conforme comentado no próximo tópico.

O tratamento de escolha para estes casos é a ressecção cirúrgica, incluindo-se a linfadenectomia correspondente à drenagem linfática do segmento intestinal onde se encontra a lesão, uma vez que a invasão das camadas mais profundas está diretamente relacionada ao risco de comprometimento metastático linfonodal.

As indicações de ressecção de adenoma ou câncer colorretal precoce por REM são:

A) Ressecção em bloco:
- Tipo 0-Is; 0-Isp < de 2 cm.
- Tipo 0-IIa < 2 cm.
- Tipo 0-IIb; 0-IIc < 1 cm.
- Tipo 0-IIc + IIa; 0-IIa + IIc < de 1 cm.

Obs: Classificação Paris/Japonesa (2002/2008).[17-19]

B) Ressecção fatiada (*piecemeal*, em inglês) (Fig. 25-4):
Indicada para lesões adenomatosas de crescimento lateral (*Laterally Spreading Tumor* – LST), maiores que 2 cm, com padrão de abertura de criptas dos tipos III e IV da Classificação de Kudo, considerando-se seu subtipo morfológico:[20,21]
- LST – granular:
  - Homogêneo ou misto nodular focal.
- LST – não granular:
  - Planoelevado.

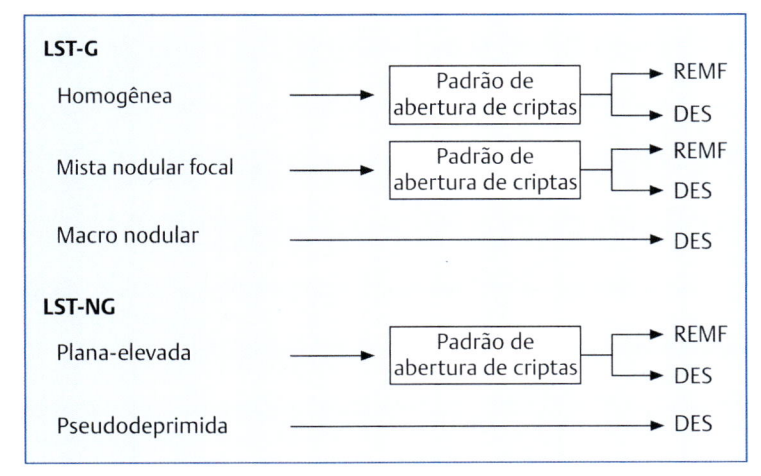

Fig. 25-4. Estratégia para ressecção das lesões de crescimento lateral (LST) colorretais.[15] LST-G: subtipo granular; LSt-NG: subtipo não granular; REMF: ressecção endoscópica da mucosa fatiada; DES: dissecção endoscópica da submucosa.

A decisão por dissecção endoscópica da submucosa (DES ou, em inglês: ESD – *Endoscopic Submucosal Dissection*) ou ressecção cirúrgica deverá ser regida por diversos fatores, dentre eles: tamanho, morfologia e localização da lesão, experiência do colonoscopista, tempo estimado de procedimento etc.

No padrão de abertura de criptas do tipo V, a incidência de invasão da camada submucosa pode superar 60%. Diante destes achados, alguns cuidados devem ser tomados, conforme descrito adiante.

CONTRAINDICAÇÕES

Áreas **ulceradas, endurecidas e friáveis** encontram-se dentre os principais achados endoscópicos preditores de neoplasia avançada. Na presença de um destes três sinais, o tratamento cirúrgico é recomendado (Figs. 25-5 e 25-6).[22,23]

Mucosa adjacente a uma lesão com coloração amarelado-pálida, congestão e padrão salpicado, conhecida como *chicken skin mucosa* (mucosa com aspecto de "pele de galinha"), decorrente da presença lipídica nos macrófagos da lâmina própria, relaciona-se com adenoma avançado e carcinoma invasivo, ainda que não patognomônica.[24]

Estudo com 733 pacientes submetidos à polipectomia demonstrou prevalência de 30,7% (255/773) deste sinal entre aqueles com adenoma ou carcinoma. Foi evidenciada, também, relação com patologia avançada (displasia de alto grau e histologia vilosa), *odds ratio* (OR) 2,078; intervalo de confiança (IC) 95%; 1,191-3,627; p = 0,010, além da relação com múltiplos adenomas e morfologia protrusa.[25]

Sua presença deve alertar o colonoscopista não só quanto à possibilidade de histologia desfavorável, mas também quanto à presença de lesão de difícil visibilização, quando apenas este sinal é inicialmente identificado durante o exame.

Este e outros critérios devem ser considerados em conjunto para avaliação global do risco de invasão, antes que se decida pela ressecção endoscópica (Fig. 25-7).

Apesar de não ser uma contraindicação absoluta, lesões deprimidas (tipo IIc) apresentam maior risco de invasão maciça da camada submucosa (61%), mesmo aquelas de pequenas dimensões.[26]

Lesões com esta morfologia ou outras situações em que há suspeita de invasão superficial da submucosa, como padrão de criptas Vi de Kudo, são tratadas de forma mais adequada por DES.[27]

Algumas características indicam que a ressecção implicará em dificuldade adicional ao colonoscopista, sendo denominada "complexa" ou "difícil". Dentre elas: lesões maiores que 20 mm, localizações desfavoráveis (face posterior de uma prega, angulações, ceco), comprometimento de duas pregas cólicas ou mais de um terço da circunferência.[9]

Sugere-se que, diante destes achados, o procedimento seja realizado por colonoscopista experiente e habituado às técnicas de ressecção ou que os pacientes sejam encaminhados para ressecção por DES realizada por colonoscopista devidamente treinado ou, ainda, para avaliação cirúrgica.

Atualmente, o tamanho não é mais considerado contraindicação absoluta, exceto quando se trata de lesões circunferenciais. Estas

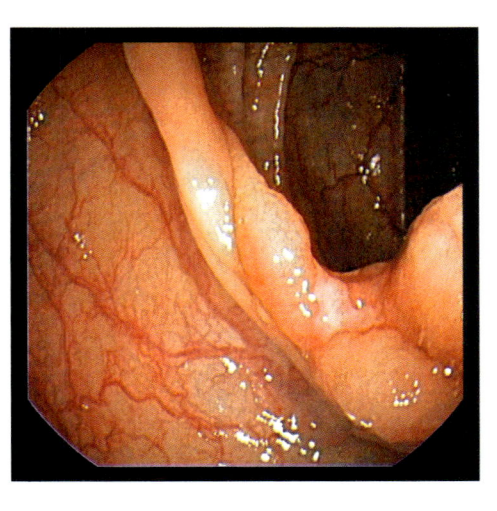

Fig. 25-5. LST com área deprimida central associada à ulceração (escavação). Nestes casos, a REM não deve ser realizada.

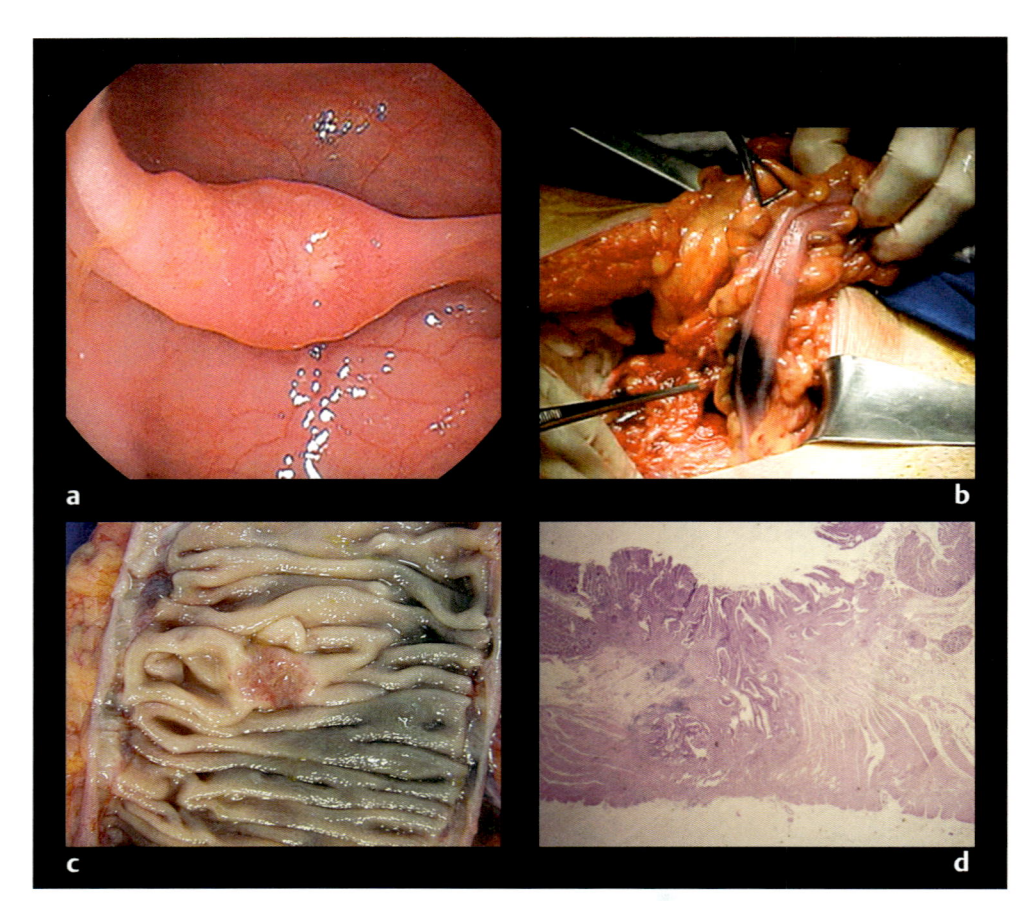

Fig. 25-6. (**a**) Lesão deprimida com bordos pouco elevados (0 – IIc) e ulceração central medindo cerca de 10 mm. A REM foi contraindicada devido ao alto risco de invasão profunda da camada submucosa. Foram realizadas biópsias e tatuagem perenes com tinta da China ("Nanquim"). O paciente foi encaminhado a tratamento cirúrgico. (**b**) Tratamento cirúrgico – colectomia segmentar: presença de área enegrecida no cólon correspondente à tatuagem endoscópica. (**c**) Peça cirúrgica – Ressecção oncológica com linfadenectomia; área enegrecida: tatuagem; pequena lesão avermelhada e deprimida à macroscopia, adjacente à tatuagem. (**d**) A histologia revelou tratar-se de adenocarcinoma com invasão de muscular própria e doença metastática linfonodal (T2 N1).

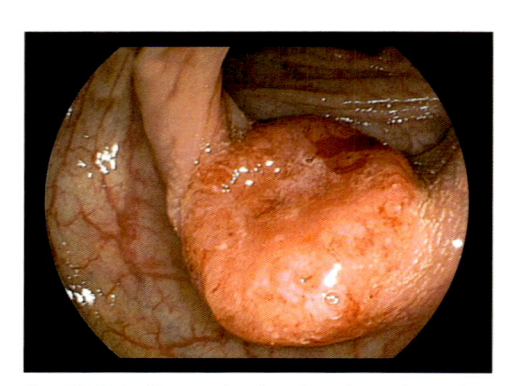

Fig. 25-7. Lesão com bordas elevadas e ulceração central ("lesão em taça") sugerindo neoplasia avançada (tipo II da Classificação de Borrmann). Na mucosa adjacente à lesão, observa-se aspecto pontilhado amarelado-pálido *("chicken skin mucosa")*.

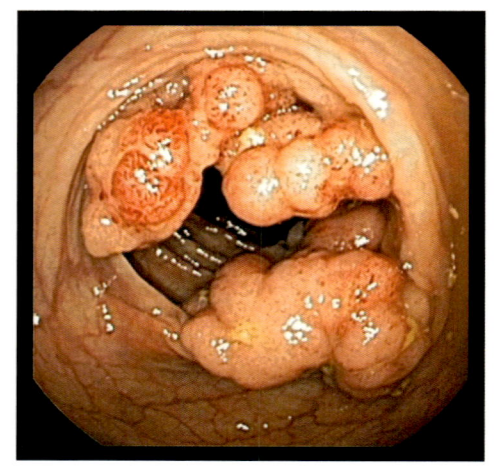

Fig. 25-8. LST "gigante", subtipo granular nodular misto, em cólon transverso, ocupando cerca de 90% da circunferência do cólon. Além de se tratar de ressecção extremamente trabalhosa, o risco de estenose cicatricial pós-ressecção favorece o tratamento cirúrgico.

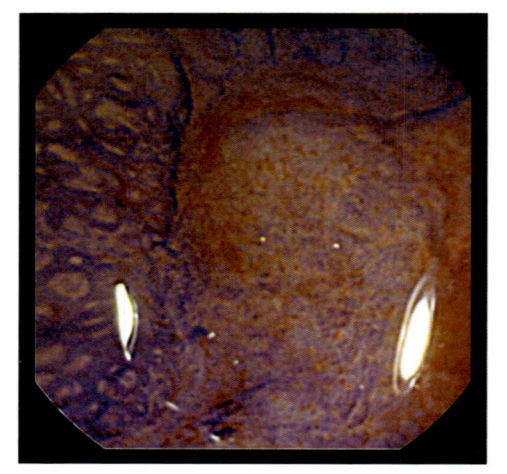

Fig. 25-9. Magnificação com cromoscopia de lesão mista do tipo IIa + IIc. No componente deprimido, evidenciou-se padrão de aberturas de criptas do tipo Vn de Kudo, contraindicando a ressecção endoscópica.

não devem ser submetidas à ressecção endoscópica, pois, além de se tratar de tarefa extremamente trabalhosa, a cicatrização do leito pode cursar com estenose pós-procedimento (Fig. 25-8).[20]

Quando for evidenciado padrão de abertura de criptas do tipo V (Fig. 25-9), este deve ser classificado quanto ao seu subtipo (Fig. 25-10):

- *Irregular (irregular – Vi):* recomenda-se que seja mantida a proposta de ressecção por mucosectomia, preferencialmente em monobloco após avaliação da elevação da lesão com injeção submucosa. Caso não ocorra elevação completa da lesão após adequada técnica de injeção (*non-lifting sign* – descrito adiante), deve-se prosseguir a confecção de tatuagem endoscópica, se em topografia do cólon indicada para tal,[27] e o paciente deverá ser encaminhado a tratamento cirúrgico.[28]

- *Não estruturado (non-structural – Vn):* a ressecção endoscópica não deve ser realizada. Diante deste achado, a probabilidade de haver invasão maciça da submucosa é alta (62,5%), segundo Kudo *et al.*, contraindicando o tratamento endoscópico.[16]

Nas avaliações por meio da USE, evidenciando-se invasão além da camada submucosa superficial (SM1), a ressecção endoscópica também está contraindicada (Fig. 25-11).

Decidindo-se pela ressecção, mais um sinal deverá ser avaliado ao início do procedimento: após a injeção submucosa, a não elevação de toda ou parte da lesão, com adequada elevação da mucosa adjacente (*non-lifting sign*), pode ser um indicativo de invasão da submucosa profunda (SM2-3) ou da muscular própria.[29,30] A maioria dos autores contraindica a ressecção, quando este sinal está presente.[31-33]

MUCOSECTOMIA: TÉCNICAS E RESULTADOS

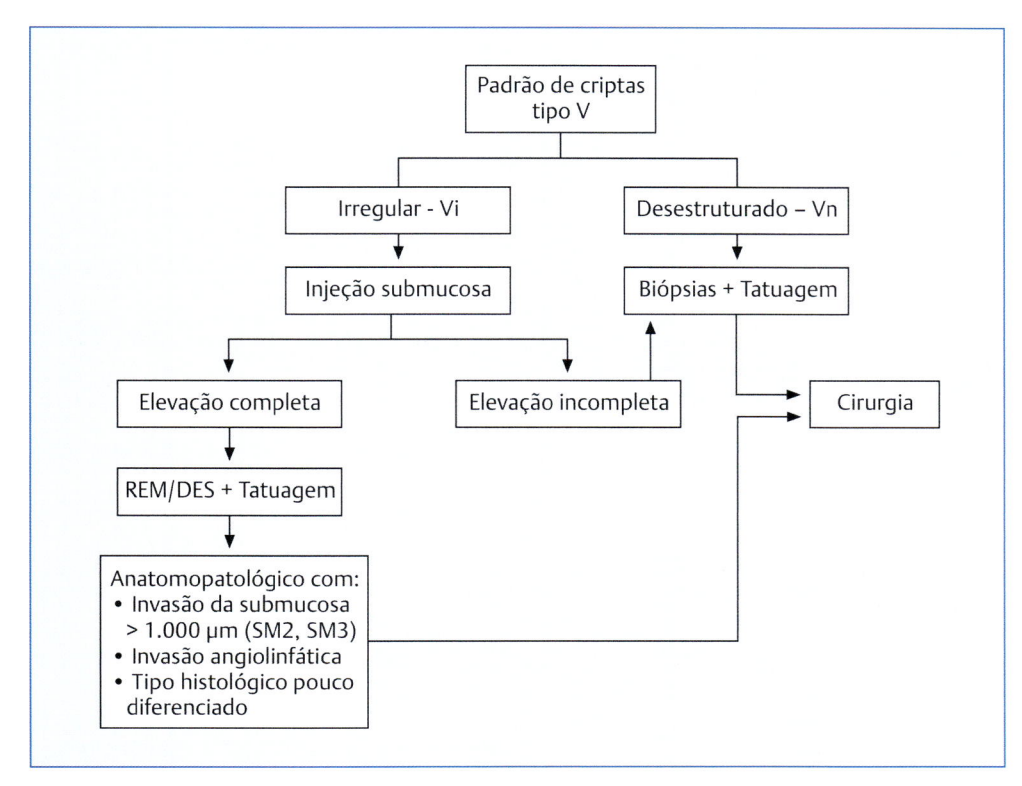

Fig. 25-10. Sugestão de algoritmo para lesões com padrão de abertura de criptas do tipo V da Classificação de Kudo.

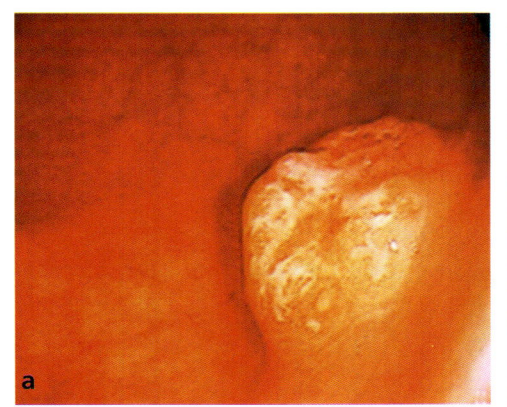

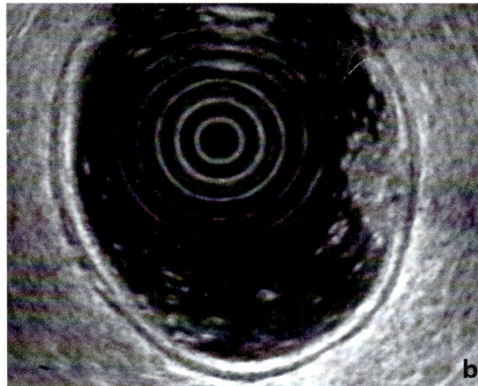

Fig. 25-11. (a) Lesão deprimida do reto alto, tipo 0-IIc, com cerca de 8 mm, com invasão maciça da submucosa, que poderia facilmente ser confundida com um pólipo séssil com erosão. (b) À ecoendoscopia, confirmou-se a invasão da camada submucosa (usT2 – Classificação TNM), determinando o tratamento cirúrgico da mesma.

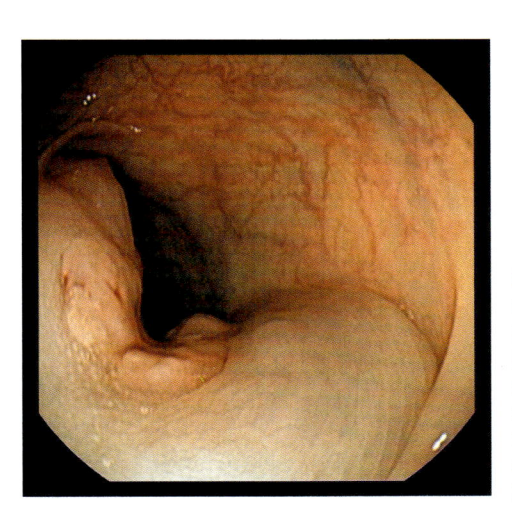

Fig. 25-12. Lesão plana do tipo LST não granular pseudodeprimida. Após injeção de solução salina na submucosa, não ocorre elevação do centro da lesão, sugerindo invasão do plano muscular.

No entanto, Kobayashi *et al.* avaliaram a presença deste, comparando-o à avaliação macroscópica endoscópica. A sensibilidade foi de 61,5%, com valor preditivo positivo de 80%, contrapondo-se aos da avaliação endoscópica que foram de 84,6 e 88%, respectivamente. Os autores concluem que a sensibilidade deste sinal para diagnóstico de invasão profunda é inferior à da avaliação endoscópica e que, quando presente, pode indicar dificuldade adicional ao procedimento, porém não obrigatoriamente contraindicando-o (Fig. 25-12).[34,35]

Conforme comentado anteriormente, lesões recidivadas ou submetidas à manipulação prévia, seja por biópsias ou ressecções incompletas, podem apresentar *non-lifting sign* em razão da presença de fibrose, sem que de fato haja comprometimento neoplásico profundo. Por vezes, a intensa fibrose torna o procedimento endoscópico desafiador até mesmo para colonoscopistas mais experientes (Fig. 25-13).

Uma proposta relativamente nova para compor o arsenal terapêutico frente a estas condições encontra-se descrita adiante, no tópico "Ressecção Endoscópica da Mucosa sob Imersão D'água".

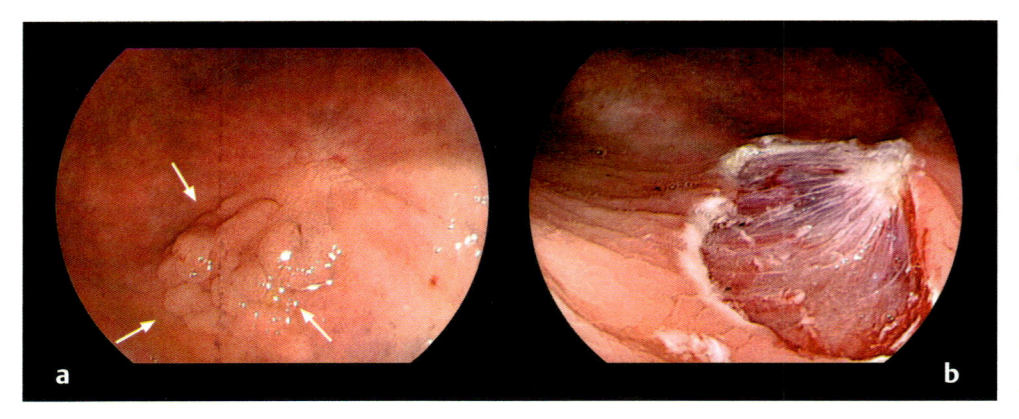

Fig. 25-13. (a) LST granular recidivada em reto proximal com área esbranquiçada adjacente (cicatriz). Ainda que não haja completa elevação da lesão após injeção de solução salina, a ressecção não está contraindicada, pois este achado pode decorrer da presença de fibrose cicatricial da ressecção prévia. (b) Aspecto final pós-ressecção. Observe a convergência do tecido conectivo submucoso, promovida pela retração cicatricial decorrente da ressecção inicial.

MATERIAL E DESCRIÇÃO TÉCNICA

Contrapondo-se à variedade e complexidade dos materiais necessários para a realização da DES, nas REM devem estar disponíveis: cateter injetor, alça de polipectomia, gerador e cabo para utilização de diatermia, além de clipes para síntese do leito decorrente da ressecção e/ou tratamento de possíveis complicações (sangramento e perfuração). Pinça tipo *hot biopsy* é acessório opcional.

Posicionamento do Aparelho

O aparelho deve ser acomodado de tal maneira que a lesão fique adequadamente exposta e localizada, preferencialmente, nos quadrantes inferiores, à direita ou esquerda do monitor, idealmente naquele onde se encontra a saída do canal de trabalho do aparelho.

Alguns fatores atribuem dificuldade adicional ao procedimento e, quando possível, devem ser evitados: aparelho com "alça" (não retificado), movimentos ventilatórios exacerbados do paciente (p. ex., sedação superficializada), transmissão de pulso arterial (da aorta ao nível do cólon transverso e das artérias ilíacas ao nível do sigmoide), lesões localizadas na face posterior de uma prega cólica, válvula retal ou em angulações.

A presença de um auxiliar treinado e habituado às técnicas de ressecção pode ser decisiva para o sucesso do procedimento.

Algumas das demandas e atribuições ao auxiliar são: manutenção do aparelho em posição, enquanto o colonoscopista instrumenta os acessórios pelo canal de trabalho ou ajusta os comandos para correção fina de posicionamento, execução dos passos corretos à manipulação dos instrumentos em sincronia com o colonoscopista, como no momento da injeção submucosa e fechamento da alça, tanto para apreensão da lesão, quanto para secção durante a aplicação de corrente de diatermia.

Lesões do Cólon Direito e do Reto Distal

Muitas vezes nos deparamos com lesões de difícil avaliação com o colonoscópio sob visibilização frontal.

Esta situação ocorre com maior frequência no segmento ascendente do cólon, nas flexuras e no reto distal, junto ao anel anorretal.

Nestas situações a utilização da manobra de retroflexão do aparelho pode ser um recurso útil para facilitar a avaliação e ressecção destas lesões.

É válido lembrar que a passagem dos acessórios pelo canal de trabalho deve ser realizada preferencialmente com a extremidade do aparelho retificada, uma vez que à retroflexão exige-se com muito cuidado para se evitar danos ao aparelho.

Outra particularidade que deve ser citada diz respeito à composição de movimentos do aparelho, que na situação de retroflexão estará invertida, ou seja, para aproximarmos a imagem da lesão, por exemplo, o aparelho deve ser tracionado e para afastá-la é necessário empurrá-lo (Figs. 25-14 e 25-15), o que sem dúvida traz dificuldade adicional à terapêutica endoscópica.

Escolha da Agulha Injetora

Agulha injetora padrão para escleroterapia de varizes esofágicas 23/25 G.

Escolha da Solução

Há várias opções de solução e grande número de estudos publicados relacionados com este tema.

A escolha da solução deve ser regida pesando-se diversos fatores, dentre eles: custo, disponibilidade, características físicas, interação com o tecido, tempo de absorção e duração prevista para o procedimento proposto.

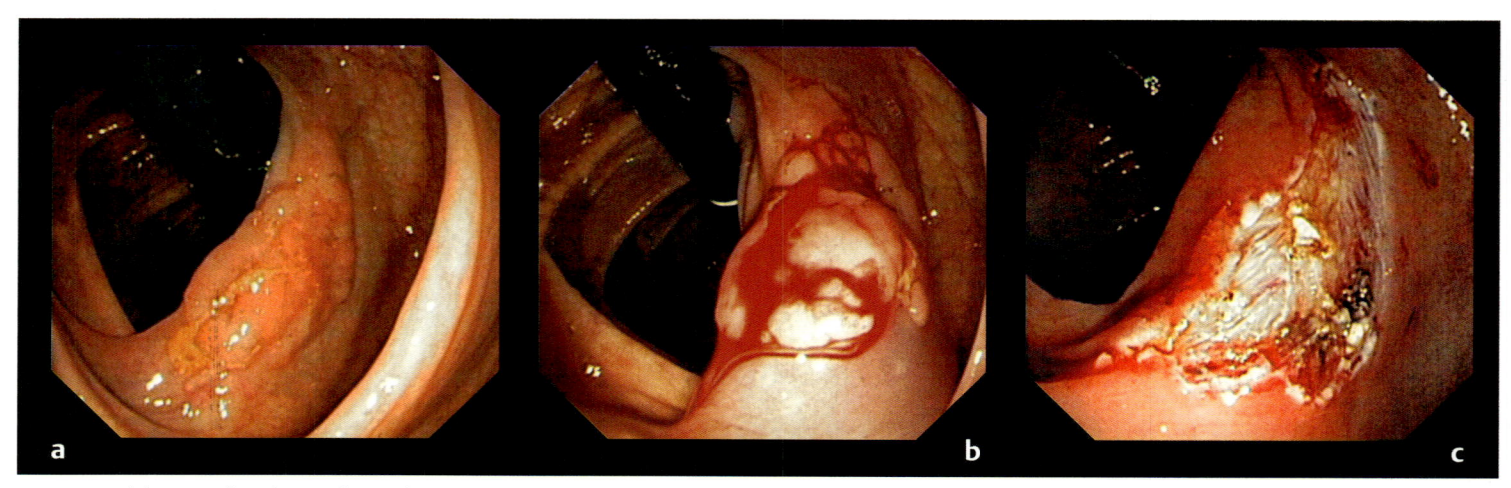

Fig. 25-14. (a) A manobra de retroflexão do aparelho no cólon direito possibilitou a identificação e a adequada avaliação de uma LST localizada atrás de uma prega, na flexura hepática do cólon. (b) Injeção submucosa em manobra de retroflexão. A passagem de instrumentos pelo canal de trabalho deve, preferencialmente, ser realizada com a extremidade do aparelho retificada. Se necessário, o manuseio de acessórios em retroflexão deve ser extremamente cuidadoso para evitar danos ao colonoscópio. (c) Leito de ressecção – aspecto final.

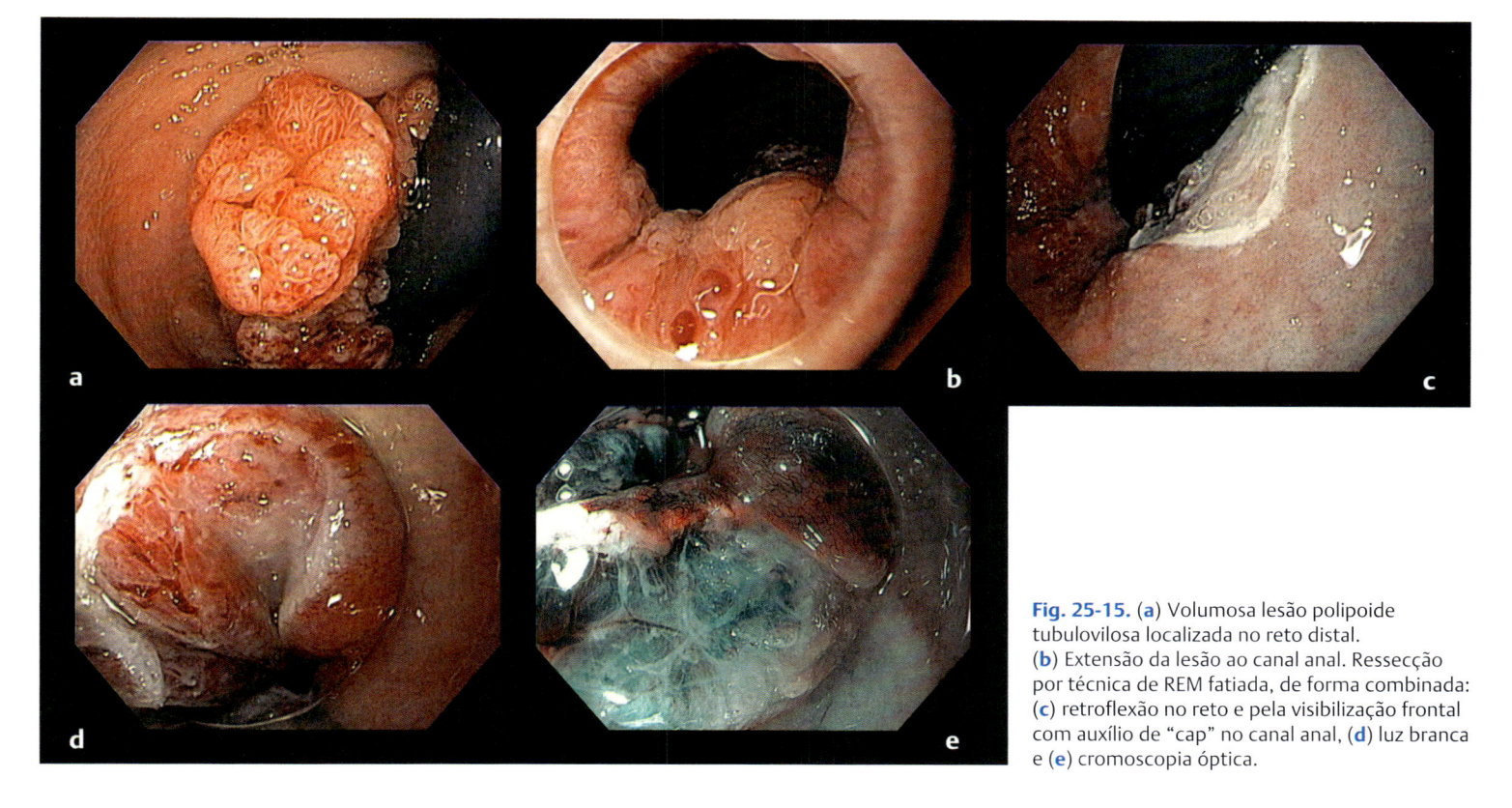

Fig. 25-15. (a) Volumosa lesão polipoide tubulovilosa localizada no reto distal. (b) Extensão da lesão ao canal anal. Ressecção por técnica de REM fatiada, de forma combinada: (c) retroflexão no reto e pela visibilização frontal com auxílio de "cap" no canal anal, (d) luz branca e (e) cromoscopia óptica.

Desta maneira, para lesões menores, com localização favorável, em que se prevê ressecção em um único fragmento e tempo abreviado de procedimento, por exemplo, a utilização de solução salina é adequada e suficiente. Além de amplamente disponível, oferece fácil manipulação, tem baixo custo, ainda que o tempo de duração da bolha seja reduzido, quando comparado a outras soluções com maior densidade.

Mesmo para tratamento de lesões maiores, com proposta de ressecção em mais de um fragmento, nossa preferência permanece sendo pela solução salina. Esta permite repetidas aplicações, "modelando" a lesão de forma a facilitar a apreensão pela alça de polipectomia e caso a bolha não fique "adequada", ela se desfará rapidamente, permitindo que seja refeita de modo mais adequado.

As soluções mais estudadas e suas respectivas características encontram-se descritas no Quadro 25-1.[36]

Injeção Submucosa

Com uma seringa acoplada ao sistema de agulha injetora inicia-se a injeção da solução, antes da introdução lenta e cuidadosa da agulha na mucosa.

Durante esta manobra, no entanto, devemos identificar injeção superficial inadvertida (intramucosa) da solução, com formação de uma bolha "defeituosa", que por vezes se rompe ou pode gerar a falsa interpretação de *non-lifting sign*.

Quando a injeção ocorre no plano correto, a bolha forma-se homogênea, facilitando a identificação do plano submucoso, minimizando a ocorrência de injeção da solução em planos mais profundos, como na camada muscular própria ou mesmo transmural.[34]

O volume necessário a ser injetado é variável (2-50 mL), sendo influenciado pela localização, pelo tamanho da lesão e tempo despendido para o procedimento.

Quadro 24-1. Soluções para injeção submucosa*

	Duração da "bolha"	Vantagens	Desvantagens
Solução salina (0,9%)	+	Fácil injeção; baixo custo; amplamente disponível	Curto tempo de duração da "bolha"
Solução hipertônica de Cloreto de Sódio (3,0%)	++	Fácil injeção; baixo custo; amplamente disponível	Lesão tecidual; reação inflamatória no local de injeção
Ácido hialurônico	+++	Longo tempo de duração da "bolha"	Alto custo; disponibilidade restrita; cuidados especiais de armazenamento; risco de crescimento de células tumorais
Hidroxipropil metilcelulose	+++	Longo tempo de duração da "bolha"; custo razoável	Lesão tecidual; reação inflamatória no local de injeção
Glicerol	++	(Não informado)	(Não informado)
Dextrose (20%, 30%, 50%)	++	Baixo custo; amplamente disponível	Lesão tecidual; reação inflamatória no local de injeção
Albumina	++	Fácil injeção; disponível em muitos serviços de endoscopia	Alto custo; disponibilidade restrita
Fibrinogênio	+++	Longo tempo de duração da "bolha"	Alto custo
Sangue autólogo	+++	Longo tempo de duração da "bolha"	Risco de coagulação na seringa; aspectos religiosos; carência de estudos em humanos

*The American Society for Gastrointestinal Endoscopy (ASGE) Technology Committee.[27]

A confecção de uma bolha muito pequena pode aumentar o risco de apreensão de tecidos mais profundos, com consequente perfuração. A confecção de uma muito grande pode levar à dificuldade de apreensão da lesão. Portanto, o tamanho ideal da bolha é aquele que permite a apreensão com segurança da lesão, respeitando-se margens laterais e profundas satisfatórias.

Caso ocorram absorção da solução e desaparecimento da bolha, haverá necessidade de repetição desta etapa, até a ressecção completa da lesão, principalmente diante de lesões maiores, em posições desfavoráveis ou para aquelas ressecadas fatiadas.

Durante a criação da bolha, deve-se, preferencialmente, controlar sua expansão submucosa de modo que se mantenha a lesão ou a porção que se deseja ressecar no caso de lesões maiores, centralizadas em seu ápice.

Para isso, inicia-se a injeção na margem cranial (proximal) da lesão, o que promoverá sua inclinação de forma a assumir a posição frontal em relação ao aparelho, facilitando injeções subsequentes.

Em se tratando de lesões menores (cerca de 10 mm), com localização favorável (frontal), quando elevadas por injeção submucosa com punção única, baixo volume de solução (3-5 mL) e inclinação adequada do cateter em relação à parede (por volta de 45°) no momento da punção, ainda que a agulha seja introduzida na margem caudal (distal), ou seja, entre o aparelho e a lesão, sua extremidade deverá posicionar-se centralmente na submucosa sob a lesão, fazendo com que, durante a injeção, esta provavelmente ocupe a região superior da bolha, não devendo haver prejuízo ao procedimento (Fig. 25-16).

A injeção poderá ser feita também pela lesão, sem riscos de disseminação neoplásica (Fig. 25-17).

Epinefrina

Apesar dos vários relatos de que a adição de adrenalina (1:10.000 - 1:20.000) à solução proporcione redução na incidência de sangramento durante e após o procedimento, não há evidência científica na literatura para recomendação de seu uso rotineiro.[37]

Tipos e Manejo da Alça

A correta seleção da rigidez da alça, adequada à topografia da lesão, pode tornar a ressecção uma tarefa menos trabalhosa.

Para ressecção de lesões com localização "favorável" (p. ex., face anterior de uma prega ou reto), em que a apreensão pode ser feita com relativa facilidade, sugere-se a utilização de alças maiores e menos rígidas, que possibilitam a ressecção de fragmentos maiores. Alças com maior diâmetro oferecem menor controle à sua manipulação.

Diante de lesões com disposição tangencial (p. ex., sobre ou atrás de uma prega ou angulações), a utilização de alças menores, com maior rigidez e, consequentemente, maior controle, pode facilitar a apreensão do tecido (p. ex., alças em espiral; Captivator II – Boston Scientific).

Quando realizamos ressecções fatiadas, iniciamos com a utilização de alças maiores, sendo, eventualmente, necessária sua troca por outra menor, durante a progressão do procedimento.

Nossa preferência é por alças hexagonais, pois acreditamos que há apreensão mais homogênea das lesões, no entanto, esta é uma escolha pessoal.

Laçada

A falta de um pedículo verdadeiro dificulta o posicionamento da alça, e sua tendência é escorregar e "deixar a lesão escapar" durante a manipulação e fechamento deste acessório.

O posicionamento durante a abertura e a fixação da ponta da alça é a parte mais importante do procedimento. É neste momento que se consegue maior estabilidade do conjunto alça-lesão, sendo possível uma laçada eficiente e segura. A dificuldade encontrada na execução deste tempo é diretamente relacionada com a localização, controle do aparelho e com o tamanho da lesão.

Durante a abertura da alça procura-se apoiar a ponta na extremidade cranial (proximal) da mucosa.

A lesão permanece no centro da alça, firma-se o retrator inferiormente na extremidade caudal e lateralmente no sentido da lesão, enquanto se realizam os fechamentos lento e progressivo da alça (Fig. 25-18).

A aspiração do ar da luz cólica, antes da apreensão da lesão, diminui a tensão na parede do órgão, aumenta a elasticidade da mucosa, facilitando a apreensão completa da lesão durante o fechamento da alça.

O cólon deve permanecer distendido o suficiente para que o procedimento seja feito sob controle visual, evitando-se apreensão

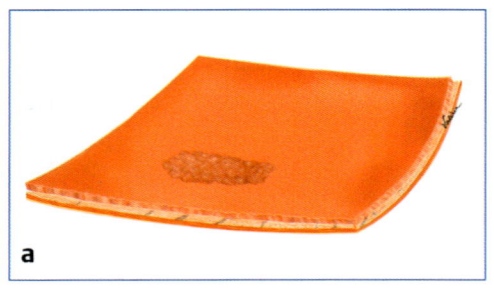

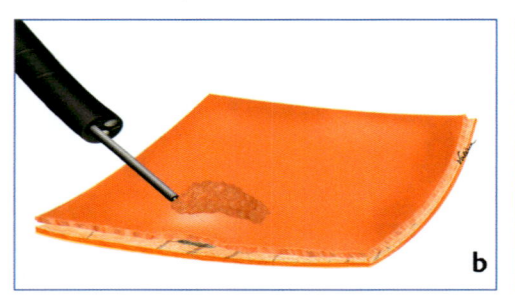

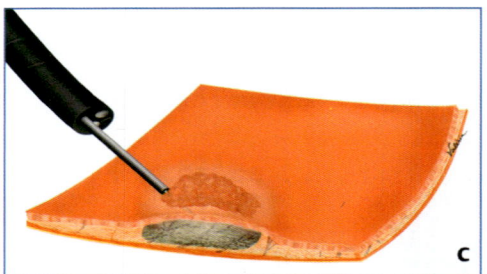

Fig. 25-16. (a-c) Esquema demonstrando introdução da agulha, injeção com formação da bolha submucosa e elevação simétrica da lesão, posicionando-a sempre que possível no ápice da bolha.

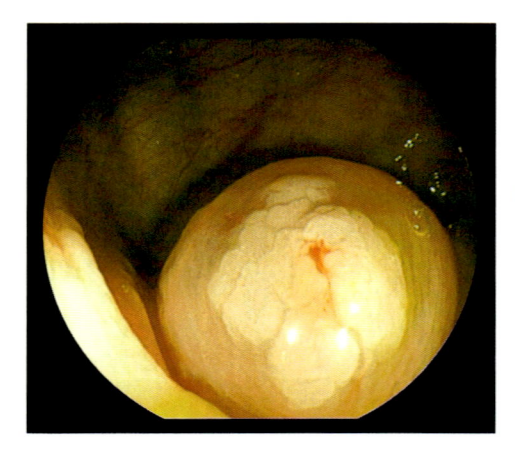

Fig. 25-17. Bolha submucosa com formação de pseudopedículo. A localização apical da lesão facilita a apreensão da mucosa, assim como a obtenção de margens adequadas, diminuindo o risco de recidiva.

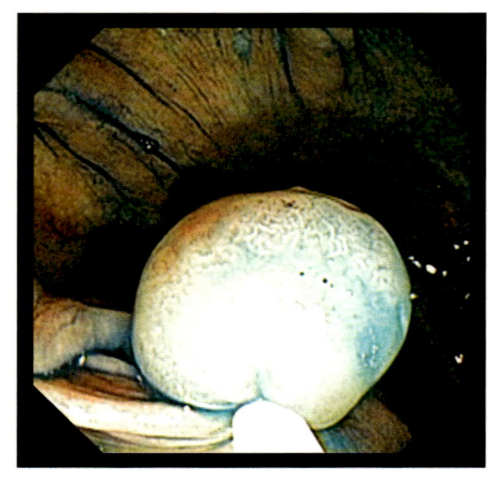

Fig. 25-18. Apreensão e ressecção em bloco de lesão localizada em cólon ascendente. A cromoscopia com índigo-carmim permitiu a identificação do padrão viloso da lesão. Observe que a lesão se localiza na porção central da mucosa englobada pela alça, incluindo amplo segmento com aspecto endoscópico normal, evidenciado entre a lesão e a alça.

"em massa", quando a inclusão inadvertida da camada muscular própria pode culminar com perfuração após a ressecção.

Antes da passagem da corrente para secção da lesão, o cólon deve ser novamente distendido, certificando-se que não houve apreensão das camadas mais profundas. A suspeita pode ser aventada, por exemplo, avaliando-se a distância de aproximação da manopla do acessório após o fechamento máximo da alça antes da secção do tecido, limitado pelo "volume" de tecido apreendido.

Havendo suspeita de apreensão de camada mais profunda, com o cólon distendido, a alça deve ser sutilmente aberta e ajustada novamente. Esta manobra permite leve deslizamento da alça sobre a mucosa e liberação de parte do contido após apreensão, liberando, também, a muscular própria, caso esta tenha sido inadvertidamente englobada.

Diatermia Monopolar

As sugestões de configuração são diversificadas, procurando-se equalizar a potência monopolar de corte e coagulação.

O incremento na corrente de corte com baixa potência de coagulação (modo *blend*) reduz a dispersão de calor local, oferecendo maior segurança quanto à prevenção de lesão térmica à mucosa adjacente e às camadas profundas colorretais.

Nossa preferência, à semelhança da escola japonesa, é pela utilização de corte puro (modo *pure*), com potência de 50 W.

Entendemos que a possibilidade de lesão térmica parietal durante o procedimento em decorrência do incremento da potência de coagulação, elevando o risco de perfuração tardia ("lesão em dois tempos"), é uma condição de maior cautela, quando comparada ao risco de sangramento imediato, causado pela utilização de corrente de corte puro, que, como regra, é solucionado via endoscópica, no momento de sua ocorrência.

Reservamos a aplicação da corrente mista, balanceada com maior aporte de coagulação, para lesões pediculadas, em que a parede cólica se encontra mais afastada da alça pela presença do pedículo.

Também faz parte dos princípios técnicos de segurança a centralização da alça na luz cólica após a apreensão da lesão, afastando-a da parede do cólon antes da utilização de diatermia.

Alguns geradores mais modernos (p. ex., VIO 300D - ERBE, Tubinga, Alemanha; Wem SS220E e SS501SX - Covidien/Medtronic, Dublin, Irlanda; ESG100 - Olympus Medical, Tóquio, Japão) oferecem diferentes formas de utilização da energia, destacando-se a função de leitura da impedância do tecido para ajuste automático da potência aplicada ao tecido.

Pinça *Hot Biopsy*

Indicada para complementação da ressecção de pequenas "ilhas" de lesão residual após utilização da alça e para realização de hemostasia de vasos maiores da camada submucosa.

Utilizamos habitualmente corrente de coagulação de 20-30 W. Sua utilização exige cautela por causa do elevado risco de lesão térmica ao se aplicar corrente de diatermia de maneira imprópria.

Ablação com Plasma de Argônio (*Argon Plasma Coagulation* – APC)

A complementação da REM com APC (40-70 W; 1,5-2,0 L/min, durante apenas um segundo de aplicação) é indicada para eliminar diminutas áreas de lesão remanescente, centrais ou nas bordas da lesão e também no tratamento das recidivas, onde não há evidências de lesão maligna e a fibrose impede a ressecção especificamente desta área.[32,36]

A aplicação de potência do APC deve ser adequada aos diferentes segmentos de acordo com a espessura da parede do órgão: no cólon direito recomendam-se 40 W de potência e no reto até 70 W.

Recuperação do Espécime

São várias as opções técnicas para recuperação do espécime.

A mais frequentemente utilizada, para aqueles com até 10 mm, é a aspiração pelo canal de trabalho e sua coleta em frasco com filtro adaptado ao circuito de aspiração (sistemas em "Y").

Quando esta recuperação não é possível, por causa da desproporção entre o diâmetro do canal de trabalho e as dimensões da peça, podemos aspirá-la de forma contínua, mantendo-a junto à ponta do aparelho, enquanto este é cuidadosamente retirado. Esta maneira se aplica melhor a peças únicas e maiores que 10 mm.

Outras opções à aspiração contínua para peças únicas são a apreensão com alça (a mesma usada para a ressecção) ou utilização de acessório de apreensão (tipo "tripé") e retirada do aparelho.

Já para fragmentos múltiplos e grandes o uso de acessório tipo "rede retrátil" (*retrieval net/roth net*) é mais eficaz.

Como último recurso, caso não haja sucesso na recuperação dos fragmentos ressecados, pode-se administrar dose suplementar do preparo intestinal por via anterógrada, habitualmente oral, ou realiza-se enteroclisma (via retal), com pesquisa direta e tentativa de coleta dos fragmentos no produto excretado.

Tatuagem

Indicações e técnica são as mesmas utilizadas para as polipectomias e se encontram descritas no Capítulo 14 (Fig. 25-19).

Fragmento Único (em Bloco) *vs.* Ressecção Fatiada (*Piecemeal*)

Ressecção em Bloco

Por meio desta técnica é possível a ressecção completa da lesão em uma única laçada, incluindo margens de mucosa normal, livre de comprometimento por células neoplásicas, respeitando-se os princípios oncológicos de tratamento.

É indicada para lesões com diâmetros de até 20 mm, quando localizadas no cólon direito, e até 25 mm, para aquelas localizadas em cólon esquerdo e reto, onde a parede do órgão é mais espessa, e o risco de perfuração é menor.

Lesões maiores devem ser ressecadas aos fragmentos pela técnica fatiada, por DES ou tratamento cirúrgico (Figs. 25-20 a 25-22).

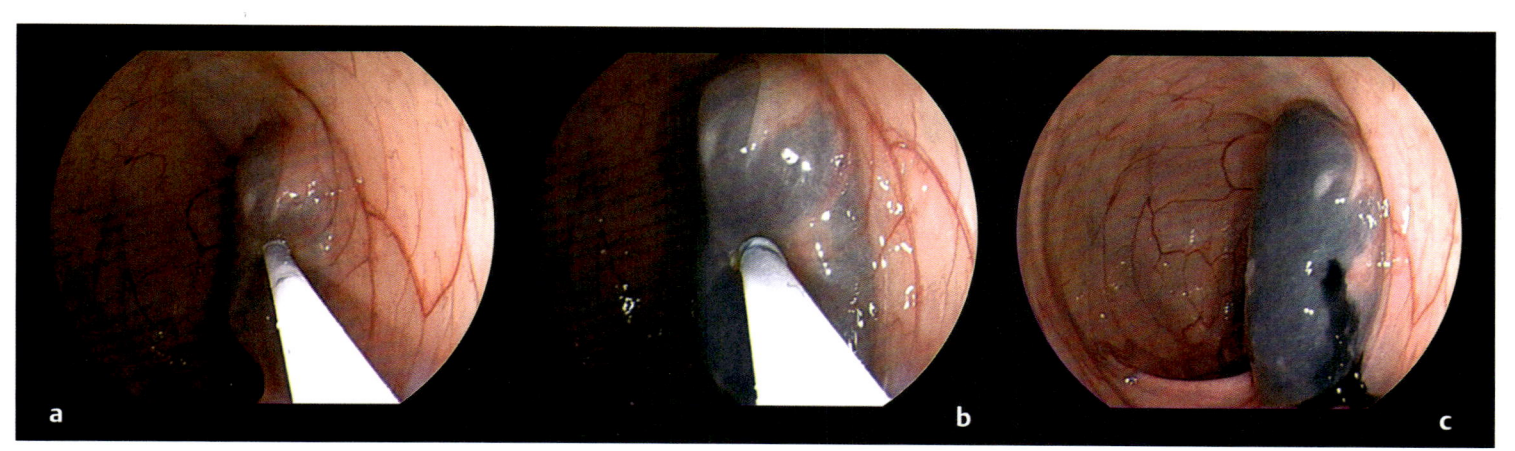

Fig. 25-19. Tatuagem, (**a**) Criação de bolha submucosa com 2 mL de solução salina; (**b**) sem que agulha seja retirada, injeta-se 0,5-1 mL de tinta da China, seguida de 2 mL de solução salina para empurrar o corante remanescente na luz do cateter. (**c**) Aspecto final.

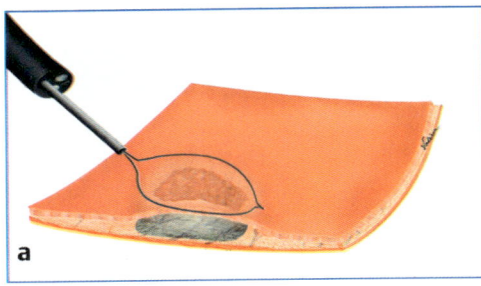

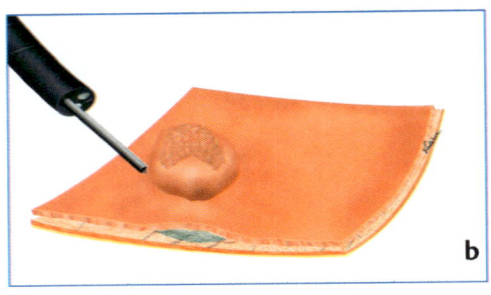

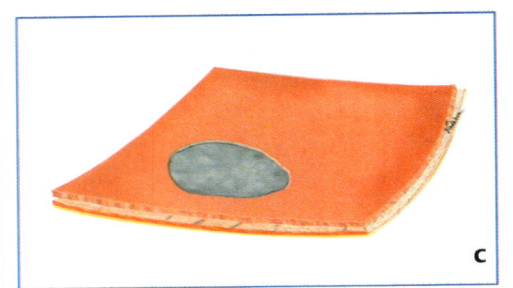

Fig. 25-20. Esquema demonstrando os principais tempos da ressecção em bloco após a criação da bolha submucosa. (**a**) Posicionamento da alça visibilizando margens de mucosa sem evidências de lesão. (**b**) Fechamento lento e progressivo da alça (realizado pelo auxiliar) até ajuste do tecido apreendido, atentando-se para que não ocorra secção inadvertida do tecido antes de solicitada conclusão do fechamento da alça pelo colonoscopista. (**c**) O leito decorrente da ressecção deve ser avaliado de forma minuciosa em busca de focos de lesão residual.

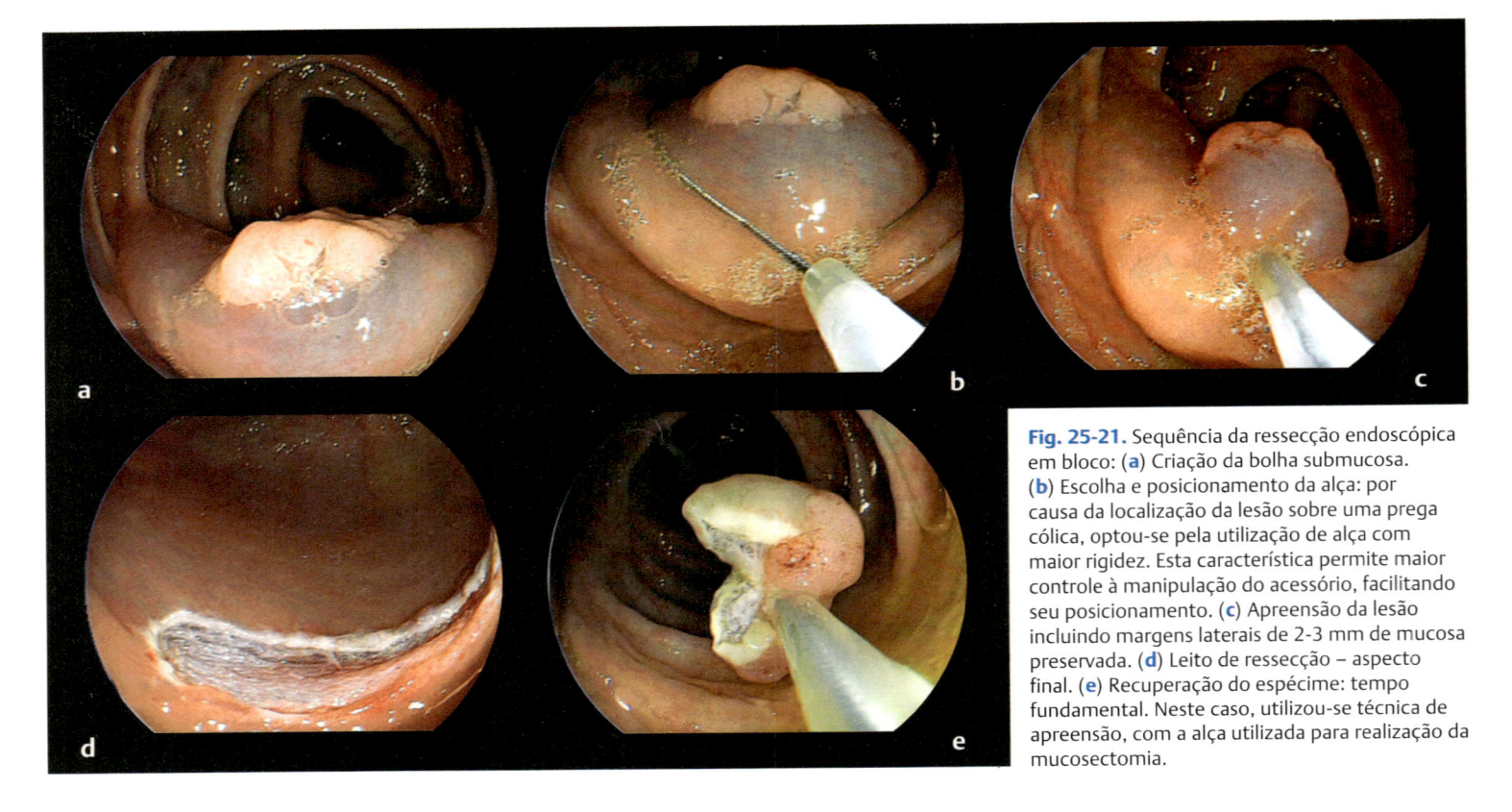

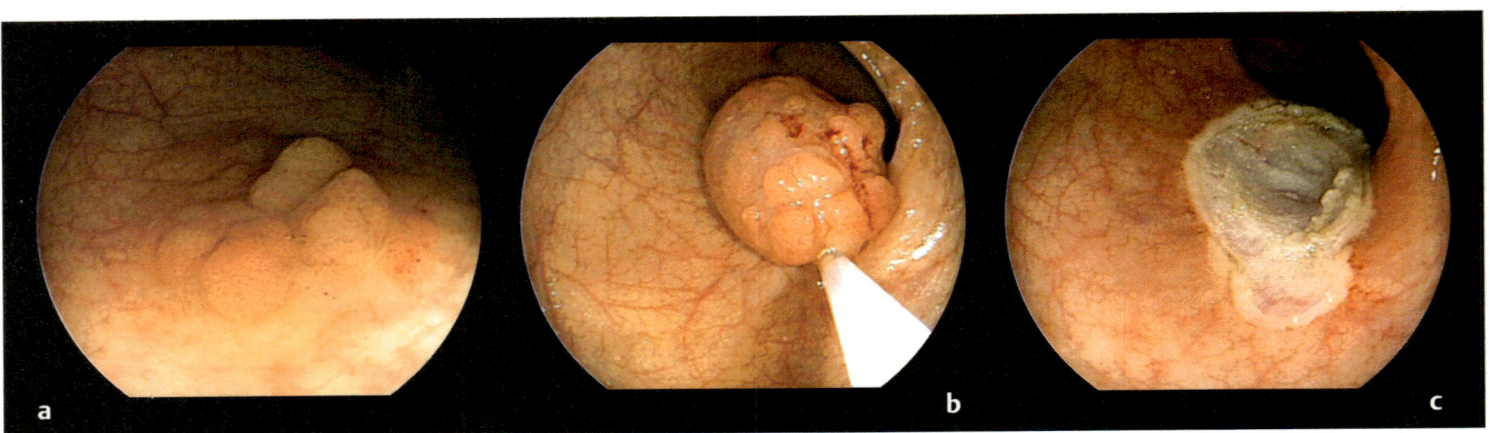

Fig. 25-21. Sequência da ressecção endoscópica em bloco: (**a**) Criação da bolha submucosa. (**b**) Escolha e posicionamento da alça: por causa da localização da lesão sobre uma prega cólica, optou-se pela utilização de alça com maior rigidez. Esta característica permite maior controle à manipulação do acessório, facilitando seu posicionamento. (**c**) Apreensão da lesão incluindo margens laterais de 2-3 mm de mucosa preservada. (**d**) Leito de ressecção – aspecto final. (**e**) Recuperação do espécime: tempo fundamental. Neste caso, utilizou-se técnica de apreensão, com a alça utilizada para realização da mucosectomia.

Fig. 25-22. (**a**) LST subtipo granular, com cerca de 15 mm, localizada no reto. Por apresentarem paredes mais espessas, lesões localizadas no reto oferecem menor risco de perfuração, especialmente quando comparadas àquelas localizadas no cólon direito, particularmente no ceco. (**b**) Apreensão em bloco. (**c**) Leito de ressecção.

Ressecção Fatiada

Consiste na ressecção da lesão em múltiplos fragmentos, por meio de repetidas laçadas, tornando possível o tratamento de lesões com maior diâmetro.

A principal desvantagem desta técnica encontra-se na impossibilidade da adequada avaliação anatomopatológica das margens laterais (Figs. 25-23 e 25-24).

Alguns aspectos técnicos devem ser destacados (Figs. 25-25 e 25-26):

- O diâmetro inicial da alça deve ser o maior possível.
- A primeira laçada pode ser decisiva para o sucesso da ressecção e deve conter volume significativo da lesão, preferencialmente maior que 20 mm, tomando-se o devido cuidado para se evitar perfuração.

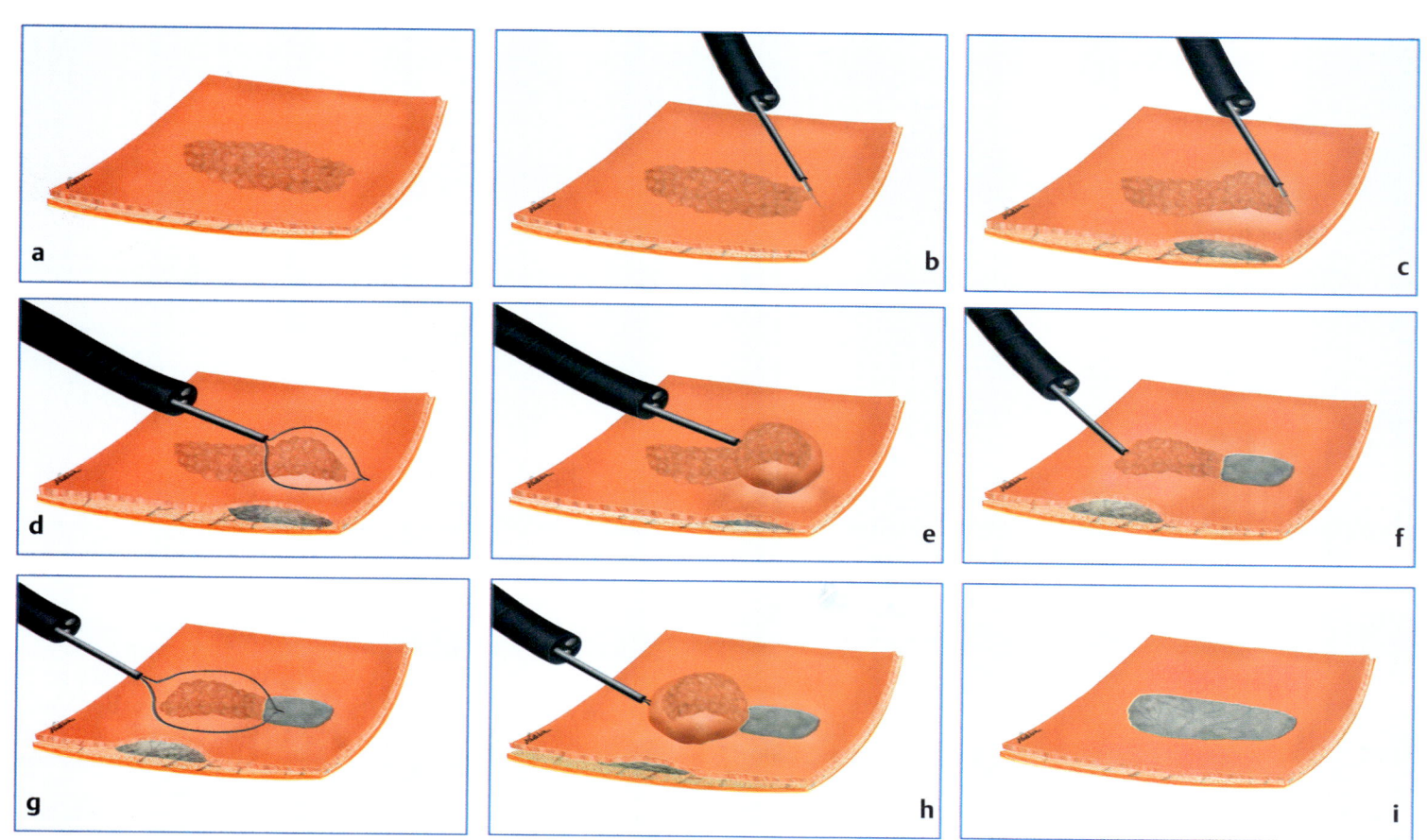

Fig. 25-23. Esquema demonstrando os principais tempos da REM fatiada: (**a**) Ilustração de uma LST granular de maiores dimensões, imprópria para ressecção em bloco. (**b**) Nas ressecções fatiadas recomenda-se o primeiro ponto de punção na extremidade cranial da lesão (distal ao aparelho) ou adjacente ao segmento de lesão que se pretende ressecar inicialmente. (**c**) Injeção com formação da bolha submucosa elevando a parte da lesão a ser ressecada e área de mucosa normal. O volume de solução necessário é variável. (**d**) Posicionamento da alça definindo os limites de ressecção inicial. (**e**) "Primeira laçada": é a de maior importância. Deve-se iniciar por uma das margens da lesão, englobando segmento de mucosa normal e, sempre que possível, contendo fragmento de, no mínimo, 2 cm. (**f**) Injeções subsequentes podem ser necessárias, caso se tenha optado por elevação inicial de parte da lesão, conforme ilustrado, ou caso a bolha tenha se desfeito durante o procedimento. (**g, h**) Nas laçadas subsequentes a alça deve ser posicionada com uma de suas bordas acomodadas sobre área previamente ressecada, evitando-se, assim, "ilhas" de lesão não ressecadas, contudo, atentando-se para que não seja englobada a camada muscular exposta. (**i**) Aspecto final: deve-se atentar para o aspecto homogêneo da superfície do leito de ressecção, com integridade da camada muscular, adequada hemostasia e sem evidências de lesão residual.

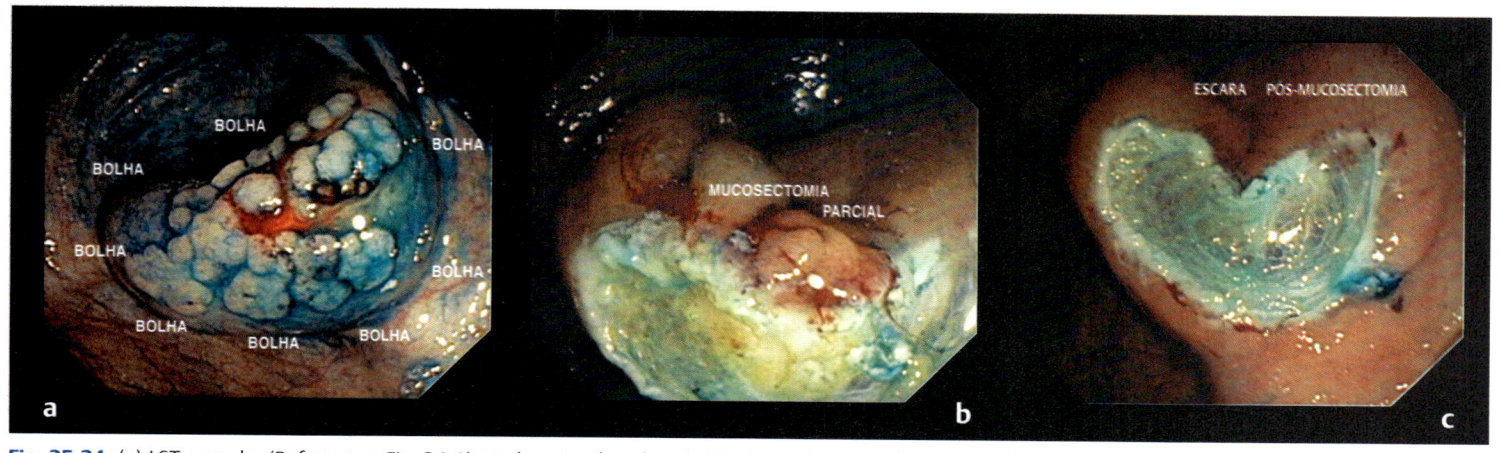

Fig. 25-24. (**a**) LST granular (Referente a Fig. 24-1) totalmente elevada pela técnica de injeção submucosa. (**b**) Lesão residual após "primeira laçada". (**c**) Leito de ressecção após complementação do procedimento pela técnica de ressecção fatiada, por meio da utilização de alça com menor calibre.

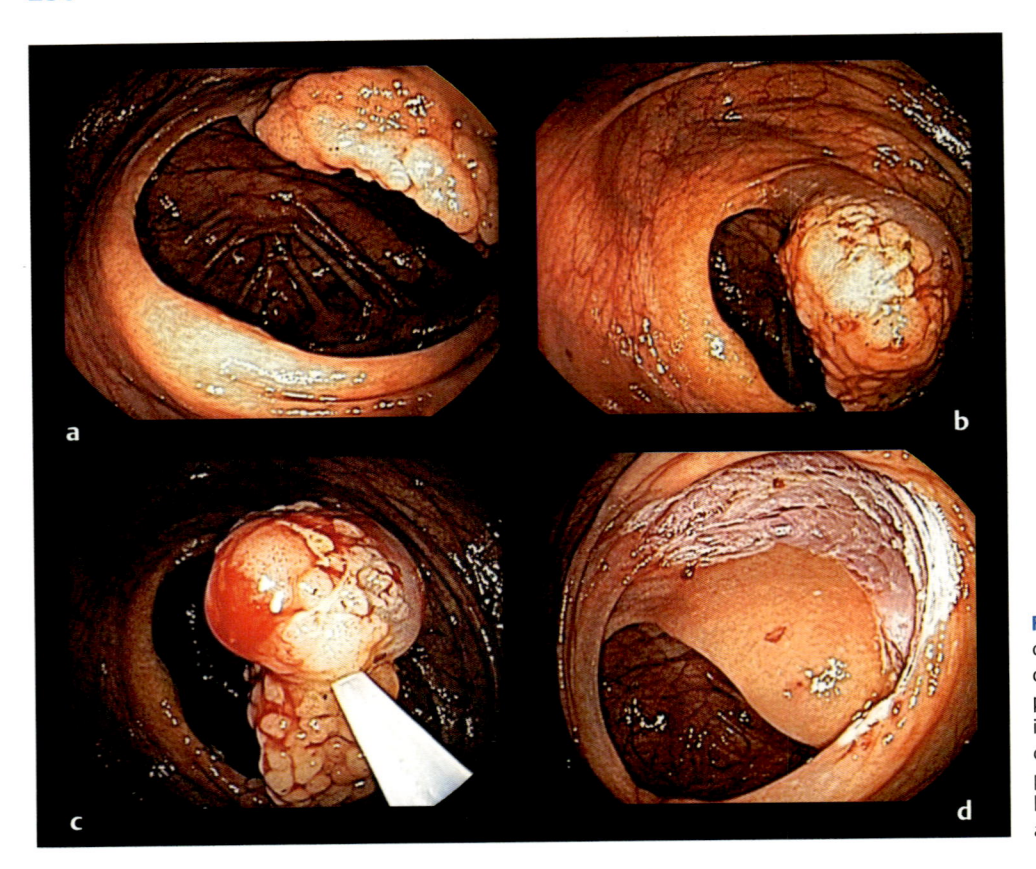

Fig. 25-25. (**a**) Extensa LST granular, localizada em cólon ascendente, ocupando cerca de 40% de sua circunferência, disposta à frente da projeção da papila ileal. (**b**) Elevação completa da lesão após injeção submucosa. (**c**) "Primeira laçada": observe que parte considerável da lesão é englobada nesta primeira apreensão, incluindo margem de mucosa livre de comprometimento. (**d**) Leito de ressecção – aspecto final.

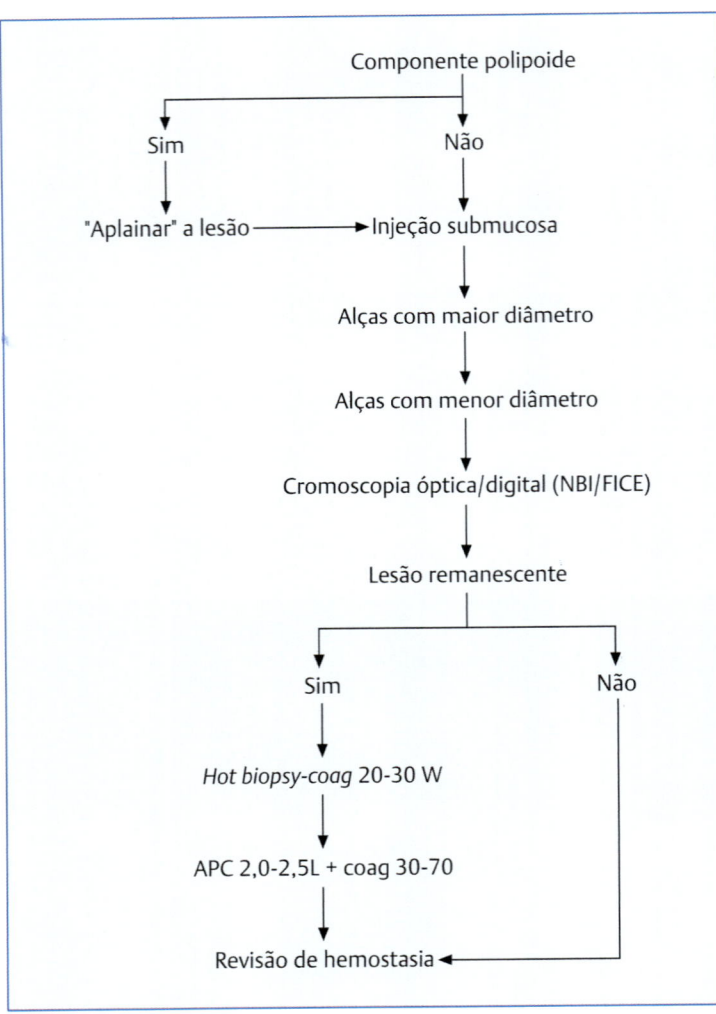

Fig. 25-26. Sugestão de algoritmo para ressecção fatiada (*piecemeal*).

- Deve-se iniciar a ressecção por uma das margens da lesão, incluindo segmento de mucosa normal (2-3 mm).
- Nas apreensões subsequentes, uma das bordas da alça deve ser locada em margem de ressecção prévia da lesão, sem nova apreensão de área ressecada (leito submucoso exposto), sob alto risco de perfuração. Alças de menor diâmetro são indicadas, conforme haja progressão da ressecção e redução do volume da lesão.
- Em lesões mistas com componente polipoide (p. ex., *tipo 0-IIa + Is* da Classificação de Paris) recomenda-se a ressecção inicial da porção polipoide, que pode ser realizada antes mesmo da injeção submucosa, com o objetivo de se "aplainar" a lesão, facilitando sua visibilização e o manejo da alça após injeção.[17] Além disso, é neste componente onde se encontra, mais comumente, a invasão da submucosa e esta deve ser inicialmente ressecada. Assim, este fragmento pode ser enviado em frasco individualizado e o patologista notificado para avaliação de forma mais minuciosa. Esta é chamada de REM fatiada planejada.[38]
- A ressecção deve ser realizada no menor número de fragmentos possível. Sabe-se que o risco de recidiva é maior nas ressecções fragmentadas, quando comparadas àquelas em monobloco, especialmente quando o número de fragmentos supera cinco. Diferentemente da ressecção de lesões pediculadas, em que é possível a cauterização do pedículo com baixo risco de lesão térmica da parede cólica, nas REM, solicita-se que o auxiliar execute o fechamento rápido da alça após o acionamento do pedal de diatermia. Para tal, utilizamos de rotina corrente de corte puro, conforme descrito em "diatermia monopolar". No entanto, se dispusermos de um bisturi do tipo "corrente pulsátil", basta que o assistente mantenha a tensão homogênea na manopla da alça durante o fechamento, enquanto o pedal é acionado.

VARIANTES TÉCNICAS DE MUCOSECTOMIA

Injeção-Corte (*Inject-and-Cut*)

Esta é a técnica clássica e mais utilizada para ressecções de lesões colorretais e consiste na aplicação dos tempos essenciais, descrito por Deyhle *et al.*[5] Após injeção de solução submucosa, a lesão é laçada e ressecada pelo corte do tecido apreendido, seguindo os princípios técnicos descritos passo a passo neste capítulo (Fig. 25-27).

Fig. 25-27. Técnica de injeção-corte *(inject-and-cut)*: amplamente difundida, é a mais utilizada e consiste no emprego dos princípios clássicos, descritos por Deyhle[5].
Avaliação inicial: (**a**) lesão do tipo IIa + IIc (12 mm). (**b**) Cromoscopia com índigo-carmim realçando a superfície e os limites da lesão; (**c**) criação da bolha submucosa, com elevação satisfatória da lesão; (**d**) apreensão em bloco com margem de segurança; (**e**) leito de ressecção.

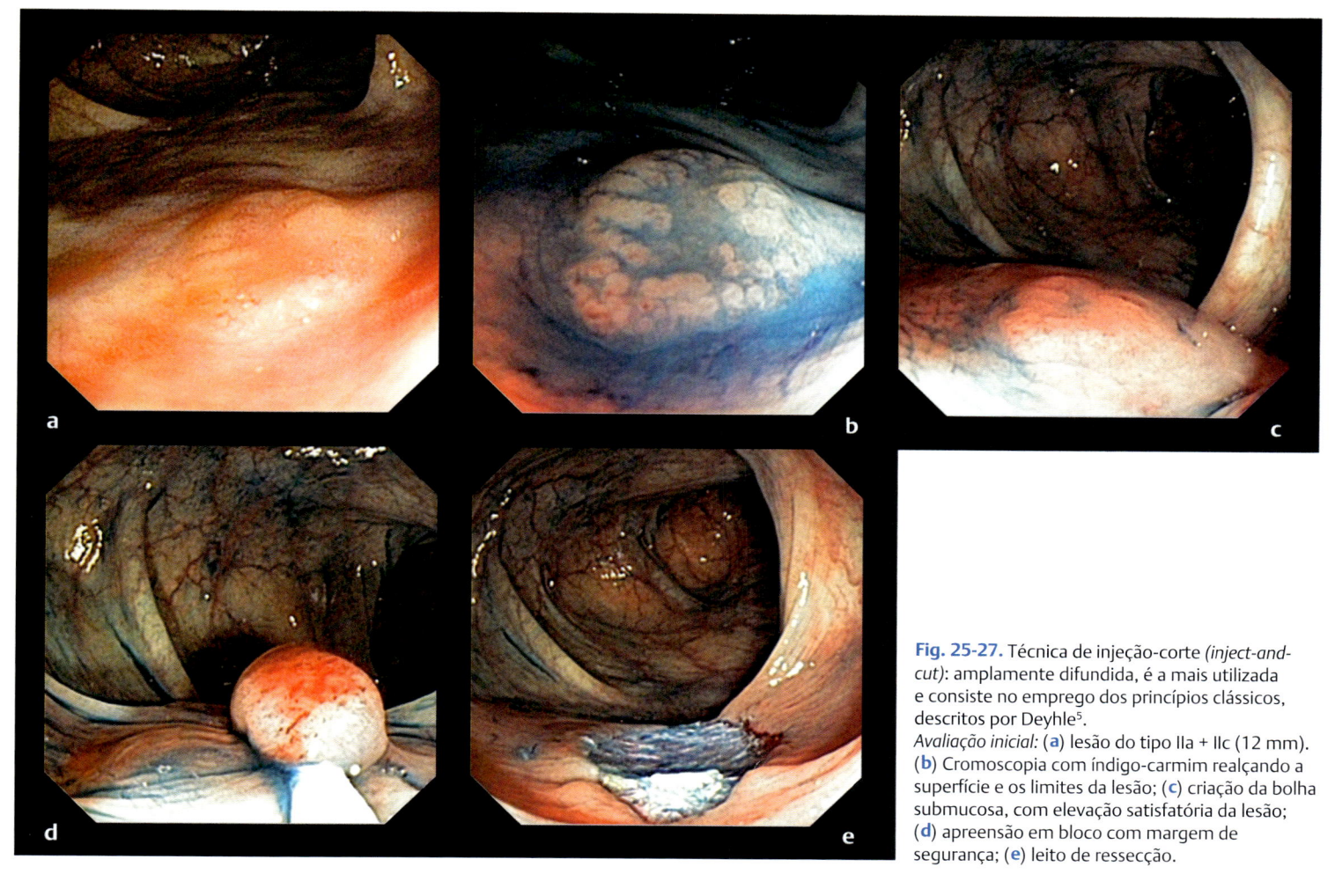

Injeção-Suspensão-Corte *(Inject-Lift-and-Cut)*

Esta variação técnica foi descrita por Tada *et al.* como *strip-off biopsy*, desenvolvida inicialmente para tratamento do câncer gástrico precoce.[4,39] Necessita de colonoscópio terapêutico com dois canais de trabalho, sendo esta sua maior desvantagem. Por meio de um dos canais, a alça é aberta e locada ao redor da lesão, em seguida uma pinça de apreensão é introduzida pelo segundo canal de trabalho, traciona-se a lesão, enquanto a alça é fechada. Para o corte seguem-se os cuidados e princípios gerais aplicados à REM.

Injeção-Cap-Corte *(inject-Cap-and-Cut)*

Inicialmente desenvolvida para ressecção de lesões esofagogástricas, com o auxílio de um *cap* fixado à ponta do aparelho, realiza-se a aspiração da lesão, seguida da apreensão com alça, enquanto se mantém a aspiração contínua. A vantagem desta técnica se encontra no auxílio proporcionado pelo *cap* na identificação e ressecção de lesões em localizações desfavoráveis. No entanto, o receio da aspiração da muscular própria e o risco de perfuração fazem com que seu uso não seja amplamente difundido para o cólon. Este pensamento, contudo, não encontra respaldo na literatura. Estudos apontam baixas taxas de perfuração, e dados adicionais não sugerem incremento no tempo médio de introdução do aparelho até o ceco, tampouco desconforto extra ao paciente pela presença do dispositivo acoplado à ponta do aparelho. As conclusões sugerem tratar-se de técnica segura e eficaz para ressecção de lesões sésseis e planas, incluindo aquelas maiores de 20 mm, que podem ser ressecadas de forma fatiada.[4,40,41]

Injeção-Ligadura-Corte *(Mucosal Resection With a Ligation Device – EMRL)*

Primeiramente descrita por Chaves *et al.*, em 1994, no Brasil, ocasião em que foi realizada com sistema de montagem com banda elástica única, atualmente consiste na utilização de *kit* de ligaduras elásticas convencional, amplamente utilizados para tratamento de varizes esofágicas, acoplado a um colonoscópio com diâmetro mais fino ou a um gastroscópio.[42] Após a injeção submucosa para a criação da bolha, prosseguem-se a aspiração da mucosa e a liberação da banda elástica, englobando a lesão. Por fim, o segmento apreendido é cortado com alça, acima ou abaixo da ligadura. O diâmetro do cilindro que contém as bandas elásticas limita a ressecção a uma área com cerca de 10 a 15 mm^2, porém, podem ser realizadas ligaduras e ressecções sequenciais, à semelhança da técnica de aspiração com *cap*.[43]

Da mesma forma, sua aplicação gera receio quanto à aspiração de camadas mais profundas, no entanto, apesar de constituírem estudos com baixo grau de evidência (série de casos),[43] estes também sugerem tratar-se de técnica segura, com baixos índices de perfuração e parece não haver resistência da banda elástica em manter a camada muscular no segmento apreendido.

O maior número de publicações em colonoscopia faz referência à sua aplicação para neoplasias neuroendócrinas retais com critérios para ressecção endoscópica (menores do que 10 mm, sem evidências de comprometimento de camadas profundas, linfonodal ou de metástase a distância).[44-46] Alguns resultados indicam superioridade em relação à DES no que diz respeito ao tempo de procedimento e à porcentagem de ressecções completas.[46] Contudo, sabe-se que em razão da origem na camada epitelial profunda destas lesões, a ressecção completa e com margens adequadas livres de comprometimento neoplásico pode ser um desafio. Por vezes, a injeção submucosa encobre, prejudica a visibilização e a ressecção da lesão (ver "Ressecção Endoscópica da Mucosa sob Imersão d'Água"). Outras desvantagens desta técnica são o custo do *kit* de ligadura e o limite da área ressecada por segmento apreendido.

Injeção, Pré-Corte e Corte *(Injection, Precutting and Snaring)*

Visando facilitar a ressecção de grandes lesões sésseis e minimizar a incidência de lesão residual, Kanamori *et al.*, em 1996,[47] propuseram técnica de REM, em que, após injeção submucosa, é realizada incisão circunferencial na mucosa, denominada "pré-corte", definindo margens de segurança de 2-3 mm livres de lesão macroscópica, contornando-se toda a lesão com exposição da camada submucosa. Somente, então, realizam-se a apreensão e o corte com alça.

O conhecimento e o domínio desta técnica também podem ser de grande valia quando se deseja ressecar lesões em localizações que ofereçam maior dificuldade ou para aquelas originadas na camada mucosa profunda (p. ex., neoplasias neuroendócrinas) ou, ainda, na submucosa superficial. Após o "pré-corte" é possível o posicionamento e a ancoragem da alça ao redor da lesão com maior precisão, facilitando sua apreensão e ressecção. Alguns estudos demonstram que esta técnica oferece o benefício de menores taxas de recidiva, semelhantes às pós-DES, com menor risco de complicações, como sangramento e perfuração, quando comparado à DES, sendo este equiparável ao da técnica clássica de REM.[48,49]

Ressecção Endoscópica da Mucosa sob Imersão d'Água (Underwater Endoscopic Mucosal Ressection – UEMR)

Lesões maiores de 20 mm dificilmente são ressecadas em fragmento único (em bloco) de forma completa e com margens adequadas livres de lesão pela técnica clássica de REM. Para tais lesões recomenda-se empregar DES.

Contudo, esta modalidade (DES) apresenta baixa reprodutibilidade e exige longa curva de aprendizado, treinamento intenso, maior tempo de procedimento e risco elevado de perfuração, restando a REM fatiada como opção de tratamento endoscópico, quando se visa evitar a intervenção cirúrgica.

Esta última, por sua vez, oferece maior risco de recorrência, principalmente pela presença de lesão residual nas margens do leito de ressecção ou em forma de "ilhas" remanescentes entre fragmentos ressecados, com taxas de recidiva relatadas na literatura que podem superar 50%.[50]

Até recentemente, conceitualmente a injeção de solução na camada submucosa foi considerada tempo técnico obrigatório para a realização de uma REM.

Conforme comentado anteriormente, a injeção teoricamente minimiza o risco de perfuração e lesão térmica de camadas profundas da parede colorretal ao afastar a camada mucosa da muscular própria, permitindo a ressecção de lesões maiores e com maior segurança, quando comparada à utilização da pinça ou mesmo de uma alça aplicada diretamente ao tecido.

Porém, por vezes, de forma paradoxal a injeção pode dificultar a adequada apreensão da lesão, especialmente quando dispostas em determinadas localizações, como, por exemplo, em angulações e segmentos com expansibilidade reduzida, bem como diante de lesões com morfologia plana ou quando se deseja empregar a ressecção fatiada, elevando a chance de ressecção incompleta.

Binmoeller et al. observaram que ao se preencher a luz intestinal com meio líquido para realização de ecoendoscopia, a muscular se mantinha com conformação circular, enquanto a mucosa e a submucosa "flutuavam" e formavam pregas, à semelhança do observado no estômago durante exame endoscópico. Ademais, notaram que após a aspiração do ar da luz com consequente redução da distensão do órgão, a imagem submersa era gerada com algum grau de magnificação, aprimorando a visibilização endoscópica, elevando a sensibilidade para avaliação da superfície e definição das margens da lesão e investigação de focos de lesão residual após a ressecção (Fig. 25-28).

Acredita-se, ainda, que a imersão em água promova a passagem de corrente de forma mais restrita, minimizando a dispersão térmica de energia, o que promoveria efeito protetor das camadas profundas.

Neste contexto, os autores idealizaram que a injeção de solução na submucosa para a realização de REM poderia ser dispensada e, em 2012, descreveram uma nova técnica, pela qual os benefícios da injeção poderiam ser obtidos pela ressecção da lesão sob imersão d'água (Underwater Endoscopic Mucosal Resection – UEMR).[51]

Os principais aspectos a ela relacionados estão descritos a seguir.

Indicações
- Morfologia séssil ou plana.
- Sem estigmas de câncer invasivo (ulceração, sangramento espontâneo, áreas enduradas, padrão de cripta do tipo V de Kudo, padrão capilar vascular suspeito de componente invasivo).
- Qualquer tamanho.
- Qualquer localização (esta técnica pode facilitar o tratamento em angulações – p. ex., face interna das flexuras hepática e esplênica).
- Recidivadas ("resgate endoscópico").
- Neoplasia neuroendócrina do reto (respeitando-se os critérios para indicação de tratamento endoscópico).[52]

Equipamento e Material Recomendados
- Endoscópio com alta definição de imagem.
- Capa plástica (cap) – opcional.[53]
- Bomba elétrica para infusão de água.
- Frascos de água estéril.
- Equipamento de diatermia com gerador avançado com leitura de impedância (ver "diatermia monopolar").
- Alça monofilamentar pequena (até 20 mm, ideal 15 mm); opção do formato em "meia-lua" para lesões recidivadas.
- Frasco filtro coletor para recuperação com aspiração dos fragmentos ressecados ou acessório do tipo rede (roth net).

Tempos Técnicos
- Medicação antiespasmódica.
- Cuidadosa e criteriosa avaliação diagnóstica da lesão (evitar trauma da lesão com o aparelho ou irrigação sob pressão excessiva), sempre que possível utilizando-se recursos de cromoscopia virtual e convencional.

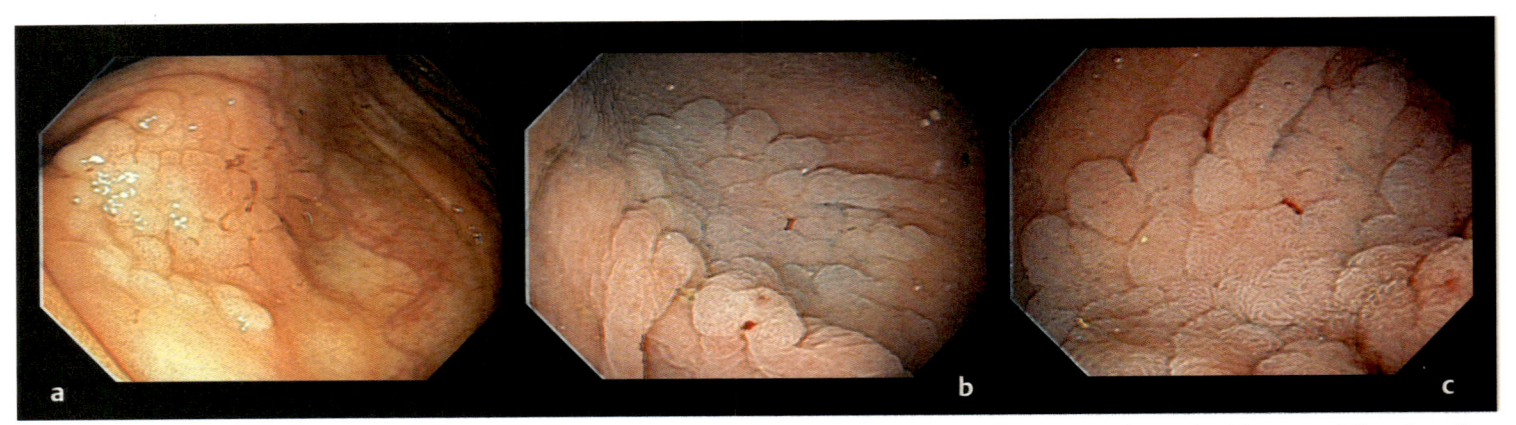

Fig. 25-28. (a) LST granular avaliada à luz branca sob insuflação de ar. (b) A mesma lesão avaliada à luz branca, porém sob imersão d'água, possibilitando melhor definição dos limites da lesão, bem como melhora da acurácia na avaliação de sua superfície, sugerindo lesão serrilhada. (c) Avaliação sob imersão d'água com recurso de ampliação de imagem (Near Focus).

- Com o lúmen distendido sob insuflação de ar, como tempo opcional, pode ser realizada a demarcação dos limites de ressecção em mucosa normal, utilizando-se argônio (fluxo 0,8-1,0 L; 30 W) ou diatermia (ponta de alça de polipectomia SOFT COAG, 50-80 W ou pinça do tipo hot biopsy), com margens distando 5 a 8 mm das bordas da lesão.
- Desativar a função de insuflação de ar.
- Aspiração do ar ou gás carbônico (CO_2) da luz do segmento colorretal correspondente à topografia da lesão.
- Preenchimento deste segmento com água.
- Primeira escolha: gerador com leitura de impedância tecidual - não há padronização de configuração (sugestões para o modelo Erbe VIO 300: DRYCUT, efeito 4, 60 W; AUTOCUT efeito 5, 80 W; ENDOCUT Q, efeito 3, intervalo de corte 6, tempo de corte 1).
- Recomenda-se configuração de corrente de corte puro (utilizamos 50 W) em caso de geradores sem a tecnologia descrita anteriormente.
- Apreensão inicial com posicionamento de ao menos uma das faces da alça externa ao limite de marcação diatérmica prévia e não se recomenda área maior do que 20 mm de diâmetro por laçada, por causa do aumento do risco de perfuração.
- Lesões maiores do que 20 mm, realizar ressecção fatiada, atentando-se para que não sejam deixadas "ilhas" de lesão entre as laçadas, assim como na técnica convencional (Fig. 25-29).
- Para ressecção de lesão residual menor do que 5 mm, utilizar pinça "a frio" ou tipo hot biopsy.
- Síntese do leito de ressecção com clipes (opcional).
- Recuperação dos fragmentos por aspiração ou com utilização de acessório tipo "rede retrátil".

Destacamos que, em meio líquido, especialmente à infusão de água com bomba, os fragmentos ressecados podem-se deslocar para segmentos mais distantes ao local de ressecção.

Em oposição à REM clássica, o colabamento da luz intestinal durante a aspiração para apreensão da lesão ocorre de forma mais lenta na presença do meio de imersão, oferecendo maior controle enquanto se realiza o fechamento da alça.

Em contrapartida, possível dificuldade técnica reside na visibilização dos limites da lesão durante a contração intestinal, e sua ocorrência pode ser minimizada pela utilização de medicação antiespasmódica, bem como com o influxo constante de água em temperatura ambiente ou levemente aquecida, facilitado pela utilização da bomba de infusão.

Caso persista a dificuldade na identificação da lesão, pode ser necessária a insuflação temporária de ar ou CO_2 para reavaliação endoscópica.

A ocorrência de sangramento é rara e habitualmente autolimitada. Nestes casos, assim como na presença de líquido turvo resultante do preparo intestinal, a infusão contínua de água permite clareamento do campo de trabalho e a identificação do ponto exato de sangramento,[54] facilitando a terapêutica endoscópica (Fig. 25-30).

Em publicação original, Binmoeller et al. relatam sua experiência inicial com 60 pacientes e 62 lesões ressecadas, com tamanho médio de 33,8 mm, das quais três eram recidivadas após ressecções prévias pela técnica clássica.[51] Destes, 54 pacientes (90%) foram acompanhados por um período médio de 15,2 semanas (mediana 20,4 semanas), havendo um caso (1,9%) com suspeita de adenoma residual (lesão descrita como "nodular", 5 mm), não confirmada após biópsia diagnóstica, aventando-se a suspeita de lesão satélite e não residual. Não há relato de complicação imediata e três casos (5%) apresentaram sangramento tardio.

Em nosso meio, os resultados preliminares de estudo em andamento no Hospital Sírio-Libanês, em São Paulo, evidenciam que em 70 lesões tratadas por UEMR, a ressecção em bloco ocorreu em 75,7% dos casos, sendo significativamente superior à técnica clássica no grupo de lesões entre 20 mm a 29 mm de diâmetros (72,7 × 18,1%; p = 0,029). A análise realizada com os dados disponíveis até o momento não evidenciou diferença quanto às taxas de sangramento e perfuração entre as duas técnicas.[55]

UEMR e Lesões Recidivadas Colorretais

A ressecção de lesões recidivadas do cólon e do reto é, habitualmente, um procedimento desafiador.

Conforme comentado anteriormente, a presença de fibrose decorrente da ressecção inicial impede a elevação da lesão durante a injeção e, a contragosto, pode elevar a mucosa adjacente não manipulada, encobrindo a lesão, alvo do tratamento, impossibilitando a apreensão com alça e, por vezes, inviabilizando a execução do procedimento.

Para estes casos a DES torna-se procedimento ainda mais complexo pela dificuldade na obtenção de plano de trabalho submucoso e individualização da camada muscular própria do tecido adenomatoso recidivado.

Aplicando o conceito inverso, evidências sugerem ser mais fácil apreender a lesão recidivada e manter o controle visual endoscópico, com leve aspiração deste tecido sob imersão d'água, quando comparado à distensão gasosa tradicional, melhorando os resultados do tratamento endoscópico.

Em 2014, foi publicado trabalho retrospectivo com 80 casos de tratamento para "resgate endoscópico" de lesões colorretais recidivadas.[56] Trata-se de lesões inicialmente diagnosticadas como LST, maiores de 20 mm (tamanho médio 34,7 mm), submetidas à ressecção fatiada, das quais, no atual estudo, 36 foram retratadas por UEMR e 44 pela técnica convencional, a maioria das lesões localizadas no segmento cólico proximal (72,2 e 81,8%, respectivamente). O intervalo de tempo decorrido entre a ressecção inicial e o diagnóstico com ressecção da recidiva foi de 5,79 (± 1,67) meses no grupo de UEMR e 5,21 (± 2,97) meses no grupo da técnica convencional (p > 0,05). O tamanho médio da lesão recidivada foi de 18,5 mm (UEMR) e 16,9 mm (p > 0,05). As taxas de ressecção em bloco foram maiores após UEMR (47,2 × 15,9%; p = 0,02), aproximando-se

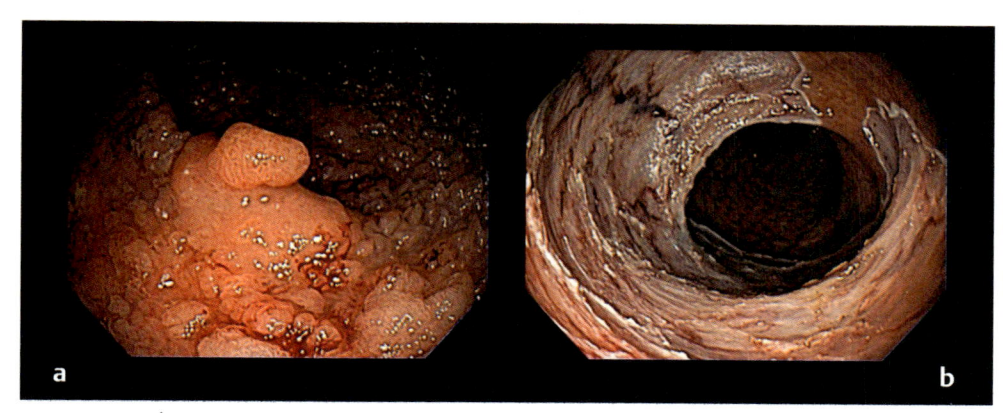

Fig. 25-29. (a) À manobra de retroflexão nota-se extensa LST granular com componente nodular, comprometendo cerca de 85% da circunferência do reto distal. (b) Aspecto final após UEMR fatiada.

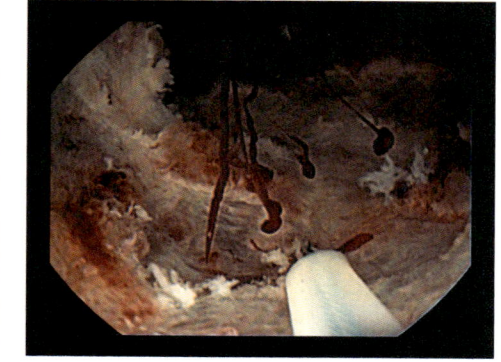

Fig. 25-30. Sob imersão e com a utilização de bomba elétrica para infusão contínua de água, os pontos de sangramento são identificados e hemostasiados por diatermia, neste caso com a ponta da alça utilizada para ressecção da lesão.

dos resultados pós-DES de algumas publicações.[57] Não foram descritas complicações maiores em ambos os grupos, com dois casos de sangramento tardio após técnica convencional. A continuidade do acompanhamento colonoscópico foi realizada em 55,6% dos casos submetidos à UEMR (20/36) e 75% (33/44) do grupo-controle (p = 0,067), com taxa de segunda recorrência significativamente menor no grupo UEMR (10 × 39,4%; p = 0,021). Os resultados apresentados sugerem que a técnica de UEMR é fator preditivo independente de sucesso para ressecção em fragmento único (OR = 11,2; IC 95%; 2,33-53,9; p = 0,003) e de ressecção completa da lesão recidivada durante procedimento de resgate endoscópico (OR = 34,1; IC 95%; 6,96-167; p < 0,001), abrindo a possibilidade de indicação da UEMR como opção segura e eficaz para tratamento dos casos de recidiva.

UEMR e Neoplasias Neuroendócrinas Retais

No tocante às neoplasias neuroendócrinas retais, para aquelas grau I e menores de 10 mm, o tratamento de escolha é a ressecção via endoscópica.

Entretanto, estas lesões ainda que pequenas e de origem epitelial, conforme comentado no tópico "injeção-ligadura-corte", frequentemente se estendem à camada submucosa, o que dificulta a ressecção completa, especialmente pelo risco de comprometimento da margem profunda.

Por este motivo, as técnicas mais comumente utilizadas para o tratamento destas lesões são a REM pela técnica de "injeção-ligadura-corte" ou pela DES.

A literatura relacionada com o tratamento destas lesões pela técnica UEMR é escassa e se resume a uma série de casos e relatos de caso, sendo que o primeiro publicado foi realizado em São Paulo, Brasil, em 2015.[58,59]

Yamashina *et al.* publicaram série com seis casos, em que a ressecção em bloco ocorreu em 100% das lesões, sendo completa (R0) em 83% dos casos (5/6).[58] O caso com margem profunda positiva foi submetido a controle endoscópico decorridos seis meses da ressecção, sendo observada cicatriz sem evidências de recidiva de lesão.

Dentre os estudos citados não foram relatadas complicações maiores decorrentes do procedimento e os resultados iniciais parecem ser comparáveis à técnica de REM realizada com ligadura, no entanto, outros estudos são necessários para que se possa avaliar melhor os resultados de sua indicação.

Nossa preferência para o tratamento destas lesões permanece a polipectomia clássica com alça diatérmica, buscando-se a obtenção de margens laterais e profundas adequadas por apreensão tecidual adequada. Quase sempre estas lesões situam-se no reto distal, portanto, extraperitoneal, o que proporciona maior segurança ao procedimento quanto ao risco de perfuração, e a maioria delas é benigna.

COMPLICAÇÕES APÓS MUCOSECTOMIA

A complicação mais frequentemente relacionada com a REM é o sangramento (1,4-16%), seguido de perfuração.[22,23,31,34,60]

Sangramento *agudo* é definido como aquele que ocorre durante o procedimento ou nas primeiras 24 horas que o sobrevêm e tardio, após 24 horas.

A grande maioria dos casos de sangramento, mesmo os tardios, pode ser controlada pela via endoscópica[23] por meio da cauterização com pinças tipo *grasper*, *hot biopsy* ou pela aplicação de clipes metálicos (Fig. 25-31).

Perfuração após REM é rara e ocorre em cerca de 1% dos casos.[38] Porém, diante da possibilidade de sua ocorrência e antes de iniciar o procedimento, devemos nos certificar quanto aos cuidados para eventual necessidade do tratamento endoscópico. Para tal, clipes devem estar disponíveis, o aparelho escolhido deve ser adequado e se apresentar sob bom controle ao ser manuseado. Nem sempre o orifício na parede do cólon estará evidente, assim, recomenda-se reavaliação cuidadosa após a ressecção. Examinam-se as bordas e o leito, sendo que a suspeita de perfuração é confirmada, não somente pela identificação de orifício na parede do cólon, mas também quando há indícios de ressecção parcial inadvertida da camada muscular própria, pelo chamado "sinal do alvo" *(target sign)*, um sinal indireto de perfuração. Este achado endoscópico é caracterizado pelo aspecto esbranquiçado do leito de ressecção, correspondente à camada muscular própria e por área mais profunda e amarelada, geralmente central, definindo o local da perfuração e caracterizando o aspecto em "alvo" (Fig. 25-32).

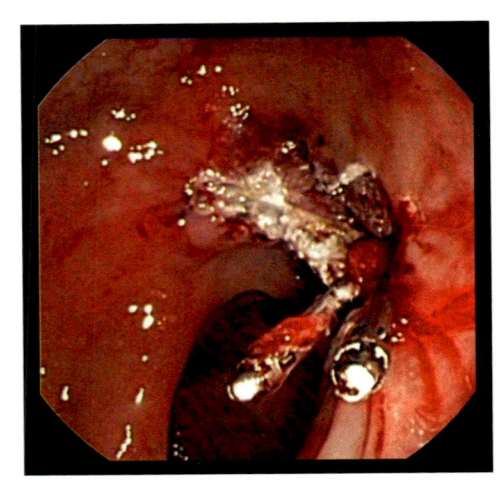

Fig. 25-31. Sangramento: esta é a complicação mais frequente pós-mucosectomia. A quase totalidade dos casos pode ser tratada via endoscópica. Neste caso, foram aplicados clipes para controle do mesmo.

Os casos em que o "sinal do alvo" for identificado, bem como aqueles com perfurações menores, devem ser tratados via endoscópica pela aplicação de clipes e aqueles com perfurações maiores ou insucesso no tratamento endoscópico, encaminhados para intervenção cirúrgica em caráter de urgência.[61,62]

Situações de diagnóstico tardio, como regra, necessitarão de tratamento cirúrgico.[2]

Fatores Preditivos de Sangramento Pós-Mucosectomia

Permanece a dúvida acerca de quais os casos que deveriam ser submetidos à profilaxia de sangramento pela aplicação de clipes metálicos após a REM.[63]

A única indicação para a qual há consenso atual refere-se àqueles pacientes em uso contínuo de medicação anticoagulante, suspensa para a realização da colonoscopia, que deverá ser reintroduzida o quanto antes, após o procedimento.

Nas demais situações não há consenso na literatura, porém alguns trabalhos apontam situações de maior risco, como:[27,64,65]

- Lesões no cólon direito.
- Tamanho e extensão da lesão.
- Presença de vaso amputado (seccionado) evidente na submucosa após ressecção.
- Hematoma da submucosa.

Obs.: Vaso visível na submucosa não foi relacionado com maior risco de sangramento.

CRITÉRIOS DE CURA APÓS RESSECÇÃO DE UM CÂNCER PRECOCE

Conforme abordado em capítulo anterior e de acordo com a "Sociedade Japonesa para Câncer do Cólon e Reto" (Japanese Society for Cancer of the Cólon and Rectum – JSCCR), os critérios são:[38]

- Margens laterais e profundas livres de lesão.
- Invasão da submucosa inferior a 1.000 mícrons.
- Tipo histológico bem/moderadamente diferenciado ou papilar.
- Ausência de invasão angiolinfática.
- Brotamento ausente ou grau I (baixo grau).

Lesão residual após terapêutica endoscópica e recidiva ocorrem em cerca de 1,4 a 7,4%, podendo chegar a 46% dos casos em algumas séries,[34] sendo mais frequentes após ressecção fatiada, quando comparada à em bloco ou DES. O número de fragmentos também está diretamente relacionado com o risco de recidiva, elevando-se significativamente quando acima de cinco.[23,60,66]

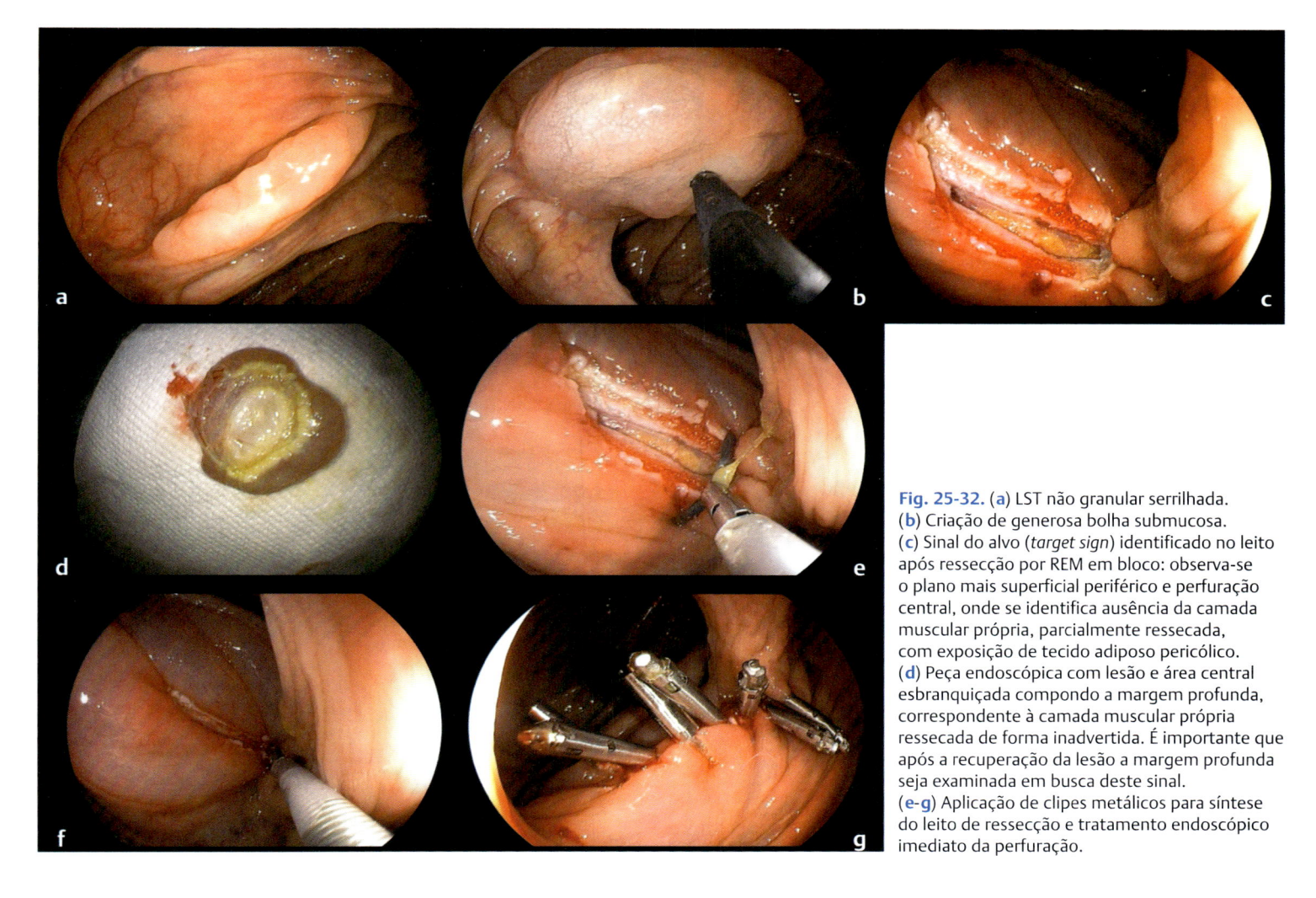

Fig. 25-32. (a) LST não granular serrilhada. (b) Criação de generosa bolha submucosa. (c) Sinal do alvo (*target sign*) identificado no leito após ressecção por REM em bloco: observa-se o plano mais superficial periférico e perfuração central, onde se identifica ausência da camada muscular própria, parcialmente ressecada, com exposição de tecido adiposo pericólico. (d) Peça endoscópica com lesão e área central esbranquiçada compondo a margem profunda, correspondente à camada muscular própria ressecada de forma inadvertida. É importante que após a recuperação da lesão a margem profunda seja examinada em busca deste sinal. (e-g) Aplicação de clipes metálicos para síntese do leito de ressecção e tratamento endoscópico imediato da perfuração.

Há documentação de taxas de recorrência após REM fatiada de 18,4, 23,1, e 30,7% aos cinco, 12 e 24 meses, respectivamente.[67]

A presença de lesão residual, assim como a ocorrência de recidiva estão entre as maiores responsáveis pelo incremento do risco de surgimento do câncer de intervalo.

Estudos evidenciam que 19 a 27% dos casos de câncer de intervalo ocorrem no mesmo segmento do cólon onde houve polipectomia e que, após tratamento de lesões maiores do que 20 mm, em até 17,6% foi identificado adenoma residual à reavaliação endoscópica.[68-72]

Os principais fatores que levam à recidiva ou à ressecção incompleta, com consequente lesão residual, encontram-se relacionados fundamentalmente com as características da lesão ou com a técnica empregada, conforme descritos a seguir:

1. Lesão com adenocarcinoma, principalmente se:[73]
   - Tipo histológico pouco diferenciado.
   - Invasão angiolinfática presente.

2. Técnica:
   - *Pré-ressecção:* inadequada avaliação dos limites das margens da lesão ou da estimativa do grau de invasão em profundidade na submucosa.
   - *Pós-ressecção:* avaliação, identificação e tratamento inadequados das bordas e do leito de ressecção, quanto a eventuais focos de lesão residual (Fig. 25-33).

ACOMPANHAMENTO ENDOSCÓPICO

O objetivo do acompanhamento endoscópico é a detecção de recidiva, de lesão residual não identificada no momento do tratamento inicial, além de lesões metacrônicas ou, eventualmente, lesões menores que não tenham sido diagnosticadas em exames anteriores.

Na presença de adenocarcinoma com critérios histológicos de cura endoscópica (anteriormente descritos), onde a lesão foi ressecada em monobloco, com margens laterais e profundas livres, principalmente quando a distância à borda da lesão for de ao menos 1 mm, sabe-se que não há documentação de recorrência local ou

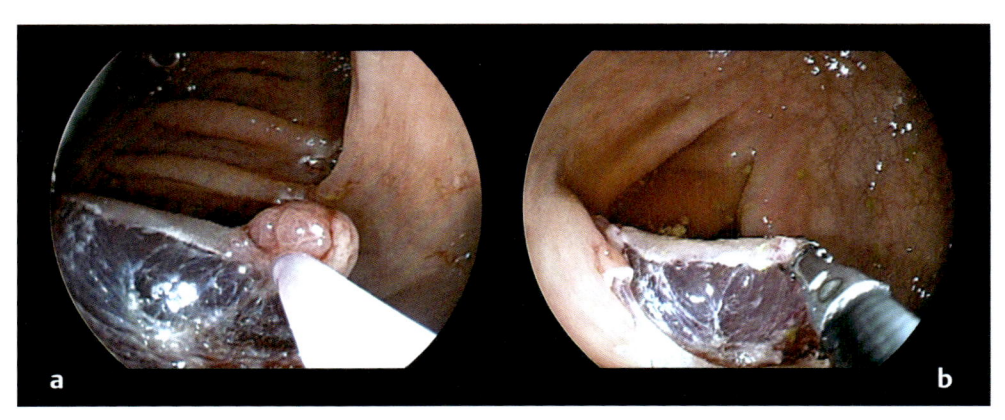

Fig. 25-33. Complementação da ressecção após REM fatiada de LST de cólon transverso, conforme algoritmo sugerido (Fig. 25-26). (a) Alça de menor calibre. (b) Pinça de *hot biopsy*.

surgimento de doença metastática nos casos de lesões *in situ* (pTis) e, quando há invasão de submucosa menor de 1.000 mícrons (pT1a), estas são diagnosticadas, predominantemente, entre 3-5 anos.

Assim, ainda que não haja consenso, a respeito de qual intervalo deva ser adotado até uma próxima colonoscopia, atualmente, recomendam-se 3 anos para os casos de lesões maiores de 10 mm, com displasia de alto grau, componente viloso ou ressecções múltiplas (3-10 adenomas), mesmo que não tenha sido empregada técnica de REM.[73-75]

Há evidências de que margens laterais de ressecção menores do que 1 mm elevam significativamente o risco de lesão residual ou recidiva.[76-80]

O "Comitê de Diretrizes da Sociedade Japonesa de Endoscopia Gastrointestinal" (*Guidelines Committee of the Japan Gastroenterological Endoscopy Society* – JGES) publicou, em 2015, as recomendações de acompanhamento após REM e DES, em que, após técnica fatiada, nova colonoscopia deve ser indicada em seis meses a um ano e este mesmo intervalo é válido para quando houver dúvida quanto à totalidade da ressecção após o término de um procedimento.

Durante esta primeira revisão, uma vez identificadas áreas suspeitas com lesão residual, estarão indicadas ressecção complementar e tatuagem (caso esta não tenha sido realizada no primeiro procedimento). Então, deve-se programar a próxima, respeitando-se o mesmo intervalo anterior (6 meses a 1 ano).

No momento em que for realizada colonoscopia de acompanhamento e não houver evidências de lesão, um próximo exame será indicado após um ano e, então, após documentada a ausência de lesão no local da REM inicial em dois exames consecutivos com intervalo de um ano, sugerem-se intervalos de acompanhamento, conforme recomendação de diretrizes internacionais para o grupo de "adenoma ressecado em exame prévio", habitualmente aceito como 3 anos, conforme anteriormente descrito.[74]

A recomendação atual de colonoscopia de controle em até 1 ano após ressecção fatiada, ou quando houver dúvida quanto à ressecção completa, também é sustentada pela "Associação Americana de Gastroenterologia" (American Gastroenterology Association - AGA).[75]

COMENTÁRIOS FINAIS

A REM ("Mucosectomia") foi um marco no tratamento das lesões sésseis e planas, não apenas colorretais, mas de todo o trato gastrointestinal.

O seu desenvolvimento e alta eficácia possibilitaram o tratamento endoscópico minimamente invasivo de lesões pré-malignas e malignas superficialmente invasivas, colaborando para a redução da mortalidade global por câncer colorretal e a inerente morbidade decorrente do tratamento cirúrgico, outrora única opção terapêutica para as lesões não passíveis de ressecção pela polipectomia clássica.

Trata-se de técnica altamente reprodutível, com custo aceitável, morbidade e mortalidade extremamente baixas, fatores decisivos para sua difusão e popularização mundial.

Variantes técnicas vêm sendo descritas e aprimoradas ao longo das últimas décadas, ampliando as possibilidades terapêuticas pela via endoscópica diante dos diversos cenários diagnósticos e suas dificuldades.

REFERÊNCIAS BIBLIOGRÁFICAS

1. Rosenberg N. Submucosal saline wheal as safety factor in fulguration or rectal and sigmoidal polypi. AMA Arch Surg. 1955 Jan;70(1):120-22.
2. Deyhle HLF, Jenny S, et al. A method for endoscopic electroresection of sessile colonic polyps. Endoscopy. 1973;5:36-40.
3. Wolff WI, Shinya H. A new approach to colonic polyps. Ann Surg. 1973 Sept;178(3):367-78.
4. Tada M, Murakami F, et al. Development of the strip-off biopsy. Gastroenterol Endosc. 1984;26:833-39.
5. Deyhle P, Jenny S, Fumagalli I. Endoscopic polypectomy in the proximal colon. A diagnostic, therapeutic (and preventive?) intervention. Dtsch Med Wochenschr. 1973 Feb 2;98(5):219-20.
6. Tada M, Tanaka Y, Matsuo N, et al. Mucosectomy for gastric cancer: current status in Japan. J Gastroenterol Hepatol. 2000 Mar;15 (Suppl):D98-102.
7. Takekoshi T, Fujii A, Takagi K, et al. Radical endoscopic treatment of early gastric cancer-indication for and evaluation of endoscopic resection. Gan To Kagaku Ryoho. 1988 Apr;15(4 Pt 2-3):1449-59.
8. Matsuda T, Fujii T, Saito Y, et al. Efficacy of the invasive/non-invasive pattern by magnifying chromoendoscopy to estimate the depth of invasion of early colorectal neoplasms. Am J Gastroenterol. 2008;103:2700–2706.
9. Kedia P, Waye JD. Routine and advanced polypectomy techniques. Curr Gastroenterol Rep. 2011 Oct;13(5):506-11.
10. Averbach M, Zanoni EC, Correa PA, et al. High resolution chromoendoscopy in the differential diagnosis of neoplastic and non-neoplastic polyps. Arq Gastroenterol. 2003 Apr-June;40(2):99-103.
11. Neuman H, Fujishro M, Wilcox M, et al. Present and future perspectives of virtual chromoendoscopy with i-scan and optical enhancement technology. Dig Endosc. 2014;26(Suppl 1):43-51.
12. Neuman H, Nagel A, Buda A. Advance endoscopic imaging to improve adenoma detection. World J Gastrointest Endosc. 2015;7:224-9.
13. Roelandt P, Demedts I, Willekens H, et al. Impact of endoscopy system, high definition, and virtual chromoendoscopy in daily routine colonoscopy: a randomized trial. Endoscopy. 2019 Mar;51(3):237-243.
14. Iwatate M, Sano Y, Tanaka S, et al. Validation study for development of the Japan NBI ExpertTeam classification of colorectal lesions. Dig Endosc. 2018 Sep;30(5):642-651.
15. Teixeira CR, Torresini RS, Canali C, et al. Endoscopic classification of the capillary-vessel pattern of colorectal lesions by spectral estimation technology and magnifying zoom imaging. Gastrointest Endosc. 2009 Mar.;69(3 Pt 2):750-56.
16. Kudo S. Endoscopic mucosal resection of flat and depressed types of early colorectal cancer. Endoscopy. 1993 Sept.;25(7):455-61.
17. The Paris endoscopic classification of superficial neoplastic lesions: esophagus, stomach, and colon: November 30 to December 1, 2002. Gastrointest Endosc. 2003 Dec;58(6 Suppl):S3-43.
18. Update on the paris classification of superficial neoplastic lesions in the digestive tract. Endoscopy. 2005 June;37(6):570-78.
19. Kudo S, Lambert R, Allen JI, et al. Nonpolypoid neoplastic lesions of the colorectal mucosa. Gastrointest Endosc. 2008 Oct.;68(4 Suppl):S3-47.
20. Nakajima T, Saito Y, Tanaka S, et al. Current status of endoscopic resection strategy for large, early colorectal neoplasia in Japan. Surg Endosc. 2013 Mar. 19.
21. Oka S, Tanaka S, Kanao H, et al. Therapeutic strategy for colorectal laterally spreading tumor. Dig Endosc. 2009 July;21 (Suppl 1):S43-46.
22. Binmoeller KF, Bohnacker S, Seifert H, et al. Endoscopic snare excision of "giant" colorectal polyps. Gastrointest Endosc. 1996 Mar.;43(3):183-88.
23. Conio M, Repici A, Demarquay JF, et al. EMR of large sessile colorectal polyps. Gastrointest Endosc. 2004 Aug.;60(2):234-41.
24. Shatz BA, Weinstock LB, Thyssen EP, et al. Colonic chicken skin mucosa: an endoscopic and histological abnormality adjacent to colonic neoplasms. Am J Gastroenterol. 1998 Apr.;93(4):623-27.
25. Chug EJ, Lee JY, Choe J, et al. Colonic Chicken Skin Mucosa is an Independent Endoscopic Predictor of Advanced Colorectal Adenoma. Intest Res. 2015 Oct; 13(4): 318–325.
26. The Paris endoscopic classification of superficial neoplastic lesions: esophagus, stomach, and colon: November 30 to December 1, 2002. Gastrointest Endosc. 2003 Dec.;58(6 Suppl):S3-43.
27. Ferlitsch M Moss A, Hassan C, et al. Colorectal polypectomy and endoscopic mucosal resection (EMR): European Society of Gastrointestinal Endoscopy (ESGE) Clinical Guideline. Endoscopy. 2017;49(03):270-297.
28. Kobayashi Y, Kudo SE, Miyachi H, et al. Clinical usefulness of pit patterns for detecting colonic lesions requiring surgical treatment. Int J Colorectal Dis. 2011 Dec.;26(12):1531-40.
29. Uno Y, Munakata A. The non-lifting sign of invasive colon cancer. Gastrointest Endosc. 1994;40:485-489.
30. Kato H, Haga S, Endo S, et al. Lifting of lesions during endoscopic mucosal resection (EMR) of early colorectal cancer: implications for the assessment of resectability. Endoscopy. 2001 July;33(7):568-73.
31. Ferrara F, Luigiano C, Ghersi S, et al. Efficacy, safety and outcomes of 'inject and cut' endoscopic mucosal resection for large sessile and flat colorectal polyps. Digestion. 2010;82(4):213-20.
32. Ishiguro A, Uno Y, Ishiguro Y, et al. Correlation of lifting versus non-lifting and microscopic depth of invasion in early colorectal cancer. Gastrointest Endosc. 1999 Sept;50(3):329-33.

33. Uno Y, Munakata A. The non-lifting sign of invasive colon cancer. Gastrointest Endosc. 1994 July-Aug;40(4):485-89.
34. Brooker JC, Saunders BP, Shah SG, et al. Treatment with argon plasma coagulation reduces recurrence after piecemeal resection of large sessile colonic polyps: a randomized trial and recommendations. Gastrointest Endosc. 2002 Mar;55(3):371-75.
35. Kobayashi N, Saito Y, Sano Y, et al. Determining the treatment strategy for colorectal neoplastic lesions: endoscopic assessment or the non-lifting sign for diagnosing invasion depth? Endoscopy. 2007 Aug;39(8):701-5.
36. Kantsevoy SV, Adler DG, Conway JD, et al. Endoscopic mucosal resection and endoscopic submucosal dissection. Gastrointest Endosc. 2008 July;68(1):11-18.
37. Waye JD, Lewis BS, Yessayan S. Colonoscopy: a prospective report of complications. J Clin Gastroenterol. 1992 Dec.;15(4):347-51.
38. Tanaka S, Kashida H, Saito Y, et al. JGES guidelines for colorectal endoscopic submucosal dissection/endoscopic mucosal resection. Dig Endosc. 2015 May;27(4):417-34.
39. Tada M, Yassai H, et al. Treatment of early gastric cancer using strip biopsy, a new technique for jumbo biopsy. In: Takemoto T, Kawai K. (Eds.). Recent topics of digestive endoscopy. Tokio: Excerpta Medica, 1987.
40. Conio M, Blanchi S, Repici A, et al. Cap-assisted endoscopic mucosal resection for colorectal polyps. Dis Colon Rectum. 2010 June;53(6):919-27.
41. Tada M, Inoue H, Yabata E, et al. Feasibility of the transparent cap-fitted colonoscope for screening and mucosal resection. Dis Colon Rectum. 1997 May;40(5):618-21.
42. Chaves DM, Sakai P, Mester M, et al. A new endoscopic technique for the resection of flat polypoid lesions. Gastrointest Endosc. 1994 Mar-Apr;40(2 Pt 1):224-26.
43. Rodriguez-Sánchez J, De la Santa Belda E1, Olivencia Palomar P, et al. Multiband mucosectomy for the treatment of challenging non-pedunculated colorectal polyps. Endoscopy. 2018 Mar;50(3):253-258.
44. Kim HH, Park SJ, Lee SH, et al. Efficacy of endoscopic submucosal resection with a ligation device for removing small rectal carcinoid tumor compared with endoscopic mucosal resection: analysis of 100 cases. Dig Endosc. 2012 May;24(3):159-63.
45. Motohashi OSH, Takagi S, Kiyohashi A, et al. The benefit of endoscopic mucosal resection of the rectal carcinoid tumor using a ligating device-experimental study and clinical use. Gastroenterol Endosc. 1997;39:1138-43.
46. Niimi K, Goto O, Fujishiro M, et al. Endoscopic mucosal resection with a ligation device or endoscopic submucosal dissection for rectal carcinoid tumors: an analysis of 24 consecutive cases. Dig Endosc. 2012 Nov;24(6):443-47.
47. Kanamori T, Itoh M, Yokoyama Y, et al. Injection-incision—assisted snare resection of large sessile colorectal polyps. Gastrointest Endosc. 1996 Mar;43(3):189-95.
48. Cai S, Zhong Y, Zhou P, et al. Re-evaluation of indications and outcomes of endoscopic excision procedures for colorectal tumors: a review. Gastroenterol Rep (Oxf). 2014 Feb;2(1):27-36.
49. Lee EJ, Lee JB, Lee SH, Youk EG. Endoscopic treatment of large colorectal tumors: comparison of endoscopic mucosal resection, endoscopic mucosal resection-precutting, and endoscopic submucosal dissection. Surg Endosc. 2012 Aug;26(8):2220-30.
50. Friedland S, Banerjee S2, Kochar R, et al. Outcomes of repeat colonoscopy in patients with polyps referred for surgery without biopsy-proven cancer. Gastrointest Endosc. 2014 Jan;79(1):101-7.
51. Binmoeller KF, Weilert F, Shah J, et al. "Underwater" EMR without submucosal injection for large sessile colorectal polyps (with video). Gastrointest Endosc. 2012 May;75(5):1086-91.
52. Kulke MH, et al. NCCN Clinical Practice Guidelines in Oncology. 2017 Feb;(Version 1.2017):1-116.
53. Tolentino LHL, Sorbello MP, et al. DDW 2017 ASGE Program and Abstracts. Gastrointest Endosc. 2017; 85(5):Suppl, AB257-AB258.
54. Frossard J, Gervaz P, Huber O. Water-immersion sigmoidoscopy to treat acute GI bleeding in the perioperative period after surgical colorectal anastomosis. Gastrointest Endosc. 2010 Jan;71(1):167-70.
55. Battagin AS, Paccos JL, Marson FP. *Estudo em andamento - resultados preliminares.* Serviço de Endoscopia do Hospital Sírio-Libanês-SP, 2019.
56. Kim HG, Thosani N, Banerjee S, et al. Underwater endoscopic mucosal resection for recurrences after previous piecemeal resection of colorectal polyps (with video). Gastrointest Endosc. 2014 Dec;80(6):1094-102.
57. Sakamoto T, Saito Y, Matsuda T, et al. Treatment strategy for recurrent or residual colorectal tumors after endoscopic resection. Surg Endosc. 2011;25:255-60.
58. Yamashina T, Tumura T, Maruo T, et al. Underwater endoscopic mucosal resection: a new endoscopic method for resection of rectal neuroendocrine tumor grade 1 (carcinoid) ≤10mm in diameter. Endosc Int Open. 2018; 06(01): E111-E114.
59. Kawaguti F, de Oliveira JF, da Costa Martins B, Sorbello MP, et al. Underwater endoscopic resection of a neuroendocrine rectal tumor. Endoscopy. 2015;47(Suppl 1) UCTN:E513-4.
60. Tanaka S, Haruma K, Oka S, et al. Clinicopathologic features and endoscopic treatment of superficially spreading colorectal neoplasms larger than 20 mm. Gastrointest Endosc. 2001 July;54(1):62-66.
61. Costa JM, Soares JB. Target Sign: Endoscopic Sign of the Colonic Perforation. Acta Med Port. 2017 Jun;30(6):500-500.
62. Swan MP, Bourke MJ, Moss A, et al. The target sign: an endoscopic marker for the resection of the muscularis propria and potential perforation during colonic endoscopic mucosal resection. Gastrointest Endosc. 2011;73:79-85.
63. Ma MX, Bourke MJ. Complications of endoscopic polypectomy, endoscopic mucosal resection and endoscopic submucosal dissection in the colon. Best Pract Res Clin Gastroenterol. 2016 Oct;30(5):749-767.
64. Bahin FF, Rasouli KN1, Byth K, et al. Prediction of Clinically Significant Bleeding Following Wide-Field Endoscopic Resection of Large Sessile and Laterally Spreading Colorectal Lesions: A Clinical Risk Score. Am J Gastroenterol. 2016 Aug;111(8):1115-22.
65. Kim GU, Seo M, Song EM, et al. Association between the ulcer status and the risk of delayed bleeding after the endoscopic mucosal resection of colon. J Gastroenterol Hepatol. 2017 Nov;32(11):1846-1851.
66. Oka S, Tanaka S, Kanao H, et al. Current status in the occurrence of postoperative bleeding, perforation and residual/local recurrence during colonoscopic treatment in Japan. Dig Endosc. 2010 Oct;22(4):376-80.
67. Hotta K, Fujii T, Saito Y, Matsuda T. Local recurrence after endoscopic resection of colorectal tumors. Int J Colorectal Dis. 2009;24:225-30.
68. Robertson DJ, Lieberman DA, Winawer SJ, et al. Interval cancer after total colonoscopy: results from a pooled analysis of eight studies. Gastroenterology. 2008;134:A-111-A-112.
69. Pabby A, Schoen RE, Weissfeld JL, et al. Analysis of colorectal cancer occurrence during surveillance colonoscopy in the dietary Polyp Prevention Trial. Gastrointest Endosc. 2005;61:385-391.
70. Robertson DJ, Greenberg ER, Beach M, et al. Colorectal cancer in patients under close colonoscopic surveillance Gastroenterology. 2005;129:34-41.
71. Farrar WD, Sawhney MS, Nelson DB, et al. Colorectal cancers found after a complete colonoscopy. Clin Gastroenterol Hepatol. 2006 Oct;4(10):1259-64.
72. Khashab M, Eid E, Rusche M, Rex DK. Incidence and predictors of "late" recurrences after endoscopic piecemeal resection of large sessile adenomas. Gastrointest Endosc. 2009;70:344-349.
73. Davila RE, Rajan E, Adler D, et al. ASGE guideline: the role of endoscopy in the diagnosis, staging, and management of colorectal cancer. Gastrointest Endosc. 2005 Jan;61(1):1-7.
74. Tanaka, Kashida H, Saito Y, et al. JGES guidelines for colorectal endoscopic submucosal dissection/endoscopic mucosal resection. Digestive Endoscopy. 2015;27:417-434.
75. Lieberman, Rex DK, Winawer SJ, et al. Guidelines for colonoscopy surveillance after screening and polypectomy: a consensus update by the US Multi-Society Task Force on Colorectal Cancer. Gastroenterology. 2012 Sep;143(3):844-857.
76. Williams JG, Pullan RD, Hill J, Horgan PG, et al. Management of the malignant colorectal polyp: ACPGBI position statement. Colorectal Dis. 2013;15 (Suppl. 02):1-38.
77. Naqvi S, Burroughs S, Chave HS, Branagan G. Management of colorectal polyp cancers. Ann R Coll Surg Engl. 2012;94:574-578.
78. Kitajima K, Fujimori T, Fujii S, et al. Correlations between lymph node metastasis and depth of submucosal invasion in submucosal invasive colorectal carcinoma: a Japanese collaborative study. J Gastroenterol. 200439:534-543.
79. Seitz U, Bohnacker S, Seewald S, et al. Is endoscopic polypectomy an adequate therapy for malignant colorectal adenomas? Presentation of 114 patients and review of the literature. Dis Colon Rectum. 2004;47:1789-1796;discussion 1796-1787.
80. Cunningham KN, Mills LR, Schuman BM, Mwakyusa DH. Long-term prognosis of well-differentiated adenocarcinoma in endoscopically removed colorectal adenomas. Dig Dis Sci. 1994;39:2034-2037.

ESD: TÉCNICAS E RESULTADOS

CAPÍTULO 26

Raquel Cristina Lins Mota ▪ Nelson Miyajima

INTRODUÇÃO

Nas últimas décadas houve uma mudança progressiva na abordagem de grandes pólipos do trato gastrointestinal, desde a cirurgia, até as técnicas de ressecção endoscópica. Por causa do maior acesso aos exames endoscópicos, o advento dos programas de rastreamento, conscientização da comunidade e progresso na imagem endoscópica, as lesões neoplásicas precoces e assintomáticas foram cada vez mais detectadas.[1]

Já em 1960 surgiu o conceito, pela ressecção de pólipos transanais, de expansão da camada submucosa da parede intestinal para criar um plano de ressecção que evitasse o dano à camada muscular, princípio fundamental da dissecção endoscópica submucosa (ESD).[2] Na década de 1990, no Japão, utilizando esse conceito foi aplicada a ESD para o tratamento do câncer gástrico precoce endoscopicamente, até então ressecado pela mucosectomia endoscópica clássica.[1,3] O emprego desta técnica para tratamento minimamente invasivo e curativo para ressecções de cólon e reto foi relatado por Yamamoto et al. e Fujishiro et al.[4,5]

O princípio da ESD é a dissecção meticulosa do tecido no espaço submucoso expandido por fluidos, oferecendo controle preciso da profundidade da ressecção e extensão lateral. As margens da lesão são predefinidas, e a proposta é a ressecção da lesão em monobloco. A excisão em peça única dessas lesões permite o estadiamento completo do tumor, com estratificação da abordagem terapêutica, aumentando as chances de cura, porém não exclui a possibilidade de cirurgia subsequente, caso necessário.[1] Subsequentemente, os endoscopistas ocidentais abraçaram cada vez mais as possibilidades terapêuticas oferecidas pela dissecção submucosa, embora o tratamento endoscópico do câncer gastrointestinal tenha recentemente se tornado uma alternativa aceitável à cirurgia. Inicialmente esta técnica foi considerada de alto risco para complicações, como: perfuração e sangramento, porém, na maioria das vezes essas complicações são detectadas e resolvidas durante o procedimento endoscópico, sem comprometer o sucesso terapêutico. A ESD é um procedimento tecnicamente difícil, prolongado, e possui uma longa curva de aprendizado e operador-dependente.

INDICAÇÃO

O tratamento endoscópico está indicado nas lesões colorretais benignas e malignas, desde que critérios histopatológicos sejam rigorosamente aplicados. As lesões malignas devem ser consideradas não invasivas, com baixo risco de metástase linfonodal e confinadas até a camada submucosa superficial da parede intestinal. O importante é determinar a combinação de parâmetros a serem integrados em critérios de escolha do tratamento que minimize tanto a intervenção cirúrgica adicional desnecessária, quanto a perda de sobrevida, acompanhado de uma abordagem conservadora após a excisão local.

O grau histológico e os padrões de crescimento tumoral (cribriforme e brotamento), além da presença de invasão linfovascular e o padrão da invasão submucosa, são fatores significativamente relacionados com o envolvimento linfonodal.[6] A ausência desses fatores específicos seria o critério mais fidedigno para seleção de pacientes de baixo risco de recorrência.

De acordo com a Sociedade Japonesa para o tratamento do câncer colorretal, os critérios de indicação para a ressecção endoscópica são: carcinoma intramucoso (Tis) ou com invasão de submucosa (T1a) menor que 1.000 μm de qualquer morfologia ou tamanho (Fig. 26-1).[7] A camada submucosa é geralmente subdividida em três camadas de espessuras equivalentes: SM1, SM2 e SM3. Entretanto somente lesões que se estendem até sm^1 (1.000 μm) são consideradas curadas, se dentro dos outros critérios que citaremos adiante,

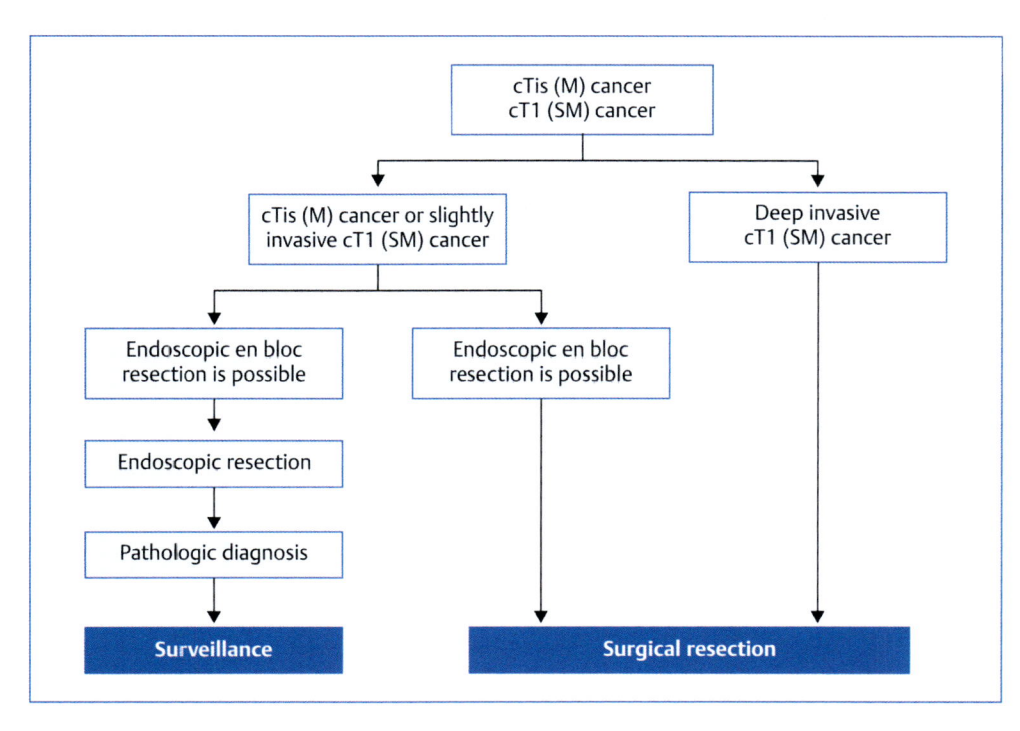

Fig. 26-1. Estratégia de tratamento para câncer Tis (M) e cT1 (SM). Japanese Society for Cancer of the Colon and Rectum (JSCCR) *guidelines* 2016 *for the treatment of colorectal cancer.*

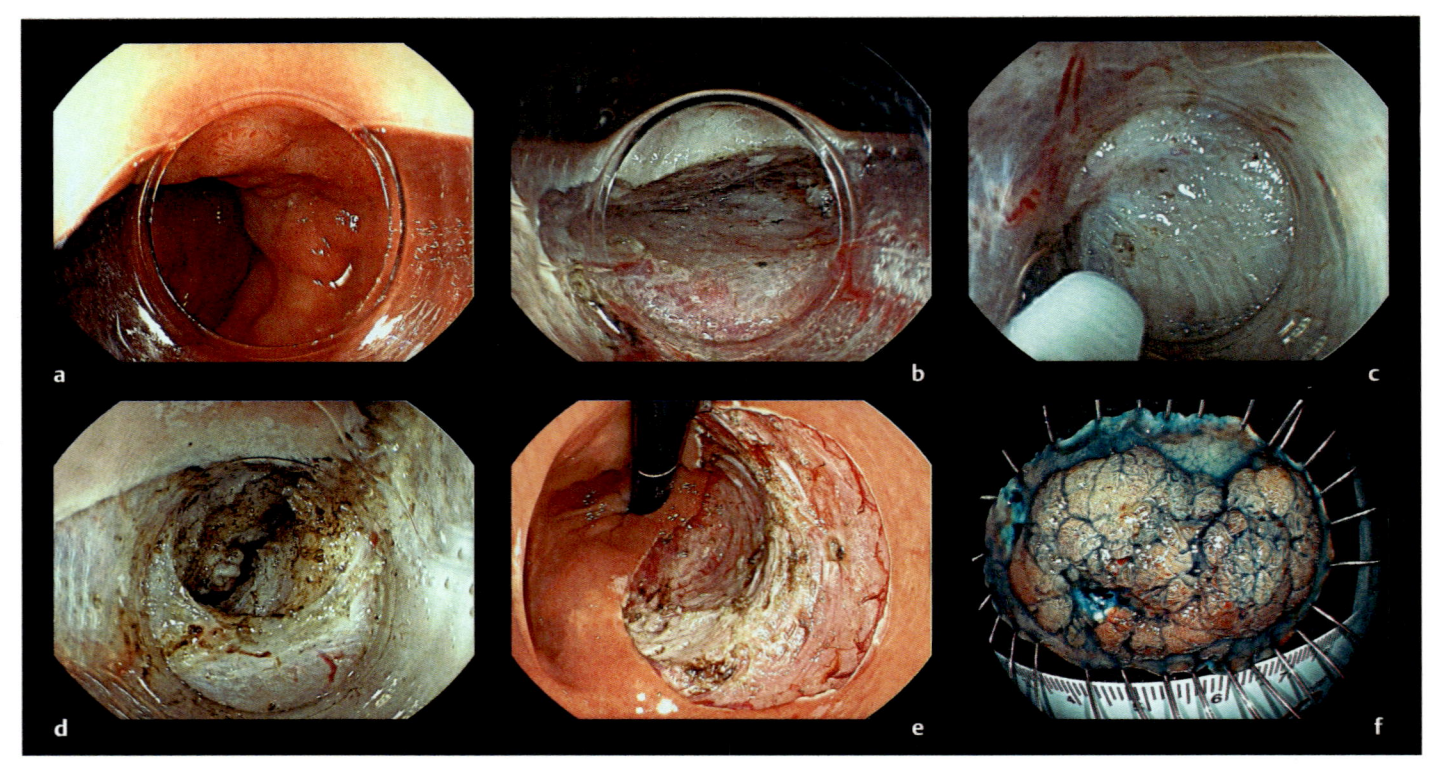

Fig. 26-2. (a-f) ESD de reto de lesão recidivada após três mucosectomias.

Quadro 26-1. Indicações de ESD para Câncer Colorretal

1. Lesões das quais a ressecção em bloco por EMR é difícil de obter:
   - LST não granular, particularmente a pseudodeprimida
   - Lesão com padrão de criptas do tipo V
   - Carcinoma com invasão superficial da submucosa (SM1)
   - Lesões grandes do tipo deprimido (IIc + IIa ou IIa + IIc)
   - Lesões polipoides grandes suspeitas para carcinoma
2. Tumor mucoso com fibrose na submucosa
3. Tumor em condições de doença inflamatória crônica intestinal
4. Recorrência precoce ou tumor residual após ressecção endoscópica

enquanto lesões com invasão além de SM1 não são consideradas curativas, e está indicado o tratamento cirúrgico complementar. As lesões confinadas à camada sm^1 têm um risco de metástase linfonodal menor do que 1%, enquanto esse risco aumenta progressivamente para 6% em sm^2 e 14% em $SM3$.[8] A avaliação da profundidade de invasão da camada submucosa pode ser realizada pela utilização de magnificação endoscópica e cromoscopia, onde, de acordo com o padrão de abertura das criptas glandulares, é possível diferenciar lesões neoplásicas das não neoplásicas e estimar a profundidade de invasão. Para esses tipos de lesões, é sempre desejável uma ressecção em bloco, pois permite o correto estadiamento histopatológico e diminui as taxas de recidiva. As indicações para ressecção endoscópica por ESD (Fig. 26-2), segundo a escola japonesa, estão listadas no Quadro 26-1.

DIAGNÓSTICO

Para definir a técnica ideal para ressecção endoscópica de lesões colorretais, é de fundamental importância identificar os fatores que estão relacionados com maior risco de invasão profunda da submucosa e metástase linfonodal.

A comprovação da metástase linfonodal pode ser determinada apenas pelo exame histopatológico da peça cirúrgica, enquanto a avaliação endoscópica permite estimar o risco de invasão e metástase, pela avaliação da morfologia e dos padrões das microssuperfície e microvascular, após o advento da magnificação de imagens associada à cromoscopia. Existem algumas classificações, que permitem estimar esses riscos.

Lesões colorretais com suspeita de malignidade devem ser ressecadas em bloco, pois estão associadas à menor taxa de recorrência local, e principalmente possibilitar avaliação mais precisa do nível de invasão, da presença de eventual invasão linfovascular e das margens de ressecção, e relacionadas com taxas mais elevadas de ressecções curativas. Portanto, a estimativa da profundidade da invasão é um dos passos mais importantes no estabelecimento das estratégias de tratamento para o câncer colorretal.[9]

A profundidade da invasão pode ser estimada de 3 formas: 1) características morfológicas; 2) cromoscopia com magnificação; 3) ecoendoscopia. Pelos achados macroscópicos, o tamanho da lesão é um dos aspectos mais importantes da profundidade e da escolha de um tratamento adequado para as neoplasias colorretais avançadas. Kudo *et al.* encontraram uma taxa de invasão submucosa de 7,4% a 14% nos pólipos colorretais ≥ 2 cm.[10] Um estudo retrospectivo que avaliou a profundidade de invasão de pequenos cânceres colorretais precoces (< 20 mm), utilizando características endoscópicas convencionais, descreveu 8 características a serem observadas em uma lesão durante a colonoscopia convencional: 1) superfície com perda da regularidade; 2) escavação: que consiste em uma área da lesão destruída e distorcida com desestruturação da superfície; 3) áreas deprimidas bem demarcadas; 4) aspecto edemaciado do pedículo, que se encontra espessado e alargado; 5) aparência de "intumescência" por causa do crescimento expansivo do tumor; 6) convergência de pregas; 7) friabilidade; 8) *non-lifting sign*.[11] O presente estudo encontrou que características como aspecto edemaciado do pedículo e depressão demarcada foram típicas de lesão invasiva, embora a acurácia diagnóstica para presença de qualquer umas das características morfológicas invasivas foi de 71%, significando que elas são insuficientes para diferenciar as lesões com invasão maciça da submucosa. Entretanto, para lesões maiores que 20 mm, a perda da regularidade da superfície e o *non-lifting sign* foram os achados endoscópicos típicos de invasão submucosa. Kobayashi *et al.*,[12] em um estudo multicêntrico, relataram que a presença do *non-lifting sign* apresentou sensibilidade de 61%, especificidade de 98%, valor preditivo positivo de 80%, valor preditivo negativo de 96% e acurácia de 94% para o diagnóstico de invasão maciça da submucosa, no entanto, Wan Park *et al.*[11] concluíram que o *non-lifting sign* foi limitado para prever a invasão profunda de submucosa em pólipos menores que 20 mm de tamanho. A simples avaliação morfológica das lesões de crescimento lateral (LST) pode predizer um risco aumentado de invasão submucosa. Essas lesões são classificadas, como: (a) LST

ESD: TÉCNICAS E RESULTADOS

Quadro 26-2. Taxa de Invasão Submucosa das LSTs para cada Subtipo e Tamanho da Lesão

Tipo	Tamanho (mm)			
	10-19	20-29	≥ 30	Total
LST-G homogênea	0/140 (0%)	1/109 (0,9%)	2/132 (1,5%)	3/351 (0,9%)
LST-G mista	3/50 (3%)	11/79 (13,9%)	22/142 (15,5%)	36/271 (13,3%)
LST-NG plana	21/414 (5,1%)	16/232 (6,9%)	43/703 (6,1%)	43/703 (6,1%)
LST-NG pseudodeprimida	5/21 (23,8%)	8/14 (57,1%)	16/38 (42,1%)	16/38 (42,1%)

Adaptado de: Oka S, Tanaka S, Kanao H, Oba S, Chayama K. 2009.[13]

granular (LST-G) e (b) LST não granular (LST-NG). A LST-G ainda é subdivida em granular homogênea ou granular nodular mista. A LST-NG pode ser do tipo plano elevada ou pseudodeprimida. Sabe-se que LST-G ≥ 30 mm e LST-NG ≥ 20 mm, especialmente o subtipo pseudodeprimido, apresentam maior risco de invasão submucosa e, por este motivo devem ser ressecadas em monobloco. Oka et al.[13] determinaram a taxa de invasão submucosa das LST de acordo com seu tamanho e subtipo, conforme demonstrado no Quadro 26-2.

A cromoendoscopia com magnificação de imagens é um recurso utilizado para avaliar o padrão de criptas das lesões, de acordo com a classificação de *pit pattern*, desenvolvida por Kudo *et al.*, em 1994, auxiliando na distinção entre adenoma e adenocarcinoma com alta precisão, além de auxiliar na estimativa de invasão submucosa.[14] A acurácia diagnóstica para diferenciar lesões neoplásicas de não neoplásicas foi de aproximadamente 80% para uma avaliação endoscópica convencional e 95% para uma avaliação com magnificação de imagens, usando *narrow band imaging* (NBI) e *blue laser imaging* (BLI). A classificação de *pit pattern*, que estabelece uma associação morfológica e histopatológica entre uma cripta individual, visto na colonoscopia com magnificação, e uma cripta individual vista ao exame histológico, além da associação entre o *pit pattern* e a histologia glandular, compreende 7 tipos, com o tipo V subdividindo-se em 2 outros tipos: tipos I, II, III, IV, Vi e Vn (Fig. 26-3). Estudos acerca dos padrões de criptas glandulares pela cromoendoscopia com magnificação têm confirmado que categorias específicas de *pit pattern* são sugestivas de câncer invasivo da submucosa. As lesões com padrão de criptas dos tipos I e II são consideradas lesões não neoplásicas, enquanto aquelas com padrão de criptas dos tipos III,

Type	Schematic	Endoscopic	Description	Suggested pathology	Ideal treatment
I			Rond pits	Non-neoplasic	Endoscopic or none
II			Stelar or papillary pits	Non-neoplasic	Endoscopic or none
IIIs			Small tubular or round pits that are smaller than the normal pit	Non-neoplasic	Endoscopic
IIIL			Tubular or roundish pits that are larger than the normal pit	Non-neoplasic	Endoscopic
IV			Branch-like or gyrus-like pits	Non-neoplasic	Endoscopic
VI			Branch-like or gyrus-like pits	Neoplasic (invasive)	Endoscopic or surgical
VN			Non-structural pits	Neoplasic (massive submucosal invasive)	Surgical

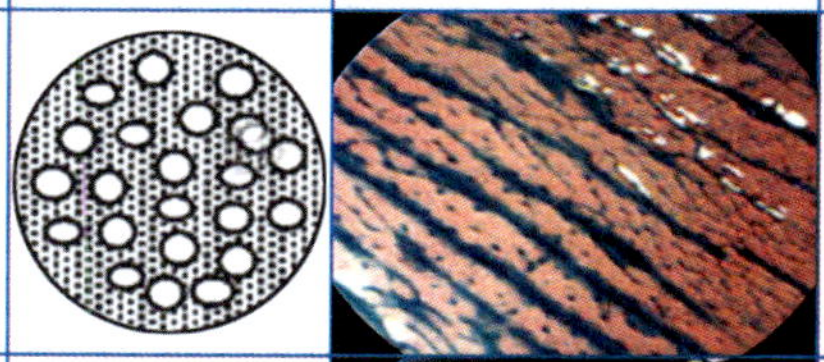

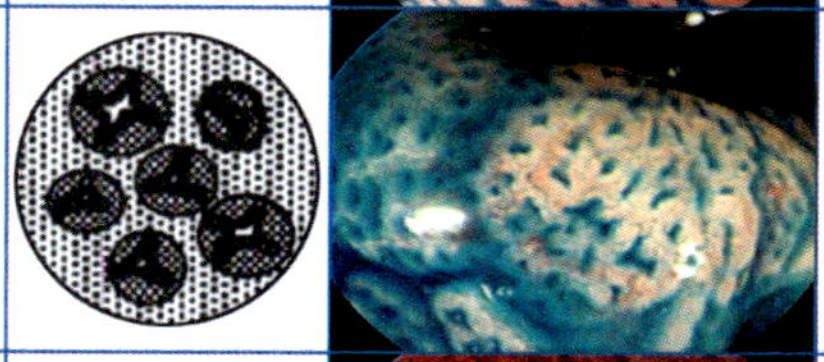

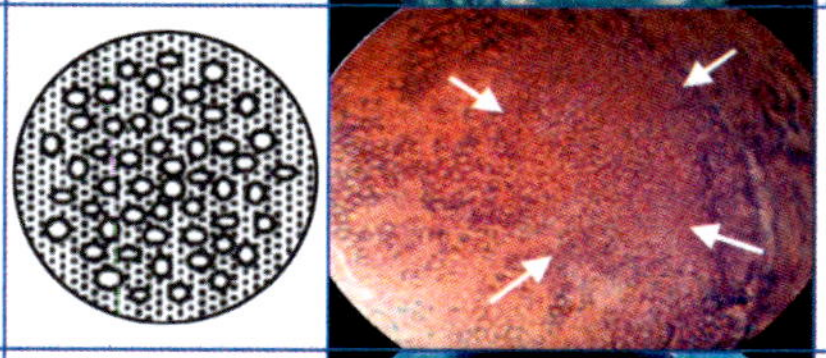

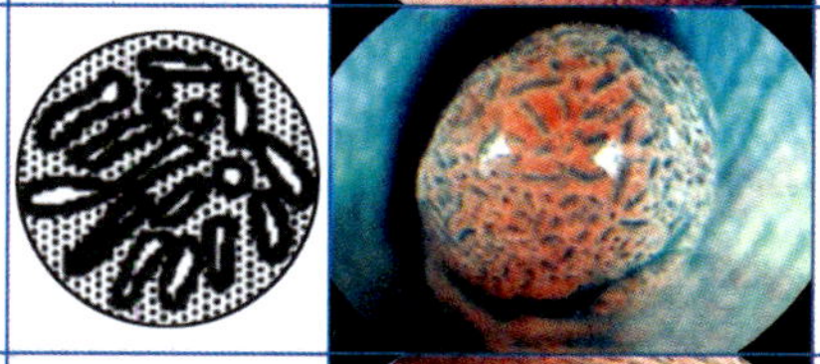

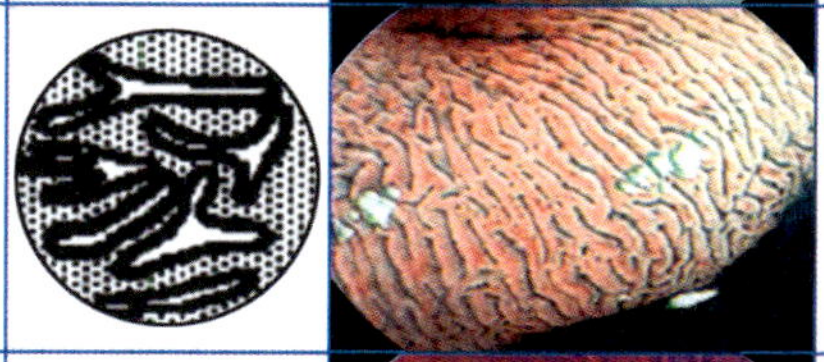

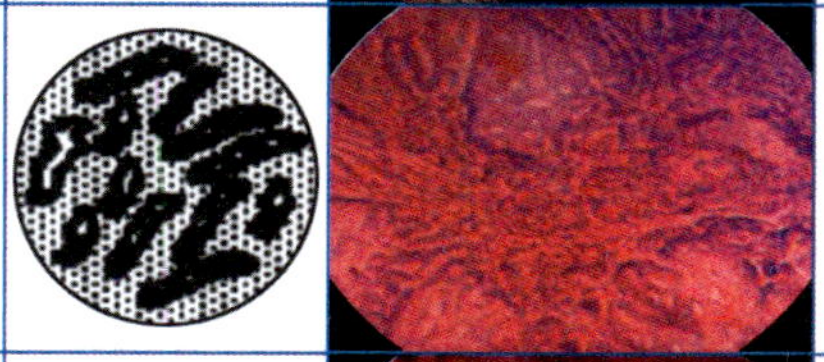

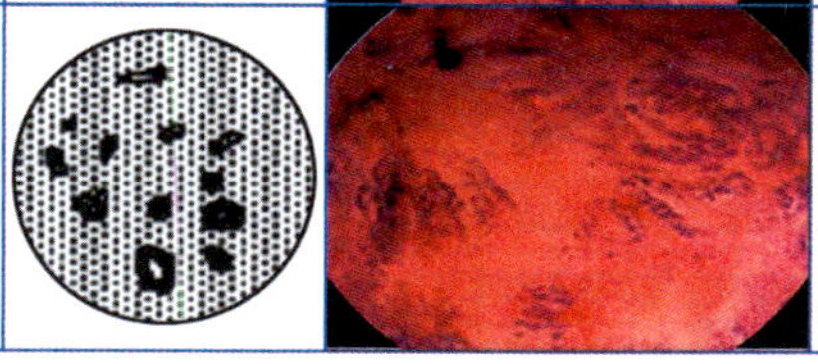

Fig. 26-3. Tanaka *et al.* Gastrointest Endosc 2006;64:604-13.

IV e V são observadas em lesões neoplásicas. O padrão de criptas do tipo IIIs é mais comum em lesões deprimidas, e estas últimas apresentam comportamento invasivo mais acelerado que as lesões protrusas.[14]

Em relação à avaliação da profundidade de invasão, os padrões de criptas dos tipos III, IV são encontrados em pólipos benignos, adenomatosos, e o tipo Vn (*non-structural/amorphous*), em lesões com alta probabilidade de invasão maciça da submucosa (SM2 ou mais/> 1.000 μm). O padrão de criptas do tipo Vi (irregular) tanto pode ser encontrado em lesões com invasão maciça da submucosa, bem como em lesões com invasão superficial da submucosa (SM1/< 1.000 μm). Um estudo conduzido em Northern Yokohama Hospital concluiu que 34% das lesões com a categoria Vi e 91% das lesões com categoria Vn foram câncer com invasão de submucosa, enquanto somente 0,64% das lesões do tipo III ou IV foram câncer com invasão submucosa.[15] Como mencionado anteriormente, o tipo Vi está associado a uma variedade de lesões, como displasia de baixo grau, displasia de alto grau, câncer submucoso superficial e mesmo o câncer com invasão profunda da submucosa.

Entretanto, existem estudos que classificam o tipo Vi em subtipos para melhor predizer a profundidade da invasão. Kanao *et al.*[16] subclassificaram o tipo Vi em 2 categorias: 1) lesões com irregularidade leve; 2) lesões com irregularidade grave (*nuclear staining between pits, irregular pit margins, and VI area* ≥ 5 mm). O autor encontrou que 56,1% das lesões com irregularidade grave foram neoplasias com invasão profunda da submucosa contra 6,7% das lesões com irregularidade leve. Matsuda *et al.* demonstraram que a sensibilidade, especificidade, valor preditivo positivo, valor preditivo negativo e acurácia diagnóstica foram de, para 3.371 adenomas, 612 câncer intramucoso, 52 câncer com invasão superficial da submucosa e 180 câncer com invasão profunda da submucosa, respectivamente, 85,6, 99,4, 86,5, 99,4 e 98,8% quando lesões do tipo Vi com área bem demarcada (uma área claramente visualizada entre 2 tipos morfologicamente diferentes, por exemplo: área deprimida, nódulo grande ou área avermelhada) foram sugestivas de invasão profunda da submucosa.[9]

Até 2009, vários centros acadêmicos japoneses propuseram suas classificações para estimar a profundidade de invasão com base no padrão de microvasculatura, utilizando a tecnologia de banda estreita (NBI) (Sano, Hiroshima e Showa).[17-19] No entanto, essas classificações eram complexas, gerando dificuldade na sua aplicação. Em 2009, o Colon Tumor NBI Interest Group (CTNIG), composto por 6 especialistas do Japão, Estados Unidos, França e Reino Unido, propôs a classificação *NBI International Colorectal Endoscopic* (NICE) (Fig. 26-4).[20] Essa classificação é com base na cor e no padrão vascular e de superfície dos tumores, que podem ser avaliados por exame endoscópico convencional e é útil para predizer a histologia e estimar a profundidade de invasão das lesões colorretais. Em 2014, a Equipe de Especialistas do Japão NBI, composta por 38 especialistas japoneses, propôs a classificação JNET (Fig. 26-5).[21] Essa classificação foi estabelecida, assim como a classificação de NICE, para fornecer não apenas a predição histológica, mas também a estimativa da profundidade da invasão, porém, com exame endoscópico com magnificação e NBI. É composta por 4 categorias de acordo com o padrão vascular e de superfície: tipo 1, tipo 2A, tipo 2B e tipo 3. O tipo 1 geralmente sugere pólipo hiperplásico (HP) ou pólipo serrilhado séssil (SSP); o tipo 2A é compatível com neoplasia intramucosa de baixo grau; o tipo 2B inclui neoplasia intramucosa de alto grau ou câncer invasivo submucoso superficial; e tipo 3 significa câncer invasivo profundo da submucosa. Essa classificação foi útil para o diagnóstico de HP/SSP (tipo 1), displasia de baixo grau (tipo 2A) e câncer submucoso profundo (tipo 3), mas não para displasia de alto grau/câncer submucoso superficial (tipo 2B). Um estudo retrospectivo de avaliação de imagens revelou que sensibilidade, especificidade, valor preditivo positivo, valor preditivo negativo e acurácia diagnóstica para lesões tipo 2B foram de 75,6, 90,5, 67,3, 93,4 e 87,4%, respectivamente. Outro estudo também mostrou que a especificidade e o valor preditivo positivo das lesões do tipo 2B julgados por 3 endoscopistas foram de 82,8 e 50,9%, que foram inferiores aos de outros tipos de lesões. Mais dados são necessários para avaliar o quanto a acurácia diagnóstica para lesões JNET tipo 2B pode ser melhorada por cromoendoscopia com magnificação.[9]

NBI Internacional Colorectal Endoscopic (NICE) Classification*

	Type 1	Type 2	Type 3
Color	Same or light than background	Browner relative to background (verify color arises from vessels)	Brown to dark brown relative to background; sometimes patchy whiter areas
Vessels	None or isolated lacy vessels coursing across the lesion	Brown vessels surrounding white structures**	Has area(s) of disrupted or missing vessels
Surface pattern	Dark or white spots of uniform size, or homogeneous absence of pattern	Oval, tubular or brached white structure surrounded by brown vessels***	Amorphous or absent surface pattern
Most likely pathology	Hyperplastic	Adenosoma***	Deep submucosal invasive cancer
Examples	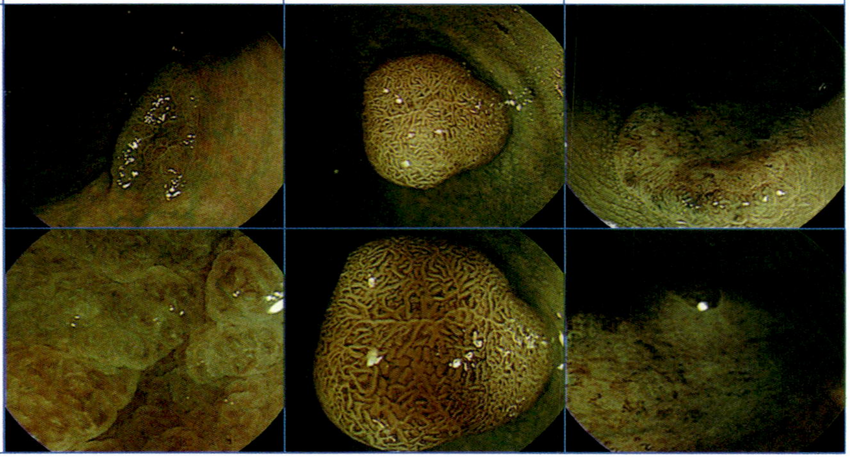		

* Can be applied using colonoscopes with or without optical (zoom) magnification
** These structures (regular or irregular) may represent the pits and the epithelium of the crypt opening
***Type 2 consists of Vienna classification types 3, 4 and superficial 5 (all adenomas with either low or high grade dysplasia, or with superficial submucosal carcinoma). The presence of high grade dysplasia or superficial submucosal carcinoma may be suggested by an irregular vessel or surface pattern, and is often associated with atypical morphology (e.g., depressed area)

Fig. 26-4. Classificação de NICE. Fonte: Sano Y, Tanaka S, Kudo S-E, et al. Narrow-band imaging (NBI) magnifying endoscopic classification of colorectal tumors proposed by the Japan NBI Expert Team. Dig Endosc. 2016;28(5):526-533. doi:10.1111/den.12644.

	Type 1	Type 2A	Type 2B	Type 3
Vessel pattern	• Invisible*1	• Regular caliber • Regular distribution (meshed/spiral pattern)*2	• Variable caliber • Irregular distribution	• Loose vessel areas • Interruption of thick vessels
Surface pattern	• Regular dark or white spots • Similar to surrounding normal mucosa	• Regular (tubular/branched/papillary)	• Irregular or obscure	• Amorphous areas
Most likely histology	Hyperplasic polyp/Sessile serrated polyp	Low grade intramucosal neoplasia	High grade intramucosal neoplasia/shallow submucosal invasive cancer*3	Deep submucosal invasive cancer

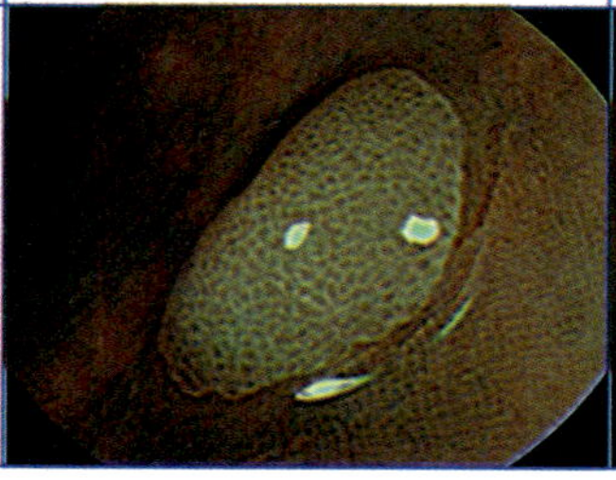

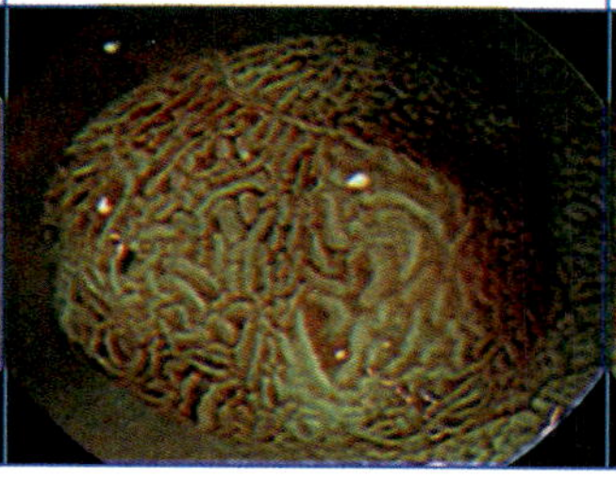

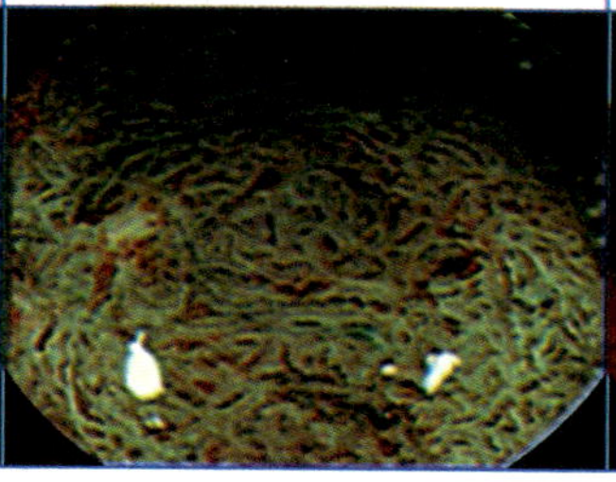

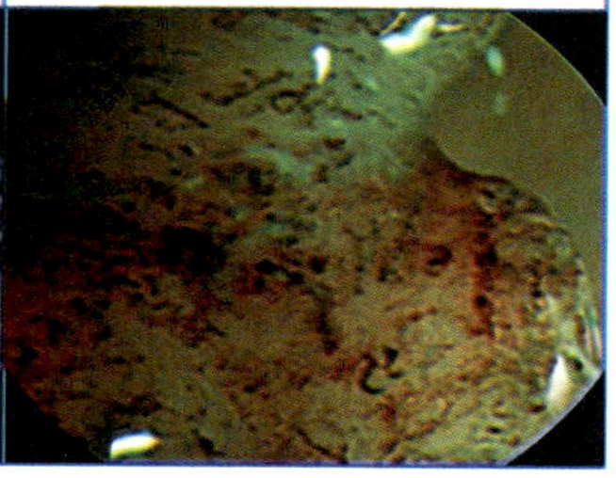

*1. If visible, the caliber in the lesion is similar to surrounding normal mucosa
*2. Micro-vessels are often distributed in a punctate pattern and well-ordered reticular or spiral vessels may not be observed in depressed lesions
*3. Deep submucosal invasive cancer may be included

Fig. 26-5. Classificação de JNET. Fonte: Sano Y, Tanaka S, Kudo S-E, et al. Narrow-band imaging (NBI) magnifying endoscopic classification of colorectal tumors proposed by the Japan NBI Expert Team. Dig Endosc. 2016;28(5):526-533. doi:10.1111/den.12644.

Um *miniprobe* de alta frequência geralmente é utilizado para determinar a profundidade da invasão. Uma área hipoecoica que invade a terceira camada é habitualmente sugestiva de invasão submucosa profunda. Entretanto, para lesões superficiais, a acurácia para identificar a profundidade de invasão (distinguir entre T1a e T1b) pode ser baixa, com tendência a superestadiamento da lesão, o que pode levar a um tratamento cirúrgico desnecessário. Os dados atuais da acurácia diagnóstica da ultrassonografia endoscópica (USE) para estimar a invasão da camada submucosa são conflitantes. Um recente estudo retrospectivo comparando USE com cromoscopia à magnificação revelou que a acurácia diagnóstica da profundidade de invasão entre os dois métodos foi comparável (71% vs. 71%); entretanto USE requer maior tempo de procedimento. Matsumoto et al. e Hurlstone et al. sugeriram que a acurácia diagnóstica da USE foi superior à cromoscopia com magnificação de imagens.[22,23] No entanto, os dois estudos tiveram uma importante limitação: a ecoendoscopia foi realizada após a cromoscopia com magnificação, e os endoscopistas detinham muitas informações acerca das lesões.

Na prática, em nosso meio geralmente não se realiza ecoendoscopia com esta finalidade, por causa da própria limitação do método e por não dispormos do *miniprobe* que seria o mais apropriado.

A realização ou não da tatuagem deve ser muito criteriosa, assim como o local a ser realizado para a identificação exata do local no eventual ato operatório, porém deve ser feita a uma distância de cerca de 3,0 cm da lesão, para evitar fibrose e interferência em possível abordagem endoscópica.

A inteligência artificial vem-se mostrando muito promissora no auxílio ao diagnóstico. Essa nova tecnologia utiliza a técnica de *Machine Learning* (aprendizado automático) e é desenvolvida utilizando milhares de imagens de lesões, de tal forma que o algoritmo consiga diferenciar os tecidos, detectando, assim, lesões neoplásicas, bem como a presença de invasão submucosa. Imagens de ultra-magnificação podem ser obtidas usando um endocitoscópio após a adequada coloração da matriz celular com violeta cristal a 0,05% e o núcleo celular com azul de metileno a 1%. A acurácia diagnóstica da endocitoscopia para neoplasia com invasão profunda da submucosa foi de 95,9% demonstrado em um estudo piloto. Estas imagens, quando interpretadas com o recurso da inteligência artificial, poderiam diagnosticar câncer colorretal invasivo com uma precisão de 94,1%.[24] Uma coorte retrospectiva, que utilizou a inteligência artificial para desenvolver um modelo para prever a presença de metástase linfonodal em câncer colorretal estádio pT1, demonstrou uma alta sensibilidade, especificidade e valor preditivo negativo.[25] Em teoria, esse modelo parece seguro em evitar procedimentos cirúrgicos adicionais após ressecção endoscópica de tumores colorretais.

PREPARAÇÃO

O preparo intestinal adequado é um pré-requisito essencial para auxiliar a visualização das lesões e reduzir os riscos de complicações durante o procedimento, assim como o preparo adequado do trato gastrointestinal superior. O uso de bombas de lavagem para a limpeza e irrigação, além do uso de drogas antiespasmódicas, auxilia na visualização endoscópica e melhora o campo para a realização da dissecção.[2] Os pacientes devem ser esclarecidos sobre os benefícios e riscos do procedimento, como sangramento ou perfuração, além da necessidade de eventual cirurgia em caso de perfuração que não seja passível de manejo endoscópico ou da impossibilidade de ressecção completa ou fora dos critérios de cura.

Alguns cuidados devem ser tomados em relação a pacientes em uso de anticoagulantes. Dois fatores devem ser analisados para a adequada orientação em relação ao uso destas medicações: (i) estratificação do risco de sangramento relacionada com o procedimento, (ii) estratificação do risco de tromboembolismo relacionada com as condições clínicas do paciente.

A dissecção submucosa apresenta uma alta taxa de sangramento relacionada com o procedimento, independentemente da localização da lesão, sendo considerada procedimento de alto risco para este evento adverso, sendo de 2% no cólon, 2,1% no esôfago e 5,8% no estômago.[26] Para pacientes com baixo risco de eventos tromboembólico que serão submetidos a ESD eletivamente, anticoagulantes, como: antagonista do receptor de P2Y12 (clopidogrel) e os inibidores da síntese de fatores de coagulação dependentes da vitamina K (varfarina), devem ser suspensos 5 dias antes do procedimento, sempre certificando que o INR esteja abaixo de 1,5 no caso do uso de varfarina. Se houver dupla antiagregação plaquetária, sugere-se a manutenção apenas da aspirina. Se houver alto risco para eventos tromboembólicos, a decisão deve ser tomada em conjunto com um cardiologista para avaliar o benefício de interromper a terapia anticoagulante ou substituir por outra classe de medicação, realizando a terapia ponte. Pacientes em uso de varfarina devem suspendê-la temporariamente e substitui-la por heparina de baixo peso molecular. Drogas inibidoras da trombina e do fator X ativado (Xa) devem ser suspensas pelo menos 48 horas antes do procedimento, com exceção de pacientes com *clearance* de creatinina entre 30-50 mL/min em uso de Dabigatrana que deve ser suspensa 72 horas antes do procedimento. Todos os pacientes em uso de varfarina devem ser informados que existe um aumento no risco de sangramento após o procedimento, mesmo após sua suspensão, quando comparados aos pacientes não anticoagulados.

Uma sedação adequada melhora os resultados dos exames e procedimentos endoscópicos em geral, pois diminui a distração do endoscopista com possíveis agitações ou outras intercorrências relacionadas com inadequação do nível de sedação. Para a realização de um procedimento endoscópico prolongado como ESD ou EPMR, cuja sedação profunda se faz necessária, a Sociedade Americana de Endoscopia Gastrointestinal (ASGE) recomenda a participação de um anestesista para realizar sedação com segurança e adequada.[27] A maioria das EMR pode ser feita sob sedação consciente, salvo quando há alto risco de complicações por causa da presença de comorbidades, variações anatômicas da via aérea ou intolerância/intercorrências com o uso de sedativos tradicionais.

A visualização adequada da luz intestinal do trato gastrointestinal durante o procedimento endoscópico só é possível por meio de uma adequada distensão de suas paredes pela insuflação de um gás. O dióxido de carbono (CO_2), por ser um gás não inflamável e rapidamente absorvido pelo organismo, foi proposto como agente insuflador para retoscopia rígida, em 1953, para prevenir explosões do reto durante remoção endoscópica de pólipos com utilização de corrente elétrica. A utilização do CO_2 nos procedimentos endoscópicos hoje é considerada como o padrão por causar menos dor e distensão abdominal após o exame e redução na quantidade de sedação. Uma recente metanálise,[28] realizada no serviço de endoscopia digestiva da Faculdade de Medicina da Universidade de São Paulo, envolvendo 4.854 pacientes, concluiu que ao término do procedimento de colonoscopia, após 1, 3 e 6 h, houve menor incidência de dor abdominal com a utilização de CO_2 quando comparado ao uso de ar ambiente, além da redução da flatulência em 1 e 6 h após o procedimento. Não há contraindicação à utilização de CO_2 como gás de insuflação, porém deve ser cauteloso em pacientes portadores de doença pulmonar obstrutiva crônica (DPOC), pelo risco de depressão respiratória, embora, estudos clínicos, que avaliaram o uso de CO_2 em pacientes portadores de DPOC submetidos à ESD, não observaram diferenças nas taxas de complicações entre os grupos que utilizaram CO_2 e ar ambiente.[29,30]

TÉCNICA DE ESD

A ESD é considerada um procedimento endoscópico de alto grau de dificuldade que requer do operador uma maior habilidade para sua realização de forma tecnicamente adequada e segura. Isto quer dizer que a curva de aprendizado é longa, além de exigir destreza e paciência. A maioria dos endoscopistas japoneses, em razão da alta incidência de câncer gástrico precoce associada ao advento dos programas de rastreamento e a necessidade de tratamentos menos invasivos para as neoplasias precoces, está familiarizada com as diferentes técnicas de ressecção endoscópica da mucosa (EMR) o que, se acredita, os tornam mais aptos a dominar esta técnica.

Recomenda-se iniciar nesta técnica realizando ressecções em lesões gástricas, particularmente localizadas no estômago distal, pois são tecnicamente mais fáceis de dissecar quando comparadas às lesões localizadas no estômago proximal, esôfago e cólon. Nesta área, a camada muscular própria é relativamente espessa, e as manobras endoscópicas são mais fáceis de realizar. Há também uma quantidade menor de vasos sanguíneos, além de serem menores em tamanho e espessura que no estômago proximal.

O reto é considerado o local mais fácil para os endoscopistas iniciantes, enquanto o cólon, sobretudo o cólon direito, é considerado local mais difícil para realização de ESD, por causa da limitação espacial para realização de manobras, acentuadas angulações em suas flexuras, além da menor espessura de sua camada muscular própria.[31]

De modo que, no Japão, se recomendam realizar, no mínimo, 50 ESD no estômago distal antes de passar para lesões mais complexas e em locais mais difíceis. Portanto, deve-se iniciar o treinamento das dissecções nas lesões localizadas no estômago distal, movendo-se para estômago proximal, reservando as lesões em esôfago e cólon como etapas finais.[1]

No ocidente, o cenário para aprender e praticar ESD é diferente. Como o tratamento endoscópico para as neoplasias gastrointestinais se tornou uma alternativa aceitável recentemente, poucos endoscopistas ocidentais têm experiência suficiente com a EMR para sobrepor ESD. Depois, o câncer gástrico precoce é relativamente incomum no ocidente, isto dificulta a obtenção de experiência em ESD gástrico, previamente a outros locais com maiores dificuldades técnicas, como esôfago e cólon.

Finalmente, alguns países ocidentais carecem de uma tradição de programas de triagem para neoplasias precoces, além da falta de conhecimento dos aspectos destas neoplasias, o que faz com que estas lesões pequenas permaneçam sem serem detectadas.

Princípios

A parede do cólon é composta por quatro camadas: mucosa, submucosa, muscular própria e serosa. A espessura desta parede varia ao longo de todo cólon, além das variações do diâmetro da luz intestinal do órgão. Ao longo de todo intestino grosso, a parede é mais espessa no reto e cólon esquerdo (3 mm) em comparação ao cólon direito (1,5 mm). A camada submucosa é composta por tecido areolar frouxo ou moderadamente denso, com vasos sanguíneos, plexos nervosos, glândulas e tecido linfoide. Ela está localizada entre as camadas mucosa e muscular própria e pode ser seccionada para separá-las. Com a injeção de fluidos na submucosa aumenta este espaço, permitindo a visualização adequada e a dissecção no plano adequado, próximo à camada muscular própria, para atingir os objetivos oncológicos e evitar danos ao tecido muscular e perfuração.

Materiais

O tipo de aparelho a ser utilizado, que deve estar em perfeitas condições de uso, é fundamental para a realização do procedimento com eficiência e segurança.

Recomendam-se equipamentos endoscópicos de alta definição com recursos de cromoscopia digital e magnificação de imagem, além de ter disponibilidade de vários modelos de aparelhos quanto ao calibre, comprimento do tubo de inserção e posicionamento do canal que interferem na manipulação dos acessórios.

Em geral aparelhos mais curtos e mais finos propiciam melhor controle do aparelho e agilizam a inserção e retirada dos acessórios. São desejáveis aparelhos com canal de irrigação acessório para limpeza e identificação de foco hemorrágico.

Teoricamente aparelhos de duplo canal apresentam a vantagem de permitir aspiração pelo segundo canal continuamente, particularmente durante o sangramento, sem interromper o procedimento, além de poder trabalhar com os canais em posições diferentes. Porém o calibre maior dificulta a manipulação e o acesso à camada submucosa.

Os acessórios indispensáveis são: *caps*, injetores, clipes, pinça de coagulação (*hot biopsy* ou *coagrasper*) e *knives* (*IT Knives* 1 e 2, *FlushKnife*, *HibridKnife*, *HookKnife*, *TriangleKnife*, *Dual Knife*, *SB knife*), nem todos disponíveis em nosso meio.

O CAP é um acessório adaptado e fixado na extremidade do aparelho para permitir a apresentação, manutenção de distância adequada das estruturas, compressão de foco hemorrágico e inserção no plano submucoso. É indispensável na realização da ESD, e existem inúmeros modelos com base na variação da forma (cilíndrica ou cônica), do comprimento e da presença de sulcos e orifícios de drenagem. A escolha de cada modelo depende da preferência do operador, da técnica e tipo de *knife* utilizado. Os modelos com ponta cônica apresentam a vantagem de facilitar a inserção no espaço submucoso da dissecção no início do procedimento e a desvantagem de reduzir o campo visual.

O bisturi elétrico é um item de extrema importância para o sucesso do procedimento e necessita dispor de recursos do corte pulsado e coagulação no modo *soft*, além de outras opções de corrente de corte e coagulação como *dry cut*, *forced* e *swift coagulation*. O corte pulsado apresenta a particularidade além do pulso intermitente, mesmo com acionamento contínuo do pedal, e o pulso é constituído parte por corrente de corte e parte por corrente de coagulação (*soft*), minimizando o risco de corte descontrolado e a coagulação na sequência. A corrente *soft coagulation* permite coagulação dos vasos por contato direto com *knife* ou após apreensão do vaso com pinça de coagulação. Lembrando que a coagulação deve ser pontual e não pode ser excessiva para evitar lesão tecidual e, consequentemente, o risco de perfuração tardia.

Ainda em relação aos equipamentos julgamos mandatório a insuflação com CO_2 por causa de sua rápida reabsorção, causando menor distensão e desconforto abdominal e reduz o risco da síndrome compartimental em caso de perfuração.

Técnica

Habitualmente a ESD é iniciada com paciente sedado ou sob anestesia geral em posicionamento convencional em decúbito lateral esquerdo, podendo ser realizadas mudanças no que favoreçam o procedimento. Regra geral o ideal é a lesão estar posicionada contralateral à parede com acúmulo do conteúdo enteral, pois conseguiremos uma melhor apresentação e evitamos trabalhar sob imersão.

No cólon não é necessária realizar a demarcação, exceto se as margens não forem evidentes e houver o risco de desorientação no momento da incisão. Quando necessário, a demarcação deve distar de 3 a 5 mm da borda, utilizando corrente de coagulação *soft* com o próprio *knife*. A infiltração deve ser parcial e realizada na parte externa da lesão e onde será realizada o *pré-cut* e a incisão, onde favoreça a apresentação e visualização da lesão. O local da injeção inicial deve ser escolhido dependendo do posicionamento da lesão e da estratégia a ser adotada na ressecção e se a abordagem será em visão frontal ou retrovisão.

Em nosso meio as soluções mais utilizadas são o Manitol com solução fisiológica a 10% e o Voluven com ou sem adrenalina e índigo-carmim. Alguns cuidados importantes são evitar a insuflação excessiva do órgão, puncionar com a agulha fina e obliquamente, evitando-se a injeção transmural, e no momento da primeira punção, introduzir a agulha na mucosa com injeção simultânea da solução, até encontrar o plano correto. As punções sucessivas devem ser realizadas próximo à base da elevação, onde a submucosa já está ligeiramente infiltrada. A infiltração no decorrer da dissecção pode ser realizada diretamente na submucosa em locais avascularizados, evitando-se o sangramento. Pode ser realizada com cateter injetor ou com o próprio *knife* dotado com este recurso, isto permite infiltrações sucessivas sem a necessidade de trocas de acessórios, evitando perda de tempo.

A incisão no modo corte pulsado deve compreender toda a camada mucosa, incluindo a muscular da mucosa até atingir a submucosa superficialmente. Este cuidado de evitar o aprofundamento na submucosa, onde estão os vasos mais calibrosos, é importante para prevenir o sangramento. Deve ser realizada com o *knife* escolhido iniciando no local de acordo com a estratégia a ser adotada e com infiltração submucosa prévia. Nesta decisão devem-se considerar a ação da gravidade e os locais de maior dificuldade técnica em razão da característica anatômica ou presença de fibrose.

Nós optamos pela incisão parcial e complementamos a circunferência total após dissecarmos cerca de ½ a ¾ do leito da lesão.

A dissecção do tecido conectivo submucoso, realizada com os *knives*, em geral utilizando corrente de coagulação (*forced* ou *swift*), mas pode ser realizada no modo *endocut*, particularmente nas áreas sem vasos evidentes (Fig. 26-6).

É fundamental realizar a dissecção sob visão direta e realizar no plano mais profundo, imediatamente acima da camada muscular própria, por apresentar menos vasos neste nível e para atingir os objetivos oncológicos. Isto se baseia na distribuição anatômica dos vasos na parede gástrica, os vasos perfurantes atravessam a camada muscular própria perpendicularmente e se ramificam, na camada média da submucosa, formando a trama vascular, assim depara-se com menor número de vasos durante a dissecção no plano mais profundo. Estes vasos mais calibrosos devem ser identificados e pré-coagulados com pinça antes da ressecção.

O sangramento em algum momento é quase inevitável durante a ESD, mas deve ser evitado ao máximo, utilizando boa técnica, utilizar o bisturi adequadamente, dissecar no plano correto e sob visão direta para identificar os vasos. O sangue que infiltra no tecido submucoso, prejudicando a identificação adequada dos tecidos e do campo de trabalho, aumenta os riscos de perfuração e hemorragia descontrolada, portanto, deve ser rapidamente controlado com o uso de pinça. A hemostasia com clipe durante a dissecção deve ser evitada, pois a sua presença pode dificultar o prosseguimento da ESD.

Após a finalização da ressecção, os vasos avermelhados devem ser coagulados com o próprio *knife* ou utilizando pinça de hemostasia, dependendo do calibre dos vasos. Os vasos que apresentaram sangramento de difícil controle ou onde foi utilizado corrente de coagulação em demasia devem ser tratados pela clipagem, para prevenir recorrência hemorrágica ou perfuração tardia.

A perfuração é uma das complicações mais sérias durante a ESD, porém em geral podem ser manejadas endoscopicamente com clipes, sem necessidade de interromper o procedimento ou intervenção cirúrgica. Alguns cuidados são fundamentais para minimizar a sua ocorrência, como: seguir técnica adequada; conhecimento e domínio no uso dos acessórios quanto às particularidades; ajuste correto do bisturi elétrico em cada etapa do procedimento e de acordo com o acessório utilizado; realizar manobras cuidadosas, com controle fino do *knife* e ter sempre em mente a orientação espacial quanto à localização da camada muscular própria.

Diante de uma perfuração deve-se realizar a clipagem o mais rápido possível. Caso não tenha espaço suficiente ou tecido seja adelgaçado demais para locar o clipe, deve prosseguir a dissecção até que isto seja possível. A clipagem neste momento deve ser o suficiente para evitar o extravasamento do ar, pois a presença de muitos clipes dificulta a sequência do procedimento. Na perfuração deve-se observar a ocorrência de pneumoperitônio hipertensivo com repercussão cardiorrespiratória, sendo nesta situação necessária a punção aliviadora.

Ao final do procedimento é fundamental a imediata fixação cuidadosa da peça com alfinetes em uma base rígida (cortiça, isopor

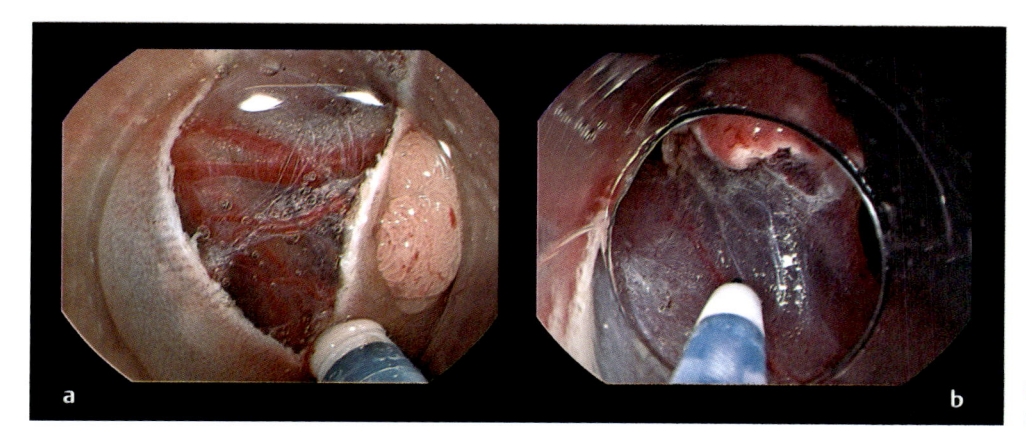

Fig. 26-6. (a, b) Incisão (*endocut mode*) e dissecção (*forced coagulation*) com *knife*.

ou EVA) e imersão completa em solução de formol, para evitar deterioração da peça. Estes cuidados são indispensáveis para permitir o exame anatomopatológico preciso quanto aos critérios de cura.

EMR *VERSUS* ESD

Ressecção endoscópica tornou-se a terapia de primeira linha para o manejo de neoplasias superficiais em todo trato gastrointestinal. A ressecção endoscópica da mucosa (EMR) e a dissecção submucosa endoscópica (ESD) são técnicas diferentes para o tratamento da neoplasia precoce gastrointestinal. EMR é relativamente simples, rápida e apresenta baixas taxas de complicações, porém sua limitação é a capacidade de ressecar grandes lesões em bloco, aumentando, assim, a taxa de recorrência e prejudicando o exame histológico.

ESD, por ser tecnicamente mais complexa, requer mais tempo de procedimento, além de ser operador-dependente. Sua vantagem é a possibilidade de ressecção em bloco, mesmo de lesões extensas e com componente fibrótico, reduzindo o risco de recorrência e permitindo uma avaliação histológica mais precisa e o correto estadiamento local. Tradicionalmente esta técnica está associada a uma taxa mais alta de eventos adversos. Embora existam diferenças no treinamento, nos recursos e na prevalência da doença, os princípios médicos fundamentais devem direcionar a abordagem terapêutica, e a terapia escolhida deve espelhar o processo da doença e objetivar os resultados mais seguros, com bom custo-benefício.

Uma diferença fundamental entre a EMR e a ESD é o nível do plano submucoso que é transposto durante o procedimento. Durante a EMR a alça atravessa o plano submucoso médio ou superficial e acima dos vasos de maior calibre, resultando em menor sangramento. Já na ESD, o plano submucoso profundo é dissecado, cortando os grandes vasos presentes neste plano, levando ao sangramento com maior frequência.

Os princípios básicos seguintes devem fundamentar a escolha da terapia correta para cada situação:

1. *Risco de disseminação linfonodal:* as diferenças na distribuição dos vasos linfáticos presentes na parede e ao longo de todo trato digestório estão diretamente relacionadas com o risco de disseminação linfática em cada acompanhamento. Por exemplo, a mucosa colônica não tem vasos linfáticos, portanto, o risco de metástase linfonodal para uma lesão restrita à camada mucosa é nulo.
2. *Suspeita endoscópica de invasão submucosa:* nestas condições somente a excisão em bloco pode oferecer a confirmação histológica de cura endoscópica. Portanto, a ESD é a modalidade mais apropriada.
3. *Potencial para doença invasiva ou dúvida da presença de malignidade:* as lesões que não podem ser corretamente diferenciadas endoscopicamente, quanto à presença de malignidade, devem ser excisadas em bloco para o correto estadiamento histológico.
4. *Custo-efetividade:* quando, em última análise, o resultado clínico final for o mesmo entre as duas modalidades terapêuticas, a EMR parece ser mais adequada, visto que a ESD requer geralmente internação hospitalar, maior tempo de procedimento e maior custo com material.
5. *Características dos diferentes tecidos e órgãos:* ao longo de todo trato gastrointestinal é possível observar diferenças nas características de cada uma das quatro camadas que compõe a parede do órgão. Por exemplo, quando injetamos na submucosa da parede gástrica, a bolha formada tende a se espalhar mais, ao contrário do que ocorre no cólon e duodeno, onde a mucosa está mais frouxamente ligada à camada submucosa, levando a elevações discretas com a injeção submucosa.

A maioria das neoplasias colorretais são adenomas, e esses adenomas podem ser curados pela polipectomia simples, pela técnica de ressecção endoscópica da mucosa (EMR) ou ressecção endoscópica da mucosa em *piecemeal* (EPMR). A European Society of Gastrointestinal Endoscopy (ESGE) afirma que a maioria das lesões superficiais do cólon e retais pode ser efetivamente removida de forma curativa por polipectomia padrão e/ou por EMR.[32] A ESD pode ser considerada para a remoção de lesões colônicas e retais com alta suspeita de invasão limitada da submucosa, com base em dois critérios principais: morfologia deprimida e padrão de superfície irregular ou LST não granular, particularmente se as lesões forem maiores que 20 mm; ou ESD pode ser considerado para lesões colorretais que de outra forma não poderiam ser removidas de forma ideal e total por técnicas fundamentadas na utilização de alças de polipectomia.

Entre as opções de tratamento endoscópico, a ESD é o método mais adequado para a ressecção em bloco. Entretanto, uma mucosectomia em *piecemeal* é possível para muitos adenomas e "adenocarcinomas em adenomas" desde que uma avaliação endoscópica minuciosa, com magnificação de imagens, permita a identificação das áreas carcinomatosas para que elas nunca sejam fragmentadas.[7,33] A razão para esta restrição é que se o carcinoma que invade a submucosa for seccionado em fragmentos, o diagnóstico patológico para a profundidade da invasão e o acometimento linfovascular ficaria comprometido, com o risco de subestadiamento.

Para as lesões de crescimento lateral (LST) a morfologia é um fator importante para a correta escolha da técnica endoscópica. As LSTs podem ser classificadas em 2 tipos: (a) granular (LST-G) e (b) não granular (LST-NG). Estas últimas ainda podem ser do tipo pseudodeprimida, expressa como tipo IIc + IIa ou IIa + IIc. Esse tipo de lesão é frequentemente associado à invasão multifocal da submucosa. Portanto, em muitos casos a EMR não é adequada para a ressecção desse tipo de lesão. Em resumo, para determinar a indicação de ESD deve-se considerar o padrão morfológico dessas lesões e a observação detalhada do padrão de *pit*, de maneira que a ressecção em bloco seja curativa.

Em uma metanálise de oito estudos (6 estudos japoneses e 2 sul coreanos) comparando EMR à ESD para lesões colorretais, a probabilidade de realizar ressecção em bloco e ressecção R0 foi significativamente maior na ESD comparado à EMR, com OR: 6,8 (IC 95% 3,3-14,2) e 4,3 (IC 95% 1,7-10,7), respectivamente. O risco de recorrência também foi significativamente menor na ESD em relação à EMR (OR 0,09, IC 95% 0,04-0,21). No entanto, uma maior probabilidade de duração prolongada e risco de perfuração foi significativamente maior na ESD em comparação à EMR (OR 68,1, IC 95% 36,3-79,9), (OR 4,5, IC 95% 2,5-8,1) respectivamente.[34] Saito Y *et al.*[35] encontraram que a taxa de recorrência local para EMR convencional, com ressecção em bloco, foi de 3%. Entretanto, para ressecções fragmentadas esta taxa foi consideravelmente maior: 20%. Embora os resultados em relação à preservação do órgão tenham sido semelhantes entre ESD e EPMR, a taxa de recorrência é maior nesta última. Quanto às complicações, o autor encontrou uma taxa de perfuração de 6,2% para ESD e 1,3% para EMR, embora não tenha havido diferença estatística entre os dois grupos.

Em resumo, EMR e ESD são técnicas complementares no manejo de pacientes com lesões pré-cancerosas no cólon. A EMR é segura e eficaz na maioria dos pacientes, exceto nas lesões com suspeita de invasão submucosa, em que a ressecção R0 deve ser considerada. Em última análise, a escolha da técnica endoscópica ideal para o manejo das lesões colorretais depende da suspeita de invasão submucosa após a avaliação da lesão e da possibilidade de ressecção em bloco decorrente de características da lesão.

COMPLICAÇÕES

A dissecção submucosa no cólon e reto é tecnicamente mais difícil do que no estômago e esôfago. Por causa de suas características anatômicas, como a espessura fina da parede e suas flexuras, além do diâmetro luminal reduzido, tornam-se desafiadoras as manobras a serem realizadas pelo endoscópico, aumentando o risco de eventos adversos. Embora a confiabilidade e segurança da técnica de ESD seja bem estabelecida, complicações, como perfuração, sangramento e síndrome pós-polipectomia, são os eventos adversos mais comumente observados.

Sangramento é a complicação mais frequente dos procedimentos endoscópicos e pode levar a consequências graves, como choque hemorrágico. Ele pode ser imediato ou tardio. O sangramento

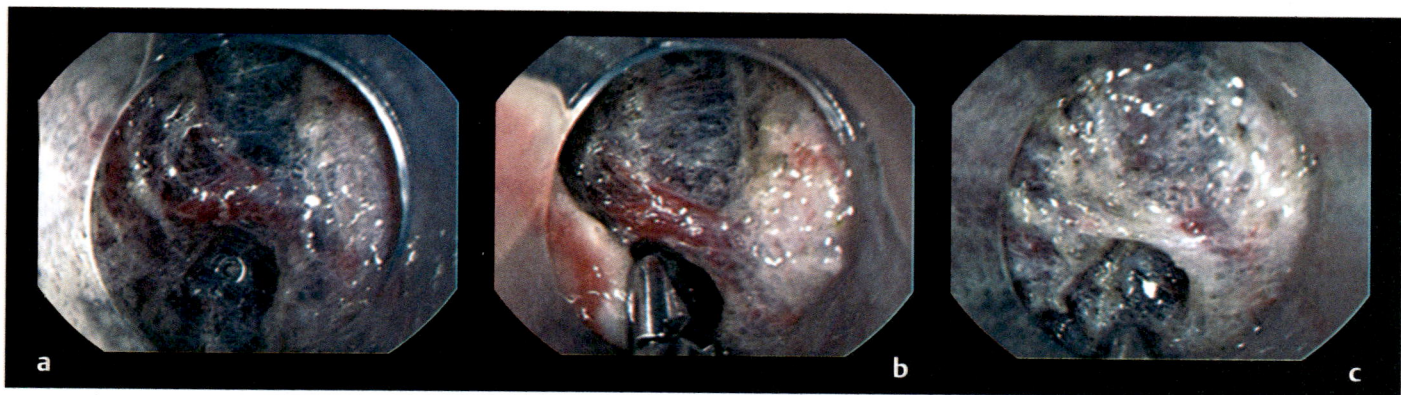

Fig. 26-7. (a-c) Hemostasia de vaso dissecado com pinça e soft coagulation.

imediato geralmente é definido como sangramento ativo que ocorre durante o procedimento, e a hemorragia tardia, evidenciada por melena ou fezes sanguinolentas, ocorre geralmente entre 2 a 7 dias após o procedimento, no entanto, pode ocorrer após duas semanas.[36] Na maior parte das vezes a hemorragia imediata ocorre pelo corte direto dos vasos submucosos, geralmente de pequena monta e autolimitado, não interferindo, porém, na continuação do procedimento. A definição de sangramento clinicamente significativo consiste em melena ou hematoquezia, levando a uma diminuição no nível de hemoglobina ≥ 2 g/dL ou à necessidade de transfusão sanguínea.[36]

A taxa de sangramento associada à ESD é de até 11,9%.[36] Uma recente revisão sistemática e metanálise de 104 estudos, envolvendo 13.603 pacientes, concluiu que as taxas de sangramento imediato e tardio são de 0,75% (intervalo de confiança de 95% [IC], 0,31% -1,8%) e 2,1% (IC 95%, 1,6% -2,6%), respectivamente.[37] O sangramento maciço imediato pode acontecer durante o procedimento, porém, pode ser evitado ao se dissecar cuidadosamente a camada submucosa, isolando os vasos mais calibrosos para uma coagulação controlada (Fig. 26-7). Porém, a grande preocupação é em relação ao sangramento tardio, pois não há um consenso sobre em quais situações deve ser realizada colonoscopia de emergência ou deve-se optar pela estratégia de "vigiar e esperar". Um estudo retrospectivo conduzido no Japão, avaliando os fatores de risco para sangramento tardio após ESD colorretal e a adoção da estratégia de "vigiar e esperar", concluiu que lesões localizadas no reto e lesões maiores que 40 mm tiveram maiores taxas de sangramento tardio, embora a análise multivariada revelou que o tamanho do espécime ressecado não foi um fator de risco. Entretanto, nenhum dos casos necessitou de colonoscopia de emergência para hemostasia do sangramento. Uma explicação para isto é que a associação entre o tamanho da lesão e a ocorrência de sangramento tardio esteja relacionado mais com a dificuldade técnica para a remoção de uma lesão grande, que requer uma dissecção mais cuidadosa.

No reto, a maior incidência de sangramento tardio pode ser decorrente de força mecânica produzida durante o esforço evacuatório, além de haver plexos venosos. Os vasos sanguíneos da camada submucosa do cólon são menos calibrosos, em relação aos outros segmentos do trato gastrointestinal. Por último, a dissecção submucosa é geralmente feita cuidadosamente, com identificação dos vasos sanguíneos e realização de hemostasia, ao contrário do que acontece na mucosectomia. Portanto, pacientes com fatores de risco para sangramento tardio devem ser rigorosamente monitorados e mantidos em ambiente hospitalar para vigilância.

A síndrome pós-polipectomia ou síndrome de coagulação consiste na queimadura transmural resultante da lesão por eletrocoagulação na parede do intestino após tratamentos endoscópicos, incluindo polipectomia, EMR e ESD.[36] É diagnosticada clinicamente por dor abdominal localizada, em razão da queimadura local e peritonite localizada, resultando em inflamação da serosa, febre, leucocitose e níveis elevados de proteína C reativa, sem perfuração evidente na radiografia ou tomografia computadorizada abdominal após o tratamento endoscópico. Muitas vezes ela é confundida com uma perfuração por causa da semelhança na sintomatologia, porém, é importante o seu reconhecimento, pois geralmente não requer cirurgia como tratamento, mas a síndrome de coagulação grave pode progredir para perfuração tardia. Sua taxa de incidência é maior desta após ESD do que após polipectomia, variando de 4,8% a 14,2%.[36] Os fatores de risco conhecidos são: sexo, tamanho da lesão, tempo de procedimento, localização e presença de fibrose submucosa. O cólon direito, especialmente o ceco, é o local que está mais relacionado com ocorrência de eventos adversos, incluindo a síndrome pós-polipectomia por causa de suas paredes finas além das altas pressões geradas neste segmento com a insuflação durante o procedimento, aumentando a vulnerabilidade para complicações.

A maioria dos pacientes que desenvolvem a síndrome de coagulação não necessita de cirurgia para o tratamento. Os sintomas melhoram em 24 h e desaparecem em 96 h com tratamento conservador, incluindo hidratação, uso e antibióticos de amplo espectro e repouso intestinal. Pacientes com sintomas leves podem ser tratados com antibióticos orais sem necessidade de internação. No entanto, se os sintomas não melhorarem ou piorarem, apesar do tratamento médico adequado, deve ser realizada imediatamente uma reavaliação para afastar a possibilidade de uma perfuração tardia.

Um ensaio clínico randomizado[38] mostrou que o uso profilático de antibióticos, administrados 1 h antes do procedimento e mais duas vezes a cada 8 h, foi associado à diminuição dos níveis de PCR e dor abdominal. No entanto, em decorrência da baixa incidência desta síndrome, talvez o uso profilático de antibióticos fosse mais eficaz para pacientes no grupo de alto risco. O uso de agentes para injeção submucosa de longa duração parece reduzir os riscos da síndrome pós-polipectomia, por aumentar a espessura da camada, reduzindo a queimadura transmural.[38]

A perfuração é a condição em que a cavidade abdominal é visível a partir da luz intestinal colorretal por um defeito em sua parede. Pode ser imediata, ocorrendo durante o procedimento ou tardia, que ocorre horas ou dias após a ESD. A taxa de perfuração durante a ESD varia de 2 a 14%.[7] A metanálise, publicada por Fuccio et al.,[39] mostrou que a taxa de perfuração utilizando a técnica padrão de ESD foi de 5,2% (95% CI, 4,4% e 6,1%) com diferenças significativas sendo observadas entre os países asiáticos e ocidentais. O risco de perfuração foi significativamente maior no ocidente (8,6%; IC 95%, 5,9% e 12,2%) do que nos países asiáticos (4,5; IC 95%, 3,9% e 5,3%). Vários fatores de risco para perfurações relacionadas com a ESD foram identificados, como, por exemplo, a localização da lesão no cólon, o tamanho do tumor, a presença de fibrose submucosa e também a *expertise* dos endoscopistas.

Hong et al.[40] desenvolveram um escore capaz de prever o risco de perfuração pós-ESD. Este nomograma, denominado SELF, em que quatro variáveis, como: tamanho, experiência do endoscopista, localização e fibrose, são usadas para calcular o risco de perfuração. Os tumores localizados no cólon (vs. reto) recebem 2 pontos, 1 ponto para cada 1 cm a mais no tamanho do tumor, 2 pontos adicionais para a presença de fibrose submucosa, enquanto 1 ponto deve ser subtraído, se a experiência do endoscopista for mais de 50 ESD. Um ponto de corte de 4 pontos foi determinado; se a pontuação total for menor ou igual a 4, o risco de perfuração é considerado baixo, cerca de 4%, caso contrário, para pontuações acima de 4, o risco é substancialmente aumentado em 3 vezes (ou seja, 11,6%). Apesar de várias limitações, este modelo preditivo é uma ferramenta muito útil que pode ajudar no processo de tomada de decisão sobre qual a melhor modalidade terapêutica (EPMR, ESD ou cirurgia) além de permitir a adoção de estratégias preventivas como bom preparo intestinal, uma ampla variedade de materiais disponíveis, utilização de CO_2 para insuflação do cólon, participação de endoscopistas mais experientes e um monitoramento mais próximo para o grupo de pacientes considerados de alto risco.

De todas as complicações, a perfuração tardia é a mais grave, com a maioria necessitando de cirurgia de emergência, por causa da peritonite causada pela contaminação de bactérias do cólon e por fezes. A incidência de perfuração tardia é de 0,1 a 0,4%.[41] Normalmente está relacionada com danos à base da lesão pela energia elétrica ou térmica e pode iniciar-se como uma síndrome pós-polipectomia. A perfuração tardia pode ser dividida em dois tipos: perfuração que ocorre durante o procedimento, porém, não é identificada no momento em que ocorre, e a perfuração tardia verdadeira que ocorre em razão da síndrome de coagulação. A maioria das perfurações tardias se desenvolve dentro de 14 h após o procedimento, embora alguns casos podem ser diagnosticados 24 h após o procedimento.[7,42] Quando ocorre perfuração tardia, deve ser solicitada tomografia de abdome e pelve, e a cirurgia de urgência é essencial, pois tem um prognóstico menos favorável.

Quando ocorre perfuração durante o procedimento, o tratamento endoscópico, se possível com a aplicação de endoclipes, deve ser realizado imediatamente. Se o dano à parede do cólon for fechado completamente, o tratamento cirúrgico não será necessário, e devem-se manter o jejum oral e antibioticoterapia. Para uma perfuração grande, tecnicamente difícil de ser fechada somente com clipes, pode ser associado ao *endoloop* com clipagem para o fechamento da perfuração. Na ocorrência da perfuração, a evidência tomográfica de ar livre na cavidade abdominal por si só não deve ser usada para orientar a decisão da cirurgia, mas sim os parâmetros clínicos e laboratoriais e considerar se o fechamento endoscópico foi satisfatório ou não. É necessário decidir cuidadosamente a indicação e o momento da cirurgia de emergência em conjunto com o cirurgião. No entanto, em casos de fechamento incompleto da perfuração, o tratamento cirúrgico deve ser realizado precocemente, pois o risco de peritonite é extremamente alto nessa situação.

O risco de estenose pós-ESD é baixo, cerca de 0,49%.[43] Um estudo retrospectivo publicado no Japão,[44] envolvendo 912 lesões dissecadas, relatou estenose em pacientes apenas com defeito circunferencial da mucosa de mais de 90%. Todos os casos foram facilmente controlados com até 3 sessões de dilatação por balão endoscópico e aplicação de supositórios de esteroides, não sendo necessária terapia cirúrgica.

CRITÉRIOS DE CURA E RESULTADOS CLÍNICOS

Idealmente, todas as lesões no cólon devem ser ressecadas em bloco para uma completa avaliação histológica das margens de ressecções lateral e vertical. Após a ressecção da lesão, seguindo os critérios de indicação para terapia endoscópica, de acordo com o resultado do espécime ressecado, ela pode ser classificada como:

- *Ressecção em bloco ou monobloco:* definida como retirada de toda lesão em um único fragmento.
- *Ressecção em bloco R0:* ressecção de toda lesão em um único fragmento, sem evidências de adenoma ou carcinoma nas margens horizontal e vertical.
- *Ressecção em bloco R0 curativa:* ressecção R0 em monobloco, que cumpre os critérios de cura e não necessitam de tratamento adicional.
- *Ressecção R1:* ressecção incompleta. Quando os tumores são removidos aos poucos, ou quando as margens laterais ou verticais são positivas para invasão tumoral.
- *Ressecção RX:* quando as margens não são avaliadas por causa de efeitos artificiais de queimadura ou de reconstrução insuficiente do tumor por causa da ressecção em *piecemeal*.

Uma revisão sistemática e metanálise de 109 estudos, envolvendo mais de 19.400 dissecções colorretais, mostrou que a taxa de ressecção R0 e a taxa de ressecção em monobloco de ESD realizada pela técnica convencional foram de 82,9% (IC 95%, 80,4% e 85,1%) e 91% (IC 95%, 89,2% e 92,5%) respectivamente.[39]

O sucesso técnico é considerado como remoção da lesão-alvo em uma única peça (em bloco) com evidência macroscópica de remoção completa da lesão. Porém, para que o procedimento seja considerado curativo e sem necessidade de tratamento adicional, nenhum dos seguintes achados deve constar durante o exame histológico do espécime ressecado: 1) profundidade de invasão da camada submucosa > 1.000 μm; 2) invasão angiolinfática positiva; 3) histologia pouco diferenciada, carcinoma com células em anel de sinete ou carcinoma mucinoso; 4) *budding* grau 2 ou 3 no local de invasão mais profunda.[33]

A cirurgia é recomendada, portanto, quando na presença de qualquer um dos critérios mencionado anteriormente. Porém, se a margem horizontal for positiva, mas nenhum outro critério estiver

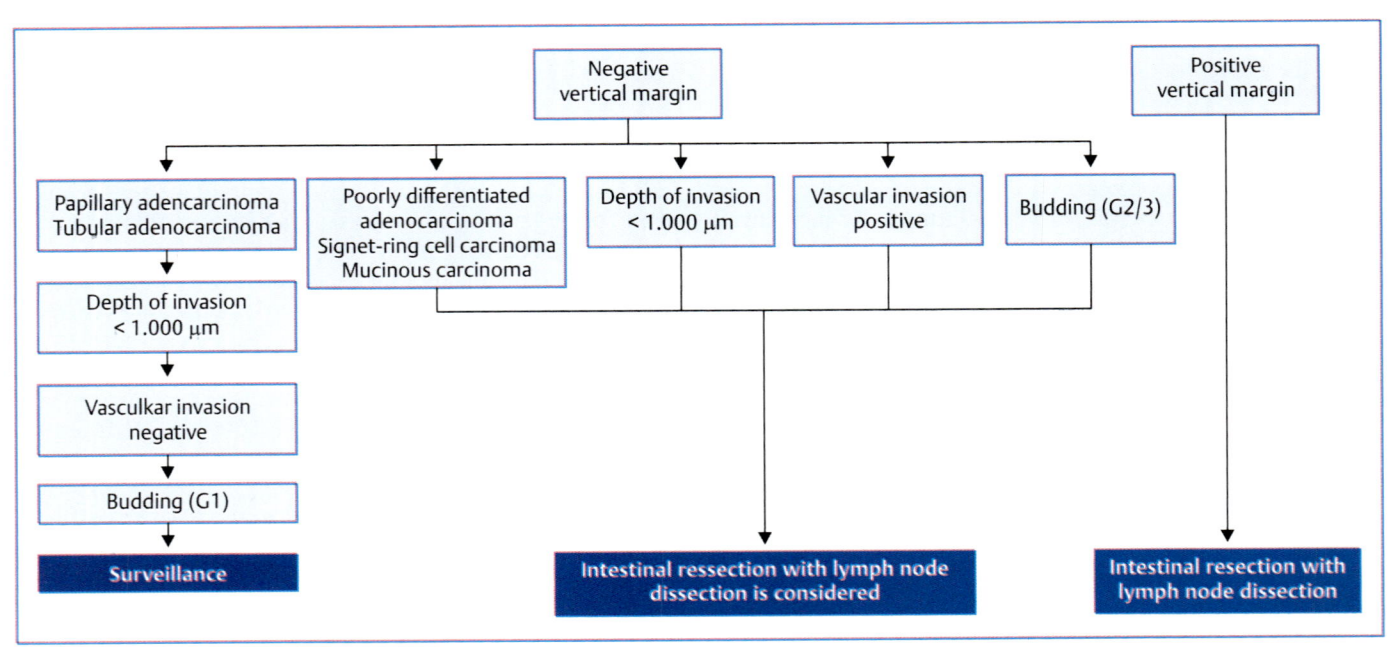

Fig. 26-8. Estratégia de câncer pT1 (SM) após ressecção endoscópica. Japanese Society for Cancer of the Colon and Rectum (JSCCR) *guidelines 2016 for the treatment of colorectal cancer.*

presente, a vigilância endoscópica com retratamento pode ser considerada em vez de cirurgia. O objetivo desses critérios é minimizar a necessidade de ressecções adicionais que eventualmente resultem em tratamento excessivo desses pacientes. Embora nenhum método de diagnóstico seja totalmente confiável em possível predizer a metástase linfonodal (pN), o grau de risco de metástase pode ser utilizado como base para determinar se deve ou não realizar tratamento adicional (Fig. 26-8).

O princípio para o tratamento de carcinomas que invadem a submucosa [pT1 (SM)], os carcinomas invasivos, é a ressecção intestinal com dissecção linfonodal, pois dos fatores considerados como preditivos de metástase linfonodal, a profundidade de invasão da submucosa é o mais importante. No entanto, alguns carcinomas pT1 (SM) têm um risco muito baixo de metástase. Por isso, vários aspectos devem ser levados em consideração. Em um pólipo pediculado, a classificação de Haggitt deve ser aplicada.[45] Neste caso, a profundidade de invasão em milímetros não é importante, e os critérios para cirurgia são apenas Haggitt nível 4 (invasão na submucosa da parede do cólon e não no pedículo) ou margens verticais positivas. Para uma lesão séssil, a profundidade de invasão é um fator importante, uma vez que o risco de metástase linfonodal pareça significativo apenas nas lesões com invasão submucosa >1.000 μm. K. Kitajima et al.,[46] em um estudo realizado em seis institutos no Japão, encontraram que, nos casos de lesões polipoides pediculadas, a taxa de metástase linfonodal foi de 0% quando somente houve invasão da cabeça do pólipo; 0% para invasão submucosa no pedículo de até 3.000 μm, se invasão linfática for negativa. Em relação às lesões polipoides sésseis, a taxa de metástase linfonodal foi de 0%, se a profundidade de invasão submucosa for de até 1.000 μm. A taxa de metástase linfonodal do carcinoma colorretal com profundidade de invasão da submucosa igual ou maior que 1.000 μm é de 12,5%.

As margens de ressecção são outro aspecto importante. As margens laterais, por si só, devem ser avaliadas com cautela, pois, quando positivas, são provavelmente um fator de risco para recorrência local.

Na maioria das vezes, a recorrência de uma margem lateral positiva para adenoma será o adenoma e não o câncer, que pode ser tratado no momento da endoscopia de acompanhamento. Portanto, a ESGE recomenda que, na ausência de outros fatores de risco, uma margem lateral positiva ou não avaliada deve estimular a reavaliação endoscópica em vez da cirurgia.[32] Entretanto, a ressecção parcial ou a margem lateral positiva para o carcinoma deve ser interpretada de outra forma e, nestes casos, a cirurgia deve ser considerada individualmente. Por outro lado, uma margem vertical positiva tem significado diferente e é, desta forma, uma indicação formal de tratamento cirúrgico complementar. No entanto, a distância ideal para a margem ainda é assunto controverso. Butte et al.[47] encontraram que nos pacientes em que as margens verticais foram indeterminadas ou menores que 1 mm, a taxa de recorrência da doença foi de 15 a 20% e que nenhum dos pacientes com margens > 1 mm apresentou recorrência da doença. Sendo assim, para a ressecção ser considerada como R0, não deve haver tumor na borda da amostra ou, em caso da presença de brotamento tumoral, pelo menos 1 mm de margem livre deve ser necessário.[32]

As artérias são um fator-chave na avaliação da invasão venosa. A invasão venosa é altamente provável, quando um ninho de células cancerígenas está localizado na vizinhança de uma artéria e distante da lesão principal. A presença de células cancerígenas e ninhos de células cancerígenas no espaço intersticial sugere invasão linfática. Ueno et al.[48] demonstraram que uma invasão vascular definitiva, sem nenhum outro parâmetro desfavorável, está de fato associada a um desfecho adverso. Porém, uma invasão linfática por si só não é um indicador útil de metástase linfonodal, pois distingui-la de uma invasão venosa ou de artefatos é muito difícil, e uma invasão linfática sem estar associada a outras características desfavoráveis é rara.

Budding tumoral é definido como um ninho de células cancerosas consistindo em uma ou menos de cinco células que se infiltram no interstício na margem invasiva do câncer.[33,48] Dependendo do número de buddings, o seu Grau é definido da seguinte forma: G1: 0-4; G2:5-9; G3: ≥ 10. A taxa de metástase linfonodal para tumores de grau 2/3 é significativamente maior do que para os tumores de grau 1. Um estudo multicêntrico conduzido pelo Comitê do Projeto de Pesquisa de Budding (2005) do JSCCR em que o grau 1 foi definido como "baixo grau", e o grau 2/3 como "alto grau" mostrou que "alto grau" é um preditor independente de metástases em linfonodos.[49] Entretanto, apesar de as células cancerígenas que compõem o budding serem células desdiferenciadas, presentes apenas na frente de invasão tumoral, não se deve confundir com o grau de diferenciação tumoral, que são fatores independentes na avaliação do risco de metástase nodal. Um estudo retrospectivo conduzido no Japão mostrou que a taxa de envolvimento nodal evidente foi de 0,7%, e a de micrometástase foi de 6,8% no grupo sem invasão vascular ou grau histológico e budding desfavorável.

Sendo assim, com base em aspectos endoscópicos e patológicos, podemos estratificar os pacientes, de acordo com as características das ressecções, em três categorias para o risco de recorrência local ou a distância: 1) ressecção de baixo risco: definida como ressecção R0 e sem características de mau prognóstico; 2) ressecção de alto risco: ressecção R0 ou RX com pelo menos uma característica de mau prognóstico ou R1; 3) ressecção de risco local: ou seja, com risco de recorrência local, definida como ressecção RX e sem características de mau prognóstico para metástase a distância.[33]

A taxa de recorrência em 12 meses após a realização de ESD pela técnica convencional é cerca de 2,0% com diferença significativa entre países ocidentais 5,2%; (IC 95% 3,3% e 8,1%) e asiáticos 1,1% (IC: 95% 0,7% e 1,8%). Um estudo retrospectivo japonês, envolvendo 224 lesões colorretais dissecadas por ESD em 222 pacientes, relatou uma taxa de recorrência local de 1,5%.[50] Os fatores de risco para recidiva foram o tipo de ressecção, fragmentada ou em bloco, ressecção incompleta detectada na histologia com margens comprometidas e em casos de ressecção não curativa.

ACOMPANHAMENTO

Os dados presentes na literatura, onde reúnem estudos retrospectivos, mostram que a ESD está associada a menores taxas de recorrência local, variando de 0 a 3%, apesar disso, não há evidências claras a respeito de qual o tempo ideal para a vigilância.[33] A ESGE recomenda a vigilância endoscópica 3 a 6 meses após o tratamento. Se não forem evidenciados sinais de recorrência, uma colonoscopia completa deve ser realizada 1 ano após a primeira vigilância. Após ressecção fragmentada (EPMR) ou com presença de margens laterais positivas sem indicação cirúrgica, recomenda-se colonoscopia com biópsias aos 3 meses.

CONCLUSÃO

Em geral, a maioria das lesões superficiais do cólon é benigna e pode ser removida de forma segura e eficaz por polipectomia padrão e EMR. ESGE reconhece que ESD é melhor que EMR para a ressecção em monobloco R0 de lesões superficiais colônicas maiores que 20 mm. Entretanto, esse benefício pode ser clinicamente significativo em apenas um pequeno número de lesões. A ESD é tecnicamente mais difícil que a EMR e, particularmente em países ocidentais, onde poucos endoscopistas têm experiência para alcançar os resultados descritos na literatura. As lesões mais adequadas para ressecção por ESD são: lesões do tipo IIa + IIc pela classificação de Paris, lesões com non-lifting sign ou LST-NG > 20 mm. A cirurgia é atualmente o padrão ouro de tratamento, porém uma exceção a ser considerada é para lesões no reto, onde a complexidade da abordagem cirúrgica tradicional com um maior risco de desfechos funcionais negativos ao paciente torna a ESD uma opção mais interessante. Estudos futuros devem ser realizados para comparar ESD com abordagens cirúrgicas na ressecção de lesões à suspeita de malignidade da submucosa.

REFERÊNCIAS BIBLIOGRÁFICAS

1. Bourke MJ, Neuhaus H, Bergman JJ. Endoscopic Submucosal Dissection: Indications and Application in Western Endoscopy Practice. Gastroenterology. 2018 May;154(7):1887-1900.e5.

2. Saunders BP, Tsiamoulos ZP. Endoscopic mucosal resection and endoscopic submucosal dissection of large colonic polyps. Nat Rev Gastroenterol Hepatol. 2016 Aug;13(8):486-96.
3. Hirao M, Masuda K, Asanuma T, et al. Endoscopic resection of early gastric cancer and other tumors with local injection of hypertonic saline-epinephrine. Gastrointest Endosc1988;34:264-269.
4. Yamamoto H, Yube T, Isoda N, et al. A novel method of endoscopic mucosal resection using sodium hyaluronate. Gastrointest Endosc. 1999;50(2):251-6.
5. Fujishiro M, Yahagi N, Nakamura M, et al. Endoscopic submucosal dissection for rectal epithelial neoplasia. *Endoscopy* 2006;38:493-497.
6. Ueno H, Mochizuki H, Hashiguchi Y, Shimazaki H, Aida S, Hase K, et al. Risk factors for an adverse outcome in early invasive colorectal carcinoma. Gastroenterology. 2004 Aug;127(2):385-94.
7. Tanaka S, Kashida H, Saito Y, Yahagi N, Yamano H, Saito S, et al. JGES guidelines for colorectal endoscopic submucosal dissection/ endoscopic mucosal resection. Dig Endosc. 2015 May;27(4):417-34.
8. Matsuda T, Gotoda T, Saito Y, Nakajima T, Conio M. Our perspective on endoscopic resection for colorectal neoplasms. Gastroenterol Clin Biol. 2010 Aug-Sep;34(6-7):367-70.
9. Lee BI, Matsuda T. Estimation of Invasion Depth: The First Key to Successful Colorectal ESD. Clin Endosc. 2019 Mar;52(2):100-106.
10. Kudo S, Lambert R, Allen JI, et al. Nonpolypoid neoplastic lesions of the colorectal mucosa. GastrointestEndosc. 2008;68(4 Suppl):S3-S47.
11. Park W, Kim B, Park SJ, Cheon JH, Kim TI, Kim WH, Hong SP Conventional endoscopic features are not sufficient to differentiate small, early colorectal cancer. World J Gastroenterol. 2014 Jun 7;20(21):6586-93.
12. Kobayashi N, Saito Y, Sano Y, Uragami N, Michita T, Nasu J, et al. Determining the treatment strategy for colorectal neoplastic lesions: endoscopic assessment or the non-lifting sign for diagnosing invasion depth? Endoscopy. 2007;39:701-705.
13. Oka S, Tanaka S, Kanao H, Oba S, Chayama K. Therapeutic strategy for colorectal laterally spreading TUMOR. Dig Endosc. 2009;21:S43-S46.
14. Kudo S, Hirota S, Nakajima T, et al. Colorectal tumours and pit pattern. J Clin Pathol. 1994;47(10):880-885.
15. Kudo S, Lambert R, Allen JI, et al. Nonpolypoid neoplastic lesions of the colorectal mucosa. GastrointestEndosc. 2008;68(4 Suppl):S3-S47.
16. Kanao H, Tanaka S, Oka S, Kaneko I, Yoshida S, Arihiro K, et al. Clinical significance of type V(I) pit pattern subclassification in determining the depth of invasion of colorectal neoplasms. World J Gastroenterol. 2008;14:211-217.
17. Sano Y, Ikematsu H, Fu KI, et al. Meshed capillary vessels by use of narrow-band imaging for differential diagnosis of small colorectal polyps. Gastrointest Endosc. 2009;69(2):278-283.
18. Kanao H, Tanaka S, Oka S, Hirata M, Yoshida S, Chayama K. Narrow-band imaging magnification predicts the histology and invasion depth of colorectal tumors. Gastrointest Endosc. 2009;69(3 Pt 2):631-636.
19. Wada Y, Kudo S, Kashida H, et al. Diagnosis of colorectal lesions with the magnifying narrow-band imaging system. GastrointestEndosc. 2009;70(3):522-531.
20. Hayashi N, Tanaka S, Hewett DG, et al. Endoscopic prediction of deep submucosal invasive carcinoma: Validation of the Narrow-Band Imaging International Colorectal Endoscopic (NICE) classification. Gastrointest Endosc. 2013;78(4):625-632.
21. Sano Y, Tanaka S, Kudo S-E, et al. Narrow-band imaging (NBI) magnifying endoscopic classification of colorectal tumors proposed by the Japan NBI Expert Team. Dig Endosc. 2016;28(5):526-533.
22. Matsumoto T, Hizawa K, Esaki M, et al. Comparison of EUS and magnifying colonoscopy for assessment of small colorectal cancers. Gastrointest Endosc. 2002;56:354-360.
23. Hurlstone DP, Brown S, Cross SS, Shorthouse AJ, Sanders DS. High magnification chromoscopic colonoscopy or high frequency 20 MHz mini probe endoscopic ultrasound staging for early colorectal neoplasia: a comparative prospective analysis. Gut. 2005;54:1585-1589.
24. Takeda K, Kudo SE, Mori Y, et al. Accuracy of diagnosing invasive colorectal cancer using computer-aided endocytoscopy. Endoscopy. 2017;49:798-802.
25. Katsurolchimasa, Shin-Ei K, Hideyuki M, Yuta K, Takemasa H, Kunihiko W, et al. Comparative clinicopathological characteristics of colon and rectal T1 carcinoma. Oncol Lett. 2017 Feb;13(2):805-810.
26. Veitch AM et al. Endoscopy in patients on antiplatelet or anticoagulant therapy, including direct oral anticoagulants: British Society of Gastroenterology (BSG) and European Society of Gastrointestinal Endoscopy (ESGE) guidelines. Gut. 2016;65(3):374-89.
27. ASGE Standards of Practice Committee, Early DS, Lightdale JR, Vargo JJ 2nd, Acosta RD, Chandrasekhara V, et al. Guidelines for sedation and anesthesia in GI endoscopy. GastrointestEndosc. 2018 Feb;87(2):327-337.
28. Passos ML, Ribeiro IB, de Moura DTH, Korkischko N, Silva GLR, Franzini TP, et al. Efficacy and safety of carbon dioxide insufflation versus air insufflation during endoscopic retrograde cholangiopancreatography in randomized controlled trials: a systematic review and meta-analysis. Endosc Int Open. 2019 Apr;7(4):E487-E497.
29. Takada J, Araki H, Onogi F, Nakanishi T, Kubota M, Ibuka T, et al. Safety and efficacy of carbon dioxide insufflation during gastric endoscopic submucosal dissection. World J Gastroenterol. 2015 Jul14;21(26):8195-202.
30. Yoshida M, Imai K, Hotta K, Yamaguchi Y, Tanaka M, Kakushima N, et al. Carbon dioxide insufflation during colorectal endoscopic submucosal dissection for patients with obstructive ventilatory disturbance. Int J Colorectal Dis. 2014 Mar;29(3):365-71.
31. Kaosombatwattana U, Yamamura T, Nakamura M, Hirooka Y, Goto H. Colorectal endoscopic submucosal dissection in special locations. World J GastrointestEndosc. 2019 Apr 16;11(4):262-270.
32. Pimentel-Nunes P, Dinis-Ribeiro M, Ponchon T, Repici A, Vieth M, De Ceglie A, et al. Endoscopic submucosal dissection: European Society of Gastrointestinal Endoscopy (ESGE) Guideline. Endoscopy. 2015 Sep;47(9):829-54.
33. Watanabe T, Muro K, Ajioka Y, Hashiguchi Y, Ito Y, Saito Y, et al. Japanese Society for Cancer of the Colon and Rectum (JSCCR) guidelines 2016 for the treatment of colorectal cancer. Int J Clin Oncol. 2018Feb;23(1):1-34.
34. Fujiya M, Tanaka K, Dokoshi T, et al. Efficacy and adverse events of EMR and endoscopic submucosal dissection for the treatment of colon neoplasms: a meta-analysis of studies comparing EMR and endoscopic submucosal dissection. Gastrointest Endosc. 2015;81:583–595.
35. Saito Y, Fukuzawa M, Matsuda T, Fukunaga S, Sakamoto T, Uraoka T, et al. Clinical outcome of endoscopic submucosal dissection versus endoscopic mucosal resection of large colorectal tumors as determined by curative resection. Surg Endosc. 2010 Feb;24(2):343-52.
36. Kim ER, Chang DK. Management of Complications of Colorectal Submucosal Dissection. Clin Endosc. 2019 Mar;52(2):114-119.
37. Akintoye E, Kumar N, Aihara H, Nas H, Thompson CC. Colorectal endoscopic submucosal dissection: a systematic review and meta-analysis. Endosc Int Open. 2016;4:E1030-E1044.
38. Lee SP, Sung IK, Kim JH, Lee SY, Park HS, Shim CS, Ki HK. A randomized controlled trial of prophylactic antibiotics in the prevention of electrocoagulation syndrome after colorectal endoscopic submucosal dissection. Gastrointest Endosc. 2017 Aug;86(2):349-357.e2.
39. Fuccio L, Hassan C, Ponchon T, Mandolesi D, Farioli A, Cucchetti A, et al Clinical outcomes after endoscopic submucosal dissection for colorectal neoplasia: a systematic reviewand meta-analysis. Gastrointest Endosc. 2017 Jul;86(1):74-86.e17.
40. Hong SN, Byeon JS, Lee BI, Yang DH, Kim J, Cho KB, et al. Prediction model and risk score for perforation in patients undergoing colorectal endoscopic submucosal dissection. Gastrointest Endosc. 2016Jul;84(1):98-108.
41. Chiba H, Ohata K, Tachikawa J, Arimoto J, Ashikari K, Kuwabara H, et al. Delayed Bleeding After Colorectal Endoscopic Submucosal Dissection: When Is Emergency Colonoscopy Needed? Dig Dis Sci. 2019 Mar;64(3):880-887.
42. Hirasawa K, Sato C, Makazu M, Kaneko H, Kobayashi R, Kokawa A, Maeda S. Coagulation syndrome: Delayed perforation after colorectal endoscopic treatments. World J Gastrointest Endosc. 2015 Sep 10;7(12):1055-61.
43. Fuccio L, Ponchon T. Colorectal endoscopic submucosal dissection (ESD). Best Pract Res Clin Gastroenterol. 2017 Aug;31(4):473-480.
44. Hayashi T, Kudo S-E, Miyachi H, et al. Management and risk factor of stenosis after endoscopic submucosal dissection for colorectal neoplasms. Gastrointest Endosc 2016 Dec.

45. Haggitt RC, Glotzbach RE, Soffer EE, Wruble LD. Prognostic factors incolorectal carcinomas arising in adenomas: implications for lesions removed by endoscopic polypectomy. Gastroenterology. 1985 Aug;89(2):328-36.
46. Kitajima K, Fujimori T, Fujii S, Takeda J, Ohkura Y, Kawamata H, et al. Correlations between lymph node metastasis and depth of submucosal invasion in submucosal invasive colorectal carcinoma: a Japanese collaborative study. J Gastroenterol. 2004 Jun;39(6):534-43.
47. Butte JM, Tang P, Gonen M, et al. Rate of residual disease after complete endoscopic resection of malignant colonic polyp. Dis Colon Rectum. 2012;55:122-127
48. Ueno H, Mochizuki H, Hashiguchi Y, Shimazaki H, Aida S, Hase K, et al. Risk factors for an adverse outcome in early invasive colorectal carcinoma. Gastroenterology. 2004 Aug;127(2):385-94.
49. Japanese Society for Cancer of the Colon and Rectum (2005) JSCCR guidelines 2005 for the treatment of colorectal cancer. Kanehara & CO., LTD., Tokyo.
50. Shigita K, Oka S, Tanaka S, Sumimoto K, Hirano D, Tamaru Y, et al. Long-term outcomes after endoscopic submucosal dissection for superficial colorectal tumors. Gastrointest Endosc. 2017 Mar;85(3):546-553.

CÂNCER COLORRETAL: RASTREAMENTO E VIGILÂNCIA

José Luiz Alvim Borges ▪ Marcelo Averbach

INTRODUÇÃO

A sequência adenoma-carcinoma é a via habitual de origem do adenocarcinoma do intestino grosso, neoplasia maligna mais frequente neste segmento do tubo digestivo. Assim, o processo de transformação tem seu início no epitélio mucoso superficial, e seu desenvolvimento se dá de maneira estagiada. Estas duas peculiaridades do tumor implicam a existência de um estágio pré-maligno, muitas vezes assintomático, relativamente longo, quando a neoplasia pode ser detectada pela inspeção endoscópica. A ressecção dos tumores nessa fase impede a progressão para o câncer invasivo.[1,2] Ademais, o tratamento do câncer colorretal, ainda quando limitado à parede intestinal, é seguido de altos índices de cura. Assim sendo, em regiões em que apresenta alta prevalência, o adenocarcinoma colorretal atende os critérios da Union Internationale Contre le Cancer (UICC) para neoplasias apropriadas para programas de rastreamento.[3]

RASTREAMENTO

Trata-se, por definição, de um processo de identificação presuntiva de doença presente, mas não diagnosticada. O rastreamento do câncer colorretal diz respeito, portanto, à aplicação de testes e exames à população assintomática em risco, com o intuito de detectar lesões pré-malignas ou câncer em estádios iniciais, evitando-se, assim, a progressão da neoplasia e a morte do indivíduo. Claramente, para assegurar a maior eficiência do rastreamento, é necessário conhecer a história natural da doença e dirigir o programa para aqueles grupos que apresentem o maior risco de portar a neoplasia em estádios passíveis de tratamento.

A população em risco para câncer colorretal pode ser dividida em um grupo representado por indivíduos de 40 anos ou mais, sem história pessoal ou familiar de câncer colorretal, que representam o risco populacional médio, e outro com maior risco, que inclui indivíduos com história pessoal de neoplasia colorretal (pólipos ou câncer), ou história familiar de câncer colorretal. Existem, ainda, indivíduos com alto risco, que são aqueles pertencentes às famílias portadoras de síndromes de câncer colorretal hereditário, como a polipose adenomatosa familial (PAF) e a síndrome do câncer colorretal hereditário sem polipose (HNPCC), além dos portadores de moléstias inflamatórias intestinais, como a retocolite ulcerativa inespecífica e a doença de Crohn. Nestas populações, em que a possibilidade de desenvolvimento de câncer é muito grande, o rastreamento é obrigatório e apresenta aspectos peculiares, como a repetição periódica de exames diagnósticos a partir de determinada idade, adquirindo, nesses casos, características de vigilância e detecção. Já o rastreamento das populações sem fatores adicionais de risco envolve, em razão dos altos custos relacionados, controvérsias quanto aos métodos e à seleção dos indivíduos a serem submetidos a ele.[4] Existem, no entanto, fortes evidências de que o rastreamento nesse grupo diminui a mortalidade causada pelo câncer colorretal, bem como sua incidência.[2,5-7]

RASTREAMENTO EM POPULAÇÕES SEM FATORES ADICIONAIS DE RISCO

Os tumores esporádicos são responsáveis por cerca de 90% dos casos de câncer colorretal. O risco nesse tipo de neoplasia cresce com a idade, com sua incidência praticamente dobrando a cada década entre os 40 e os 80 anos. Indivíduos de 50 anos apresentam uma chance de 530 em 10.000 de desenvolver câncer colorretal invasivo durante o restante de suas vidas, bem como uma chance de 250 em 10.000 de morrer em decorrência desse tumor.[8] Vários métodos, isolados ou associados, têm sido propostos para desenvolver programas de rastreamento populacional. Entre eles estão aqueles que se baseiam no exame das fezes, pesquisando a presença de sangue oculto pela reação com o guaiaco (gFOBT) ou reação imunoquímica (iFOBT) ou, ainda, analisando o DNA de células esfoliadas (fDNA). Recentemente, um teste para detecção, no sangue periférico, de alterações genéticas presentes no câncer colorretal foi autorizado para uso clínico nos Estados Unidos. Trata-se da pesquisa de DNA com septina 9 hipermetilada proveniente do tumor (mSept9). Este teste não é inferior à reação imunoquímica, mas a sensibilidade é menor do que aquela observada com o DNA fecal. O fato de ser um exame de sangue pode aumentar a aderência ao rastreamento.[9] Por outro lado, são utilizados, também, exames estruturais, como a sigmoidoscopia rígida (RS) ou flexível (RSF), a colonoscopia (CF) e a colografia por tomografia computadorizada (C-CT).

Pesquisa de Sangue Oculto nas Fezes

Este teste baseia-se no fato de que o adenocarcinoma colorretal, bem como o adenoma que o precede tendem a sangrar em quantidades frequentemente não detectadas a olho nu. A importância do teste do guaiaco, para pesquisa de sangue oculto nas fezes, na detecção e prevenção do câncer colorretal tem sido exaustivamente investigada. Estudos envolvendo um grande número de pacientes foram desenvolvidos, e os mais importantes foram compilados em uma revisão sistemática.[10] Assim, foram analisados quatro estudos randomizados, incluindo cerca de 330.000 indivíduos e duas séries não randomizadas, envolvendo 113.000 pessoas. Os resultados dos estudos randomizados apontam uma redução de 16% (risco relativo de 0,84 com intervalo de confiança [IC] de 95% entre 0,77 e 0,93). Se os números forem ajustados de acordo com o grau de adesão ao programa de rastreamento, a redução na mortalidade seria de 23% (risco relativo 0,77 com IC de 95% entre 0,57 e 0,89). Dessa forma, se um teste de pesquisa de sangue oculto nas fezes pelo método do guaiaco fosse oferecido bienalmente para uma população de 10.000 pessoas, e 2/3 delas realizassem ao menos um teste, 8,5 (3,6 a 13,5) mortes por câncer colorretal seriam evitadas em um período de 10 anos.

O *Minnesotta Colon Cancer Study* incluiu 46.551 participantes que foram randomizados para um grupo-controle ou rastreamento com FOBT anual ou bienal. Após 30 anos de acompanhamento, conclui-se que o tanto o rastreamento anual como bienal diminuíram a mortalidade por câncer (risco relativo 0,68; IC 95% 0,56 a 0,82 e 0,78; IC 95% 0,65 a 0,93, respectivamente).[11]

O teste para pesquisa de sangue oculto nas fezes apresenta, portanto, importância em programas de rastreamento populacional para o câncer colorretal, sendo de fácil aplicação, de custo baixo e de boa relação custo-eficácia. A baixa sensibilidade para detectar pólipos pequenos e a baixa especificidade, que acarreta muitos resultados falsos-positivos, são alguns dos problemas com o teste. Se considerarmos que os resultados falsos-positivos desencadeiam investigação ulterior com colonoscopia, esta deficiência do teste passa a apresentar grande importância.

Mais recentemente, o emprego de métodos imunoquímicos (iFOBT) para a detecção de sangue oculto nas fezes tem demonstrado aparente vantagem sobre os testes com base em guaiaco.[12,13]

Uma recente metanálise revelou que o iFOBT apresenta sensibilidade moderada, alta especificidade e acurácia na detecção do câncer colorretal.[14] As vantagens deste método em relação ao gFOBT são maior participação da população rastreada e maior detecção de câncer colorretal e adenoma avançado.[10,15,16]

Os testes de rastreamento que utilizam técnicas de biologia molecular para pesquisar mutações somáticas no DNA extraído das fezes vêm sendo desenvolvidos, embora os avanços não permitam, ainda, sua utilização clínica rotineira.[17] A vantagem na utilização desses métodos reside na maior estabilidade do DNA em relação à hemoglobina. A combinação de testes para detectar mutações no DNA com um ensaio imunoquímico para detecção de hemoglobina apresenta maior sensibilidade do que o iFOBT isolado. No entanto, a especificidade do método é menor do que a do iFOBT, podendo acarretar maior número de resultados falsos-positivos, com colonoscopias subsequentes.[18]

O teste positivo de sangue oculto nas fezes, por não ser específico, deve ser seguido por investigação diagnóstica específica para neoplasias colorretais. A escolha do método a ser adotado é complexa, pois devem ser levados em conta sua acurácia, os riscos e os custos associados.

Retossigmoidoscopia Flexível

A retossigmoidoscopia flexível é um método endoscópico que pode ser útil no rastreamento do CCR. Quando comparado à colonoscopia, oferece a vantagem de não necessitar de sedação, e como desvantagem não diagnosticar os tumores do cólon proximal isolado, isto é, sem pólipos ou tumores de reto ou sigmoide.

A efetividade desse método foi avaliada em estudos do tipo caso-controle, tendo sido demonstrada sua eficácia na redução da mortalidade por câncer colorretal.[19]

Outros dois estudos utilizaram o rastreamento por colonoscopia para avaliar a sensibilidade da sigmoidoscopia flexível demonstrando que 70 a 80% das neoplasias avançadas (adenoma maior ou igual a 1 cm, com arquitetura vilosa, displasia de alto grau ou câncer) diagnosticadas pela colonoscopia também o seriam pela sigmoidoscopia flexível. Essa acurácia diminuiu em faixas etárias mais elevadas.[20,21]

Em estudo recente randomizado, a retossigmoidoscopia flexível associou-se à redução de 26% da mortalidade por neoplasia colorretal e de 21% da incidência desta neoplasia. Foi observada, também, uma redução de 50% na mortalidade relacionada com o CCR distal e redução de 29% em sua incidência. A redução na incidência do CCR proximal foi de 14%, mas não foi observada redução da mortalidade relativa aos tumores com esta localização.[22]

A combinação desse exame com a pesquisa de sangue oculto nas fezes uma única vez foi avaliada em parte de um estudo de rastreamento com colonoscopia, tendo sido observada uma sensibilidade de 76% para neoplasias avançadas, como definidas anteriormente.[23]

Outro estudo prospectivo randomizado e controlado incluiu 20.572 indivíduos no grupo a ser rastreado e 78.220 indivíduos no grupo-controle. O grupo de intervenção foi randomizado 1:1 para um braço com única retossigmoidoscopia flexível e outro braço com única retossigmoidoscopia flexível e pesquisa de sangue oculto nas fezes. Concluiu-se que ambas as intervenções reduziram significativa e igualmente a incidência de câncer colorretal.[24]

Colonoscopia

A colonoscopia a cada 10 anos é uma das opções de rastreamento recomendadas pela American Cancer Society,[25] no entanto, dois estudos demonstram maior eficiência quando o intervalo é de 5 anos após colonoscopia normal.[26,27]

A colonoscopia é o único método de rastreamento que permite a identificação e tratamento dos pólipos diagnosticados, o que, conforme recentemente demonstrado, reduz significativamente a incidência do CCR e a mortalidade relacionada com estes tumores na população em geral.[2]

Quando comparada ao teste imunoquímico, este teve maior grau de aderência mostrando nível de detecção do CCR semelhante à colonoscopia que, por sua vez, identificou maior quantidade de adenomas.[28]

A colonoscopia apresenta como problema maior a possibilidade de não detectar algumas lesões presentes. Lesões de 10 mm ou maiores podem deixar de ser diagnosticadas em 2 a 12% dos pacientes.[29,30]

As lesões planas têm o diagnóstico endoscópico especialmente mais difícil, requerendo, eventualmente, requintes técnicos. Assim sendo, a qualidade da colonoscopia pode ter impacto na redução do risco do câncer colorretal, sendo importante a monitorização da qualidade da colonoscopia.

O custo e a disponibilidade de colonoscopistas experimentados seguem sendo as principais limitações para seu emprego em programas de rastreamento populacional.

Colonoscopia Virtual

A colografia por tomografia computadorizada, também denominada colonoscopia virtual, tem potencialidade de ser aplicada no rastreamento do câncer colorretal.

Estudo randomizado, recentemente publicado, mostra que a CTC e a colonoscopia têm resultados semelhantes na detecção de neoplasias avançadas, indicando que pode ser utilizada como rastreamento. A sensibilidade na detecção de neoplasias avançadas é de 88%.[31]

O método oferece como vantagens a visualização de todo o cólon, a detecção de lesões avançadas em fases iniciais, boa aceitação pelo paciente, além de ser menos incômodo do que a colonoscopia. Apesar de diversos estudos utilizarem drogas laxativas no preparo do paciente para o exame, algumas séries apresentam a possibilidade da realização da CTC sem laxativos.

A CTC possibilita a detecção de doenças extracólicas, o que foi demonstrado em 0,35% de uma série de 10.280 pacientes.[32] Há questionamentos se o diagnóstico destas afecções teria ou não aspecto positivo.

O menor risco da CTC em relação à colonoscopia também é discutível, tendo em vista que os riscos dos pacientes que, após a CTC são encaminhados à colonoscopia, deveriam ser computados à CTC e, desta forma, não existiria diferença significativa das taxas de complicações relacionadas com os dois procedimentos.

Os aspectos negativos da CTC incluem a necessidade de outro método após a realização do exame, o que acontece em 7,9% dos pacientes, a exposição à radiação e o elevado custo do procedimento.[33]

Enfim, o alto custo do exame, que não é terapêutico, o que implica uma colonoscopia em casos positivos, e a necessidade de equipamento e radiologistas experientes fazem com que esse método ainda não esteja incorporado para utilização como rastreamento. Talvez os avanços tecnológicos que ainda estão por vir possam torná-lo mais atraente.[34]

DIRETRIZES PARA O RASTREAMENTO DO CÂNCER COLORRETAL EM POPULAÇÕES SEM FATORES ADICIONAIS DE RISCO

- Diretriz Conjunta da American Cancer Society, da US Multi-Society Task Force on Colorectal Cancer (American Gastroenterological Association [AGA] Institute, American Society for Gastrointestinal Endoscopy e American College of Gastroenterology e do American College of Radiology):[22] o consenso dos especialistas das várias sociedades envolvidas na construção desta diretriz divide os métodos de rastreamento em testes de prevenção e testes de detecção do câncer. Os de prevenção são os que provêm imagens estruturais do intestino grosso, identificando câncer e pólipos, como a retossigmoidoscopia flexível, a colonoscopia, o enema opaco pela técnica de duplo contraste e a colografia por tomografia computadorizada, enquanto os testes de detecção, que pesquisam sangue oculto ou DNA tumoral nas fezes, apresentam baixa sensibilidade para pólipos e menor sensibilidade que os exames de imagem para o câncer. Esta diretriz aborda diferentes estratégias para o rastreamento do câncer colorretal, considerando a diversidade de grupos populacionais que a ele serão submetidos. É, também, discutida a conveniência de apresentar estas diferentes possibilidades ao paciente. Esta questão não é respondida de maneira inequívoca, mas a diretriz afirma, enfaticamente, que a preferência deve ser pelos métodos de prevenção, com início aos 50 anos de idade, para adultos sem riscos adicionais (Quadro 27-1).[35]

- O American College of Gastroenterology, embora tenha participado da elaboração da diretriz descrita anteriormente, logo após sua publicação, recomendou a adoção de uma estratégia preferencial: a da prevenção do câncer colorretal por colonoscopia. A diretriz considera a sigmoidoscopia flexível como alternativa para pacientes que não podem ser submetidos à colonoscopia ou não têm acesso a ela (Quadro 27-2).[36]
- A National Comprehensive Cancer Network recomenda a colonoscopia a cada 10 anos como a estratégia preferencial para rastreamento. Como alternativas, o gFOBT ou iFOBT a cada 5 anos e a combinação iFOBT/DNA fecal a cada 3 anos ou, ainda, sigmoidoscopia flexível a cada 5 anos.[37]
- Diretriz da American Cancer Society: a American Cancer Society, em sua última atualização de 2018, sobre suas recomendações para rastreamento do câncer colorretal, que constavam na diretriz de 2008, diz que o início do rastreamento deve ser aos 45 anos de idade, sendo mantido até os 75 anos. Dos 76 aos 85 anos a decisão de rastreamento é individualizada (Quadro 27-3).[25]
- A United States Preventive Services Task Force (USPSTF), em sua última recomendação, enfatiza a importância dos rastreamentos em função das convincentes evidências de que este diminui a mortalidade por câncer colorretal. Recomenda-se o início do rastreamento aos 50 anos, prosseguindo até os 75. A USPSTF não recomenda um método específico para rastreamento (Quadro 27-4).

Quadro 27-1. Diretriz Conjunta da American Cancer Society, US Multy-Society Task Force on Colorectal Cancer e American College of Radiology, 2008

Exames de prevenção do CCR	
1. RSF com inserção até 40 cm ou até a flexura esplênica	A cada 5 anos
2. FC	A cada 10 anos
3. C-CT	A cada 5 anos
4. EODC	A cada 5 anos
Exames de detecção do CCR	
1. gFOBT de alta sensibilidade	Anual
2. FIT de alta sensibilidade	Anual
3. fDNA	Incerto

Adaptado de Levin et al., 2008.[35]

Quadro 27-2. Diretriz do American College of Gastroenterology, 2008

Recomendações preferenciais de rastreamento (prevenção)	
CF	A cada 10 anos. Início aos 50 anos (aos 45 anos para afro-americanos)
Recomendações preferenciais de rastreamento (detecção, para indivíduos que recusam a CF ou outros métodos de prevenção)	
FIT	Anual
Recomendações alternativas de rastreamento (prevenção)	
RSF	A cada 5 anos
C-CT	A cada 5 anos
Recomendações alternativas de rastreamento (detecção)	
gFOBT de alta sensibilidade	A cada 3 anos
fDNA	A cada 3 anos

Adaptado de Levin et al., 2008.[35]

Quadro 27-3. Diretriz da American Cancer Society, 2018

gFOBT com alta sensibilidade para câncer ou iFOBT	Anual
fDNA	A cada 3 anos
RSF	A cada 5 anos
CF	A cada 10 anos
C-TC	A cada 5 anos

Adaptado de Wolf et al., 2018.[25]

Quadro 27-4. Diretriz da USPSTF, 2017

gFOBT	Anual
iFOBT	Anual
fDNA	A cada 1-3 anos
CF	A cada 10 anos
RSF	A cada 5 anos
C-TC	A cada 5 anos
RSF com iFOBT	RSF a cada 10 anos com iFOBT anual

Adaptado de US Preventive Services Task Force et al., 2016.[7]

- A Canadian Task Force on Preventive Health Care, em 2016, recomenda o rastreamento para adultos entre 50 e 59 anos (recomendação fraca) e 60 a 74 anos (recomendação forte) com gFOBT ou iFOBT a cada 2 anos, ou sigmoidoscopia flexível a cada 10 anos. Há recomendações contra o rastreamento para adultos de 75 anos ou mais e contra o uso da colonoscopia como método primário de rastreamento.[38]

RASTREAMENTO DOS PACIENTES COM RISCO AUMENTADO E DE ALTO RISCO

Protocolos específicos têm sido propostos para o rastreamento ou vigilância dos indivíduos assintomáticos pertencentes a grupos populacionais, cujo risco para câncer colorretal é aumentado. O rastreamento em populações assintomáticas que apresentam risco aumentado envolve menos controvérsias que os programas aplicados às populações de risco médio. Cumpre, ainda assim, separar os pacientes que apresentam risco aumentado daqueles que apresentam alto risco.

Populações com Risco Aumentado

Dentre os grupos com risco aumentado encontram-se os indivíduos com história pessoal de pólipos adenomatosos ou câncer colorretal, ou com história familiar de câncer colorretal ou pólipos adenomatosos, antes dos 60 anos.

Rastreamento e Detecção Precoce de Adenomas e Câncer Colorretal em Indivíduos com Risco Aumentado

Pólipos Prévios

Aparentemente, pólipos adenomatosos com menos de 1 cm, com baixo grau de displasia e sem arquitetura viloglandular estão associados a baixos índices de recorrência e, portanto, essa população não necessita de esquema diferenciado de rastreamento.[39]

Ao contrário, pacientes que apresentem pólipos com mais de 1 cm, viloglandulares ou vilosos, requerem acompanhamento com colonoscopia. Um estudo realizado pelo National Polyp Study Group propõe um intervalo de 3 anos após a primeira colonoscopia com ressecção de todos os pólipos.[40]

Outro estudo sugere que, para pacientes de risco médio, 5 anos de intervalo entre colonoscopias poderiam ser adequados.[41]

História Familiar de Câncer Colorretal

Pacientes que apresentam casos de câncer colorretal na família, não se caracterizando um padrão de herança autossômica dominante, apresentam risco aumentado.[27] A simples presença de um familiar de 1º grau com câncer de cólon é um fator que aumenta o risco relativo individual em, ao menos, 75%. Uma metanálise do risco familiar demonstrou que os parentes de 1º grau de pacientes com adenocarcinoma do intestino grosso apresentam risco relativo médio de 2,25 (intervalo de confiança de 95% 2-2,53).[42] A estratificação por localização do tumor do parente, o tipo de parentesco e o número de parentes acometidos revelou os seguintes riscos relativos:

- Parente de 1º grau com câncer de cólon: 2,42 (IC 95% – 2,20-2,65).
- Parente de 1º grau com câncer de reto: 1,89 (IC 95% – 1,62-2,21).
- Parente de 1º grau acometido é um dos pais: 2,26 (IC 95% – 1,87-2,72).
- Parente de 1º grau acometido é um dos filhos: 2,57 (IC 95% – 2,19-3,02).
- Mais de um parente acometido: 4,25 (IC 95% 3,01-6,08).
- Parente com câncer colorretal antes dos 45 anos: 3,87 (IC 95% – 2,40-6,22).
- Parente com adenoma: 1,99 (IC 95% – 1,55-2,25).

Recentemente, outra metanálise mostrou risco relativo de 2,24 (IC 95% – 2,06-2,43) para um parente de primeiro grau acometido, que aumenta para 3,97 (IC 95% – 2,60-6,06) no caso de dois parentes acometidos.[43]

Um estudo de rastreamento submeteu 1.780 parentes de primeiro grau de indivíduos com câncer colorretal à colonoscopia. A razão de chances de esta população portar neoplasias avançadas (adenomas = 10 mm e/ou componente viloso e/ou displasia de alto grau) é de: RC 2,41; IC 95% – 1,69-3,43; p < 0,001.[44]

As recomendações para rastreamento desse grupo de pacientes são controversas na literatura. A conduta mais prudente é começar o rastreamento, por colonoscopia, aos 40 anos ou 10 anos mais cedo do que a idade do parente afetado mais precocemente pelo câncer, o que pode ocorrer mais cedo.[35] Outra abordagem é a colonoscopia para todos os membros da família acima de 50 anos e, para indivíduos com mais de um parente afetado ou um parente jovem (menos de 55 anos) com câncer colorretal, realizar a colonoscopia a partir dos 40 anos.[45]

História Pessoal de Câncer Colorretal

Do ponto de vista biológico, os pacientes que tiverem câncer colorretal esporádico ressecado comportam-se como aqueles que portavam um adenoma com alto grau de displasia. O acompanhamento em longo prazo visa detectar o aparecimento de novos pólipos.

O câncer metacrônico também é decorrente da sequência adenoma-carcinoma e, portanto, se a vigilância for realizada adequadamente, com as necessárias polipectomias, a malignização não deverá ocorrer. Propõe-se para esse grupo de pacientes um exame colonoscópico entre 3 e 6 meses após a cirurgia, repetido ao final do primeiro ano, para verificação de implantes e recidivas na linha anastomótica. Após esse último exame, as colonoscopias poderão ser realizadas a cada 3 anos.

DIRETRIZES PARA O RASTREAMENTO DO CÂNCER COLORRETAL EM POPULAÇÕES COM RISCO AUMENTADO (QUADROS 27-5 E 27-6)

Populações de Alto Risco

O grupo de alto risco é composto por indivíduos pertencentes a famílias portadoras de síndromes de câncer hereditário e pacientes com doenças inflamatórias colorretais.

Quadro 27-5. Diretriz Conjunta da American Cancer Society, US Multy-Society Task Force on Colorectal Cancer e American College of Radiology, 2008

Categoria	Começo	Recomendação	Comentário
Pacientes com pólipos em colonoscopia prévia			
Pequenos pólipos hiperplásicos retais	–	Igual para indivíduos sem fatores adicionais de risco	Rastreamento mais frequente para polipose hiperplásica
1 ou 2 pequenos adenomas tubulares com displasia de baixo grau	5 a 10 anos após a polipectomia inicial	Colonoscopia	
3 a 10 adenomas, ou 1 adenoma > 1 cm, ou qualquer adenoma com características vilosas ou displasia de alto grau	3 anos após a polipectomia inicial	Colonoscopia	Considerar a possibilidade de síndrome familiar
> 10 adenomas em um único exame	< 3 anos após a polipectomia inicial	Colonoscopia	Investigar síndromes familiares
Adenoma séssil removido em *piecemeal*	2 a 6 meses para verificar completitude da ressecção	Colonoscopia	Completitude deve-se basear nos exames endoscópico e histopatológico
Pacientes com câncer colorretal			
Pacientes com CCR devem ser submetidos à "limpeza" perioperatória de alta qualidade	3 a 6 meses após a ressecção do câncer, se não houver metástases irressecáveis. Alternativamente, colonoscopia transoperatória	Colonoscopia	Nos tumores não obstrutivos a "limpeza" pode ser feita no pré-operatório. Em tumores obstrutivos, neoplasias proximais podem ser diagnosticadas por colografia, por tomografia computadorizada ou enema opaco com duplo contraste
Pacientes com ressecção curativa de câncer colorretal	1 ano após a ressecção ou 1 ano após a colonoscopia de "limpeza" de lesões sincrônicas	Colonoscopia	Se a colonoscopia for normal, novo exame em 3 anos. Se esta nova colonoscopia for normal, nova colonoscopia em 5 anos. Em ressecções baixas de câncer retal, exame retal com intervalos de 3-6 meses pelos primeiros 2-3 anos
Pacientes com história familiar			
Câncer colorretal ou pólipos adenomatosos em 1 parente de 1º grau, antes dos 60 anos, ou 2 ou mais parentes de 1º grau, de qualquer idade	Aos 40 anos ou 10 anos mais cedo do que o caso mais jovem da família	Colonoscopia	A cada 5 anos

Adaptado de Levin et al., 2008.[35]

Quadro 27-6. Diretriz da *National Comprehensive Cancer Network* (NCCN), 2019

Categoria	Começo	Recomendação	Comentário
Pacientes com pólipos adenomatosos ou serrilhados em colonoscopia prévia			
Pólipos de baixo risco			
1 ou 2 adenomas tubulares ≤ 1 cm, com displasia de baixo grau	Entre 5 e 10 anos após a polipectomia inicial	Colonoscopia	Se negativa, repetir a cada 10 anos. Se adenoma ou pólipo serrilhado, colonoscopia de acordo com os achados clínicos
Pólipos de risco intermediário			
1 ou 2 adenomas sésseis serrilhados, sem displasia	5 anos após a polipectomia inicial	Colonoscopia	Se negativa, repetir a cada 10 anos. Se adenoma ou pólipo serrilhado, colonoscopia de acordo com os achados clínicos
Pólipos de alto risco			
Displasia de alto grau ou pólipo séssil, serrilhado, com displasia citológica. Adenoma ou qualquer pólipo séssil serrilhado ≥ 1 cm. Histologia viloglandular ou tubulovilosa. 3 a 10 pólipos adenomatosos ou sésseis serrilhados	Até 3 anos após a polipectomia inicial	Colonoscopia	Se negativa para adenoma ou pólipo serrilhado ± pólipo de baixo risco, repetir colonoscopia em 5 anos. Se pólipo adenomatoso ou serrilhado, colonoscopia de acordo com os achados clínicos
Mais de 10 pólipos adenomatosos	Considerar síndrome de polipose	Conduta individualizada	
Polipectomia, remoção incompleta ou em *piecemeal* ou grande pólipo séssil	2 a 6 meses para verificar completitude da ressecção	Colonoscopia	Completitude deve-se basear nos exames endoscópico e histopatológico
Pacientes com câncer colorretal			
Câncer colorretal	Todos pacientes devem ser investigados para síndrome de Lynch quando do diagnóstico de câncer colorretal		
Pacientes com CCR estádio I	1 ano após a ressecção	Colonoscopia	Se houver adenoma avançado, colonoscopia em 1 ano. Se não houver adenoma avançado, colonoscopia em 3 anos e, depois, em 5 anos
Pacientes com CCR estádios II, III e IV	1 ano após a ressecção, exceto se, por câncer obstrutivo, não houver colonoscopia pré-operatória neste caso, colonoscopia em 3-6 meses	Colonoscopia	Se a colonoscopia for normal, novo exame em 1 ano. Se não houver adenoma avançado, colonoscopia em 3 anos e depois, em 5 anos
Pacientes com história familiar			
Câncer colorretal em 1 ou mais parentes de 1º grau, qualquer idade	Aos 40 anos ou 10 anos mais cedo do que o diagnóstico mais precoce de câncer colorretal da família	Colonoscopia	A cada 5 anos ou de acordo com os achados colonoscópicos
Câncer colorretal em um ou mais parentes de 2º grau < 50 anos	50 anos	Colonoscopia	A cada 5-10 anos. Se positiva, de acordo com os achados colonoscópicos
Parente de 1º grau com adenoma(s) avançado(s) (displasia de alto grau, ≥ 1 cm, histologia vilosa ou tubulovilosa)	Aos 40 anos ou na idade de aparecimento de adenoma no parente, o que vier antes		A cada 5-10 anos. Se positiva, de acordo com os achados colonoscópicos

Adaptado de: Provenzale *et al.*, 2018.[37]

Rastreamento e Detecção Precoce de Adenomas e Câncer Colorretal em Indivíduos com Alto Risco

Síndromes de Câncer Colorretal Hereditário

Os pacientes portadores de polipose adenomatosa familial (PAF) ou do câncer colorretal hereditário sem polipose (HNPCC) apresentam, se herdarem a mutação, o risco de desenvolver adenocarcinoma colorretal de praticamente 100%, no caso da PAF é de 70 a 80% para os portadores de HNPCC.[45,46] Portanto, a vigilância desses indivíduos é obrigatória. Alternativamente, os testes genéticos, em membros de famílias com mutações conhecidas, quando negativos, podem demonstrar sua ausência, evitando a inclusão de alguns indivíduos em programas de vigilância. Para a PAF recomenda-se iniciar o rastreamento em adolescentes pertencentes a famílias com a síndrome e que não foram submetidos à triagem genética com sigmoidoscopias anuais a partir da puberdade.[6] A incidência elevada de adenocarcinoma em regiões proximais do tubo digestivo (estômago e duodeno) destes pacientes requer seu rastreamento por endoscopias regulares. No caso da HNPCC, a localização frequente dos tumores no cólon proximal torna a colonoscopia o exame obrigatório para detecção do câncer colorretal nos indivíduos em risco que não forem excluídos por triagem genética. O programa de vigilância deve ter início aos 25 anos ou 5 anos mais cedo que a idade do parente mais jovem acometido pelo câncer.[47]

A colonoscopia deve ser repetida anualmente se forem achados pólipos. O encontro de câncer colorretal implica em colectomia total.

O esquema de vigilância deve prever o surgimento de neoplasias em outras localidades, como endométrio, ovário, estômago, duodeno, intestino delgado, pelve renal, ureter e sistema hepatobiliar.

Doenças Inflamatórias Colorretais

Vigilância na Retocolite Ulcerativa Inespecífica (RCUI)

A incidência de câncer colorretal em pacientes portadores de RCUI é de 9,5 a 13,5%.[48] Além disso, ao se verificar a incidência por idade, observa-se um risco relativo alto em pacientes de faixas etárias mais jovens.[49-52]

O risco de desenvolver câncer colorretal está associado à extensão da doença e à sua duração. Assim, os pacientes com comprometimento de todo o intestino grosso apresentam risco maior do que aqueles que apresentam simplesmente proctite. Esses últimos têm risco semelhante ao da população em geral. A incidência de displasia e câncer aumenta significativamente após 7 anos de existência da doença.

Um dos fatores importantes de risco são as lesões ou massas associadas à displasia (DALM). Essas lesões elevadas, sésseis e nodulares ocorrem geralmente em pacientes com menos que 50 anos, e áreas de atividade da doença incluem pacientes com pancolite com ao menos 7 anos de duração ou pacientes com doença localizada no hemicólon esquerdo por ao menos 15 anos.[13,48] Nesses casos está indicada a pesquisa a cada 3 anos nos primeiros 20 anos de doença, a cada 2 anos nos próximos 10 anos e, a seguir, anualmente. Devem-se submeter a exame anual os pacientes com colangite esclerosante primária.

Recomendam-se obter biópsias de todos os segmentos cólicos e das lesões elevadas com, ao menos, 32 espécimes. São considerados positivos todos os achados de displasias leve ou de alto graus. Nesse caso, indica-se a colectomia total com anastomose ileoanal com bolsa ileal.

Vigilância na Doença de Crohn

Os pacientes com ao menos 7 anos de doença devem ser submetidos à vigilância. O intervalo dos exames deve ser, inicialmente, de 3 anos, decrescendo até ser anual, de acordo com o tempo de doença. Biópsias devem ser obtidas de lesões elevadas e das áreas estenóticas. A detecção de displasia implica aumento da frequência de colonoscopias, e a presença de câncer determina a ressecção cirúrgica.[53]

DIRETRIZES PARA O RASTREAMENTO DO CÂNCER COLORRETAL EM POPULAÇÕES COM ALTO RISCO (QUADRO 27-7)

Quadro 27-7. Diretriz Conjunta da American Cancer Society, US Multi-Society Task Force on Colorectal Cancer e American College of Radiology, 2008

Síndromes de câncer colorretal hereditário			
Categoria	Começo	Recomendação	Comentário
Suspeita clínica, sem comprovação genética de PAF diagnosticada por teste genético	10 a 12 anos	RSF para verificar expressão fenotípica da PAF e recomendação para teste genético	Rastreamento mais frequente para polipose hiperplásica
Diagnóstico clínico ou genético de HNPCC ou indivíduos em risco de HNPCC	20 a 25 anos de idade ou 10 anos antes do caso mais jovem da família	Colonoscopia 1-2 anos Recomendação para teste genético	
Doença inflamatória intestinal, retocolite ulcerativa inespecífica ou colite de Crohn	< 3 anos após risco, começa após 8 anos de pancolite ou 12-15 anos de colite esquerda	Colonoscopia com biópsias para pesquisa de displasia	Investigar síndromes

Adaptado de Levin et al., 2008.[35]

REFERÊNCIAS BIBLIOGRÁFICAS

1. Winawer SJ, Zauber AG, Ho MN, et al. Prevention of colorectal cancer by colonoscopic polypectomy. The National Polyp Study Workgroup. N Engl J Med. 1993;329:1977-81.
2. Zauber AG, Winawer SJ, O'Brien MJ, et al. Colonoscopic polypectomy and long-term prevention of colorectal-cancer deaths. N Engl J Med. 2012;366:687-96.
3. Sloan DA. Rastreamento e detecção precoce. In: Polloock RE. (Ed.). Manual de oncologia clínica da UICC. 8. ed. São Paulo: Fundação Oncocentro de São Paulo; 2006. p. 139-58.
4. Mulcahy HE, Farthing MJ, O'Donoghue DP. Screening for asymptomatic colorectal cancer. BMJ. 1997;314:285-90.
5. Hardcastle JD, Chamberlain JO, Robinson MHE, et al. Randomized controlled trial of faecal occult blood screening for colorectal cancer. Lancet. 1996;348:1472-7.
6. Mandel JS, Bond JH, Church TR, et al. Reducing mortality from colorectal cancer by screening for fecal occult blood. Minnesota Colon Cancer Control Study. N Engl J Med. 1993;328:1365-71.
7. US Preventive Services Task Force, Bibbins-Domingo K, Grossman DC, et al. Screening for colorectal cancer: US preventive services task force recommendation statement. JAMA 2016;315:2564-75.
8. Eddy DM. Screening for colorectal cancer. Ann Intern Med. 1990;113:373-84.
9. Issa IA, Noureddine M. Colorectal cancer screening: an updated review of the available options. World J Gastroenterol. 2017;23:5086-5096.
10. Towler BP, Irwig L, Glasziou P, et al. A systematic review of the effects of screening for colorectal cancer using the faecal occult blood test, hemoccult. BMJ. 1998;317:559-65.
11. Shaukat A, Mongin SJ, Geisser MS, et al. Long-term mortality after screening for colorectal cancer. N Engl J Med. 2013;369:1106-14.
12. Levi Z, Birkenfeld S, Vilkin A, et al. A higher detection rate for colorectal cancer and advanced adenomatous polyp for screening with immunochemical fecal occult blood test than guaiac fecal occult blood test, despite lower compliance rate: a prospective, controlled, feasibility study. Int J Cancer. 2011;128:2415-24.
13. van Rossum LG, van Rijn AF, Laheij RJ, et al. Random comparison of guaiac and immunochemical fecal occult blood tests for colorectal cancer in a screening population. Gastroenterology. 2008;135:82-90.
14. Lee JK, Liles EG, Bent S, et al. Accuracy of fecal immunochemical tests for colorectal cancer: systematic review and meta-analysis. Ann Intern Med. 2014;160:171.
15. Rabeneck L, Rumble RB, Thompson F, et al. Fecal immunochemical tests compared with guaiac fecal occult blood tests for population-based colorectal cancer screening. Can J Gastroenterol. 2012;26(3):131-47.
16. Teixeira CR, Bonottoa ML, Lima JP, et al. Clinical impact of the immunochemical fecal occult blood test for colorectal cancer screening in Brazil. Ann Gastroenterol. 2017;30:1-4.
17. Ahlquist DA, Sargent DJ, Loprinzi CL, et al. Stool DNA and occult blood testing for screen detection of colorectal neoplasia. Ann Intern Med. 2008;149:441-50.
18. Imperiale TF, Ransohoff DF, Itzkowitz SH, et al. Multitarget stool DNA testing for colorectal-cancer screening. N Engl J Med. 2014;370:1287-97.
19. Selby JV, Friedman GD, Queensberry CP Jr, Weiss NS. A case-control study of screening sigmoidoscopy and mortality from colorectal cancer. N Engl J Med. 1992;326:653-7.
20. Imperiale TF, Wagner DR, Lin CY, et al. Risk of advanced proximal neoplasms in asymptomatic adults according to the distal colorectal findings. N Engl J Med. 2000;343:169-74.
21. Lieberman DA, Weiss DG, Bond JH, et al. Use of colonoscopy to screen asymptomatic adults for colorectal cancer. N Engl J Med. 2000;343:162-8.
22. Schoen RE, Pinsky PF, Weissfeld JL, et al. Colorectal-cancer incidence and mortality with screening flexible sigmoidoscopy. N Engl J Med. 2012;366:2345-57.
23. Lieberman DA, Weiss DG, Veterans Affairs Cooperative Group 380. One-time screening for colorectal cancer with combined fecal occult blood test and examination of the distal colon. N Engl J Med. 2001;345:555-60.
24. Holme Ø, Løberg M, Kalager M, et al. Effect of flexible sigmoidoscopy screening on colorectal cancer incidence and mortality: a randomized clinical trial. JAMA. 2014;312(6):606-15.
25. Wolf AMD, Fontham ETH, Church TR, et al. Colorectal cancer screening for average-risk adults: 2018 guideline update from the American Cancer Society. CA Cancer J Clin. 2018;68:250-281.

26. Imperiale TF, Glowinski EA, Lin Cooper C, et al. Five year risk of colorectal neoplasia after negative screening colonoscopy. N Engl J Med. 2008;359:1218 24.
27. Lovett E. Family studies in cancers of the colon and rectum. Br J Surg. 1976;63:13-8.
28. Quintero E, Castells A, Bujanda L, *et al*. Colonoscopy *versus* fecal immunochemical testing in colorectal-cancer screening. N Engl J Med. 2012;366(8):697-706.
29. Mandel JS, Bond JH, Church TR, et al. Reducing mortality from colorectal cancer by screening for fecal occult blood. Minnesota Colon Cancer Control Study. N Engl J Med. 1993;328:1365-71.
30. Rockey DC, Paulson E, Niedzwiecki D, et al. Analysis of air contrast barium enema, computed tomographic colonography and colonoscopy: prospective comparison. Lancet. 2005;365:305-11.
31. de Haan MC, Halligan S, Stoker J. Does CT colonography have a role for population-based colorectal cancer screening? Eur Radiol. 2012;22:1495-503.
32. Pickhardt PJ, Kim DH, Meiners RJ, et al. Colorectal and extracolonic cancers detected at screening CT colonography in 10,286 asymptomatic adults. Radiology. 2010;255:83-8.
33. Hassan C, Pickhardt PJ, Laghi A, et al. Computed tomographic colonography to screen for colorectal cancer, extracolonic cancer, and aortic aneurysm: model simulation with cost-effectiveness analysis. Arch Intern Med. 2008;168:696-705.
34. Levin B, Brooks D, Smith RA, Stone A. Emerging technologies in screening for colorectal cancer: CT colonography, immunochemical fecal occult blood tests, and stool screening using molecular markers. CA Cancer J Clin. 2003;53:44-55.
35. Levin B, Lieberman DA, McFarland B, et al. Screening and surveillance for the early detection of colorectal cancer and adenomatous polyps, 2008: a joint guideline from the American Cancer Society, the US Multi-Society Task Force on Colorectal Cancer, and the American College of Radiology. Gastroenterology. 2008;134:1570-95.
36. Rex DK, Johnson DA, Anderson JC, et al. American College of Gastroenterology guidelines for colorectal cancer screening 2009 [corrected]. Am J Gastroenterol. 2009;104:739-50.
37. Provenzale D, Gupta S, Ahnen DJ, et al. NCCN Guidelines Insights: Colorectal Cancer Screening, Version 1.2018. J Natl Compr Canc Netw. 2018;16:939-949.
38. Canadian Task Force on Preventive Health Care, Bacchus CM, Dunfield L, et al. Recommendations on screening for colorectal cancer in primary care. CMAJ. 2016;188:340-8.
39. Spencer RJ, Molton LJ III, Ready RL, Ilstrup DM. Treatment of small colorectal polyps: a population-based study of the risk of subsequent carcinoma. Mayo Clin Proc. 1984;59:305-10.
40. Winawer SJ, Zauber AG, O'Brien MJ, et al. Randomized comparison of surveillance intervals after colonoscopic removal of newly diagnosed adenomatous polyps. The National Polyp Study Workgroup. N Eng J Med. 1993;328:901-6.
41. Rex DK, Cummings OW, Helper DJ, et al. 5-year incidence of adenomas after negative colonoscopy in asymptomatic average-risk persons. Gastroenterology. 1996;111:1178-81.
42. Johns LE, Houlston RS. A systematic review and metanalysis of familial colorectal cancer risk. Am J Gastroenterol. 2001;96:2992-3003.
43. Butterworth AS, Higgins JP, Pharoah P. Relative and absolute risk of colorectal cancer for individuals with a family history: a meta-analysis. Eur J Cancer. 2006;42:216-27.
44. Armelao F, Paternolli C, Franceschini G, et al. Colonoscopic findings in first-degree relatives of patients with colorectal cancer: a population-based screening program. Gastrointest Endosc. 2011;73:527-34.
45. van Stolk RU. Familial and inherited colorectal cancer. Endoscopic screening and surveillance. Gastrointest Endosc Clin N Am. 2002;12:111-33.
46. Vasen HFA. Clinical diagnosis and management of hereditary colorectal cancer syndromes. J Clin Oncol. 2000;18:81-92S.
47. Lynch HT, Smyrk TC, Watson P, et al. Genetics, natural history, tumor spectrum and pathology of hereditary non-polyposis colorectal cancer: an updated review. Gastroenterology. 1993;104:1535-49.
48. Lashmer BA. Colorectal cancer surveillance for patients with inflammatory bowel disease. 2002;12:135-43.
49. Ishibashi N, Hirota Y, Ikeda M, Hirohata T. Ulcerative colitis and colorectal cancer: a follow-up study in Fukuoka, Japan. Int J Epidemiol. 1999;28:609-13.
50. Pohl C, Hombach A, Kruis W. Chronic inflammatory bowel disease and cancer. Hepatogastroenterology. 2000;47:57-70.
51. Triantafillidis JK, Emmanouilidis A, Manousos ON, et al. Ulcerative colitis in Greece: clinicoepidemiological data, course, and prognostic factors in 413 consecutive patients. J Clin Gastroenterol. 1998;27:204-10.
52. Wandall EP, Damkier P, Moller Pedersen F, et al. Survival and incidence of colorectal cancer in patients with ulcerative colitis in Funen county diagnosed between 1973 and 1993. Scand J Gastroenterol. 2000;35:312-7.
53. Friedman S, Rubin PH, Bodian C, et al. Screening and surveillance colonoscopy in chronic Crohn's colitis: results of a surveillance program spanning 25 years. Clin Gastroenterol Hepatol. 2008;6:993-8.

POLIPOSES/SÍNDROMES FAMILIARES

Guilherme Cutaid Castro Cotti • Bernardo Garicochea • Rafael Pandini

INTRODUÇÃO

A maioria dos casos de câncer colorretal (CCR) é esporádica. Contudo, até 30% dos casos de CCR parecem ter um componente familial associado. Não obstante, reconhece-se que uma parcela de até cerca de 10% dos casos de CCR pode ser atribuída a síndromes hereditárias de predisposição ao CCR decorrentes de mutações germinativas monogênicas, que também se associam a risco elevado de inúmeras outras neoplasias. As principais síndromes conhecidas atualmente são a polipose adenomatosa familiar, a síndrome de Lynch e a Síndrome MAP (polipose associada ao gene MUTYH).[1]

Estas síndromes são manejadas de forma diferenciada, sendo que os métodos endoscópicos têm um papel determinante neste cenário, incluindo diagnóstico e até mesmo o tratamento de alguns destes casos. Desta forma, a identificação de indivíduos sob risco de terem síndromes hereditárias e a instituição de esquemas intensivos de rastreamento e até mesmo cirurgias profiláticas reduzem efetivamente a mortalidade por CCR e outras neoplasias neste grupo de pacientes. Não obstante, a identificação de um indivíduo em risco permite que muitas dessas medidas possam ser estendidas ao restante dos familiares. Além disso, a melhoria técnica e o barateamento dos testes analíticos de ácidos nucleicos associados à melhor compreensão dos perfis de herança dentro das famílias com genes de risco permitiram avanços fundamentais na avaliação, no aconselhamento genético, no desenvolvimento de ferramentas de avaliação de risco e na testagem individual de possíveis portadores dentro da família – permitindo, assim, um diagnóstico mais rápido e preciso dos portadores. Esta estratégia permite aplicar o rastreamento exclusivamente para pessoas de alto risco, poupando os não portadores de avaliações médicas que, além de desnecessárias, são custosas e psicologicamente desgastantes. O objetivo deste capítulo é ressaltar as principais síndromes hereditárias de predisposição ao CCR, destacando aspectos práticos que podem ser aplicados rotineiramente.

POLIPOSE ADENOMATOSA FAMILIAR

A polipose adenomatosa familiar (PAF) foi descrita inicialmente, em 1847, embora sua caracterização clínica e o reconhecimento da predisposição hereditária tenham ocorrido ao redor de 1925, pelo Dr. Lockhart-Mummery no Hospital St Mark's de Londres. Apesar de sua raridade, representa a síndrome hereditária mais conhecida associada ao CCR. Além disso, muitos dos conhecimentos genéticos e moleculares do CCR – esporádico e hereditário – são frutos de estudos de pacientes portadores de polipose adenomatosa familiar.

Trata-se de uma síndrome hereditária autossômica dominante de predisposição ao câncer CCR e de outras neoplasias, como adenomas periampulares, tumores desmoides, osteomas, tumores de tireoide, hepatoblastomas, tumores do sistema nervoso central, tumores de suprarrenal, além de outras alterações, como cistos epidermoides, anormalidade de dentição e hipertrofia congênita do epitélio de pigmentação da retina.[2] Ocorre em 1 a cada 10.000 nascimentos.[2] A PAF corresponde a cerca de 5% dos casos de câncer colorretal hereditário e menos de 1% do total de casos de CCR.[2]

Características e Diagnóstico Clínico

Classicamente, associa-se a um fenótipo marcante de centenas de pólipos adenomatosos, que se desenvolvem a partir da primeira década de vida (Fig. 28-1). Em razão deste fenótipo, a PAF é a síndrome hereditária de predisposição ao CCR de mais fácil diagnóstico. O risco de desenvolvimento de CCR é de praticamente 100% na 4ª década de vida, caso nenhuma intervenção seja realizada.[2] O ideal é que o diagnóstico seja realizado por intermédio de exames de rastreamento, já que quando o mesmo é realizado por colonoscopias para investigação de sintomas (sangramento, mucorreia, cólicas entre outros), muito frequentemente estes pacientes já apresentam CCR associado à degeneração de algum pólipo.

Pólipos do trato gastrointestinal alto são também muito frequentes em pacientes portadores de PAF.[3] As lesões mais comuns nesse cenário são os adenomas periampulares e pólipos gástricos de glândulas fúndicas. Os adenomas duodenais ocorrem em 50 a 90% dos pacientes e têm um risco de degeneração e, de fato, o adenocarcinoma duodenal é a segunda causa de morte por câncer em pacientes com PAF (a primeira é o CCR). A idade é o fator mais importante para o desenvolvimento de pólipos duodenais. Já os pólipos de glândulas fúndicas praticamente não apresentam risco de malignização. Muito raramente, pacientes com PAF apresentam adenomas gástricos, e o risco de câncer gástrico não parece ser aumentado em portadores de PAF.

Existe um grupo de pacientes que apresenta uma forma atenuada da PAF (PAFA).[4] Corresponde a um grupo ainda desconhecido de casos tal a heterogeneidade desta síndrome. Neste cenário, os pacientes apresentam uma quantidade menor de pólipos adenomatosos colorretais e costumam desenvolver CCR em uma idade mais avançada. Além disso, parece haver predisposição para maior incidência de pólipos e tumores no cólon proximal. Classifica-se uma PAF como forma atenuada quando os pacientes apresentam entre 10 e 100 adenomas colorretais (Fig. 28-2). Pode estar relacionada com mutações particulares no gene APC, mas fenótipos similares podem ser decorrentes de mutações em outros genes, como MUTYH e POLD1/POLE.[5,6]

Conforme já mencionado, existem manifestações extraintestinais da PAF. Os pacientes com PAF podem apresentar a ocorrência de hiperplasia do epitélio pigmentar da retina, uma condição oftalmológica benigna. Podem ainda incluir a ocorrência de osteomas de mandíbula, cistos epidermoides, dentes supranumerários, antigamente denominada de síndrome de Gardner. Podem também ocorrer tumores primários do sistema nervoso central, como me-

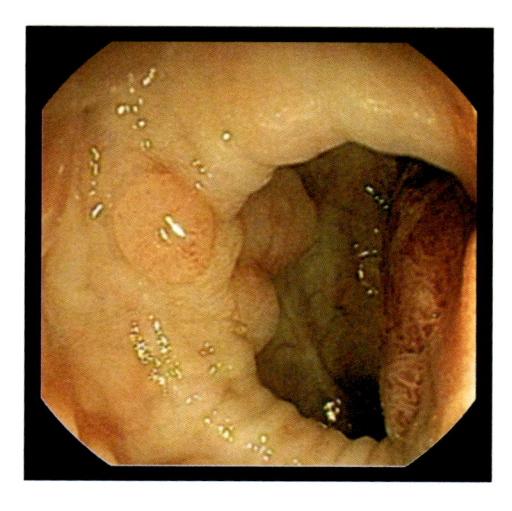

Fig. 28-1. Polipose adenomatosa familial.

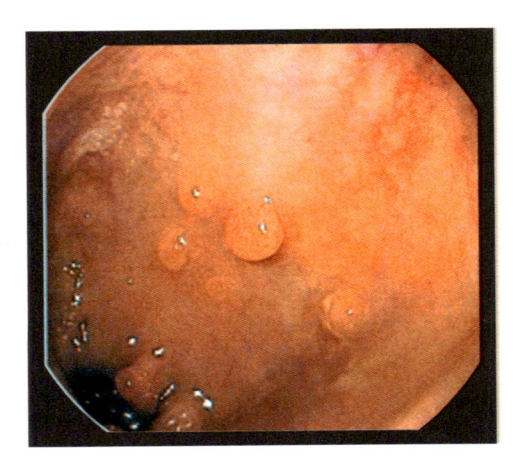

Fig. 28-2. Polipose adenomatosa familial atenuada.

duloblastomas, antigamente denominada de síndrome de Turcot, e hepatoblastomas. Além disso, existe a possibilidade de ocorrência de tumores desmoides (fibromatose) intra-abdominais ou de parede abdominal em cerca de 10 a 15% dos pacientes – muitas vezes, estas lesões ocorrem após a realização de cirurgias abdominais, que são tidas desta forma como fator de risco para seu desenvolvimento, o que em teoria favoreceria a indicação da cirurgia laparoscópica. A presença de casos de tumor desmoide na família e no sexo feminino também constitui fatores de risco para seu desenvolvimento. Embora considerados benignos, os tumores desmoides também são frequentes causas de morbimortalidade em pacientes com PAF e, atualmente, constituem a terceira causa de morte em pacientes com PAF.[2] Metade dos casos de tumor desmoide é assintomática e é encontrada durante exames de imagem de rotina ou como achados de cirurgia. As lesões intra-abdominais, em geral, podem não ser passíveis de ressecção completa e costumam se associar a quadros de obstrução intestinal ou urinária, fístulas e sangramento.

Características e Diagnóstico Genético

Pacientes com suspeita de PAF devem ser avaliados com testes genéticos, incluindo o gene APC e MUTYH.[7] A PAF é uma síndrome autossômica dominante causada por uma mutação no gene APC (*adenomatous polyposis coli*), que é um gene supressor de tumor, cuja perda de função nos colonócitos predispõe à ocorrência de transformação neoplásica. As mutações costumam ter alta penetrância e, na maioria das vezes, o fenótipo exibido é o da PAF clássica. A penetrância é de praticamente 100%.[2,5] Embora a formação dos pólipos ocorra em idade precoce pelo fato de o paciente já possuir uma mutação germinativa em um dos alelos do gene APC, estudos sobre a história natural da PAF demonstram que o tempo de transformação maligna de um pólipo adenomatoso (sequência adenoma-câncer) não seja encurtado. No pequeno grupo de pacientes com PAF atenuada, as mutações costumam localizar-se nas extremidades 3' ou 5' do gene APC ou em algumas regiões do éxon 9, enquanto pacientes com mutação na *Mutation Cluster Region* apresentam maior número de pólipos e maior risco de CCR em idade precoce.[2,7,8]

Por tratar-se de uma síndrome autossômica dominante com fenótipo muito característico, quando interrogamos um paciente com achado de polipose adenomatosa em uma colonoscopia, é muito frequente a identificação de parentes com câncer colorretal ou fenótipo de polipose. Contudo, pelo menos 10% dos casos de PAF costumam ocorrer como mutações *de novo* (primeiro caso da família) e, desta forma, nesse grupo de pacientes o mais provável é que não exista história familiar para câncer colorretal.[2,8]

Em cerca de 80% dos pacientes com PAF clássica é possível identificar uma mutação no gene APC. Essa taxa é bastante inferior em pacientes com PAFA, possivelmente ao redor de 25%. Atualmente, nos pacientes com PAF cujo sequenciamento genético não revelou alterações no gene APC que deve ser investigado para a possibilidade de mutação do gene MUTYH (ver Síndrome MAP).[2,4,8] Cabe ressaltar que todos os pacientes com PAF devem receber aconselhamento genético. Outras causas genéticas de polipose ainda podem ser encontradas, como: polipose associada ao NTHL1 (NAP), mutações neste gene podem causar uma forma recessiva da doença, constitutional mismatch repair disorder (CMMR-D) onde pacientes tendem a ter fenótipo atenuado, porém com apresentação do CCR precoce, *Polymerase proofreading-associated polyposis* (PPAP), indivíduos com mutações nos DNA polimerase POLD1 e POLE com caráter hereditário dominante e associado a maior risco de câncer de endométrio. Mais recentemente a polipose associada à mutação MSH3 foi descrita com herança recessiva em que os tumores exibem instabilidade de microssatélite com a particularidade de não ser detectada em exames de rotina por exibi-la em sequências de tetranucleotídeos.[5,6,9,10]

Recomendações Clínicas para o Manejo de Pacientes com PAF

Rastreamento Colorretal

A realização de rastreamento colorretal e cirurgias profiláticas promove uma redução da mortalidade por CCR em pacientes portadores de PAF.[2] Em famílias sabidamente acometidas por PAF é muito importante que o rastreamento seja iniciado quando seus membros ainda sejam assintomáticos, uma vez que a incidência de câncer colorretal neste grupo de pacientes (entre 3 a 10%) seja muito menor do que a observada em pacientes submetidos à colonoscopia quando sintomáticos (entre 50 e 70%).[2]

Pacientes com mutação identificada no gene APC ou de famílias com PAF clássica devem iniciar o rastreamento colorretal, na puberdade, entre 10 e 12 anos de idade. O rastreamento inicial pode ser realizado por retossigmoidoscopia a cada 2 anos e, naqueles que iniciam o rastreio mais tardiamente e caso haja identificação de pólipos adenomatosos, a realização de colonoscopia é recomendada em caráter anual até a realização de colectomia profilática.[2,7] Em pacientes com mutação ou diagnóstico identificados, o rastreamento deve ser mantido por toda a vida, mesmo após a realização de colectomia, já que existe risco de câncer mesmo após a realização de retocolectomia total com bolsa ileal. Nos parentes de primeiro grau de pacientes acometidos por PAF clássica, cuja mutação não foi identificada, o rastreamento deve seguir em caráter bienal até os 40 anos. A partir de então pode ser realizado em intervalos maiores, a cada 3 a 5 anos.

Nos casos de PAF atenuada, o rastreamento é realizado com colonoscopias, uma vez que alguns pacientes só apresentem pólipos no cólon proximal, e pode ser iniciado entre os 18 e 20 anos de idade, e deve ser repetido a cada 1 ou 2 anos, visto que o risco cumulativo de CCR aos 80 anos é estimado em 69%, e a idade média de incidência de CCR nesta população é de 58 anos.[2,7] Da mesma forma que na PAF clássica, uma vez que pólipos adenomatosos sejam identificados, as colonoscopias devem ser realizadas em caráter anual. Em um número expressivo de pacientes com PAF atenuada, é possível o clareamento do cólon e reto com polipectomias, e estes pacientes podem ser "poupados" da realização de uma colectomia profilática. Nos pacientes com maior volume de pólipos ou cuja mucosa constantemente apresenta crescimento de novos pólipos, recomenda-se a realização de colectomia profilática. Caso seja possível o clareamento do reto de pólipos, preconiza-se a realização de uma colectomia total com ileorreto anastomose e rastreamento semestral ou anual do reto remanescente. Nos pacientes com volume de pólipos importante no reto, a cirurgia de eleição é a retocolectomia total com bolsa ileal em "J".[7]

Cirurgia Profilática Colorretal

O momento exato da indicação da cirurgia neste grupo de pacientes depende de vários fatores: idade ao diagnóstico, extensão da polipose (número de pólipos, tamanho dos mesmos, grau de displasia, histologia tubulovilosa), presença de câncer ao diagnóstico e sintomatologia (anemia, diarreia, sangramento). O ideal é que pacientes com PAF clássica sejam submetidos à cirurgia profilática, enquanto não houve ainda a ocorrência de CCR.[2,5] A tendência é indicar a cirurgia praticamente ao diagnóstico, quando a polipose é tida como grave, quando há sintomas associados ou na presença de câncer. Fora destes cenários, costuma-se aguardar idade ao redor dos 20 anos para a realização da cirurgia profilática. As recomendações para cirurgia imediata portanto são: câncer suspeito ou documentado ou sintomas importantes, indicações relativas incluem presença de múltiplos adenomas maiores que 6 mm, aumento significativo do número de pólipos, presença de displasia de alto grau e impossibilidade de um acompanhamento adequado.[2,7]

Existem duas principais opções cirúrgicas profiláticas na PAF: a colectomia total com ileorreto anastomose (IRA) e a retocolectomia total com reconstrução ileal com bolsa em "J" (RCTBI).[11,12] A escolha do procedimento a ser empregado depende de vários fatores: fenótipo da PAF no paciente e na sua família, diferenças funcionais entre cada opção cirúrgica, preferências individuais e o *status* funcional do mecanismo esfincteriano/continência fecal. A decisão pela manutenção do reto leva em consideração principalmente a gravidade da polipose.[11,12] Assim, em geral, a preservação do reto não é indicada na presença de poliposes extensas (mais de 1.000 pólipos nos cólons) ou com comprometimento retal importante (mais de 20 pólipos) – por imaginar que estes pacientes apresentem um maior risco de desenvolvimento de câncer no reto.[11,12] Mais recentemente, alguns estudos avaliaram o grau de comprometimento retal por pólipos ao local de mutação no gene APC, tentando estabelecer uma relação entre genótipo e fenótipo. Embora seja atraente, a decisão pela preservação do reto ainda deve ser principalmente com base na parte clínica, uma vez que exista grande variabilidade na expressão fenotípica mesmo em membros da mesma família.[12]

A IRA representa excelente opção quando o reto é relativamente poupado de pólipos ou apresenta pequena quantidade de pólipos passível de ressecções colonoscópicas, menor que 20 pólipos. Uma de suas principais vantagens seria a melhor qualidade de vida quando comparada à RCTBI tanto com relação à função evacuatória (melhor continência e menor número de evacuações), quanto com relação à função urinária e sexual (especialmente no sexo masculino, por não necessitar de dissecção pélvica) e possível menor interferência com a fertilidade no sexo feminino.[2,11,12] Sua maior inconveniência é o risco de desenvolvimento de câncer no reto, estimado entre 4 a 8% após 10 anos da cirurgia e entre 26 a 32% após 25 anos.[12-14] Embora possam ser superestimados, estes números denotam a necessidade de acompanhamento clínico constante por vigilância endoscópica do reto em intervalos de 6 a 12 meses, conforme os achados. Quando há incapacidade de controle por meio de polipectomias endoscópicas do reto remanescente, ou lesões maiores, o cirurgião deve considerar a retirada do reto com reconstrução do trânsito intestinal por meio da confecção de uma bolsa ileal.

Interessantemente, o risco de pólipos e câncer não é limitado aos pacientes submetidos à IRA. Pacientes submetidos à RCTBI correm o risco de desenvolver pólipos e câncer na região transicional junto ao canal anal – independentemente da realização de mucosectomia com anastomose ileoanal manual ou anastomose ileoanal mecânica (embora, nesta condição, o risco pareça ser ligeiramente maior) – ou mesmo na bolsa ileal. De fato, o acompanhamento de pacientes com PAF submetidos à PCTBI demonstra a ocorrência de pólipos adenomatosos entre 35 a 42% para um tempo médio de acompanhamento entre 7 a 10 anos.[15] Desta forma, assim como nos pacientes submetidos à IRA, o acompanhamento dos pacientes submetidos à PCTBI também deve ser realizado por toda a vida.[11]

A proctocolectomia total com ileostomia terminal definitiva (PCTIT) raramente é o procedimento de escolha em pacientes com PAF. Sua principal indicação seria a presença de câncer de reto distal, envolvendo o mecanismo esfincteriano ao diagnóstico. Outro cenário em que ela poderia ser utilizada seria quando o paciente apresentasse um comprometimento importante dos mecanismos de continência fecal – o que é muito raro, tendo em vista a faixa etária jovem dos pacientes que se apresentam com tal afecção. A PCTIT também pode ter seu emprego necessário pela incapacidade técnica de anastomose da bolsa ileal junto ao canal anal ou pela presença de tumor desmoide na raiz do mesentério, impedindo que o íleo atinja a pelve para construção da anastomose ileoanal.

A decisão final sobre o tipo de cirurgia deve sempre levar em conta os desejos e anseios do paciente, após serem informados da história natural da PAF e das alternativas que cada opção cirúrgica representa para cada um deles.

Rastreamento Duodenal

Pelo risco de desenvolvimento de pólipos duodenais e periampulares, recomenda-se a realização de endoscopia digestiva alta para rastreamento de pacientes com PAF. O câncer de duodeno é umas das principais causas de mortalidade nos doentes após a colectomia profilática – o ideal é que o exame seja realizado com aparelho de visão lateral que permite um melhor estudo da região periampular.[7] Esse rastreamento deve iniciar-se entre 25 e 30 anos, e as endoscopias devem ser repetidas em um intervalo entre 6 meses a 5 anos, com base na classificação de Spigelman (Quadros 28-1 e 28-2).[2] Os pólipos duodenais são encontrados em mais da metade dos pacientes com PAF,[7] têm crescimento lento, e o risco de desenvolvimento de câncer duodenal parece ter relação direta com a classificação de Spigelman. Cerca de 80% dos pacientes apresentam estágios I a III da classificação de Spigelman e 10 a 20% dos pacientes estágio IV de Spigelman. Embora o risco de câncer duodenal seja relativamente baixo em portadores de PAF (estimado em 5%), pacientes com estágios III e IV da classificação de Spigelman apresentam risco maior, estimado entre 7 a 36%.[2,3] Acredita-se que este grupo de pacientes deva-se beneficiar de rastreamento intensivo e intervenções precoces. As lesões encontradas, em geral, são submetidas à ressecção endoscópica que, contudo, associa-se a altas taxas de recorrência. Frequentemente, estes pólipos tratam-se de lesões planas localizadas junto à papila duodenal, de difícil ressecção. O tratamento cirúrgico fica reservado para lesões avançadas não passíveis de ressecção endoscópica.[2,3] Pode incluir duodenotomia com ressecção da lesão, em especial, quando há confiança de tratar-se de lesão benigna em paciente jovem, como forma de postergar possível realização de duodenopancreatectomia, que é a cirurgia de escolha quando há transformação maligna. Pólipos gástricos estão presentes entre 23 a 100% dos pacientes com PAF, estão mais localizados no corpo e fundo do estômago e são quase em sua totalidade pólipos de glândulas fúndicas e raramente progridem para o câncer. Pólipos adenomatosos podem estar presente em até 10% e costumam localizar-se no antro. O acompanhamento endoscópico do trato gastrointestinal alto não demonstrou melhorar o prognóstico da doença, porém é fortemente recomendado visto o risco de surgimento de câncer.[16,17]

Manejo dos Tumores Desmoides

Não há recomendação de rastreio para o tumor desmoide com exames de imagens abdominais, porém a tomografia computadorizada de abdome e pelve prévio à cirurgia deve ser considerada.[2,7] Quanto ao tratamento dos tumores desmoides parece haver evidência que anti-inflamatórios não esteroides, antiestrogênios e alguns

Quadro 28-1. Classificação de Spigelman para Pólipos Duodenais em Pacientes com PAF

Critério	1 ponto	2 pontos	3 pontos
Número de pólipos	1 a 4	5 a 20	> 20
Tamanho dos pólipos (mm)	1 a 4	5 a 10	> 10
Histologia	Tubular	Tubuloviloso	Viloso
Displasia	Leve	Moderada	Grave

Estágio 0: 0 ponto; estágio I: 1 a 4 pontos; estágio II: 5 a 6 pontos; estágio III: 7 a 8 pontos; estágio IV: 9 a 12 pontos.

Quadro 28-2. Recomendação do Acompanhamento de Pacientes com PAF e Pólipos Duodenais de Acordo com a Classificação de Spigelman

Estágio de Spigelman	Intervalo de acompanhamento (anos)
0-I	5
II	3
III	1 a 2
IV	Considerar cirurgia

quimioterápicos podem ser eficazes para alguns casos. A cirurgia pode ser efetiva, mas como na PAF habitualmente os tumores desmoides acometem a raiz do mesentério, em geral as lesões não são passíveis de ressecção completa. A radioterapia já se mostrou efetiva contra tumores desmoides, contudo a localização habitual das lesões na raiz do mesentério em geral contraindica sua utilização pela toxicidade do tratamento. Tratamento com anti-inflamatórios e tamoxifeno apresentam as melhores taxas de resposta nestes casos. Quimioterapia pode ser útil em algumas situações e, mais recentemente, estudos com terapias-alvo, como inibidores de *c-kit* ou mTOR, apresentaram resultados animadores em pacientes selecionados. Por estes motivos, o objetivo do tratamento de pacientes com PAF e tumores desmoides é – na maior parte das vezes – tentar manter a doença estável e o paciente livre de sintomas.

Tireoide
Ultrassonografia de tireoide anual é recomendada em pacientes com PAF iniciando ao final da puberdade.[7]

Quimioprevenção
Anti-inflamatórios não esteroides, como o Sulindac e inibidores da COX-2, são capazes de reduzir a incidência de pólipos no reto de pacientes com PAF após a realização de IRA. Além disso, os inibidores de COX-2 talvez também sejam capazes de reduzir a incidência de pequenos pólipos duodenais. O estudo CAPP2,[18] que se utilizou de AAS diário por pelo menos 5 anos, mostrou uma queda na mortalidade e na incidência de CCR, após o quinto ano de acompanhamento, em pacientes com diversas síndromes hereditárias de CCR. Portanto, até que novos dados modifiquem este cenário, acreditamos que as evidências atuais apoiam o uso rotineiro de AAS ou Sulindac em portadores de polipose adenomatosa familial em pacientes que toleram a medicação por longos períodos.

SÍNDROME DE LYNCH
A primeira família (família G) portadora de síndrome de Lynch (SL) foi descrita, em 1895, pelo Dr. Warthin. Contudo, apenas em 1966, o Dr. Henry Lynch descreveu uma síndrome hereditária autossômica dominante de predisposição ao CCR e outras neoplasias, que ficou conhecida como síndrome de Lynch.

A SL constitui atualmente a síndrome de predisposição ao CCR mais comum, correspondendo possivelmente a cerca de 3 a 5% do total de casos de CCR.[8,19] É causada pela ocorrência de mutações em alguns dos genes do complexo MMR (mismatch repair) envolvidos no reparo do DNA: MLH1, MSH2, MSH6 e PMS2. É uma síndrome hereditária gene-dependente, com uma penetrância idade-relacionada, com expressão variada e limitações de acordo com o sexo. A prevalência da mutação em cada gene é em torno de 1/1.000, por isso a prevalência da SL pode chegar a 1/250.[20]

Características e Diagnóstico Clínico
Na SL, o pólipo adenomatoso também é a lesão precursora do CCR, contudo a sequência adenoma-câncer encontra-se acelerada na SL, e estima-se que possa ocorrer transformação maligna de um adenoma em um intervalo de 2 a 3 anos.[19] A lesão precursora do CCR relacionada com a SL em geral é plana, com vilosidades, com displasia de alto grau e presença de infiltrado linfocítico. A SL associa-se também a uma elevada taxa de tumores colorretais sincrônicos e metacrônicos. A SL caracteriza-se pela ocorrência de CCR ao redor dos 45 anos, predominantemente no cólon proximal do ponto de vista histológico, o CCR na SL frequentemente tem histologia do tipo indiferenciado, com células em anel de sinete e componente mucinoso e apresenta um infiltrado inflamatório linfocítico do tipo Crohn.[19]

Portadores de SL apresentam risco elevado de outras neoplasias: endométrio, adenomas sebáceos, tumores do sistema nervoso central (glioblastomas e astrocitomas), gástrico, intestino delgado, pâncreas, via biliar e urotélio.[19]

O diagnóstico clínico da SL é realizado por meio dos Critérios de Amsterdam,[8,19] estabelecidos, em 1989. São eles: 1) três ou mais indivíduos com CCR, sendo que um destes deve ser parente em 1º grau dos outros dois; 2) 3 gerações sucessivas acometidas por CCR; 3) um caso de CCR antes dos 50 anos de idade; 4) PAF deve ter sido excluída. São critérios bastante restritivos, já que se estima que cerca de 50% das famílias com identificação de mutação germinativa em algum dos genes do complexo MMR não preenchem os critérios de Amsterdam. Esses critérios foram atualizados para contemplar a ocorrência de tumores não colorretais (critérios de Amsterdam II) e um novo conjunto de critérios menos restritivos, conhecidos como critérios de Bethesda, de forma a identificar indivíduos de risco para SL que possam se beneficiar de aconselhamento genético e rastreamento molecular (Quadros 28-3 e 28-4).[19]

É importante perceber que o diagnóstico de SL é muito mais desafiador do que o da PAF, em especial pela ausência de fenótipo característico e pela necessidade de uma história familiar e pessoal detalhada.

Quadro 28-3. Critérios de Amsterdam II

Três indivíduos com câncer associado à SL (CCR, endométrio, intestino delgado, urotélio) onde:
- 1 paciente é parente em primeiro grau dos outros 2
- 2 gerações sucessivas estejam acometidas
- Pelo menos um dos casos diagnosticados abaixo dos 50 anos de idade
- PAF deve ser excluída

Quadro 28-4. Critérios de Bethesda

1. CCR diagnosticado abaixo dos 50 anos de idade
2. Ocorrência de tumores sincrônicos ou metacrônicos associados à SL independente da idade (CCR, endométrio, estômago, ovário, pâncreas, urotélio, via biliar, SNC, intestino delgado, adenomas de glândulas sebáceas e queratoacantomas)
3. CCR com instabilidade de microssatélites em um paciente abaixo de 60 anos
4. Paciente com CCR e um parente de 1º grau com tumor associado à SL sendo um destes casos diagnosticado abaixo de 50 anos
5. Pacientes com CCR com 2 ou mais parentes de 1º ou 2º grau com câncer associado à SL independente da idade de diagnóstico

Características e Diagnóstico Genético
Conforme já mencionado, a SL é uma síndrome autossômica dominante de predisposição ao câncer causada pela presença de mutações em um de quatro genes (MLH1, MSH2, MSH6 e PMS2) do complexo MMR, envolvido no processo de reparo do DNA durante a replicação celular. Portadores de mutação em algum destes 4 genes têm risco de 50 a 80% de desenvolvimento de CCR.[8,19] Essas alterações no processo de reparo do DNA determinam erros de replicação que se acumulam principalmente em segmentos de DNA conhecidos como microssatélites (segmentos curtos de DNA com mono ou dinucleotídeos). Essa característica é denominada de instabilidade de microssatélites (MSI) e é identificada em mais de 90% dos casos de CCR associados à SL e em apenas cerca de 15% dos CCR esporádicos. Nos casos esporádicos, a instabilidade de microssatélites, em geral, é decorrente de uma alteração epigenética (hipermetilação do promotor do gene MLH1).[8,19]

O diagnóstico molecular da SL é realizado por intermédio da identificação de uma mutação em um destes genes, por sequenciamento genético completo e técnicas de pesquisa de grandes deleções, inversões e translocações. Se uma mutação patogênica for identificada, o resultado do teste é considerado informativo, e a pesquisa desta mutação específica pode ser oferecida para todos os parentes do paciente. Se a pesquisa não identificar uma mutação patogênica, o resultado é considerado não informativo. Nesses casos, é importante ressaltar que as histórias familiar e pessoal, além de outros testes moleculares e mesmo modelos matemáticos de risco, devam ser utilizados para definir as melhores estratégias de acompanhamento e rastreamento destes indivíduos e seus familiares.

Como esta etapa ainda segue com alto custo e demorada, muitos pesquisadores aceitam a utilização de critérios de "seleção" de pacientes para realização de sequenciamento genético. Assim, famílias que preenchem os critérios de Amsterdam II ou de Bethesda são selecionadas para realização de pesquisa de instabilidade de microssatélites por meio de imuno-histoquímica para as proteínas dos genes de reparo do complexo MMR ou de teste molecular para MSI.[12] Os tumores de pacientes considerados como portadores de MSI devem ser submetidos a aconselhamento genético e oferecidos a possibilidade de sequenciamento genético para pesquisa de mutação. Atualmente, já existem grupos que defendem o rastreamento de SL para todos os casos de CCR por meio da realização do teste de MSI ou imuno-histoquímica para proteínas de reparo do complexo MMR.[8,19]

Atualmente, uma nova geração de testes moleculares vem substituindo o sequenciamento tradicional de gene único, e muitos centros (incluindo o nosso) têm, em casos em que a obtenção de material parafinado do tumor do paciente ou seu familiar é impossível, estudado a sequência direta dos quatro genes de SL por meio de tecnologias de *next generation* e plataformas como a *TrueSight*. Esta tecnologia envolve a análise de saliva do indivíduo a ser testado e permite, além da análise dos genes de SL, a avaliação de polimorfismos que podem modular o fenótipo da síndrome.

Recomendações Clínicas para o Manejo de Pacientes com SL

Rastreamento Colorretal

O exame de eleição para rastreamento do CCR em pacientes com SL é a colonoscopia. Pelo fato de existir uma predileção para ocorrência de tumores colorretais proximais, a retossigmoidoscopia não é o exame adequado para rastreamento neste grupo de pacientes.

Inúmeros trabalhos verificaram o valor do rastreamento colonoscópico de pacientes com SL. Reconhece-se que, neste grupo de pacientes, a colonoscopia promove, além de um aumento na taxa de detecção precoce de CCR, uma redução na incidência e na mortalidade de CCR, pacientes com risco de SL submetidos ao rastreio colonoscópico tiveram 65% (p = 0,003) menos morte de CCR quando comparados àqueles que não fizeram.[12,19,21]

O rastreamento deve ser iniciado entre 20 e 25 anos de idade. Pelo fato de a sequência adenoma-câncer encontrar-se acelerada na SL, o intervalo de realização de colonoscopias na SL deve ser de 1 a 2 anos. Acredita-se que as colonoscopias devam ser realizadas neste intervalo até entre os 70 a 80 anos de idade, embora esta decisão deva levar em conta outros fatores individuais do paciente, em especial seu estado de saúde e expectativa de vida.[19]

Cirurgia Profilática Colorretal

Pacientes com mutação identificada em genes do complexo MMR e cólon e reto sem lesões, dificilmente, são candidatos à cirurgia profilática, já que o risco de desenvolvimento de câncer colorretal fica estimado em até 75%, e o rastreamento por meio de colonoscopias periódicas, conforme mencionado anteriormente, é extremamente eficaz. Justificar-se-ia tal conduta, neste cenário, apenas se o paciente tiver baixa aderência a colonoscopias periódicas ou se o acompanhamento colonoscópico fosse impraticável por outras justificativas.[12]

Assim, diferentemente da PAF onde se preconiza a realização de cirurgia antes do aparecimento de câncer colorretal, na SL discute-se a extensão da ressecção no momento do diagnóstico de adenocarcinoma colorretal ou adenoma grande associado.[19] Este cuidado é tomado pelo risco aumentado de tumores metacrônicos na SL, podendo chegar a 40% (após 10 anos da ressecção da lesão primária) e 72% (após 40 anos da cirurgia do tumor primário). A Society of Surgical Oncology e a American Society of Clinical Oncology recomendam que sejam oferecidas aos pacientes ambas as alternativas: colectomia total com ileorreto anastomose ou colectomia segmentar com colonoscopias anuais de acompanhamento,[12] devendo ser ponderados os receios e a vontade do paciente.

Não existe evidência científica prospectiva ou mesmo retrospectiva que comprove benefício de sobrevida para pacientes submetidos à IRA quando comparados a pacientes submetidos à colectomia segmentar e colonoscopias periódicas de controle.[20] Recente estudo retrospectivo demonstrou maior incidência de câncer colorretal metacrônico e maior incidência de reoperações abdominais em pacientes com síndrome de Lynch, submetidos a colectomias segmentares do que naqueles tratados por meio de colectomias totais. Contudo, não houve benefícios em termos de sobrevida entre os dois grupos analisados.[22] Da mesma forma, há modelos matemáticos publicados que julgam a colectomia total equivalente à colectomia segmentar com acompanhamento endoscópico, mesmo quando avaliada a questão de qualidade de vida. É importante lembrar que, mesmo quando submetidos à colectomia total com ileorretoanastomose, existe a necessidade de acompanhamento endoscópico do reto remanescente, uma vez que o risco de câncer no reto seja de cerca de 12% após 10 a 12 anos de acompanhamento.[23,24]

Quando o paciente com SL apresenta-se com câncer de reto, as principais opções são a retocolectomia total com bolsa ileal (RCTBI) ou retossigmoidectomia com reconstrução primária. O racional para a RCTBI é exatamente o de evitar-se a ocorrência de tumores metacrônicos, mas pelo impacto na qualidade de vida, a tendência é a execução da ressecção segmentar seguido de vigilância colonoscópica. Mesmo assim, a Society of Surgical Oncology e a American Society of Clinical Oncology sugerem expor as duas alternativas para os pacientes, realçando que não existem vantagens em sobrevida entre uma e outra cirurgia.[12]

Rastreamento e Cirurgia Profilática para Endométrio e Ovário

Mulheres de famílias com síndrome de Lynch têm um risco cumulativo de 27 a 71% de desenvolverem câncer de endométrio até os 70 anos de idade e risco de até 13% de desenvolverem câncer de ovário.[8,7,18] Recomenda-se o rastreamento de câncer de endométrio por meio da realização de ultrassonografia transvaginal anual com biópsia aspirativa, iniciando-se entre 30 e 35 anos de idade.[3] Contudo, o real benefício deste esquema é desconhecido, talvez em especial porque mesmo a maioria dos tumores de endométrio é diagnosticada em estádios iniciais. Além disso, acredita-se que o rastreamento com ultrassonografia transvaginal e CA125 não seja efetivo para o diagnóstico precoce dos tumores de ovário.

Quando mulheres de famílias portadoras de mutações no gene MSH6 são analisadas, o risco de câncer de endométrio é maior que o de câncer colorretal.[25] A idade média de diagnóstico de câncer de endométrio é de 48 anos (mutação em MLH1), 49 anos (mutação em MSH2) e 54 anos (mutação em MSH6).[25] Assim, tendo em vista essas informações, deve-se discutir com mulheres com prole constituída, sendo a melhor idade entre 40-45 anos, portadoras de mutações em genes de reparo, a indicação de histerectomia e salpingo-ooforectomia bilateral profiláticas. Em estudo retrospectivo, Schmeler *et al.* mostraram que a cirurgia profilática reduziu dramaticamente o risco de câncer de endométrio e ovário, quando comparando o grupo operado ao grupo pareado, onde 33% das mulheres desenvolveram câncer de endométrio e 5,5%, câncer de ovário.[7,26] É interessante notar que não existem estudos prospectivos avaliando a eficácia das diretrizes do rastreamento de câncer de endométrio em pacientes com síndrome de Lynch, o que dificulta sua comparação aos resultados de cirurgia profilática, também escassos.[13]

Rastreamento de Outros Tumores Associados à SL

Não existe consenso e benefício comprovado do rastreamento dos demais tumores associados à SL. Muitos grupos baseiam suas recomendações conforme o Quadro 28-5.[13]

SÍNDROME MAP (POLIPOSE ADENOMATOSA ASSOCIADA AO GENE MUTYH)

A síndrome MAP é causada por uma herança autossômica recessiva por mutação bialélica no gene MUTYH que codifica um componente

Quadro 28-5. Recomendações para Rastreamento na SL[8]

Idade de início (anos)	Exames	Periodicidade (anos)
20-25	Colonoscopia	1 a 2
30-35	Exame ginecológico, USG transvaginal, biópsia aspirativa do endométrio	1 a 2
30-35	Endoscopia digestiva alta*	1 a 2
30-35	USG de abdome, exame de urina com citologia oncótica	1 a 2

*Para famílias em que há casos de câncer gástrico ou países com alta incidência da doença.

oxidativo da via de reparo do DNA e está associada ao CCR. O gene MUTYH é um gene envolvido no processo de reparo do DNA (*base excision repair*). Acredita-se que a perda de função do gene MUTYH determine, entre outras aberrações genéticas, um aumento do risco de mutação no gene APC.[8] Estima-se que o risco de CCR nos indivíduos acometidos, mutação nos 2 alelos do gene MYH possa atingir 80%. Mesmos nos heterozigotos, o risco de CCR está aumentado em 3 a 5 vezes o risco da população normal.[8]

Os pacientes em geral apresentam quantidade variável de pólipos adenomatosos. Do ponto de vista clínico, em geral, o fenótipo semelhante à PAF atenuada sem uma história familiar com múltiplas gerações sucessivas acometidas (o que sugeriria um padrão autossômico dominante).[2,8]

A síndrome MAP é um importante diagnóstico diferencial tanto da PAF atenuada como da SL. Assim, deve-se considerar a realização de sequenciamento genético para MUTYH em pacientes com CCR com fenótipo sugestivo de PAF clássica ou atenuada que apresente história familiar compatível com herança autossômica recessiva e em pacientes com suspeita de SL que não apresentem instabilidade de microssatélites ou cuja pesquisa de mutações nos genes do complexo MMR não identificou mutações patogênicas. Quanto aos testes laboratoriais existem dois pontos de mutação comuns nos Europeus do norte pTyr179Cys e pGly396Asp que juntos correspondem por 85% das mutações nos alelos, o restante dos 15% correspondem a outros pontos de mutação. Em outras populações, como na indiana, a mutação prevalente é a p.Glu480X, enquanto nos paquistaneses, pTyr104*.

O manejo dos pacientes com síndrome MAP é realizado de forma semelhante aos pacientes com PAF. Contudo, como o aparecimento de pólipos parece ser mais tardio e também há risco de pólipos no cólon proximal, o rastreamento colorretal pode ser iniciado aos 25 anos, e o exame de escolha é a colonoscopia com intervalos a cada 1 ou 2 anos. Recomenda-se também o emprego de rastreamento com endoscopia digestiva alta a partir dos 30 anos e com intervalos de 1 a 3 anos, uma vez que estes pacientes também tenham risco de desenvolvimento de pólipos gástricos e duodenais. O emprego de colectomia profilática só tem sido aceito nos casos onde o clareamento dos pólipos por colonoscopias não é factível.[7]

POLIPOSES HAMARTOMATOSAS

Além das poliposes adenomatosas, existem poliposes hamartomatosas associadas a síndromes hereditárias de predisposição ao CCR e outros tumores. São síndromes mais raras e de caracterização ainda não totalmente elucidadas. Alguns genes já são identificados como associados a estas síndromes e, possivelmente, algumas delas terão outros genes identificados ao longo dos próximos anos. As três principais poliposes hamartomatosas são: Peutz-Jeghers (PJ), polipose juvenil, síndrome de Cowden (SC).

Síndrome de Peutz-Jeghers

A síndrome de PJ é uma condição autossômica dominante decorrente em 70-94% de mutações no gene LKB1(STK-11) que codifica serina/treonina quinase que faz parte da via mTOR.[7,8] Sua prevalência é de 1/8.300 a 1/29.000, estima-se que o risco de câncer do trato gastrointestinal próximo de 70% e o de CCR ao redor de 40%, com aumento significativo aos 50 anos de idade.[7,8] Os pacientes ainda podem desenvolver câncer de mama, pâncreas e de cordão sexual. Do ponto de vista clínico, os pacientes têm múltiplos pólipos hamartomatosos no intestino delgado e, em cerca de 30% dos casos hamartomas gástricos, e em 50% colorretais. Classicamente, estes pacientes apresentam hiperpigmentação cutâneo-mucosa da gengiva e cavidade oral. Muitas vezes, o diagnóstico é firmado em pacientes jovens com quadro de anemia por sangramento intestinal, dor abdominal recorrente ou obstrução intestinal decorrente de intussuscepção.

O diagnóstico clínico é realizado em pacientes com hiperpigmentação da gengiva e mucosa jugal, 2 ou mais pólipos hamartomatosos no intestino delgado e uma história familiar compatível com PJ.[8,27]

O rastreamento de pacientes com PJ ou suspeita de PJ deve incluir endoscopia digestiva alta e avaliação do intestino delgado (cápsula endoscópica ou exame de imagem) a partir dos 8 anos de idade. Tais exames devem ser repetidos a cada 2-3 anos, a depender do volume de pólipos.[5,20] Recomenda-se a ressecção de qualquer pólipo sintomático ou daqueles com tamanho superior a 1,5 cm. O rastreamento colonoscópico inicia-se aos 18 anos de idade e também deve ser repetido a cada 2-3 anos.[8,28] Mulheres devem ser submetidas à mamografia ou ressonância magnética de mama anuais a partir dos 25 anos de idade e exame ginecológico com Papanicolaou e ultrassonografia transvaginal anual a partir dos 25 anos de idade.[8,28] Nos homens, exame dos testículos e ultrassonografia testicular anuais a partir dos 10 anos de idade.[8,28] As estratégias de rastreamento para tumores de pâncreas permanecem em estudo, mas parecem incluir algum exame de imagem (RM, CT ou mesmo ecoendoscopia).[8,28]

Polipose Juvenil

A polipose juvenil é uma síndrome autossômica dominante onde os indivíduos afetados apresentam pólipos juvenis ao longo de todo o trato digestório com risco de CCR estimado de cerca de 40%, com incidência ao redor dos 20 anos e maior risco na quarta década de vida.[5] Sua prevalência é de 1/100.000 a 1/160.000. Em quase 40% dos casos é possível identificar uma mutação patogênica no gene SMAD4 e em outros 40% no gene BMPR1a/ALK.[13] A suspeita clínica é com base na presença de pólipos juvenis múltiplos (mais de 5 pólipos no cólon e reto) e história familiar de CCR, outros achados já descritos na síndrome são macroencefalia, hipertelorismo, telangiectasia, fístula arteriovenosa pulmonar, anomalias esqueléticas, alterações no septo ventricular.[8,27]

Pacientes com suspeita ou diagnóstico de polipose juvenil devem ser submetidos à endoscopia digestiva alta a cada 1 a 2 anos a partir dos 25 anos de idade e colonoscopia a partir dos 15-18 anos de idade anual ou bianual até os 35 anos. Na ausência de alterações, a periodicidade dos exames é de 2 a 3 anos até os 70 anos. Na presença de pólipos hamartomatosos, os exames são repetidos em caráter anual.[7,8]

Síndrome de Cowden

Trata-se de uma síndrome autossômica dominante decorrente de mutação no gene PTEN que clinicamente associa-se à polipose gastrointestinal hamartomatosa e lesões cutâneas.[5] Os pacientes acometidos pela SC têm risco aumentado de câncer de mama, endométrio, tireoide, pele e CCR que chega a 16% com idade média de diagnóstico entre 44-48 anos.[7,8] A idade de aparecimento dos tumores não obrigatoriamente ocorre em pacientes jovens.

Pólipos são encontrados em até 95% das colonoscopias na SC. Pólipos hamartomatosos são os mais frequentes, 29%, mas podem ser encontrados pólipos juvenis, adenomas e inflamatórios. As diretrizes estabelecidas para rastreamento da SC envolvem ressonância magnética de mama anual a partir 30-35 anos, ou 5 anos antes no caso de câncer de mama mais precoce na família, exame físico cervical e ultrassonografia de tireoide, ultrassonografia transvaginal anual e biópsia aspirativa de endométrio a partir dos 35 anos.[5] Com relação ao trato digestório, o rastreamento com colonoscopia e endoscopia digestiva alta deve ser iniciado a partir dos 15 anos de idade, com intervalos a cada 2-3 anos e também a depender dos achados.[7,8]

```
Colonoscopia com múltiplos pólipos
├── Pólipos adenomatosos
│   ├── > 100 adenomas → PAF ou polipose associada a MYH → Sequenciamento APC, MYH
│   └── 20 a 100 adenomas → PAF atenuada ou polipose associada MYH → Sequenciamento APC, MYH
└── Pólipos hamartomatosos
    ├── • ≥ 2 hamartomas
    │   • Hiperpigmentação mucocutânea
    │   • História damiliar de Peutz-Jeghers
    │   → Síndrome de Peutz-Jeghers → Sequenciamento STK11
    ├── • > 3 pólipos juvenis (cólon)
    │   • Múltiplos pólipos juvenis gástricos e delgados
    │   • História familiar de polipose juvenil
    │   → Polipose juvenil → Sequenciamento SMAD4, BMPR1a
    └── • Múltiplos hamartomas do trato gastrointestinal
        • História familiar ou pessoal de câncer de tireoide, mama ou endométrio
        → Síndrome de Cowden → Sequenciamento PTEN
```

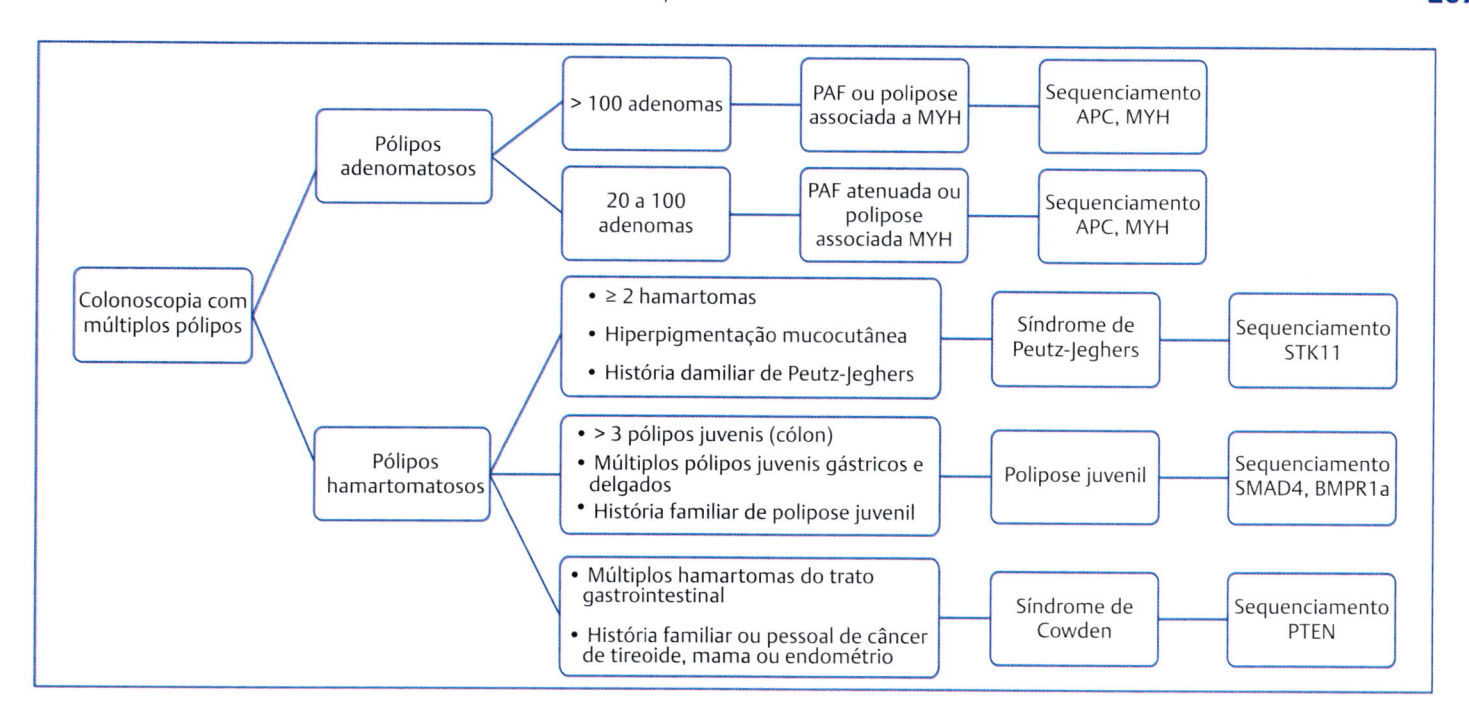

REFERÊNCIAS BIBLIOGRÁFICAS

1. Lynch HT. Chapelle de la A. Hereditary colorectal cancer. N Engl J Med. 2003;348:919-32.
2. Vasen HFA, Möslein G, Alonso A, et al. Guidelines for the clinical management of familial adenomatous polyposis (FAP). Gut. 2008;57:704-13.
3. Cotti GCC, Campos FGC. Pólipos do estômago, do duodeno e do intestino delgado. In: Campos FGC. Polipose adenomatosa familiar: bases do diagnóstico, tratamento e vigilância. São Paulo: Yendis; 2010. p. 205-22.
4. Knudsen AL, Bisgaard ML, Bulow S. Attenuated familial adenomatous polyposis (AFAP). A review of the literature. Fam Cancer. 2003;2:43-55.
5. WerenRobbert DA et al. A germline homozygous mutation in the base-excision repair gene NTHL1 causes adenomatous polyposis and colorectal cancer. Nat Gen. 2015;47(6):668.
6. Wimmer, Katharina, et al. Diagnostic criteria for constitutional mismatch repair deficiency syndrome: suggestions of the European consortium 'care for CMMRD'(C4CMMRD). J Med Genet. 2014;51(6):355-365.
7. Syngal S, et al. ACG clinical guideline: genetic testing and management of hereditary gastrointestinal cancer syndromes. Am J Gastroenterol. 2015;110(2):223.
8. Kastrinos F, Syngal S. Inherited colorectal syndromes. Cancer J. 2011;17:405-15.
9. Palles C, et al. Germline mutations affecting the proofreading domains of POLE and POLD1 predispose to colorectal adenomas and carcinomas. Nat Gen. 2013;45(2):136.
10. Ronja A, et al. Exome sequencing identifies biallelic MSH3 germline mutations as a recessive subtype of colorectal adenomatous polyposis. Am J Hum Genet. 2016;99(2):337-351.
11. Church J, Simmang C. Practice parameters for the treatment of patients with dominantly inherited colorectal cancer (familial adenomatous polyposis and hereditary nonpolyposis colorectal cancer). Dis Colon Rectum. 2003;46:1001.
12. Guillem JG, Wood WC, Moley JF, et al. ASCO/SSO review of current role of risk-reducing surgery in common hereditary cancer syndromes. J Clin Oncol. 2006 Oct 1;24(28):4642-60.
13. Vasen HF, van der Luijt RB, Slors JF, et al. Molecular genetic tests as a guide to surgical management of familial adenomatous polyposis. Lancet. 1996;348:433-35.
14. Bertario L, Russo A, Radice P, et al. Genotype and phenotype factors as determinants for rectal stump cancer in patients with familial adenomatous polyposis: Hereditary Colorectal Tumors Registry. Ann Surg. 2000;231:538-43.
15. Parc YR, Olschwang S, Desaint B, et al. Familial adenomatous polyposis: Prevalence of adenomas in the ileal pouch after restorative proctocolectomy. Ann Surg. 2001;233:360-64.
16. Bülow S, et al. Duodenal adenomatosis in familial adenomatous polyposis. J Med Genet. 2004;41(5):341-341.
17. Burt RW. Gastric fundic gland polyps. Gastroenterology. 2003;125:1462-9.
18. Burn J, Gerdes AM, Macrae F, et al. Long-term effect of aspirin on cancer risk in carriers of hereditary colorectal cancer: an analysis from the CAPP2 randomised controlled trial. Lancet. 2011;378:2081-87.
19. Vasen HFA, Möslein G, Alonso A, et al. Guidelines for the clinical management of Lynch syndrome (hereditary non-polyposis cancer). J Med Genet. 2007;44:353-62.
20. Cutait R, Rodriguez-Bigas M. Surgical management in Lynch syndrome. In: Rodriguez-Bigas M, Cutait R, Lynch P, et al. Hereditary colorectal cancer. New York: Springer; 2010. p. 301-11.
21. Heikki JJ, Mecklin JP, Sistonen P. "Screening reduces colorectal cancer rate in families with hereditary nonpolyposis colorectal cancer." Gastroenterology. 1995;108(5):1405-1411.
22. Natarajan N, Watson P, Silva-Lopez E, et al. Comparison of extended colectomy and limited resection in patients with Lynch syndrome. Dis Colon Rectum. 2010 Jan;53(1):77-82.
23. Maeda T, Cannom RR, Beart Jr RW, et al. Decision model of segmental compared with total abdominal colectomy for colon cancer in hereditary nonpolyposis colorectal cancer. J Clin Oncol. 2010 Mar 1;28(7):1175-80.
24. Rodriguez-Bigas MA, Vasen HF, Pekka-Mecklin J, et al. Rectal cancer risk in hereditary nonpolyposis colorectal cancer after abdominal colectomy. International Collaborative Group on HNPCC. Ann Surg. 1997;225(2):202-7.
25. Hendriks YM, Wagner A, Morreau H, et al. Cancer risk in hereditary nonpolyposis colorectal cancer due to MSH6 mutations: impact on counseling and surveillance. Gastroenterology. 2004 July;127(1):17-25.
26. Schmeler KM, Lynch HT, Chen LM, et al. Prophylactic surgery to reduce the risk of gynecologic cancers in the Lynch syndrome. N Engl J Med. 2006 Jan 19;354(3):261-69.
27. Jasperson KW, Tuohy TM, Neklason DW, et al. Hereditary and familial colon cancer. Gastroenterology. 2010;138:2044-58.
28. Wirtzfeld DA, Petrelli NJ, Rodriguez-Bigas MA. Hamartomatous polyposis syndromes: molecular genetics, neoplastic risk, and surveillance recommendations. Ann Surg Oncol. 2001;8:319-27.

CÂNCER COLORRETAL

Fábio de Oliveira Ferreira ▪ Benedito Mauro Rossi

INTRODUÇÃO

O câncer colorretal pode ser estudado sob diversos aspectos, o que leva especialistas de diferentes áreas a se interessarem pelo assunto. Biólogos, enfermeiros, nutricionistas, pesquisadores de áreas básicas, epidemiologistas, patologistas, radiologistas, colonoscopistas, oncologistas clínicos e cirurgiões buscam, sob diferentes ângulos, aprimorar a compreensão sobre a doença com o objetivo final de atingir a meta de diminuição das taxas de incidência, morbidade e mortalidade. Este capítulo foi escrito com o objetivo de abordar, de maneira resumida, os diferentes aspectos do câncer colorretal, transmitindo uma visão global e atualizada sobre o tema.

EPIDEMIOLOGIA E FATORES DE RISCO

O câncer colorretal (CCR) está entre as neoplasias malignas mais comuns da atualidade. Globalmente, é o terceiro câncer mais comumente diagnosticado em homens, e o segundo em mulheres, com 1,8 milhão de casos novos e cerca de 861.000 mortes, em 2018. As taxas de incidência são mais altas em homens do que em mulheres e variam acentuadamente em todo o mundo. Em alguns países da Europa, Rússia e Austrália a estimativa do risco cumulativo para ambos os sexos (0 a 74 anos) varia de 3,0 a 5,0%. Nos EUA, Canadá e Japão o risco cumulativo é, respectivamente, de 2,9, 3,6 e 4,5%. Na América do Sul, o país com maior risco cumulativo é o Uruguai (4,1%). As taxas mais baixas são encontradas na África e na Ásia (centro-sul).[1]

No Brasil, a estimativa de risco cumulativo para 2018 foi de 2,2% (2,4% para homens e 2,0% para mulheres), com uma estimativa de taxa de incidência padronizada por idade de 16,1/100.000 habitantes.[1] Segundo dados do Instituto Nacional do Câncer (INCA), em 2018, o CCR foi considerado o 3º tumor mais incidente em homens (17.380 casos novos – 8,1%), superado pelos tumores de próstata (68.220 casos novos – 31,7%) e pulmão (18.740 casos novos – 8,7%). Entre as mulheres, representou o 2º tumor mais incidente (18.980 casos novos – 9,4%), superado apenas pelos tumores de mama (59.700 casos novos – 29,5%).[2]

Fatores ambientais e genéticos podem aumentar a probabilidade de desenvolvimento de CRC. Embora a suscetibilidade hereditária resulte nos maiores aumentos de risco, a maioria dos CCR é esporádica e não familiar.[3]

As diferenças nas taxas de incidência e no risco cumulativo, segundo as diferentes regiões geográficas, parecem ser atribuídas a diferenças nas exposições dietéticas e ambientais, impostas sobre um fundo de suscetibilidade geneticamente determinada (interação gene-ambiente). Cross et al., em estudo prospectivo, demonstraram que a ingestão de carne vermelha e de carnes processadas se correlaciona positivamente com o aumento de risco de CCR.[4] O aumento do risco foi estimado em 24% para carne vermelha e 20% para carne processada (comparando-se o maior e o menor quintil). É interessante mencionar que a associação de risco foi maior para câncer de reto do que para câncer de cólon, tanto com carne vermelha (45% vs. 17%), quanto com carne processada (24% vs. 18%), ainda que não tenha atingido níveis de significância estatística.

Apesar de alguns estudos com resultados controversos em relação ao efeito protetor dos alimentos de origem vegetal (frutas, legumes, verduras, cereais), uma metanálise de 37 estudos epidemiológicos observacionais e 16 estudos de caso-controle demonstrou uma diminuição de risco de cerca de 50% para indivíduos com alto consumo dessa dieta.[5] É fato que indivíduos que têm uma dieta rica em vegetais, por substituição, comem menor quantidade de alimentos de origem animal, além de adotarem outros hábitos saudáveis, como não fumar e praticar atividade física regular.

O baixo *status* socioeconômico também está associado a um risco aumentado para o desenvolvimento de CCR; um estudo estimou que o risco de CCR aumentaria em 30% comparando-se os quintis mais altos aos mais baixo de *status* socioeconômico. Comportamentos potencialmente modificáveis, como inatividade física, dieta não saudável, tabagismo e obesidade, são considerados responsáveis por uma proporção significativa da disparidade socioeconômica no risco de CRC.[6]

Além dos fatores de risco ambientais, a predisposição endógena também tem importância na gênese do CCR. Cerca de 75% dos casos de CCR ocorrem em indivíduos na sétima década de vida, onde encontramos o pico de incidência da doença. Porém, um quarto dos casos de CCR ocorre em idade precoce, associados ou não a antecedentes familiares de câncer. Nesse grupo encontram-se os portadores de síndromes hereditárias típicas, sendo as mais comuns a polipose adenomatosa familiar (PAF) e a síndrome de Lynch (SL), além de agregações familiares de câncer ainda não bem estabelecidas. Até 10% de pacientes não selecionados com CCR possuem uma ou mais mutações patogênicas, e a maioria não é síndrome de Lynch ou FAP, incluindo mutações em genes de alta penetrância (APC, MUTYH bialélico, BRCA1 e BRCA2, PALB2, CDKN2A e TP53),[7] bem como em genes de penetrância moderada (MUTYH monoalélico, alelo APC p.I1307K, CHEK2) para o qual o risco de CRC não está bem definido.[8]

Podemos resumir os fatores relacionados com o CCR em quatro grupos:[9] Grupo 1 – Fatores relacionados com o aumento do risco: idade (a incidência aumenta significativamente entre as idades de 40 e 50 anos, e as taxas de incidência específicas por idade aumentam em cada década subsequente), história familiar de câncer colorretal (ter um pai, irmão, irmã ou filho com CCR duplica o risco), história pessoal de algumas condições prévias (CCR, adenoma de alto risco, câncer de ovário, doença inflamatória intestinal), risco hereditário associado a certas condições genéticas (FAP e síndrome de Lynch entre outras), consumo de álcool (três ou mais doses ao dia), cigarro (aumento do risco de CCR e de adenomas), raça (maior risco em afro-americanos), radiação abdominal (sobreviventes adultos de neoplasias infantis que receberam radiação abdominal têm risco significativamente aumentado de neoplasias gastrointestinais subsequentes, a maioria sendo CCR;[10] história prévia de radioterapia para câncer de próstata é associada a um risco aumentado de câncer retal);[11] fibrose cística, acromegalia, transplante renal em associação à imunossupressão, obesidade e diabetes melito; Grupo 2 – Fatores relacionados com a diminuição do risco: prática regular de atividade física, uso de aspirina (diminuição do risco 10 a 20 anos após o início do uso), terapia de reposição hormonal combinada (a associação de estrogênios e progestágenos reduz o risco de CCR invasivo em mulheres na pós-menopausa, ainda que possam aumentar o risco de câncer de mama, doença cardíaca e fenômenos tromboembólicos) e remoção colonoscópica de adenomas maiores que 1 cm; Grupo 3 – Fatores cuja associação a CCR ainda não está clara: uso de anti-inflamatórios não esteroides que não a aspirina (sulindac, celecoxibe, naproxeno, ibuprofeno. Obs.: celecoxibe reduz o risco de formação de adenomas; sulindac e celecoxibe reduzem o tamanho e o número de pólipos na FAP), reposição de cálcio, alguns tipos de dieta (dietas ricas em gordura, proteínas e carnes vermelhas e processadas e dietas hipercalóricas aumentam o risco, porém, a redução do risco a partir de dietas pobres em gordura e carne e ricas em fibras, frutas e vegetais não foi totalmente comprovada); Grupo 4 – Fatores que sabidamente não interferem no risco de câncer colorretal: terapia de reposição hormonal exclusiva com estrogênio e uso de estatinas.

São considerados fatores que atualmente influenciam as recomendações de rastreamento: síndromes hereditárias, história pessoal ou familiar de CCR esporádico ou pólipos adenomatosos, doença inflamatória intestinal, irradiação abdominal prévia e diagnóstico de fibrose cística.[12]

Em diversos países, as taxas de mortalidade por CCR vêm diminuindo progressivamente desde meados da década de 1980. Em parte, acredita-se que essa diminuição seja consequência da detecção precoce, da remoção de pólipos, do diagnóstico em estágios mais iniciais e de tratamentos primários e adjuvantes mais eficazes.[13]

CARCINOGÊNESE

O desenvolvimento do câncer é essencialmente um processo evolutivo somático clonal que envolve uma série de mutações ou de mudanças na expressão gênica. Essas alterações conferem vantagens adicionais para o crescimento tumoral, em relação ao tecido normal. A observação de mutações somáticas, funcionalmente relevantes, proporciona hoje a evidência mais direta da evolução clonal do tumor.[5,14]

Segundo conceitos mais atuais sobre a origem do câncer colorretal, as vias de carcinogênese passam a ser definidas com base em dois aspectos moleculares: 1) instabilidade de microssatélite do DNA (MSI) e 2) fenótipo metilador de ilhas CpG (CIMP).[6,15] Considerando-se aspectos clínicos, morfológicos e moleculares, 5 categorias são contempladas: 1) tipo 1 – origem em pólipos serrilhados, corresponde a 12%, conhecida como "MSI-H esporádico" (CIMP-H, metilação de MLH1, mutação de BRAF, estabilidade cromossômica, MSI-H); 2) tipo 2 – origem em pólipos serrilhados, corresponde a 8% (CIMP-H, metilação parcial de MLH1, mutação de BRAF, estabilidade cromossômica, MSS ou MSI-L); 3) tipo 3 – origem em adenomas ou pólipos serrilhados, corresponde a 20% (CIMP-L, mutação de k-RAS, metilação de MGMT, instabilidade cromossômica, MSS ou MSI-L); 4) tipo 4 – origem em adenomas, corresponde a 57%, pode ser esporádica, associada à polipose adenomatosa familial ou polipose MUTYH (CIMP-neg, instabilidade cromossômica, maioria MSS); 5) tipo 5 – origem em adenomas, corresponde a 3%, relacionada com a síndrome de Lynch (CIMP-neg, mutação de BRAF negativa, estabilidade cromossômica, MSI-H).

O estudo molecular do CCR envolve diferentes tópicos, cada qual com sua importância para avançar na compreensão dos diferentes aspectos da doença. Entre os tópicos relevantes da patogênese molecular, podemos destacar a sequência adenoma-carcinoma, a via de pólipo serrilhado e os caminhos moleculares envolvidos na tumorigênese (instabilidade cromossômica – APC, fenótipo mutador/via de reparo incompatível, fenótipo de hipermetilação – CIMP +). Entre as anormalidades moleculares específicas, destacam-se oncogenes (RAS), genes supressores de tumor (APC, TP53, Cromossomo 18q – DCC, SMAD4 e SMAD2, Sinalização TGF-beta, BRCA1 e BRCA2), genes do sistema de reparo de DNA – MMR (MSI-alta versus MSI-baixa, alterações epigenéticas que afetam os genes da MMR), defeitos de MUTYH e CRC familial e genes modificadores (COX-2 e Gene PPAR).

O melhor entendimento das vias de carcinogênese colorretal em bases moleculares tem gerado impacto em todos os aspectos relacionados com o câncer colorretal, desde a prevenção e diagnóstico, até o desenvolvimento de novas drogas utilizadas em propostas atuais de tratamento. Esse conhecimento já tem auxiliado na elaboração de estratégias de rastreamento com base em aspectos moleculares na prática atual.

QUADRO CLÍNICO E DIAGNÓSTICO

Apesar de o rastreamento do câncer colorretal ser eficaz e viável do ponto de vista econômico, sua aplicação não é disseminada, e 85% dos tumores ainda são diagnosticados em estádio avançado, durante investigação de pacientes sintomáticos.[7,16]

Os sinais e sintomas indicativos da suspeita de câncer colorretal são variados em decorrência das diferentes formas de crescimento e localização dos tumores. Os mais comuns são: sangramento nas fezes, dor abdominal e alterações do hábito intestinal (constipação ou diarreia). Além destes, podem estar presentes: anemia, perda ponderal, dor anal, tenesmo, perda de muco nas fezes e massa abdominal palpável.[8,17]

O exame físico compreende a avaliação global do paciente, incluindo a avaliação de seu *performance status*. O exame proctológico é indispensável e propicia informações para o planejamento do tratamento. Cerca de 10% dos tumores colorretais são detectados pelo toque retal.[7,16]

Todos os pacientes com neoplasias do reto e do sigmoide necessitam uma avaliação de todo o cólon pela colonoscopia, indispensável para o diagnóstico de tumores e pólipos sincrônicos, o que ocorre em 4,4 a 9,3% e em 18 a 27%, respectivamente em associação a tumores primários do reto e do sigmoide.[7,16] A colonoscopia é o exame de eleição diagnóstica e permite intervenções terapêuticas em situações específicas.

A colonoscopia virtual, ou colonografia por tomografia, é uma modalidade de exame que permite a avaliação dos segmentos cólicos por imagens bi e tridimensionais reconstruídas a partir de cortes tomográficos finos, que pode ser utilizada com finalidade de rastreamento e diagnóstico. Estudos atuais demonstraram que o método é comparável à colonoscopia convencional para a detecção de câncer e pólipos.[9,18] O método torna-se particularmente interessante em situações de colonoscopia incompleta por impedimentos técnicos ou impossibilidade de transposição de lesões subestenosantes, além de permitir, no mesmo ato, a aquisição de imagens utilizadas na complementação do estadiamento.

A dosagem sérica do antígeno carcinoembriônico (CEA) pode estar elevada. O CEA não é um marcador específico e sofre alteração em doenças inflamatórias, no tabagismo e no alcoolismo. O valor inicial pré-tratamento deve ser conhecido, ainda que não tenha valor diagnóstico, pois a informação será útil para controle comparativo na fase de acompanhamento.[7,16] Em 2006, a Sociedade Americana de Oncologia Clínica atualizou as recomendações referentes à utilização de marcadores tumorais no câncer gastrointestinal. Concluiu-se que não há dados suficientes para recomendar o uso rotineiro de outros marcadores no manejo clínico de pacientes portadores de câncer colorretal.[10,19]

ESTADIAMENTO E PROGNÓSTICO

Os sistemas de estadiamento do CCR baseiam-se na extensão da doença e são importantes para o planejamento terapêutico, para definição do prognóstico e para avaliação de resultados, além de permitirem comparações entre estudos clínicos.[11,20] O sistema de estadiamento mais utilizado é o TNM (**T**umor, Linfo**n**odos, **M**etástases), apresentado nos Quadros 29-1 e 29-2.[21]

Para o estadiamento clínico, além do exame físico, são necessários exames complementares: radiografia simples de tórax em PA e perfil, tomografia computadorizada ou ultrassonografia de abdome e pelve, função hepática, DHL e CEA, além da colonoscopia. Em pacientes com metástases ressecáveis diagnosticadas pelos métodos citados, a tomografia computadorizada de tórax e o PET-CT podem ser úteis na avaliação inicial. Em situações de dúvida quanto à existência de metástases hepáticas no pré-operatório, a realização de ultrassonografia intraoperatória no momento da ressecção colorretal aumenta a chance de detecção de lesões não diagnosticadas previamente.[22]

No câncer de reto extraperitoneal, para a avaliação da extensão local da neoplasia, a ultrassonografia endorretal (USE) e a ressonância magnética (RM) são consideradas os melhores métodos.

Quadro 29-1. Classificação TNM para Estadiamento do CCR – AJCC 8ª Edição[21]

T	Características
Tx	Tumor primário não pode ser avaliado
T0	Sem evidência de tumor primário
Tis	Carcinoma *in situ*: carcinoma intramucoso (envolvimento da lâmina própria sem extensão pela muscular da mucosa)
T1	Tumor invade submucosa
T2	Tumor invade a muscular própria
T3	O tumor invade pela muscular própria os tecidos pericolorretais
T4	O tumor invade o peritônio visceral ou invade ou se adere ao órgão ou estrutura adjacente T4a: O tumor invade o peritônio visceral (incluindo a perfuração macroscópica do intestino pelo tumor e a invasão contínua do tumor por áreas de inflamação até a superfície do peritônio visceral) T4b: O tumor invade diretamente ou se adere a órgãos ou estruturas adjacentes
N	**Características**
Nx	N não pode ser avaliado
N0	Ausência de metástase linfonodal
N1	Um a três linfonodos regionais são positivos (tumor em linfonodos medindo ≥ 0,2 mm), ou qualquer número de depósitos tumorais está presente, e todos os linfonodos identificáveis são negativos N1a: Um linfonodo regional é positivo N1b: Dois ou três linfonodos regionais são positivos N1c: Nenhum linfonodo regional é positivo, mas há depósitos tumorais na subserosa, no mesentério ou nos tecidos pericólicos não peritonizados, ou nos tecidos perirretal/mesorretal
N2	Quatro ou mais linfonodos regionais são positivos N1a: Quatro a seis linfonodos regionais são positivos N1b: Sete ou mais linfonodos regionais são positivos
M	**Características**
Mx	M não pode ser avaliado
M0	Ausência de metástases
M1	Metástase para um ou mais locais distantes ou órgãos ou metástase peritoneal é identificada M1a: Metástase para um local ou órgão é identificada sem metástase peritoneal M1b: Metástase para dois ou mais locais ou órgãos é identificada sem metástase peritoneal M1c: A metástase para a superfície peritoneal é identificada isoladamente ou com outras metástases no local ou no órgão

Quadro 29-2. Estadiamento do CCR por Agrupamento – AJCC 8ª Edição[21]

Estádio	T	N	M
0	Tis	N0	M0
I	T1, T2	N0	M0
IIA	T3	N0	M0
IIB	T4a	N0	M0
IIC	T4b	N0	M0
IIIA	T1, T2	N1/N1c	M0
IIIB	T1	N2a	M0
IIIC	T3, T4a	N1/N1c	M0
	T2-T3	N2a	M0
	T1-T2	N2b	M0
	T4a	N2a	M0
	T3-T4a	N2b	M0
	T4b	N1-N2	M0
IVA	Qualquer T	Qualquer N	M1a
IVB	Qualquer T	Qualquer N	M1b
IVC	Qualquer T	Qualquer N	M1c

A USE tem acurácia variando de 63 a 87% para determinação do estádio T e de 64 a 80% para o estádio N.[23-26] A RM consegue distinguir planos de clivagem com as estruturas adjacentes de maneira mais clara em relação à tomografia e tem acurácia da ordem de 81 a 84% para determinação do estádio T e 63 a 82% para o estádio N. A sensibilidade e especificidade entre os métodos de USE, TC e RM foram avaliadas por metanálise, demonstrando-se que os métodos são comparáveis para a estimativa de envolvimento de órgãos adjacentes e envolvimento linfonodal.[27]

Quanto à determinação do estádio T, a USE foi o método mais sensível (90%). Os menores índices de sensibilidade e especificidade na avaliação dos linfonodos é explicada pela presença de metástases em linfonodos de até 2 mm. Algumas técnicas de RM que utilizam partículas de óxido de ferro como contraste foram capazes de aumentar a sensibilidade para detecção de linfonodos para 85% e a especificidade para 98%, mas não foram amplamente difundidas.[28] É importante mencionar que tanto a USE quanto a RM não são métodos eficazes para avaliar pacientes submetidos à radioquimioterapia neoadjuvante, sendo baixas as taxas de correlação com resultados anatomopatológicos.[29]

O PET-CT pode ser utilizado na avaliação de disseminação sistêmica, sendo particularmente útil na investigação de lesões extra-hepáticas em pacientes com metástases hepáticas ressecáveis. O PET-CT tem sensibilidade e especificidade superiores a 90% para detecção de metástases hepáticas de origem colorretal.[30] Tem sido utilizado em pacientes tratados de câncer colorretal com aumento inespecífico de CEA, sem causa detectada por outro método diagnóstico. Outras oportunidades de uso de PET-CT são o reestadiamento de pacientes com diagnóstico de recidiva ou dúvida diagnóstica frente a algum achado por outro método. Alguns estudos têm sugerido que o PET-CT pode ser útil na avaliação da resposta patológica ao tratamento neoadjuvante com radioquimioterapia em portadores de câncer de reto.[31]

Após o tratamento cirúrgico, realiza-se o estadiamento patológico pela análise do espécime removido. Os agrupamentos por estádio patológico seguem os mesmos critérios do estadiamento clínico e definem os grupos, segundo o prognóstico. Segundo o estadiamento definitivo e fatores de risco a serem considerados, define-se a necessidade de tratamentos adicionais.

TRATAMENTO DO CÂNCER DE CÓLON

Aproximadamente 75% dos pacientes com diagnóstico de câncer de cólon apresentam-se ao diagnóstico com doença potencialmente curável pela ressecção cirúrgica.[32] A cirurgia radical deve ser realizada pela ressecção com margens adequadas, incluindo a drenagem linfática correspondente ao pedículo vascular regional principal até sua origem, e os órgãos adjacentes macroscopicamente envolvidos devem ser ressecados em bloco, pois a dissecção de aderências peritumorais pode levar à disseminação da doença.[33,34] No início do ato cirúrgico, deve-se realizar cuidadosa inspeção da cavidade abdominal para o correto estadiamento cirúrgico.

O estudo histopatológico do comprometimento linfonodal é vital para o correto julgamento do prognóstico e da instituição de terapêutica complementar. Pacientes que apresentam um pequeno número de linfonodos dissecados nos espécimes cirúrgicos têm pior prognóstico, provavelmente em função de linfadenectomia incompleta e consequente subestadiamento.[35] Além da padronização técnica para a análise anatomopatológica, a obediência aos princípios de ressecção oncológica é fundamental para que se obtenha o número mínimo de linfonodos esperado. Portanto, a correta avaliação da condição linfonodal é da competência de cirurgiões e patologistas e pode ser utilizada como medidor da qualidade do tratamento oncológico.[36]

O aumento no número de linfonodos dissecados está associado ao aumento nas taxas de sobrevida global e sobrevida livre de doença. Uma amostra linfonodal insatisfatória (inferior a 12 linfonodos dissecados) é um fator de risco para recorrência e deve ser considerada na indicação de tratamento adjuvante. Linfonodos suspeitos não regionais devem ser biopsiados, mas não há evidências de benefícios de linfadenectomias extensas extrarregionais.[33]

Pacientes portadores de câncer de cólon nos estádios 0 e I são tratados por ressecção colônica exclusiva e não têm indicação de quimioterapia adjuvante. No estádio II, após a ressecção, a indicação de quimioterapia adjuvante deve ser com base na estratificação de risco, sendo candidatos a receber tratamento adjuvante aqueles classificados em estádio II de alto risco: amostra linfonodal inadequada (menos de 12 linfonodos), lesões T4, quadros obstrutivos ou perfurativos, tumores com histologia indiferenciada, histologia com células em anel de sinete, invasão vascular linfática, invasão vascular sanguínea, invasão perineural, deleção do cromossomo 18q e CEA pré-operatório ≥ 10 ng/mL.[37-40]

Atualmente, recomenda-se o teste de instabilidade de microssatélites (MSI) em todos os pacientes com história pessoal de câncer de cólon ou retal. Na prática, em função da maior facilidade, a informação sobre a proficiência do sistema de reparo tem sido feita mais frequentemente por imuno-histoquímica para os genes do reparo de DNA. Pacientes com Estágio II e MSI-H constituem um grupo de bom prognóstico e não se beneficiam da terapia adjuvante com 5-FU.[41]

No estádio III, os pacientes são candidatos à quimioterapia adjuvante. Com essa finalidade, diferentes esquemas têm sido utilizados, em diferentes combinações.[42] As drogas mais comumente utilizadas são: 5-FU, capecitabina, oxaliplatina.

Para os pacientes portadores de câncer colorretal metastático ao diagnóstico (Estádio IV), o tratamento mais comum é a realização de ressecção paliativa do tumor primário, que tem por finalidade prevenir complicações, como obstrução, perfuração e sangramento. Após a ressecção, quimioterapia sistêmica é oferecida para tratamento da doença metastática. Deve-se ressaltar, no entanto, que os pacientes em estádio IV devem ser criteriosamente avaliados quanto à extensão da doença e ressecabilidade das metástases, o que poderá implicar em ganho significativo de sobrevida.

Em pacientes portadores de metástases irressecáveis, assintomáticos em relação ao tumor primário, o emprego de quimioterapia sistêmica pode constituir a primeira fase do tratamento. Nessa condição, esquemas atuais oferecem taxas de resposta superiores a 50%.[43-46]

Alguns estudos sugerem que, além do objetivo de tratamento sistêmico, a quimioterapia pode levar a uma diminuição da lesão primária, reduzindo, assim, a probabilidade de complicações locais. Pacientes assintomáticos em relação ao tumor primário têm maior propensão para morrer de progressão sistêmica da doença antes do desenvolvimento de complicações locais.[47] Ambas as estratégias - ressecção do primário seguida de quimioterapia ou quimioterapia sistêmica sem ressecção do primário – são alternativas válidas, e os resultados são controversos quanto à melhor opção.[48-52]

Na doença metastática, além dos quimioterápicos mencionados nas propostas de tratamento adjuvante, a utilização de anticorpos monoclonais, como o bevacizumabe, cetuximabe ou panitumumabe, em associação a diferentes esquemas pode ser recomendada. Mais recentemente, drogas, como vemurafenibe, regorafenibe, ipilimumabe, nivolumabe, pembrolizumabe, ramucirumabe e ziv-aflibercept, têm sido testadas no cenário de doença metastática, sendo sua escolha direcionada por características moleculares dos tumores.[53]

TRATAMENTO DO CÂNCER DE RETO

Do ponto de vista do interesse cirúrgico, o reto pode ser dividido em três segmentos. Utiliza-se como parâmetro anatômico a linha pectínea: reto baixo – até 4 cm linha pectínea; reto médio – de 4 a 8 cm da linha pectínea; e reto alto – de 8 a 12 cm da linha pectínea.[45,54]

O reto é envolto por um tecido areolar, denominado mesorreto. A drenagem linfática segue o sistema vascular, sendo que a metade superior do reto é drenada pelos vasos retais superiores, e os linfáticos da metade inferior seguem as veias retais média e inferior, com drenagem para os linfonodos ilíacos internos e fossas obturadoras. O reto recebe inervação simpática e parassimpática. A inervação simpática tem origem na altura da artéria mesentérica inferior onde se une aos nervos lombares, formando o plexo hipogástrico superior, que se divide em direito e esquerdo. Os nervos parassimpáticos originam-se em S2, S3 e S4, formando o plexo hipogástrico inferior. O conhecimento desses parâmetros anatômicos tem importância para a abordagem cirúrgica, pois constituem aspectos relevantes para o controle locorregional da doença, julgamento da possibilidade de preservação esfincteriana anal e aquisição de preservação da inervação autonômica, aspectos relacionados com o risco de prejuízo funcional com impacto na qualidade de vida.[46,55]

A cirurgia radical é o tratamento padrão para o câncer retal e inclui a remoção do reto com excisão total do mesorreto (ETM) e remoção da drenagem linfática regional.[47-49,56-58] A partir da difusão do conceito de ETM, claramente se demonstrou que a qualidade da técnica operatória é fundamental para a obtenção de taxas elevadas de controle locorregional, e o cirurgião passou a ser considerado entre as variáveis de valor prognóstico.[50,59] A técnica de ETM foi capaz de diminuir drasticamente as taxas de recidiva local para cerca de 3%, taxas essas não atingíveis pelo acréscimo de esquemas de radioquimioterapia após operações realizadas fora do padrão oncológico.[46,55,51,60]

Os tumores de reto baixo, classificados no grupo de baixo risco (T1-2N0; EC 0 e I) que apresentam características histopatológicas favoráveis (lesões bem diferenciadas ou moderadamente diferenciadas; ausência de invasão vascular, linfática e perineural; ausência de componente mucinoso e ausência de *budding*), constituem um grupo de exceção onde a ressecção local transanal pode ser considerada. No entanto, metástases linfonodais podem estar presentes em até 18% dos pacientes com tumores T1-T2, com taxas de recorrência após ressecção local de até 25%, razão pela qual os candidatos a ressecções não radicais devem ser criteriosamente selecionados.[52,61] Um importante fator preditivo de sucesso para os tratamentos locais é a acurácia dos métodos de imagem na confirmação de estádios T1-T2 e ausência de linfonodos comprometidos.[53,62] Assim, a ressecção local pode ser considerada em pacientes com tumores T1, menores que 3 cm, de preferência polipoides, com análise anatomopatológica sem os fatores adversos mencionados.[53,54,62,63] Após uma ressecção local, é fundamental a comprovação anatomopatológica de margens livres.[55,56,64,65] O uso de radioterapia adjuvante deve ser individualizado.[53,54,62,63] Não raramente, a recorrência após ressecção local é diagnosticada na condição de doença localmente avançada, e cerca de metade dos pacientes tem indicação de ressecções pélvicas ampliadas para o resgate, com taxas de morbidade e mortalidade consideráveis e menor sobrevida.[52,53,61,62] Neste sentido, na fase de acompanhamento, a ultrassonografia endorretal pode auxiliar na detecção de até 1/3 dos casos de recidivas assintomáticas.[57,66]

Nas lesões T1-T2, o tratamento preconizado é a ressecção anterior do reto, seguindo os princípios oncológicos. A disseminação intramural no câncer do reto raramente ultrapassa 2 cm, portanto, margens distais de 2 cm são aceitas.[58,67] Margens distais de 1 cm são aceitáveis em pacientes selecionados, após radioquimioterapia, com o objetivo de preservação esfincteriana, porém considerando-se a localização do tumor na avaliação inicial, antes do início do tratamento. Alguns fatores são desfavoráveis para considerar-se margens de 1 cm, como: grande massa tumoral, tumores indiferenciados e infiltrações vascular e linfática.[59,68] Assim, para os tumores do reto baixo, a cirurgia com preservação esfincteriana deve ser realizada desde que não haja violação dos princípios oncológicos, uma vez que ressecções com margens inadequadas sejam associadas a maiores taxas de recidiva local.[59-61,68-70]

Seguindo-se a recomendação de margem distal mínima de 2 cm no reto e 5 cm no mesorreto, nas lesões do reto médio a cirurgia preconizada é a retossigmoidectomia anterior com ETM e anastomose colorretal baixa. Nas lesões do reto alto, deve-se obedecer aos princípios da excisão do mesorreto necessários para a obtenção de margem radial livre, com excisão do mesorreto incluído na extensão de 5 cm abaixo do limite distal da lesão. A taxa de recorrência locorregional é diminuída pela ressecção oncológica com margens distais e radiais livres. Confirmando-se o estadiamento patológico de estádio I ou II sem outros fatores de risco, não há necessidade de tratamento adjuvante.

Para os portadores de lesão do reto alto, intraperitoneal, mesmo em estádios localmente mais avançados, quase sempre a cirurgia representa a primeira fase do tratamento.

Para os portadores de lesão T3-T4 ou N(+) do reto baixo e médio, preconiza-se o uso de radioquimioterapia neoadjuvante.[62-65,71-74] Para esse grupo de pacientes, no estudo de Sauer et al.,[65,74] a radioquimioterapia neoadjuvante, quando comparada à radioquimioterapia adjuvante, mostrou-se vantajosa, com menores taxas de complicações graus 3 e 4 agudas (27% versus 40%) e tardias (14% versus 24%), diminuição das taxas de recidiva local (6 versus 13%, p = 0,006) e maior possibilidade de preservação esfincteriana (39% versus 19%, p = 0,004), ainda que não tenha sido demonstrado ganho nas taxas de sobrevida global (76% versus 74%).

As taxas de resposta com o tratamento neoadjuvante são variáveis, observando-se regressão do estádio T em cerca de 75% das vezes, com taxas de resposta patológica completa, variando entre 25 e 28% (pacientes operados).[66,75] As taxas de resposta completa duradoura, no entanto, são bem menores, razão pela qual o tratamento preconizado ainda é a ressecção radical, independente da resposta clínica obtida com o tratamento neoadjuvante.[63,67-69,72,76-78] O estadiamento TNM patológico após tratamento neoadjuvante com radioquimioterapia é considerado um fator prognóstico relevante. Pacientes em que se observou regressão para estádios ypT0-T2 apresentaram maiores taxas de sobrevida global e menores taxas de recidiva local quando comparados àqueles onde não se observou regressão, independente do estadiamento clínico inicial.[70,79] Nos casos de reposta patológica completa, em pacientes operados, as taxas de sobrevida global são da ordem de 97%.[71,80]

Considerando-se a proposta atual de abordagem preferencial com radioquimioterapia neoadjuvante para os portadores de câncer de reto T3, T4 ou N(+) e a orientação de que, mesmo frente a respostas completas a cirurgia permanece indicada, uma consideração à parte quanto ao número de linfonodos dissecados em portadores de câncer de reto deve ser feita. Sabidamente a radioquimioterapia pré-operatória interfere na avaliação anatomopatológica.[72-74,81-83] Na avaliação de Baxter et al.,[75,84] considerando-se 12 o número mínimo esperado, apenas 20% dos pacientes apresentariam esta cifra, com mediana de 7 no grupo com radioterapia pré-operatória e de 10 no grupo sem tratamento prévio. Os mesmos autores encontraram 16% de pacientes portadores de tumor de reto submetidos à radioterapia pré-operatória, cujos exames anatomopatológicos não identificaram linfonodos. Bepu et al. observaram mediana de 15 linfonodos no grupo sem radioquimioterapia e 9 no grupo de radioquimioterapia pré-operatória (p < 0,001).[36] No câncer de reto, a observação de um número de linfonodos inferior a 12 não significa impossibilidade de julgamento adequado da condição linfonodal no sentido de quebra dos princípios oncológicos. No câncer de reto, pode-se dizer que a radioquimioterapia pré-operatória determine uma regressão no estadiamento patológico, além de resultar na diminuição do número de linfonodos avaliados.[76,85] Recente estudo demonstrou que a classificação patológica da variável T continua sendo um importante fator preditivo do risco de metástase linfonodal em pacientes portadores de câncer de reto submetidos à radioquimioterapia neoadjuvante. Nesse estudo, o risco de metástases linfonodais foi de apenas 3,4% nos pacientes que regrediram para os estádios ypT0 ou ypT1.[77,86]

Em pacientes portadores de lesão estádios II de alto risco e III que não receberam tratamento neoadjuvante, o tratamento multimodal pós-operatório inclui a radiação associada a esquemas de quimioterapia. Vale lembrar que, pelas razões já discutidas, é preferível a realização de radioquimioterapia antes da cirurgia, sendo indispensáveis exames iniciais de alta qualidade para não incorrer em subestadiamento.[69,78] O tratamento neoadjuvante consiste, em linhas gerais, na associação de radioterapia (4.500 cGy com boost de 540 cGy) e quimioterapia em esquemas diversos, onde as drogas mais comumente utilizadas, em diferentes esquemas, são: capecitabina, 5-fluorouracil, leucovorin e oxaliplatina.

A quimioterapia adjuvante pode ser indicada para pacientes em estádio II de alto risco e nas condições de comprometimento linfonodal ou tumores T3-T4, à semelhança dos tumores de cólon. Há controvérsia quanto à real necessidade de quimioterapia adjuvante para pacientes clinicamente estadiados como T3-T4 ou N (+) cujo exame anatomopatológico após radioquimioterapia neoadjuvante demonstra resposta completa, no entanto, considerando-se a estimativa do risco de doença sistêmica a partir do estadiamento inicial, muitos serviços adotam a postura de manter a indicação de tratamento adjuvante. Os esquemas de quimioterapia são semelhantes aos utilizados para pacientes com tumores de cólon.

RESSECÇÃO LAPAROSCÓPICA

Com o desenvolvimento tecnológico e treinamento adequado, a videolaparoscopia se tornou uma via de acesso alternativa à cirurgia aberta convencional para a realização de procedimentos oncológicos em diferentes áreas, sendo cada vez menores as contraindicações absolutas e relativas. A colectomia laparoscópica para tumores sem invasão de órgãos adjacentes é considerada atualmente uma opção terapêutica segura, resultando em taxas de sobrevida equivalentes às obtidas com a cirurgia convencional, com número de linfonodos comparáveis.[87-92]

Uma diminuição nas taxas de complicação com a colectomia laparoscópica quando comparada à cirurgia aberta foi demonstrada.[93] Abordagens minimamente invasivas resultaram na possibilidade de realimentação mais precoce, retorno acelerado da função intestinal, menor necessidade de analgésicos e menor tempo de internação hospitalar.

Embora resultados comparáveis tenham sido demonstrados entre abordagens aberta e laparoscópica para câncer de cólon,[87,88,94] o mesmo não foi uniformemente encontrado para o câncer retal, persistindo alguma controvérsia em relação aos resultados em longo prazo e ao perfil de segurança da cirurgia minimamente invasiva para o câncer do reto.[95-100] Atualmente, a ressecção colorretal minimamente invasiva pode ser realizada por via laparoscópica exclusiva, laparoscópica hand-assisted ou assistida por laparoscopia robótica, havendo vantagens e desvantagens para cada alternativa.

RESSECÇÃO ALARGADA

A ressecção de órgãos ou estruturas além do tumor primário pode ser necessária para controle de tumores localmente avançados. Toda estrutura que se pressupõe invadida deve ser ressecada em bloco com o tumor, pois a lise das aderências leva a um aumento do risco de recorrência. A análise anatomopatológica demonstra que há invasão tumoral em cerca de 50% dos casos. A sobrevida global para pacientes submetidos a ressecções ampliadas curativas pode chegar a mais de 50%. A presença de metástase linfonodal também aparece como fator prognóstico adverso.[101,102]

METÁSTASES HEPÁTICAS

O fígado é o sítio mais comum de metástases de CCR. Cerca de 50% dos pacientes desenvolvem metástases hepáticas na evolução, e pelo menos 2/3 vão a óbito em decorrência da doença.[103] Apenas 10 a 20% dos pacientes com metástases hepáticas têm indicação de ressecção curativa.[104,105]

A ressecção hepática é segura, com sobrevida em 5 anos de até 58% para pacientes selecionados.[103] Para a correta seleção de pacientes candidatos à ressecção hepática, é necessária uma avaliação pré-operatória adequada, que deve ser realizada por exames de imagem (tomografia computadorizada ou ressonância magnética), visando a definição do número, extensão e distribuição das metástases no parênquima hepático, além da verificação da ausência de doença extra-hepática. O PET-CT pode ser utilizado com o objetivo de seleção mais rigorosa de pacientes.[106]

Quando houver necessidade de ressecções hepáticas maiores, a embolização portal para redistribuição do fluxo e hipertrofia do parênquima que irá restar após a ressecção é uma estratégia a ser utilizada. Está indicada quando o volume estimado de fígado remanescente é inferior a 20% do volume total do fígado (situações sem quimioterapia prévia), inferior a 30% após quimioterapia sistêmica prévia para tratamento da doença hepática e inferior a 40% no cirrótico.[104] Outras opções incluem associação de técnicas ablativas, como a radiofrequência.

São fatores de mau prognóstico após a ressecção hepática: doença extra-hepática, margens cirúrgicas comprometidas, metástase linfonodal no tumor primário, intervalo livre de doença curto, tamanho de tumor maior que 5 cm, CEA maior que 200, mais que uma metástase hepática. Boa resposta à quimioterapia é parâmetro clínico favorável.[106]

CARCINOMATOSE PERITONEAL

Apesar do desenvolvimento de novos agentes e esquemas quimioterápicos, o tratamento da carcinomatose peritoneal com quimioterapia sistêmica tem impacto limitado na sobrevida.[107] Por essas razões, uma proposta terapêutica alternativa, com base na combinação de cirurgia citorredutora e quimioterapia intraperitoneal, vem sendo discutida.[108,109] Grande parte do entusiasmo inicial com essa estratégia foi com base em séries de casos, em estudos retrospectivos e análises de registros de grandes instituições. Dados acumulados sugerem que sobrevida em longo prazo pode ser alcançada em um seleto grupo de pacientes por meio de cirurgia citorredutora e HIPEC. No entanto, ainda não foi possível concluir se a vantagem de sobrevivência é fruto da estratégia de tratamento ou de características biológicas do tumor que permitem uma cirurgia citorredutora completa. A contribuição independente da HIPEC para o sucesso desta abordagem não foi comprovada; em um relatório preliminar do estudo PRODIGE-7, um estudo francês em que pacientes com metástases intraperitoneais isoladas de câncer colorretal (CCR) foram aleatoriamente designados para cirurgia citorredutora com ou sem HIPEC, não houve benefício aparente para HIPEC.[110] No momento, existe controvérsia quanto à melhor estratégia de tratamento da doença peritoneal ressecável e se discute se os resultados obtidos com cirurgia citorredutora completa não poderiam ser obtidos com a moderna quimioterapia sistêmica com base em Oxaliplatina e/ou Irinotecan, com ou sem agentes biológicos.

REFERÊNCIAS BIBLIOGRÁFICAS

1. International Agency for Research on Cancer. GLOBOCAN 2018: Cancer today: prostate-graph production: global cancer observatory. Available from: https://bit.ly/2IWUpYJ. Acessado em jan 15.
2. Ministério da Saúde. Instituto Nacional de Câncer. Estimativa/2018 - Incidência de câncer no Brasil. Rio de Janeiro: INCA; 2018.
3. Franco-Duarte E, Franco EL. Epidemiologia e fatores de risco em câncer colorretal. In: Rossi BM, Nakagawa WT, Ferreira FO, Aguiar Junior S, Lopes A. (Eds.). Câncer de cólon, reto e ânus. São Paulo: Lemar & Tecmedd; 2005. p. 3-22.
4. Cross AJ, Leitzmann MF, Gail MH, Hollenbeck AR, Schatzkin A, Sinha R. A prospective study of red and processed meat intake in relation to cancer risk. PLoS Med. 2007;4(12):e325.
5. Trock B, Lanza E, Greenwald P. Dietary fiber, vegetables, and colon cancer: critical review and meta-analyses of the epidemiologic evidence. J Natl Cancer Inst. 1990;82(8):650-61.
6. Doubeni CA, Laiyemo AO, Major JM, Schootman M, Lian M, Park Y, et al. Socioeconomic status and the risk of colorectal cancer: an analysis of more than a half million adults in the National Institutes of Health-AARP Diet and Health Study. Cancer. 2012;118(14):3636-44.
7. Yurgelun MB, Kulke MH, Fuchs CS, Allen BA, Uno H, Hornick JL, et al. Cancer susceptibility gene mutations in individuals with colorectal cancer. J Clin Oncol. 2017;35(10):1086-95.
8. Macrae FA, Goldberg RM, Seres D, Savarese DMF. Colorectal cancer: Epidemiology, risk factors, and protective factors. Literature review current through: Sep 2019.
9. National Cancer Institute-NCI. Prostate Cancer Treatment (PDQ®)–Health Professional Version. Available from: https://bit.ly/35ETRAj. Acessado em mai. 12.
10. Nottage K, McFarlane J, Krasin MJ, Li C, Srivastava D, Robison LL, Hudson MM. Secondary colorectal carcinoma after childhood cancer. J Clin Oncol. 2012;30(20):2552-8.
11. Desautels D, Czaykowski P, Nugent Z, Demers AA, Mahmud SM, Singh H. Risk of colorectal cancer after the diagnosis of prostate cancer: a population-based study. Cancer. 2016;122(8):1254-60.
12. Doubeni C, Lamont JT, Elmore JG, Melin JA. Screening for colorectal cancer: strategies in patients at average risk. Literature review current through: Sep 2019. | This topic last updated: Oct 07, 2019. Available from: https://bit.ly/2VT5MWU. Acessado em jul 18.
13. Lee BY, Sonnenberg A. Time trends of mortality from colorectal cancer in the United States: a birth-cohort analysis. JAMA Intern Med. 2013;173(12):1148-50.
14. Liu Y, Bodmer WE. Carcinogênese colorretal. In: Rossi BM, Nakagawa WT, Ferreira FO, Aguiar Junior S, Lopes A. (Eds.). Câncer de cólon, reto e ânus. São Paulo: Lemar & Tecmedd; 2005. p. 43-54.
15. Jass JR. Classification of colorectal cancer based on correlation of clinical, morphological and molecular features. Histopathology. 2007;50(1):113-30.
16. Averbach M, Borges JLM. Diagnóstico de câncer colorretal. In: Rossi BM, Nakagawa WT, Ferreira FO, Aguiar Junior S, Lopes A. (Eds.). Câncer de cólon, reto e ânus. São Paulo: Lemar & Tecmedd; 2005. p. 63-76.
17. Majumdar SR, Fletcher RH, Evans AT. How does colorectal cancer present? Syntoms, duration, and cues to location. Am J Gastroenterol. 1999;94(10):3049-55.
18. Kim DH, Pickhardt PJ, Taylor AJ, Leung WK, Winter TC, Hinshaw JL, et al. CT colonography versus colonoscopy for the detection of advanced neoplasia. N Engl J Med. 2007;357(14):1403-12.
19. Locker GY, Hamilton S, Harris J, Jessup JM, Kemedy N, Macdonald JS, et al. ASCO 2006 update of recommendations for use of tumor markers in gastrointestinal cancer. J Clin Oncol. 2006;24(33):5313-27.
20. Castro LS, Correa JHS, Moraes MFO. Estadiamento de câncer colorretal. In: Rossi BM, Nakagawa WT, Ferreira FO, Aguiar Junior S, Lopes A. (Eds.). Câncer de cólon, reto e ânus. São Paulo: Lemar & Tecmedd; 2005. p. 77-86.
21. Amin MB, Edge S, Greene F, et al. AJCC cancer staging manual. 8th ed. New York: Spring-Verlag; 2017.
22. Castro LS, Correa JHS, Moraes MFO. Estadiamento de câncer colorretal. In: Rossi BM, Nakagawa WT, Ferreira FO, Aguiar Junior S, Lopes A. (Eds.). Câncer de cólon, reto e ânus. São Paulo: Lemar & Tecmedd; 2005. p. 77-86.
23. Snady H, Merrick MA. Improving the treatment of colorectal cancer: the role of EUS. Cancer Invest. 1998;16(8):572-81.
24. Kwok H, Bissett IP, Hill GL. Preoperative staging of rectal cancer. Int J Colorectal Dis. 2000;15(1):9-20.
25. Garcia-Aguilar J, Pollack J, Lee SH, Hernandez de Anda E, Mellgren A, Wong WD, et al. Accuracy of endorectal ultrasonography in preoperative staging of rectal tumors. Dis Colon Rectum. 2002;45(1):10-5.
26. Marusch F, Koch A, Schmidt U, Zippel R, Kuhn R, Wolff S, et al. Routine use of transrectal ultrasound in rectal carcinoma: results of a prospective multicenter study. Endoscopy. 2002;34(5):385-90.
27. Bipat S, Glas AS, Slors FJ, Zwinderman AH, Bossuyt PM, Stoker J. Rectal cancer: local staging and assessment of lymph node involvement with endoluminal US, CT, and MR imaging--a meta-analysis. Radiology. 2004;232(3):773-83.
28. Koh DM, Brown G, Temple L, Raja A, Toomey P, Bett N, et al. Rectal cancer: mesorectal lymph nodes at MR imaging with USPIO versus histopathologic findings--initial observations. Radiology. 2004;231(1):91-9.
29. Chen CC, Lee RC, Lin JK, Wang LW, Yang SH. How accurate is magnetic resonance imaging in restaging rectal cancer in patients receiving preoperative combined chemoradiotherapy? Dis Colon Rectum. 2005;48(4):722-8.
30. Gollub MJ, Schwartz LH, Akhurst T. Update on colorectal cancer imaging. Radiol Clin North Am. 2007;45(1):85-118.
31. Cascini GL, Avallone A, Delrio P, Guider C, Tatangelo F, Marone P, et al. 18F-FDG PET is an early predictor of pathologic tumor response to preoperative radiochemotherapy in locally advanced rectal cancer. J Nucl Med. 2006;47(8):1241-8.
32. Chang GJ, Rodrigues-Bigas MA, Skibber JM, Moyer VA. Lymph node evaluation and survival after curative resection of colon cancer: systematic review. J Natl Cancer Inst. 2007;99(6):433-41.
33. Nelson H, Petrelli N, Carlin A, Couture J, Fleshman J, Guillem J, et al. Guideline 2000 for colon and rectal cancer surgery. J Natl Cancer Inst. 2001;93(8):583-96.
34. Mitry E, Barthod F, Penna C, Nordlinger B. Surgery for colon and rectal cancer. Best Pract Res Clin Gastroenterol. 2002;16(2):253-65.

35. LeVoyer TE, Sigurdson ER, Hanlon AL, Mayer RJ, Macdonald JS, Catalano PJ, et al. Colon cancer survival is associated with increasing number of lymph nodes analyzed: a secondary survey of intergroup trial INT- 0089. J Clin Oncol. 2003;21(15):2912- 9.
36. Bepu Jr P, Ferreira FO, Santos EMM, Aguiar Jr A, Nakagawa WT, Lopes A, et al. Number of disected lymph nodes in colorectal cancer pacients submitted to radical surgery: the quality of oncology treatment. Appl Cancer Res. 2006;26(1):27-33.
37. Prandi M, Lionetto R, Bini A, Francioni G, Accarpio G, Anfossi A, et al. Prognostic evaluation of stage B colon cancer patients is improved by an adequate lymphadenectomy: results of a secondary analysis of a large scale adjuvant trial. Ann Surg. 2002;235(4):458-63.
38. Benson AB, Schrag D, Somerfield MR, Cohen AM, Figueredo TA, Flynn JP, et al. American Society of Clinical Oncology recommendations on adjuvant chemotherapy for stage II colon cancer. J Clin Oncol. 2004;22(16):3408-19.
39. Benson AB 3rd. New Approaches to the adjuvant therapy of colon cancer. Oncologist. 2006;11(9):973-80.
40. Chau I, Cunningham A. Adjuvant therapy in colon cancer-what, when and how? Ann Oncol. 2006;17(9):1347-59.
41. Sargent DJ, Marsoni S, Monges G, Thibodeau SN, Labianca R, Hamilton SR, et al. Defective mismatch repair as a predictive marker for lack of efficacy of fluorouracil-based adjuvant therapy in colon cancer. J Clin Oncol. 2010;28(20):3219-26.
42. Hoff PM, Costa FP, Buzaid AC. In: Buzaid AC, Hoff PM (Eds.). Manual prático de oncologia clínica do Hospital Sírio Libanês. 6. ed. São Paulo: Dendrix Edição e Design Ltda; 2008. p. 119-36.
43. Douillard JY, Cunningham D, Roth AD, Navarro M, James RD, Karasek P, et al. Irinotecan combined with fluorouracil compared with fluorouracil alone as first-line treatment for metastatic colorectal cancer: a multicentre randomised trial. Lancet. 2000;355(9209):1041-7.
44. De Gramont A, Figer A, Seymour M, Homerin M, Hmissi A, Cassidy J, et al. Leucovorin and fluorouracil with or without oxaliplatin as first-line treatment in advanced colorectal cancer. J Clin Oncol. 2000;18(16):2938-47.
45. Hurwitz H, Fehrenbacher L, Novotny W, Cartwright T, Hainsworth J, Heim W, et al. Bevacizumab plus irinotecan, fluorouracil, and leucovorin for metastatic colorectal cancer. N Engl J Med. 2004;350(23):2335-42.
46. Tournigand C, André T, Achille E, Lledo G, Flesh M, Mery-Mignard D, et al. FOLFIRI followed by FOLFOX6 or the reverse sequence in advanced colorectal cancer: a randomized GERCOR study. J Clin Oncol. 2004;22(2):229-37.
47. Sarela AI, Guthrie JA, Seymour MT, Ride E, Guillou PJ, O'Riordain DS. Non-operative management of the primary tumour in patients with incurable stage IV colorectal cancer. Br J Surg. 2001;88(10):1352-6.
48. Scoggins CR, Meszoely IM, Blanke CD, Beauchamp RD, Leach SD. Nonoperative management of primary colorectal cancer in patients with stage IV disease. Ann Surg Oncol. 1999;6(7):651-7.
49. Ruo L, Gougoutas C, Paty PB, Guillem JG, Cohen AM, Wong WD. Elective bowel resection for incurable stage IV colorectal cancer: prognostic variables for asymptomatic patients. J Am Coll Surg. 2003;196(5):722-8.
50. Tebbutt NC, Norman AR, Cunningham D, Hill ME, Tait D, Oates J, et al. Intestinal complications after chemotherapy for patients with unresected primary colorectal cancer and synchronous metastases. Gut. 2003;52(4):568-73.
51. Michel P, Roque I, Di Fiore F, Langlois S, Scotte M, Tenière P, et al. Colorectal cancer with non-resectable synchronous metastases: should the primary tumor be resected? Gastroenterol Clin Biol. 2004;28(5):434-7.
52. Cook AD, Single R, McCahill LE. Surgical resection of primary tumors in patients who present with stage IV colorectal cancer: an analysis of surveillance, epidemiology, and end results data, 1988 to 2000. Ann Surg Oncol. 2005;12(8):637-45.
53. National Comprehensive Cancer Network-NCCN Guidelines. Colon Cancer. NCCN Guidelines Version 4.2018. Available from: https://bit.ly/2mCS0rT. Acessado em mai. 19.
54. Ferreira FO, Rossi BM. Tratamento cirúrgico do câncer do reto: ressecção anterior. In: Rossi BM, Nakagawa WT, Ferreira FO, Aguiar Junior S, Lopes A (Eds.). Câncer de cólon, reto e ânus. São Paulo: Lemar & Tecmedd; 2005. p. 287-326.
55. Balch GC, De Meo A, Guillem JG. Modern management of rectal cancer: a 2006 up date. World J Gastroenterol. 2006;12(20):3186-95.
56. Heald RJ, Husband EM, Ryall RD. The mesorectum in rectal cancer surgery--the clue to pelvic recurrence? Br J Surg. 1982;69(10):613-6.
57. Heald RJ, Ryall RD. Recurrence and survival after total mesorectal excision for rectal cancer. Lancet. 1986;1(8496):1479-82.
58. Heald RJ, Karanjia ND. Results of radical surgery for rectal cancer. World J Surg. 1992;16(5):848-57.
59. Kapiteijn E, Putter H, van de Velde CJ; Cooperative investigators of the Dutch Colo Rectal Cancer Group. Impact of the introduction and training of total mesorectal excision on recurrence and survival in rectal cancer in The Netherlands. Br J Surg. 2002;89(9):1142-9.
60. Wibe A, Syse A, Andersen E, Tretli S, Myrvold HE, Soreide O, et al. Oncological outcomes after total mesorectal excision for cure for cancer of the lower rectum: anterior vs. abdominoperineal resection. Dis Colon Rectum. 2004;47(1):48-58.
61. Weiser MR, Landmann RG, Wong WD, Shia J, Guillem JG, Temple LK, et al. Surgical Salvage of recurrent rectal cancer after transanal excision. Dis Colon Rectum. 2005;4896):1169-75.
62. Bretagnol F, Rullier E, George B, Warren BF, Mortensen NJ. Local therapy for rectal cancer: still controversial? Dis Colon Rectum. 2007;50(4):1-11.
63. Idrees K, Paty PB. Early rectal cancer: transanal excision or radical surgery? Adv Surg. 2006;40:239-48.
64. Willett CG, Compton CC, Shellito PC, Efird JT. Selection factors for local excision or abdominoperineal resection of early stage rectal cancer. Cancer. 1994;73(11):2716-20.
65. Gao JD, Shao YF, Bi JJ, Shi SS, Liang J, Hu YH. Local excision carcinoma in early stage. World J Gastroenterol. 2003;9(4):871-3.
66. de Anda EH, Lee SH, Finne CO, Rothenberger DA, Madoff RD, Garcia-Aguilar J. Endorectal ultrasound in the follow-up of rectal cancer patients treated by local excision or radical surgery. Dis Colon Rectum. 2004;47(6):818-24.
67. Moore HG, Riedel E, Minsky BD, Saltz L, Paty P, Wong D, et al. Adequacy of 1 cm distal margin after restorative rectal cancer resection with sharp mesorectal excision and pre-operative combined modality therapy. Ann Surg Oncol. 2003;10(1):80-5.
68. Ueno H, Mochizuki H, Hashiguchi Y, Ishikawa K, Fujimoto H, Shinto E, et al. Preoperative parameters expanding the indication of sphincter preserving surgery in patients with advanced low rectal cancer. Ann Surg. 2004;239(1):34-42.
69. Isenberg J, Keller HW, Pichlmaier H. Middle and lower third rectum carcinoma: sphincter saving or abdominoperineal resection? Eur J Surg Oncol. 1995;21(3):265-8.
70. Marynen CAM, Nagtegaal ID, Kapiteijn E, Kranenbarg EK, Noordijk EM, Van Krieken JHJM, et al. Radiotherapy does not compensate for positive resection margins in rectal cancer patients: report of a multicenter randomized trial. Int J Radiat Oncol Biol Phys. 2003;55(5):1311-20.
71. Delaney CP, Lavery IC, Brenner A, Hammel J, Senagore AJ, Noone RB, et al. Preoperative radiotherapy improves survival for patients undergoing total mesorectal excision for stage T3 low rectal cancers. Ann Surg. 2002;236(2):203-7.
72. Sauer R, Fietkan R, Wittekind C, Rodel C, Martus P, Hohenberg W, et al. Adjuvant vs. neoadjuvant radiochemotherapy for locally advanced rectal cancer: the german trial CAO/ARO/AIO-94. Colorectal Dis. 2003;5(5):406-15.
73. Minsky BD. Combined modality therapy of respectable rectal cancer: current approaches. Tech Coloproctol. 2004;8(2):67-76.
74. Sauer R, Becker H, Hohenberger W, Rödel C, Wittekind C, Fietkau R, et al. German Rectal Cancer Study Group. Preoperative versus postoperative chemoradiotherapy for rectal cancer. N Engl J Med. 2004;351(17):1731-40.
75. Mohiuddin M, Winter K, Mitchell E, Hanna N, Yuen A, Nichols C, et al. Randomized phase II study of neoadjuvant combined-modality chemoradiation for distal rectal cancer: Radiation Therapy Oncology Group Trial 0012. J Clin Oncol. 2006;24(4):650-5.
76. Nakagawa WT, Rossi BM, Ferreira FO, Ferrigno R, David WJ, Nishimoto IN, et al. Chemoradiation instead of surgery to treat mid and low rectal tumors: Is it safe: Ann Surg Oncol. 2002;9(6):568-73.
77. Bujko K, Michalski W, Kepka L, Nowacki M, Nasierowska-Guttmeser A, Tokar P, et al. Association between pathologic response in metastatic lymph nodes after preoperative chemoradiotherapy and risk of distant metastases in rectal cancer: an analysis of outcomes in a randomized trial. Int J Radiat Oncol Biol Phys. 2007;67(2):369-77.
78. Minsky BD. Adjuvant therapy for rectal cancer – the transatlantic view. Colorectal Dis. 2003;5(5):416-22.
79. García-Aguilar J, Hernandez de Anda E, Sirivongs P, Lee SH, Madoff RD, Rothenberger DA. A pathologic complete response to preoperative chemoradiation is associated with lower local

recurrence and improved survival in rectal cancer patients treated by mesorectal excision. Dis Colon Rectum. 2003;46(3):298-304.
80. Chan AK, Wong A, Jenken D, Heine J, Buie D, Johnson D. Posttreatment TNM staging is a prognostic indicator of survival and recurrence in tethered or fixed rectal carcinoma after preoperative chemotherapy and radiotherapy. Int J Radiat Oncol Biol Phys. 2005;61(3):665-77.
81. Wichmann MW, Muller C, Meyer G, Strauss T, Hornung HM, Lau-Werner U, et al. Effect of preoperative radiochemotherapy on lymph node retrieval after resection of rectal cancer. Arch Surg. 2002;137(2):206-10.
82. Kinoshita H, Watanabe T, Yanagisawa A, Nagawa H, Kato Y, Muto T. Pathological changes of advanced lower-rectal cancer by preoperative radiotherapy. Hepatogastroenterology. 2004;51(59):1362-6.
83. Luna-Perez P, Rodriguez-Ramirez S, Alvarado I, Gutierrez de la Barrera M, Labastida S. Prognostic significance of retrieved lymph nodes per specimen in resected rectal adenocarcinoma after preoperative chemoradiation therapy. Arch Med Res. 2003;34(4):281-6.
84. Baxter NN, Morris AM, Rothenberger DA, Tepper JE. Impact of preoperative radiation for rectal cancer on subsequent lymph node evaluation: a population-based analysis. Int J Radiat Oncol Biol Phys. 2005;61(2):426-31.
85. Wijesuriya RE, Deen KI, Hewavisenthi J, Balawardana J, Perera M. Neoadjuvant therapy for rectal cancer down-stages the tumor but reduces lymph node harvest significantly. Surg Today. 2005;35(6):442-5.
86. Kim DW, Kim DY, Kim TH, Jung KH, Chang HJ, Sohn DK, et al. Is T classification still correlated with lymph node status after preoperative chemoradiotherapy for rectal cancer? Cancer. 2006;106(8):1694-700.
87. Clinical Outcomes of Surgical Therapy Study Group, Nelson H, Sargent DJ, Wieand HS, Fleshman J, Anvari M, et al. A comparison of laparoscopically assisted and open colectomy for colon cancer. N Engl J Med. 2004;350(20):2050-9.
88. Jayne DG, Guillou PJ, Thorpe H, Quirke P, Copeland J, Smith AM, et al. Randomized trial of laparoscopic-assisted resection of colorectal carcinoma: 3-year results of the UK MRC CLASICC Trial Group. J Clin Oncol. 2007;25(21):3061-8.
89. Bonjer HJ, Hop WC, Nelson H, Sargent DJ, Lacy AM, Castells A, et al. Laparoscopically assisted vs open colectomy for colon cancer: a meta-analysis. Arch Surg. 2007;142(3):298-303.
90. Boller AM, Nelson H. Colon and rectal cancer: laparoscopic or open? Clin Cancer Res. 2007;13(22 Pt 2):6894s-6s.
91. Kaido T. Current evidence supporting indications for laparoscopic surgery in colorectal cancer. Hepatogastroenterology. 2008;55(82-83):438-41.
92. Kuhry E, Schwenk WF, Gaupset R, Romild U, Bonjer HJ. Long-term results of laparoscopic colorectal cancer resection. Cochrane Database Syst Rev. 2008;(2):CD003432.
93. Kennedy GD, Heise C, Rajamanickam V, Harms B, Foley EF. Laparoscopy decreases postoperative complication rates after abdominal colectomy: results from the national surgical quality improvement program. Ann Surg. 2009;249(4):596-601.
94. Veldkamp R, Kuhry E, Hop WC, Jeekel J, Kazemier G, Bonjer HJ, et al. Laparoscopic surgery versus open surgery for colon cancer: short-term outcomes of a randomised trial. Lancet Oncol. 2005;6(7):477-84.
95. Jeong SY, Park JW, Nam BH, Kim S, Kang SB, Lim SB, et al. Open versus laparoscopic surgery for mid-rectal or low-rectal cancer after neoadjuvant chemoradiotherapy (COREAN trial): survival outcomes of an open-label, non-inferiority, randomised controlled trial. Lancet Oncol. 2014;1597):e270.
96. Bonjer HJ, Deijen CL, Abis GA, Cuesta MA, van der Pas MH, de Lange-de Klerk ES, et al. A randomized trial of laparoscopic versus open surgery for rectal cancer. N Engl J Med. 2015;372(14):1324-32.
97. Fleshman J, Branda M, Sargent DJ, Boller AM, George V, Abbas M, et al. Effect of laparoscopic-assisted resection vs open resection of Stage II or III rectal cancer on pathologic outcomes: The ACOSOG Z6051 Randomized Clinical Trial. JAMA. 2015;314(13):1346-55.
98. Stevenson AR, Solomon MJ, Lumley JW, Hewett P, Clouston AD, Gebski VJ, et al. Effect of laparoscopic-assisted resection vs open resection on pathological outcomes in rectal cancer: The A La CaRT Randomized Clinical Trial. JAMA. 2015;314(13):1356-63.
99. Jayne D, Pigazzi A, Marshall H, Croft J, Corrigan N, Copeland J, et al. Effect of robotic-assisted vs conventional laparoscopic surgery on risk of conversion to open laparotomy among patients undergoing resection for rectal cancer: The ROLARR Randomized Clinical Trial. JAMA. 2017;318916):1569-80.
100. Martínez-Pérez A, Carra MC, Brunetti F, d'Angelis N. Pathologic outcomes of laparoscopic vs open mesorectal excision for rectal cancer: a systematic review and meta-analysis. JAMA Surg. 2017;152(4):e165665.
101. Nakafusa Y, Tanaka T, Tanaka M, Kitajima Y, Sato S, Miyazaki K. Comparison of multivisceral resection and Standard operation for locally advanced colorectal cancer: Analisis of prognostic factors for short term and long term outcome. Dis Colon Rectum. 2004;47(12):2055-63.
102. Vieira RAC, Lopes A, Almeida PAC, Rossi BM, Nakagawa WT, Ferreira OF, et al. Prognostic factors in locally advanced colon câncer treated by extended resection. Rev Hosp Clin Fac Med (S Paulo). 2004;59(6):361-8.
103. Abdalla EK, Adam R, Bilchik AJ, Jaek D, Vauthey JN, Mahvi D. Improving resectability of hepatic colorectal metastases: expert consensus statement. Ann Surg Oncol. 2006;13(10):1271-80.
104. Adam R, Avisar E, Ariche A, Giachetti S, Azoulay D, Caistaing D, et al. Five-year survival following hepatic resection after neoadjuvant therapy for non resectable colorectal liver metástases. Ann Surg Oncol. 2001;8(4):347-53.
105. Khatri VP, Petrelli NJ, Belghiti J. Extending the frontiers of surgical therapy for hepatic colorectal metastasis: Is there a limit? J Clin Oncol. 2005;23(33):8490-9.
106. Charnsangavy C, Clary B, Fong Y, Grothey A, Pawlik TM, Choti MA. Selection of patients for resection of hepatic colorectal metastases: Expert consensus statement. Ann Surg Oncol. 2006;13(10):1261-8.
107. Sadeghi B, Arvieux C, Glehen O, Beaujard AC, Rivoire M, Baulieux J, et al. Peritoneal carcinomatosis from non-gynecologic malignancies: results of the EVOCAPE 1 multicentric prospective study. Cancer. 2000;88(2):358-63.
108. Yan DT, Black D, Savady R, Sugarbaker PH. Systematic review on the efficacy of cytoreductive surgery combined with perioperative intraperitoneal chemotherapy for peritoneal carcinomatosis from colorectal carcinoma. J Clin Oncol. 2006;24(24):4011-9.
109. Ferreira FO, Aguiar Jr S, Rossi BM, Lopes A. Cirurgia citorredutora e quimioterapia intraperitoneal em carcinomatose de origem colorretal. In: Rossi BM, Nakagawa WT, Ferreira FO, Aguiar Junior S, Lopes A (Eds.). Câncer de Cólon, Reto e Ânus. São Paulo: Lemar & Tecmedd; 2005. p. 507-20.
110. Quenet F, Elias D, Roca L, Goere D, Ghouti L, Pocard M, et al. A UNICANCER phase III trial of hyperthermic intra-peritoneal chemotherapy (HIPEC) for colorectal peritoneal carcinomatosis (PC): PRODIGE 7. J Clin Oncol. 2018;36(suppl 18):ALBA3503.

LESÕES SUBEPITEIAIS DO CÓLON E RETO

CAPÍTULO 30

Paulo Corrêa ▪ Jarbas Faraco

INTRODUÇÃO

As lesões subepiteliais (LS) são as lesões que se originam das camadas mais profundas da parede do cólon e do reto, abaixo do epitélio mucoso, ou seja, abaixo da camada muscular da mucosa.

Estas camadas são a submucosa, a muscular própria e a serosa (que está ausente em parte do reto médio e no reto distal).

Geralmente, estas lesões fazem protrusão na luz cólica, sendo, desta forma, identificáveis pela colonoscopia na forma de pólipos, nódulos ou tumores.

Podem ter algum conteúdo (ar = pneumatose, líquido = cisto, gordura = lipoma), ou algum tecido exuberante ou neoplásico (vasos = varizes/hemangioma/sarcoma, nervos = perineuroma/schwannoma, tecido linfoide = hiperplasia/linfoma ou fibrose = tumor fibroide). Ainda podemos citar outras lesões, como: os leiomiomas, os tumores estromais (GIST) e a endometriose pélvica profunda.

Resta-nos lembrar que endoscopicamente uma compressão extrínseca, do cólon ou reto, também poderá ser relatada como uma LS, pois sua apresentação poderá mimetizar uma lesão originária das camadas extramucosas da parede cólica.

PNEUMATOSE INTESTINAL

Caracteriza-se pela presença de ar ou gás no interior da parede intestinal, habitualmente na submucosa.

Pode ser encontrada tanto em crianças, quanto em adultos.

A maioria dos casos em crianças é secundária à enterocolite necrosante, doença de extrema gravidade, que se apresenta com alta mortalidade. Estes pacientes apresentam quadros disentéricos severos: febre, diarreia e desidratação.

O seu achado nesta população está associado a mau prognóstico clínico.

O exame de colonoscopia, quando realizado nestes pacientes, deve ser interrompido sempre que houver sinais endoscópicos claros desta afecção, em razão do alto risco de perfuração.

Nas crianças assintomáticas, assim como também nos adultos assintomáticos, é achado pouco frequente, sendo sua incidência desconhecida.

Sua patogênese ainda não é claramente conhecida, no entanto, o caráter multifatorial é sugerido, incluindo causa mecânica, infecciosa e autoimune.[1]

O diagnóstico pode ser estabelecido só por meio de exames de imagem, como: radiografia simples, estudo contrastado, ultrassonografia, tomografia computadorizada e ressonância magnética.

A colonoscopia confirma os casos suspeitos.

Em pacientes assintomáticos, a simples observação e documentação fotográfica endoscópica devem ser instituídas (Figs. 30-1 e 30-2).

As complicações ocorrem em aproximadamente 3% dos pacientes, incluindo: obstrução intestinal, vólvulo, intussuscepção, perfuração e hemorragia.

Nos casos de perfuração intestinal, isquemia do segmento cólico comprometido e obstrução intestinal, o tratamento cirúrgico deve ser indicado.[2,3]

CISTOS

A ocorrência de cistos no cólon e reto é extremamente rara, porém já tivemos oportunidade de encontrá-los.

Não conseguimos colher relatos na literatura desta afecção, provavelmente em decorrência da sua raridade e pouca importância clínica.

Nos casos que vivenciamos, o diagnóstico foi realizado por causa de sua aparência endoscópica: nódulo submucoso de superfície lisa e bem delimitado, e confirmado pela punção do mesmo com agulha, resgatando-se líquido fluido e claro.

No reto, podemos também encontrar abscessos em formação, que não tiveram ainda manifestação clínica, que deles se suspeitasse. O conteúdo destes, no entanto, é de secreção purulenta.

LIPOMA E LIPOSSARCOMA

Os lipomas são caracterizados pelo acúmulo de tecido gorduroso subepitelial e podem ser encontrados em todo o aparelho digestório, no entanto, são mais frequentes no cólon, mais especificamente no hemicólon direito.

Sempre são benignos.

Aproximadamente 90% dos lipomas do cólon estão na camada submucosa.

A incidência dos lipomas no cólon é de 0,2 a 4,4%,[4] sendo mais comuns nas pacientes do sexo feminino e com média de idade dentro da sexta década de vida.

Podem apresentar tamanhos variados: desde alguns milímetros até muitos centímetros (lipomas gigantes).

Endoscopicamente são, em geral, bem delimitados, de cor amarela, de consistência amolecida e recobertos por mucosa normal (Fig. 30-3). Podem ser sésseis ou pediculados (Figs. 30-4 e 30-5) e apresentarem-se isolados ou em grupo.[5,6]

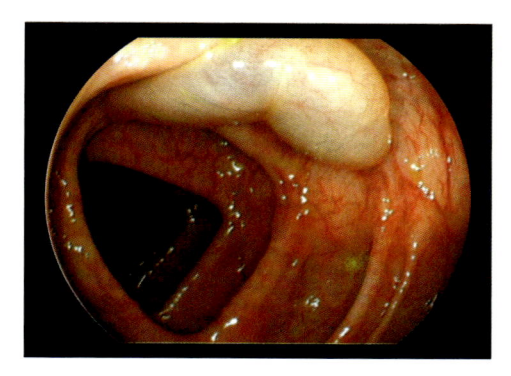

Fig. 30-1. Pneumatose intestinal: nesta imagem, nota-se a presença de grande bolha na parede cólica. A punção revelou conteúdo aéreo.

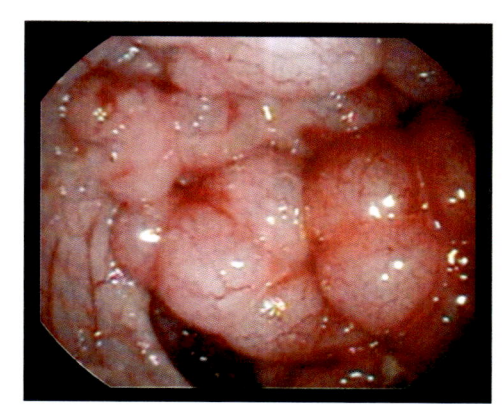

Fig. 30-2. Pneumatose intestinal: visualiza-se, nesta foto, o agrupamento de vários nódulos, semelhantes à imagem anterior. Novamente, a punção de alguns deles mostrou conteúdo gasoso. Ambos os pacientes eram portadores assintomáticos destas alterações endoscópicas.

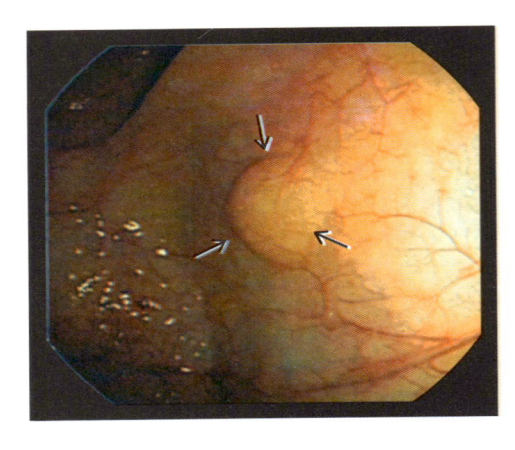

Fig. 30-3. Lipoma de pequena dimensão: é comum o achado de nódulos como este no cólon direito. Sua coloração amarelada e sua consistência amolecida confirmam seu diagnóstico.

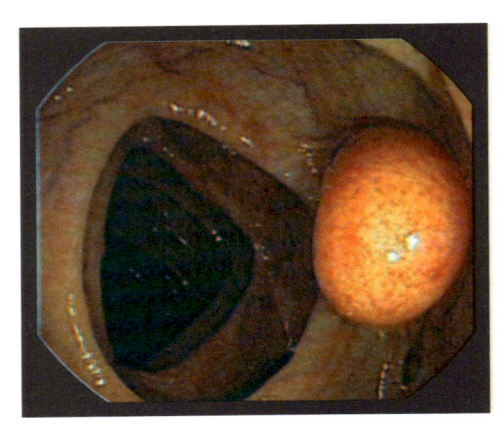

Fig. 30-4. Grande lipoma: lesão de aspecto idêntico à anterior, porém de maior tamanho.

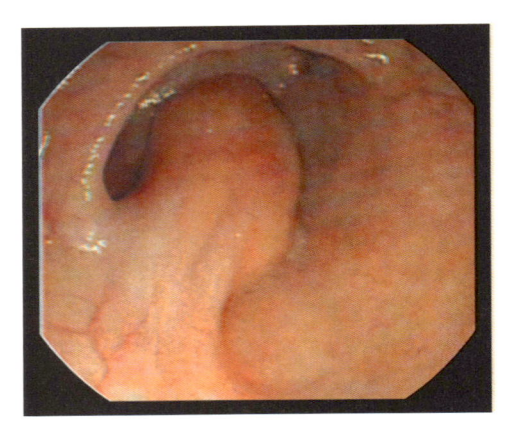

Fig. 30-5. Lipoma pediculado do íleo: mesmo no íleo, pode-se encontrar um lipoma. Nesta lesão, o diagnóstico foi confirmado por ecoendoscopia.

Embora alguns autores recomendem sua biópsia, para confirmar sua origem histológica, julgamos que esta seja desnecessária, por causa do claro aspecto endoscópico destas lesões. A biópsia acrescenta custo, tempo e risco ao procedimento endoscópico.

Caso haja irregularidades ou úlceras na mucosa que recobre tal lesão, o diagnóstico de um simples lipoma deve ser questionado, abrindo-se a gama de diagnósticos diferenciais, dentre eles a forma maligna desta: o lipossarcoma. Nesta situação sim, biópsias devem ser realizadas.

Geralmente, os lipomas do cólon são assintomáticos e encontrados acidentalmente durante a colonoscopia.[7]

Sangramento, perfuração e obstrução intestinal são sinais e sintomas raros.[8-10] Pouquíssimas vezes estas lesões são responsáveis por alguma queixa clínica e, portanto, dificilmente requerem algum tratamento, salvo quando causam algum fenômeno obstrutivo ou quando erodem e são foco de hemorragia, que leve risco de morte ao paciente.

Sintomas costumam surgir em 75% dos pacientes com lipomas gigantes, ou seja, maiores do que 4,0 cm de diâmetro. Apresentam-se com dor abdominal e/ou alteração do hábito intestinal (sintomas inespecíficos e intermitentes).

Os lipomas gigantes são os tumores benignos do cólon que mais frequentemente causam intussuscepção intestinal. Esta situação clínica geralmente é limitada a um segmento do cólon, no entanto, pode-se estender a outros mais.[11]

Grandes lipomas podem desenvolver úlceras e/ou sangramento intestinal, apresentando-se, assim, com uma combinação de sintomas.[12]

A ecoendoscopia é um método diagnóstico que pode ser utilizado para a confirmação do diagnóstico de lipoma. Habitualmente, estes são oriundos da camada submucosa, com sinal hiperecoico e apresentam conteúdos sólido e homogêneo. Punção ecoguiada pode ser realizada quando houver dúvida diagnóstica, para confirmação histopatológica. Em adição, a ecoendoscopia pode ser também muito válida nos casos em que a ressecção endoscópica do lipoma será realizada, afastando uma possível extensão deste para a camada muscular própria, logo, minimizando as chances de complicações (como a perfuração).

O tratamento dos lipomas do cólon ainda é um dilema, todavia, tem sido realizado nos casos sintomáticos ou quando há dúvida diagnóstica.[12]

O tratamento endoscópico vem-se desenvolvendo com o surgimento de acessórios que auxiliam no manejo e ajudam na reparação de possíveis complicações, sendo eles: alças de polipectomias de tamanhos e formas variadas, *endoloop*, clipes metálicos hemostáticos entre outros.[13]

Dentre as lesões não epiteliais, a única que pode ser tratada endoscopicamente, com alguma segurança, é o lipoma. Sua ressecção endoscópica é mais fácil quando é pediculado, permitindo a apreensão do seu pedículo com uma alça.

No planejamento terapêutico, a análise endoscópica apurada da base do lipoma é fundamental para o sucesso do procedimento,

O diagnóstico endoscópico se faz pela simples avaliação direta desta lesão, podendo-se associar uma propedêutica endoscópica também simples: com uma pinça de biópsia, toca-se a lesão com o intuito de se avaliar sua consistência amolecida e móvel (sinal este conhecido como sinal do travesseiro ou sinal do colchão) (Fig. 30-6).

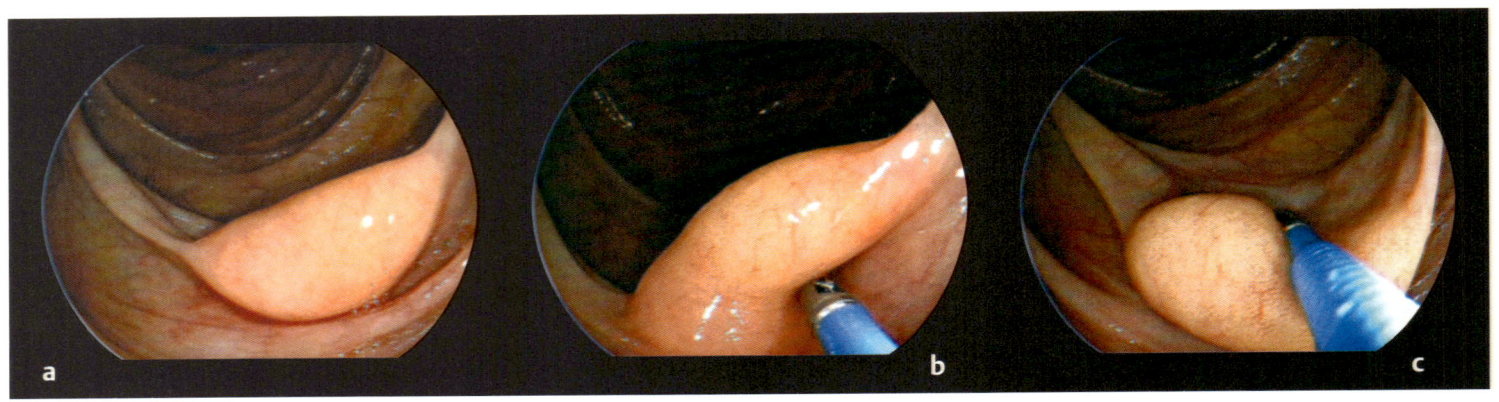

Fig. 30-6. (a-c) Sinal do travesseiro ou do colchão: nesta lesão cólica amarelada, está sendo utilizada uma pinça de biópsia, para a sua "palpação", confirmando-se sua consistência móvel e amolecida.

devendo essa ser feita minuciosamente, podendo-se até associar a ecoendoscopia para esclarecer as camadas envolvidas e o pedículo vascular.[14,15] A partir daí, a via de abordagem será decidida (endoscópica ou cirúrgica).

Muitos autores concordam que a ressecção endoscópica dos lipomas está associada a uma taxa relativamente elevada de complicações, como hemorragia e perfuração. O tecido gorduroso é um péssimo condutor de energia, podendo, assim, dissipar a corrente elétrica aplicada no local, para a secção do mesmo, para a parede cólica adjacente, provocando uma queimadura transmural,[15,16] que levaria a uma perfuração tardia.

Em um relato da literatura,[17] três perfurações ocorreram após a ressecção endoscópica de lipomas. Os espécimes cirúrgicos destas ressecções foram histologicamente analisados, diagnosticando-se a invaginação da camada serosa ou muscular própria no pedículo da lesão. Porém, há um relato de ressecção endoscópica de um grande lipoma (5,0 cm) do cólon transverso, sem complicações.[18]

Outra forma de tratarmos estas lesões, ainda quando pediculadas, é a colocação de um *endoloop*, industrializado ou confeccionado com um fio de *nylon* de pesca (ver também no capítulo sobre técnicas de polipectomias) de forma artesanal, em sua base e deixá-lo "isquemiar e cair" (técnica do "ligar e deixá-lo ir", proposta por Hashiba et al., para as lesões submucosas do tubo digestivo alto). Caso não se tenha certeza que esta medida foi eficaz, podemos repetir a colonoscopia após algumas semanas (a partir de 4 semanas) e se a lesão ainda lá estiver, seccionar seu pedículo com maior segurança, uma vez que já se terá instalado um processo cicatricial no mesmo. Nos poucos casos que vivenciamos, assim procedemos.

Se sésseis e volumosos, pode-se promover a abertura da mucosa sobre estes, com um estilete ou a ponta da alça de polipectomia, de forma que seu conteúdo possa ser "raspado" com uma alça (realizando-se um *shaving*).

O manejo cirúrgico tem-se reservado aos grandes lipomas, sésseis ou nas lesões que apresentam a camada muscular própria e/ou a serosa no interior do pedículo.

Nos casos de intussuscepção ou insucesso na tentativa de tratamento endoscópico, o tratamento cirúrgico é a melhor escolha.[12]

LESÕES VASCULARES DA SUBMUCOSA

Estas lesões serão abordadas em outro capítulo deste livro.

LESÕES ORIUNDAS DO TECIDO NERVOSO DA SUBMUCOSA

Schwannoma

Os schwannomas são tumores oriundos das células de Schwann, que envolvem os nervos periféricos.

Estes tumores podem surgir em todas as partes do corpo, incluindo o tecido subcutâneo, o mediastiano etc.

Tratando-se do aparelho digestório, os Schwannomas têm uma incidência entre 0,4 e 1% dos tumores submucosos, sendo estes extremamente raros no cólon.[19]

Epidemiologicamente, não há diferença na incidência de Schwannomas entre homens e mulheres, no entanto, em pacientes portadores de neurofibromatose, raras alterações genéticas já foram identificadas.

Quanto situados no cólon, os Schwannomas são mais comumente encontrados no reto e no cólon sigmoide, podendo causar sangramento, dor e desconforto abdominal, obstipação intestinal e até mesmo dor ao evacuar.[20]

Existem raros relatos de transformação maligna de Schwannomas periféricos, sendo os tumores do cólon quase sempre benignos. O potencial para metástase destes tumores ainda é desconhecido, e não há critérios histológicos para se definir o grau do tumor.[21] Endoscopicamente, estes tumores podem-se apresentar de tamanhos variados, podendo atingir grandes dimensões.

Geralmente, são lesões endurecidas, o que dificulta ainda mais a obtenção de biópsias para o diagnóstico histológico.

Atualmente, alguns autores sugerem biópsias guiadas por ecoendoscopia, pois somente o aspecto ultrassonográfico não é capaz de caracterizar os Schwannomas.

O tratamento endoscópico destes tumores é muito limitado e, se for aplicado, deve ser reservado para lesões menores de 2,0 cm de diâmetro e pediculadas.[22]

É importante ressaltar que a ressecção incompleta destas lesões pode apresentar recorrência local.[23]

Vivenciamos um caso de neurofibromatose de Von Recklinghausen do cólon que mimetizava uma polipose adenomatosa familiar (PAF). Durante o exame colonoscópico deste paciente foram observados inúmeros pólipos pequenos em toda extensão cólica. O diagnóstico dos observadores foi unânime pela PAF. Enorme surpresa nos ocorreu, quando recebemos o anatomopatológico de algumas lesões, que foram removidas para a confirmação do diagnóstico.

Perineuroma

O perineuroma está classificado juntamente com o Schwannoma e o neurofibroma como um tumor benigno oriundo da bainha nervosa dos nervos periféricos.

Destes, o perineuroma é o mais raro e, somente recentemente, foi relatado na literatura seu aparecimento no aparelho digestório,[24,25] principalmente no estômago.

Sua apresentação clínica pode ser somente dor abdominal ou até mesmo um sangramento intestinal intenso.

Endoscopicamente, mostra-se como pequenos pólipos, todavia, há relatos de grandes massas subepiteliais.[25]

Seu diagnóstico só é possível pelo exame histopatológico das lesões.

LEIOMIOMA E LEIOMIOSSARCOMA

Malassez, em 1872,[26] descreveu o primeiro leiomioma do reto.

Estes tumores são raros, pois sua incidência no reto é de aproximadamente 7% e no cólon de 3% de todos os leiomiomas do aparelho digestório (os do estômago e intestino delgado correspondem aos demais 90%).[27]

É um tumor benigno oriundo da camada muscular própria e, quando presente no reto, é mais frequente no reto médio e distal.

Seu tamanho é variável, já tendo sido descritas lesões entre 0,5 e 8,0 cm.[28,29] A idade de surgimento desses tumores retais está entre 30 e 39 anos, sem preferência por sexo.

Habitualmente, são tumores assintomáticos, todavia, podem apresentar sangramento anal, tenesmo, dor e alteração do hábito intestinal.

A presença de uma massa retal também pode ser a primeira manifestação desta lesão.

Endoscopicamente, trata-se de uma lesão pediculada ou séssil, de tamanho variado, recoberta por mucosa normal e sem alterações na sua coloração habitual (Fig. 30-7).

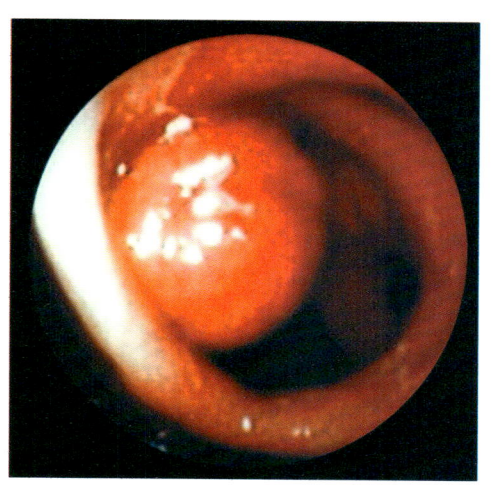

Fig. 30-7. Leiomioma: este nódulo de coloração semelhante à mucosa adjacente, recoberto de mucosa de aspecto endoscópico normal e de consistência endurecida, foi confirmado como um leiomioma, após a análise de suas biópsias. Por causa do seu tamanho (3 cm) foi retirado por cirurgia.

A propedêutica endoscópica (com uma pinça de biópsia) revela uma lesão endurecida, móvel e com "sinal da tenda" positivo.

O "sinal da tenda" caracteriza-se pela elasticidade da mucosa que recobre esta lesão. Ao ser apreendida com uma pinça de biópsia e esticada em direção à luz cólica, esta mucosa se separa da lesão e forma um vértice semelhante à cobertura de uma tenda.

A presença de erosões ou úlceras na mucosa que recobre esta lesão deve chamara atenção do médico examinador para o seu potencial de malignidade.

O diagnóstico desta lesão pode ser confirmado por tomografia ou ressonância magnética.

A ecoendoscopia é capaz de fornecer outras informações, como a confirmação da camada oriunda, o tamanho verdadeiro, o aspecto do conteúdo no interior da lesão, a presença de cistos de degeneração e a presença de linfonodomegalia regional. Além disso, por meio desse método é possível realizar a punção por agulha fina, com o intuito de obter material para análise histológica e imuno-histoquímica.

Para a diferenciação entre lesões benignas e malignas alguns critérios podem ser utilizados, como:[29,30]

A) Tamanho (maior que 5 cm).
B) Presença de ulcerações.
C) Número de mitoses.
D) Pleomorfismo celular.

No entanto, nem sempre estes critérios são definitivos, pois, sabe-se que há leiomiossarcomas com baixo grau de malignidade e pequeno número de mitoses.[31]

Em razão da grande dificuldade para distinguir a forma benigna da forma maligna dos leiomiomas,[32] a falta de resposta dos sarcomas à terapia adjuvante (por meio de quimioterapia) e a possibilidade de recorrência destas lesões, o tratamento definitivo cirúrgico ou endoscópico é fundamental.[33-35]

Ambos os métodos são descritos na literatura, porém, enfatiza-se a necessidade da ressecção completa da lesão (com margens livres), independentemente do método escolhido.

Quando se opta pelo tratamento endoscópico, deve-se sempre ponderar o risco de complicação, como sangramento e perfuração do órgão.[32,36] Em adição, a remoção endoscópica é inadequada para os leiomiossarcomas e os leiomiomas oriundos da camada muscular própria, ficando restrita aos oriundos da muscular da mucosa. Logo, é nesse ponto que a ecoendoscopia tem papel importante, caracterizando as lesões oriundas da camada muscular própria e da camada muscular da mucosa, sendo esta última elegível à ressecção endoscópica.

Lesões maiores do que 2,0 cm de diâmetro também devem ser bem avaliadas antes da sua ressecção endoscópica.[37]

Como é sabido, o prognóstico destas lesões é incerto. Assim, um acompanhamento rigoroso após a sua remoção é necessário e prudente, como intuito de se certificar que o paciente se encontra livre desta lesão.

Tomografia, ressonância, colonoscopia ou retossigmoidoscopia e a ecoendoscopia são métodos diagnósticos que devem ser sempre solicitados neste acompanhamento.[27,38]

COMPRESSÃO EXTRÍNSECA

Em uma série da literatura foi relatado que 26% dos abaulamentos da parede do reto à colonoscopia tratavam-se de compressão extrínseca.

Esta compressão é geralmente causada pela proximidade anatômica do cólon e do reto com outros órgãos, como próstata, útero, ovário e vasos.[39] Massas pélvicas e retroperitoneais também são lesões capazes de simular uma LS (Fig. 30-8).

Lesões nestes órgãos, sejam elas tumorais, inflamatórias ou até mesmo vasculares, são capazes de mimetizar as LS no cólon e reto, obrigando o colonoscopista a utilizar algumas manobras para estabelecer o diagnóstico diferencial.

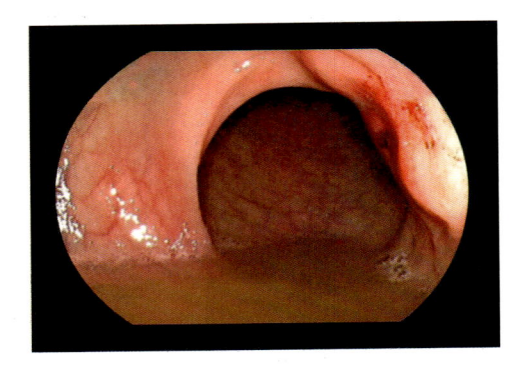

Fig. 30-8. Compressão extrínseca: nesta foto identifica-se lesão no reto, em sua parede anterior, que a abaúla. A mucosa, no entanto, está íntegra. O paciente está em DLE, por isso o líquido está depositado na parede lateral esquerda do reto. Este paciente era portador de neoplasia da próstata.

Dentre elas, mobilizar o paciente durante o procedimento, mudando-o de decúbito, pode ser uma manobra eficaz neste diagnóstico diferencial.

O uso de acessórios (pinça de biópsia) para tocar e mobilizar diretamente a lesão é também de grande valia.

Por fim, caso estas manobras não sejam capazes de promover o diagnóstico diferencial, exames de imagem devem ser solicitados, como a tomografia, a ressonância magnética e a ecoendoscopia (com ou sem biópsia por agulha fina).

HIPERPLASIA LINFOIDE DO CÓLON E DO ÍLEO TERMINAL

O tecido linfoide do tubo digestivo, situa-se ao longo de toda a lâmina própria, todavia tem uma maior concentração no íleo terminal, segmento onde se formam as placas de Peyer, que se formam durante a vida fetal, aceleram seu crescimento durante os três primeiros meses de vida, continuam progredindo mais lentamente na puberdade e, depois desse período, regridem lentamente.

A hiperplasia nodular linfoide (HNL) se caracteriza pela presença de inúmeros nódulos linfoides hiperplásicos, localizados na submucosa do órgão. Pode ser classificada como difusa e focal, envolvendo, prioritariamente, o íleo terminal e o reto.

A HNL difusa é muito rara, no entanto, está mais frequentemente associada ao surgimento de tumores do aparelho digestório, como o linfoma.[40]

Por muito tempo, a HNL foi considerada como uma resposta imune a estímulos inespecíficos, como a infecção.

Com o avanço em pesquisas clínicas, a HNL tem sido relacionada com a alergia ao leite e a hipersensibilidade a outros alimentos, sugerindo uma exacerbação imune contra certos antígenos nestes.[41]

Nos adultos, essa doença tem uma associação a algumas imunodeficiências, como: a hipogamaglobulinemia, no linfoma e na infecção pelo HIV.

Por outro lado, a real incidência desta comorbidade, em adultos saudáveis, ainda é obscura, pois os exames de imagem, até mesmo a colonoscopia, são somente realizados em pacientes com alta probabilidade das doenças associadas ou quando apresentam sinais ou sintomas severos.[42]

O aspecto endoscópico é muito sugestivo na hiperplasia linfoide. Habitualmente, no íleo terminal, evidenciam-se inúmeras lesões elevadas, esbranquiçadas, recobertas por mucosa normal, que podem ou não estar agrupadas, como também pode ou não existir uma discreta umbilicação central nestas (Fig. 30-9). Este aspecto pode-se repetir no cólon (Fig. 30-10) e/ou reto (Fig. 30-11).

Ao toque da pinça, mostram-se endurecidas e discretamente móveis.

Na grande maioria dos casos, não é necessário se realizar biópsias para o diagnóstico histológico, pois os achados endoscópicos são bem característicos.

Quando estes nódulos são maiores e heterogêneos devemos suspeitar de doença linfoproliferativa.

Evidentemente, o diagnóstico certeiro e final é confirmado pela histologia, principalmente quando se tem dúvida nos achados endoscópicos.

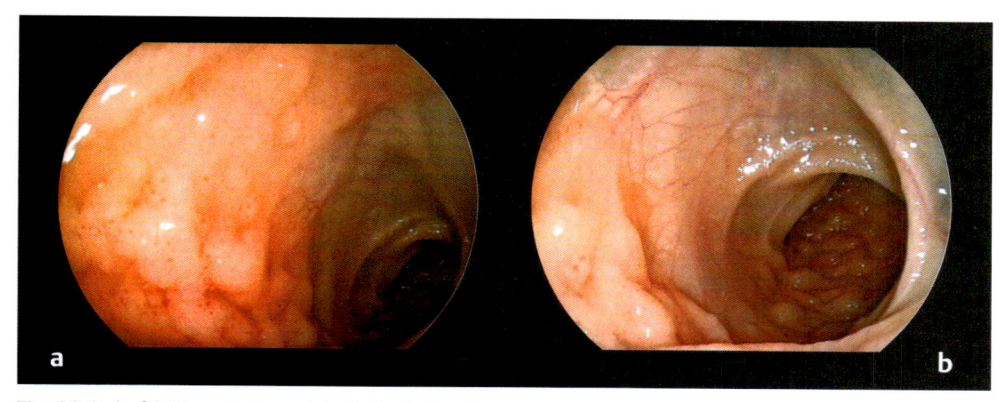

Fig. 30-9. (a, b) Hiperplasia nodular linfoide (HNL): estas fotos do íleo terminal de um jovem revelam a presença de nódulos amolecidos na submucosa. Por se tratar de alteração endoscópica normal, nesta faixa etária, não é necessária a realização de biópsias.

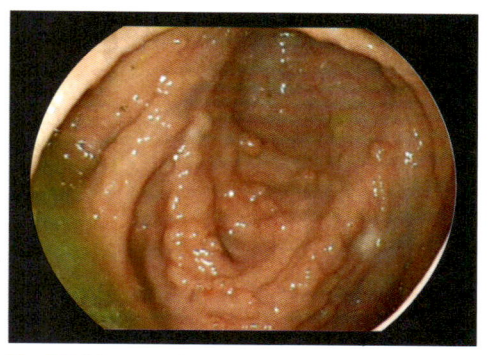

Fig. 30-10. Hiperplasia nodular linfoide do ceco: imagens nodulares submucosas do ceco, semelhantes às fotos anteriores.

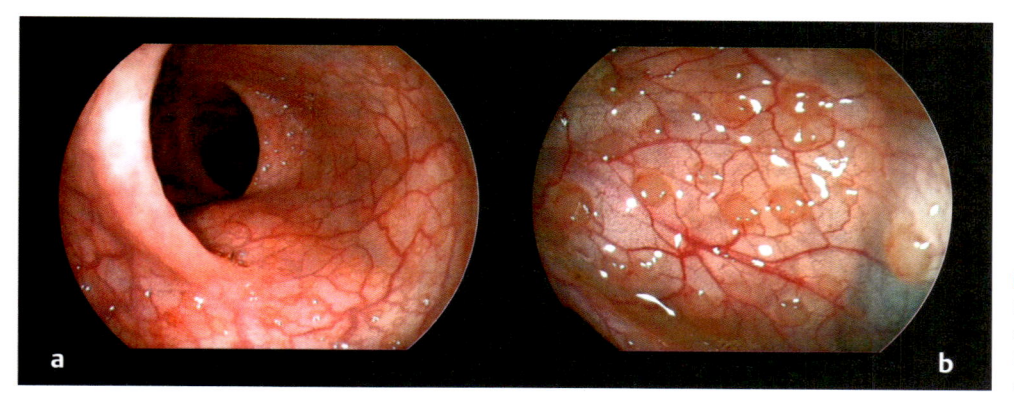

Fig. 30-11. Hiperplasia nodular linfoide do reto: mais duas fotos do reto. (**a**) Uma ampla. (**b**) E outra bem aproximada da mucosa. São mostrados múltiplos nódulos submucosos e mucosa de aspecto endoscópico normal.

LINFOMAS DO CÓLON

Billroth, em 1871, descreveu o primeiro caso de linfoma do tubo digestivo.

A partir desta data, inúmeros casos de tumores linfoides do sistema digestório foram relatados.

Essas neoplasias se apresentam de duas formas no cólon: primárias ou secundárias, ou seja, como manifestações da doença sistêmica extraganglionar.

O diagnóstico diferencial entre os linfomas primários e secundários do cólon deve ser sempre realizado, por intermédio da história clínica e de toda uma propedêutica armada necessária, pois este diferencial terá papel fundamental na escolha do tratamento, e logo, no prognóstico da doença.

Ainda com sua etiologia desconhecida, o linfoma primário do cólon é uma neoplasia pouco frequente, acometendo pacientes mais comumente na sexta década de vida.

Apesar de realmente terem a etiologia ainda desconhecida, os linfomas estão relacionados com o estado de imunodepressão de alguns pacientes, como o portador do HIV, transplantados etc.[43]

Há um predomínio no sexo masculino (2:1).[43,44]

Esse tumor representa somente 0,2 a 0,5% dos tumores do cólon e estão, mais frequentemente, localizados no ceco, seguidos pelo reto. Esses achados podem estar relacionados com a maior presença de tecido linfoide nesses segmentos.

Dentre os linfomas, o linfoma não Hodgkin de células B oriundos do tecido linfoide associado à mucosa (MALT) é o mais frequente,[44,45] seguido pelo linfoma de células T. Ressalta-se que pode haver relação do linfoma de células T com a doença celíaca.[43,45,46]

Quanto ao quadro clínico, habitualmente, os pacientes se apresentam com dor abdominal mal definida, perda de peso, podem ter alteração do hábito intestinal, diarreia e, até mesmo, massa abdominal palpável.[44,47] Anemia decorrente de sangramento pela neoplasia também pode ocorrer.

Exames de imagem, como o enema baritado e a tomografia de abdome, são bons exames para o diagnóstico e, principalmente, o estadiamento da doença, no entanto, o diagnóstico definitivo se dá pelo resultado do estudo anatomopatológico de fragmentos retirados por colonoscopia ou até mesmo pela análise de toda a lesão removida cirurgicamente.[48]

Endoscopicamente, essas lesões podem-se apresentar de várias formas, por exemplo, lesões polipoides (Figs. 30-12 e 30-13) ulceradas, infiltrativas, ulceroinfiltrativas (Fig. 30-14) e, mais raramente, por pequenas erosões (Figs. 30-15 e 30-16).

A formação de grandes massas também pode ocorrer.

Geralmente, os linfomas são lesões muito friáveis ao toque do aparelho ou da pinça de biópsia.

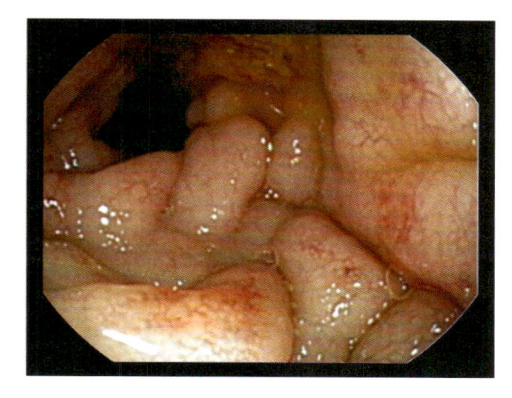

Fig. 30-12. Linfoma do cólon: vários nódulos submucosos amolecidos, segmentares, sugestivos de doença linfoproliferativa.

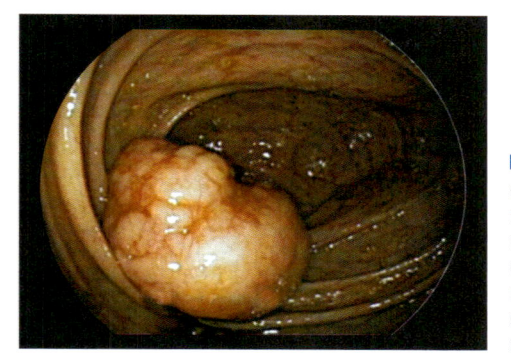

Fig. 30-13. Linfoma do cólon: lesão nodular, bocelada, recoberta por mucosa endoscopicamente normal. O diagnóstico de linfoma é altamente sugestivo.

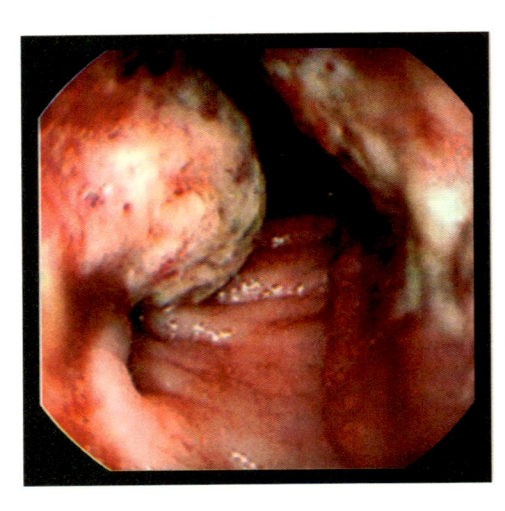

Fig. 30-14. Linfoma: lesões ulceroinfiltrativas no cólon direito, avantajadas como esta, são fortemente indicativas de linfoma.

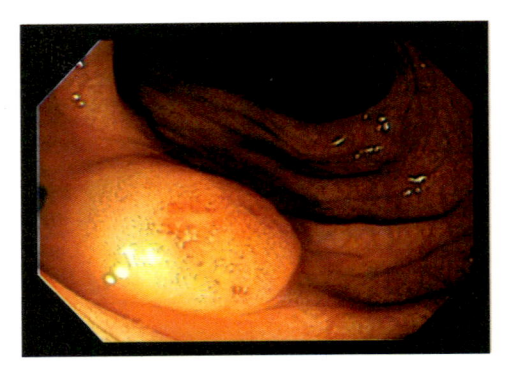

Fig. 30-15. Lesão elevada do cólon transverso com aspecto subepitelial. Observa-se a presença de área discretamente ulcerada em sua superfície. Realizadas biópsias junto a esta área. Análise imuno-histoquímica revelou tratar-se de Linfoma não Hodgkin.

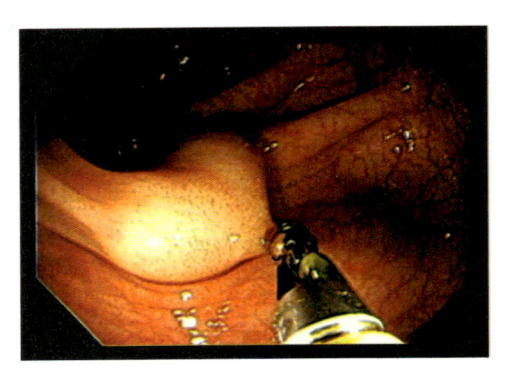

Fig. 30-16. Propedêutica endoscópica de lesão subepitelial do cólon transverso que se mostrou endurecida e pouco móvel.

Durante o exame mais minucioso dessas lesões com o endoscópio (principalmente com o aparelho de alta definição), pode-se identificar um desarranjo arquitetural do epitélio do cólon, promovendo, assim, uma suspeita clínica de linfoma, diferenciando-o das neoplasias mais comuns do cólon (adenomas e adenocarcinomas).

TUMOR FIBROIDE DO CÓLON

Os tumores fibroides inflamatórios (TFI) são lesões benignas e raras de serem encontradas no aparelho digestório.

São mais frequentes no estômago e no intestino, todavia, podem surgir no cólon. Na literatura médica, existem relatos de somente 26 casos de TFI do cólon.[49]

Konjetzny descreveu o primeiro TFI, em 1920, como um pólipo com infiltração eosinofílica.[50]

Já em 1953, alguns autores propuseram, pela primeira vez, o nome de "pólipo fibroide inflamatório".

Esses pólipos são mais comuns em adultos, no entanto, podem surgir em qualquer faixa etária.

Acometem mais pessoas do sexo masculino e, geralmente, são solitários.

Endoscopicamente, estão mais situados no cólon ascendente. Seu tamanho pode variar (0,5 a 7,0 cm), e a maioria das lesões descritas na literatura é pediculada (Fig. 30-17).

Alguns autores sugeriram tratar-se de uma lesão oriunda de uma reação fibroelástica ou miofibroelástica do tecido causado por uma reação alérgica, provavelmente estimulada por processo infeccioso, traumático ou químico.

Clinicamente, os sintomas são inespecíficos: podem-se apresentar com dor abdominal e até mesmo com sinais obstrutivos, decorrentes de intussuscepção intestinal, mais comumente em crianças.[51]

Nos casos de obstrução intestinal, o tratamento cirúrgico está indicado.

Não há documentação de lesões (TFI) com potencial maligno, como também não há descrição na literatura médica de metástases de TFI.

O tratamento endoscópico pode ser proposto em lesões pediculadas ou de pequeno tamanho, no entanto, ressalta-se que se trata de uma lesão subepitelial, logo, intercorrências e dificuldades técnicas podem ocorrer por causa de sua natureza (Fig. 30-17).

GIST

Os GIST (do inglês Gastrointestinal Stromal Tumor) são tumores estromais, ou mesenquimais, específicos e podem estar situados em todo o aparelho digestório.

Esses tumores mostram os marcadores teciduais c-kite vimentina positivos,[52,53] quando estudados por imuno-histoquímica.

Recentes estudos revelaram que os GIST representam um subgrupo dos tumores mesenquimais, oriundos de uma célula precursora, fusiforme, denominada célula de Cajal.[53]

São lesões incomuns.

Os GIST podem-se originar no estômago (50-62%), intestino delgado (20-30%), cólon (11%) e reto (7%).[54,55]

Estes tumores apresentam um potencial para emitirem metástases, sejam elas por via hematogênica ou por disseminação peritoneal.[56] Este potencial está relacionado com o tamanho do tumor, frequência de mitoses, presença de necrose e a possibilidade de invasão de órgãos adjacentes.[57,58] Metástase dos GIST para linfonodos é rara.[52]

Tem-se mostrado na literatura um aumento no surgimento de outros tumores sincrônicos aos GIST, sendo eles: carcinomas gástricos e cólicos, linfomas e leucemias, e outros tumores: ginecológicos, prostáticos, de mama, de pâncreas e de pulmão.[59]

No diagnóstico destes tumores, a colonoscopia pouco contribui, trazendo apenas a informação de se tratar de uma lesão subepitelial. A obtenção de biópsias, "às cegas" desta lesão, também pouco acrescenta ao diagnóstico. Caso haja sinais de malignidade, como úlceras sobre a lesão, a colonoscopia pode corroborar com esta suspeita diagnóstica.

Já a ecoendoscopia tem melhor especificidade obtendo sinais ultrassonográficos sugestivos de GIST, podendo diferenciá-lo dos outros tumores mesenquimais, como os leiomiomas.[60]

Se a ecoendoscopia for associada à punção aspirativa, e o material obtido por meio desta for submetido à análise histopatológica e imuno-histoquimica, o diagnóstico será mais facilmente alcançado.

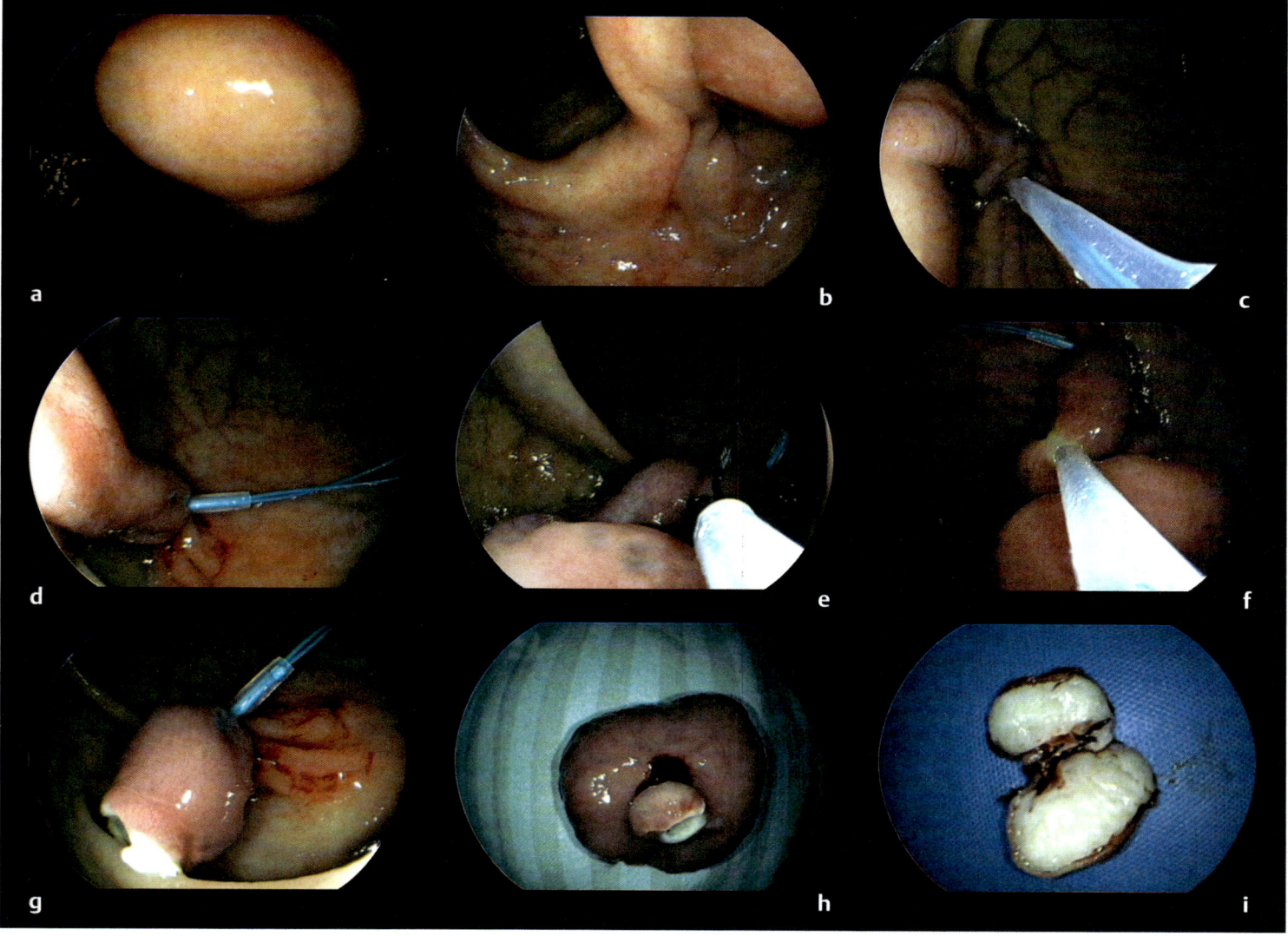

Fig. 30-17. (**a, b**) Esta lesão foi encontrada no reto alto de um paciente portador de sensação de "evacuação interrompida". Nota-se sua superfície lisa e longo pedículo. A mucosa que a recobre era endoscopicamente normal. Sua palpação revelava ser a mesma endurecida. Por ser o paciente muito sintomático, optou-se pela sua remoção endoscópica. Primeiro foi colocado um *endoloop* em sua base, como se utiliza nas ressecções dos lipomas pediculados, para promover melhor hemostasia. (**c, d**) Em seguida, foi passada alça de polipectomia e realizada a secção da lesão, tendo-se o cuidado de deixar um pedículo residual. (**e-g**) Aspecto da lesão removida. Com quase 4 cm de perímetro cefálico, tratava-se de um tumor fibroide (**h, i**).

REFERÊNCIAS BIBLIOGRÁFICAS

1. Dovrish Z, Arnson Y, Amital H, et al. Pneumatosis intestinalis presenting in autoimmune diseases: a report of three patients. Ann N Y Acad Sci. 2009;1173:199-202.
2. Loureiro JFM, Correa PAFP, Averbach M, et al. Pneumatose intestinal. Rev Assoc Med Bras 2010;56(2).
3. Khalil PN, Huber-Wagner S, Ladurner R, et al. Natural history, clinical pattern, and surgical considerations of pneumatosis intestinalis. Eur J Med Res. 2009;14:231-39.
4. Vecchio R, Ferrara M, Mosca F, et al. Lipomas of the large bowel. Eur J Surg. 1996;162:915-19.
5. Zhang H, Cong JC, Chen CS, et al. Submucous colon lipoma: a case report and review of the literature. World J Gastroenterol. 2005;11:3167-69.
6. Bardaji M, Roset F, Camps R, et al. Symptomatic colonic lipoma: differential diagnosis of large bowel tumors. Int J Colorectal Dis. 1998;13:1-2.
7. Jiang L, Jiang LS, Li FY, et al. Giant submucosal lipoma located in the descending colon: a case report and review of the literature. World J Gastroenterol. 2007;13(42):5664-67.
8. Rogy MA, Mirza D, Berlakovich G, et al. Submucous large-bowel lipomas — presentation and management. An 18-year study. Eur J Surg. 1991;157:51-55.
9. Bahadursingh AM, Robbins PL, Longo WE. Giant submucosal sigmoid colon lipoma. Am J Surg. 2003;186:81-82.
10. Castro EB, Stearns MW. Lipoma of the large intestine: a review of 45 cases. Dis Colon Rectum. 1972;15:441-44.
11. Paskauskas S, Latkauskas T, Valeikaité G, et al. Colonic intussusception caused by colonic lipoma: a case report. Medicina (Kaunas). 2010;46:477-81.
12. Gould DJ, Morrison CA, Liscum KR, et al. A lipoma of the transverse colon causing intermittent obstruction: a rare cause for surgical intervention. Gastroenterol Hepatol (NY). 2011;7:487-90.
13. Yu HG, Ding YM, Tan S, et al. A safe and efficient strategy for endoscopic resection of large, gastrointestinal lipoma. Surg Endosc. 2007;21:265-69.
14. Kim CY, Bandres D, Tio TL, et al. Endoscopic removal of large colonic lipomas. Gastrointest Endosc. 2002;55:929-31.
15. Katsinelos P, Chatzimavroudis G, Zavos C, et al. Cecal lipoma with pseudomalignant features: A case report and review of the literature. World J Gastroenterol. 2007;13:2510-13.
16. Tamura S, Yokoyama Y, Morita T, et al. Giant colon lipoma: what kind of necessary for the indication of endoscopic resection? Am J Gastroenterol. 2001;96:1944-46.
17. Pfeil SA, Weaver MG, Abdul-Karim FW, et al. Colonic lipomas: outcome of endoscopic removal. Gastrointest Endosc. 1990;36:435-38.
18. Stone C, Weber HC. Endoscopic removal of colonic lipomas. Am J Gastroenterol. 2001;96:1295-96.
19. Lin CS, Hsu HS, Tsai CH, et al. Gastric schwannoma. J Chin Med Assoc. 2004;67:583-86.
20. Tomozawa S, Masaki T, Matsuda K, et al. A schwannoma of the cecum: case report and review of Japanese schwannomas in the large intestine. J Gastroenterol. 1998;33:872-75.

21. Woodruff JM, Selig AM, Crowley K, et al. Schwannoma (neurilemoma) with malignant transformation. A rare, distinctive peripheral nerve tumor. Am J Surg Pathol. 1994;18:882-95.
22. Yu JP, Luo HS, Wang XZ. Endoscopic treatment of submucosal lesions of the gastrointestinal tract. Endoscopy. 1992;24:190-93.
23. Wen-Hung Hsu, I-Chen Wu, Chiao-Yun Chen, et al. Colon Schwannoma. Case Report. 2009;20:255-59.
24. Agaimy A, Wuensch PH. Perineuroma of the stomach. A rare spindle cell neoplasm that should be distinguished from gastrointestinal stromal tumor. Pathol Res Pract. 2005;201:463-67
25. Hornick JL, Fletcher CD. Intestinal perineuromas: clinicopathologic definition of a new anatomic subset in a series of 10 cases. AM J Surg Pathol. 2005;29:859-65.
26. Kuminsky RE, Bailey W. Leiomyomas of the rectum e anal canal: report of six cases and review of the literature. Dis Col Rect. 1977;20:580-99.
27. Serra J, Ruiz M, Lloveras B, et al. Surgical outlook regarding leiomyoma of the rectum: Report of three cases. Dis Col Rect. 1989;32:884-87.
28. Khalifa AA, Bong WL, Rao VK, et al. Leiomyosarcoma of the rectum. Report of a case and review of the literature. Dis Colon Rect. 1967;29:427-32.
29. Walsh TH, Mann CV. Smoth muscle neoplasms of the rectum and anal canal. Br J Surg. 1984;71:597-99.
30. Stears MW. Neoplasms of the colon rectum. New York: John Wiley and Sons; 1980. p. 133-36.
31. Morson BC, Dawson IM. Gastrointestinal pathology. Oxford: Blackwell; 1979. p. 687-88.
32. Ishiguro A, Uno Y, Ishiguro Y, et al. Endoscopic removal of rectal leiomyoma: case report. Gastrointest Endosc 1999;50(3):433-36.
33. Hatch KF, Blanchard DK, Hatch GF 3rd, et al. Tumors of the rectum and anal canal. World J Surg. 2000;24(4):437-43.
34. Saunders RN, Pattenden C, Agarawal PK. Heavy rectal bleeding secondary to the passage of a rectal leiomyoma per anus. Ann R Coll Surg Engl. 2004;86(6):W44-46.
35. Zerilli M, Lotito S, Scarpini M, et al. Recurrent leiomyoma of the rectum treated by endoscopic transanal microsurgery. G Chir. 1997;18(8-9):433-36.
36. Zhou XD, Lv NH, Chen HX, et al. Endoscopic management of gastrointestinal smooth muscle tumor. World J Gastroenterol. 2007;13(36):4897-902.
37. Xu GQ, Zhang BL, Li YM, et al. Diagnostic value of endoscopic ultrasonography for gastrointestinal leiomyoma. World J Gastroenterol. 2003;9(9):2088-91.
38. Edwards MA, Beatty JS, Shah MB, et al. An unusual presentation of rectal leiomyoma. Am Surg. 2008;74(5):448-50.
39. Pereira E. Lesões subepiteliais do cólon e recto – valor da ecoendoscopia. Colorectal Subepithelial Lesions – role of endosonography. J Port Gastrenterol. 2010;17(2).
40. Ersoy E, Gu, et al. A case of diffuse nodular lymphoid hyperplasia. Turk J Gastroenterol. 2008;19(4):268-70.
41. Iacono G, Ravelli A, Di Prima L, et al. Colonic lymphoid nodular hyperplasia in children: relationship to food hypersensitivity. Clin Gastroenterol Hepatol. 2007;5(3):361-66.
42. Kokkonen J, Ruuska T, Karttunen TJ, et al. Lymphonodular hyperplasia of the terminal ileum associated with colitis shows an increase gammadelta+ t-cell density in children. Am J Gastroenterol. 2002;97(3):667-72.
43. Villanueva-Sáenz E, Álvarez-Tostado JF, Martínez Hernández-Magro P, et al. Linfoma primario de colon. Rev Gastroenterol Mex. 2002;67:28-33.
44. Doolabh N, Anthony T, Simmang C, et al. Primary colonic lymphoma. J Surg Oncol. 2000;74:257-62.
45. Matsumoto T, Shimizu M, Iida M, et al. Primary low-grade, B-cell, mucosa-associated lymphoid tissue lymphoma of the colorectum: clinical and colonoscopic features in six cases. Gastrointest Endosc. 1998;48(5):501-8.
46. Koo V, Armstrong A, Harvey C. Coeliac disease presenting with colonic lymphoma. Ulster Med J. 2002;71(2):136-38.
47. Fan CW, Changchien CR, Wang JY, et al. Primary colorectal lymphoma. Dis Colon Rectum. 2000;43:1277-82.
48. Martínez-Ramos D, Gibert-Gerez J, Miralles-Tena JM, et al. Tratamiento del linfoma primario de colon mediante colectomía laparoscópica. Rev Esp Enferm Dig. 2005;97(10).
49. Sakamoto T, Kato H, Okabe T, et al. A large inflammatory fibroid polyp of the colon treated by endoclip-assisted endoscopic polypectomy: a case report. Dig Liver Dis. 2005;37:968-72.
50. Konjetzny GE. Uber Magenfibrome. Beitr Klin Chir. 1920;119:53-61.
51. Agha FP. Intussusception in adults. Am J Roentgenol. 1986;146:527-31.
52. Miettinen M, Lasota J. Gastrointestinal stromal tumors – definition, clinical, histological, immunohistochemical, and molecular genetic features and differential diagnosis. Virchows Arch. 2001;438:1-12.
53. Fletcher CD, Berman JJ, Corless C, et al. Diagnosis of gastrointestinal stromal tumors: a consensus approach. Int J Surg Pathol. 2002;10:81-89.
54. Miettinen M, El-Rifai W, HL Sobin, et al. Evaluation of malignancy and prognosis of gastrointestinal stromal tumors: a review. Hum Pathol. 2002;33:478-83.
55. Tran T, Davilla JA, El-Serag HB. The epidemiology of the malignant gastrointestinal stromal tumors: an analysis of 1458 cases from 1992 to 2000. Am J Gastroenterol. 2005;100:162-68.
56. Rossi CR, Mocellin S, Mencarelli R, et al. Gastrointestinal stromal tumors: from a surgical to a molecular approach. Int J Cancer. 2003;107:171-76.
57. Amin MB, Ma CK, Linden MD, et al. Prognostic value of proliferating cell nuclear antigen index in gastric stromal tumors. Correlation with mitotic count and clinical outcome. Am J Clin Pathol. 1993;100:428-32.
58. Lerma E, Oliva E, Tugues D, et al. Stromal tumours of the gastrointestinal tract: a clinicopathological and ploidy analysis of 33 cases. Virchows Arch. 1994;424:19-24.
59. Kover E, Faluhelyi Z, Bogner B, et al. Dual tumours in the GI tract: synchronous and metachronous stromal (GIST) and epithelial/neuroendocrine neoplasms. Magy Onkol. 2004;48:315-21.
60. Ruka W, Rutkowski P, Nowecki IZ, et al. Other malignant neoplasms in patients with Gastrointestinal Stromal Tumors (GIST). Med Sci Monit. 2004;10:LE13-14.

DOENÇAS INFLAMATÓRIAS INTESTINAIS

Maria Cristina Sartor

INTRODUÇÃO

As doenças inflamatórias intestinais idiopáticas (DII) compreendem uma série de afecções que produzem inflamação crônica do trato gastrointestinal, com surtos de agudização recidivantes, de etiologia desconhecida. Embora existam várias doenças intestinais com essas características, o termo é comumente usado para designar duas em especial: a retocolite ulcerativa inespecífica (RCU) e a doença de Crohn (DC). Nenhuma outra forma de doença crônica do trato gastrointestinal tem impacto clínico tão importante, afetando sobremaneira a qualidade de vida dos pacientes e de seus familiares.

Outras colites idiopáticas, bem menos frequentes, são a colite microscópica, representada pela colite colagenosa primária e a colite linfocítica. Há também que se considerar no diagnóstico diferencial entre as colites induzidas por infecções intestinais, por uso de medicamentos, colite por radiação, por isquemia, vasculites e outras possíveis causas, menos comuns.

As doenças inflamatórias intestinais são alvo de inúmeros estudos em todos os níveis de pesquisa. O manejo é particularmente difícil pois ainda não tem causa completamente elucidada; a apresentação clínica e sintomas são imprevisíveis; a incidência e prevalência estão aumentando, e todas as formas de tratamento são insatisfatórias, não apresentando o resultado desejado.

A definição do diagnóstico é dada por aspectos clínicos, endoscópicos e histopatológicos, excluídas outras etiologias. No entanto, como há poucos elementos específicos, muitas vezes não se consegue definir cada uma dessas afecções, e os pacientes, sem o diagnóstico preciso, são classificados como portadores de "colite não classificada". Considera-se como colite não classificada os casos em que não foi possível distinguir-se entre RCU e DC ou qualquer outra causa de colite, levando-se em conta a história, achados endoscópicos, achados histopatológicos de biópsias múltiplas e exames radiológicos apropriados. O termo "colite indeterminada" é reservado para laudos anatomopatológicos em que os achados em espécimes de colectomia também não conseguem diferenciar entre uma ou outra.[1]

A colonoscopia é a ferramenta principal para o diagnóstico e acompanhamento das DII. Tem papel importante em todas as fases evolutivas, desde o diagnóstico, diagnóstico diferencial, avaliação da resposta terapêutica, identificação de causas de recrudescimento, como infecções oportunistas, identificação de fatores complicadores, como estenoses e fístulas e tem papel especial na prevenção e diagnóstico do câncer colorretal (CCR) associado à DII.

Permite a observação direta da mucosa, avaliando o padrão de distribuição dos locais acometidos, com obtenção de fragmentos para estudo histopatológico, que são dados importantes para o diagnóstico diferencial. Avalia a extensão e gravidade da inflamação e a existência de outras afecções ou complicações envolvidas. Com o surgimento de novas drogas, especialmente os agentes biológicos, a colonoscopia permite que se monitore os efeitos diretos dessas sobre a mucosa, principalmente quanto à cicatrização das lesões, avaliando a qualidade da resposta terapêutica. O aumento do potencial para desenvolvimento de câncer colorretal relacionado com essas doenças é bem conhecido, e a colonoscopia tem, também, papel fundamental no rastreamento e diagnóstico precoce do mesmo.[2]

O paciente com DII deve ser examinado por colonoscopista experiente. É importante que o médico examinador esteja afeito às nuances das características das doenças inflamatórias e infecciosas do intestino, tanto para o diagnóstico quanto para o tratamento das suas consequências. É igualmente importante que o exame seja completo, com preparo colônico excelente, atingindo as porções distais do íleo, o que traz subsídios para o diagnóstico diferencial e prognóstico.

UM POUCO DE HISTÓRIA E FISIOPATOLOGIA

Embora algumas vezes não se consiga diferenciar RCUI de DC, as características clínicas e epidemiológicas sugerem que ambas tenham mecanismos desencadeantes comuns, apesar de terem aspectos distintos, tanto na forma de apresentação quanto na resposta ao tratamento e prognóstico.[2,3]

Acredita-se que a RCUI tenha sido inicialmente descrita por Samuel Wilks, clínico do *Guy's Hospital*, em Londres, em 1859, como "colite idiopática", diferenciando-a das outras formas de diarreia bacilar. Nessa época descreveu numa necropsia de uma mulher: *"nada digno de nota foi encontrado até o íleo terminal, quando cerca de três pés abaixo de seu limite no ceco a membrana mucosa passou a exibir resposta inflamatória. No ceco observava-se inflamação mais aguda e com características mais intensas..."*.[4]

A Doença de Crohn foi descrita como "ileíte regional", em 1932, por Crohn, Ginzburg e Oppenheimer.[5] No entanto, desde o século 18 já existiam vários relatos de afecções com quadro clínico semelhante, incluindo o achado de granulomas relacionados com a doença. Mais tarde, especialmente com os estudos de Lockhart-Mummery e Morson, publicados, em 1960, o termo englobou os casos que também envolviam o cólon e outros segmentos do intestino, surgindo o termo "enterocolite granulomatosa".[6,7] Esse também logo foi abandonado pois percebeu-se que o granuloma não era condição necessária para que se estabelecesse o diagnóstico. Sendo assim, tornou-se mais popular o termo "doença de Crohn" por comodidade da ordem alfabética, a despeito de Oppenheimer e Ginzburg terem tido grande responsabilidade na descrição da doença.

Muitos esforços têm sido feitos desde então para que se conheçam os mecanismos biológicos que levam ao desenvolvimento de ambas as doenças. Embora seja muito comum relacioná-las com causas infecciosas e com aspectos psicossociais, pesquisas recentes sugerem que haja coparticipação de fatores genéticos, ambientais, microbiota e resposta imunológica.

Avanços recentes nas técnicas de sequenciamento genético identificaram cerca de 50 alterações associadas à imunopatologia nas DII.[8] O gene CARD15/NOD2 foi o primeiro a ser diretamente relacionado com a doença, principalmente com a doença de Crohn. Vinte a 30% dos pacientes acometidos apresentam alguma mutação nesse gene; até 40% dos indivíduos portadores da mutação irão desenvolver a doença ao longo de suas vidas. Alterações no CARD15/NOD2 estão também associadas à estenose no íleo, doença ileocólica e surgimento precoce da doença.[9,10] Esse gene identifica moléculas da superfície das bactérias comensais no intestino, reconhecendo os fosfolipídeos da superfície desses microrganismos. Quando são detectados fosfolipídeos atípicos de bactérias patogênicas ocorre ativação dos receptores na membrana das células, e é iniciada, então, a resposta inflamatória.[11] A mutação no gene CARD15/NOD2 atrapalha o reconhecimento dos fosfolipídeos de membrana das bactérias comensais, e ocorre o desenvolvimento de reação inflamatória contra a flora intestinal normal. Como a luz intestinal está permanentemente colonizada por bactérias, essa reação inflamatória passa a ser crônica.[12] No entanto, apesar dos esforços investidos para se obter biomarcadores que estratificariam pacientes para serem direcionados a tratamentos mais agressivos ou acompanhamento mais intensivo, nenhum marcador molecular ou genético mostrou-se adequado na prática clínica.[13]

APRESENTAÇÃO CLÍNICA DAS DII

A RCUI e a DC são doenças inflamatórias intestinais que evoluem cronicamente, com algumas exacerbações periódicas. Têm etiologia desconhecida, embora a fisiopatologia de ambas sugira mecanismos comuns de desencadeamento. Como não apresentam sinais específicos, o diagnóstico é estabelecido por exclusão, associando-se a achados clínicos, endoscópicos, radiológicos e histopatológicos.

A RCUI, caracteristicamente, acomete a camada mucosa e submucosa do cólon, exclusivamente, desde a linha pectínea, deixando livre o intestino delgado. Na maioria dos casos a doença é limitada aos segmentos distais do cólon, embora possa envolver, em sentido ascendente, todo o cólon. O sintoma mais comum é diarreia mucossanguinolenta, com número variável de evacuações, na dependência da intensidade e extensão do envolvimento inflamatório. É comum os pacientes apresentarem também anemia e emagrecimento. Pode haver comprometimento mais grave, com eventos sistêmicos, especialmente quando há as formas mais intensas, como a colite fulminante ou o megacólon tóxico, com ou sem perfuração do cólon.

A DC pode apresentar lesões, geralmente transmurais, em qualquer parte do tubo digestório, embora mostre preferência para o segmento distal dos intestinos delgado e proximal do cólon. Costuma também acometer esses segmentos mais profundamente e de modo descontínuo ao longo do tubo digestório, envolvendo todas as camadas do órgão, desde a mucosa até a serosa. O acometimento difuso pode acarretar alterações histológicas, como estenoses e fístulas, que determinam a apresentação clínica bem peculiar dessa doença.

As manifestações clínicas da DC são dependentes da área afetada e do grau de comprometimento. Concorrem com dor abdominal, diarreia e perda de peso. Anorexia, mal-estar e febre também são frequentes. Aproximadamente 30% dos pacientes apresentam doença restrita ao íleo terminal e, 50%, comprometendo o íleo terminal e cólon proximal. A localização da doença e o grau de inflamação determinam as diferentes formas de apresentação clínica.[14]

OUTRAS COLITES – DIAGNÓSTICO DIFERENCIAL

Há várias condições que produzem inflamação e sangramento intestinal, muitas delas de etiologia conhecida e que devem entrar na lista de diagnósticos diferenciais com RCU e DC. Um terço dos pacientes com diarreia sanguinolenta é portador de infecções intestinais, cujos achados endoscópicos, muitas vezes, são de difícil distinção daqueles relacionados com as DII.[15]

Dentre as causas infecciosas destacam-se a *Shigella*, *Yersinia*, *Eschirichia coli*, gonococo, Clamídia, Treponema, *Clostridium*, micobactéria, citomegalovírus e herpes simples. Muitas delas, especialmente as virais, estão relacionadas com imunossupressão. O vírus herpes simples causa proctite bastante dolorosa, com vesículas perianais e no canal anal que podem evoluir para úlceras (Fig. 31-1). O citomegalovírus (CMV) pode apresentar ulcerações focais ou colite difusa, com hemorragia submucosa; o acometimento exclusivo do cólon direito pode ocorrer em 13% dos casos (Fig. 31-2).[16-18] O treponema pode produzir úlcera, geralmente na parede anterior do reto, local da inoculação primária, com grande atividade inflamatória e friabilidade, também chamada de proctossifiloma. Infecção por Clamídia também é capaz de produzir úlceras de tamanhos variados, profundas. A infecção por *Clostridium*, conhecida por colite pseudomembranosa (Fig. 31-3), não é exclusiva de pacientes submetidos à antibioticoterapia prévia. Pode ocorrer também em pacientes idosos institucionalizados. Tem aspecto característico à endoscopia, com placas elevadas, branco-amareladas, associadas a quadro de diarreias aguda e subaguda.

As infecções fúngicas, como candidíase e aspergilose, também estão comumente relacionadas com a imunossupressão, principalmente em pacientes com neutropenia secundária à quimioterapia. Outras doenças fúngicas, menos comuns, implicadas em infecções intestinais que podem mimetizar DC, são a histoplasmose, a criptococose e a blastomicose.

Há que se considerar também as colites por ameba, *Schistossoma* e as lesões por *Strongyloides stercoralis*, cujas ulcerações podem ser confundidas com DC, e têm tratamento totalmente diverso, sendo contraindicado o uso de esteroides (Fig. 31-4).

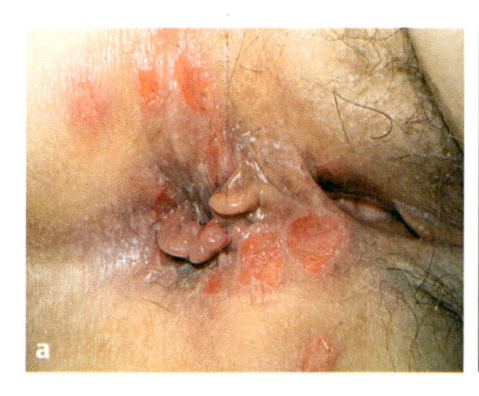

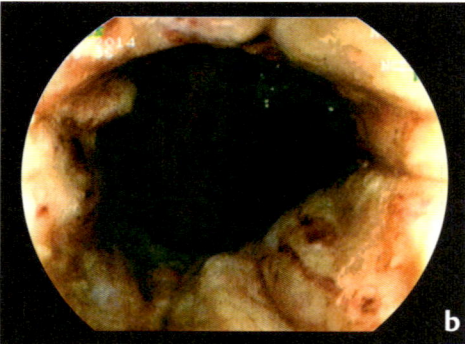

Fig. 31-1. (a, b) Herpes simples – imunossuprimida.

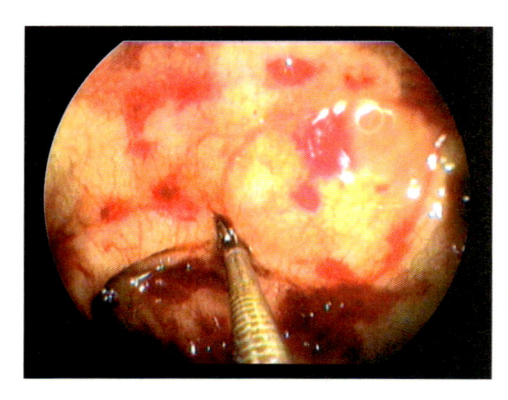

Fig. 31-2. Citomegalovírus: ulcerações com hemorragia submucosa.

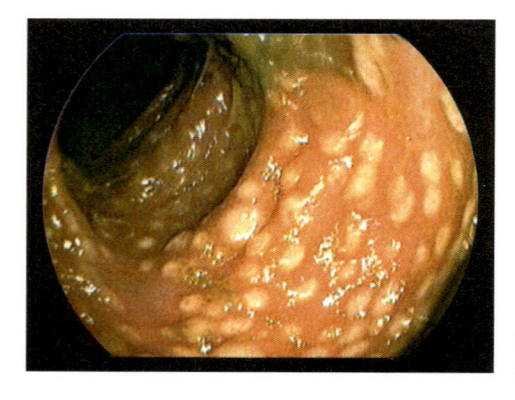

Fig. 31-3. Colite pseudomembranosa.

A análise de biópsias colônicas e retais, obtidas por colonoscopia, pode ter grande importância no estabelecimento do diagnóstico destas infecções, associada à cultura de fezes, exames de imunoensaio para *Clostridium* e outros testes hematológicos específicos.

A colite de desuso, por desvio proximal do intestino, seja colostomia seja ileostomia (Fig. 31-5), apresenta friabilidade, palidez, às vezes, hiperemia e até pólipos inflamatórios pequenos. Pode haver ulcerações rasas e sangramento espontâneo. Caso haja necessidade de exame colonoscópico após algumas semanas da reconstrução do trânsito, por qualquer motivo, o aspecto regenerativo pode ser muito parecido com a DC, mimetizando úlceras lineares longitudinais, porém, com menos edema e friabilidade e sem fibrina (Fig. 31-6).

A colite actínica envolve geralmente o reto e o sigmoide distal, secundária a tratamento radioterápico sobre a pelve (Fig. 31-7), que produz esclerose dos vasos submucosos e isquemia. O paciente apresenta diarreia, urgência evacuatória, puxo, tenesmo, sangramento retal e, às vezes, incontinência. O exame endoscópico da fase aguda mostra edema, eritema, sangramento espontâneo e friabilidade da mucosa, tanto mais intensos quanto mais recente foi o tratamento. Geralmente a mucosa tem aspecto granular, e o edema pode ser tão intenso que produz estreitamento da luz. Com o passar do tempo estabelece-se a fase crônica, que mostra a mucosa pálida. A friabilidade permanece, e aparecem inúmeras telangiectasias, de configurações tortuosas, tipo "saca-rolhas", que apresentam sangramento de intensidade variada.[19]

Os anti-inflamatórios não esteroides podem ser causa de inflamações crônicas e agudas com ulcerações ao longo do trato digestório, especialmente no íleo terminal, onde podem ser confundidas com DC. Muitas vezes produzem úlceras rasas, rodeadas por mucosa normal ou minimamente inflamada (Fig. 31-8). A cicatrização repetitiva dessas ulcerações pode levar a estreitamentos tipo "diafragmas", descritos, principalmente, no íleo terminal, mas ocorrendo também no cólon. Podem ser causa de exacerbação ou agudização de RCU e DC.

A colite colagenosa e a colite linfocítica fazem parte do grupo de colites crônicas "não destrutivas", conhecidas como colites microscópicas e também não têm etiologia conhecida. São relativamente raras, acometendo indivíduos com mais de 40 anos, especialmente mulheres. Causam diarreia crônica aquosa, não sanguinolenta, intermitente, podendo também apresentar tenesmo e urgência, além de perda de peso e queixas de incontinência fecal relacionada com a urgência evacuatória. Produzem infiltrado inflamatório superficial crônico na lâmina própria, espessando-a, porém, mantendo a arquitetura normal das criptas. Em geral os achados histológicos são mais intensos no cólon direito e podem, com bastante frequência, poupar o reto, tornando necessárias as biópsias mais proximais. Caracteristicamente há mais que 20 linfócitos por grupos de 100 células epiteliais em ambas as formas e, na forma colagenosa, há também espessamento subepitelial por colágeno. O exame endoscópico é normal ou com manchas enantemáticas e requer biópsias dos segmentos proximais e distais para confirmação diagnóstica.[20]

A colite eosinofílica também pode ser causa de diarreia. É bastante rara, mas diagnosticada em aproximadamente 0,1% nos espécimes de biópsias obtidos para investigação de diarreia crônica. Eosinofilia colônica secundária é mais frequente e associada a doenças sistêmicas e colônicas, infecciosas ou não. O achado de eosinófilos sem outras alterações histológicas importantes sugere o diagnóstico. A mucosa é normal, salvo na doença grave, quando há alterações inflamatórias inespecíficas, como eritema e ulcerações. Biópsias do cólon proximal são fundamentais para o diagnóstico.[21]

As colites relacionadas com a doença enxerto *versus* hospedeiro produzem alterações inflamatórias focais ou difusas, com edema pronunciado da mucosa, exsudato, ulcerações, friabilidade e sangramento espontâneo (Fig. 31-9). São pacientes instáveis, com diarreia, dor abdominal, febre e hematoquezia. Como há imunodeficiência, é importante excluir causas infecciosas associadas.[17]

A colite isquêmica pode ser de difícil diferenciação da DC, tanto na endoscopia quanto na histologia. Na maioria dos casos é segmentar, de limites precisos, envolvendo mais frequentemente porções abaixo do ângulo esplênico até o reto. Quando for mais proximal, devem-se excluir lesões causadas por *E. coli* produtora de verotoxina da síndrome hemolítico-urêmica, na dependência do quadro

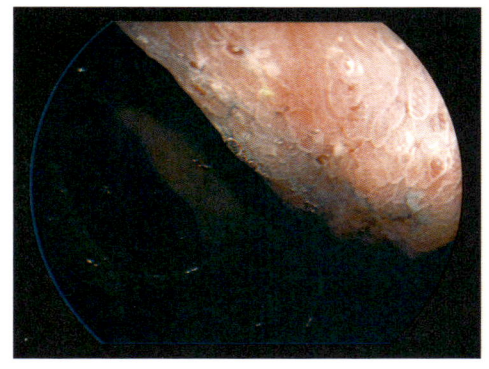

Fig. 31-4. Inflamação por parasitose.

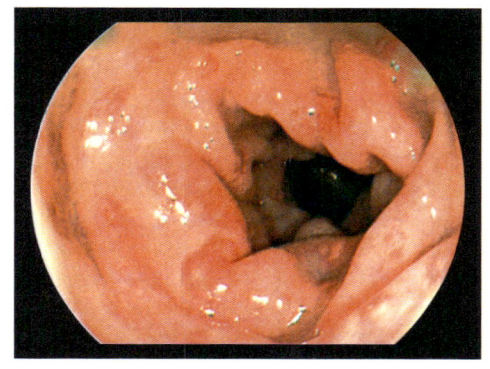

Fig. 31-5. Cólon descendente: colite de desuso.

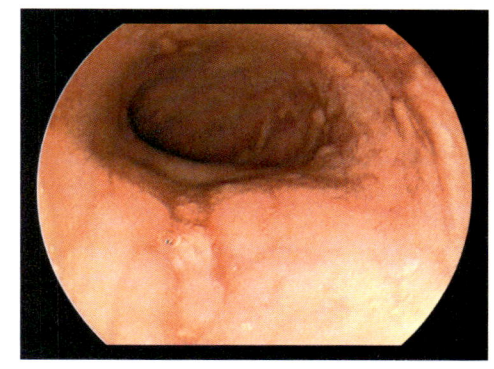

Fig. 31-6. Colite de desuso: aspecto regenerativo.

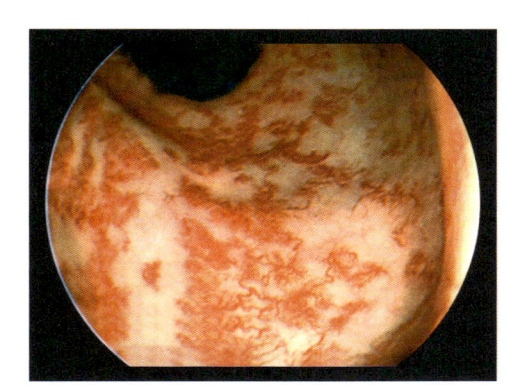

Fig. 31-7. Retite actínica.

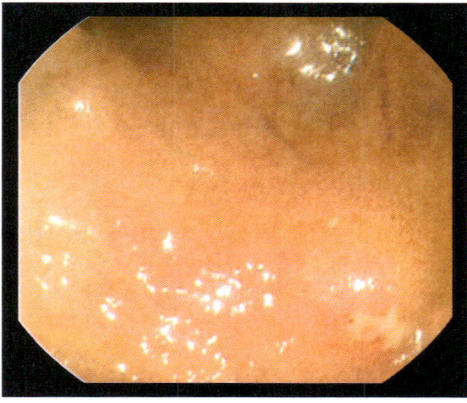

Fig. 31-8. Úlcera aftoide secundária ao uso de anti-inflamatório não esteroide.

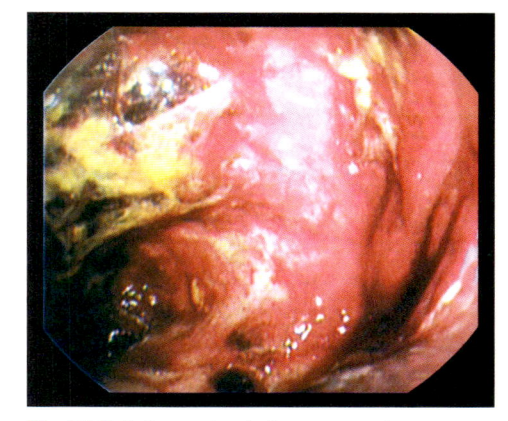

Fig. 31-9. Reto proximal: doença enxerto *versus* hospedeiro.

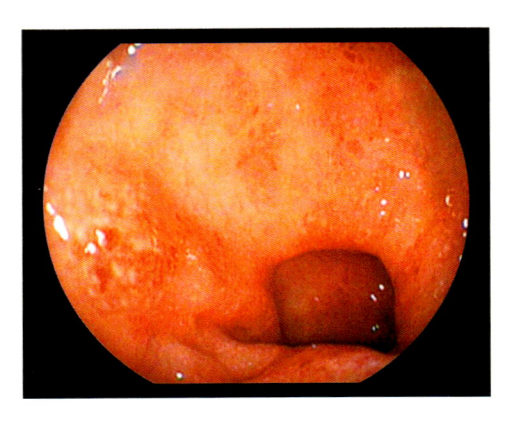

Fig. 31-10. Colite isquêmica leve.

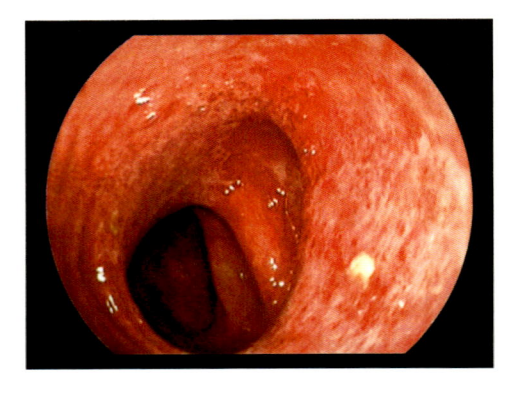

Fig. 31-11. Colite isquêmica de intensidade. Moderada, relacionada com policitemia vera.

clínico. Quando leve, os achados endoscópicos são áreas de eritema em placas, hemorragia na mucosa e edema (Fig. 31-10). Na isquemia moderada há hemorragia submucosa e úlceras, que podem ser rasas ou profundas (Fig. 31-11). Na isquemia franca observam-se necrose da parede intestinal, traduzida por lesões acinzentadas escurecidas e/ou esverdeadas, e ulcerações extensas, com exsudato em uma superfície mucosa enegrecida. Com a cicatrização há fibrose e possíveis áreas de estenose, na dependência da intensidade da isquemia, também de difícil diferenciação da DC.[22]

EPIDEMIOLOGIA

A DII acomete, preferencialmente, jovens com idades variando entre 15 e 30 anos, numa fase bastante produtiva de suas vidas, embora também tenha casos nos extremos de idade. A média de idade dos acometidos é de 30 anos, mas existem relatos sugerindo aumento na média de idade nas últimas décadas.[23] Há um segundo pico de incidência por volta dos 60 anos, especialmente para a DC,[24,25] embora o fato também possa refletir a melhora da assistência médica ao idoso. Pode trazer limitações muitas vezes incapacitantes nas esferas laborativa, social, sexual e familiar.[26]

A incidência e prevalência da DII varia segundo a localização geográfica, embora haja descrições em todo o mundo. Os índices mais altos são registrados entre brancos do norte do continente americano e Europa. Contudo, acredita-se que a incidência real da doença seja subestimada por causa de dificuldades técnicas ou metodológicas para o diagnóstico, principalmente nos países mais pobres e emergentes.

A incidência global da DC parece estar aumentando, enquanto que a de RCU, especialmente nos países onde a frequência é maior, mantém-se estável.[27] Deve-se considerar, no entanto, que o conhecimento da doença aumenta o grau de suspeição. Além disso, a melhoria na tecnologia e na disponibilidade de métodos diagnósticos, especialmente a colonoscopia, certamente contribuiu para a determinação mais exata da população envolvida. Mesmo assim, ainda não há dados suficientes que demonstrem a incidência real da DII.

Outro aspecto a ser considerado na determinação da incidência e prevalência da DII é a diferenciação entre RCU e DC, especialmente no início do quadro. Moum *et al.* relataram mudança de diagnóstico entre as duas afecções em mais de 10% dos pacientes dentro dos dois primeiros anos do diagnóstico inicial.[28] Um estudo sueco mais recente de Everhov *et al.*, avaliando registros de 44.302 pacientes do *National Patient Register*, descreveu 18% de mudança de diagnóstico no acompanhamento.[29]

A RCU é a mais frequente das DII. A DC parece ter incidência um pouco mais elevada no sexo feminino em relação ao masculino. Para a RCU ocorre o inverso, sendo um pouco maior a incidência nos homens.

Outro aspecto a ser considerado é que pacientes portadores de DII têm índice de mortalidade aumentado em razão das complicações relacionadas com a própria doença. Esse fato foi comprovado por diversos estudos, apesar dos problemas metodológicos implicados em estudos de bases populacionais, que envolvem vieses de nomenclatura e inclusão. Novos fatos vêm-se contrapondo aos dados já conhecidos sobre a magnitude dos índices de mortalidade relacionados com a DII. O câncer colorretal continua sendo fator importante, mas é necessário que se tenha atenção a fatos reconhecidos mais recentemente, como infecções, doenças cardiovasculares, eventos tromboembólicos e eventos adversos relacionados com as novas terapias medicamentosas.[30,31] Jess *et al.*, analisando índices de mortalidade específicos para DC e RCU, encontraram valores de 1,85 e 1,2 para a primeira e de 0,8 para a segunda.[32] Ropelato *et al.* descreveram mortalidade pós-operatória de 5,7%, relacionada com a gravidade da doença.[33]

Na retocolite ulcerativa os fatores que levam a índices mais elevados de mortalidade são o câncer colorretal, complicações pós-operatórias e, menos comumente, a colangite esclerosante primária.[34] Já, na DC, as complicações mais comumente descritas como responsáveis pelo aumento dos índices de mortalidade são: sepse abdominal, isquemia intestinal e hemorragia.[34,35]

Outro aspecto epidemiológico interessante observado nos últimos anos é o declínio do número de cirurgias necessárias para o tratamento das complicações da DII. O fato pode ser confirmado por estudos recentes, como o do grupo escandinavo (*Danish Crohn Colites Database*), que asseguram a impressão geral tanto para a DC quanto para a RCU.[36]

Os índices de mortalidade certamente podem ser diminuídos com a vigilância clínica, que pode orientar sobre quimioprevenção e riscos do tabagismo relacionado com as DII, indicar prontamente a cirurgia para complicações graves e promover o rastreamento efetivo do câncer colorretal para os pacientes de alto risco.

DIAGNÓSTICO

Os pacientes portadores de DII apresentam graus variados de dor e desconforto abdominal, diarreia, sangramento, emagrecimento e desnutrição. Tais sintomas podem ter efeitos catastróficos na qualidade de vida desses indivíduos, na dependência de sua intensidade.

Há diferentes métodos de investigação para se estabelecerem o diagnóstico e o grau de comprometimento local e sistêmico, com base em aspectos clínicos, laboratoriais, endoscópicos e histopatológicos. A colonoscopia é a ferramenta mais importante para o diagnóstico das DII, pois permite, com a visibilização direta da mucosa, classificar e localizar as áreas inflamadas, descrever a morfologia das úlceras e lesões associadas e obter espécimes da mucosa importantes para estudos anatomopatológicos posteriores.

PREPARO DO CÓLON

A colonoscopia é aplicada com muita frequência na população com DII ao longo da vida, para diagnosticar, para seguir e para prevenir o câncer. São pacientes que frequentemente estão com a doença em atividade, têm comorbidades e imunossupressão. A boa qualidade no preparo do cólon é fundamental para que se faça um exame seguro, eficaz e menos demorado, especialmente no grupo com indicação de rastreamento de câncer, evitando-se remarcações de exames ou diminuição do intervalo entre eles.

Estudos que avaliam eficácia e segurança com as diferentes soluções para preparo do cólon geralmente têm baixo nível de evidência, desenhos confusos e avaliação muito subjetiva, dificultando a existência de consensos quanto à eficácia, segurança, tolerabilidade e capacidade de induzir lesões na mucosa, especialmente relacionados com a aplicabilidade em pacientes com DII. Há relatos de indução de inflamação na mucosa pelo preparo do cólon, mesmo com baixos níveis de evidência, mas que vêm de encontro à observação diária dos endoscopistas para os pacientes em geral. Restellini et al. publicaram um estudo de revisão sistemática e metanálise específica para pacientes com DII e concluíram que polietilenoglicol (PEG) em dose fracionada e volume baixo parece ser mais bem tolerado do que em dose única, mas sem evidências de superioridade em segurança e eficácia.[37] No mesmo ano Lawrence et al. publicaram estudo prospectivo avaliando PEG, fosfossoda e picossulfato de sódio + citrato de magnésio para pacientes em geral, concluindo que exames realizados durante a tarde tinham preparo adequado com mais frequência e que fosfossoda e picossulfato apresentaram mais alterações da mucosa do que PEG, incluindo erosões e úlceras em pacientes sem diagnóstico prévio de DII (3,5% de 600 participantes). PEG e picossulfato obtiveram qualidade de preparo semelhantes.[38] No Brasil o preparo mais utilizado e preferido quanto ao quesito qualidade de limpeza do cólon ainda é o manitol, mesmo com aplicação fora de bula, com estudos com falhas metodológicas semelhantes aos publicados na literatura internacional.

De qualquer forma, a colonoscopia não deve ser realizada em pacientes que apresentem sinais e sintomas de colite aguda grave ou megacólon tóxico. Para esses pacientes o tratamento inicial deve contemplar reposição hídrica, apoio nutricional e uso de drogas específicas. Na investigação inicial de um quadro grave, os pacientes beneficiam-se muito mais com radiografias simples do abdome e tomografia computadorizada, bastante úteis para o diagnóstico das complicações graves das colites agudas, como distensão extrema, perfurações, peritonite e abscessos. O exame colonoscópico deve ser protelado para quando as condições clínicas do paciente estiverem estáveis. Se houver necessidade de exame endoscópico do cólon no paciente grave, a retoscopia rígida ou retossigmoidoscopia flexível podem ser aplicadas ao reto e sigmoide distal com segurança, mesmo nos pacientes mais graves. Deve-se observar, contudo, que precisam ser realizadas sem preparo prévio e com pouca insuflação. O objetivo maior, nessa situação, é avaliar a intensidade e a forma de apresentação da inflamação da mucosa distal e obtenção de fragmentos para estudo histopatológico, seja para nortear o diagnóstico, seja para justificar a liberação de medicações de alto custo pelas fontes pagadoras.

Para os pacientes em crise aguda, mas sem comprometimento sistêmico grave, a colonoscopia pode ser realizada de forma segura, seguindo-se as orientações habituais de preparo colônico quanto à dieta e volume ingeridos. Isto vale, inclusive, para os pacientes com diarreia, que, mesmo com várias evacuações diárias, apresentam resíduos e secreções que atrapalham a análise adequada da mucosa, já que a boa qualidade do preparo é fundamental para tal e, por isso mesmo, também deve-se fazer o preparo do cólon.

Outro cuidado a ser tomado na escolha do preparo do cólon é com os pacientes que apresentam sintomas relacionados com estenoses graves da luz intestinal. Para esses, deve-se dar preferência aos enemas evacuadores, como soluções glicerinadas em uma ou duas aplicações retais de 500 mL, quatro a seis horas antes do procedimento, associadas à dieta líquida sem resíduos (líquidos límpidos) na véspera do exame. As soluções de enemas devem ser aplicadas lentamente, com o paciente em decúbito lateral esquerdo e com os quadris um pouco elevados. Aparentemente as soluções glicerinadas conferem menor espessamento do líquido e muco na luz do cólon do que o fosfato de sódio, melhorando a qualidade do exame. Lembrar que a mucosa inflamada tolera ainda menos as distensões bruscas da ampola retal, promovendo contração com evacuação imediata do líquido, se for introduzido rapidamente, diminuindo a possibilidade de um bom preparo. Quando os enemas são adequadamente aplicados, promovem limpeza de boa qualidade.

Há vários tipos de soluções em uso para o preparo anterógrado do cólon. Dentre as mais comumente utilizadas estão o manitol, o picossulfato de sódio + citrato de magnésio, o polietilenoglicol, a lactulona e o fosfato de sódio.[39-44] Devem ser orientadas e adaptadas para cada paciente segundo o paladar, intolerâncias pessoais e conforto para a ingesta. Não há a solução ideal e nem deve ser estabelecido padrão exclusivo de prescrição, inclusive para os portadores de DII. Há evidências de que duas tomadas da solução do preparo é mais bem tolerado do que tomada única, em função do volume total de líquidos necessários.[45] De qualquer forma, independentemente da escolha do tipo de solução, há necessidade de grande volume de líquidos límpidos (sem resíduos) após cada tomada, para que se tenha um bom resultado. Não há necessidade de se associar laxantes irritativos, como bisacodil e sene antes da solução do preparo, especialmente em pacientes com diarreia ou hábito intestinal diário. Tais drogas aumentam a sensação de cólica e distensão abdominal, especialmente o bisacodil.

O risco de explosão do cólon com uso de unidade eletrocirúrgica ocorre em todos os tipos de preparos, em função da existência de gases comburentes na luz do cólon, como hidrogênio e metano, associados ao oxigênio. Tem sido imputado exclusivamente ao manitol, mas há estudos confirmando a possibilidade de ocorrência com outros tipos de soluções e até demonstrando que o manitol não é o que mais produz esses gases.[43] Deve-se aspirar e insuflar ar desde o início do exame, promovendo a troca de gases intraluminais com potencial explosivo. Na verdade, essa prática de insuflação e aspiração dos gases intraluminais deve ser observada com qualquer tipo de preparo.

A solução de manitol diluído a 10%, no volume de 750 mL ou 1000 mL, tomado durante cerca de uma hora (um copo a cada 15 minutos), seguido da ingesta de um a dois litros de líquidos sem resíduos, promove preparo de excelente qualidade por meio de diarreia osmótica. Mesmo que associada a algum laxativo no dia anterior, não se deve iniciar a ingesta do manitol com mais de oito horas de antecedência do exame, pois haverá grande chance de conteúdo ileal espesso no íleo terminal e cólon no momento da avaliação. Esta solução é amplamente usada no Brasil e com várias publicações ao longo dos últimos anos, confirmando sua segurança nas colonoscopias em geral.[43] É relativamente bem tolerada pela maioria dos pacientes, embora alguns refiram náuseas e vômitos após ingeri-la, principalmente quando ingerem o manitol e o líquido subsequente de forma muito rápida. Não há estudos prospectivos específicos relatando efeitos agudos com gravidade da solução de manitol no preparo do cólon de pacientes eletivos com doença inflamatória intestinal. Quando se inicia a ingesta do manitol, seis a oito horas antes do exame, durante período máximo de uma hora, seguida de ao menos dois litros de líquidos sem resíduos, a limpeza do cólon é adequada e segura.

O picossulfato de sódio com citrato de magnésio (Picoprep®), relançado no Brasil por volta de 2010, também tem boa aceitação e é de fácil obtenção no mercado. No entanto, exige maior atenção à ingesta de ao menos dois litros de líquidos sem resíduos após cada dose para que se obtenha um bom resultado. Produz diarreia osmótica, e alguns pacientes também referem cólicas e náuseas eventuais. Deve-se orientar o paciente a misturar o pó sobre a água e não o inverso, para que as propriedades químicas sejam mantidas.

O polietilenoglicol (PEG) é um poliglicol sintético, também inabsorvível, iso-osmolar, que produz diarreia osmótica e que não sofre fermentação na luz do cólon. Tem uso bastante amplo na Europa e Estados Unidos há muitos anos, com boa eficácia, porém necessita de ingesta de grande volume da solução, difundindo-se atualmente o regime de duas doses: metade do volume (2 litros) no dia que antecede o exame, e a outra metade cerca de 6 a 8 horas antes do exame. Não há relatos de comprometimento renal e tem mostrado preferência para os pacientes com restrição ao risco de expansão de volume, como nas insuficiências cardíaca e hepática.[46]

Outra solução de fácil acesso é a Lactulose, que é um dissacarídeo, derivado semissintético da lactose, produzindo diarreia osmótica, com baixa absorção pela mucosa intestinal. Deve ser evitado em pacientes com intolerância à lactose e diabéticos, que podem ter elevação dos níveis de glicose em função de seu uso. Tem sabor bem adocicado, o que não é tolerado por muitos pacientes e também necessita a ingesta de grande volume de líquidos límpidos.[41]

O uso de fosfato de sódio oral ou fosfossoda também leva à diarreia osmótica com perda de alguns eletrólitos e aumento subclínico da osmolaridade plasmática (Rossoni, 2006). As lesões mucosas no cólon, associadas à administração de fosfato de sódio, ocorrem com frequência razoável, embora existam trabalhos conflitantes sobre o assunto. Podem mimetizar lesões induzidas pelo uso de anti-inflamatórios não esteroides ou lesões associadas à doença inflamatória intestinal, particularmente à doença de Crohn, embora não se observe muito edema ou friabilidade.[44,47] Parece que a solução de fosfossoda quela o cálcio e induz a formação de úlceras aftoides.[48] É importante que essas alterações sejam reconhecidas e diferenciadas da DII para que o paciente seja bem conduzido.[49] Apesar de clinicamente seguro para as colonoscopias em geral, deve ser evitado o uso de fosfato de sódio nos pacientes com diarreia crônica ou já com suspeita de DII, especialmente nas colonoscopias iniciais, para confirmação diagnóstica.

Há relatos associando o preparo colônico com fosfato de sódio e picossulfato de sódio + citrato de magnésio à insuficiência renal em pacientes idosos, mas também em pacientes sem fatores de risco conhecidos. Estes dados determinaram medida cautelar, nos Estados Unidos, pela Food and Drug Administration, que solicitou inclusão destas possibilidades nas bulas das formulações disponíveis no mercado para o fosfato de sódio. No Brasil a solução de fosfato de sódio comumente prescrita é a mesma usada para enemas evacuadores, portanto, também com aplicação fora de bula, estando sujeita à legislação vigente para esses casos, devendo constar nos termos de esclarecimentos fornecidos aos pacientes. Rossoni et al. demonstraram elevação dos níveis séricos de sódio e fosfato e diminuição de cálcio, magnésio e potássio em pacientes submetidos à colonoscopia com preparo com fosfossoda, manipulada para administração oral, orientando cuidado especial nos nefropatas e com insuficiência cardíaca, mesmo ocorrendo de forma leve e subclínica.[44] Brunelli conduziu estudo de metanálise sobre o assunto e concluiu que não há dados suficientes para estabelecer relação direta entre o fosfato de sódio oral para o preparo do cólon e o dano renal, confirmando o achado anteriormente descrito, assunto que merece, ainda, estudos dirigidos, embora esse aspecto também deva ser considerado frente a pacientes com quadro inflamatório grave.[50]

CARACTERÍSTICAS GERAIS DAS DII

O desafio inicial da avaliação endoscópica das colites é o estabelecimento do diagnóstico correto. É importante determinar se a origem é infecciosa ou não, o que muda sobremaneira a abordagem terapêutica inicial. Frente a características inflamatórias da mucosa deve-se, desde o início, diferenciar RCU de DC e de outras colites idiopáticas. Além da história do paciente, o endoscopista precisa ter acesso a exames laboratoriais, radiológicos, endoscópicos e histológicos pregressos, sempre que possível, que certamente irão contribuir para o diagnóstico correto. No entanto, mesmo frente a estes recursos, 10 a 20% dos pacientes portadores de DII permanecerão com o diagnóstico de colite indeterminada.[29,51] O fato tem implicações diretas no tratamento a ser instituído, principalmente nas formas mais graves ou resistentes, que indiquem cirurgia. Há vários estudos contraindicando a proctocolectomia total com reservatório ileal como modalidade cirúrgica para esses pacientes por causa do aparecimento posterior de inflamações graves ou doença com característica de DC no reservatório.

A avaliação do paciente inicia com a obtenção adequada da história clínica, que vai orientar a expectativa do colonoscopista quanto aos achados do exame e a busca de características específicas. É comum queixa de diarreia ou de puxo e tenesmo, traduzidos por número aumentado de evacuações. O sangramento é variável, desde sangue fresco isolado a sangue misturado às fezes. As proctocolites distais podem apresentar perda de grande quantidade de muco, associado ou não a sangue. O puxo é tanto mais frequente quanto maior a atividade inflamatória no reto, podendo levar à queixa de incontinência. A proctite da DC apresenta sintomas semelhantes, mas o tenesmo parece ser mais forte, provavelmente em razão da intensidade e profundidade da inflamação que alguns pacientes apresentam. Fezes parcial ou totalmente formadas sugerem doença mais distal, enquanto fezes líquidas sugerem acometimento total ou mais proximal. Sintomas que evidenciem sepse ou qualquer outro tipo de acometimento anoperineal estão envolvidos, geralmente, com DC. A mesma suspeita ocorre quando há sintomas obstrutivos. Devem-se, também, pesquisar infecções e infestações intestinais potenciais e atividade sexual de risco, suspeitando-se de herpes, Clamídia, citomegalovírus, sífilis e *Gonococcia*, que formam úlceras semelhantes às da DII, principalmente no reto.

O exame do abdome e da região anoperineal devem ser tomados antes de se dar início à colonoscopia. O achado de massas palpáveis no abdome é mais compatível com DC, bem como de fissuras crônicas atípicas, plicomas volumosos e espessos e fístulas anais. Muitas das lesões anais são extremamente dolorosas ao exame, mesmo com o paciente sob sedação adequada.

O toque retal fornece informações quanto ao acometimento anorretal, podendo definir o diagnóstico de DC. Deve ser feito de forma delicada, procurando determinar a complacência e regularidade do esfíncter, úlceras, trajetos de fístulas, abscessos, massas palpáveis e características das secreções percebidas na luva.

As manifestações perianais relacionadas com a DC podem ser classificadas em fistulizantes (Fig. 31-12), representadas pelos abscessos e fístulas perianais, anorretais ou retovaginais e manifestações não fistulizantes, representadas pelas fissuras anais (Fig. 31-13a), estenoses anorretais, úlceras profundas no ânus e canal anal (Fig. 31-13b) e plicomas dos mais variados tamanhos,[52] geralmente espessos, com bordas irregulares e azuladas, muitas vezes chamados de "orelhas de elefante" em função de seu aspecto (Fig. 31-13c).[53] As fístulas podem originar-se em glândulas anais inflamadas ou a partir de fissuras profundas no canal anal, geralmente com secreção purulenta ou fezes. Devem-se buscar áreas de flutuação ou enduramento e aumento de volume, bastante dolorosas, representando abscessos. Pode haver úlceras profundas e estenoses mais proximais no reto (Fig. 31-13d).[12,54]

Deve-se dar importância especial a lesões vegetantes, ulceradas e estenosantes, buscando ativamente manifestações de câncer colorretal ou do canal anal, precoce e avançado, especialmente nos pacientes com doença de longa data, previamente diagnosticada ou não, que devem ser submetidas a biópsias dirigidas para o diagnóstico específico.

Não há obrigatoriedade do exame proctológico detalhado durante a colonoscopia, como a exploração de trajetos fistulosos complexos, determinando envolvimento esfincteriano, caso o endoscopista não tenha conhecimento específico, experiência ou condições técnicas para tal no momento da endoscopia, como, por exemplo, analgesia suficiente. No entanto, a referência às lesões e a descrição anatômica superficial e topográfica corretas são importantes para o direcionamento do diagnóstico final e da abordagem terapêutica inicial.

Para a colonoscopia em pacientes com sintomas muito dolorosos na região anoperineal deve-se considerar, em casos selecionados, a possibilidade de bloqueio anestésico local ou pudendo, após a sedação endovenosa, a fim de diminuir o desconforto do paciente e a necessidade de drogas sedativas em excesso durante toda a colonoscopia, que podem comprometer a segurança do paciente.

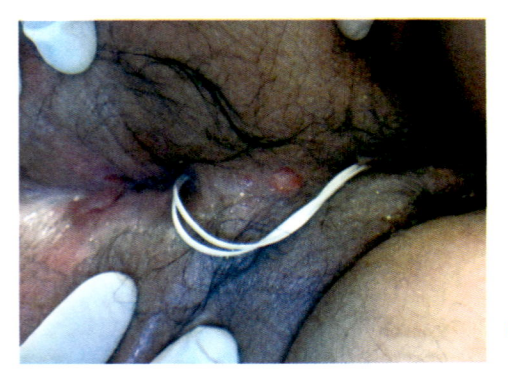

Fig. 31-12. DC fistulizante.

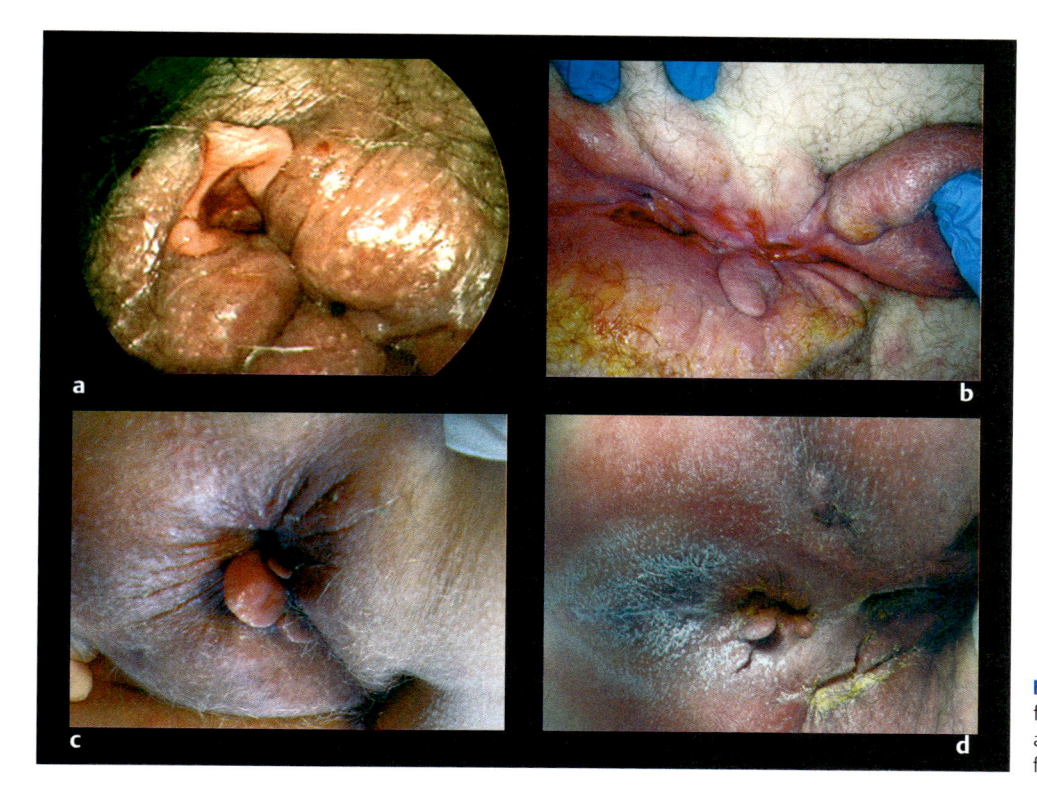

DOENÇAS INFLAMATÓRIAS INTESTINAIS

Fig. 31-13. (**a**) DC: fissura anal relacionada. (**b**) DC: fissuras anais e perineais profundas. (**c**) Plicoma anal espesso relacionado com a DC. (**d**) DC: fístulas, fissura e plicoma perianal.

CARACTERÍSTICAS ENDOSCÓPICAS DAS DII

A colonoscopia inicial (colonoscopia índice) será preponderante para as tomadas de condutas presentes e futuras. As diretrizes das Sociedades Brasileira, Europeia e Americana de Endoscopia Gastrointestinal, bem como as das Sociedades Brasileira e Americana de Coloproctologia recomendam colonoscopia completa com exame do íleo terminal em todos os pacientes em que se suspeite de DII. Muitas vezes é o aspecto endoscópico que vai definir o diagnóstico final.

A mucosa normal do cólon tem superfície macia e brilhante, de coloração rósea ou rosa-pardo, com translucidez suficiente para permitir a visibilização dos vasos submucosos em toda a sua extensão (Fig. 31-14). Quando agredida, de forma intrínseca ou extrínseca, responde conforme a natureza e intensidade do mecanismo agressor. A compreensão da fisiopatologia da formação das lesões, secundárias à resposta inflamatória, e a descrição correta e precisa da morfologia, localização e distribuição nos segmentos examinados são de grande importância, especialmente se o endoscopista não for o médico assistente do paciente. O laudo tem que informar a característica e intensidade da inflamação e das lesões dela decorrentes e a distribuição nos segmentos examinados.

As DII apresentam colite crônica destrutiva. Há lesões não ulcerativas, lesões ulcerativas e lesões cicatriciais.

1. Lesões não ulcerativas:
   - Hiperemia ou eritema: é a vermelhidão da mucosa, resposta mais precoce à lesão, produzindo aumento do fluxo capilar superficial, que pode estar limitada ou não a determinadas áreas da superfície examinada (Fig. 31-15).
   - Edema: consequente à congestão vascular que acumula líquido no espaço intersticial, promovendo o espessamento da mucosa, que deixa de ser translúcida e não permite a visibilização dos vasos submucosos, aspecto tradicionalmente descrito, como "perda do padrão vascular" (Fig. 31-16).
   - Granularidade: pode ser fina e difusa, por edema. Quando grosseira, produz pequenos grânulos na mucosa, intercalados por depressão nas criptas colônicas, que refletem de forma anormal a luz do endoscópio, conferindo o aspecto conhecido como "lixa de papel molhada" (Fig. 31-17).
   - Friabilidade: manifesta-se por sangramento fácil ao toque ou à passagem do aparelho ao longo do cólon. Pode ser traduzida na forma de sangramento ativo ou formação de petéquias (Fig. 31-18).
2. Lesões ulcerativas:
   - Erosões: interrupções na superfície da mucosa de diferentes tamanhos, formas e distribuição, sem exposição da submucosa (Fig. 31-19).
   - Úlceras: toda a espessura da mucosa é comprometida, expondo o tecido subjacente. Podem ser superficiais (rasas) (Fig. 31-20) ou profundas (Fig. 31-21); isoladas ou focais (Fig. 31-22) ou coalescentes (Fig. 31-23); com bordas elevadas ou planas, halo hiperemiado ou nacarado; de direcionamento transversal ou longitudinal (Fig. 31-24). As longitudinais

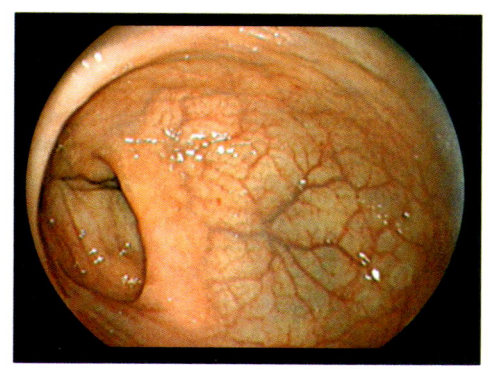

Fig. 31-14. Mucosa normal. 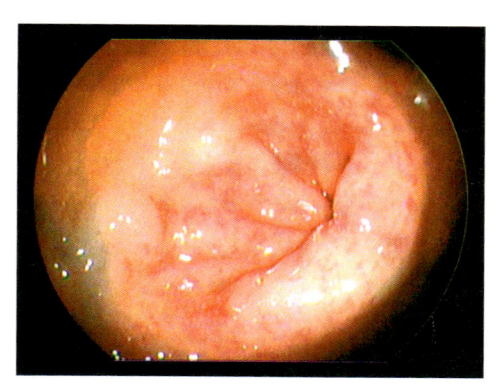 **Fig. 31-15.** RCU: hiperemia. 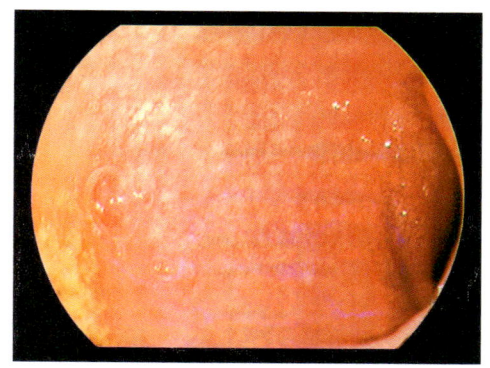 **Fig. 31-16.** RCU: edema – perda do padrão vascular.

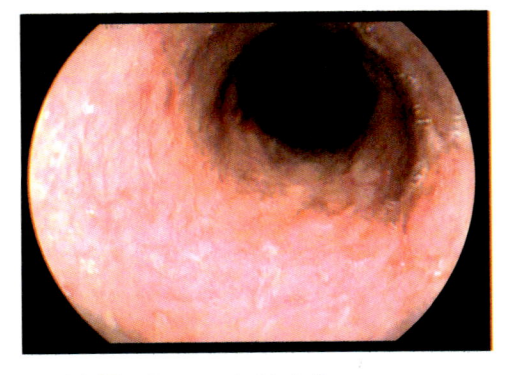

Fig. 31-17. RCU: granularidade fina.

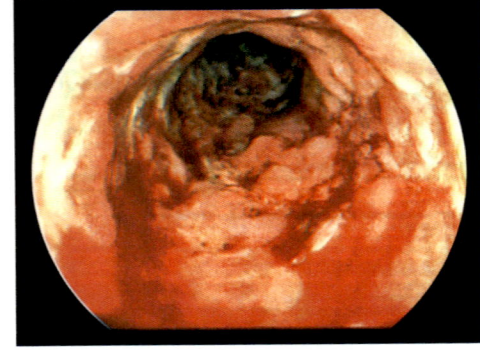

Fig. 31-18. RCU: friabilidade.

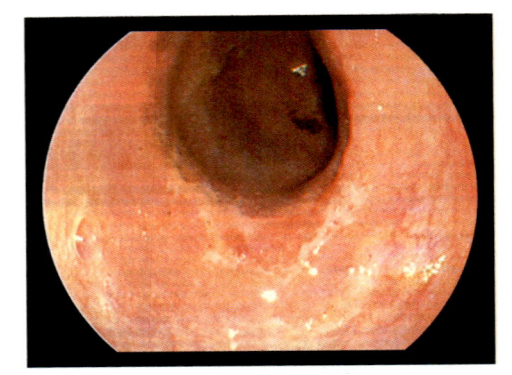

Fig. 31-19. RCU: erosões no reto.

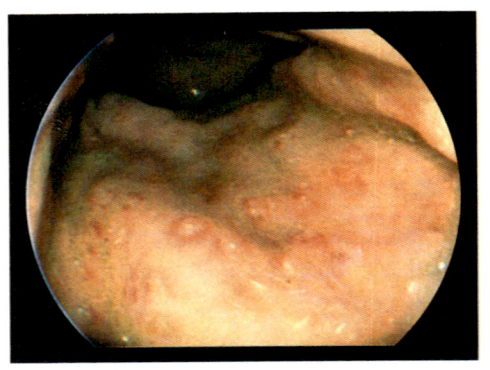

Fig. 31-20. DC: úlceras superficiais.

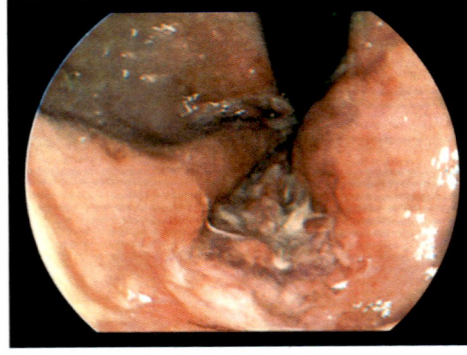

Fig. 31-21. DC: Úlcera retal profunda.

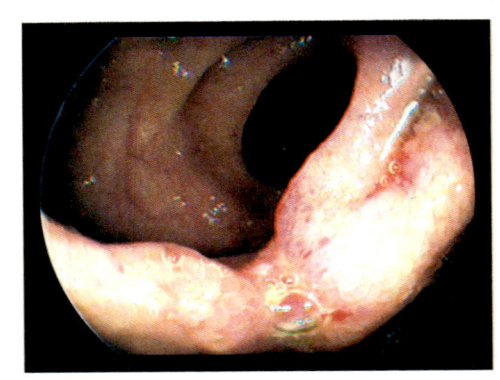

Fig. 31-22. DC: úlcera focal, isolada.

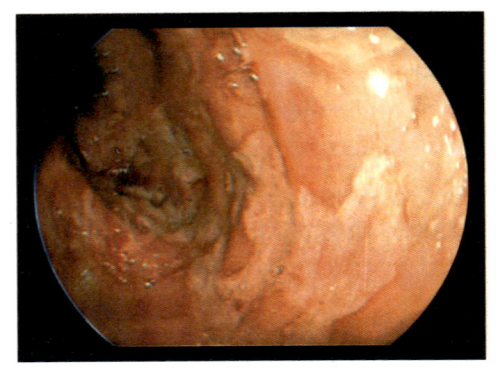

Fig. 31-23. Úlceras coalescentes.

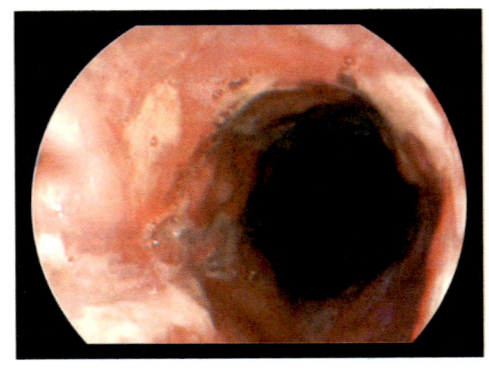

Fig. 31-24. Úlceras longitudinais.

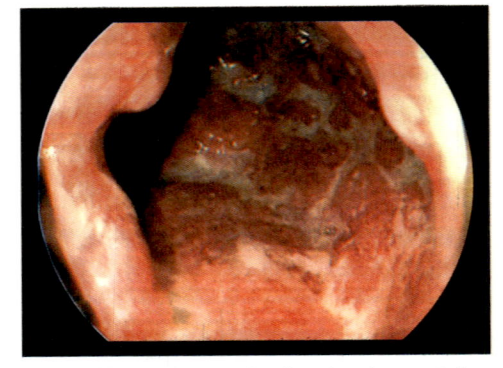

Fig. 31-25. Aspecto em "pedras de calçamento".

são lineares e muitas vezes longas, dispostas paralelamente ao eixo do cólon, ditas "serpiginosas". Podem ser largas ou estreitas. Como a descrição da extensão longitudinal e transversal costuma ter maior subjetividade, aconselha-se descrever o tamanho em centímetros ou milímetros.
- Aspecto em pedra de calçamento: é dado por úlceras, geralmente lineares e longas, que penetram na camada submucosa, entremeadas por mucosa preservada, ao longo do eixo do cólon (Fig. 31-25).
3. Lesões cicatriciais: ocorrem na doença inativa ou em áreas com doença inativa. A mucosa pode ter aspecto absolutamente normal, mas a inflamação cicatrizada pode resultar em alterações do relevo. O aspecto e a distribuição das lesões cicatriciais podem presumir a gravidade pregressa e a distribuição e intensidade da doença na fase ativa, permitindo a presunção do diagnóstico, quando ainda não estabelecido, e o prognóstico, especialmente na busca de áreas com maior probabilidade de alterações displásicas.
- Deformidades cicatriciais da luz do intestino (Fig. 31-26).
- Espessamento.
- Estenoses (Fig. 31-27).
- Pontes mucosas: após cicatrização e reepitelização das úlceras (Fig. 31-28).

- Pólipos pós-inflamatórios ou pseudopólipos: são ilhas de epitélio regenerado, preservado ou mesmo inflamado. Podem estar isolados ou agrupados, mas são geralmente pequenos. Podem ter coloração normal ou avermelhados, arredondados, digitiformes, muitas vezes com uma capa de fibrina firmemente aderida (Fig. 31-29).

Não há achados endoscópicos patognomônicos para a DC e a RCU. Há várias características peculiares que sugerem o diagnóstico. Com frequência são as informações mais importantes para a definição entre RCU e DC, quando não há achados característicos radiológicos ou histopatológicos. A colonoscopia inicial (colonoscopia índice) é de grande importância nas tomadas de condutas presentes e futuras. As diretrizes das Sociedades Brasileira, Europeia e Americana de Endoscopia Gastrointestinal, bem como as das Sociedades Brasileira e Americana de Coloproctologia recomendam colonoscopia completa com exame do íleo terminal em todos os pacientes em que se suspeite de DII, desde que não haja contraindicações primárias.

A localização e o padrão de distribuição das lesões ao longo do trato digestório são bastante sugestivos do diagnóstico das diferentes formas de DII. A compreensão da fisiopatologia da formação das lesões, secundárias à resposta inflamatória, e a descrição correta e precisa da morfologia, localização e distribuição nos segmentos examinados são de grande importância, especialmente se o endos-

DOENÇAS INFLAMATÓRIAS INTESTINAIS

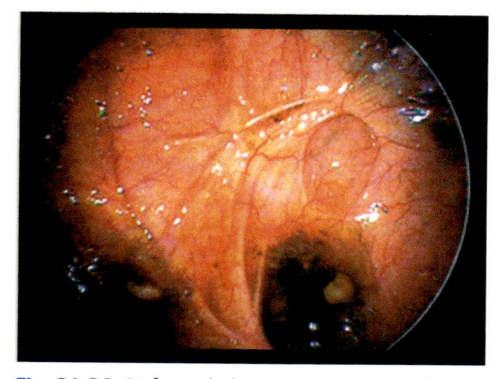

Fig. 31-26. Deformidades cicatriciais na luz do cólon descendente.

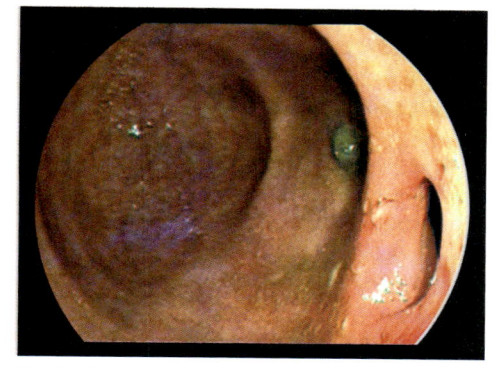

Fig. 31-27. DC: mucosa espessada e estenose da válvula ileal.

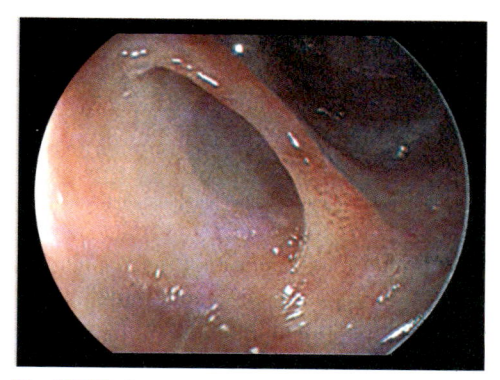

Fig. 31-28. Ponte mucosa.

copista não for o médico assistente do paciente. O laudo endoscópico tem que informar, da forma mais realística possível, a característica e intensidade da inflamação e das lesões dela decorrentes e a distribuição nos segmentos examinados.

Retocolite Ulcerativa

Caracteriza-se por acometimento distal, desde o reto, distribuindo-se de forma contínua e circunferencial no sentido proximal, podendo atingir todo o cólon na colite difusa. Já, a DC tem gradiente proximal de acometimento, sendo mais comum no íleo terminal e cólon direito, poupando o reto com frequência, mas podendo envolver qualquer parte do sistema digestório, embora seja rara nos segmentos proximais do intestino delgado.

Em 30 a 45% dos pacientes portadores de RCU a doença é limitada ao reto ou ao reto e sigmoide (proctite). Em 35 a 40% dos casos a doença envolve, inclusive, o cólon descendente, chamada de "colite esquerda". Em 20 a 30% dos casos há envolvimento proximal ao descendente, podendo ir até o ceco, chamada de "colite difusa".[14] A transição entre a mucosa acometida e a mucosa endoscopicamente normal é abrupta (Figs. 31-30 e 31-31). Em geral, a doença apresenta atividade mais intensa nos segmentos distais acometidos, diminuindo proximalmente.

Devem-se conhecer os tratamentos instituídos previamente à colonoscopia, já que são capazes de alterar a forma de apresentação e distribuição da inflamação. Os supositórios ou enemas de mesalazina e corticoides podem induzir melhora ou cicatrização completa no reto, especialmente em pacientes com doença menos intensa e de início recente, confundindo com a distribuição do acometimento inflamatório da DC, já que o reto parecerá poupado.

A lesão inicial da RCU caracteriza-se por hiperemia progressiva, congestão vascular e edema, conferindo aspecto levemente granular, também conhecido como aspecto tipo "lixa molhada", seguindo-se perda do padrão vascular, com enantema difuso, em decorrência do aumento do fluxo sanguíneo na superfície mucosa. Com a piora da inflamação aparece o edema da mucosa, que produz aspecto levemente granular. A mucosa fica friável e exsudativa, sangrando com facilidade quando da passagem do endoscópio (Fig. 31-32). Com o avanço da doença desenvolvem-se pequenas úlceras, cercadas por mucosa inflamada, próprias da doença de intensidade moderada (Fig. 31-33). Na forma grave da RCU as úlceras tornam-se maiores e contínuas (Fig. 31-34). Podem-se observar úlceras lineares ao longo das tênias do cólon, lembrando as lesões da DC. O padrão de distribuição dessas lesões é contínuo.

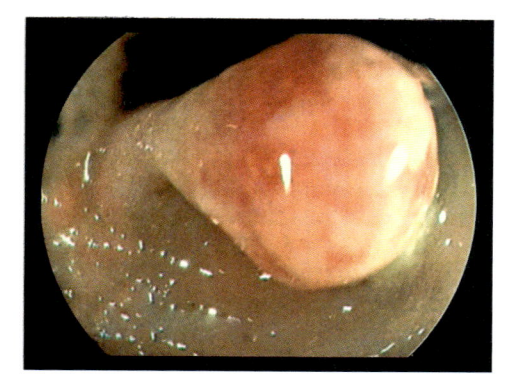

Fig. 31-29. Pseudopólipo ou pós-inflamatório.

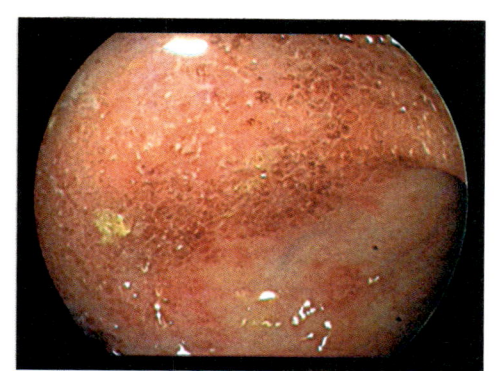

Fig. 31-30. Transição abrupta do segmento inflamado para o normal na RCU.

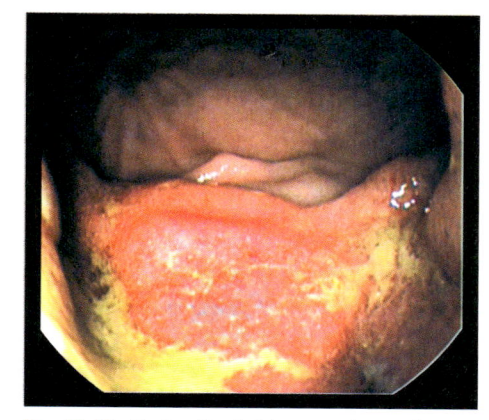

Fig. 31-31. Retite distal. Observe o limite de transição entre a mucosa normal e a inflamada.

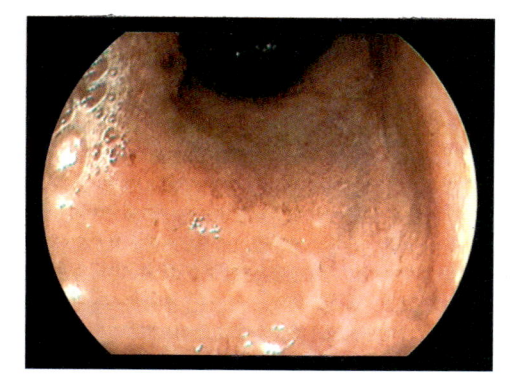

Fig. 31-32. RCU: mucosa exsudativa com hiperemia.

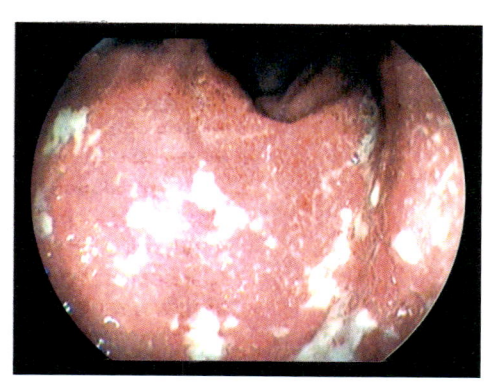

Fig. 31-33. RCU de intensidade moderada.

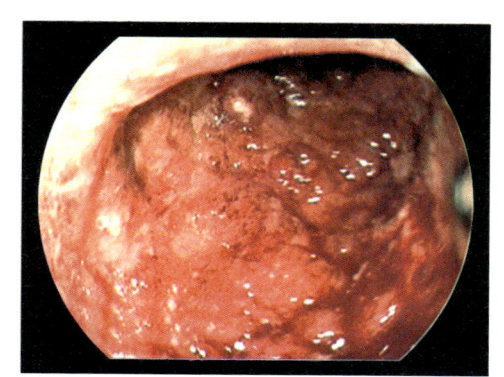

Fig. 31-34. RCU grave.

A ausência de inflamação no reto não é comum na RCU, embora haja descrições de ausência de inflamações macroscópica e microscópica. A população infantil, em especial, pode ter o reto poupado na RCU em cerca de 5% dos casos. Cerca de 23% das crianças portadoras de RCU podem apresentar acometimento menor do reto, tanto endoscópico quanto histopatológico. Áreas de inflamação no cólon isoladas, entremeadas por mucosa normal, podem ser vistas em algumas crianças, mesmo antes de iniciar o tratamento.[55]

Em adultos, o reto pode estar poupado em cerca de metade dos pacientes com RCU e colangite esclerosante primária. Loftus et al. sugerem que possa representar diversidade fenotípica.[56] De qualquer modo, quando a atividade inflamatória poupa o reto, deve-se pensar inicialmente em DC.

Apesar do envolvimento contínuo da RCU, observa-se com frequência variável o envolvimento do ceco, especialmente ao redor do óstio apendicular, normalmente em grau leve, separado do restante do processo inflamatório distal (Fig. 31-35). D'Haens et al. encontraram envolvimento do óstio em 75% dos pacientes examinados, portadores de RCU distal.[57] Pesquisa mais recente, de Yang et al., analisando pacientes já em tratamento com pacientes ainda não tratados, concluiu que o acometimento do óstio apendicular é mais frequentemente observado em pacientes com doença menos extensa e não está relacionado com tratamento medicamentoso prévio.[58] Matsumoto et al. observaram que a inflamação do óstio pode ser indicativa de doença microscópica, quando há envolvimento distal por RCU.[59] É mais comum em pacientes jovens, com doença de longa duração e não parece estar relacionado com índices de remissão da doença, recidiva, extensão proximal, displasia ou risco aumentado de câncer.

Doença de Crohn

Apresenta lesões inflamatórias entremeadas por mucosa normal, também chamadas lesões "em salto" ou "salteadas". Estas áreas de inflamação, via de regra, não são circunferenciais, ocorrendo no cólon, com maior frequência na borda antimesentérica.[60] Na DC com acometimento inflamatório "leve" observam-se, comumente, pequenas úlceras aftoides, que resultam da expansão do folículo linfoide submucoso, rodeado por halo vermelho, entremeadas de mucosa aparentemente normal (Figs. 31-20, 31-36 e 31-37). À medida que a inflamação progride, as úlceras tornam-se maiores, coalescentes e mais profundas, de formato estrelar (Fig. 31-38). Com o aumento da reação inflamatória submucosa na doença crônica, o edema, associado ao espessamento da camada submucosa e a ulcerações lineares da mucosa, forma-se um aspecto nodular, onde a base dos nódulos é mais larga do que a altura, descrito como "pedras de calçamento" (*cobblestoning*), comum na DC e raro na RCU (Fig. 31-39).[61] Pacientes que apresentam formas mais intensas da doença podem ter úlceras maiores e úlceras serpiginosas profundas. As formas mais graves da DC do cólon, quando difusas, podem ser endoscopicamente indistinguíveis da RCU. Os granulomas epitelioides não caseosos, patognomônicos da DC, são encontrados mais frequentemente nas bordas das ulcerações pequenas, onde devem ser feitas biópsias.[60] Nas úlceras maiores os elementos celulares, que originam os granulomas, são destruídos. Deve-se tomar cuidado para não confundir granulomas por corpo estranho, que podem estar presentes superficialmente nos espécimes de biópsias, com granulomas típicos da doença de Crohn.[61]

A fase crônica da DII apresenta pólipos pós-inflamatórios, que são lesões expansivas focais cicatriciais, também conhecidos como "pseudopólipos". São comuns na RCU de longo curso, mas também são achados na DC e outras afecções ulcerativas no cólon, incluindo a isquemia. Aparecem com menos frequência nas fases agudas. Resultam da formação de úlceras que atingem a submucosa, deixando "ilhas" de regeneração epitelial e persistem, mesmo depois da cicatrização completa. Podem ser sésseis e pequenos ou alongados e filiformes (Fig. 31-40). Apresentam-se como lesões esparsas e isoladas ou também agrupados (Fig. 31-41). Podem ser agrupados de tal forma que, associados à fibrose cicatricial das lesões circunferenciais, obs-

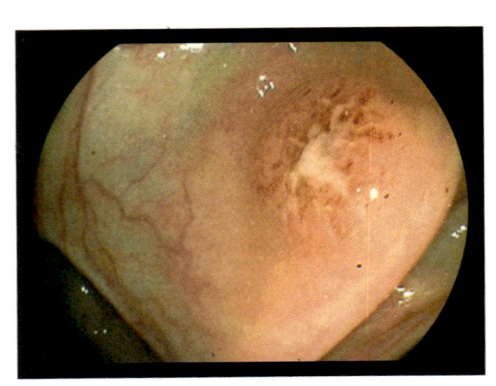

Fig. 31-35. Acometimento do óstio apendicular.

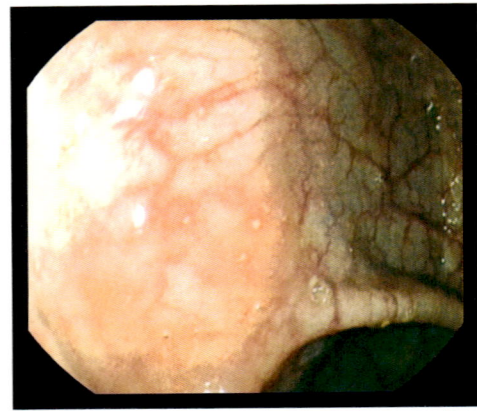

Fig. 31-36. DC leve: úlceras aftoides, entremeadas por mucosa normal.

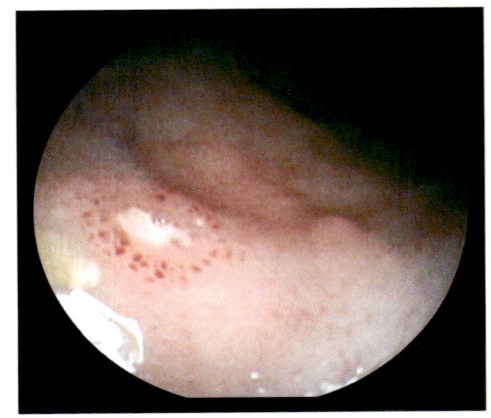

Fig. 31-37. DC: úlcera aftoide com halo hiperêmico.

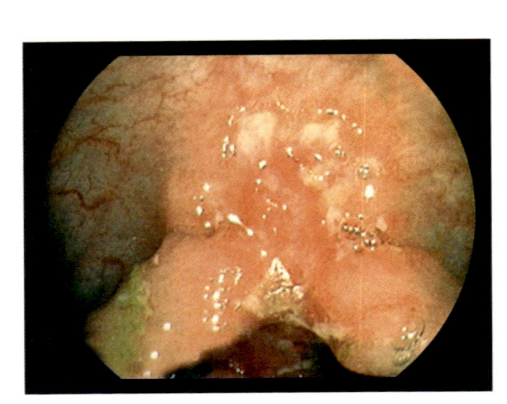

Fig. 31-38. DC moderada: úlcera coalescente.

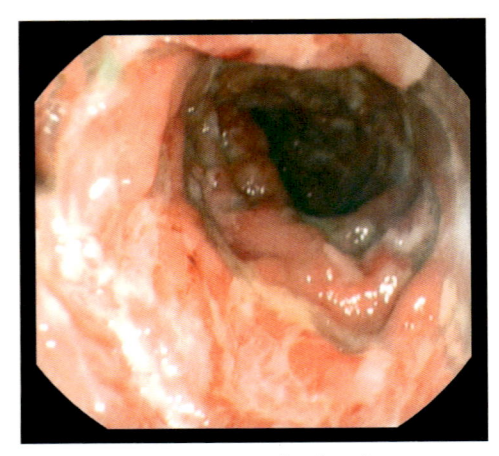

Fig. 31-39. DC: aspecto em "pedras de calçamento".

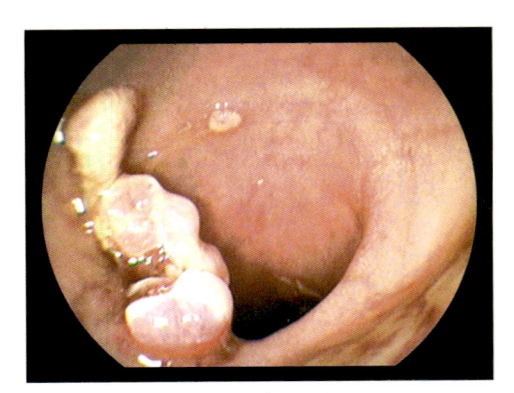

Fig. 31-40. Pólipos pós-inflamatórios na RCU (pseudopólipos).

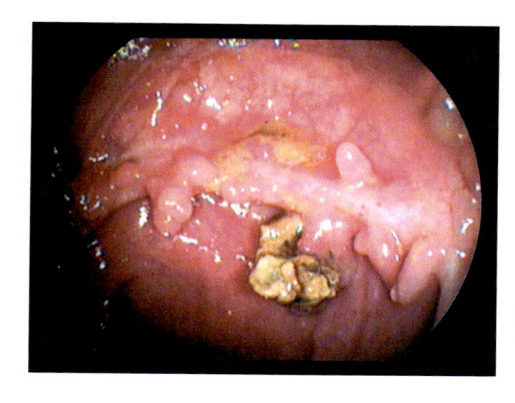

Fig. 31-41. Pólipos inflamatórios agrupados no ceco, RCU.

truem parcialmente a luz intestinal (Fig. 31-42). A superfície mucosa é lisa e de coloração normal ou rugosa. O processo cicatricial pode produzir pontes mucosas, secundárias a úlceras extensas resolvidas, mais frequentemente encontradas na DC (Fig. 31-43).

A DII de longa evolução apresenta atrofia da mucosa e várias cicatrizes. Pode haver encurtamento e estreitamento difuso do cólon, especialmente nos pacientes que tiveram agudizações graves ao longo do tempo (Fig. 31-44).

As estenoses da DII são mais comuns na DC. Podem ocorrer por fibrose cicatricial ou por inflamação crônica ativa. Na fibrose cicatricial, geralmente a mucosa é lisa e sem ulcerações (Fig. 31-45) ou com pseudopólipos. Quando inflamatória, há úlceras, friabilidade e edema. Devem sempre ser diferenciadas de estenoses por carcinoma, especialmente na RCU com estenose, quando são necessários vários fragmentos de biópsias para assegurar que não haja câncer. Na RCUI o padrão proliferativo das neoplasias é multifocal e plano, podendo ser difícil excluir o diagnóstico pela colonoscopia convencional, necessitando lançar mão de cromoscopia, magnificação ou mesmo de exames radiológicos que avaliem a parede do cólon e sugiram lesão proliferativa, como a tomografia.[62] Quando há pouca irregularidade luminal, as estenoses geralmente são benignas; se abruptas e rígidas, sugerem malignidade.

Fístulas enterocólicas, enterocutâneas ou anoperineais são características da DC. Quando internas, apresentam edema focal acentuado e eritema na mucosa, menos intensos se o orifício de drenagem for observado a partir de área livre da doença. A RCU também pode apresentar fissuras anais agudas e crônicas, mas por causa do trauma contínuo, causado pela diarreia crônica e esforço evacuatório. Fístulas são encontradas mais raramente na RCU e são superficiais, produzidas pela cicatrização de fissuras crônicas.

Com bastante frequência, o estudo histopatológico de biópsias obtidas na colonoscopia não é determinante para o diagnóstico diferencial entre RCUI e DC. Os aspectos endoscópicos que chamam a atenção para o diagnóstico de DC, mesmo com um estudo histopatológico não conclusivo, são: reto poupado do envolvimento inflamatório; colite não uniforme ou lesões "em salto"; úlceras ileais; envolvimento ileal em áreas isoladas ou de forma contínua; estenose do íleo ou válvula ileal; úlceras aftoides; úlceras longitudinais longas, serpiginosas ou lineares; úlceras profundas; aspecto em "pedras de calçamento" da mucosa.

O acometimento inflamatório mais intenso da RCU, raro na DC, é chamado megacólon tóxico. Ocorre dilatação aguda do cólon, com adelgaçamento da parede, úlceras extensas, restando apenas alguns fragmentos de mucosa (Fig. 31-46). A inflamação aguda, mesmo na RCU, se estende até a serosa, levando à perfuração. São pacientes frequentemente com estado geral bastante comprometido, podendo contraindicar a colonoscopia.

O íleo terminal deve ser alcançado pelo exame endoscópico em ambas as doenças. Devem-se fazer biópsias do íleo, mesmo que o aspecto endoscópico seja normal, pois pode-se ter inflamação microscópica, especialmente no exame inicial. Quando o íleo está envolvido, há grande probabilidade de ser DC. Contudo, alguns pacientes com retocolite difusa podem apresentar padrão inflamatório leve em poucos centímetros do íleo terminal, sem ulcerações, espessamento ou estenose, conhecido como "ileíte de refluxo". O fenômeno é pouco compreendido, e o termo deriva da ideia que a inflamação seria o resultado da exposição da mucosa ileal aos elementos contidos no ceco (Fig. 31-47).[63]

As características endoscópicas principais de ambas as doenças estão resumidas no Quadro 31-1.

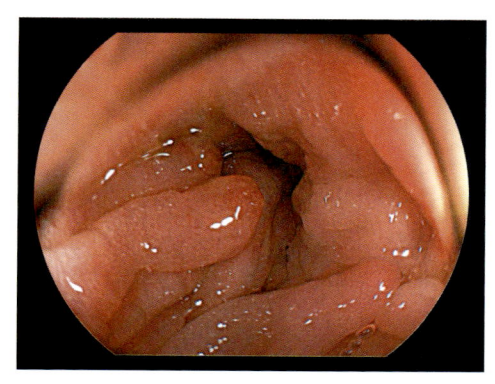

Fig. 31-42. Pólipos pós-inflamatórios da DC obstruindo a luz do cólon descendente.

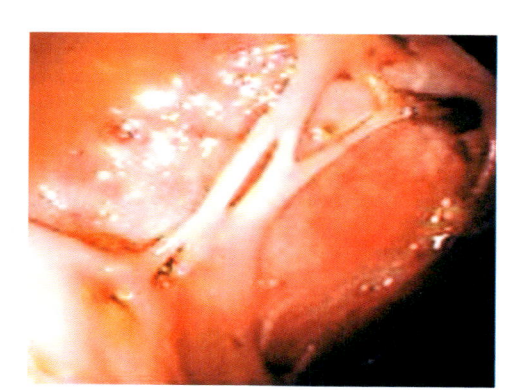

Fig. 31-43. DC: ponte mucosa.

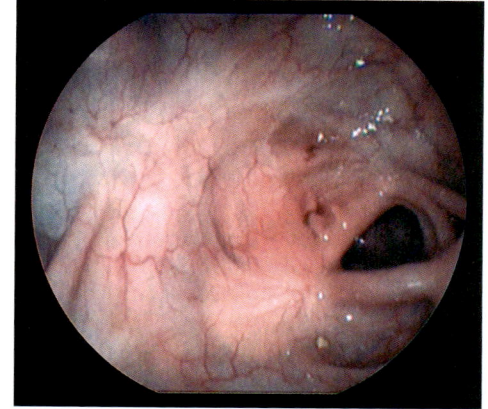

Fig. 31-44. Encurtamento e estreitamento cicatricial do cólon por doença de longa data.

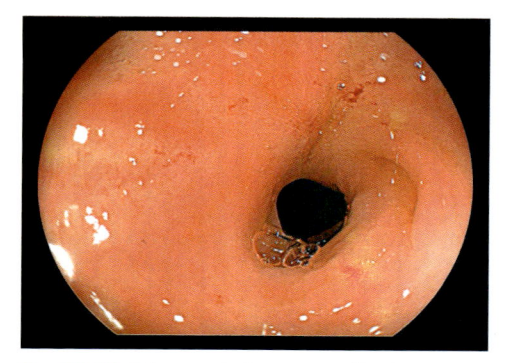

Fig. 31-45. Estenose do transverso distal.

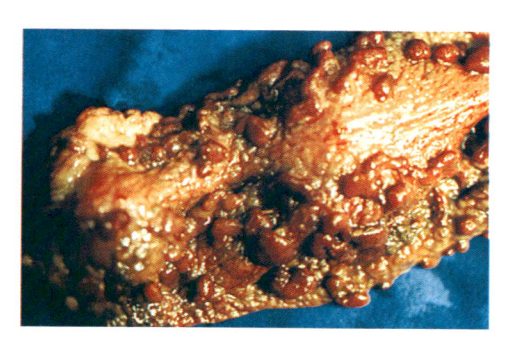

Fig. 31-46. RCU: peça cirúrgica – megacólon tóxico. As áreas polipoides são a mucosa remanescente.

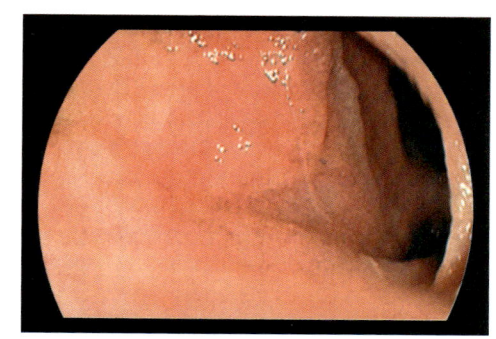

Fig. 31-47. Ileíte de refluxo: edema sem úlceras.

Quadro 31-1. Características Colonoscópicas Diferenciais da RCU e DC

Características endoscópicas	RCU	DC
Gradiente de intensidade da lesão	Distal	Proximal
Continuidade da lesão ao longo do cólon	Sempre	Variável
Áreas descontínuas de acometimento	Não	Frequente
Acometimento retal	Sempre	Variável
Acometimento do íleo terminal	Não	Frequente
Acometimento anal	Não	Sim
Fístulas	Não	Sim
Profundidade das lesões	Rasas	Profundas
Padrão vascular	Perda	Mantido na mucosa adjacente
Ulcerações	Superficiais, irregulares, pequenas	Lineares, longitudinais, serpiginosas, aftoides
Profundidade das ulcerações	Superficiais	Superficiais e profundas
Eritema	Difuso	Descontínuo
Edema submucoso ("pedras de calçamento")	Raro	Frequente
Pontes mucosas na doença crônica	Pouco frequentes	Frequentes
Pólipos inflamatórios (pseudopólipos)	Sim	Sim

RCU: retocolite ulcerativa; DC: doença de Crohn.

CLASSIFICAÇÃO ENDOSCÓPICA DA EXTENSÃO E GRAVIDADE DA DOENÇA

A endoscopia é, sem dúvida, o melhor método para a avaliação da mucosa do trato gastrointestinal em todos os seus aspectos e, portanto, é imprescindível para determinar o diagnóstico, gravidade, resposta terapêutica e prognóstico nas DII, aliada ao quadro clínico. Há vários tipos de graduação endoscópica descritos que envolvem dados de distribuição e intensidade das lesões, com a finalidade de uniformizar as informações obtidas pela endoscopia e correlacioná-las com o quadro clínico. A caracterização de colite quiescente, por exemplo, não gera muitas controvérsias pois geralmente trata-se de mucosa normal ou com alterações cicatriciais bem definidas, como cicatrizes simples e pseudopólipos. No entanto, a classificação de colite leve, moderada e grave é bastante subjetiva, sendo difícil sua reprodutibilidade entre os diferentes examinadores,[64] especialmente na DC.

Classificações Endoscópicas mais Utilizadas para RCU

O Workshop de Montreal, em 2005, recomenda classificação da distribuição da RCU mais simplificada, segundo o Quadro 31-2. Na dependência do quadro clínico e do tempo de doença pode ser necessário reavaliação da distribuição e extensão da doença anteriormente definidas, já que o risco de displasia e neoplasia na RCU está ligado a essa característica (Quadro 31-2).[65]

Há vários índices de classificação ou escore de atividade da RCU, sendo os mais conhecidos os de Powell-Tuck, Sutherland e Schroeder. Os dois primeiros baseiam-se especificamente na friabilidade da mucosa, não descrevendo úlceras. Esta última baseia-se em publicação mais antiga de Baron et al. sobre o assunto, mantendo os mesmos parâmetros, que inclui as ulcerações no cálculo do índice de atividade.[66,67] Os parâmetros endoscópicos de ambas as publica-

Quadro 31-2. Classificação de Montréal: Localização e Extensão da Retocolite Ulcerativa

Retocolite ulcerativa: distribuição desde a linha pectínea		
Classificação	Definição	Envolvimento endoscópico máximo
E1	Proctite	Limitado ao reto
E2	Colite esquerda	Colite distal à flexura esplênica
E3	Pancolite	Proximal à flexura esplênica

Silverberg et al., 2005.[65]

Quadro 31-3. Parâmetros Endoscópicos de Atividade da RCU – Escore de Mayo

Grau	Características endoscópicas
0	Mucosa normal ou colite em remissão
1	Friabilidade leve, hiperemia, diminuição da visibilização do padrão vascular
2	Hiperemia intensa, friabilidade, erosões, perda do padrão vascular
3	Úlceras e/ou sangramento espontâneo

Adaptado de Schroeder et al. N Engl J Med. 1987;317:1625-9; Baron et al. Br Med J. 1964;1:89-92.[66,67]

ções constam no Quadro 31-3. São de fácil entendimento e aplicação prática (Quadro 31-3).[24,67]

Lobatón et al., em 2015, propuseram modificação para a Classificação Endoscópica de Mayo, avaliando gravidade e extensão da doença.[68] O cólon é dividido em cinco segmentos. Cada segmento é avaliado separadamente, e os escores, somados, têm o resultado multiplicado pelo número de segmentos examinados dentre os cinco padronizados. Este resultado é dividido pelo número de segmentos com inflamação ativa. Parece haver correlações clínica, biológica e histológica razoavelmente adequadas com esta classificação, embora a correlação com níveis de calprotectina fecal maiores que 250 obedeceu ao escore de Mayo original (Quadro 31-4).[68] No entanto, essa modificação, denominada "Classificação Endoscópica de Mayo Modificada", ainda não foi validada.[38]

O Índice Endoscópico de Gravidade na Retocolite Ulcerativa (UCEIS, do inglês *Ulcerative Colitis Endoscopy Index of Severity*) parece carregar boa correlação interobservadores, observa as alterações clínicas, podendo ser auxiliar em predizer a evolução na colite aguda grave. Tanto a classificação de Mayo quanto o *UCEIS* podem

Quadro 31-4. Escore de Mayo Modificado – Ainda não Validado

Segmento	Avaliado[1] (0 ou 1)	Inflamado[2] (0 ou 1)	Subescore de Mayo[3] (0 a 3)
Reto			
Sigmoide			
Descendente			
Transverso			
Ascendente			
Total			

Extensão máxima: soma dos segmentos avaliada na retirada do aparelho.
Escore modificado (EM): soma dos valores do subescore de Mayo.
Escore modificado estendido (EME): EM× soma dos segmentos avaliados.
ESCORE ENDOSCÓPICO DE MAYO MODIFICADO = EME/nº de segmentos com subescore de Mayo > 0.
[1] Avaliado: 1 se o segmento for completa ou parcialmente avaliado.
[2] Inflamado: 1 se o Subescore endoscópico de Mayo para o segmento não for zero.
[3] Subescore endoscópico de Mayo: avaliado para o segmento mais gravemente inflamado – 0: doença inativa; 1: eritema, diminuição do padrão vascular, friabilidade leve; 2: eritema pronunciado, ausência do padrão vascular, friabilidade, erosões; 3: ulcerações e sangramento espontâneo.
Lobatón T, Bessissow T, De Hertogh G et al. The Modified Mayo Endoscopic Escore (MMES): a new index for the assessment of extension and severity of endoscopic activity in ulcerative colitis patients. J Crohns Colitis 2015.[68]

Quadro 31-5. Índice Endoscópico de Gravidade na Retocolite Ulcerativa (*UCEIS*)

Variável	Grau 0	Grau 1	Grau 2	Grau 3
Padrão vascular	Normal	Perda segmentar	Perda completa	Não se aplica
Sangramento	Ausente	Mucoso	Luminal: leve	Luminal: moderado a grave
Erosões e úlceras	Ausente	Erosões ≤ 5 mm	Úlceras superficiais > 5 mm	Escavações ou úlceras profundas

Travis SP, Schnell D, Krzeski P *et al*. Developing an instrument to assess the endoscopic severity of ulcerative colitis: the Ulcerative Colitis Endoscopic Index of Severity (UCEIS). Gut 2012;61(4):535–42.[69]

ser usados para graduar a atividade da doença, especialmente na colonoscopia índice, porém o *UCEIS* parece ser mais abrangente e com menos discordância (Quadro 31-5).[69] As lesões mais graves são usadas para pontuar, e as gradações são somadas no final.

Classificações Endoscópicas mais Utilizadas para DC

As graduações endoscópicas para a DC são mais complexas e envolvem o exame do trato gastrointestinal (TGI) superior. Têm sido pouco usadas na prática diária por serem trabalhosas e por não haver consenso na correlação entre os índices de atividade clínica da doença e os índices de atividade endoscópica. O *Workshop* de Montreal, em 2005, sugere a classificação apontada nos Quadros 31-6 e 31-7 para descrever a extensão do acometimento da DC.[65]

Para medir a atividade endoscópica da doença de Crohn há, basicamente, três índices validados: o CEDEIS (*Crohn's Disease Endoscopic Index of Severity*); o SES-CD (*Simple Endoscopic Escore for Crohn's Disease*) e o índice de Rutgeerts, exclusivamente para acompanhamento pós-operatório, que será apresentado à frente. Foram mantidas aqui as siglas originais, em inglês, pois seu uso já foi consolidado.

A graduação endoscópica da gravidade da doença de Crohn, conhecida como índice CEDEIS (do inglês *Crohn's Disease Endoscopic Index of Severity*), foi desenvolvida pelo GETAID (Groupe d'Etude Therapeutique des Affections Inflammatoires Digestifs), francês, em 1989.[70] Foi validado em estudos multicêntricos e bastante divulgado, sendo adotado em vários protocolos clínicos. Divide o cólon e íleo terminal em cinco segmentos: íleo, cólon direito (ceco e cólon ascendente), cólon transverso, cólon esquerdo (descendente e sigmoide) e reto. Confere notas segundo a extensão da doença, a extensão de áreas ulceradas e a existência de ulcerações profundas e superficiais (Quadro 31-5). A pontuação varia de 0 a 44: quanto mais alta, maior a gravidade. Diferentes estudos aplicando esse índice não encontraram a correlação clínico-endoscópica esperada, especialmente nas remissões clínicas induzidas por esteroides.[70-72] É considerado trabalhoso para ser aplicado na prática clínica diária (Quadro 31-8).

Mais recentemente foi desenvolvido o índice endoscópico simplificado para a doença de Crohn: SES-CD (do inglês: *Simple Endoscopic Escore for Crohn's Disease*). Foi conferido pontuação de 1 a 3 para alguns parâmetros endoscópicos, como tamanho da úlcera, superfícies acometidas e ulceradas e estenoses (Quadros 31-9 e 31-10). Foi validado em trabalhos multicêntricos, obtendo-se boa correlação com o CDEIS e com a dosagem da proteína C reativa,[73] sendo bastante utilizado.

Quadro 31-6. Classificação de Montreal: Localização da Doença de Crohn

Idade de início	L: Localização	Comportamento
A1 - ≤ 16 anos	L1: íleo	B1: não estenosante, não penetrante
A2 – 17 a 40 anos	L2: cólon	B2: estenosante
A3 - > 40 anos	L3: ileocólica	B3: penetrante
	L4: restrita ao TGI alto	+p: doença perianal associada

TGI: trato gastrointestinal.
L4 pode ser adicionada a L1-3 quando houver DC do TGI alto.

Quadro 31-7. Classificação de Montreal para Extensão da Doença de Crohn

	Localização	Modificador do TGI superior
L1	Íleo terminal	L1 + L4
L2	Cólon	L2 + L4
L3	Íleo e cólon	L3 + L4
L4	TGI superior	

TGI: trato gastrointestinal.
Silverberg *et al.*, 2005.[65]

Quadro 31-8. Índice Endoscópico de Gravidade da Doença de Crohn – CDEIS

	Reto	Cólon esquerdo	Cólon transverso	Cólon direito	Íleo
Úlceras profundas (sim:12; não: 0)	___ +	___ +	___ +	___ +	___ +
Úlceras superficiais (sim: 6; não: 0)	___ +	___ +	___ +	___ +	___ +
Superfície afetada em cm (0-10)	___ +	___ +	___ +	___ +	___ +
Superfície ulcerada em cm (0-1-)	___ +	___ +	___ +	___ +	___ +

Total A

Número de segmentos total ou parcialmente explorados (n = 1-5) n

Total A/n Total B

Estenose ulcerada em qualquer localização, some 3 Total C

Estenose não ulcerada em qualquer localização, some 3 Total D

Total B + C + D = CDEIS CDEIS

CEDEIS: *Crohn's Disease Endoscopic Index of Severity.*

Quadro 31-9. Índice Endoscópico Simplificado para Doença de Crohn: SES-CD – Variáveis

Variável	0	1	2	3
Tamanho das úlceras	Não há	Úlceras aftoides (0,1 a 0,5 cm)	Úlceras grandes (0,5 a 2 cm)	Úlceras gigantes (> 2 cm)
% superfície ulcerada	Não há	< 10%	10 a 30%	> 30%
% superfície afetada	Não há	< 50%	50 a 75%	> 75%
Estenoses	Não há	Simples, transponíveis	Múltiplas, transponíveis	Intransponíveis

SES-CD: *Simple Endoscopic Escore for Crohn's Disease.*
Superfície afetada: inclui: pseudopólipos, úlceras cicatrizadas, hiperemia, edema mucoso, úlceras e estenoses.
Pontuação para cada um dos 5 segmentos: íleo, cólon direito, cólon transverso, cólon esquerdo e reto.

Quadro 31-10. Índice Endoscópico Simplificado para Doença de Crohn: SES-CD – Cálculo

	Íleo	Cólon D	Transverso	Cólon E	Reto	Total
Úlceras: presença e tamanho (0-3)	___ +	___ +	___ +	___ +	___	+
Extensão da superf. ulcerada (0-3)	___ +	___ +	___ +	___ +	___	+
Extensão da superf. afetada (0-3)	___ +	___ +	___ +	___ +	___	+
Estenose: presença e tipo	___ +	___ +	___ +	___ +	___	+

Soma das variáveis   Total
Número de segmentos afetados   n
Total − 1,4 x n = SES-CD   SES-CD

SES-CD: *Simple Endoscopic Escore for Crohn's Disease.*

AVALIAÇÃO DO TRATO DIGESTÓRIO ALTO

Cerca de 15% dos pacientes com DC têm lesões no trato gastrointestinal proximal, aspecto mais comumente observado em crianças, a maioria associada a lesões do íleo e cólon. Todas as crianças devem ser submetidas à gastroduodenoscopia. Na população adulta, recomenda-se exame do trato digestório alto para os pacientes com algum sintoma relacionado.[74]

BIÓPSIAS PARA ANÁLISE HISTOPATOLÓGICA

Como não há lesão patognomônica para a maioria das colites, o diagnóstico correto das DII é resultado da interação entre as avaliações clínica, endoscópica e histopatológica. Para tal, os profissionais envolvidos em cada etapa devem ter informações adequadas, incluindo o tempo de aparecimento dos sintomas e tratamentos medicamentosos em curso, proporcionando situações que minimizem as condições de erro. As biópsias por endoscopia têm papel fundamental na definição diagnóstica, ao menos excluindo outras causas de inflamações específicas, como infecções, toxinas e isquemia. Os diferentes padrões histológicos de resposta do cólon à lesão não são específicos, mas refletem a patogênese, gravidade e duração do processo inflamatório. O patologista receberá fragmentos pequenos e superficiais dos segmentos examinados e necessita, portanto, de correlação clínica. Uma queixa frequente do patologista é o recebimento de fragmentos de diferentes origens do cólon em um único frasco. Outra é o envio de biópsias apenas do reto, impossibilitando o estudo comparativo da mucosa.

Devem ser colhidas amostras de todo o cólon e íleo terminal para mapear o grau de extensão da doença, inclusive de inflamação microscópica já no primeiro exame com funções diagnóstica e de estadiamento. Sugerem-se ao menos dois fragmentos do íleo terminal e de cada segmento do cólon, tanto de áreas inflamadas quanto não inflamadas, para avaliação histopatológica minimamente adequada: íleo, cólon direito, transverso, descendente, sigmoide e reto.

O achado de abscessos crípticos, considerados característicos da RCU, também ocorre na DC, em infecções bacterianas e, eventualmente, na colite linfocítica e na colite pseudomembranosa.[75] Há que se considerar que a localização e a extensão do acometimento inflamatório, tanto macro quanto microscópico, são fundamentais para a definição diagnóstica e o planejamento terapêutico, particularmente na DC, que poupa o reto com bastante frequência. Devem ser enviadas para estudo amostras de tecido normal (quando houver) para que se correlacione melhor os aspectos endoscópicos e histológicos. As lesões polipoides com suspeita neoplásica devem ser retiradas por completo e com biópsias do entorno, enviados para estudo em frascos separados. As lesões sésseis ou planas devem ter amostras significativas ou, de preferência, retiradas por completo por mucosectomia ou mesmo dissecção endoscópica da submucosa, pois pode já haver carcinoma na profundidade, e a fibrose subjacente pode dificultar a ressecção completa da lesão. Nestes casos também é necessário que se obtenham biópsias, em separado, do tecido adjacente.

Quanto às úlceras da DII, as biópsias devem ser obtidas das margens. Biópsias da base das úlceras devem ser tomadas quando há suspeita de infecções por citomegalovírus ou linfomas, pois é onde há maior probabilidade de se obterem subsídios histopatológicos específicos.[76]

Além da diferenciação entre RCU e DC, as biópsias podem ser fundamentais para o diagnóstico diferencial com outras colites. Nas colites infecciosas não há achados típicos de doença crônica, como distorções crípticas, plasmocitose e aumento de celularidade na lâmina própria. A correlação com o quadro clínico e outros exames, como sangue e fezes, também é fundamental para a diferenciação. Este aspecto tem valor não só na colonoscopia inicial, mas também no acompanhamento e para avaliação de perda ou falta de resposta terapêutica, que pode ser causada por infecções oportunistas em pacientes imunossuprimidos, aumentando a probabilidade de infecções por *Clostridium*, tuberculose, *Candida* e citomegalovírus, muitas vezes só considerados após estudo histopatológico.

O endoscopista deve identificar os fragmentos dos segmentos biopsiados em frascos individuais, bem como enviar amostras em separado de lesões particulares e de suas adjacências, especialmente pólipos ou outras suspeitas de neoplasias para que o patologista possa definir o que procurar em cada amostra. A descrição dos achados deve ser clara e precisa, afinal, corresponde à fase da macroscopia do estudo histopatológico. É útil também o envio de imagens dos segmentos de interesse, o que aumenta a acurácia do diagnóstico histológico.

RASTREAMENTO DA DISPLASIA E DO CÂNCER COLORRETAL

Os processos inflamatórios crônicos são fatores de risco conhecidos para o câncer colorretal (CCR), o que pode ser esperado para a RCU e DC de longa evolução.[1,77] Estima-se que a RCU possa desenvolver CCR com margens de risco entre 7 a 30%, sendo esta a causa de um terço das mortes ocorridas em pacientes portadores da doença.[78] Eaden *et al.*, analisando 116 estudos publicados que envolveram 54.478 pacientes com RCU, acharam 1.698 casos de CCR, com prevalência de 3,7%. No mesmo estudo descreveu-se incidência cumulativa de CCR, após 10 anos de doença, de 1,6% e, após 30 anos, de 18,4%, comprovando-se a relação direta entre tempo de doença e risco de CCR.[79] Bernstein *et al.* Publicaram, em 1994, análise de 10 estudos, que incluíram 1.225 pacientes portadores de RCU, submetidos à colonoscopia, com 12% de displasia ou câncer já no primeiro exame de rastreamento.[80] Lutgens *et al.* descreveram índice cumulativo para desenvolver CCR de 2,6% para pacientes com 10 a 20 anos de doença e de 6,6% para pacientes com mais de 20 anos de doença, num estudo de metanálise. Nesse mesmo estudo, especificamente para os pacientes com doença extensa, o índice cumulativo de incidência de CCR foi de 21%.[81] Mais recentemente, Samader *et al.* publicaram risco de CCR 3 a 5 vezes maior do que a população normal, aumentando para 8 vezes mais, se houver história familial positiva.[82]

O risco de câncer relacionado com a DC foi subestimado durante muito tempo.[62] Em 1983, a National Foundation for Ileitis and Colitis (EUA) publicou estudo que previa risco 6 vezes maior de CCR para os portadores de DC do que na população em geral. Os pesquisadores perceberam os seguintes aspectos: multicentricidade de lesões e risco maior de ocorrer em sítios de fístula e em áreas de estenoses.[83] Esses dados continuam atuais. De um modo geral, o risco parece ser menor que o da RCU. No entanto, considerando-se apenas a doença colônica, o risco é semelhante, e os pacientes devem ser submetidos aos mesmos programas de vigilância.[84,85]

Não há estudos randomizados que comprovem a efetividade do rastreamento do câncer colorretal na DII, porém há evidências de que o câncer é detectado mais precocemente nos pacientes submetidos a acompanhamento, o que lhes confere melhor prognóstico. As evidências de que o acompanhamento realmente reduz a mortalidade por câncer associado à DII o tornam custo-efetivo.[1,39] Embora haja evidências de que a incidência do CCR associado à DII esteja em declínio, é ao menos duas vezes mais frequente do que nos pacientes fora desse grupo.[81,86]

Eaden et al. avaliaram o padrão de rastreamento de displasia e CCR praticado por especialistas britânicos em pacientes com DII. Concluíram que a maioria dos gastroenterologistas consultados realizam vigilância desorganizada e tomam diferentes condutas frente ao achado de displasia,[87] o que parece ser ainda atual na prática clínica em geral.

O primeiro relato de câncer associado à RCU foi feito por Crohn e Rosenberg, em 1925, seguindo-se outros relatos de Bargen, em 1928.[88,89] Warren e Sommers foram os primeiros a descrever CCR relacionado com a DC, em 1948, seguindo-se várias outras descrições a partir de então.[90] Nos anos 1970, disseminou-se a informação, com base em uma série de publicações, de que o risco cumulativo para o desenvolvimento de CCR era maior do que 60% em pacientes com RCU por mais de 40 anos.[91] Tais dados passaram a orientar a indicação da colectomia total profilática para os pacientes com RCU de longa duração.

O desenvolvimento e a divulgação da colonoscopia, a partir da década de 1970, e a descoberta de que o achado de displasia estava relacionado com o aparecimento do CCR, levaram ao estabelecimento de regras para o acompanhamento das DII de longo curso, com o objetivo de diminuir a mortalidade por câncer e, ao mesmo tempo, evitar a proctocolectomia total desnecessária. A cirurgia ficou reservada àqueles pacientes cujas biópsias do cólon indicam risco elevado para o CCR.

A avaliação dos benefícios frente ao risco e aos custos das colonoscopias com biópsia para o acompanhamento destes pacientes ainda carecem de estudos prospectivos controlados. No entanto, as evidências clínicas autorizaram a adoção da vigilância endoscópica padronizada de pacientes com DII de longo curso, orientada nas listas de recomendações publicadas pelas diversas sociedades de especialistas, reduzindo o risco de morte por câncer associado às DII.[1,92,93]

Já se conhecia há tempo que pacientes em programas de rastreamento têm maior probabilidade de diagnosticar CCR em estágio inicial, melhorando o prognóstico.[94] Estudos recentes demonstram diminuição progressiva na incidência de câncer e mortes por CCR em portadores de DII em relação aos relatos das décadas de 1980 e 1990, muito provavelmente por se tratarem de estudos populacionais mais controlados, mas, também, pelo melhor controle da inflamação, melhora dos recursos técnicos e preparo profissional para realização de colectomias, implementação do rastreamento regular de CCR por colonoscopia e, possivelmente, o uso de salicilatos, supostamente agentes de quimioprevenção.[1,57,77,80]

Há vários fatores que aumentam o risco de CCR relacionado com as DII: colite difusa, colangite esclerosante primária concomitante, início da doença na infância e adolescência, antecedentes de câncer colorretal esporádico em parentes de primeiro grau, idade avançada, inflamação grave e inflamação persistente por tempo prolongado, endoscópica e histológica, existência de alterações anatômicas, como cólon encurtado, estenoses e pseudopólipos. Indivíduos com história de displasia plana pregressa também estão sob maior risco.[95] A proctite isolada parece não aumentar o risco de CCR, não sendo necessário o início do rastreamento antes dos programas de rastreamento habituais para a população em geral.[1,96] O intervalo de tempo ideal entre as colonoscopias de rastreamento é bastante discutido, mas há concordância entre todas as diretrizes que os pacientes de risco aumentado devem ser submetidos a exames mais amiúde.

A primeira colonoscopia de rastreamento deve ser bem valorizada, buscando informações precisas e revisando a extensão da doença e a presença ou ausência de lesões displásicas, sempre com o cólon adequadamente limpo para melhorar a visibilização de possíveis lesões. A partir dela - e com base nos fatores de risco individuais – são sugeridos os programas e intervalos de rastreamento. Os Quadros 31-11 e 31-12 detalham os fatores de risco e os intervalos sugeridos, conforme consenso de 2019 da Organização Europeia de Crohn e Colite.[97] A maioria das publicações relacionadas com rastreamento é voltada para a RCU. Aplicam-se da mesma forma para os pacientes portadores de DC.

Obviamente, mesmo dentro dos programas habituais, os portadores de DII não têm indicação para rastreamento com pesquisa de sangue oculto por causa do alto índice de positividade em razão da doença, que não se correlaciona com a expectativa de prevenção de CCR, mesmo em remissão de longa data. O protocolo de rastreamento mais bem indicado é, efetivamente, a colonoscopia.

O cálculo da extensão do acometimento da DII no cólon deve ser fundamentado em critérios endoscópicos e histológicos, visto que este último tem maior acurácia para o diagnóstico de atividade da doença. O CCR associado à RCU geralmente aparece nos segmentos mais distais, enquanto que, na DC, envolve geralmente o cólon proximal, o que reflete o padrão mais comum de acometimento de ambas as lesões.[98]

Apesar dos programas de rastreamento validados para pacientes com DII, alguns irão desenvolver CCR. As orientações clássicas para o rastreamento de CCR e displasia indicam que pacientes com

Quadro 31-11. Fatores de Risco de Câncer para Portadores de DII com mais de 8 anos de Duração

Risco alto	Risco intermediário	Risco baixo
Colite extensa com inflamação grave	Colite extensa com atividade leve à moderada	Colite extensa com atividade leve à moderada
História familial de CCR em parentes de primeiro grau com menos de 50 anos	História familial de CCR em parentes de primeiro grau com mais de 50 anos	Colite afetando menos de 50% da superfície mucosa do cólon
CEP (mesmo para os já transplantados)	Pólipos pós-inflamatórios	
Displasia diagnosticada nos últimos 5 anos		
Alterações estruturais (estenose, encurtamento) diagnosticada nos últimos 5 anos		

CCR: câncer colorretal; CEP: colangite esclerosante primária.
Adaptado de Maaser et al. ECCO-ESGAR Guideline for Diagnostic Assessment in Inflammatory Bowel Disease, 2019.[97]

Quadro 31-12. Intervalo de Colonoscopias de Acompanhamento após Colonoscopia de Rastreamento para Câncer Colorretal em Portadores de DII

Estimativa de risco	Intervalo de acompanhamento
Leve	A cada 5 anos
Intermediário	A cada 2 a 3 anos
Alto	Anual

Maaser et al. ECCO-ESGAR Guideline for Diagnostic Assessment in Inflammatory Bowel Disease, 2019.[97]

RCU de qualquer extensão ou DC envolvendo mais de um terço do cólon deverão ser submetidos à colonoscopia e biópsias seriadas anuais ou bianuais após 8 a 10 anos do início da doença.[92] Na DC o risco de CCR aumenta nos pacientes que apresentam envolvimento de mais de um terço da extensão do cólon, assemelhando-se ao risco da RCU.[84,85] A exceção são os portadores de RCU apenas no reto distal. Deve-se definir o tempo de início dos sintomas para cada paciente e não o tempo de diagnóstico.

O Grupo de Estudos sobre Câncer na DII, da Fundação Americana de Crohn e Colite (The Crohn's and Colitis Foundation of America), orienta que, para a opção de vigilância com biópsias seriadas nas colites difusas, as biópsias devem ser obtidas nos 4 quadrantes da luz do cólon a cada 10 cm, desde o ceco até o reto, com um número mínimo de 32 fragmentos. Já, para as colites distais, os fragmentos de biópsia podem ser obtidos apenas dos segmentos sabidamente envolvidos, inclusive microscopicamente.[9] Como a displasia ocorre em placas ou em pequenos focos ao longo do cólon, um número grande de fragmentos de biópsia aumenta a acurácia diagnóstica. No entanto, são aumentados também os custos e o tempo gasto durante o exame.

Muitas estratégias para aumentar o grau de detecção de displasia e câncer nas colonoscopias de rastreamento e acompanhamento têm sido desenvolvidas, incluindo a cromoscopia e a magnificação de imagem. Atualmente a principal recomendação para rastreamento é a cromoendoscopia de todo o cólon com biópsias dirigidas e remoção endoscópica de todas as lesões ressecáveis. Se comparada à endoscopia convencional com biópsias randomizadas, a possibilidade de se detectar displasia aumenta 8,9 vezes com cromoendoscopia, segundo estudo de Soetikno et al.,[99] corroborado por publicações posteriores.[93,100,101] São protocolos que exigem treinamento, tempo aumentado de exame e equipamentos endoscópicos de alta definição, o que não é realidade, provavelmente, na maioria dos serviços de endoscopia no país, pois envolvem custos maiores para aquisição e manutenção de toda a estrutura, não contemplados por fonte pagadora alguma. Em grande parte dos serviços, as biópsias seriadas do cólon por meio de colonoscopias convencionais continuam a ser o método principal de detecção precoce do CCR; e assim deve ser se não houver os recursos considerados ideais disponíveis para o atendimento, num país de dimensões continentais e dificuldades tecnológicas e econômicas. Mais uma vez deve ser lembrada a importância da integração entre o médico assistente, o endoscopista e o patologista, pois a displasia pode ocorrer em áreas endoscopicamente normais e nem sempre incluídas nas amostras de biópsias obtidas.

Um estudo prospectivo e multicêntrico francês, coordenado por Driffa Moussata, ligado ao Groupe d'Etudes et de Thérapeutiques des Affections Inflammatoires du tube Digestif (GETAID), publicado, em 2017, avaliou 1.000 pacientes submetidos a biópsias seriadas e biópsias dirigidas e encontrou 94 pacientes com alterações neoplásicas. Em 15% deles essas alterações foram encontradas exclusivamente nas biópsias seriadas. Alguns autores consideram que displasia encontrada apenas nas biópsias seriadas são reflexo de falha técnica na cromoendoscopia. Há, também, controvérsias sobre o impacto clínico do diagnóstico de displasia na mucosa normal em biópsias seriadas, não relacionada com lesões visíveis, pois boa parte dos estudos demonstra que a displasia assim encontrada geralmente é unifocal e de baixo grau.[102]

Tantas controvérsias são sustentadas pela responsabilidade de se indicar a colectomia, que carrega em si morbimortalidade razoável e risco de impacto negativo na qualidade de vida dos pacientes e que se contrapõe às limitações do exame de rastreamento, que pode não identificar áreas sincrônicas de displasia ou, identificando-as, há probabilidade baixa de se reexaminar e rebiopsiar estas mesmas áreas previamente estudadas. Deve-se usar de franqueza com os pacientes sobre riscos e benefícios de cada conduta ou até mesmo encaminhá-los para quem tem experiência pontual em rastreamento de câncer colorretal associado às DII.

Sabe-se que o CCR associado à DII não segue, necessariamente, a sequência adenoma-câncer e, sim, a sequência inflamação crônica-displasia-carcinoma. A displasia pode aparecer na mucosa plana ou em pequenas lesões, frequentemente de difícil percepção.[15] Há estudos que demonstram que a displasia na DII pode surgir na base das criptas, tomando algum tempo para progredir até seu ápice e poder ser observada na superfície mucosa (padrão de crescimento da profundidade para superfície), o que explicaria a possibilidade de falha na cromoendoscopia.[103,104] Elmunzer et al. sugeriram a adoção de pinças de biópsia "jumbo" para aumentar o tamanho e a profundidade de tecido colhido, o que melhoraria a acurácia na detecção precoce de displasia e neoplasia.[105] De qualquer modo, a experiência do examinador e a atenção aos detalhes da mucosa são fundamentais, empreendendo-se busca ativa a lesões potencialmente displásicas ou neoplásicas na colonoscopia.

A displasia pode ser definida como alteração neoplásica da mucosa que não invade a lâmina própria.[106] É recomendado que os exames com finalidade de vigilância do CCR sejam feitos fora dos períodos de crises agudas de inflamação, de preferência em períodos quiescentes ou de remissão. A inflamação ativa pode dificultar ou confundir o diagnóstico de displasia, mimetizando alterações displásicas decorrentes das irregularidades da mucosa. A inflamação grave não absorve alguns corantes, também confundindo o endoscopista.

Estabelecido o diagnóstico histológico de displasia, é aconselhável que seja confirmado por um segundo patologista, também experiente. Sabe-se que o diagnóstico de displasia, especialmente nos casos limítrofes e nas displasias de baixo grau, pode ser controverso, com taxas de discrepância para diferentes patologistas entre 4 a 7,5%.[15,107,108]

De qualquer forma, aceita-se atualmente que a maioria das áreas com risco de displasia pode ser reconhecida durante a colonoscopia. Para tanto, é fundamental que o preparo do cólon seja excelente nas colonoscopias de rastreamento. As alterações inflamatórias e cicatriciais dificultam a interpretação dos achados e a eleição de áreas que necessitam melhor estudo e podem ser consideradas, nesses casos, para biópsias seriadas desses locais.

A displasia pode ser classificada segundo duas formas de apresentação endoscópica e histopatológica:

- *Displasia na mucosa não colítica:* geralmente constituídas por lesões polipoides proximais ao limite de acometimento da RCU, ou seja, na mucosa não inflamada, representadas pelo adenoma esporádico (Fig. 31-48).
- *Displasia na mucosa colítica:* são lesões na mucosa inflamada ou previamente inflamada, em que parece haver possibilidade de progressão mais rápida para câncer que adenomas esporádicos. Devem sempre ser removidas (Fig. 31-49).

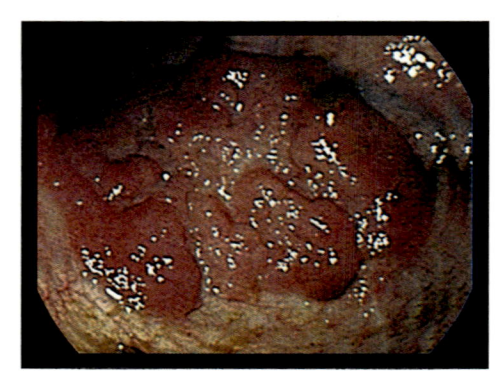

Fig. 31-48. Displasia na mucosa não colítica. Adenoma esporádico em RCU.

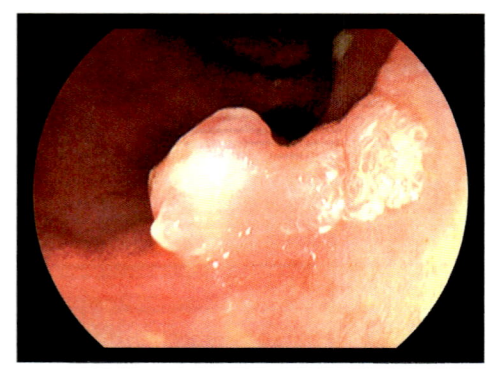

Fig. 31-49. Displasia na mucosa colítica: inflamação. Ativa no entorno.

DISPLASIA ENDOSCOPICAMENTE VISÍVEL ASSOCIADA À COLITE

Há alguns aspectos endoscópicos altamente preditivos de displasia e que podem ser observados mesmo com a colonoscopia convencional. Lesões elevadas, polipoides ou em placas, planas, únicas ou multifocais, precisam ser submetidas a biópsias ou ressecções endoscópicas. O mesmo deve ser feito com irregularidades na superfície da mucosa ou placas enantematosas sobre lesões protrusas.[109,110]

Chamam a atenção as lesões expansivas (Fig. 31-50), estenóticas e outras anormalidades macroscópicas associadas à DII, salvo os pólipos caracteristicamente inflamatórios. Devem ser obtidos espécimes dessas lesões em separado para estudo histopatológico. As estenoses são correlacionadas mais comumente com o CCR na RCU. Frente a possíveis adenomas, estes precisam ser removidos por completo, seja por ressecção simples, mucosectomia ou dissecção endoscópica da submucosa, obtendo-se biópsias, em separado, do tecido adjacente (Fig. 31-51). Muitas vezes se faz necessário adotar as técnicas de ressecção mais avançadas em razão da existência de fibrose na submucosa secundária ao processo inflamatório crônico.

É consensual que os termos displasia-associada-à-lesão-ou-massa (DALM, do inglês: *dysplasia-associated lesion or mass*), *adenoma-like* e não *adenoma-like* devem ser abandonados. As lesões devem ser descritas, conforme a Classificação de Paris (Quadro 31-13).[93] Para se considerar uma lesão ressecada endoscopicamente de forma adequada, deve-se atender aos seguintes parâmetros: identificação das margens da lesão; a lesão deve parecer ter sido removida completamente na inspeção visual da peça e do leito de ressecção; o exame histopatológico da peça deve ser consistente com remoção completa; biópsias adjacentes à área de ressecção devem estar livres de displasia.[93]

Se o adenoma for identificado fora da área inflamada e sem displasia adjacente, será manejado como um pólipo ou lesão plana esporádica, independentemente da DII. Se a lesão displásica localizar-se em área de inflamação, principalmente sendo séssil, e houver displasia adjacente, a colectomia está indicada (Fig. 31-52). Se não for possível definir displasia, especialmente nos casos onde há atividade inflamatória mais evidente, a colonoscopia com biópsias dessas áreas de interesse deverá ser repetida em 3 a 6 meses.[89] Pode-se lançar mão de tatuagem com tinta da China para marcar o entorno das áreas a serem examinadas posteriormente. Atenção para não tatuar a própria lesão ou região de interesse ou muito próximo a ela, pois há o risco de atrapalhar o estudo histopatológico ou inviabilizar ressecções endoscópicas, especialmente por causa da formação de fibrose na submucosa.

Apesar das muitas controvérsias ao longo dos últimos anos sobre biópsias randomizadas, além de limitações metodológicas dos estudos, especialmente os multicêntricos, e o surgimento dos novos protocolos validados com biópsias dirigidas e cromoendoscopia, parece haver um grupo de pacientes, com alto risco de neoplasia, que pode se beneficiar das biópsias randomizadas ou seriadas nas colonoscopias de rastreamento, mesmo que não haja lesões visíveis, buscando áreas de displasia endoscopicamente invisível associada à colite. Seriam os pacientes portadores de CEP, história pessoal de neoplasia e cólon tubulizado.[101,102] Com base nesses achados, talvez seja razoável selecionar os pacientes de maior risco, especialmente com essas características, para biópsias randomizadas, mesmo sem lesões macroscopicamente visíveis.

CROMOSCOPIA NA VIGILÂNCIA DO CCR EM PACIENTES PORTADORES DE DII

Atualmente a cromoendoscopia (CE) com biópsias dirigidas, por meio de aparelhos endoscópicos de alta definição (processadora e monitores de alta definição), é o método sugerido pelas diretrizes das diferentes sociedades de especialidades e grupos de estudo vinculados à DII para rastreamento de câncer colorretal em pacientes com mais de 8 anos de doença colônica, seja retocolite ulcerativa, seja doença de Crohn. Esse conceito vale tanto para os protocolos de pancromoscopia (*dye spaing*) quanto para os que usam cromoscopia apenas em segmentos definidos, sob suspeita de alterações displásicas e neoplásicas.[1,93,111,112]

Quadro 31-13. Terminologia para Descrição de Achados nas Colonoscopias de Rastreamento de CCR em Pacientes com DII (Modificado da Classificação de Paris)

Termo	Definição
Displasia visível	Displasia identificada em biópsias direcionadas em lesões percebidas na colonoscopia
Polipoide	Lesão protraída na mucosa dentro da luz intestinal ≥ 2,5 mm
Pediculada	Lesão presa à mucosa por um pedículo
Séssil	A base da lesão é contígua à mucosa: não pediculada
Não polipoide	Lesão com pouca (< 2,5 mm) ou nenhuma protrusão
Superficialmente elevada	Lesão protraída < 2,5 mm acima da mucosa
Plana	Lesão sem protrusão na mucosa
Deprimida	Ao menos uma porção da lesão abaixo do nível da mucosa
Descritores gerais	
Ulcerado	Ulceração (depressão com fibrina na lesão)
Borda	
Distinta	Borda da lesão definida e pode ser distinguida do restante da mucosa
Não distinta	Borda da lesão não definida e não pode ser distinguida da mucosa
Displasia invisível	Displasia identificada em biópsias aleatórias da mucosa, sem lesão visível

Adaptado de: Laine *et al*. SCENIC international consensus statement on surveillance and management of dysplasia in inflammatory bowel disease. Gastroint Endosc. 2015;81(3):501.[93]

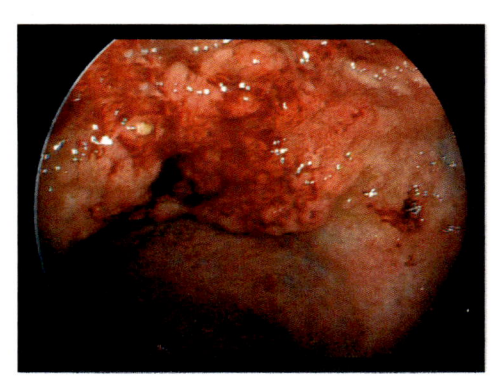

Fig. 31-50. Adenocarcinoma no reto em DC: lesões granular, ulcerada, friável e expansiva.

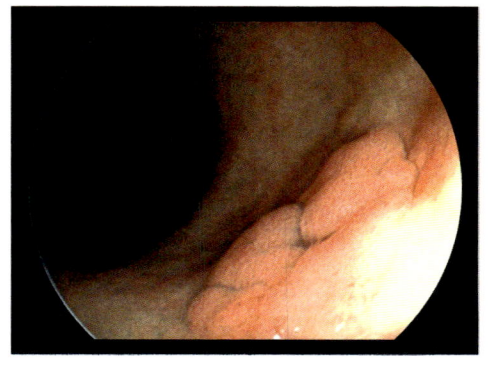

Fig. 31-51. Cromoendoscopia: adenoma esporádico em mucosa não colítica – ressecção endoscópica.

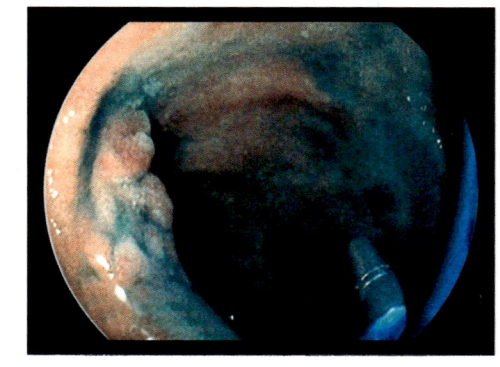

Fig. 31-52. Cromoendoscopia: área de displasia em mucosa colítica associada à CEP – colectomia.

O rastreamento com luz branca e biópsias seriadas ou randomizadas, apesar do número elevado de fragmentos, não dá garantias de que o rastreamento seja eficaz pois avalia superfície muito pequena da mucosa inflamada. Estima-se que o total do tecido obtido nas biópsias feitas de forma correta não ultrapassa 2% da superfície mucosa do cólon!

A colonoscopia que não de alta definição pode apresentar falhas na observação de lesões preditivas de malignidade, principalmente se foram planas ou levemente deprimidas, o que não é raro nas lesões displásicas e neoplásicas das DII de longa duração.

Corantes: há diversos corantes que podem ser aplicados à mucosa gastrointestinal, por meio de canais e acessórios de irrigação ou pelo canal de trabalho dos endoscópios, com o objetivo de ressaltar alterações específicas na mucosa, normalmente pouco evidentes. Quando associados aos endoscópios de alta resolução e magnificação de imagem permitem a observação de detalhes da superfície mucosa, aumentando a acurácia do exame.

Os corantes são classificados, segundo suas características, em absortivos, reativos e de contraste. Os mais comumente utilizados em endoscopia são o índigo-carmim, o azul de metileno e o violeta cresyl. Todos podem ser combinados para aumentar a capacidade de detecção de lesões pequenas e intraepiteliais e alterações neoplásicas precoces.

- *Índigo-carmim:* corante constituído por tinta azul derivada de uma planta, conhecida como índigo, e outro corante vermelho, o carmim. É um corante de superfície ou contraste: não é absorvido e, por gravidade, deposita-se em depressões e ulcerações, ressaltando as crateras e sulcos da superfície mucosa, evidenciando as irregularidades.
- *Azul de metileno (cloreto de metiltionina):* é azul-escuro, absorvido para o citoplasma da célula e por isso chamado de corante vital. O epitélio displásico e o neoplásico absorvem menos o azul de metileno, formando áreas não coradas, pouco coradas ou heterogêneas sobre a mucosa totalmente azul.
- *Violeta cresyl:* cora as criptas de Lieberkühn, que parecem pontos definidos, permitindo o estudo das criptas segundo os padrões histológicos relacionados. Todos estes corantes são discutidos em capítulo à parte nesse livro.

A associação entre os diferentes corantes e a colonoscopia de alta resolução ou mesmo a magnificação de imagem permitiu estudos com base no padrão de abertura das glândulas de Lieberkühn e da superfície mucosa, produzindo "visão microscópica" da mucosa com a colonoscopia. Os padrões observados foram classificados por Kudo *et al.* e permitem diagnosticar, com grande segurança, as alterações neoplásicas existentes, orientando as decisões terapêuticas.[113]

O corante mais utilizado, seja pela disponibilidade, seja pela praticidade, é o índigo-carmim. De qualquer forma, para o rastreamento, os pacientes devem estar preferencialmente em fase de remissão, e o cólon, adequadamente limpo. A atividade inflamatória pode mimetizar alterações displásicas decorrentes das irregularidades da mucosa, mesmo com a CE. A inflamação grave da mucosa colônica não absorve azul de metileno e nem retém outros contrastes de interesse, o que poderia levar à interpretação errônea quanto à existência de lesões potencialmente displásicas ou neoplásicas.[62]

CROMOENDOSCOPIA: ASPECTOS TÉCNICOS

A cromoendoscopia melhora a detecção de lesões pouco visíveis à luz branca e a detecção de irregularidades na superfície mucosa do cólon nos exames de vigilância. Apesar de aumentar o tempo de exame, o uso de tintura em toda a superfície do cólon tem custo baixo e fácil execução.

O exame para prevenção de câncer colorretal no paciente com DII deve ser feito, preferencialmente em períodos de remissão ou inatividade da doença. Deve promover busca ativa de lesões evidentes, obviamente, mas, principalmente de lesões pouco evidentes, geralmente planas, de áreas de hiperemia e irregularidades discretas. O preparo do cólon de qualidade excelente é fundamental para que se atinja o objetivo do rastreamento de qualidade. A mucosa deve estar limpa, sem pus, muco ou fezes.

O índigo-carmim deve ser diluído em concentração muito baixa, de tal forma que o líquido fique levemente azulado para ser aspergido em toda a superfície do cólon, preferencialmente com bomba injetora pelo canal injetor ou pelo próprio canal de trabalho, diretamente ou por meio de cateteres especiais. A diluição inicial sugerida é de 0,03%, segundo relato de Soetikno *et al.*[99] A tintura bastante diluída sobre a mucosa permite melhor apresentação de áreas nodulares, alterações vasculares, friabilidade, depressões e elevações, bem como o envolvimento da mucosa do entorno. Ao ser percebida a possível lesão, deve ser usada a tintura mais concentrada, cerca de 60 mL a 0,13% aplicados com seringa sobre a área de interesse, o que melhorará o delineamento dos limites da possível lesão e a observação do padrão de abertura de criptas. Se necessário a lesão deverá ser ressecada, com biópsias do entorno, outras áreas suspeitas ou segmentos de difícil exame em razão de alterações inflamatórias. Soetikno *et al.* também enfatizam que o reconhecimento das lesões planas e deprimidas requer treinamento específico do endoscopista.

Kiesslich e Neurath descreveram pré-requisitos para padronizar a implementação de protocolos de CE nos programas de vigilância para pacientes com DII de longa data, melhorando a detecção, intitulado "SURFACE" (Quadro 31-14).[114]

A peristalse pode ser reduzida com o uso de 20 mg de hioscina ou 1 mg de glucagon, via endovenosa, desde o início da retirada do tubo de inserção. Agentes antiespumantes, como a simeticona ou outro produto siliconado de uso médico, e mucolíticos, como a n-acetilcisteína, devem ser usados sempre que necessários.

Rutter *et al.* publicaram, em 2004, a técnica detalhada para a pancromoscopia. Sugerem o uso de um cateter dedicado, tipo "chuveiro" pelo canal de trabalho. O índigo-carmim deve ser diluído em água a 0,1%, cerca de 100 mL de solução. Se for optado por azul de metileno, a diluição é a mesma. A solução com corante é injetada enquanto se retira o tubo em movimentos espiralados a cada 10-15 cm de extensão. Em seguida aspira-se todo o conteúdo da luz, e o aparelho é reinserido até o início do segmento para que seja examinado. Caso se utilize azul de metileno, recomenda-se aguardar 1 minuto para que o corante seja absorvido. O procedimento é repetido no sentido proximal-distal, a cada 10 a 15 cm até que se alcance a margem anal.[115,116]

Matsumoto *et al.* compilaram os aspectos endoscópicos que podem sugerir neoplasia sobre a mucosa com RCU de longa data, tanto com colonoscopia convencional quanto com cromoscopia e magnificação, apontando os locais onde as biópsias de vigilância devem ser feitas. Observaram que a classificação de Kudo para o padrão das criptas nem sempre é aplicável, mesmo com cromoscopia e magnificação. Imputam o fato à existência de inflamação crônica concomitante, que pode modificar o padrão de apresentação das criptas, especialmente

Quadro 31-14. Padronização para Vigilância de CCR com Cromoendoscopia em DII: Diretriz "SURFACE"

1	Seleção adequada dos pacientes: UC comprovada, mínimo de 8 anos de doença, em remissão clínica
2	Preparo do cólon excelente; remoção do muco e líquido remanescente, sempre que necessário
3	Reduzir a peristalse durante a retirada do aparelho, inclusive com antiespasmódicos
4	Corar todo o cólon (pancromoendoscopia): índigo-carmim a 0,1% ou azul de metileno a 0,1%
5	Aumentar a capacidade de detecção com corantes
6	Estudo das aberturas das criptas, buscando neoplasia
7	Biópsias guiadas de todas as alterações mucosas, especialmente lesões circunscritas com padrão de abertura de criptas compatíveis com neoplasia intraepitelial e carcinoma

Adaptado de: Kiesslich R; Neurath MF. Surveillance colonoscopy in ulcerative colitis: magnifying chromoendoscopy in the spotlight. *Gut* 2004;53(2):165-167.[114]

nas lesões planas. Perceberam que quando a mucosa adjacente não apresenta inflamação ativa, podem-se identificar mais facilmente as alterações morfológicas propostas por Kudo.[110]

Matsumoto *et al.* classificaram os achados em: lesões protrusas, lesões pouco elevadas, planas, deprimidas e mistas, conforme se segue:

- *Lesões protrusas:* são os achados mais comuns relacionados com a displasia na RCU de longa data. Tais lesões, associadas à irregularidade mucosa, com enantema também irregular, são altamente sugestivas de displasia. A mucosa adjacente pode apresentar elevações menores e irregulares, mais bem identificadas com cromoscopia (Fig. 31-53).
- *Lesões pouco elevadas ou plano-elevadas:* associadas à superfície granular e com enantema irregular (Fig. 31-54). A mucosa adjacente é geralmente inflamada, podendo dificultar a diferenciação entre a lesão potencialmente displásica e a inflamação crônica. Quando há neoplasia, pode aparecer deformidade na luz intestinal e já com câncer invasivo nesse tipo de lesão.
- *Lesões planas:* quando são acompanhadas de mucosa avermelhada e bordas bem definidas, são altamente sugestivas de displasia. Aqui também pode ser difícil diferenciar a lesão plana da mucosa inflamada. De qualquer maneira, devem ser submetidas a biópsias (Fig. 31-55).
- *Lesões deprimidas:* são pouco frequentes e geralmente acompanhadas de lesões pouco elevadas, dificilmente vistas sem cromoscopia (Fig. 31-56).
- *Lesões mistas:* são lesões protrusas associadas a pequenas elevações, onde há alterações displásicas com bastante frequência (Fig. 31-57).

Frente a tantas dificuldades para se diagnosticar precocemente displasia e CCR na DII de longo curso, novos métodos têm sido testados, especialmente para facilitar a realização da CE e para permitir o estudo histológico *in vivo*, aumentando a eficácia diagnóstica. Os vários métodos de cromoscopia eletrônica apresentados pelos diferentes fabricantes de aparelhos para endoscopia, especialmente o NBI (*Narrow Band Imaging Olympus Co.*) bem como a endomicroscopia confocal, não parecem ainda ser determinantes na melhora da identificação de displasia e neoplasia nas colonoscopias de rastreamento.[1,93]

Fundamentalmente, o endoscopista precisa ser treinado para 'enxergar" as lesões potencialmente displásicas ou neoplásicas, com ou sem cromoscopia, por meio da colonoscopia convencional, de preferência com alta definição, para então aplicar outros métodos eletrônicos propostos, inclusive a magnificação.

Apesar de raro, deve-se ter atenção à possibilidade de alergia ao corante. Pacientes que se recusam a serem submetidos à cirurgia endoscópica ou convencional frente à displasia ou que não tenham condições cirúrgicas não devem ser rastreados por cromoendoscopia. Muitos pólipos pós-inflamatórios também dificultam a vigilância por cromoendoscopia e biópsias dirigidas. Neles, a mucosa não é macia, e os próprios pólipos podem esconder áreas de displasia subjacentes, necessitando várias biópsias dessas áreas.[112]

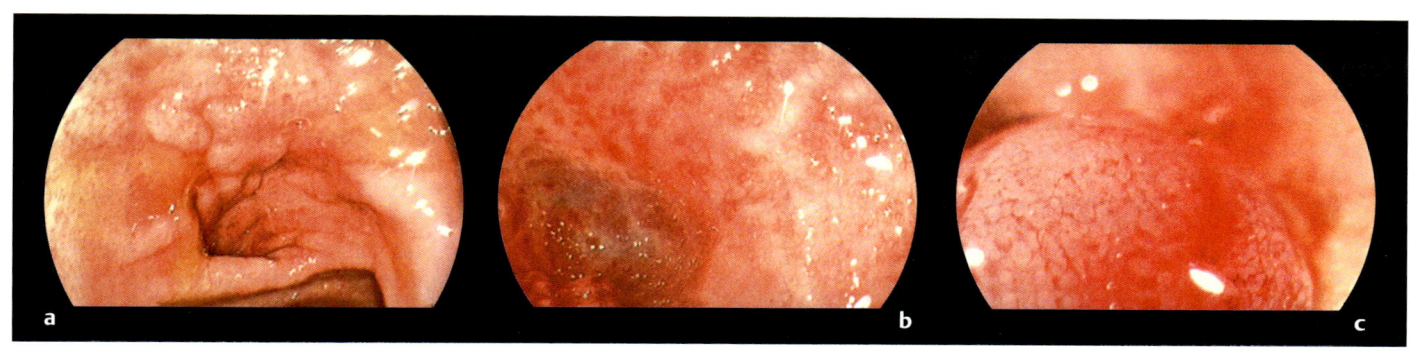

Fig. 31-53. (**a, b**) Área elevada com atrofia no epitélio subjacente – coto retal após colectomia total. (**c**) Adenocarcinoma intramucoso.

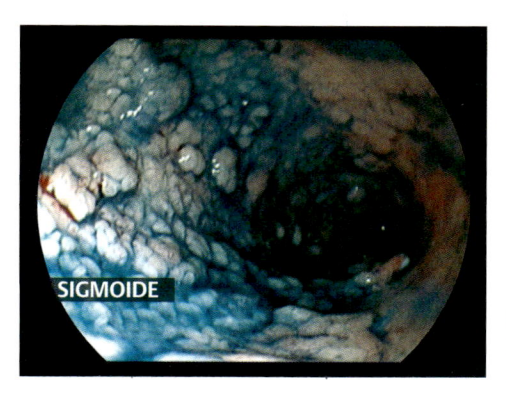

Fig. 31-54. RCU: displasia em área granular extensa.

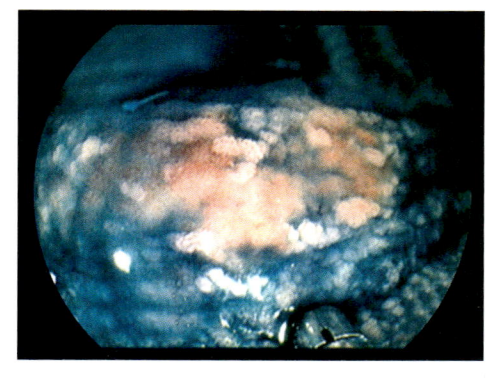

Fig. 31-55. RCU – cromoscopia: lesão plana em área colítica (ângulo hepático).

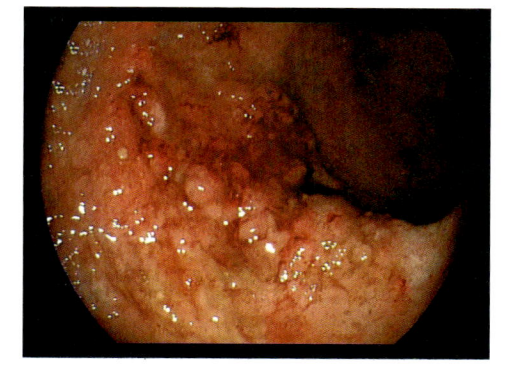

Fig. 31-56. Área deprimida: observe a porção superior da lesão – adenocarcinoma.

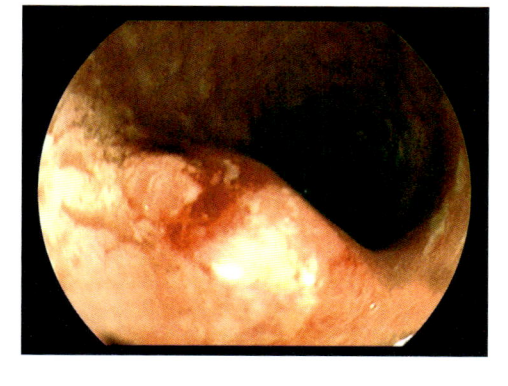

Fig. 31-57. RCU: área elevada em meio a mucosa. Colítica – friabilidade – displasia.

PAPEL DA COLONOSCOPIA NO ACOMPANHAMENTO PÓS-OPERATÓRIO

O tratamento cirúrgico das DII é indicado nas complicações graves e no diagnóstico de displasia e CCR. Estenoses, fístulas, hemorragia grave o e megacólon tóxico são exemplos de complicações sérias que levam a tratamento cirúrgico.

A RCU tem três opções principais de tratamento cirúrgico, cujas indicações não são foco de discussão neste capítulo: a colectomia total com preservação do reto, a proctocolectomia total com reservatório ileal e a proctocolectomia total com ileostomia definitiva. Mesmo após o tratamento cirúrgico, a vigilância deve ser mantida. Após a anastomose ileorretal, o reto tem as mesmas chances de desenvolver displasia e câncer, sendo necessário o rastreamento com biópsias e merecendo as mesmas considerações que o cólon não operado.

Além das complicações cirúrgicas imediatas, o reservatório ileal está sujeito a complicações tardias, com processos inflamatórios não específicos que lembram as crises da RCU em atividade, tanto clínica quanto endoscopicamente. A "bolsite" é a complicação tardia mais comum. É confirmada por características histológicas e endoscópicas, como edema, hiperemia ou enantema e ulcerações. As ulcerações, geralmente, são rasas e pequenas. Deve-se diferenciar de surtos de DC não diagnosticada no pré-operatório da bolsite indicada para um diagnóstico equivocado de retocolite ulcerativa, o que pode ser tarefa difícil. A avaliação endoscópica do reservatório deve procurar também estenoses e "síndrome do reservatório irritável". Os mesmos critérios de avaliação podem ser usados para o estudo pós-operatório tardio do reservatório das ileostomias continentes, embora esses sejam raros atualmente.[117] Atenção também deve ser dada à mucosa residual do reto distal, quando a anastomose do reservatório ficar mais proximal do que o esperado, merecendo as mesmas considerações feitas anteriormente para a anastomose ileorretal. É comum haver mucosa retal remanescente, especialmente nas anastomoses grampeadas.

A DC tem várias modalidades de tratamento cirúrgico, dependendo das complicações que o indicaram. A recidiva da inflamação na anastomose ileocólica ou colocólica é bastante comum, sendo que a maioria dos casos ocorre dentro do primeiro ano da operação.[118] O controle endoscópico em pacientes assintomáticos é recomendado 6 a 12 meses após a cirurgia para identificar risco de recidiva e adequar o tratamento clínico de manutenção.[89,93,117] Embora a manutenção do tratamento clínico após a ressecção completa das lesões seja motivo de muitas discussões, os achados pós-operatórios indicam o grupo de pacientes que certamente merecem atenção especial e manutenção da terapia (Figs. 31-58 e 31-59). Rutgeerts et al., do grupo de Leuven, Bélgica, classificaram as lesões pós-operatórias com a finalidade de prever o prognóstico destes pacientes, baseando-se em resultados de estudo que demonstraram que 73% dos pacientes operados apresentaram recidiva nas proximidades da anastomose dentro do primeiro ano de pós-operatório. A Classificação de Rutgeerts destina-se à avaliação de atividade da DC após anastomose ileocólica e previsão do prognóstico, orientando a abordagem terapêutica pós-operatória. É bastante fácil de ser usada e tem como variáveis atividade inflamatória, característica e número de úlceras e estenoses. Não serve para outras finalidades, pois não leva em conta a atividade da doença em localizações proximais ou distais. O Quadro 31-15 apresenta a classificação de Rutgeerts.[118]

COLONOSCOPIA NAS ESTENOSES

Estenoses ao longo do trato digestório são complicações associadas à DC. Poucas ocorrem na RCU. Na RCU as estenoses sugerem malignidade e, caso a investigação confirme ou não CCR, o paciente deve ser encaminhado à colectomia. Na DC as estenoses são mais frequentes na válvula ileocólica, no íleo terminal e nas anastomoses ileocólicas. Geralmente são assintomáticas e benignas, embora o diagnóstico de câncer deva ser excluído por meio de biópsias. Há a possibilidade de dilatação das estenoses sintomáticas com balão, o que diminui ou elimina os sintomas e evita a cirurgia, ao menos temporariamente (Fig. 31-60). As complicações possíveis são sangramento e perfuração.[119] Pode-se também associar injeção de esteroides, como a triancinolona, por ocasião da dilatação, para diminuir o risco de recidiva.[120]

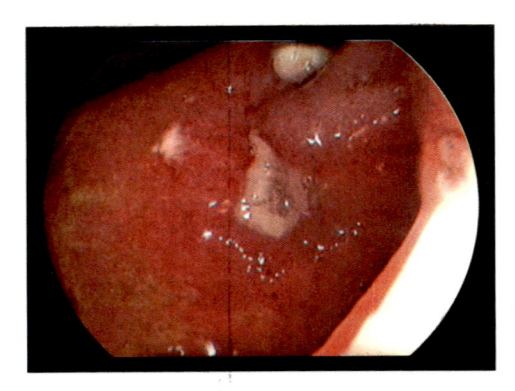

Fig. 31-58. DC – Anastomose ileocólica: recidiva. Rutgeerts i1.

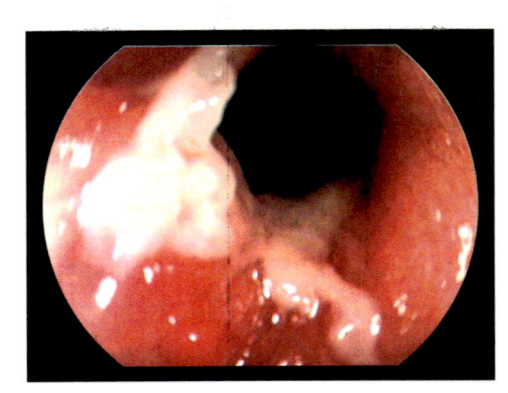

Fig. 31-59. DC – Anastomose ileocólica: recidiva. Rutgeerts i3.

Quadro 31-15. Classificação de Rutgeerts: Risco de Recidiva após Anastomose Ileocólica na DC

Gradação	Aspecto endoscópico	Índice de recidiva
i0	Sem lesões	< 10% em 10 anos
i1	≤ 5 lesões aftoides	
i2	> 5 lesões aftoides entremeadas por mucosa normal ou lesões confinadas à anastomose ileocólica (< 1 cm de extensão)	20% em 5 anos
i3	Ileíte aftosa difusa com mucosa difusamente inflamada	50 a 100% em 5 anos
i4	Inflamação difusa com úlceras grandes, nódulos e/ou estenose	

Rutgeerts P, Geboes K, Vantrappen G, Beyls J, Kerremans R, Hiele M. Predictability of the postoperative course of Crohn's disease. Gastroenterology 1990;99:956-963.[118]

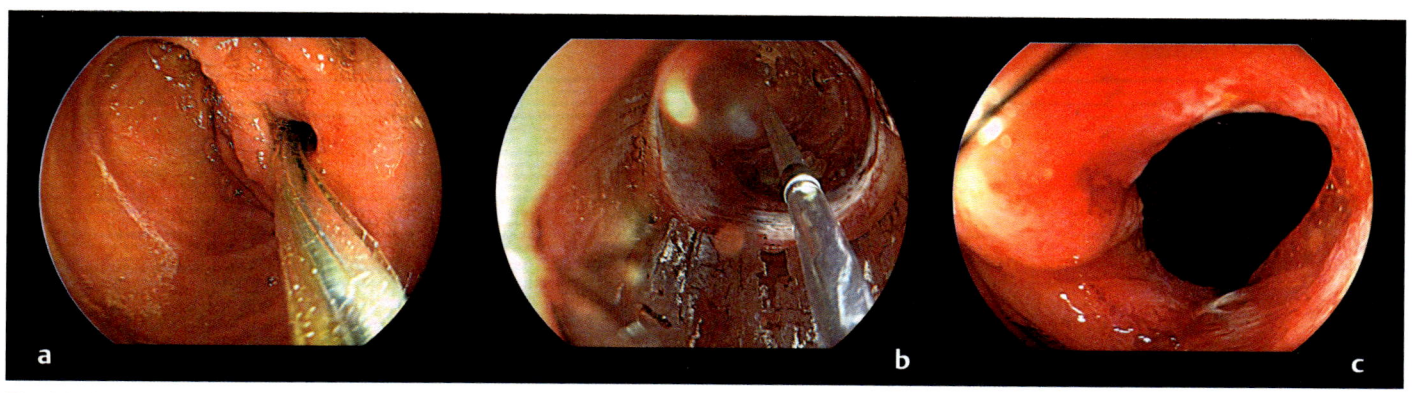

Fig. 31-60. DC: estenose do íleo terminal em doença quiescente dilatada.

CONSIDERAÇÕES FINAIS

A endoscopia é ferramenta fundamental para o diagnóstico, acompanhamento e avaliação terapêutica nas doenças inflamatórias intestinais. É imprescindível que o endoscopista tenha experiência para a observação e muito cuidado e critério para descrever os achados durante a avaliação endoscópica, conhecendo os recursos diagnósticos de que deve ter à sua disposição, especialmente, aparelhos de alta resolução e muita atenção, para que possa contribuir de forma eficaz nas decisões terapêuticas e no planejamento do acompanhamento. Apesar dos programas de rastreamento, ainda será encontrado câncer colorretal avançado nos pacientes com DII, porque houve perda de lesões ou remoção inadequada na colonoscopia; os pacientes não aderem aos programas de rastreamento, a lesão tem rápida evolução para câncer ou não foi percebido ou reconhecida uma lesão avançada na colonoscopia. A experiência e o compromisso do examinador com a vigilância do câncer colorretal, buscando ativamente as lesões potencialmente neoplásicas, efetivamente diminuirão a morbimortalidade da população afetada.

REFERÊNCIAS BIBLIOGRÁFICAS

1. Magro F, Gionchetti P, Eliakim R, Ardizzone S, Armuzzi A, Barreiro-de Acosta M, et al. Third European Evidence-based Consensus on Diagnosis and Management of Ulcerative Colitis. Part 1: Definitions, Diagnosis, Extraintestinal Manifestations, Pregnancy, Cancer Surveillance, Surgery, and Ileo-anal Pouch Disorders. J Crohn's and Colitis, 2017:649-670.
2. Sands BE. Crohn's Disease. In: Feldman: Sleisenger & Fordtran's Gastrointestinal and Liver Disease. 8th ed. Ed. Saunders; 2006. p. 2459-2490. An Im print of Elsevier.
3. Sartor RB, Wu GD. Roles for Intestinal Bacteria, Viruses, and Fungi in Pathogenesis of Inflammatory Bowel Diseases and Therapeutic Approaches. Gastroenterology. 2017;152(2):327-339.
4. Wilks S. Morbid appearances in the intestine of Miss Bankes. Lond Med Gaz 1859;2:264-265 apud Pierce JMS. Sir Samuel Wilks (1824–1911): 'The Most Philosophical of English Physicians'. Eur Neurol. 2009;61:119-123.
5. Crohn BB, Ginzburg L, Oppenheimer GD. Regional ileitis, a pathological and clinical entity. JAMA 1932;99:1323.
6. Lockhart-Mummery HE, Morson BC. Crohn's disease (regional enteritis) of the large intestine and its distinction from ulcerative colitis. Gut 1960;1:87-105.
7. Morson BC, Pang LSC. Rectal biopsy as an aid to cancer control in ulcerative colitis. Gut 1967;8:423-434.
8. Loddo I, Romano C. Inflammatory Bowel Disease: Genetics, Epigenetics, and Pathogenesis. Front Immunol. 2015;6:551. Published 2015 Nov 2.
9. Hugot J, Chamaillard M, Zouali H, et al. Association of NOD2 leucine-rich repeat variants with susceptibility to Crohn's disease. Nature. 2001;411:599-603.
10. Lesage S, Zouali H, Cezard J, et al. CARD15/NOD2 mutational analysis and genotype-phenotype correlation in 612 patients with inflammatory bowel disease. Am J Hum Genet. 2002;70:845-857.
11. Lala S, Ogura Y, Osborne C, et al. Crohn's disease and the NOD2 gene: a role for Paneth cells. Gastroenterology. 2003;125:47-57.
12. Sartor MC, Fillmann. Doença Inflamatória Intestinal. Em: Averbach M, Ferrari Junior A, Segal F, Ejima FH, Paulo GA, Fang HL, Alves JS, Dib RA. Tratado Ilustrado de Endoscopia Digestiva. Primeira edição, Rio de Janeiro-RJ, Thieme Revinter Publicações; 2018. p. 566-585.
13. Shah SC, Itzkowitz SH. Management of Inflammatory Bowel Disease–Associated Dysplasia in the Modern Era. Gastrointest Endoscopy 2019, Clin N Am. 29:531-548.
14. Langholz E, Munkholm P, Davidsen M, Binder V. Course of ulcerative colitis: Analysis of changes in disease activity over years. Gastroenterology. 1994;107(1):3-11.
15. Bouhnik Y; Lémann M; Maunoury V; Bitoun A; Colombet JF. Doenças Inflamatórias Intestinais. In: Classen M, Tygat GNJ, Lightdale CJ. Endoscopia Gastrointestinal. Ed Revinter; 2006. p. 573-595.
16. Marques Jr O, Averbach M, Zanoni ECA, Corrêa PAFP, Paccos JL, Cutait R. Cytomegaloviral colitis in HIV positive patients: endoscopic findings. Arq Gastroenterol. 2007;44(4):315-319.
17. Mavropoulou E, Ternes K, Mechie NK, Bremer SCB, Kunsch S, Ellenrieder V, et al. Cytomegalovirus colitis in inflammatory bowel disease and after haematopoietic stem cell transplantation: diagnostic accuracy, predictors, risk factors and disease outcome. BMJ Open Gastro. 2019;6:e000258.
18. Wilcox CM, Chalasani N, Lazenby A, Schwartz DA. Cytomegalovirus colitis in acquired immunodeficiency syndrome: a clinical and endoscopic study. Gastrointest Endosc. 1998;48(1):39-43.
19. Emory TS, Gostout CJ, Carpenter HA, Sobin LH. Atlas of Gastrointestinal Endoscopy and Endoscopic Biopsies. American Registry of Pathology, Armed Forces Institute of Pathology: Washington DC; 2000. p. 310-311.
20. Boland K, Nguyen GC. Microscopic Colitis: A Review of Collagenous and Lymphocytic Colitis. Gastroenterology & Hepatology. 2017;13(11):671-677.
21. Walker MM, Potter MD, Talley NJ. Eosinophilic colitis and colonic eosinophilia. Current Opinion in Gastroenterology. 2019;35(1):42-50.
22. Emory TS, Gostout CJ, Carpenter HA, Sobin LH. Atlas of Gastrointestinal Endoscopy and Endoscopic Biopsies. American Registry of Pathology, Armed Forces Institute of Pathology: Washington DC; 2000. p. 307-309.
23. Munkholm P. Crohn's disease-occurrence, course and prognosis: An epidemiologic cohort-study. Dan Med Bull. 1997;44:287-293.
24. Andres PG, Friedman LS. Epidemiology and the natural course of inflammatory bowel disease. Gastroenterol Clin North Am. 1999;28(2):255-281.
25. Su S, Lichtenstein GR. Ulcerative Colitis. In: Feldman: Sleisenger & Fordtran's Gastrointestinal and Liver Disease, 8th ed. Ed. Saunders: 2006. p. 2499-2538.
26. Teixeira GJT, Silva JH, Teixeira MG, Almeida MG, Calache JE, Habr-Gama A. Manifestações extraintestinais após tratamento cirúrgico da retocolite ulcerativa. Rev Bras Coloproct. 2001;21(1):9-18.
27. Loftus Jr EV. Clinical epidemiology of inflammatory bowel disease: Incidence, prevalence, and environmental influences. Gastroenterology. 2004;126:1504-1517.
28. Moum B, Ekbom A, Vatn MH, et al. Inflammatory bowel disease: Re-evaluation of the diagnosis in a prospective population-based study in southeastern Norway. Gut. 1997;40(3):328-332.
29. Everhov AH, Sachs MC, Malmborg P, Nordenvall C, Myrelid P, Khalili H, et al. Changes in inflammatory bowel disease subtype during follow-up and over time in 44,302 patients. Scandinavian Journal of Gastroenterology. 2019;54(1):55-63.
30. Kassam Z, Belga S, Roifman I, Hirota S, Jijon H, Kaplan GG, et al. Inflammatory Bowel Disease Cause-specific Mortality: A Primer for Clinicians. Inflamm Bowel Dis. 2014;20(12):2483-2492.

31. Marrero F, Qadeer MA, Lashner BA. Severe complications of inflammatory bowel disease. Med Clin of North Am. 2008; 92(3):671-686.
32. Jess T, Loftus EV Jr, Harmsen WS, Zinsmeister AR, Tremaine WJ, Melton LJ 3rd, et al. Survival and cause specific mortality in patients with inflammatory bowel disease: a long term outcome study in Olmsted County, Minnesota, 1940–2004. Gut. 2006;55:1248-1254.
33. Ropelato RV, Kotze PG, Froehner Junior I, Dadan DD, Miranda EF. Postoperative mortality in inflammatory bowel disease patients. J Coloproctol. 2017;3 7(2):116-122.
34. Jess T, Gamborg M, Munkholm P, Sarensen TI. Overall and cause-specific mortality in ulcerative colitis: Meta-analysis of population-based inception cohort studies. Am J Gastroenterol. 2007;102:609-617.
35. Wolters FL, Russel MG, Sijbrandij J, Schouten LJ, Odes S, Riis L et al. Crohn's disease: increased mortality 10 years after diagnosis in a Europe-wide population based cohort. Gut. 2006;55:510-518.
36. Vind I, Riis L, Jess T, Knudsen E, Pedersen N, Elkjaer M, et al. Increasing incidences of inflammatory bowel disease and decreasing surgery rates in Copenhagen City and County, 2003–2005: a population-based study from the Danish Crohn Colitis Database. Am J Gastroenterol. 2006;101:1274-1282.
37. Restellini S, Kherad O, Bessissow T, Ménard C, Martel M, Tanjani MT, et al. Systematic review and meta-analysis of colon cleansing preparations in patients with inflammatory bowel disease. World J Gastroenterol. 2017 August 28;23(32):5994-6002.
38. Lawrence IC, Willert RP, Murray K. Bowel cleansing for colonoscopy: prospective randomized assessment of efficacy and of induced mucosal abnormality with three preparation agents. Endoscopy. 2011;43:412-418.
39. Hurlstone DP, Sanders DS, McAlindon ME, Thomson M, Cross SS. High-magnification chromoscopic colonoscopy in ulcerative colitis: a valid tool for in vivo optical biopsy and assessment of disease extent. Endoscopy. 2006;38(12):1213-1217.
40. Macedo EP, Ferrari AP. Comparative study among three methods for oral colonoscopy preparation: Manitol, polyethylene glycol and oral sodium phosphate enema. Digestive Endoscopy. 2003;15:43-7.
41. Nadal CRM, Nadal SR. Preparo domiciliar de cólon com bisacodil e solução de lactulose a 10% para colonoscopia ambulatorial. Rev bras Coloproct. 2000;20(2):91-94.
42. Nunes BLBBP, Belo SGL, Pessoa MH, Lins Neto MA. Avaliação do preparo intestinal para colonoscopia comparando o uso do manitol e do polietilenoglicol: estudo prospectivo. J Coloproct. 2008;28(3):294-298.
43. Paulo GA, Martins FP, Macedo EP, Gonçalves MEP, Ferrari AP. Safety of mannitol use in bowel preparation: a prospective assessment of intestinal methane (CH4) levels during colonoscopy after mannitol and sodium phosphate (NaP) bowel cleansing. Arq Gastroenterol. 2016;53(3):196-202.
44. Rossoni MD, Sartor MC, Bonardi RA, Souza Filho ZA. Comparação entre as soluções orais de manitol a 10% e bifosfato de sódio no preparo mecânico do cólon. Rev Col Bras Cir. 2008;6:323-328.
45. Manes G, Fontana P, de Nucci G, Radaelli F, Hassan C, Ardizzone S. Colon Cleansing for Colonoscopy in Patients with Ulcerative Colitis: Efficacy and Acceptability of a 2-L PEG Plus Bisacodyl Versus 4-L PEG. Inflamm Bowel Dis. 2015;21:2137-2144.
46. Coelho JCCGP, Brescia KOM, Terra LGL, Costa CT, Vaz LT. Prospective randomized double blinded trial between colon preparations with PEG 4000 and Lactulose. GED Gastroenterol Endosc Dig. 2013;32(3):61-65.
47. Zwas FR, Cirillo NW, El-Serag HB, Eisen RN. Colonic mucosal abnormalities associated with oral sodium phosphate solution. Gastrointest Endosc. 1996;43(5):463-466.
48. Watts DA, Lessells AM, Penman ID, Ghosh S. Endoscopic and histologic features of sodium phosphate bowel preparation-induced colonic ulceration: Case report and review. Gastrointest Endosc. 2002;55(4):584-587.
49. Wexner S, Beck DE, Baron TH, Fanelli RD, Hyman N, et al. A consensus in bowel preparation before colonoscopy: prepared by a task force from the American Society of Colon and Rectal Surgeons (ASCRS), The American Society for Gastrointestinal Endoscopy (ASGE) and the Society of American Gastrointest. Gastrointestinal Endoscopy. 2006;63(7):894-909.
50. Brunelli SM. Association between oral sodium phosphate bowel preparations and kidney injury: a systematic review and meta-analysis. Am J Kidney Dis. 2009;53(3):448-456.
51. Farmer M, Petras RE, Hunt LE, Janosky JE, Galandiuk S. The importance of diagnostic accuracy in colonic inflammatory bowel disease. Am J Gastroenterology. 2000;95(11):3184-3188.
52. Peyrin-Biroulet L, Loftus Jr EV, Tremaine WJ, Harmsen WS, Zinsmeister AR, Sandborn. Perianal Crohn's Disease Findings Other Than Fistulas in a Population-based Cohort. Inflamm Bowel Dis. 2012;18:43-48.
53. Bonheur JL, Braunstein J, Korelitz BI, Panagopoulos G. Anal skin tags in inflammatory bowel disease: new observations and a clinical review. Inflamm Bowel Dis. 2008;14:1236-9.
54. Fausel RA, Kornbluth A, Dubinsky MC. The first endoscopy in suspected inflammatory bowel disease. Gastrointest Endoscopy Clin N Am. 2016;26:593-610.
55. Levine A, de Bie CI, Turner D, et al. EUROKIDS Porto IBD Working Group of ES-PGHAN. Atypical disease phenotypes in pediatric ulcerative colitis: 5-year analyses of the EUROKIDS Registry. Inflamm Bowel Dis. 2013;19:370-7.
56. Loftus EV Jr, Harewood GC, Loftus CG, et al. PSC-IBD: a unique form of inflammatory bowel disease associated with primary sclerosing cholangitis. Gut. 2005;54:91-6.
57. D'Haens G, Geboes K, Peeters M, Baert F, Actors N, Rutgeerts P. Patchy cecal inflammation associated with distal ulcerative colitis: a prospective endoscopic study. Am J Gastroenterol. 1997; 92:1275-1279.
58. Yang SK, Jung HY, Kang GH, Kim YM, Nyung SJ, Shim KN, et al. Appendiceal orifice inflammation as a skip lesion in ulcerative colitis: an analysis in relation to medical therapy and disease extent. Gastrointest Endosc. 1999;49(6):743-747.
59. Matsumoto T, Nakamura S, Shimizu M, Iida M. Significance of appendiceal involvement in patients with ulcerative colitis. Gastrointest Endosc. 2002;55:180-185.
60. Lee SD, Cohen RD. Endoscopy in inflammatory bowel disease. Gastroenterol Clin North Am 2002;31(1):119-132.
61. Baldin RS, Telles EQ, Bonardi RA, Amarante HMB, Baldin Jr. A. Do Standardization and quantification of hystopathological criteria improve the diagnosis of inflammatory bowel disease? J Brasil Patol Med Lab. 2014;50(3):221-228.
62. Thorlacius H, Toth E. Role of Chromoendoscopy in Colon Cancer Surveillance in Inflammatory Bowel Disease. Inflamm Bowel Dis. 2007;13(7):911-917.
63. Haskell H, Andrews CW Jr, Reddy SI, Dendrinos K, Farraye FA, Stucchi AF, et al. Pathologic features and clinical significance of "backwash" ileitis in ulcerative colitis. Am J Surg Pathol. 2005;29:1472-1481.
64. Smedh K, Olaison G, Johnson K, Johansson K, Skullman S, Hallbook O. Interobserver variation of colonoileoscopic findings in Crohn's disease. Scand J Gastroenterol. 1995;30:81-86.
65. Silverberg MS, Satisangi J, Ahmad T, et al. Toward an integrated clinical, molecular and serological classification of inflammatory bowel diseases report of a Working Party of the 2005 Montreal World Congress of Gastroenterology. Can J Gastroenterol. 2005;19(Suppl A):5A-36A.
66. Baron JH, Connel AM, Lennard Jones JE. Variation between observers in describing mucosal appearances in proctocolitis. Br Med J. 1964;1:89-92.
67. Schroeder KW, Tremaine WJ, Ilstrup DM. Coated oral 5-amynosalicylic acid therapy for midly to moderately active ulcerative colitis: a randomized study. N Engl J Medic. 1987;317(26):1625-1629.
68. Lobatón T, Bessissow T, De Hertogh G, et al. The Modified Mayo Endoscopic Score (MMES): a new index for the assessment of extension and severity of endo- scopic activity in ulcerative colitis patients. J Crohns Colitis. 2015;9:846-52.
69. Travis SP, Schnell D, Krzeski P, et al. Developing an instrument to assess the endoscopic severity of ulcerative colitis: the Ulcerative Colitis Endoscopic Index of Severity (UCEIS). Gut. 2012;61(4):535-42.
70. Mary J, Modigliani R. Development and validation of an endoscopic index of the severity of Crohn's disease: a prospective multicentre study. Groupe D'Études Thérapeuthiques des Affections Inflammatoires du Tube Digestif (GETAID). Gut. 1989;30:983-989.
71. Landi B, Anh TN, Cortot A, Soule JC, Rene E, Gendre JP, et al. Endoscopic monitoring of Crohn's disease treatment: A prospective, randomized clinical trial. The Groupe d'Etudes Therapeutiques des Affections Inflammatoires Digestives. Gastroenterology. 1992;102:1647-53.
72. Modigliani R, Mary JY. Reproducibility of colonoscopic findings in Crohn's disease: a prospective multicenter study of interobserver variation. Dig Dis Sci. 1987; 32:1370-1379.
73. Daperno M, D'Haens G, Van Assche G, Baert F, Bulois P, Maunoury V, et al. Development and validation of a new, simplified endoscopic

73. activity score for Crohn's disease: the SES-CD. Gastrointest Endosc. 2004 Oct;60(4):505-12.
74. Shergill A, Lightdale JR, Bruining DH, Acosta RD, Chandrasekhara V, Chathadi KV, et al. ASGE Standards of Practice, Committee Gastroint Endosc. 2015;81(5):1101-1121.
75. Vanderheyden AD, Mitros FA. Pathologist surgeon interface in idiopathic inflammatory bowel disease. Surg Clin North Am. 2007;87(3):763-785.
76. Emory TS, Gostout CJ, Carpenter HA, Sobin LH. Atlas of Gastrointestinal Endoscopy and Endoscopic Biopsies. American Registry of Pathology, Armed Forces Institute of Pathology: Washington DC; 2000. p. 280.
77. Jess T, Rungoe C, Peyrin-Biroulet L. Risk of colorectal cancer in patients with ulcerative colitis: a meta-analysis of population-based cohort studies. Clin Gastroenterol Hepatol. 2012;10:639-45.
78. Eaden JA, Mayberry JF. Colorectal cancer complicating ulcerative colitis: a review. Am J Gastroenterol. 2000;95:2710-2719.
79. Eaden JA, Abrams KR, Mayberry JF. The risk of colorectal cancer in ulcerative colitis: a meta analysis. Gut. 2001;48:525-535.
80. Bernstein CN, Shanahan F, Weinstein WM. Are we telling patients the truth about surveillance colonoscopy in ulcerative colitis? Lancet. 1994;343(8889):71-74.
81. Lutgens MWMD, van Oijen MGH, van der Heijden GJMG, et al. Declining risk of colorectal cancer in inflammatory bowel disease: an updated meta-analysis of population-based cohort studies. Inflamm Bowel Dis. 2013;19:789-99.
82. Samadder NJ, Valentine JF, Guthery S, Singh H, Bernstein, CH, Leighton JA, et al. Family History Associates With Increased Risk of Colorectal Cancer in Patients With Inflammatory Bowel Diseases. Clin Gastroenterol Hepatol. 2019;17:1807-1813.
83. Korelitz BI. Carcinoma of the intestinal tract in Crohn's disease: results of a survey conducted by the National Foundation for Ileitis and Colitis. Am J Gastroenterol. 1983;78(1):44-46.
84. Friedman S, Rubin PH, Bodian C, Goldstein E, Present DH. Screening and surveillance colonoscopy in chronic Crohn's colitis. Gastroenterology. 2001;120:820-826.
85. Friedman S. Cancer in Crohn's disease. Gastroenterol Clin North Am. 2006;35(3):21-39.
86. Söderlund S, Brandt L, Lapidus A, et al. Decreasing time-trends of colorectal cancer in a large cohort of patients with inflammatory bowel disease. Gastroenterology. 2009;136:1561-7.
87. Eaden JA, Ward BA, Mayberry JF. How gastroenterologists screen for colonic cancer in ulcerative colitis: analysis of performance. Gastrointest Endosc. 2000;51:123-128.
88. Bargen JA. Chronic ulcerative colitis associated with malignant disease. Arch Surg. 1928;17:561-576.
89. Loftus EV Jr. Epidemiology and risk factors for colorectal dysplasia and cancer in ulcerative colitis. Gastroenterol Clin North Am. 2006;35(3):517-531.
90. Warren S, Sommers S.C. Cicatrizing enteritis as a pathological entity. Am J Pathol. 1948; 24:475-501.
91. Devroede GJ, Taylor WF, Sauer WG, Jackman RJ, Stickler GB. Cancer risk and life expectancy of children with ulcerative colitis. N Engl J Med. 1971;285(1):17-21.
92. Itzkowitz SH, Present DH. Consensus Conference: Colorectal Cancer Screening and Surveillance in Inflammatory Bowel Disease. The Crohn's and Colitis Foundation of America Colon Cancer in IBD Study Group. Inflamm Bowel Dis. 2005; 11(3):314-321.
93. Laine L, Kaltenbach T, Barkun A, McQuaid KR, Subramanian V, Soetikno R, SCENIC Guideline Development Panel. SCENIC international consensus statement on surveillance and management of dysplasia in inflammatory bowel disease. Gastroenterology. 2015;148:639-51.e28.
94. Choi PM, Nugent FW, Schoetz DJ Jr, Silverman ML, Haggitt RC. Colonoscopic surveillance reduces mortality from colorectal cancer in ulcerative colitis. Gastroenterology. 1993;105(2):418-424.
95. Baugerie L, Itzkowitz, SH. Cancers complicating Inflammatory Bowel Disease. NEJM. 2015;372:1441-52.
96. Bernstein CN, Blanchard JF, Kliewer E, Wajda A. Cancer risk in patients with inflammatory bowel disease: a population-based study. Cancer. 2001;91:854-862.
97. Maaser C, Sturm A, Vavricka SR, Kucharzik T, Fiorino G, Annese V, et al. ECCO-ESGAR Guideline for Diagnostic Assessment in IBD Part 1: Initial diagnosis, monitoring of known IBD, detection of complications. J Crohn's Colitis. 2019;144-164K.
98. Choi PM, Zelig MP. Similarity of colorectal cancer in Crohn's disease and ulcerative colitis: implications for carcinogenesis and prevention. Gut. 1994;35(7):950-954.
99. Soetikno R, Subramanian V, Kaltenbach T, et al. The detection of nonpolypoid (flat and depressed) colorectal neoplasms in patients with inflammatory bowel disease. Gastroenterology. 2013;144:1349-52.
100. Carballal S, Maisterra S, López-Serrano A, Gimeno-García AZ, Vera MI, Marín-Garbriel JC, et al. Real-life chromoendoscopy for neoplasia detection and characterisation in long-standing IBD. Gut. 2017;67:70-78.
101. Moussata D, Allez M, Cazals-Hatem D, Treton X, Laharie D, Reimund JM, et al. Are random biopsies still useful for the detection of neoplasia in patients with IBD undergoing surveillance colonoscopy with chromoendoscopy? Gut. 2017;0:1-9.
102. Van den Broek FJ, Stokkers PC, Reitsma JB, et al. Random biopsies taken during colonoscopic surveillance of patients with longstanding ulcerative colitis: low yield and absence of clinical consequences. Am J Gastroenterol. 2014;109:715-22.
103. Low D, Mino-Kenudson M, Mizoguchi E. Recent advancement in understanding colitis-associated tumorigenesis. Inflamm Bowel Dis. 2014;20:2115-23.
104. Rubio CA, Slezak P. The unique pathology of nonpolypoid colorectal neoplasia in IBD. Gastrointestinal Clin N Am. 2014;24:455-68.
105. Elmunzer BJ, Higgins PD, Kwon YM, Golembeski C, Greenson JK, Korsnes SJ, Elta GH. Jumbo forceps are superior to standard large-capacity forceps in obtaining diagnostically adequate inflammatory bowel disease surveillance biopsy specimens. Gastrointest Endosc. 2008;68(2):273-278.
106. Emory TS, Gostout CJ, Carpenter HA, Sobin LH. Atlas of Gastrointestinal Endoscopy and Endoscopic Biopsies. American Registry of Pathology, Armed Forces Institute of Pathology: Washington DC; 2000. p. 318.
107. Bernstein CN. Natural History and Management of Flat and Polypoid Dysplasia in Inflammatory Bowel Disease. Gastroenterol Clinics. 2006;35(3):573-579.
108. Melville DM, Jass JR, Morson BC, Pollock DJ, Richman PI, Shepherd NA. Observer study of the grading of dysplasia in ulcerative colitis: comparision with clinical outcome. Hum Pathol. 1989;20:1008-1014.
109. Ahmadi AA, Polyak S. Endoscopy Surveillance in Inflammatory Bowel Disease. Surg Clin of North Am. 2007;87(3):743-762.
110. Matsumoto T, Iwao Y, Igarashi M, Watanabe K, Otsuka K, Watanabe T, et al. Endoscopic and Chromoendoscopic Atlas Featuring Dysplastic Lesions in Surveillance Colonoscopy for Patients with Long-Standing Ulcerative Colitis. Inflamm Bowel Dis. 2008;14(2):259-264.
111. Kiesslich R. Methylene blue-aided chromoendoscopy for the detection of intraepithelial neoplasia and colon cancer in ulcerative colitis. Gastroenterol. 2003;124(4):880-888.
112. Rutter MD, Saunders BP, Schofield G, Forbes A, Price AB, Talbot IC. Pancolonic indigo carmine dye spraying for the detection of dysplasia in ulcerative colitis. Gut. 2004;53(2): 256-260.
113. Kudo S, Tamura S, Nakajima T, Yamano H, Kusaka H, Watanabe H. Diagnosis of colorectal tumours lesions by magnifying colonoscopy. Gastrointest Endosc. 1996;44:8-14.
114. Kiesslich R, Neurath MF. Surveillance colonoscopy in ulcerative colitis: magnifying chromoendoscopy in the spotlight. Gut. 2004;53(2):165-167.
115. Rutter M, Bernstein C, Matsumoto T, Kiesslich R, Neurath M. Endoscopic appearance of dysplasia in ulcerative colitis and the role of staining. Endoscopy. 2004;36:1109-14.
116. Rutter MD, Saunders BP, Wilkinson KH, Kamm MA, Williams CB, Forbes A. Most dysplasia in ulcerative colitis is visible at colonoscopy. Gastrointest Endosc. 2004;60:334-339.
117. Leighton JA, Shen B, Baron TH, Adler DG, Davila R, Egan JV, et al. ASGE guideline: endoscopy in the diagnosis and treatment of inflammatory bowel disease. Gastrointest Endosc. 2006;63(4):558-565.
118. Rutgeerts P, Geboes K, Vantrappen G, Beyls J, Kerremans R, Hiele M. Predictability of the postoperative course of Crohn's disease. Gastroenterology. 1990;99(4):956-963.
119. Thomas-Gibson S, Brooker JC, Hayward CM, Shah SG, Williams CB, Saunders BP. Colonoscopic balloon dilation of Crohn's strictures: a review of long-term outcomes. Eur J Gastroenterol Hepatol. 2003;15(5):485-488.
120. Brooker JC, Beckett CG, Saunders BP, Benson MJ. Long-acting steroid injection after endoscopic dilation of anastomotic Crohn's strictures may improve the outcome: a retrospective case series. Endoscopy. 2003;35(4):333-337.

COLITE ISQUÊMICA

Luís Masúo Maruta

INTRODUÇÃO

A colite isquêmica é uma afecção caracterizada pela isquemia segmentar transitória e autolimitada do cólon, mais frequente em idosos.

Os mecanismos relacionados com o comprometimento transitório do fluxo sanguíneo intestinal não estão bem estabelecidos, e a oclusão vascular não pode ser evidenciada por métodos propedêuticos.

Estima-se que a incidência é muito mais elevada que os casos diagnosticados, principalmente nos casos de leve intensidade. Muitas vezes os sintomas ou sinais não são devidamente valorizados, e não se realiza a propedêutica adequada, e, outras vezes, os exames diagnósticos são realizados tardiamente.[1]

O método diagnóstico de escolha é a colonoscopia, pelo qual conseguem-se detectar as alterações na mucosa intestinal, além de permitir a retirada de fragmentos para análise histopatológica.[2]

Colite isquêmica poderá ser observada com frequência crescente no nosso meio pelo aumento da idade da população, devendo ser sempre levada em consideração durante a avaliação de quadro de dor abdominal e hematoquezia. Há relatos da doença em indivíduos jovens, associados a uso de drogas,[3] medicamentos ou prática de exercício físico, e, desta forma, a anamnese deve ser valorizada para o diagnóstico da doença.[4,5]

Existem outras formas de isquemia intestinal, como a isquemia mesentérica aguda (incluindo trombose mesentérica) e a isquemia mesentérica crônica, que devem ser diferenciadas da colite isquêmica.[6] Muitos artigos sobre colite isquêmica incluem casos de isquemia intestinal numa casuística conjunta, provocando resultados divergentes em relação à morbidade e mortalidade.[7-9]

Prefere-se o termo colite isquêmica, relacionado com a doença isquêmica de cólon sem associação à obstrução vascular, contrapondo-se ao termo colopatia isquêmica, mais genérica, que engloba outras afecções isquêmicas do cólon (isquemia mesentérica e trombose mesentérica) e que não serão consideradas neste capítulo.

ETIOLOGIA E FISIOPATOLOGIA

Na maioria dos casos, não se consegue identificar a causa específica da colite isquêmica.

O mecanismo principal está relacionado com o comprometimento agudo e autolimitado do fluxo sanguíneo que se torna insuficiente à demanda metabólica do cólon. Diversos eventos simultâneos podem desencadear o processo. Dentre os fatores envolvidos, é citado o aumento da demanda de fluxo sanguíneo para o cólon por uma maior atividade motora ou refeição copiosa, diminuição aguda de fluxo sanguíneo por alguma causa orgânica, alterações preexistentes na artéria mesentérica e alteração de fluxo sanguíneo no cólon desencadeado por fatores medicamentosos, emocionais ou exercício físico extenuante.[10,11] A obstipação intestinal é outro fator que tem influência na irrigação do cólon.[11,12]

Embora a incidência seja maior em pacientes idosos com risco aumentado de doenças vasculares, não se consegue demonstrar, na maioria das vezes, correlação do quadro com obstrução de fluxo sanguíneo pela angiografia.[13-15] Os vasos mesentéricos se apresentam permeáveis à arteriografia, não havendo indicação para a realização deste exame. Apesar deste fato, é importante a correlação da colite isquêmica com locais onde a irrigação é mais distal aos ramos principais situados no ângulo esplênico, seguido pelo cólon descendente e pelo sigmoide.[2]

Observa-se estatística crescente de casos de colite isquêmica em indivíduos jovens, e as principais etiologias citadas, neste grupo, são: vasculites (principalmente lúpus eritematoso sistêmico), reações medicamentosas,[16] anemia falciforme,[10,12] consumo de cocaína[3] e participação em corridas de longa distância (maratonas).[17]

Existe aumento da incidência de colite isquêmica em pacientes com suboclusão intestinal causada por neoplasia, moléstia diverticular, estreitamentos de cólon ou impactação fecal.

Outra condição bem estudada é a isquemia colônica associada à cirurgia reconstrutiva aórtica, onde ocorrem traumatismos vasculares, hipotensão arterial, interrupção de irrigação temporária e outras condições que explicam a maior incidência de episódio isquêmico. Há incidência relatada de acometimento de 7% em colonoscopias realizadas no pós-operatório, geralmente envolvendo o cólon sigmoide.[18]

O acometimento de cólon direito pode estar associado à isquemia do intestino delgado, tornando a lesão potencialmente mais grave e devendo ser diferenciada com as formas de isquemia mesentérica.

ANATOMIA VASCULAR

Para a avaliação da colite isquêmica, é importante o conhecimento da irrigação arterial do cólon. Há uma proteção natural de eventos isquêmicos pela existência de rede de circulação colateral abundante. Um dos fatores envolvidos no mecanismo de desenvolvimento do episódio isquêmico é a deficiência desta rede de circulação colateral.

O cólon é irrigado pela artéria mesentérica superior, pela artéria mesentérica inferior e por ramos das artérias ilíacas internas.[19]

A artéria mesentérica superior se ramifica nas artérias cólica média, cólica direita e a ileocólica. É responsável pela irrigação do cólon direito e a metade direita do cólon transverso.

A artéria mesentérica inferior se ramifica nas artérias cólica esquerda, sigmóidea e a retal superior e é responsável pela irrigação da metade esquerda dos cólons transverso, descendente, sigmoide e reto proximal. As artérias retais inferior e média são ramos da artéria ilíaca interna e são responsáveis pela irrigação do reto médio e distal.

As artérias mesentéricas superior e a inferior se comunicam por três vias. A via comunicante mais desenvolvida é representada pelas artérias marginais de Drummond, que se distribuem próxima à superfície mesentérica do cólon e originam os vasos retos.[20] A outra via de comunicação é pelo Arco de Riolan,[21] localizada mais proximal. A terceira via é pela anastomose centralizada e direta das artérias cólicas média e esquerda.[19,20] A terminologia utilizada e a localização exata do Arco de Riolan são controversas na literatura, e a tendência é de se utilizar a denominação genérica de artérias marginais para a rede de anastomose entre as mesentéricas superior e inferior.[21]

PATOLOGIA

Nas formas leves de colite isquêmica, após o episódio isquêmico, o aspecto endoluminal mostra edema, eritema, congestão e hemorragias na mucosa e submucosa, produzindo elevações submucosas. Estes podem ser reabsorvidos ou evoluir com necrose da mucosa, eliminando o conteúdo hemorrágico para a luz intestinal, provocando sangramento intestinal e ulcerações com vários formatos. O exame anatomopatológico nesta fase mostra necrose superficial e hemorragia e vários graus de infiltração neutrofílica (Fig. 32-1).[22]

A reparação é desencadeada com o aparecimento de tecido de granulação, fibrose e focos de reepitelização na área ulcerada, levando ao espessamento da camada submucosa. Estas alterações na submucosa e a presença de macrófagos contendo produtos da degradação de hemoglobina são características histopatológicas da colite isquêmica (Fig. 32-2).[22]

Por vezes, há evolução com ulcerações crônicas, formação de pseudopólipos e abscessos de criptas, pontes mucosas ou resposta exacerbada de tecido de reparação na submucosa, dificultando o diagnóstico diferencial com outras doenças de cólon (Fig. 32-3).

Nos casos mais graves, há acometimento da camada muscular pelo processo isquêmico, ocorrendo evolução com estenoses segmentares ou até mesmo infarto de todas as camadas do cólon, com gangrena e perfuração.

QUADRO CLÍNICO

O quadro clínico típico é de dor abdominal em aperto, de instalação aguda, localizada no flanco e fossa ilíaca esquerdos, distensão abdominal acompanhada de tenesmo e sangramento intestinal. Pode haver quadro de náuseas e palidez cutânea. A manifestação pode variar de dor de leve intensidade até casos de dor intensa ou até mesmo peritonite, por gangrena ou perfuração.

Boley e Brandt descrevem três graus de gravidade.[23]

Nas formas leves, com acometimento somente da mucosa e da submucosa do cólon, há dor abdominal leve e diarreia sanguinolenta. Mais de 50% dos pacientes apresentam esta forma leve, e aproximadamente 25% desses pacientes podem cursar apenas com leve distensão abdominal, sem dor abdominal.[7,24,25] O sangramento intestinal é de pequeno volume e autolimitado, e geralmente não há necessidade de transfusão sanguínea. Sangramentos mais profusos, intermitentes ou contínuos são mais consistentes com diagnóstico de moléstia diverticular ou angiodisplasia.

Na forma de média gravidade, em que há acometimento parcial da camada muscular própria do intestino, o paciente pode apresentar quadro de suboclusão intestinal decorrente do estreitamento segmentar da luz. Estes casos podem evoluir para a forma crônica da doença, que é causada pela fibrose regenerativa, com estenose segmentar.[7,25]

Nas formas mais graves, com acometimento mais profundo das camadas do intestino, pode haver quadro de anorexia, vômitos ou distensão abdominal, causado por íleo paralítico. Cerca de 10 a 20% dos pacientes podem apresentar sinais de irritação peritoneal, causados pela isquemia transmural. Estes casos podem evoluir com perfuração intestinal e peritonite franca, necessitando de tratamento cirúrgico de urgência.

O exame físico pode variar desde dor leve ou moderada à palpação abdominal ou sinais de irritação peritoneal, o que indica forma mais grave de lesão isquêmica.

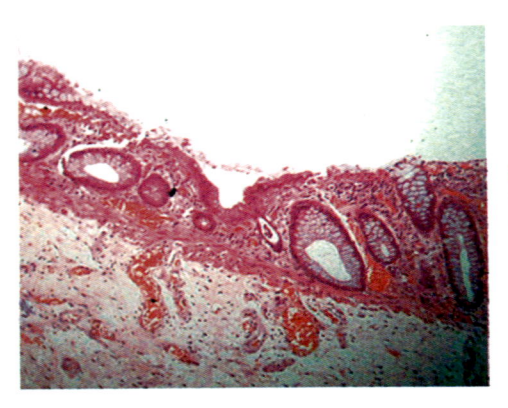

Fig. 32-1. Nas fases iniciais, o exame histopatológico da mucosa intestinal mostra extravasamento das hemácias na lâmina própria, com vasodilatação e atrofia mucosa (HE a 100×).

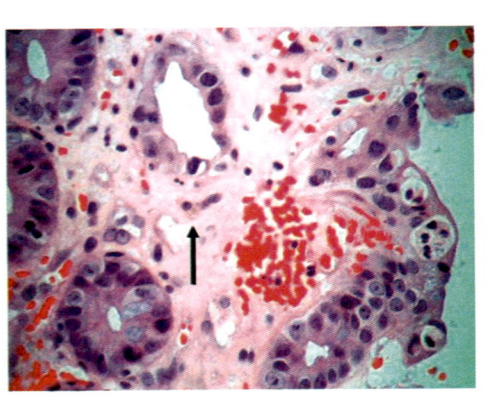

Fig. 32-2. Presença de hemossiderina no interior de macrófagos é aspecto relevante no achado histopatológico. Está presente na fase tardia ou reparativa em lesões de leve intensidade (HE a 400×).

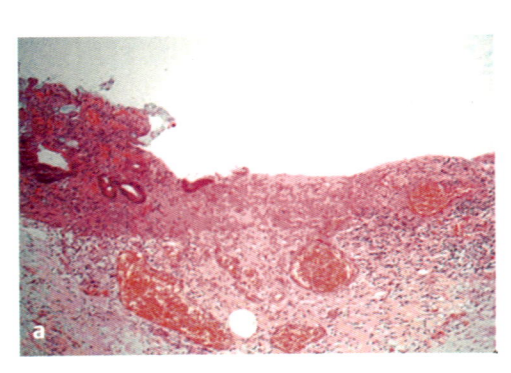

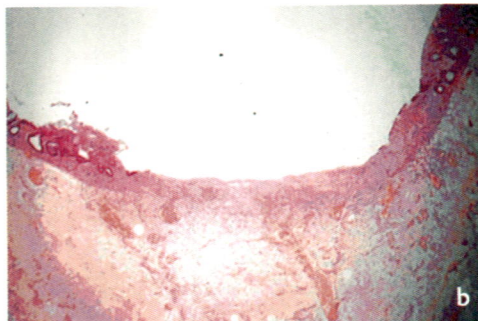

Fig. 32-3. (a, b) Úlceras rasas, com perda total da camada mucosa, associada ao processo inflamatório crônico que envolve também a submucosa (HE a 100×).

CLASSIFICAÇÃO

A classificação de colite isquêmica utilizada por Ghandi separa a doença nas formas gangrenosas e não gangrenosas.[1] As formas não gangrenosas apresentam acometimento parcial somente da mucosa ou submucosa. Nestas formas, existem dois tipos principais de condições: o tipo reversível que tem boa evolução clínica, com resolução completa e o tipo crônico que evolui com estenoses segmentares, muitas vezes necessitando de tratamento cirúrgico complementar.[1] Segundo o autor, cerca de 80 a 85% são da forma não gangrenosa, e 15 a 20% são da forma gangrenosa. A classificação descrita por Gandhi está apresentada no Quadro 32-1.[1]

A forma gangrenosa evolui com necrose de toda a parede intestinal, evoluindo com perfuração intestinal ou peritonite franca. Deve ser indicado tratamento cirúrgico logo após a constatação da complicação ou piora do quadro clínico. O tratamento cirúrgico também deve ser cogitado nos casos de evolução com choque séptico mesmo sem sinais de peritonite nos pacientes idosos.

Quadro 32-1. Classificação de Colite Isquêmica Descrita por Gandhi[1] Separada em Formas Não Gangrenosa e Gangrenosa

Não gangrenosa (80-85%)	Reversível, autolimitada	
	Crônica	Estenose
		Colite segmentar crônica
Gangrenosa (15-20%)		

DIAGNÓSTICO

Os exames laboratoriais nos casos leves apresentam discreta alteração. As formas mais graves podem cursar com leucocitose, acidose metabólica e elevação do lactato.

A radiografia simples de abdome pode ser útil nesta fase, dando ênfase na análise do conteúdo gasoso e sinais de abdome agudo perfurativo. Na radiografia de abdome, podem-se visualizar espessamento da parede do cólon e imagens de impressões digitais intraluminares típicas da colite isquêmica. Outro sinal que devemos valorizar é a presença de líquidos e ar livre na cavidade abdominal ou entre as camadas do cólon.[15]

O enema opaco pode demonstrar imagens típicas de colite isquêmica como as impressões digitais (*thumb-printing sign*) causadas pelos hematomas submucosos presentes na fase aguda da doença.[26,27]

A tomografia computadorizada de abdome pode demonstrar alterações segmentares do cólon, espessamento e edema da parede do cólon e presença de ar intramural. A tomografia pode confirmar o diagnóstico de colite isquêmica, não sendo, porém, conclusiva.[28,29]

A colonoscopia é o método diagnóstico de escolha nos casos sem sinais de perfuração ou peritonite. A vantagem é de se conseguirem observar todas até as alterações mucosas e possibilitar a realização de biópsias.[12,18,30-33]

Os achados do exame dependem do estágio ou do grau de acometimento da isquemia. Na fase inicial das formas leves pode-se observar palidez ou enantema, com focos de hemorragia petequiais entremeados por área de mucosa normal. Os aspectos da colite isquêmica leve estão representados na Figura 32-4. Nestas formas, podemos evidenciar enantema e, por vezes, com erosões rasas, dispostas no sentido longitudinal e seguindo as linhas das tênias cólicas.

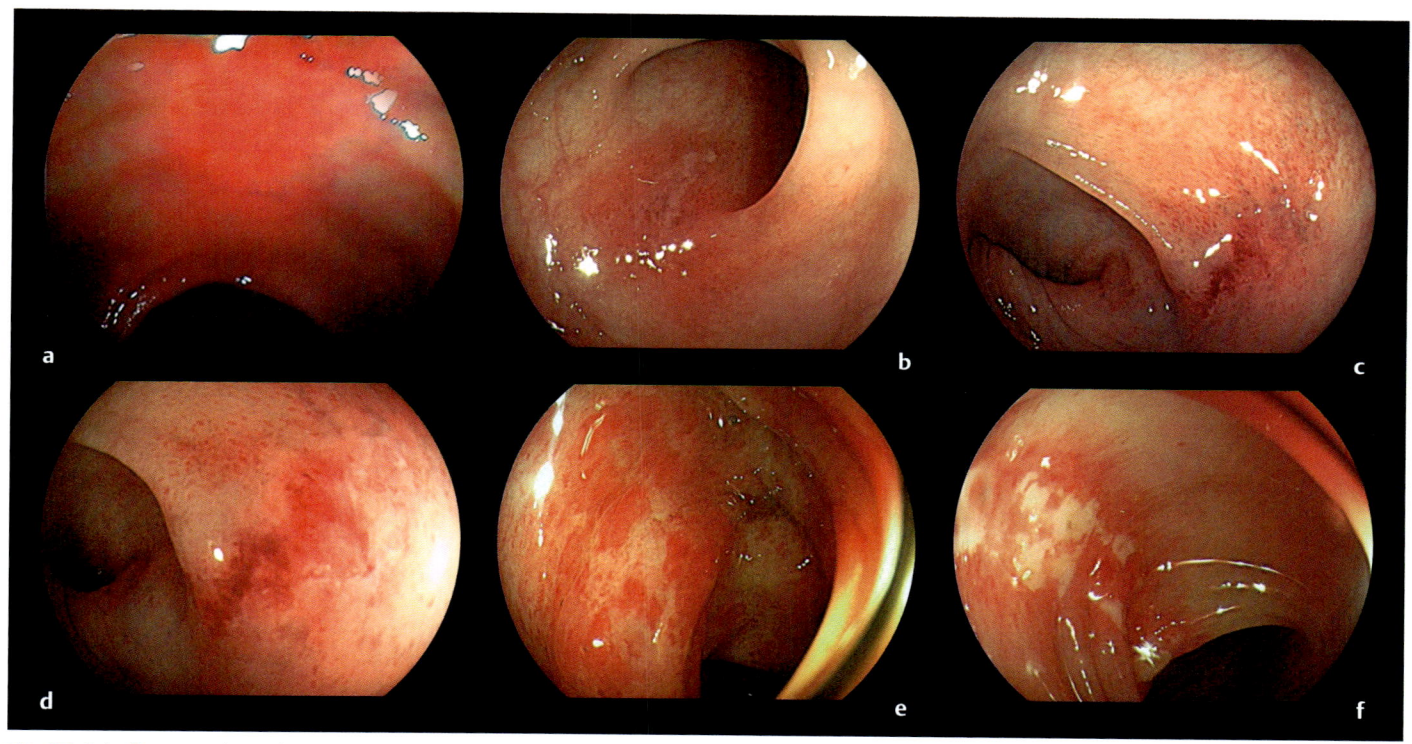

Fig. 32-4. (a-f) Formas leves de colite isquêmica com enantema dispostas no sentido longitudinal e presença de erosões rasas.

O comprometimento mais profundo na colite isquêmica mostra, como achados mais comuns, úlceras irregulares lineares longitudinais recobertas por fibrina, geralmente acompanhando a impressão das tênias. As úlceras podem apresentar outros formatos e profundidades. As lesões geralmente têm distribuição segmentar, entremeando mucosa normal e acometida e localizam-se preferencialmente em cólon descendente na região próxima ao ângulo esplênico, seguido do sigmoide e cólon transverso distal. Costuma-se observar transição abrupta entre área acometida e as áreas normais. O aspecto destas úlceras pode ser visualizado na Figura 32-5.

Na área de ulceração, podem ser visualizadas formações elevadas com coloração cinza ou vinhosa. Estas alterações são decorrentes de coágulos na submucosa e que, na imagem radiológica, correspondem ao aspecto de impressões digitais. Estas alterações tendem a desaparecer em 3 a 4 dias por causa de necrose tecidual e queda de escara, permanecendo imagens de ulcerações friáveis e com tecido necrótico.[33] A Figura 32-6 ilustra estes hematomas subepiteliais ainda presentes na área com isquemia.

Quando há acometimento de toda a circunferência do cólon, devemos tomar precaução na progressão com o aparelho, evitando-se a insuflação excessiva e manobras bruscas. Muitas vezes, será preferível confirmar o diagnóstico com biópsias, interromper exame e aguardar evolução do quadro para um segundo exame para avaliar todo o cólon.

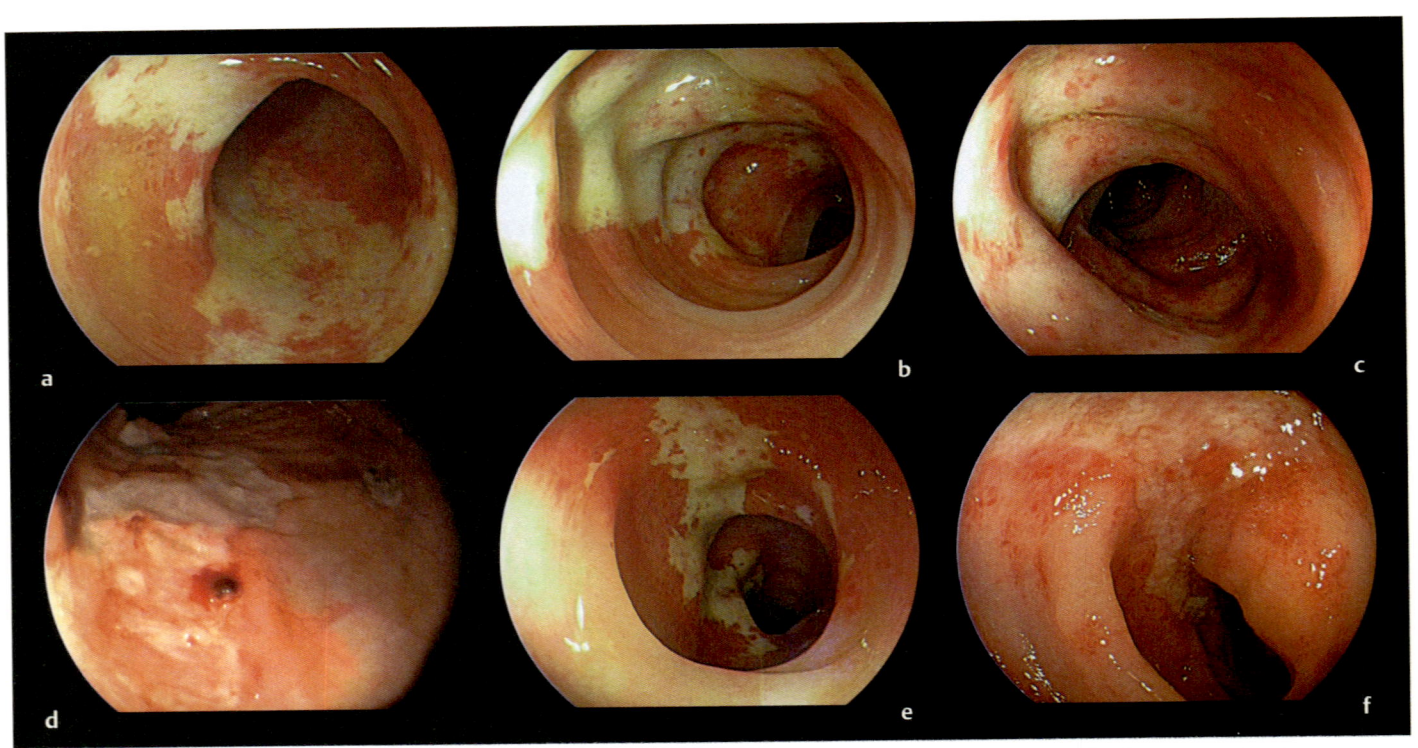

Fig. 32-5. (a-f) Formas de acometimento moderado da colite isquêmica com enantema, úlceras lineares rasas ou profundas acompanhando as impressões das tênias cólicas e coexistência de mucosa normal ao redor.

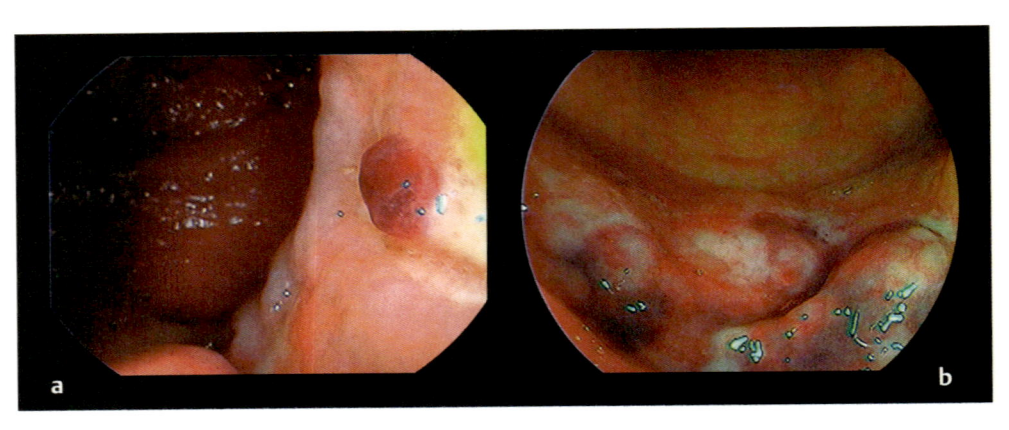

Fig. 32-6. (a, b) Nódulos hemorrágicos na área com úlcera isquêmica.

A Figura 32-7 demonstra o acometimento circular do cólon pela colite isquêmica e com discreta diminuição da luz. Nestes casos, devemos ter precaução na progressão com o equipamento, e, assim, a melhor conduta será interromper exame.

Nas formas graves da doença, podem ser observadas colorações violáceas, cinza ou pretas da mucosa acometendo toda a circunferência do órgão e, frequentemente, provocando diminuição da luz intestinal. Outras vezes, o grau de necrose impede a visualização da luz. A Figura 32-8 ilustra o aspecto das formas graves.

Nestes casos, não temos possibilidade de estimar a profundidade do acometimento na parede do cólon. A insuflação de ar deve ser mínima para evitar distensão do cólon e causar complicações. O exame deve ser interrompido para evitar perfurações.[2] Devem-se realizar biópsias nos locais acometidos.

A fase de regeneração da colite isquêmica inicia-se a partir do quinto dia pós-evento. Nesta fase são notadas alterações regenerativas com formação de nódulos de regeneração que, por vezes, tem coloração avermelhada, contrastando com o fundo banco. Estas imagens de nódulos de regeneração podem ser visualizadas na Figura 32-9. Por vezes evidenciamos sinais de reepitelização das úlceras com enantema mais pronunciado ao redor da úlcera e sinais de regeneração na borda. Este aspecto pode ser obervado na Figura 32-10.

Com a progressão da regeneração tecidual, podemos observar imagens com aspecto de calcetamento da mucosa correspondente a nódulos de regeneração. Nesta fase, a colite isquêmica deve ser diferenciada da doença de Crohn. A Figura 32-11 ilustra esta imagem de calcetamento da mucosa.

Após recuperação completa, podem persistir cicatrizes com retração de mucosa causada por fibrose. O aspecto pode ser visualizado na Figura 32-12, onde podemos observar retrações cicatriciais que acompanham as linhas das tênias.

As formas crônicas se apresentam como áreas de estreitamento segmentar, diminuição das haustrações, associadas, ou não, a úlceras de difícil resolução. O aspecto está ilustrado na Figura 32-13 onde se evidencia subestenose da luz com persistência das úlceras. A condução por via endoscópica destes casos é complicada e geralmente há necessidade de tratamento cirúrgico.

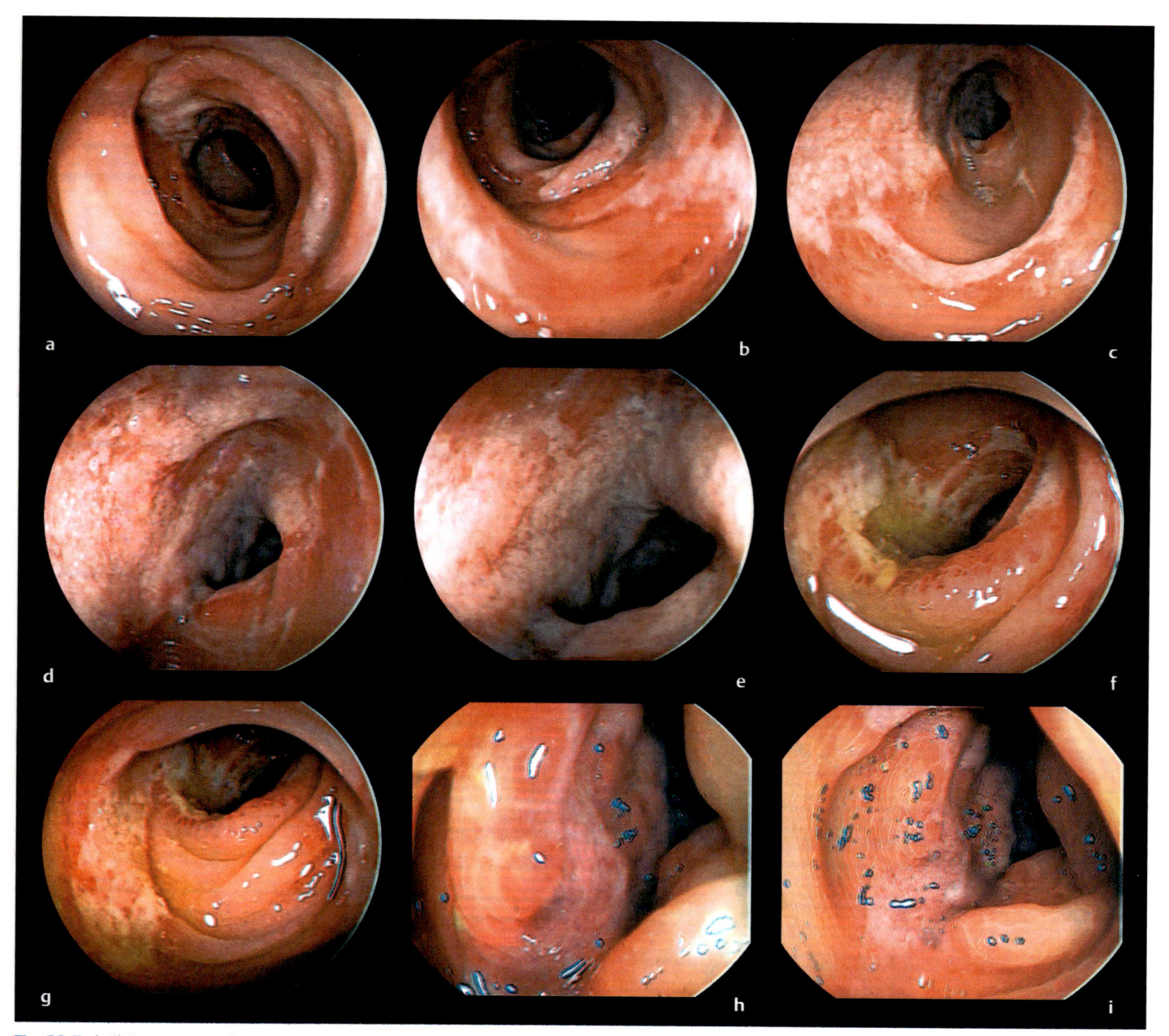

Fig. 32-7. (a-i) Formas com úlceras extensas mais profundas e circulares que ocupam mais de 70% da circunferência do cólon, entremeadas por área de mucosa normal.

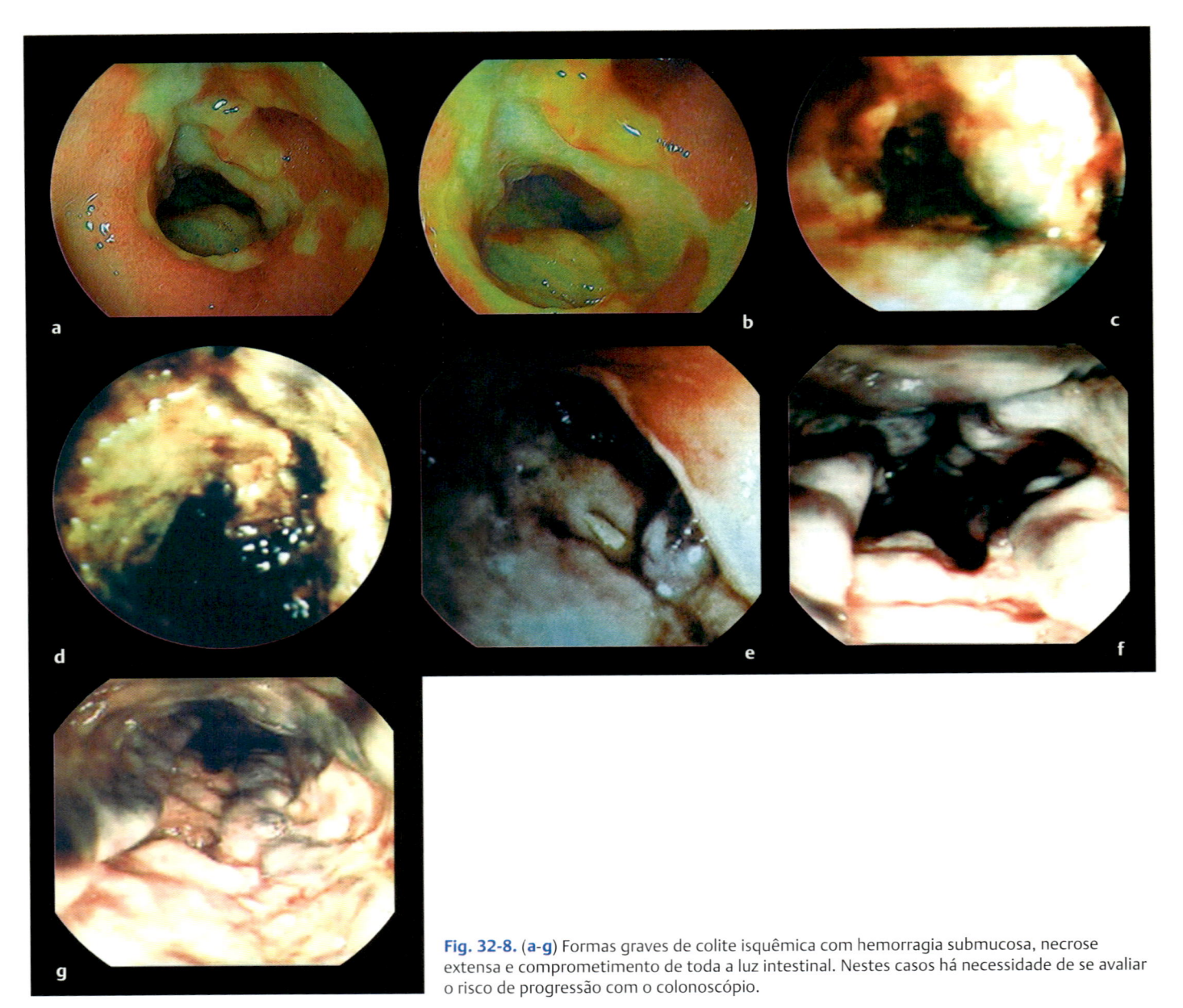

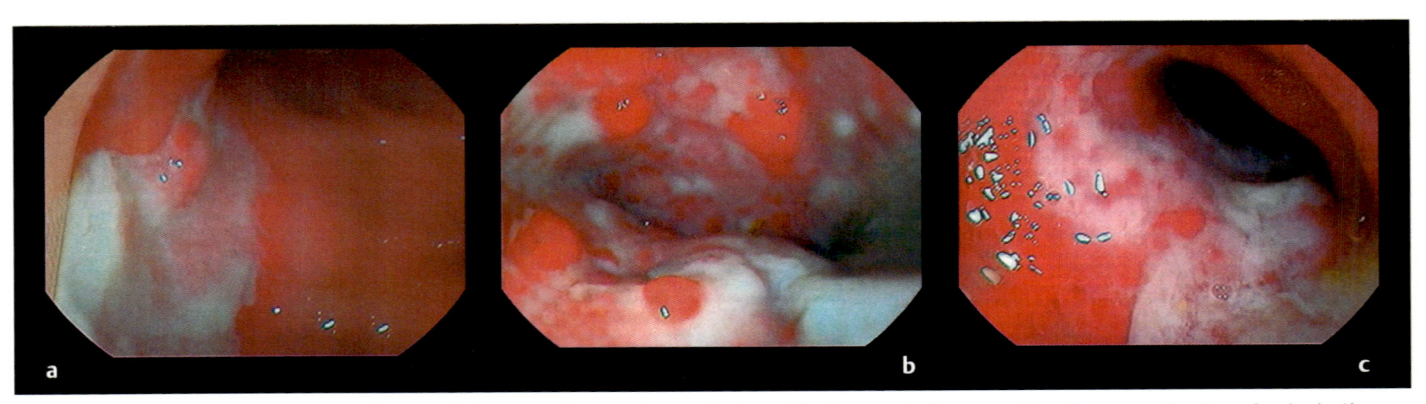

Fig. 32-8. (a-g) Formas graves de colite isquêmica com hemorragia submucosa, necrose extensa e comprometimento de toda a luz intestinal. Nestes casos há necessidade de se avaliar o risco de progressão com o colonoscópio.

Fig. 32-9. (a-c) Imagens que sugerem fase inicial de reparação com formação de tecido de granulação com coloração avermelhada no fundo da úlcera.

COLITE ISQUÊMICA

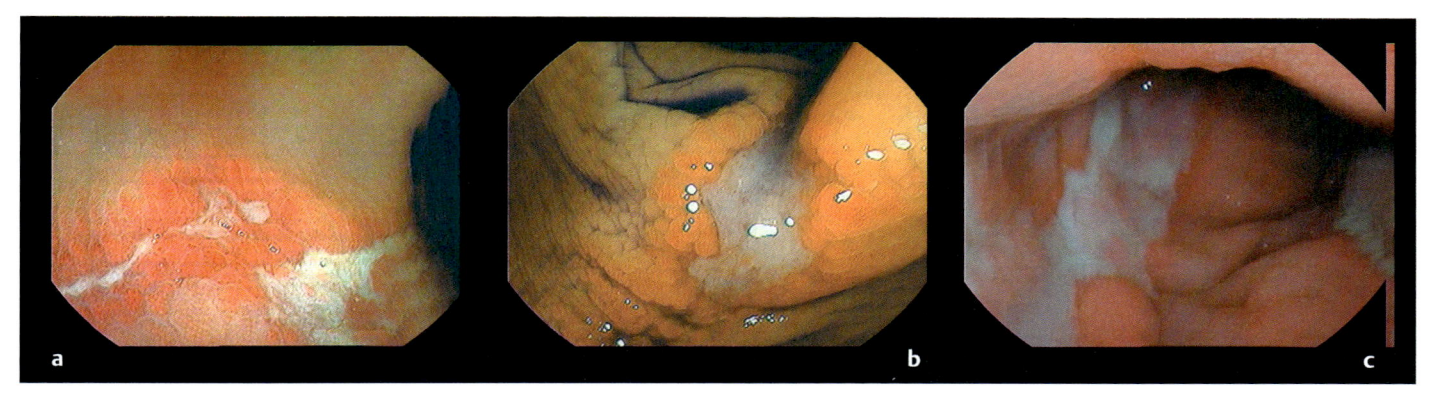

Fig. 32-10. (a-c) Imagens de fase inicial de reparação com reepetilização na borda da lesão com coloração avermelhada.

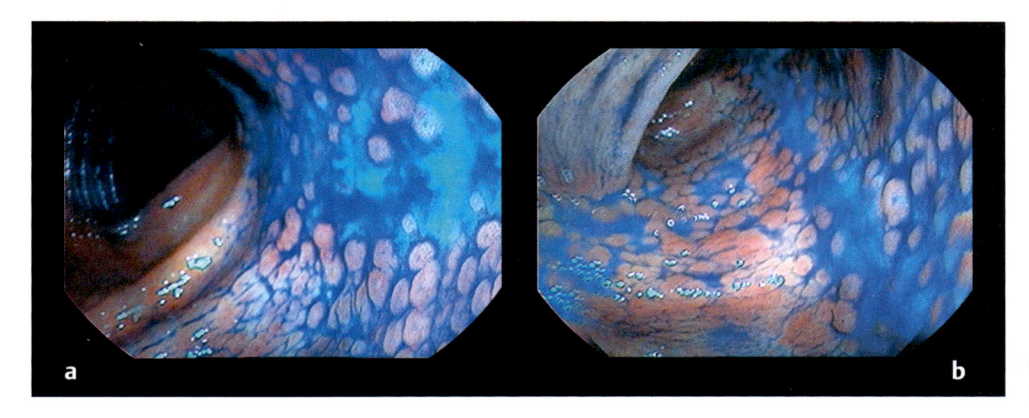

Fig. 32-11. (a, b) Imagens em fase de reparação com aspecto de calçamento.

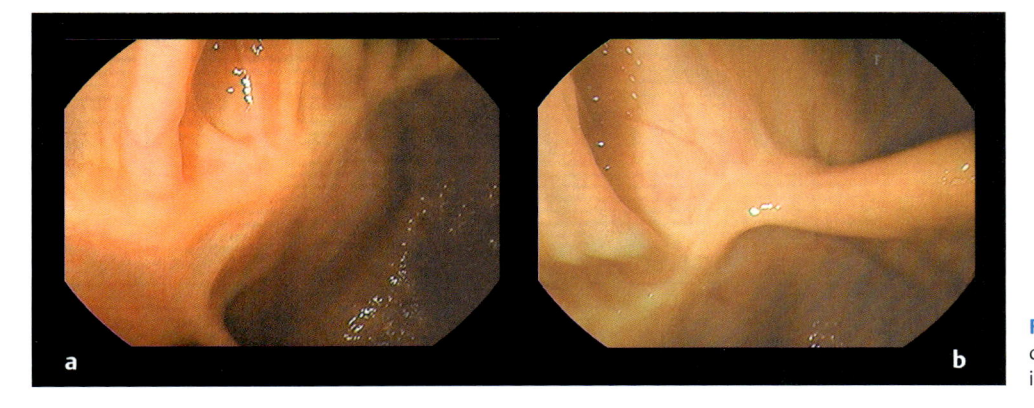

Fig. 32-12. (a, b) Retrações cicatriciais dispostas no sentido longitudinal no cólon indicando cicatriz de colite isquêmica.

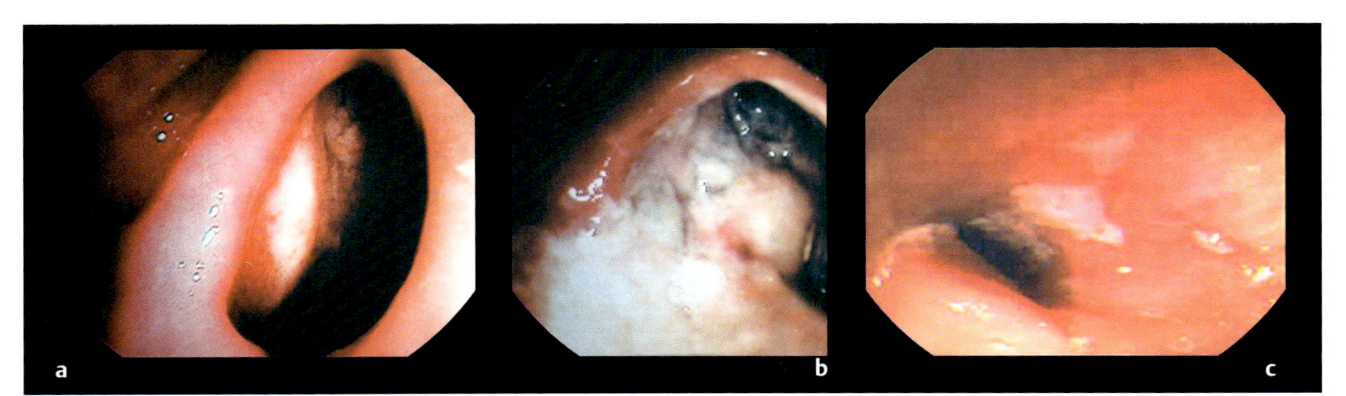

Fig. 32-13. (a-c) Imagens de estreitamento parcial do cólon e visualização de úlceras na área pós-estenótica.

DIAGNÓSTICO DIFERENCIAL

As formas leves de colite isquêmica devem ser diferenciadas com a colite infecciosa, doença inflamatória intestinal e colite induzida por medicamentos.

As formas crônicas, decorrentes da apresentação de estreitamentos segmentares e fibrose, devem ser diferenciadas da Doença de Crohn, câncer avançado de cólon ou outras doenças inflamatórias intestinais. A Figura 32-14a-d ilustra um caso que pode ser confundido com doença de Crohn. Devemos analisar cuidadosamente o aspecto endoscópico, com contribuição da anamnese para dar o diagnóstico endoscópico mais provável. No caso, a Figura 32-14d mostra distribuição linear da úlcera acompanhando a impressão das tênias, confirmando diagnóstico provável de colite isquêmica.

As formas graves devem ser diferenciadas com formas de isquemia mesentérica aguda, geralmente relacionadas com quadros sistêmicos de insuficiência cardíaca, arritmias e hipovolemia, associados, ou não, à embolia. Também devem ser diferenciadas com a obstrução mesentérica crônica. O Quadro 32-2 demonstra o algoritmo de diagnóstico e tratamento proposto pela American Gastroenterological Association, em 2000,[34,35] diferenciando as três afecções. Neste algoritmo, a colite isquêmica é denominada de isquemia colônica.

TRATAMENTO

A conduta terapêutica da colite isquêmica depende do grau de gravidade de acometimento.

Nas formas leves, mais frequentes, o tratamento inicial é conservador com reposição hidreletrolítica, medidas de suporte, tratamento de doenças associadas e pausa alimentar.[24,36]

Nas formas graves está indicado o uso de antibióticos de amplo espectro para prevenção de translocação bacteriana ou sepse. Esta medida é justificada por causa da dificuldade de se prever a forma evolutiva da doença. Nestes casos mais graves, há necessidade de monitoramento dos sinais vitais e acompanhamento rigoroso do quadro abdominal, para acompanhamento de possível evolução com peritonite, abdome agudo perfurativo ou choque séptico, indicativos de tratamento cirúrgico.[37]

Caso haja evolução com íleo paralítico, há indicação de passagem de sonda nasogástrica para drenagem.[2]

A utilização de corticosteroide está contraindicada pela possibilidade de inibição de reação peritoneal. A utilidade dos vasodilatadores não está comprovada. Geralmente não há necessidade de transfusão sanguínea, pois o sangramento intestinal geralmente não é excessivo e é autolimitado.[2]

O tratamento cirúrgico está indicado nas formas gangrenosas ou nas formas crônicas que evoluem com estenose segmentar sem melhora ou possibilidade de tratamento dilatador.[2,37]

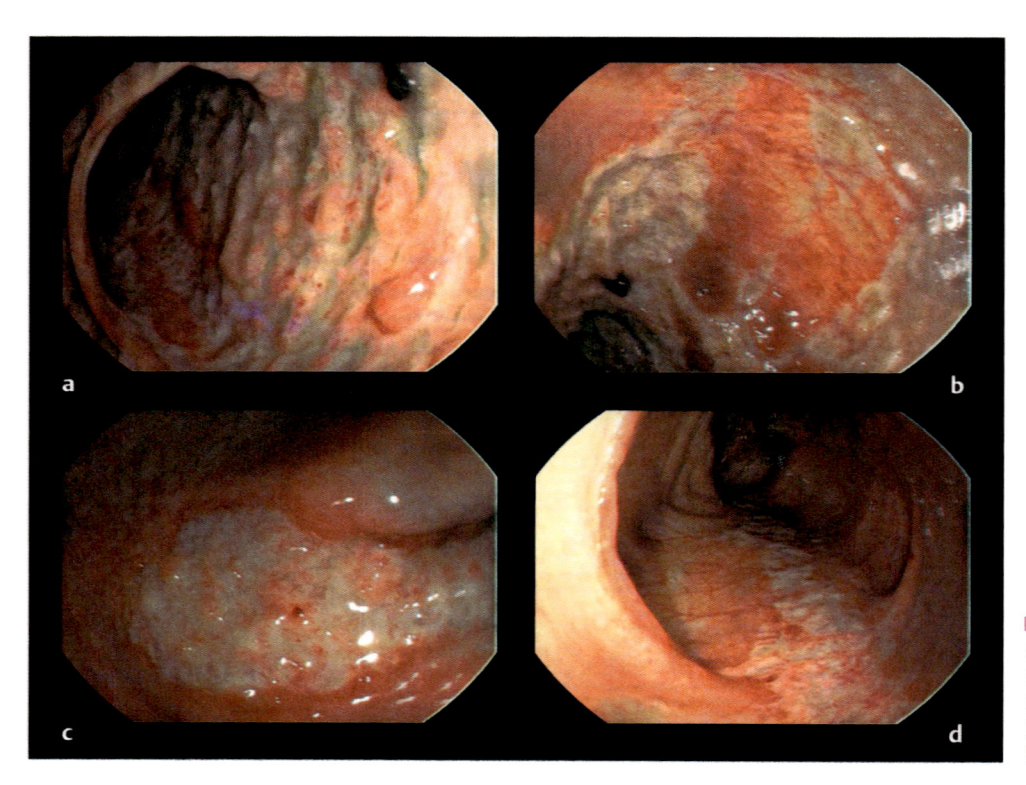

Fig. 32-14. (a-c) Imagens com ulcerações extensas e irregulares e de difícil diagnóstico diferencial com Doença de Crohn ativa. Porém, a imagem (d) demonstra uma úlcera disposta no sentido longitudinal indicando diagnóstico de colite isquêmica.

Quadro 32-2. Diagnóstico Diferencial das Doenças com Isquemia Intestinal, Adaptado dos Algoritmos Propostos pela American Gastroenterological Association (AGA) Technical Review[34,35]

	Isquemia mesentérica aguda	Isquemia mesentérica crônica	Colite isquêmica (isquemia colônica)
Causas	Embolia, trombose Vasoconstrição secundária a baixo fluxo	Obstrução arterial crônica	Idiopática
Métodos diagnósticos	Arteriografia, RX simples, CT *scan*, ultrassonografia com Doppler, exames laboratoriais	Arteriografia, Doppler, RMA, CT	Colonoscopia Enema opaco
Tratamento	Embolectomia, cirurgia, trombolíticos	Revascularização cirúrgica, angioplastia com ou sem *stent*	Tratamento clínico. Cirurgia nos casos com complicação

REFERÊNCIAS BIBLIOGRÁFICAS

1. Gandhi SK, Hanson MM, Vernava AM, Kaminski DL, Longo WE. Ischemic colitis. Dis Colon Rectum. 1996;39:88-100.
2. Baixauli J, Kiran RP, Delaney CP. Investigation and management of ischemic colitis. Cleveland Clinic J Med. 2003;70:920-34.
3. Linder JD, Monkemuller KE, Raijman I, et al. Cocaine-associated ischemic colitis. Southern Med J. 2000;93:909-912.
4. Sherid M, Samo S, Sulaiman S, Husein H, Sethuraman SN, et al. Comparison of Ischemic Colitis in the Young and the Elderly World Medical J. 2016;115:196-202.
5. Yadav S, Dave M, Varayil JE, Harmsen S, et al. A Population-based Study of Incidence, Risk Factors, Clinical Spectrum, and Outcomes of Ischemic Colitis. Clinical Gastroenterology and Hepatology. 2015;13:731-738.
6. Burns BJ, Brandt LJ. Intestinal ischemia Gastroenterol Clin North Am. 2003; 32:1127-1143.
7. Huguier M, Barrier A, Boelle PY, Houry S, Lacaine F. Ischemic colitis. Am J Surg. 2006;192:697-684.
8. Medina C, Vilaseca J, Videla S, Fabra R, Armengol-Miro JR, Malagelada JR. Outcome of patients with ischemic colitis: review of fifty three cases. Dis Colon Rectum. 2004;47:180-184.
9. Scharff JR, Longo WE, Vartanian SM, Jacobs DL, Bahadursingh AN, Kaminski DL. Ischemic colitis: spectrum of disease and outcome. Surgery. 2003;134:624-629.
10. Green BT, Branch MS. Ischemic colitis in a young adult during sickle cell crisis: case report and review. Gastrointest Endosc. 2003;57:605-607.
11. Green BT, Tendler DA. Ischemic colitis: a clinical review. Southern Med J. 2005; 98:217-222.
12. Midian-Singh R, Polen A, Durishin C, Crock RD, Whittier FC, Fahmy N. Ischemic colitis revisited: a prospective study identifying hypercoagulability as a risk factor. Southern Med J. 2004;97:120-123.
13. Doulberis M, Panagopoulos P, Scherz S, Dellaporta E, Kouklakis G. Update on ischemic colitis: from etiopathology to treatment including patients of intensive care unit. Scand J Gastroenterol. 2016;51(8):893-902.
14. Higgins PDR, Davis KJ, Laine L. Systematic review: the epidemiology of ischaemic colitis. Aliment Pharmacol Ther. 2004;19:729-738.
15. William J, Sandborn K, Edward V, Loftus Jr, Wolf EL, Sprayregen S, Bakal CW. Radiology in intestinal ischemia. Surg Clin North Am. 1992;72:107-125.
16. Vodusek Z, Feuerstadt P, Brandt LJ. Review article: the pharmacological causes of colon ischaemia Aliment Pharmacol Ther. 2019;49:51-63.
17. Lucas W, Schroy PC III. Reversible ischemic colitis in a high endurance athlete. Am J Gastroenterol. 1998;93:2231-2234.
18. Alapati SV, Mihas AA. When to suspect ischemic colitis. Postgraduate Med. 1999;105:177-187.
19. Kornblith PL, Boley SJ, Whitehouse BS. Anatomy of the splanchnic circulation. Surg Clin North Am. 1992;72:1-30.
20. Rosenblum JD, Boyle CM, Schwartz LB. The mesenteric circulation: anatomy and physiology. Surg Clin North Am. 1997;77:289-306.
21. Lange JF, Komen N, Akkerman G, Nout E, Horstmanhoff H, Schlesinger F, et al. Riolan´s arch: confusing, misnomer, and obsolete. A literature survey of the connection(s) between the superior and inferior mesenteric arteries. Am J Surg. 2007;193:742-748.
22. Mitsudo S, Brandt LJ. Pathology of intestinal ischemia. Surg Clin North Am. 1992;72:43-63.
23. Brandt LJ, Boley SJ. Colonic ischemia. Surg Clin North Am. 1992;72:203-29.
24. Brandt LJ, Feuerstadt P. Beyond Low Flow: How I Manage Ischemic Colitis. Am J Gastroenterol. 2016;111:1672-1674
25. Fenster M, Feuerstadt P, Brandt LJ, Mansor MS, et al. Real-world multicentre experience of the pathological features of colonic ischaemia and their relationship to symptom duration, disease distribution and clinical outcome. Colorectal Disease. 2018;20:1132-1141.
26. Iida M, Matsui T, Fuchigami T. Ischemic colitis: serial changes in double contrast barium enema examinations. Radiology. 1986;159:337-341.
27. Sacks CA. Thumb printing in Ischemic Colitis N Engl J Med. 2018;378:24.
28. Balthazar EJ, Yen BC, Gordon RB. Ischemic colitis: CT evaluation of 54 cases. Radiology. 1999;211:381-388.
29. Taourel P, Aufort S, Merigeaud S, Doyon FC, Devaux-Hoquet M, Delabrousse E. Imaging of ischemic colitis. Radiol Clin N Am. 2008;46:909-924.
30. Misiakos EP, Tsapralis D, Karatzas T, Lidoriki I, Schizas D, Sfyroeras GS, et al. Advents in the Diagnosis and Management of Ischemic Colitis. Front Surg. 2017;4:47.
31. Nagata N, Niikura R, Aoki T, Shimbo T, Kishida Y, et al. Natural history of outpatient-onset ischemic colitis compared with other lower gastrointestinal bleeding: a long-term cohort study. Int J Colorectal Dis. 2015;30:243-249.
32. Nikolic AL, Keck JO. Ischaemic colitis: uncertainty in diagnosis, pathophysiology and Management. ANZ J Surg. 2018;88:278-283.
33. Habu Y, Tahashi Y, Kiyota K, Matsumura K, Hirota M, Inokuchi H, Kawai K. Reevaluation of clinical features of ischemic colitis. Scand J Gastroenterol. 1996;31:881-886.
34. Brandt LJ, Boley SJ. AGA medical position statement: Guidelines on intestinal ischemia. Gastroenterology. 2000;118:951-953.
35. Brandt LJ, Boley SJ. AGA technical review on intestinal ischemia. Gastroenterology. 2000;118:954-968.
36. Feuerstadt P, Brandt LJ. Update on Colon Ischemia: Recent Insights and Advances. Curr Gastroenterol Rep. 2015;17:45.
37. Longo WE, Ward D, Vernava AM, Kaminski DL. Outcome of patients with total colonic ischemia. Dis Colon Rectum. 1997;40:1448-1454.

LESÕES VASCULARES DO CÓLON

Giulio Rossini ▪ Vinicius Pfuetzenreiter ▪ Breno Bandeira de Mello

INTRODUÇÃO

O desenvolvimento da endoscopia digestiva proporciona aos pacientes que apresentam sangramento do trato gastrointestinal uma nova perspectiva de tratamento. Os avanços tecnológicos e o aprimoramento técnico dos endoscopistas promoveram a identificação de alterações até então desconhecidas, inclusive na colonoscopia.

As lesões vasculares ganharam importância em razão de sua propensão aos sangramentos. Exames realizados em vigência de sangramento ativo possibilitaram a inclusão de novos diagnósticos para hemorragia digestiva baixa (HDB), o que antes era restrito basicamente às neoplasias e doença diverticular. Consequentemente, a descoberta de novas etiologias para o sangramento digestivo proporcionou novas terapêuticas endoscópicas.

Atualmente, o exame endoscópico é a primeira escolha para identificação e tratamento das hemorragias digestivas. Para as suspeitas de sangramento com foco no cólon e reto, a colonoscopia tem-se mostrado ótima opção para diagnóstico e tratamento. O colonoscopista, portanto, tem o dever de identificar e optar pela melhor forma de tratamento.

As lesões vasculares do trato gastrointestinal podem ser divididas em três grupos:

1. *Lesões esporádicas ou adquiridas:* angiectasias, retite actínica, Dieulafoy e varizes de reto.
2. *Tumores vasculares ou angiomas:* benignos (hemangiomas) ou malignos (sarcoma de Kaposi e angiossarcoma).
3. *Alterações vasculares congênitas ou por doenças sistêmicas:* síndrome de blue rubber bleb nevus, síndrome de Klippel-Trenaunay-Weber, síndrome de Ehlers-Danlos, esclerodermia (variante CREST) e telangiectasia hemorrágica hereditária (síndrome de Osler-Weber-Rendu).

Neste capítulo abordaremos as principais alterações vasculares do cólon, descrevendo suas características endoscópicas, incidências e abordagem terapêutica, quando indicadas.

ANGIECTASIAS

Também conhecidas como ectasias vasculares do cólon, tais lesões possuem outros sinônimos, tais quais: angiodisplasias, telangiectasias e malformações arteriovenosas.

Vale salientar que o termo angiectasia seria uma referência mais genérica, atualmente, mais recomendada. No entanto, alguns autores utilizam telangiectasia para lesões congênitas e angiodisplasia para as lesões cólicas.

As angiodisplasias são definidas como dilatações vasculares da submucosa do cólon e podem ter forma e dimensões variadas. A exata causa da ectasia vascular não é conhecida, mas, acredita-se que ocorra por causa do envelhecimento e degeneração dos vasos.[1] Uma hipótese é que a dilatação seria causada pela contração da camada muscular e consequente oclusão dos vasos da submucosa, provocando proximalmente dilatação e tortuosidade nas veias.[1]

A incidência de angiectasias varia na literatura, contudo, os trabalhos populacionais mais recentes, em pacientes assintomáticos, evidenciam cerca de 0,8%. Cumpre ressaltar que estudos ocidentais e orientais são concordantes.[2-4]

Tais lesões, predominantemente, afetam o ceco e cólon direito nos pacientes ocidentais e cólon esquerdo nos orientais, podendo acometer quaisquer segmentos do cólon e reto (Fig. 33-1).[2,5-8] Quanto ao sexo, não constatou-se diferença, mas acomete, principalmente indivíduos acima de 65 anos.[2]

Existem relatos de associação entre as ectasias vasculares e doença renal crônica, estenose de aorta, cirrose hepática e doença de Von Willebrand.[9,10]

O diagnóstico frequentemente feito por colonoscopia tem como padrão ouro a angiografia convencional. Uma vez que o exame endoscópico dependa de fatores, como: preparo intestinal adequado, posicionamento evidente ao exame, ou seja, não pode localizar-se em angulações ou atrás de haustrações. Outro fator influenciador é mudança do fluxo de sangue na submucosa causado pela classe dos sedativos opioides, fatores estes que podem ser superados com a melhora da tecnologia dos novos aparelhos (Fig. 33-2). Não obstante, estima-se que a sensibilidade da colonoscopia seja maior que 80%.[11]

Já a angiografia por tomografia computadorizada evidenciou uma sensibilidade e especificidade de 70 e 100%, respectivamente.[12] Contudo, é preciso maior evidência em estudos para definir o real papel do exame na hemorragia digestiva.

Uma classificação foi proposta para as angiodisplasias, onde deve-se analisar o tamanho (pequena < 2 mm; intermediária 2-5 mm; grande > 5 mm) e o número de lesões (única n = 1; múltiplas n = 2 a 10; difusas n > 10), além da sua localização.[13] Aproximadamente 40 a 60% dos pacientes apresentam mais de uma lesão, sendo cerca de 20% lesões sincrônicas em outros segmentos do trato gastrointestinal.[14]

A apresentação clínica pode-se dar de forma variável, sendo, na maioria dos casos, assintomática e apenas um achado de exame. Quando ocorre sangramento, a tendência é que seja crônico e recorrente, causando anemia ferropriva e, por vezes, com sangue oculto positivo. No entanto, pode haver melena, hematoquezia e também enterorragia, que param espontaneamente em até 90% dos casos.[15,16]

Os fatores de risco para sangramento não são bem estabelecidos, mas existe um estudo que identificou a idade avançada, comorbidades cardíacas, múltiplas lesões e lesões ≤ 5 mm como fatores independentes e estatisticamente significativos.[17]

As angiectasias são responsáveis por cerca de 6% dos casos de hemorragia digestiva baixa.[9] O cólon direito é o sítio onde há maior probabilidade de sangramento, podendo chegar até 89%.[18]

O tratamento pode ser feito via endovascular e cirúrgico, mas com aumento do arsenal disponível para utilização via endoscópica, esta hoje é a terapia padrão. O sucesso do tratamento endoscópico em pacientes com sangramento ativo chega a 100% em estudo recente, mas o ressangramento ocorreu em cerca de 30%.[17]

As angiectasias diagnosticadas em exame de rastreamento não devem ser tratadas se o paciente não possuir história de sangramento e/ou anemia ferropriva. O tratamento de angiodisplasias sem sangramento ativo, em paciente com história de sangramento do trato gastrointestinal, seja oculto ou evidente, não está bem estabelecido, uma vez que não se pode confirmar que aquela lesão é a responsável pelo quadro clínico. Nestes casos, sugere-se excluir outras causas e/ou sítios para então realizar o tratamento das lesões encontradas.

Em pacientes com sangramento evidente, mas com diagnóstico de angioectasias não sangrantes concomitantemente à doença

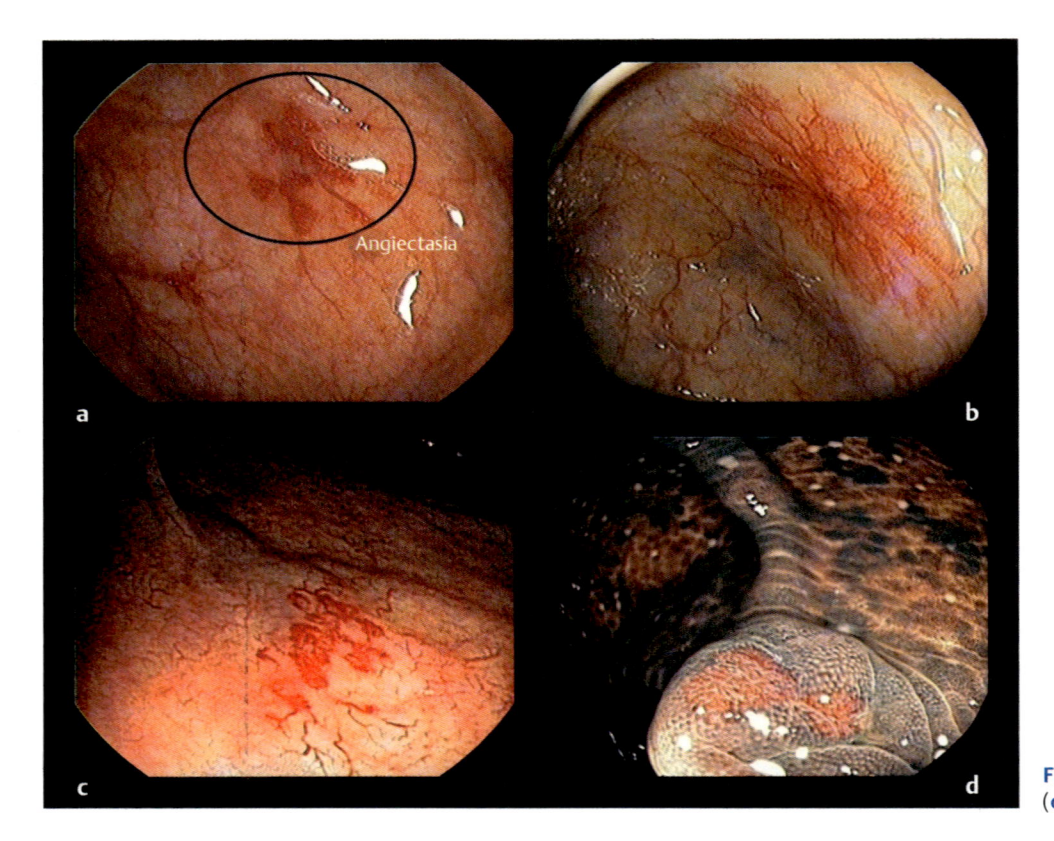

Fig. 33-1. Angiectasias: (**a**) no ceco; (**b**) ascendente; (**c**) transversa; (**d**) associada à melanose cólica.

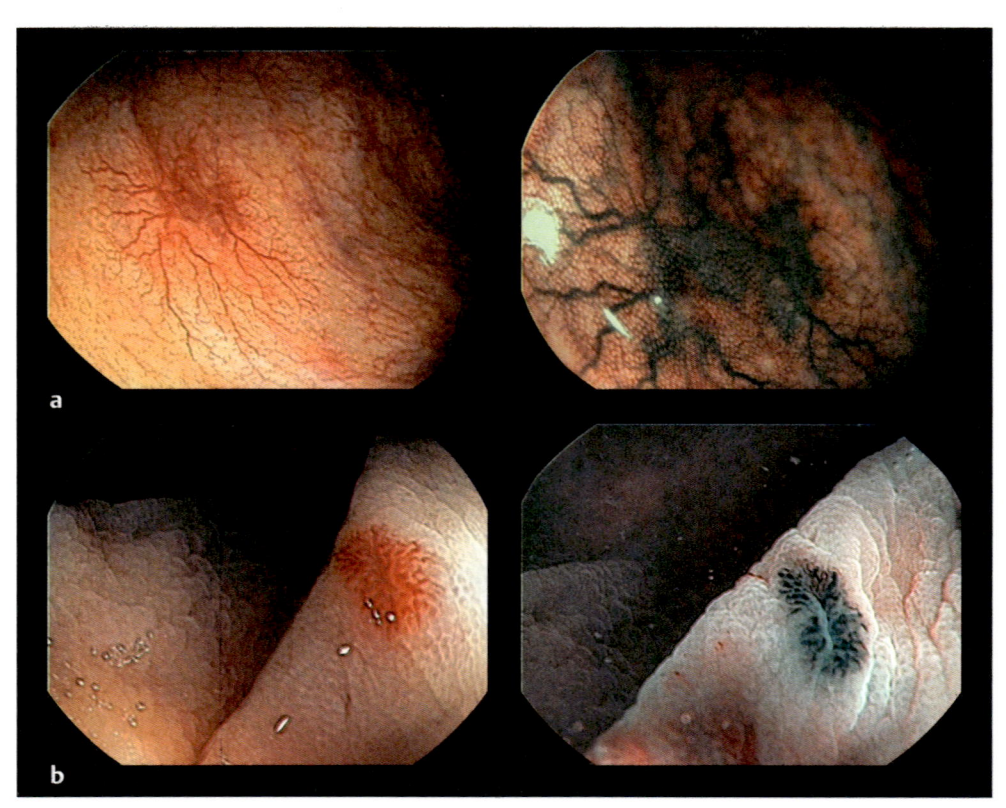

Fig. 33-2. Angiectasias: (**a**) com luz branca e cromoscopia eletrônica (NBI); (**b**) com *near focus*.

diverticular, situação comum em idosos, deve-se pensar nas características frequentes do sangramento causado por ectasia vascular, tais quais: pacientes com múltiplos episódios, sangramento de origem venosa e com condições clínicas que predisponham a formação das lesões. Logo, orienta-se o tratamento das lesões vasculares, caso não haja comprovação da origem diverticular do sangramento.

O tratamento endoscópico pode ser feito de várias maneiras, a depender da localização, do acesso à lesão, da experiência do endoscopista e do material disponível. No entanto, a técnica com cauterização é a mais difundida. Atenção especial deve ser dada ao tratamento das lesões do cólon direito, onde a parede é mais fina e, consequentemente, o risco de perfuração é maior. Após tratamento, o risco de ressangramento é de cerca de 30% em aproximadamente dois anos de acompanhamento.[19]

Plasma de argônio é a técnica com maior sucesso e mais utilizada para o tratamento de angiectasias, principalmente no cólon direito, por causa de sua fácil utilização, baixo custo e, teoricamente, coagulação superficial (Fig. 33-3).[20] No entanto, há relatos de formação de enfisema submucoso, pneumoperitônio e perfuração. Objetivando diminuir essas intercorrências, alguns autores mostraram ser factível o uso de injeção de solução salina antes do argônio para tentar proteger as camadas mais profundas da lesão térmica.[21]

Pacientes com pneumoperitônio devem ser conduzidos de perto, pois podem evoluir desde assintomáticos até com peritonite

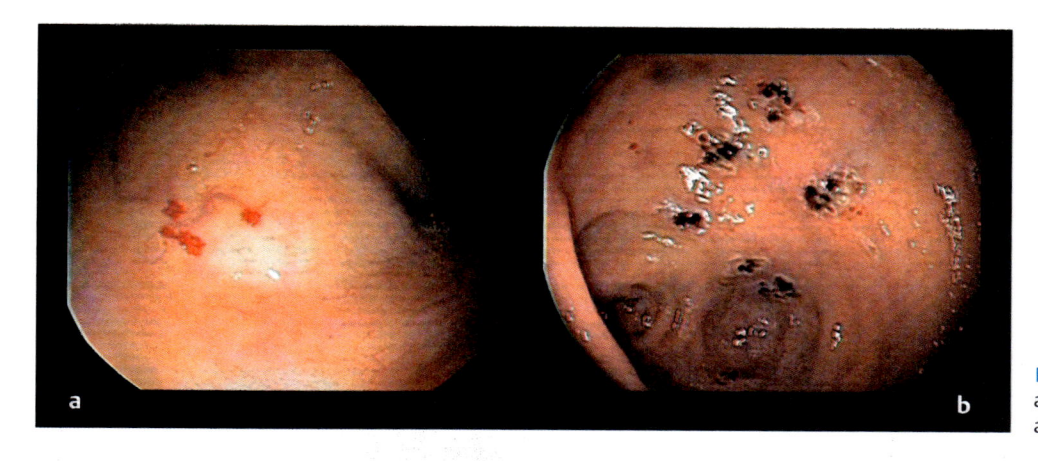

Fig. 33-3. Angiectasia: (**a**) paciente com anemia ferropriva sem outra causa; (**b**) pós aplicação de plasma de argônio.

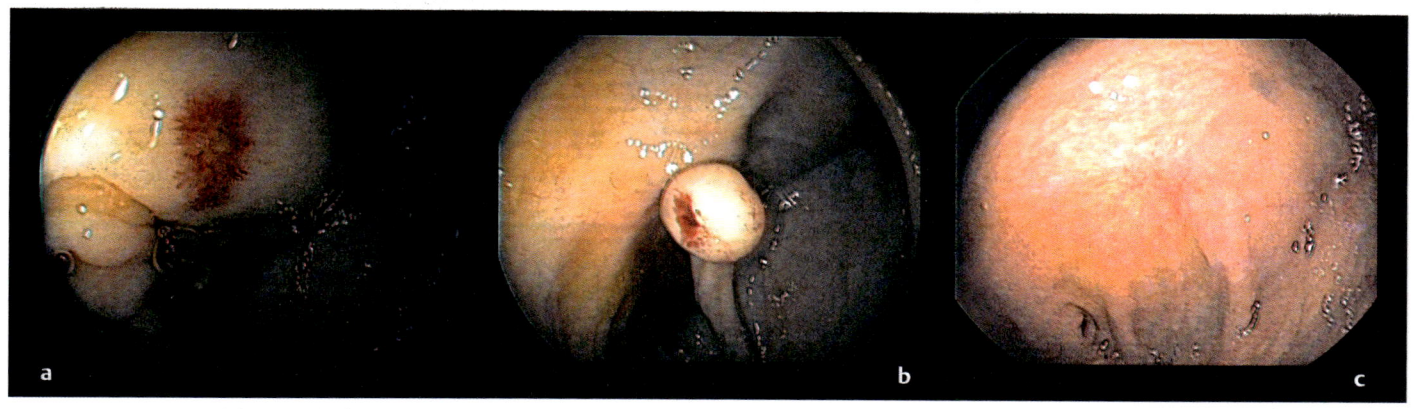

Fig. 33-4. Angiectasia: (**a**) paciente de 92 anos, no segundo episódio com hematoquezia, com necessidade de hemotransfusão, apresentando angiectasia no ceco como único diagnóstico dos exames. (**b**) Pela falta de outra terapêutica disponível, decidido pelo método mecânico com ligadura elástica; (**c**) 30 dias após ligadura elástica.

purulenta, mas, em ambos os casos, a cirurgia pode não encontrar o ponto de perfuração.[22,23] Vale salientar que o preparo e exame completo do intestino são mandatórios, mesmo se o tratamento for feito no reto, sob o risco de explosão cólica.[24]

A eletrocoagulação é outra possibilidade para tratamento das lesões vasculares com a utilização de cateteres, como *heater probe* ou bipolares (*Golden probe*), sendo que os monopolares possuem uma maior chance de perfuração. No entanto, com o desenvolvimento de novas tecnologias e unidades eletrocirúrgicas, a utilização de corrente monopolar tornou-se mais segura nas hemostasias endoscópicas.

A hemostasia mecânica com a utilização de clipes metálicos foi publicada em relatos de casos, porém não possui sua eficácia bem estabelecida.[25] Na opinião dos autores, devem ser reservados para casos onde a cauterização não foi efetiva ou sua utilização foi excessiva, provocando maior risco de perfuração. A ligadura elástica já foi descrita para estômago e delgado,[26] mas, na falta de outros recursos, os autores possuem um caso bem-sucedido de tratamento de lesão do cólon direito (Fig. 33-4).

A injeção de agentes esclerosantes e fotocoagulação a *laser* também podem ser utilizadas como terapia das ectasias vasculares. O primeiro possui como principal agente a etanolamina, e o segundo possui como desvantagem o custo alto e apresentar complicações em até 15% dos casos.[27,28]

A efetividade do tratamento endoscópico foi comprovada em um trabalho prospectivo com uso de plasma de argônio no cólon e reto de 100 pacientes. Após a terapêutica, 85 deles não mais precisaram de transfusão sanguínea.[29] Um outro trabalho evidenciou que nos pacientes submetidos à terapêutica endoscópica com argônio e/ou combinada com injeção de agentes esclerosantes, houve uma taxa de ressangramento macroscópico de 7,4%. Os fatores determinantes para o desfecho desfavorável foram pacientes com níveis mais baixos de hemoglobina, múltiplas lesões e idade avançada.[30] Sugere-se que, em pacientes com distúrbios de coagulação, seja associada uma forma mecânica de hemostasia.

LESÃO DE DIEULAFOY

Em 18 de janeiro de 1898, o cirurgião, Georges-Paul Dieulafoy, apresentou 3 casos de pacientes com sangramento gástrico volumoso e descreveu em detalhes as características da lesão. Uma pequena erosão da mucosa com um vaso dilatado em seu centro, por causa do diminuto tamanho da erosão, Dieulafoy imaginou que essa seria a primeira fase da úlcera gástrica e a denominou *exulceratio simplex*.

Atualmente, essa alteração é descrita como artéria dilatada, com localização atípica na mucosa ou submucosa, que se rompe com trauma local, causando sangramento volumoso.[31,32]

O diâmetro da artéria geralmente mede entre 1 e 3 mm, 10 vezes maior do que o habitual para os capilares da mucosa. A lesão pode ser encontrada em qualquer lugar do trato gastrointestinal, sendo mais comum no estômago, esôfago, duodeno, cólon e reto. A localização típica é na pequena curvatura do corpo gástrico, cerca de 5 cm abaixo da transição esofagogástrica.[33-37]

A etiologia da lesão permanece desconhecida, sabendo-se que o sangramento é mais comum em homens com doenças cardiovasculares, hipertensão, doença renal crônica, diabetes e alcoolismo. O uso de anti-inflamatórios não esteroides, aparentemente, promove atrofia ou lesão isquêmica da mucosa, facilitando a ocorrência de sangramento. O sangramento geralmente é profuso e costuma ser recorrente, mas pode ser autolimitado.[33]

O aspecto endoscópico da lesão, geralmente, é de uma discreta elevação da mucosa com pequeno vaso visível, mucosa adjacente é normal, sem ulcerações ou massas associadas (Fig. 33-5). O sangramento, quando ativo, costuma ser pulsátil, e a endoscopia é o melhor método para diagnóstico e tratamento.[33,38,39] A lesão de Dieulafoy é rara no cólon e reto, mas já foi descrita em todos os segmentos.[39]

A modalidade terapêutica é bem variável, podendo-se utilizar métodos de ablação (plasma de argônio), de esclerose (cianoacrilato, adrenalina) e mecânicos (ligaduras elásticas e hemoclipes). A escolha vai depender das opções do serviço e familiaridade do endoscopista. Não há evidências científicas de que alguma modalida-

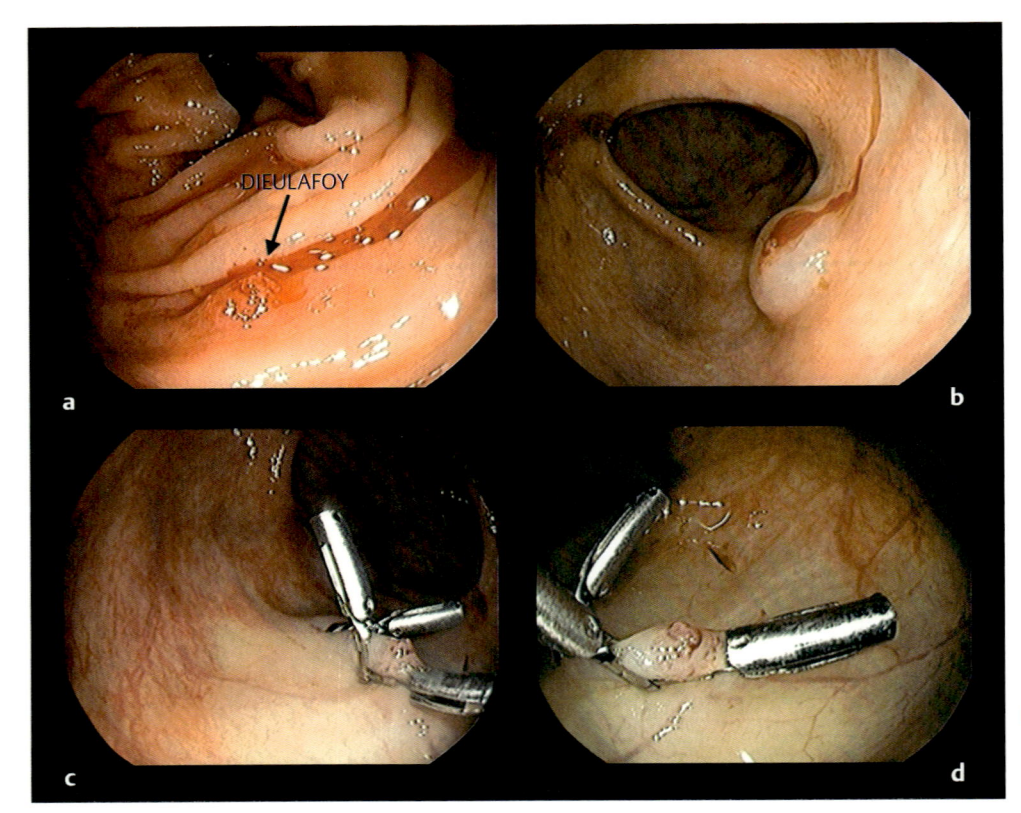

Fig. 33-5. Lesão de Dieulafoy: (**a**) diagnóstico; (**b**) após injeção de solução de adrenalina (1:10.000); (**c, d**) após clipagem com posicionamento em "V".

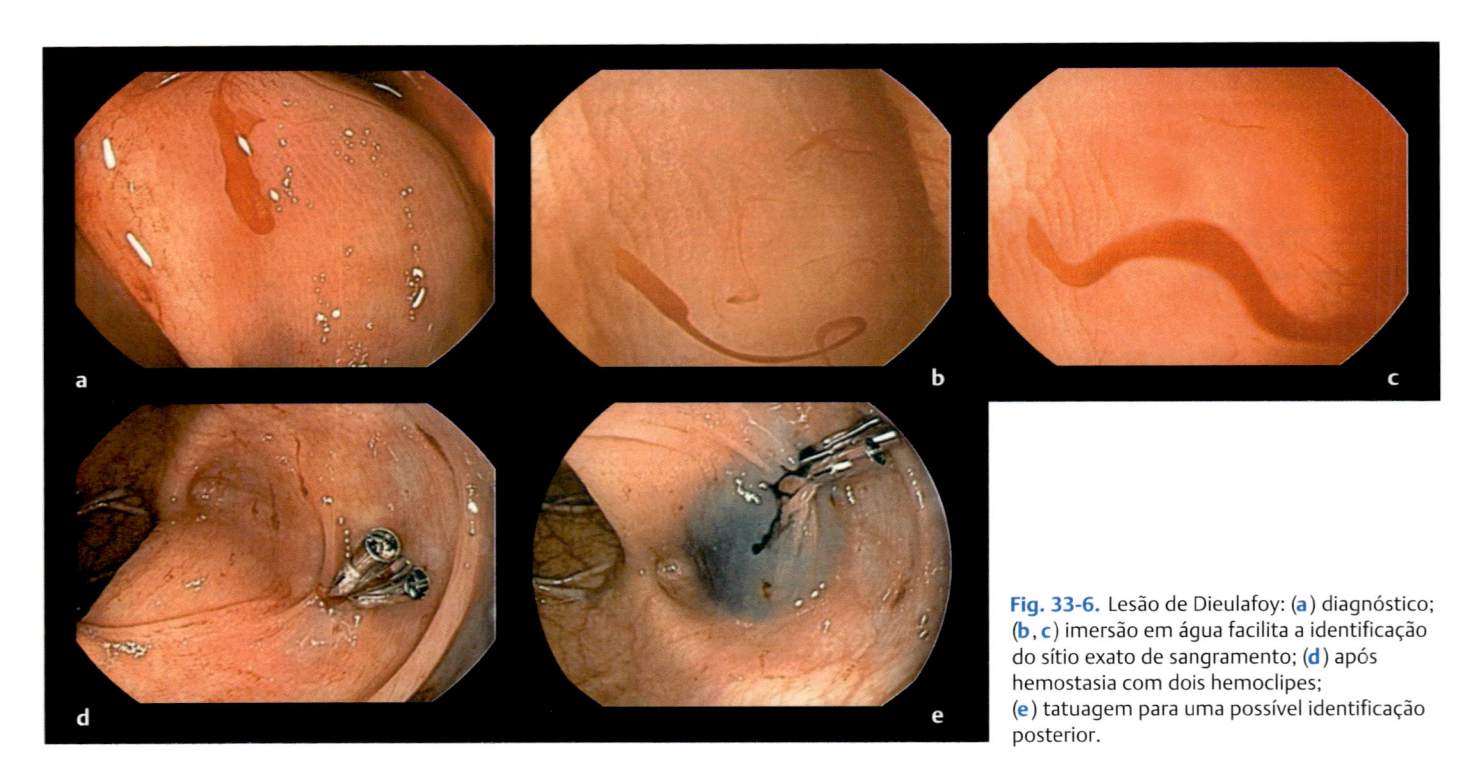

Fig. 33-6. Lesão de Dieulafoy: (**a**) diagnóstico; (**b, c**) imersão em água facilita a identificação do sítio exato de sangramento; (**d**) após hemostasia com dois hemoclipes; (**e**) tatuagem para uma possível identificação posterior.

de apresente maiores benefícios. Nos casos de novo sangramento, a colonoscopia deve novamente ser realizada (Fig. 33-6).[33,39]

RETITE ACTÍNICA

Será abordada em capítulo separado.

VARIZES

O primeiro relato de varizes do cólon foi em 1954 e, até os dias de hoje, ainda têm-se poucos relatos na literatura.[40] As varizes extraesofágicas mais comuns são as gástricas e de reto, responsáveis por até 30% dos sangramentos varicosos.[38] Entretanto, são causas raras de hemorragia digestiva baixa, com uma incidência relatada de 0,07%.[41] A ocorrência, na maioria dos casos, está associada à hipertensão portal, no entanto, causas incomuns são relatadas, como: insuficiência cardíaca, trombose de veia mesentérica, trombose de veia esplênica por pancreatite e até obstrução maligna da veia mesentérica.[42] Vale salientar que parcela não desprezível dos pacientes possui varizes idiopáticas ou primárias.[41-43]

As características endoscópicas são veias dilatadas e tortuosas, azuladas ou violáceas, com eventuais sinais vermelhos na superfície (Fig. 33-7). É importante notificar que a hiperinsuflação durante o exame pode dificultar o diagnóstico. O método mais confiável de diagnóstico é angiografia mesentérica.

Não há consenso para orientar os tratamentos clínico, endoscópico ou cirúrgico. Via endoscópica pode ser realizada com plasma de argônio ou cianoacrilato para lesões do cólon, e reservam-se a ligadura e a escleroterapia para as lesões do reto, por causa do menor risco de comprometimento transmural.[44] A utilização de ecoendos-

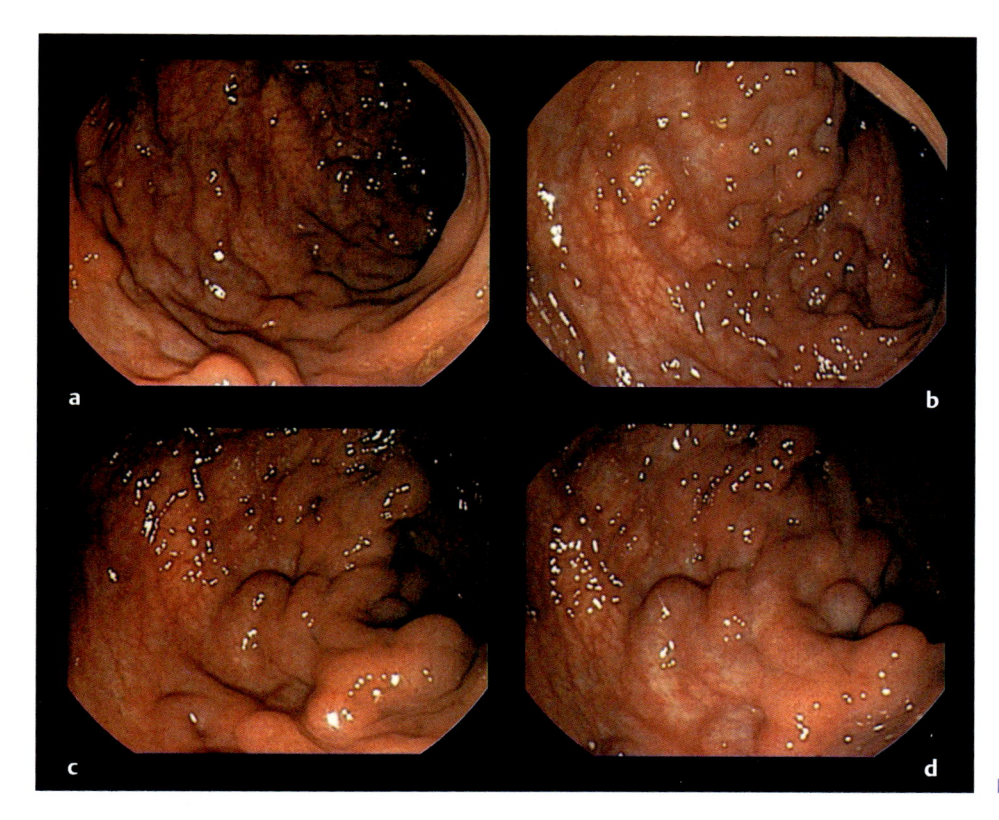

Fig. 33-7. (a-d) Varizes de reto.

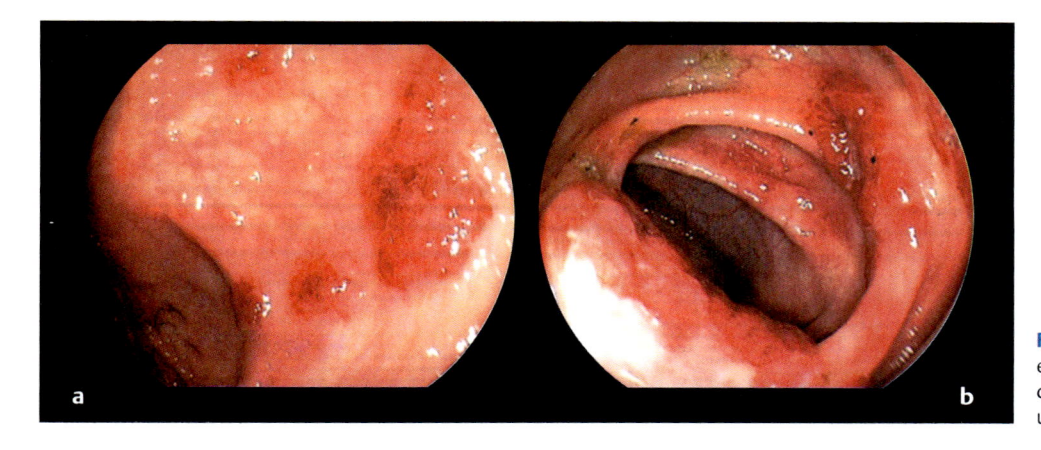

Fig. 33-8. Sarcoma de Kaposi: (a, b) lesões elevadas e avermelhadas no cólon compatíveis com Sarcoma de Kaposi. Essas lesões podem apresentar erosões e ulcerações em sua superfície.

copia foi relatada com o intuito de auxiliar o tratamento no sangramento de varizes de reto com diferentes substâncias esclerosantes.

HEMANGIOMAS

Philip, em 1839, descreveu pela primeira vez hemangiomas cavernosos difusos do reto. Hoje, temos aproximadamente 200 casos relatados na literatura. São lesões raras no cólon, preferencialmente, mais de 80% com acometimento do retossigmoide.[45] O crescimento tumoral é, principalmente, intraparietal.

O diagnóstico normalmente é dado em pacientes entre 5 e 25 anos e pode ser feito por colonoscopia, tomografia, angiografia e ressonância magnética.[46] Esta última possibilita uma melhor avaliação da extensão e do acometimento de órgãos adjacentes, importantes no pré-operatório.

Os hemangiomas podem ser do tipo capilar ou cavernosos, no reto 80% são carvenosos.[47] No exame endoscópico, o aspecto é de uma lesão nodular, avermelhada ou violácea, com sinais congestivos. Durante o exame é essencial a avaliação da relação da lesão com o esfíncter anal para posterior planejamento cirúrgico. Devem-se evitar biópsias pelo risco de sangramento.

Hemangiomas de reto podem ser subdiagnosticados, confundidos com doença hemorroidária, doença inflamatória intestinal e até adenocarcinoma. Há relatos de casos tratados com aminossalicilatos e até submetidos à hemorroidectomia.[48]

O tratamento de escolha é cirúrgico, mas há relatos na literatura da realização de escleroterapia, injeção de cianoacrilato, crioterapia, alcoolização e a utilização de plasma de argônio via endoscópica como formas alternativas, principalmente com o objetivo de controle temporário do sangramento.

SARCOMA DE KAPOSI

Em pacientes com Sarcoma de Kaposi o envolvimento visceral ocorre em menos de 50%. O intestino delgado é mais frequentemente acometido, seguido por estômago, esôfago e cólon.[49] As lesões crescem na submucosa do cólon e, normalmente, os pacientes são assintomáticos, mas podem ser causa de anemia, diarreia, obstrução, sangramento ou perfuração.[50] O tratamento é clínico com imunossupressores e quimioterapia como opções (Fig. 33-8).

REFERÊNCAIS BIBLIOGRÁFICAS

1. de La Fuente SG, Mantyh RC. Colonic arteriovenous malformations. In: Prayor AD (Ed.). Gastrointestinal bleeding part 2. Durham (USA): Springer Science; 2010. p. 151-61.
2. Siddique K, Ali Q, Mirza S, Malik AZ. Massive lower gastrointestinal hemorrhage in a patient with colonic angiodysplasia. Int J Surg. 2009;20.
3. Kakushimi N, Fujishiro M, Yahaji N, Oka M, Kobayashi K, Hashimoto T, et al. An unusual case of polypoid angiodysplasia. Endoscopy. 2004;36:379.

4. Tsai Y-Y, et al. Clinical characteristics and risk factors of active bleeding in colonic angiodysplasia among the Taiwanese. J Form Med Assoc. 2019;118(5):876-882.
5. Regular J, Wronsca E, Pachlewiski J. Vascular lesions of the gastrointestinal tract. Best Pract Res Clin Gastroenterol. 2008;22:313-28.
6. Sharma R, Gorbien MJ. Angiodysplasia and lower gastrointestinal tract bleeding in elderly patients. Arch Intern Med. 1995;155:807-12.
7. Sakai Y, Suda H, Kobayashi H, et al. Angiectasia of the colon and rectum. Stomach Intestine. 2000;35:763-9.
8. Ueno S1, Nakase H, Kasahara K, et al. Clinical features of Japanese patients with colonic angiodysplasia. J Gastroenterol Hepatol. 2008 Aug;23(8 Pt 2):e363-6. Epub 2007 Aug 27.
9. Foutch PG. Angiodysplasia of the gastrointestinal tract. Am J Gastroenterol. 1993;88:807-18.
10. Naveau S, Leger-Ravet MB, Houdayer C, Bedossa P, Lemaigre G, Chaput JC. Non hereditary colonic angiodysplasias: Histomorphometric approach to their pathogenesis. Dig Dis Sci. 1993;40:839-42.
11. Richter JM, Hedberg SE, Athanasoulis CA, Schapiro RH. Angiodysplasia. Clinical presentation and colonoscopic diagnosis. Dig Dis Sci. 1984;29:481.
12. Junquera F, Quiroga S, Saperas E, et al. Accuracy of helical computed tomographic angiography for the diagnosis of colonic angiodysplasia. Gastroenterology. 2000;119:293.
13. Schmit A, van Gossum A. Proposal for an endoscopic classification of digestive angiodysplasias for therapeutic trials. Gastrointest Endosc. 1998;48:659.
14. Steger AC, Galland RB, Hemingway A, Wood CB, Spencer J. Gastrointestinal haemorrhage from a second source in patients with colonic angiodysplasia. Br J Surg. 1987;74(8):726.
15. Hemingway AP. Angiodysplasia as a cause of iron deficiency anaemia. Blood Rev. 1989;3:147–51.
16. Muñoz-Navas, M, Ibáñez, MB, Sáinz, IF-U. Chronic gastrointestinal bleeding. In: Ginsberg GG, Kochman ML, Gostout INCJ (Eds.). Clinical Gastrointestinal Endoscopy. Amsterdam: Elsevier; 2005. p. 213-37.
17. Nishimura N, Mizuno M, Shimodate Y, et al. Risk factors for active bleeding from colonic angiodysplasia confirmed by colonoscopic observation. Int J Colorectal Dis. 2016;31:1869.
18. Danesh BJ, Spiliadis C, Williams CB, Zambartas CM. Angiodysplasia-an uncommon cause of colonic bleeding: colonoscopic evaluation of 1,050 patients with rectal bleeding and anaemia. Int J Colorectal Dis. 1987;2:218.
19. Jackson CS, Gerson LB. Management of gastrointestinal angiodysplastic lesions (GIADs): a systematic review and meta-analysis. Am J Gastroenterol. 2014;109:474.
20. Vargo JJ. Clinical applications of the argon plasma coagulator. Gastrointest Endosc. 2004;59:81.
21. Suzuki N, Arebi N, Saunders BP. A novel method of treating colonic angiodysplasia. Gastrointest Endosc. 2006;64:424.
22. Tan ACITL, Schellekens PPA, Wahab P, Mulder CJJ. Pneumatosis intestinalis, retroperitonealis, and thoracalis after argon plasma coagulation. Endoscopy. 1995;27:698-699.
23. Hoyer N, Thouet R, Zellweger U. Massive pneumoperitoneum after endoscopic argon plasma coagulation. Endoscopy. 1998;30:S44-S45.
24. Ladas SD, Karamanolis G, Ben-Soussan E. Colonic gas explosion during therapeutic colonoscopy with electrocautery. World J Gastroenterol. 2007;13:5295.
25. Pishvaian AC, Lewis JH. Use of endoclips to obliterate a colonic arteriovenous malformation before cauterization. Gastrointest Endosc. 2006;63:865.
26. Junquera F, Brullet E, Campo R, et al. Usefulness of endoscopic band ligation for bleeding small bowel vascular lesions. Gastrointest Endosc. 2003;58:274.
27. Bemvenuti GA, Jülich MM. Ethanolamine injection for sclerotherapy of angiodysplasia of the colon. Endoscopy. 1998;30:564.
28. Naveau S, Aubert A, Poynard T, Chaput JC. Long-term results of treatment of vascular malformations of the gastrointestinal tract by neodymium YAG: laser photocoagulation. Dig Dis Sci. 1990;35:821.
29. Olmos JA, Marcolongo M, Pogorelsky V, et al. Long-term outcome of argon plasma ablation therapy for bleeding in 100 consecutive patients with colonic angiodysplasia. Dis Colon Rectum. 2006;49:1507.
30. Arribas AJ, Zaera de la Fuente C, et al. Evaluation of the efficacy of therapeutic endoscopy in gastrointestinal bleeding secondary to angiodysplasias. Revista de Gastroenterología de México (English Edition). 2017 Jan-Mar;82(1):26-31.
31. Dieulafoy G. Exulceratio simplex. Bull Acad Méd. 1898;39:49-84.
32. Karamanou M, et al. Georges-Paul Dieulafoy (1839-1911) and the first description of "exulceratio simplex". Ann Gastroenterol. 2011;24(3):188-191.
33. Rockey DC. Causes of upper gastrointestinal bleeding in adults. UpToDate. 2018.
34. Lee YT, et al. Dieulafoy's lesion. Gastrointest Endosc. 2003;58(2):236.
35. Pollack R, Lipsky H, Goldberg RI. Duodenal Dieulafoy's lesion. Gastrointest Endosc. 1993;39(6):820.
36. Anireddy D, Timberlake G, Seibert D. Dieulafoy's lesion of the esophagus. Gastrointest Endosc. 1993;39(4):604.
37. Choudari CP, Palmer KR. Dieulafoy's lesion of the duodenum; successful endoscopy therapy. Endoscopy. 1993; 25(5):371.
38. Kaufman Z, Liverant S, Shiptz B, Dinbar A. Massive Gastrointestinal bleeding caused by Dieulafoy's lesion. Am Surg. 1995;61(5):453.
39. Ma C, Hundal R, Cheng EJ. Colonic Dieulafoy's Lesion: A rare cause of lower gastrointestinal Hemorrhage and Review of Endoscopic Management. Case Reports in Gastrointestinal Medicine. 2014; 4 pages.
40. El-Massry M, Hu R. Cecal Varices Presenting as Anemia: Case Report and Review of the Literature. Case Rep Gastroenterol. 2010;4:524-527.
41. Han JH, Jeon WJ, Chae HB, et al. A case of idiopathic colonic varices: a rare cause of hematochezia misconceived as tumor. World J Gastroenterol. 2006;12:2629-2632.
42. Sohn W, Lee HL, Lee KN. Variceal hemorrhage of ascending colon. Clin Gastroenterol Hepatol. 2012;10:A24.
43. Francois F, Tadros C, Diehl D. Pan-colonic varices and idiopathic portal hypertension. J Gastrointestin Liver Dis. 2007;16:325-328.
44. Francois F, Tadros C, Diehl D. Pan-Colonic Varices and Idiopathic Portal Hypertension. J Gastrointestin Liver Dis. 2007;16(3):325-328.
45. Sylla P, Deutsch G, Luo J, et al. Cavernous, arteriovenous, and mixed hemangioma-lymphangioma of the rectosigmoid: rare causes of rectal bleeding – case series and review of the literature. Int J Colorectal Dis. 2008;23(7):653-58.
46. Hakeem AA, Shafi H, Gojwari T, et al. CT findings in diffuse rectosigmoid cavernous hemangioma. A case report. J Gastroint Surg. 2009;13(5):1017-18.
47. Alfred HW, Spencer RJ. Haemangioma of the colon, rectum and anus. Mayo Clin Proc. 1974;49:739-41.
48. Amarapurkar D, Jadliwala M, Punamiya S, et al. Cavernous Hemangiomas of the Rectum: Report of Three Cases. Am J Gastroenterol. 1998;93:1357-59.
49. Reed WB, Kamath HM, Weiss L. Kaposi's sarcoma with emphasis on internal manifestations. Archives of Dermatology. 1974;110:115-118-19.
50. Lin CH, Hsu CW, Chiang WY, et al. Esophageal and gastric Kaposi's sarcoma presenting as upper gastrointestinal bleeding. Chang Gung Med J. 2002;(25):329-333.

PROCTOPATIA ACTÍNICA

Giulio Rossini ▪ Vinicius Pfuetzenreiter ▪ Marcelo Averbach ▪ Paulo Corrêa

INTRODUÇÃO

O uso da radioterapia com o objetivo de tratar as neoplasias pélvicas está sendo cada vez mais difundido e aceito mundialmente. Porém, a exposição, deliberada ou acidental, à radiação ionizante, promove, no ser humano, diversas reações biológicas, podendo evoluir precocemente ou tardiamente a efeitos colaterais, alguns destes levando a sinais e sintomas indesejáveis que podem ser diagnosticados e tratados endoscopicamente.

Todo tecido tem sensibilidade à radiação, tecidos que possuem uma alta taxa de proliferação são mais sensíveis, e os tecidos que possuem células bem diferenciadas são mais resistentes.[1] O sistema gastrointestinal é suscetível aos efeitos da radiação, geralmente o ânus e o canal anal são preservados da exposição à radiação, porém, no tratamento radioterápico de cânceres de canal anal, reto, próstata, testículos, bexiga e ginecológicos, o acometimento do reto é mais comum.[2]

A radiação ionizante interage diretamente com componentes intracelulares e outras moléculas (p. ex., água), para produzir radicais livres, danificando e destruindo estruturas moleculares, como DNA, RNA, proteínas, membrana plasmática e até mesmo apoptose celular,[1,3] progredindo com o tempo para endarterite obliterativa e isquemia crônica da mucosa.[4] A aplicação total de mais de 65 Gy ou doses superiores a 2 Gy resultam em alta incidência de toxicidade proctológica.

DISCUSSÃO

Pode-se dividir a lesão proctológica por radiação em aguda ou crônica,[5] e embora o termo retite actínica seja amplamente difundido para elucidar o comprometimento crônico, seria mais correto utilizá-lo no acometimento agudo, este sim com componentes inflamatórios presentes na mucosa.[6]

A toxicidade aguda é relativamente comum, e sua incidência aumenta quando a radioterapia está associada à quimioterapia.[2,7] O acometimento agudo pode ser notado nas primeiras 6 a 12 semanas do tratamento radioterápico, e os sintomas incluem diarreia, tenesmo, urgência proctológica e, raramente, algum tipo de sangramento. Estes sintomas ocorrem por causa da ação direta sobre a mucosa e tendem a desaparecer após alguns dias do seu surgimento. Alguns pacientes apresentam reações muito intensas, sendo necessária a suspensão do tratamento radioterápico.[2,5,6] Os achados endoscópicos nesta fase são inespecíficos, como edema e friabilidade da mucosa, que podem evoluir com descamação e ulceração da mesma. A prevenção da toxicidade aguda é realizada com equipamentos de radioterapia de última geração, resultando em uma irradiação mais precisa no órgão-alvo e doses menores.

O tratamento consiste em sintomáticos para a dor, modificações dietéticas e medicações tópicas (corticoides e anti-inflamatórios específicos, como os salicilatos).[2]

O comprometimento proctológico crônico costuma aparecer após meses do fim da radioterapia, geralmente após 9-14 meses, porém os sintomas podem-se manifestar até 30 anos após o fim do tratamento.[6] Os sintomas incluem diarreia, sangramento, dor, urgência fecal, dificuldade para evacuar (quando o paciente desenvolve algum tipo de estenose) e, mais raramente, incontinência fecal.

O diagnóstico de patologia crônica deve ser sempre aventado para pacientes que apresentem os sintomas e foram expostos à radiação, e o diagnóstico quase sempre é confirmado com o exame endoscópico. Os achados são geralmente friabilidade e telangiectasias, que podem ser múltiplas, largas e serpentiformes. Biópsias podem não confirmar o diagnóstico, mas auxiliam na exclusão de outras patologias.[6]

O tratamento desta afecção (a proctopatia actínica) deve ser individualizado, conforme os sintomas apresentados pelo paciente, e, sempre que possível, estratificar os pacientes utilizando a escala de Chutkan (Quadro 34-1).[8] Pacientes que apresentam pequenos sangramentos (Chutkan 0 e 1) possuem um prognóstico favorável, pois até 35% destes apresentam a remissão completa do sangramento sem terapêutica. Em pacientes que apresentam sintomas mais severos, algum tipo de tratamento deve ser instituído.

Existem vários estudos demonstrando tratamentos clínicos diversos, como sulfasalazina e aminossalicilatos tópicos, sucralfato, terapia hormonal, câmara hiperbárica, metronidazol, antioxidantes e vitamina A.

A terapêutica endoscópica está indicada principalmente no sangramento e em alguns casos de estenoses (Fig. 34-1).

Quadro 34-1. Escala de Chutkan

- 0 = sem sangramento
- 1 = sangue na higiene ou nas fezes
- 2 = sangue no vaso sanitário
- 3 = sangue vivo com coágulos
- 4 = sangramento que requer transfusão

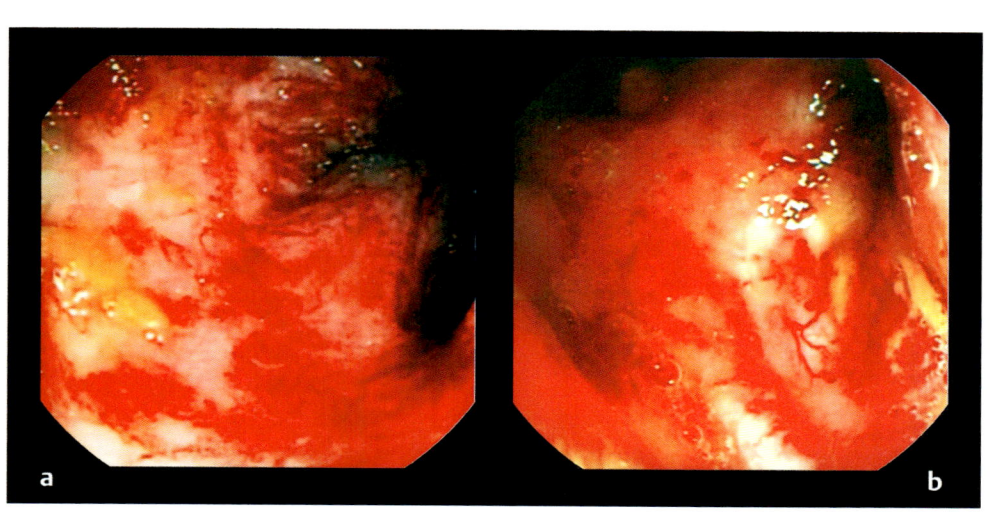

Chutkan R.: Gastr Endosc.1997;45: AB27[8]

Fig. 34-1. (a, b) Hemorragia aguda por neoformações vasculares resultantes de exposição à radiação.

SANGRAMENTO

Em decorrência da presença de inúmeras ectasias vasculares, este é o principal sintoma desta patologia, e o objetivo é tratar estas alterações para parar e diminuir a incidência de outros sangramentos. Para tanto, temos disponíveis algumas modalidades endoscópicas, sendo as mais utilizadas a coagulação com plasma de argônio, com eletrocoagulação bi ou multipolar, com *laser*, crioablação, ablação com radiofrequência, com métodos mecânicos (principalmente ligadura elástica) e o uso de formalina.

Coagulação com Plasma de Argônio

O plasma de argônio é um método termoelétrico de não contato,[9] desenvolvido há quase 15 anos, e sua primeira experiência publicada ocorreu em 1994.[4] Este método consiste na ionização do gás de argônio, o que possibilita a passagem de uma corrente elétrica, distribuindo energia térmica no campo ao redor do cateter de aplicação. A penetração do tecido atingido depende da potência, fluxo, distância e tempo de aplicação,[9] em média é de aproximadamente 3 mm de profundidade.[10]

O plasma de argônio, em contato com o tecido, produz necrose de coagulação, que eleva a resistência elétrica do tecido, fazendo-o perder condutividade, não sendo mais responsivo ao efeito coagulador. Dessa maneira o feixe elétrico é desviado para outras áreas, que ainda não foram coaguladas, restringindo seu efeito termocoagulador.[9,11] Outras características deste método são a não necessidade de contato entre o cateter e a área a ser tratada e a recuperação rápida das escaras resultantes da aplicação de argônio.[12] Estes fatores tornam sua aplicação mais fácil e segura comparado a outros métodos de coagulação. Deve-se tomar o cuidado para a ponta do cateter não encostar no tecido, pois, quando isto ocorre, todo o dispositivo passa a atuar como um cautério monopolar, causando uma lesão tecidual maior.[9] A aplicação pode ser realizada de diversas formas, em setores ou em todo o reto, caso seja necessário. Aconselha-se fazer a aplicação dividindo o reto em setores, já que os relatos de estenoses após aplicação de plasma de argônio ocorreram em pacientes que tiveram todo o perímetro retal coagulado em uma só sessão. As sessões têm em média 4 semanas de intervalo, e o número médio de sessões para erradicar todas as angiectasias é de 2,5 sessões,[13] utilizando um fluxo de gás de 0,8-1,0 L/min e potência de 30-45 W. Alguns autores que utilizaram um fluxo de 3,0 L/min e potência de 60 W tiveram resposta completa com 2 sessões, em média.[14]

Em nosso serviço utilizamos um fluxo entre 1,5 e 2,5 L/min, potência média entre 60 e 70 W e tempo de aplicação em cada ponto de aproximadamente 1 segundo. Obtivemos uma melhora significativa dos sintomas dos pacientes em média com 2 sessões.[15]

O procedimento pode ser realizado com ou sem sedação, e o preparo intestinal não é obrigatório, porém torna o procedimento mais fácil e seguro (Fig. 34-2).

Coagulação Bipolar ou Multipolar

Possui o mesmo mecanismo termoelétrico da coagulação por plasma de argônio, porém é considerado um método de contato,[9] sua aplicação consiste na utilização de um cateter flexível que na sua extremidade apresenta dois ou mais polos elétricos e em alguns dispositivos um canal de irrigação, quando a corrente elétrica passa pelo tecido que se encontra entre os polos, ocorre a eletrocoagulação. A profundidade de acometimento do tecido depende da potência utilizada, do tempo de exposição e da pressão exercida sobre o tecido-alvo. A potência média e máxima utilizada vai depender do tipo de gerador elétrico utilizado, porém, uma utilização padrão gira em torno de 20 W e não devendo exceder 50 W de potência. Em um recente estudo, com estas potências, pequena pressão sobre o tecido e com tempo de exposição de aproximadamente 2 segundos, a penetração tecidual foi de aproximadamente 1 mm.[9] Sua principal vantagem com relação ao plasma de argônio é o custo, porém, são necessários mais estudos comparativos para podermos confirmar qual método é mais vantajoso e eficaz (Fig. 34-3).

Coagulação com *Laser*

O *laser* é um acessório de ablação térmica, que causa destruição tecidual em decorrência da absorção luminosa pela mucosa, existem

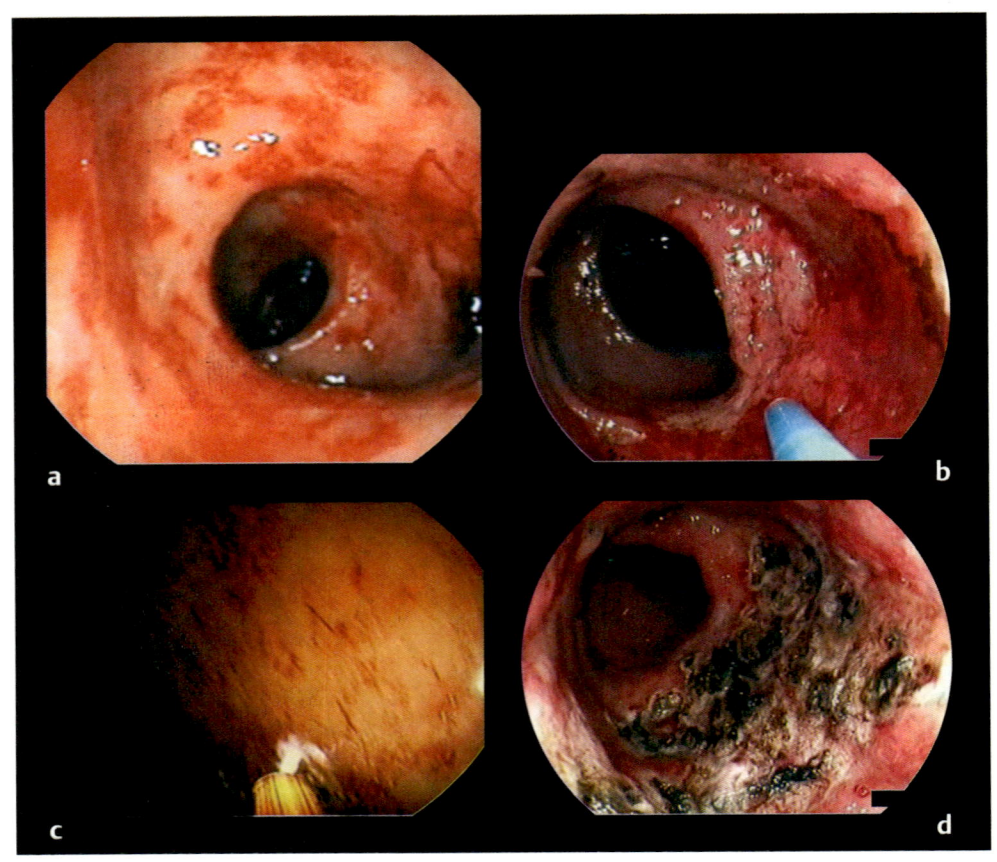

Fig. 34-2. (**a**) Telangiectasias no reto após exposição à radioterapia (comprometimento crônico). (**b**) Aplicação de plasma de argônio. (**c**) Feixe elétrico no plasma de argônio. (**d**) Resultado do plasma de argônio.

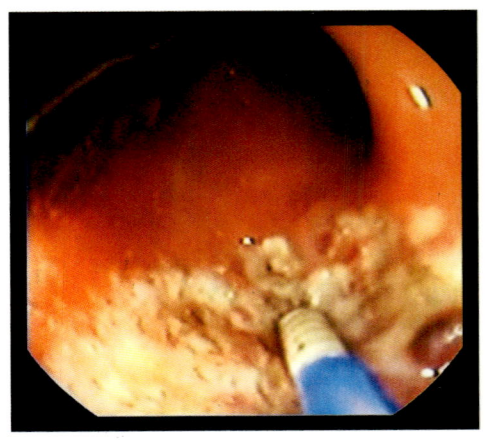

Fig. 34-3. Aplicação com bipolar.

vários tipos de *lasers*, incluindo ND:YAG, KTP:YAG, *laser* de dióxido de carbono e *lasers* de diodo. A profundidade da absorção luminosa e lesão térmica vai depender do comprimento de onda de luz, propriedades do tecido-alvo, potência utilizada e duração da aplicação. Sabe-se que a aplicação do ND:YAG *laser* pode provocar lesão com até 6 mm de profundidade.[9] Este método pode ser utilizado sem contato com tecido ou com o auxílio de uma ponta de safira, o que torna necessário o contato, porém propicia um controle maior sobre a área a ser tratada, resultando em um menor edema após o tratamento.[9] A resposta ao tratamento é muito semelhante ao dos outros métodos.[12]

Coagulação com Crioablação

A crioablação é um método térmico de baixas temperaturas que promove o congelamento celular e consequentemente destruição tecidual. Assim como o plasma de argônio, este método não necessita do contato do cateter com a região a ser tratada.

Atualmente, existem duas modalidades disponíveis, o nitrogênio líquido (*cryospray*, CSA *medical*) ou o gás de dióxido de carbono (*polar Wand*, GI *Supply*).[16-18]

A crioablação já é usada em tratamento de algumas doenças que inclui: cânceres de próstata e renal, as displasias de alto grau no esôfago de Barrett ou câncer precoce no esôfago.[16] Alguns trabalhos experimentais e relatos de casos comprovam a eficiência da crioablação no tratamento da proctopatia actínica, porém, não há estudos prospectivos comparando a eficácia, os efeitos colaterais e a durabilidade dos resultados da crioablação a outros métodos existentes.

Uma das vantagens destacadas nos trabalhos é a não utilização de corrente elétrica, o que poderia evitar a combustão dos gases do cólon. O principal efeito colateral da crioablação é a distensão do cólon, podendo acarretar até mesmo em perfuração. Outra desvantagem é que o aparelho disponível comercialmente não é portátil e necessita de manutenção preventiva em intervalos de semanas.[17,18]

Coagulação com Radiofrequência

A ablação por radiofrequência (ARF) é uma modalidade já estabelecida para o tratamento de algumas alterações benignas, pré-malignas e malignas. Com o desenvolvimento tecnológico novas indicações para a ARF despontaram, a proctopatia actínica é uma delas. O método consiste em um conjunto de eletrodos espaçados que distribuem energia por radiofrequência, promovendo uma destruição celular térmica uniforme. A profundidade da destruição celular é controlada por um gerador que pode variar a potência, a densidade e o tempo de aplicação.[18,19]

Entre os equipamentos disponíveis existem cateteres de aplicação focal ou circunferencial, o que em teoria facilitaria a aplicação em grande áreas, sendo essa uma das vantagens do método, outros benefícios do método seriam a profundidade de destruição celular, que atinge entre 5 e 10 mm de extensão, menor tempo de aplicação, menor taxa de efeitos colaterais e menor recidiva do sangramento, porém, esses dados são extraídos de análises retrospectivas multicêntricas, não existem dados de comparação prospectiva aos métodos disponíveis.[19]

Contudo a ARF se mostrou uma opção segura, por causa da baixa taxa de efeitos colaterais, resolução dos sangramentos e bons resultados em casos refratários.[17-19]

Métodos Mecânicos

Existem relatos de tratamento das ectasias vasculares com a utilização de bandas elásticas, estes dispositivos são basicamente utilizados em sangramento de varizes esofágicas. Este método foi desenvolvido em 1986, por Stiegmann *et al.*, sendo uma alternativa para a esclerose de varizes.[20] Esta técnica consiste na colocação de uma banda elástica estrangulando o cordão varicoso.[11] No caso das ectasias vasculares a área de mucosa a ser tratada é englobada pela banda elástica, assim como as neoformações vasculares localizadas na submucosa. Após alguns dias ocorre a queda da mucosa estrangulada e da banda elástica, formando uma cicatriz restrita à mucosa e submucosa.[20] Este método parece ser eficiente no tratamento do sangramento agudo, porém a área tratada é pequena, e são necessárias inúmeras sessões para erradicar todas as ectasias.

Aplicação de Formalina

Normalmente, esta aplicação não é feita por via endoscópica, porém é uma forma de tratamento muito utilizada por ser de fácil aplicação e de baixo custo. É utilizada uma solução de formalina a 4%. Pode-se aplicar com um cateter semelhante a um cotonete, ser instilada diretamente na mucosa acometida em forma de enema ou por via endoscópica. Deve-se sempre prevenir o contato desta solução de formalina com tecidos sadios e após a aplicação realizar uma limpeza do local tratado com solução fisiológica. Existem estudos que relatam uma melhora completa entre 67-100% dos pacientes com tratamento de até 20 meses.[12,21] As complicações incluem dor anorretal, incontinência fecal, diarreia severa, febre, estenoses, úlceras retais de difícil tratamento, perfuração retal e colite induzida por formalina. Isto ocorre porque é difícil impedir que a formalina progrida proximalmente, principalmente no método de instilação. A incidência de complicações pode ser alta, Parades *et al.* trataram 33 pacientes com 18% apresentando estenoses, e 39% incontinência.[5]

Estenoses

Os pacientes que apresentem algum tipo de estenose, seja pela própria radiação, seja decorrente de uma complicação do tratamento com dilatações com sondas ou balões, possuem bons resultados. A eficácia do tratamento destas estenoses e o risco de complicações, como perfurações, estão associados ao tamanho da estenose e a estruturas anguladas. Quanto maior a extensão ou angulação, piores são os resultados, e maiores as chances de complicações.[6]

CONSIDERAÇÕES FINAIS

Como se pode notar há uma gama de opções para o tratamento das complicações pela exposição à radiação, cada uma com suas peculiaridades e todas elas com suas vantagens e desvantagens, mas todos relativamente seguros, com bons resultados e que proporcionam uma melhora significativa na qualidade de vida dos pacientes.

Cabe ao colonoscopista escolher qual método terapêutico pode ser implantado em seu serviço, levando em consideração, custo, dificuldades técnicas e segurança na manipulação destes acessórios.

REFERÊNCIAS BIBLIOGRÁFICAS

1. Dainiak N. Biology and clinical features of radiation in adults. Up to Date. 2007 March.
2. Czito BG, Meyer JJ, Willett CG. Gastrointestinal toxicity of radiation therapy. Up to Date. 2008 July.
3. Dainiak N. Hematologic consequences of exposure to ionizing radiation: Experiment Hematol. 2002;30:513-528.
4. Postgate A, Saunders B, Tjandra J, Vargo J. Argon plasma coagulation in chronic radiation proctitis. Endoscopy. 2007;39:361-365.
5. Leiper K, Morris AI. Treatment of radiation proctitis. Clin Oncol. 2007;19:724-729.
6. Nostrant TT. Diagnosis and treatment of chronic radiation proctitis. Up to Date. 2008 April.
7. Myerson RJ, Kong F, Birnbaun EH, Fleshman JW, Kodner IJ, Picus J. Radiation therapy for epidermoid carcinoma of the anal canal, clinical and treatment factors associated with outcome: Radiother Oncol. 2001;61:15-22.
8. Chutkan R, Lipp A, Waye J. The argon plasma coagulator: A new and effective modality for treatment of radiation proctitis. Gastrointest Endosc. 1997;45:AB.
9. American Society for Gastrointestinal Endoscopy. Mucosal Ablation Devices. Gastrointest Endosc. 2008;68(6):1031-1042.
10. Cohen J. Argon plasma coagulation in the management of gastrointestinal hemorrhage. Up to Date. 2007 July.

11. Endoscopia gastrointestinal terapêutica/ [organizado] SOBED- Sociedade Brasileira de Endoscopia Digestiva. São Paulo: Tecmedd; 2006.
12. Ramage JI Jr, Gostout CJ. Endoscopic Treatment of Chronic Radiation Proctopathy: Techniques Gastrointest Endosc. 2003;5(4):155-159.
13. Rotondano G, Bianco MA, Marmo R, Piscopo R, Cipolletta L. Long-term outcome of argon plasma coagulation therapy for bleeding caused by chronic radiation proctopathy. Digest Liver Dis. 2003;35:806-810.
14. Fantin AC, Binek J, Suter WR, Meyenberg C. Argon bean coagulation for treatment of symptomatic radiation-induced proctitis. Gastrointest Endosc. 1999; 49(4, part 1):515-518.
15. Correa P, Lobo EJ, Averbach M, et al. Efficacy of argon plasma coagulation for the treatment of hemorrhagic radiation proctitis. Gastrointest Endosc. 2009;69(5):AB279.
16. Hou JK, Abudyyeh S, Shaib Y. Treatment of chronic radiation proctitis with cryoablation. Gastrointest Endosc. 2011;73(2):383-89.
17. Rustagi T, Mashimo H. Endoscopic management of chronic radiation proctitis. W Gastroenterol. 2011;17(41):4554-62.
18. Eddi R, de Pasquale JR. Radiofrequency ablation for the treatment of radiation proctitis: a case report and review of literature. Adv Gastroenterol. 2013;6(1):69-79.
19. McCarty TR, Rustagi T. New indications for endoscopic radiofrequency ablation. Clinic Gastroenterol and Hepatol. 2018;16:1007-1017.
20. Habib A, Sanyal AJ. Acute Variceal Hemorrhage: Gastrointest Endosc Clin N Am. 2007;17:223-252.
21. Counter SF, Froese DP, Hart MJ. Prospective Evaluation of Formalin Therapy for Radiation Proctitis. Am J Surg. 1999;177:396-398.

DOENÇA DIVERTICULAR DO CÓLON

CAPÍTULO 35

Edivaldo Fraga Moreira ▪ Paulo Fernando Souto Bittencourt
Patrícia Coelho Fraga Moreira ▪ Luiz Ronaldo Alberti ▪ Felipe Alves Retes

INTRODUÇÃO

Os divertículos são definidos como projeções saculares que surgem pela herniação da mucosa e submucosa pelos orifícios onde os vasos penetram na camada muscular da parede intestinal e são mais frequentes no intestino grosso.

O termo diverticulose é definido pela presença de divertículos no intestino. A diverticulose pode ser assintomática ou sintomática.

A doença diverticular é definida como diverticulose clinicamente significativa e sintomática por causa de sangramento diverticular, diverticulite, colite segmentar associada a divertículos ou doença diverticular sintomática não complicada. Achados ocasionais de divertículos no cólon durante realização de colonoscopia devem ser caracterizados como diverticulose.[1]

A prevalência de diverticulose é dependente da idade, aumentando de menos de 20% aos 40 anos a 60% aos 60 anos. Na realidade, sabemos que é impossível estimar de forma precisa a incidência desta doença na população em geral. Dados disponíveis da literatura são com base nos diagnósticos realizados em necropsias, cirurgias, estudos radiológicos ou endoscópicos de pacientes atendidos em hospitais e ambulatórios. Geograficamente a diverticulose apresenta uma distribuição com predomínio na população ocidental, e esta maior prevalência vem sendo atribuída a hábitos alimentares. Sua prevalência é maior na Europa, América do Norte e Austrália, sendo menos comum na América do Sul e em países da África e Oriente. Em países asiáticos, a prevalência de diverticulose é entre 13 e 25%, com predomínio de divertículos no cólon direito.[1,2]

De uma forma geral concorda-se que a diverticulose é uma doença adquirida, exceção feita aos casos considerados divertículos verdadeiros, cuja herniação é constituída por todas as camadas do intestino, sendo geralmente solitários e na maioria das vezes de origem genética. O divertículo se desenvolve em pontos frágeis da parede colônica, que correspondem ao local onde os vasos penetram na camada muscular circular do cólon. É considerado um "falso" divertículo, pois as camadas mucosa e submucosa formam uma hérnia pela camada muscular, cobertas apenas pela serosa. A motilidade colônica anormal, exagerada, assim como a pressão intraluminal aumentada são fatores que podem predispor à herniação da mucosa e submucosa.[1]

Estudos observacionais sugerem uma associação entre dieta pobre em fibras, dieta rica em carne vermelha, dieta rica em gordura, a obesidade e baixa atividade física com a doença diverticular sintomática.[3-5]

MANIFESTAÇÕES CLÍNICAS E DIAGNÓSTICO DA DOENÇA DIVERTICULAR DO CÓLON

Na maioria das vezes a diverticulose é assintomática e diagnosticada incidentalmente por exames complementares. Alguns pacientes apresentam queixa de desconforto ou mesmo dor abdominal no quadrante inferior esquerdo. Sintomas associados como anorexia, náuseas, flatulência, alterações do hábito intestinal, diarreia e eliminação de pequenos fecalitos, também podem estar presentes. No entanto, é difícil distinguir se os sintomas estão relacionados com a DDC sintomática não complicada ou com uma possível síndrome do intestino irritável coexistente. Pacientes com relato de sangramento retal, ou eliminação de fezes afiladas devem ser submetidos à propedêutica complementar para afastar diagnóstico de neoplasia. Ao exame físico do paciente com DDC não complicada, não são habitualmente encontradas alterações durante a palpação abdominal, bem como ao toque retal e à retossigmoidoscopia rígida. Estes pacientes com DDC cursam geralmente com dor no quadrante inferior esquerdo, sendo do tipo cólica, intermitente e pode estar associada à alteração do hábito intestinal. Espasmos colônicos provavelmente são os responsáveis pela dor.[6]

Na ausência de sinais e sintomas específicos, o diagnóstico antigamente era estabelecido na maioria das vezes pelo enema baritado, que também determinava a extensão do acometimento do cólon. Além da identificação dos divertículos, era comum o achado de espasmo no cólon, principalmente no sigmoide, revelando um aspecto serrilhado. No estágio mais crônico da doença podem-se observar estenose da luz do cólon e a presença de fístulas para órgãos adjacentes, como a bexiga. A retossigmoidoscopia flexível pode diagnosticar divertículos no sigmoide. A ultrassonografia é de importância diagnóstica exclusivamente na fase aguda, quando se suspeita de perissigmoidite ou da existência de um abscesso. Atualmente, em função do aumento da indicação da colonoscopia para rastreamento do câncer colorretal, cada vez mais o diagnóstico de diverticulose vem sendo feito. A colonoscopia está indicada na DDC também para o diagnóstico diferencial com neoplasias em lesões estenosantes, bem como auxiliar na localização e tratamento de vasos sangrantes na fase aguda. Apesar de, com certa frequência, se observar durante a colonoscopia preparo intestinal inadequado, em especial por causa da presença de fecalitos, não há recomendação em trabalhos científicos para preparo intestinal especial neste grupo de pacientes. Deve-se ter atenção para não confundir divertículos de colo largo com a luz do órgão para evitar perfuração. Mesmo assim, não há na literatura relato desta complicação de maneira significativa.

Na presença desta complicação, é possível o tratamento endoscópico. Relatamos aqui um caso do nosso serviço de perfuração de um divertículo de sigmoide pelo trauma da ponta do colonoscópio, percebido imediatamente (Fig. 35-1a) e que foi tratado com fechamento total com 6 clipes (Fig. 35-1b e 1c).

Existe tradicionalmente receio da ruptura de divertículo também por causa da hiperinsuflação de ar durante a colonoscopia. Entretanto, estudos em segmentos de sigmoide com divertículos em cadáveres não observaram ruptura, apesar de insuflação de pressões de ar bem acima daquelas utilizadas na prática durante a colonoscopia.[7]

Divertículo invertido pode simular pólipo, com risco de perfuração pela realização de biópsias ou até de polipectomia inadvertida.[8] Existem algumas manobras que auxiliam no diagnóstico diferencial: insuflação de ar ou palpação com pinça de biópsias fechada para o retorno do divertículo ao aspecto clássico, sendo a pinça também utilizada para avaliar a elasticidade característica da mucosa normal.

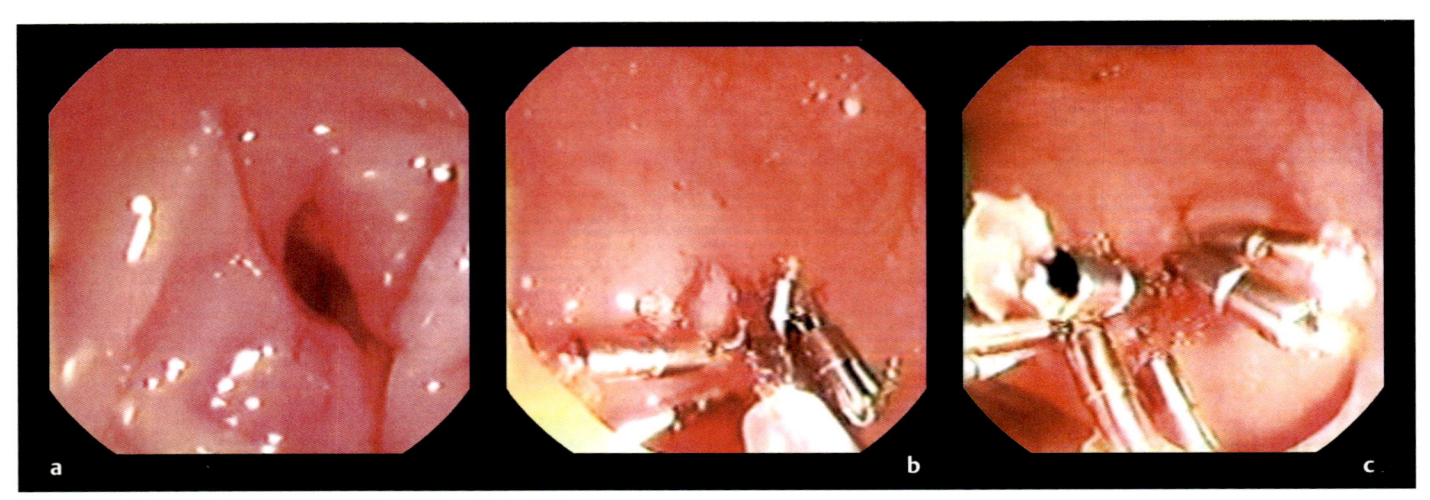

Fig. 35-1. Divertículo de sigmoide, diagnóstico imediato de perfuração e técnica de fechamento com o uso de clipes. (**a**) Aspecto da perfuração por trauma pela ponta flexível do colonoscópio. (**b**) Fechamento com clipes. (**c**) Aspecto final após fechamento com seis clipes.

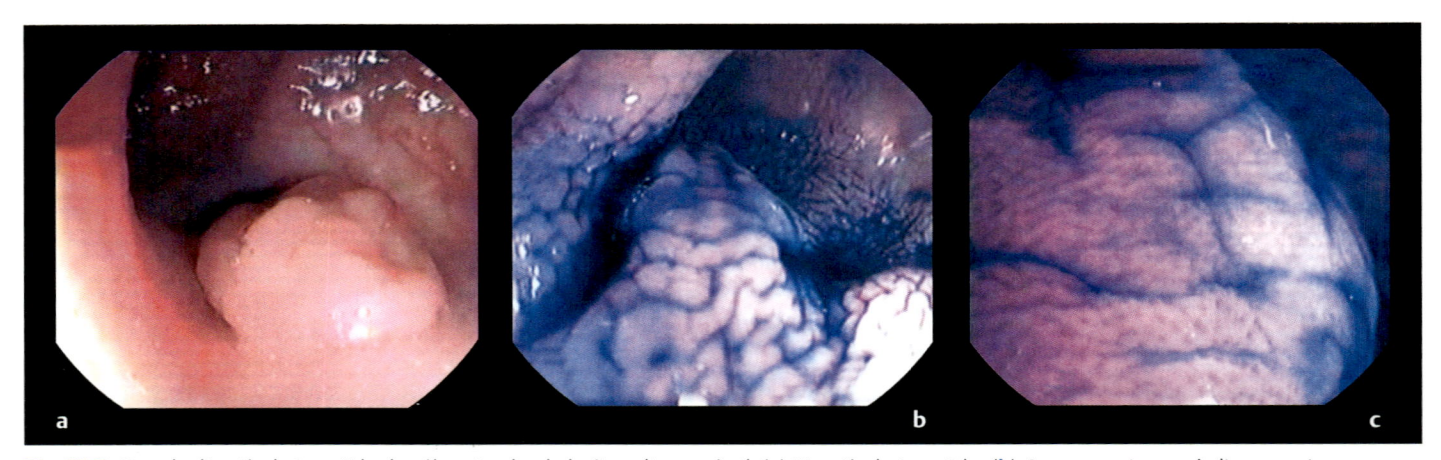

Fig. 35-2. Grande divertículo invertido de cólon simulando lesão poliposa séssil. (**a**) Divertículo invertido. (**b**) Cromoscopia com índigo-carmim. (**c**) Magnificação de imagens (Padrão de *pits* normal, tipo I).

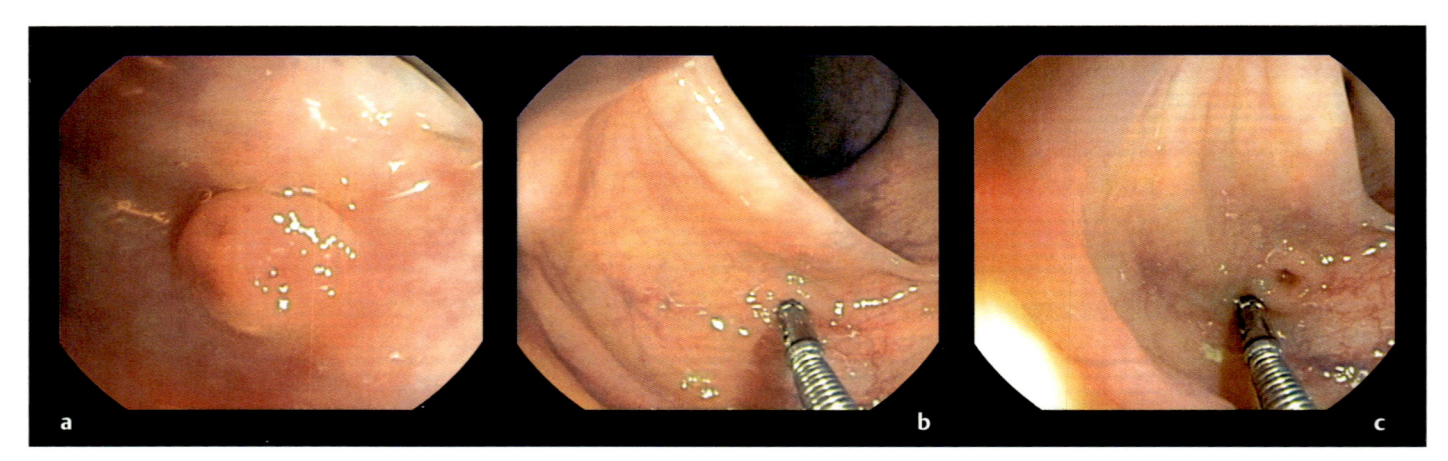

Fig. 35-3. Divertículo invertido de cólon simulando lesão plana. (**a**) Divertículo invertido. (**b**) Manobra de palpação com a pinça fechada no centro da elevação. (**c**) Aspecto após a palpação, observando-se o divertículo.

Relatamos a seguir dois casos de divertículo invertido, o primeiro deles de colo largo, simulando um grande pólipo séssil (Fig. 35-2a). Além da palpação com a pinça, testando a elasticidade da mucosa, a cromoscopia e magnificação de imagens evidenciaram padrão típico glandular de mucosa normal (Fig. 35-2b e c).

O segundo caso é o de um divertículo invertido, simulando pequena lesão plana (Fig. 35-3a). Após palpar com a pinça de biópsias (Fig. 35-3b), observa-se o aspecto clássico do divertículo já não invertido (Fig. 35-3c).

As duas principais complicações da doença diverticular são o sangramento, caracterizado por hematoquezia indolor, e a diverticulite, definida como inflamação de um divertículo. A diverticulite pode-se manifestar sem complicações ou complicada por abscesso diverticular, fístula, obstrução intestinal ou perfuração livre.[9,10]

DIVERTICULITE

A diverticulite é a complicação mais frequente nos pacientes portadores de doença diverticular do cólon, sendo resultado de uma perfuração microscópica ou macroscópica de um divertículo decorrente da inflamação diverticular e da necrose focal.

Aproximadamente 10 a 25% dos pacientes com diverticulose desenvolverão um ou mais episódios de diverticulite.[9] Em pacientes internados com quadro agudo de diverticulite, 10 a 20% necessitarão de cirurgia de urgência.[9] Nestes pacientes pode-se observar peritonite generalizada ou fecal em 20 a 60%, além de abscessos, obstrução intestinal, fístula e perfuração. Mecanismo de trauma pelos fecalitos tem sido sugerido como causa da diverticulite, mas o aumento da pressão intracolônica também parece ser um fator responsável. Geralmente apenas um divertículo torna-se inflamado, sendo pouco frequente uma perfuração livre para a cavidade abdominal; esta geralmente é bloqueada por estruturas adjacentes, mas pode ocasionar peritonite local.

A incidência da diverticulite aumenta com a idade (média de 63 anos), sendo causa frequente de abdome agudo em idosos.[11,12] Os sinais e sintomas se assemelham ao que alguns autores chamam de "apendicite aguda à esquerda". Embora sua incidência seja menor em indivíduos mais jovens, aproximadamente 16% das internações por diverticulite aguda ocorrem em pacientes com menos de 45 anos de idade. Um estudo nacional de hospitalização nos Estados Unidos mostrou um aumento de 26% no período de 1998 a 2005.[1,6] O maior aumento foi em pacientes com idade entre 18 e 44 anos (82%). Cirurgias eletivas para diverticulite também aumentaram em 29% com o maior aumento em pacientes com idade entre 18 e 44 anos (73%). As causas para esse aumento permanecem desconhecidas.

A apresentação clínica da diverticulite aguda depende da gravidade do processo inflamatório subjacente e da presença de complicações associadas. A dor abdominal é a queixa mais comum em pacientes com diverticulite aguda. A dor é geralmente no quadrante inferior esquerdo por causa do envolvimento do cólon sigmoide. No entanto, os pacientes podem ter dor no quadrante inferior direito ou suprapúbica em razão da presença de um cólon sigmoide redundante ou muito menos comum, diverticulite do lado direito.[13]

Com a progressão do quadro inflamatório, o paciente apresenta anorexia, náuseas e vômitos. Sintomas urinários surgem, se o processo inflamatório envolver as vias urinárias. Edema e hiperemia na parede abdominal sugerem presença de um abscesso com iminente fistulização enterocutânea. Os pacientes com peritonite difusa apresentarão dor abdominal intensa e generalizada, acompanhada de íleo adinâmico. Nos casos com perfuração livre para a cavidade abdominal observam-se comprometimento hemodinâmico e rigidez abdominal.[6]

O diagnóstico da diverticulite aguda é com base no exame clínico, além de laboratorial e de imagem. De maneira geral, as radiografias simples do abdome são normais. Nas infecções graves ou na obstrução intestinal observa-se o padrão de íleo e, se associado a abscesso, pode-se observar a presença de nível hidroaéreo. Ar retroperitoneal pode-se difundir ao longo do músculo psoas, não sendo possível identificação de sua sombra. Na peritonite fecal observa-se a presença de ar livre na cavidade peritoneal.

A TC com contraste oral e endovenoso e, se necessário, contraste retal tornou-se o exame de escolha para o diagnóstico e estadiamento de gravidade da diverticulite aguda. A TC é particularmente interessante para o diagnóstico diferencial com neoplasias, pela avaliação das alterações de densidade e vascularização dos tecidos, presença de edema, massas endoluminais e linfonodos. Os achados de tomografia computadorizada (TC) sugestivos de diverticulite aguda incluem a presença de espessamento localizado da parede intestinal (> 4 mm), alteração da densidade e borramento da gordura pericolônica associados à presença de divertículos colônicos.[14] A sensibilidade e especificidade da TC abdominal para o diagnóstico de diverticulite aguda são de 94 e 99%, respectivamente.[15,16]

Complicações da diverticulite também podem ser visualizadas na TC abdominal. Abscessos são identificados como coleções fluidas cercadas por uma área com alterações inflamatórias. Em pacientes com obstrução intestinal decorrente da diverticulite aguda, podem ser observadas alças dilatadas do intestino com níveis hidroaéreos nas proximidades de uma área com inflamação pericolônica. Coleções de ar extracolônicas dentro de outros órgãos que não o intestino e a parede abdominal são sugestivas de uma fístula. Em pacientes com peritonite, o ar livre pode ser visto na TC abdominal.

A ultrassonografia abdominal tem a vantagem de ser um método amplamente disponível, barato e sem exposição à radiação. Entretanto, é exame operador-dependente e tecnicamente mais difícil em pacientes obesos. O íleo adinâmico que acompanha o processo inflamatório, interposição de alças e a dor causada pela colocação do transdutor no abdome dificultam o exame. Em pacientes debilitados, sépticos, a ultrassonografia pode ser a primeira opção diagnóstica por evitar a utilização de contrastes venoso e oral. Outra aplicação da ultrassonografia é a possibilidade de drenagem guiada de abscessos intra-abdominais.[17]

Os achados de ressonância magnética (RM) abdominal sugestivos de diverticulite aguda incluem espessamento da parede do cólon, presença de divertículos, exsudatos pericolônicos e edema. Achados inespecíficos que podem ser observados na ressonância magnética incluem estreitamento segmentar do cólon, ascite e abscesso.[18] Assim como a ultrassonografia, a ressonância magnética tem a vantagem de evitar a exposição à radiação.[19] No entanto, antes de se utilizar a ressonância magnética de forma rotineira no diagnóstico da diverticulite aguda, estudos são necessários para comparar a sensibilidade, especificidade e custo-efetividade da ressonância magnética abdominal com a tomografia computadorizada. Na maioria das instituições em que tanto a tomografia computadorizada quanto a ressonância magnética do abdome estão disponíveis, a TC geralmente pode ser obtida com maior rapidez.

A colonoscopia não é habitualmente recomendada na fase aguda da diverticulite porque, além de não oferecer informações adicionais à TC, possui o teórico risco de perfuração (cólon inflamado, estenosado, perfuração bloqueada).[20] Na prática, é realizada após 4 a 6 semanas da instituição do tratamento clínico. Um estudo prospectivo randomizado comparou 45 pacientes submetidos à colonoscopia precoce com 41 submetidos à colonoscopia fora da fase aguda. Os autores não observaram complicações significativas, apenas maior número de exames incompletos no grupo precoce (82% de exames completos no grupo precoce × 93% de exames completos no grupo tardio).[21]

Eventualmente, durante a realização de colonoscopia em investigação de pacientes com dor abdominal, pode-se deparar com sinais de diverticulite aguda. Os achados endoscópicos que sugerem diverticulite são edema e congestão da mucosa ao redor do óstio diverticular, saída de pus do interior do divertículo, abaulamento ou compressão extrínseca na parede do cólon que pode corresponder a abscesso pericólico.

Outra situação clínica relativamente frequente é o achado endoscópico eventual de diverticulite em pacientes assintomáticos que realizaram colonoscopias eletivas por outras indicações. Ghorai *et al.* publicaram uma revisão de 2.566 colonoscopias eletivas, identificando edema peridiverticular em 21 pacientes, secreção purulenta em 8, e granuloma no óstio do divertículo em 15. Um paciente apresentou diverticulite na internação, e os outros 17, em um acompanhamento médio de 12 meses, não tiveram intercorrências.[22]

Na Figura 35-4, em colonoscopia realizada em paciente assintomático, no nosso serviço, achado de granuloma, inclusive simulando um pólipo. Ao manuseio com a pinça de biópsias foi possível perceber a borda do divertículo. Biópsias evidenciaram alterações inflamatórias.

As principais complicações da diverticulite aguda são abscessos, perfuração livre com peritonite, fistulização e obstrução intestinal. O tratamento e a necessidade de internação dependem de dados da história clínica, exames laboratoriais e de imagem.[10,23] A classificação de Hinchey *et al.*,[24] posteriormente modificada por Wasvary *et al.*,[25] pode ser utilizada para estratificar esses pacientes (Quadro 35-1).

Pacientes com sintomas leves, ausência de sinais de infecção sistêmica e ausência de íleo podem ser tratados ambulatorialmente. Não há indicação de repetição de exame de imagem em pacientes com boa evolução clínica.[26] O tratamento ambulatorial da diverticulite colônica consiste em antibióticos orais por 7 a 10 dias, reavaliação clínica dois a três dias após o início da antibioticoterapia e semanalmente até a resolução completa de todos os sintomas. Os antibióticos devem cobrir a flora gastrointestinal usual de bastonetes Gram-negativos e anaeróbios, particularmente *Escherichia coli* e *Bacteroides fragilis*.[27] Nos casos de piora clínica (dor abdominal persistente, febre, intolerância à hidratação oral), deve-se avaliar o tratamento em regime de internação hospitalar.[10]

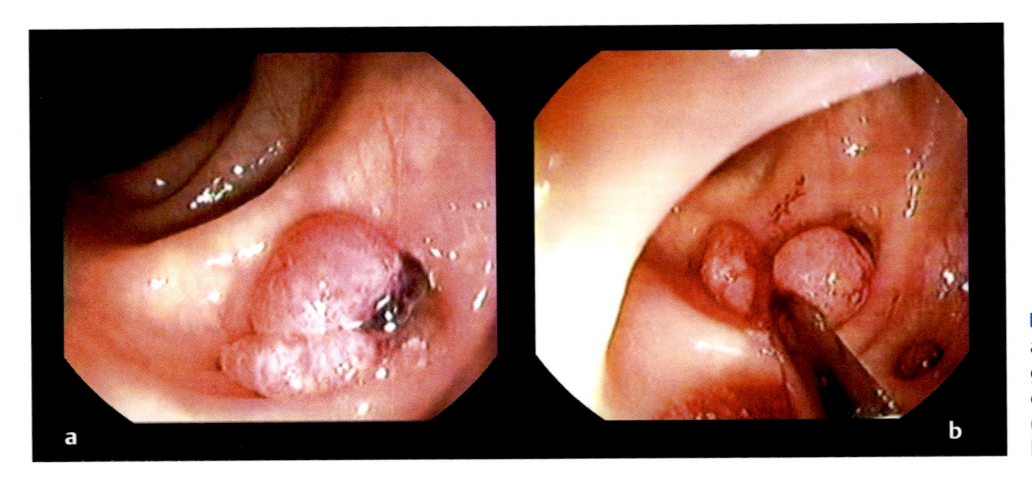

Fig. 35-4. Achado endoscópico em paciente assintomático e com doença diverticular do cólon – granuloma (lesão inflamatória). (**a**) Aspecto clássico de granuloma em doença diverticular. (**b**) Mobilizando o granuloma com a pinça de biópsias foi possível observar a borda do divertículo.

Quadro 35-1. Classificação de Hinchey e Classificação de Hinchey Modificada por Wasvary

Classificação de Hinchey		Classificação de Hinchey modificada por Wasvary	
		0	Diverticulite leve
I	Abscesso pericólico ou flegmão	Ia	Inflamação restrita à região pericólica ou flegmão
		Ib	Abscesso pericólico
II	Abscesso pélvico, intra-abdominal ou retroperitoneal	II	Abscesso pélvico, intra-abdominal (distante) ou retroperitoneal
III	Peritonite purulenta generalizada	III	Peritonite purulenta generalizada
IV	Peritonite fecal generalizada	IV	Peritonite fecal generalizada

São critérios iniciais para internação as seguintes condições:

- A TC mostra diverticulite complicada definida pela presença de franca perfuração, abscesso, obstrução ou fistulização.
- TC mostra diverticulite não complicada, mas o paciente tem uma ou mais das seguintes características: sepse, microperfuração, imunossupressão, temperatura acima de 39°C, leucocitose acima de 15.000, dor abdominal intensa ou peritonite difusa, idosos, portadores de múltiplas comorbidades e falha do tratamento ambulatorial.

Nos casos de diverticulite aguda complicada (perfuração, peritonite, grandes abscessos, estenoses), o tratamento cirúrgico pode ser indicado.[23,28] A diverticulite aguda com grande perfuração tem indicação de cirurgia de emergência. Procedimentos de urgência devem ser considerados nas seguintes condições: falha no tratamento medicamentoso após 3 a 5 dias, obstrução colônica, drenagem de abscesso sem sucesso.

A escolha da técnica cirúrgica depende da estabilidade hemodinâmica do paciente, da extensão da contaminação peritoneal e da experiência do cirurgião. O principal objetivo da cirurgia é remover o segmento colônico doente, cuja viabilidade é baseada na estabilidade hemodinâmica do paciente. Nos pacientes hemodinamicamente instáveis, considerar uma laparotomia de controle de dano com ressecção limitada do segmento colônico doente. Em pacientes estáveis, a cirurgia deve contemplar ressecção definitiva do segmento do cólon envolvido.[29]

Embora a cirurgia de Hartmann seja considerada boa conduta nos casos de diverticulite com peritonite difusa em pacientes com prognóstico reservado, o procedimento de escolha, sempre que possível, é a colectomia segmentar com anastomose primária e lavagem da cavidade peritoneal.[30-34] Nestas situações a realização de ileostomia protetora é considerada uma alternativa válida. Revisão publicada, em 2004, sugere uma menor taxa de fístula e infecção da ferida operatória em pacientes que foram submetidos à ileostomia protetora.[29]

Questão mais controversa se refere à ressecção eletiva do cólon. A recomendação atual é de que o tratamento cirúrgico profilático deve ser indicado de acordo com as características individuais do paciente, independentemente do número de episódios de diverticulite ou idade.[35-37] Nos pacientes que tiveram um episódio anterior de diverticulite complicada e nos imunossuprimidos, considerar a cirurgia eletiva.[38-41]

COLITE SEGMENTAR ASSOCIADA À DIVERTICULOSE

A colite segmentar associada à diverticulose (CSAD) pode ser definida como a inflamação da mucosa adjacente aos divertículos, sem inflamação do divertículo propriamente dito. Sua patogênese não é totalmente compreendida, sendo provavelmente multifatorial, relacionada com o prolapso da mucosa, estase fecal e isquemia localizada.[42]

Sua prevalência nos pacientes com diverticulose varia entre 0,26 a 1,5%, sendo mais comum em homens, com a média de idade de 64 anos.[43]

Os principais sintomas associados à CSAD são diarreia crônica, dor abdominal em cólica principalmente no lado esquerdo e, mais raramente, hematoquezia.[44] A CSAD acomete principalmente o cólon sigmoide e cólon descendente, poupando o reto. A inflamação pode variar desde enantema focal leve até quadros mais graves, com ulcerações, simulando doença inflamatória intestinal.

O tratamento ainda não está bem estabelecido. Recomenda-se incialmente o uso de antibióticos, sendo a mesalazina associada nos casos não responsivos.[45]

HEMORRAGIA NA DOENÇA DIVERTICULAR DO INTESTINO GROSSO

A hemorragia digestiva baixa (HDB), definida como aquela cujo ponto de sangramento está localizado no cólon, reto ou ânus, pode-se manifestar como hematoquezia ou melena. A incidência anual da HDB com necessidade de hospitalização é de aproximadamente 36 casos por 100.000 adultos nos Estados Unidos. É uma entidade que predomina em idosos, com média de idade, variando de 63 a 77 anos, sendo o divertículo um dos principais responsáveis pelo sangramento agudo.[46,47]

Em revisão de 7 publicações abrangendo 1.333 pacientes com hemorragia digestiva baixa (HDB) aguda submetidos à colonoscopia, observou-se como causas de sangramento: doença diverticular (30%), câncer de cólon e pólipos (18%), colites (17%), sem diagnóstico (16%), angiodisplasias (7%), pós-polipectomia (6%), causas anorretais (4%) e outras causas (8%).[48] O diagnóstico foi definitivo, não presuntivo, em 25% dos pacientes. Em estudos prospectivos em que mais de 500 pacientes consecutivos com HDB maciça foram hospitalizados, no período de 1993 a 2006,[49-51] a colonoscopia foi realizada e, quando negativa, foram realizadas endoscopia digestiva alta e/ou enteroscopia. Nos 421 pacientes analisados, as causas mais frequentes da HDB maciça foram: doença diverticular (29,5%), hemorroidas internas (12,8%), colite isquêmica (11,9%), doença de Crohn e outras colites (7,1%), angiomas (7,1%) e outras lesões (7,1%).[49-51] Entre os pacientes com diverticulose, o sangramento ocorre em 5 a 15%, sendo maciço em um terço desses pacientes.[52]

Postula-se o seguinte mecanismo para o sangramento diverticular: o vaso que penetra na camada muscular no ponto de maior fragilidade da parede do cólon acompanha a cúpula do divertículo, permanecendo separado do lúmen apenas pela camada mucosa. Dessa maneira é exposto ao trauma, levando a alterações da parede vascular, resultando no adelgaçamento e fragilidade da parede arterial, predispondo à ruptura.[53]

A manifestação clínica típica do sangramento de origem diverticular é a hematoquezia indolor com caráter autolimitado. Na maioria dos casos (mais de 75%) o sangramento cessa espontaneamente. O sangramento originário do cólon esquerdo tende a ser de coloração mais avermelhada, e, em raros casos, o sangramento com origem no cólon direito pode-se manifestar como melena. Os pacientes habitualmente não apresentam sintomas abdominais, no entanto, a presença de sangue na luz do cólon pode ter ação catártica, resultando em cólicas, distensão abdominal e urgência evacuatória. Ao exame físico, taquicardia e hipotensão podem estar presentes nos casos de sangramento maciço. O exame do abdome é tipicamente normal, com desconforto à palpação em alguns pacientes, com sangue ao toque retal. É importante lembrar que 10 a 15% dos pacientes com hemorragia digestiva alta podem ter como manifestação a hematoquezia. Achados que sugerem HDA são a presença de instabilidade hemodinâmica e melena.[54,55]

Ao contrário da diverticulite, que acomete mais frequentemente o cólon esquerdo, o sangramento diverticular tem origem no cólon direito em 50-90% dos pacientes.[52] Possíveis explicações seriam a presença de óstios diverticulares mais alargados e parede colônica mais fina, propiciando maior lesão dos vasos com consequente ruptura. Pacientes que já tiveram um episódio de sangramento diverticular possuem risco de 14-38% de ressangramento. Após o segundo episódio esse risco aumenta para 21-50%. A morbimortalidade é de 10-20%.

O método diagnóstico de escolha na hemorragia digestiva baixa é a colonoscopia, capaz de localizar o sítio de sangramento, fazer diagnóstico diferencial com outras entidades e realizar a hemostasia. O preparo do cólon nos casos de HDB é essencial para a visualização adequada da mucosa, reduzindo a quantidade de sangue e coágulos, aumentando a taxa de intubação do ceco. Além do preparo adequado, temos como rotina durante o procedimento injetar pelo canal operatório do aparelho, continuamente, solução fisiológica ou água em grande volume. Uma vantagem desta técnica é estabelecer se o coágulo aderido no divertículo realmente é a causa do sangramento. Frequentemente os coágulos no interior dos divertículos (suspeitos como ponto de sangramento) são deslocados com a lavagem sob pressão, o que exclui o diagnóstico definitivo da causa do sangramento. Uma alternativa ao preparo da via oral que vem sendo estudada é a utilização de infusão contínua de água (*hydroflush colonoscopy*) com aspiração. Em uma série com 12 pacientes com HDB severa submetidos ao método, o exame foi completo até o ceco em 69% (9 de 13 procedimentos), com visualização adequada, com diagnóstico definitivo em 5 e presuntivo em 8.[56]

A colonoscopia na hemorragia digestiva baixa maciça deve ser realizada com perspectiva de abordagem terapêutica. Por mais grave que seja o sangramento, a ideia é fazer a colonoscopia em uma condição próxima do exame eletivo, ou seja, com o paciente em melhores condições clínicas, com o preparo intestinal adequado e com o endoscopista bem motivado em não só fazer o diagnóstico topográfico, mas etiológico.[57-59]

Do ponto de vista prático, no sangramento por DDC, o diagnóstico é caracterizado como definitivo quando se observa durante exame endoscópico sangramento ativo (Fig. 35-5a), na presença de vaso visível (Fig. 35-5b) e na presença de coágulo aderido (Fig. 35-5c). É caracterizado como presuntivo quando são encontrados divertículos sem sinal de sangramento, mas sem outra lesão colônica para justificar a hemorragia.

Entretanto, o melhor momento para a realização da colonoscopia ainda é controverso. A maioria dos autores sugere que ela deve ser realizada em até 24 h da admissão, após preparo adequado do cólon. O real benefício de se realizar a colonoscopia de urgência (em menos de 12 h da admissão) em relação a ressangramento, necessidade de cirurgia, tempo de internação e mortalidade ainda não está claro.

Um estudo de coorte publicado por Jensen, em 2000,[49] analisou 121 pacientes com hematoquezia e diverticulose à colonoscopia. Um grupo era constituído por 73 pacientes, em que 17 tiveram o diagnóstico de sangramento por divertículo e foram submetidos a tratamentos clínico e cirúrgico. Desses 17 pacientes, 9 (53%) tiveram sangramento persistente ou recorrente, sugerindo que os pacientes com estigmas de sangramento seriam um grupo de maior risco, sendo bons candidatos à terapêutica endoscópica. Outro grupo era constituído por 48 pacientes, em que 10 tiveram o diagnóstico de sangramento por divertículo, submetidos à hemostasia endoscópica com adrenalina e cateter bipolar. O grupo que recebeu tratamento endoscópico não apresentou ressangramento, necessidade de hemotransfusão ou cirurgia. Esse estudo inicial sugere um benefício no tratamento dos estigmas de sangramento, porém é importante lembrar que se trata de uma coorte em populações em 2 períodos distintos, de difícil comparação, com possíveis diferenças inclusive no manejo clínico da repercussão hemodinâmica.[60,61]

Em um estudo de 2005,[62] prospectivo, randomizado e controlado, num grupo de 100 pacientes, 50 foram submetidos à colonoscopia precoce (em até 8 h da admissão). O desfecho primário do estudo era a taxa de ressangramento, e os secundários eram tempo de internação, tempo de CTI, hemotransfusão, cirurgia e mortalidade. Pacientes com estigmas de sangramento foram tratados com injeção de adrenalina e/ou coagulação bipolar. A colonoscopia de

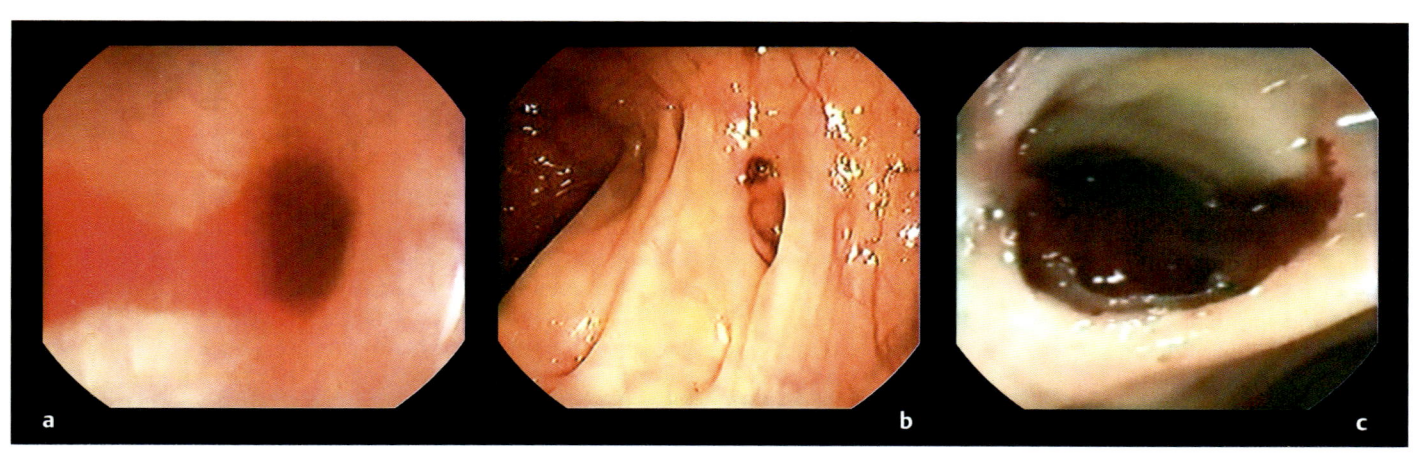

Fig. 35-5. Doença diverticular do cólon (DDC) hemorrágica – colonoscopia no diagnóstico definitivo da causa do sangramento. (**a**) DDC – sangramento ativo. (**b**) DDC – vaso visível. (**c**) DDC – coágulo aderido.

urgência aumentou a detecção do sítio de sangramento, mas não reduziu significativamente os desfechos primários ou secundários.

Estudo de Laine, em 2010, randomizado, prospectivo, comparou a colonoscopia precoce (< 12 h) à tardia (36-60 h) em 72 pacientes com hematoquezia com repercussão clínica.[63] Não houve diferença no desfecho primário (ressangramento) e nem nos secundários (hemotranfusão, tempo de internação).

Um estudo de coorte em mais de 22 mil pacientes internados com HDB submetidos à colonoscopia comparou os dados de colonoscopia precoce × tardia.[64] Não houve diferença na mortalidade (0,3 × 0,4%), apenas no tempo de internação (2,9 × 4,6 dias p < 0,001) e na necessidade de hemotransfusão (44,6 × 53,8% p < 0,001).

Uma revisão sistemática de 6 estudos (2 randomizados e 4 de coorte) comparou a colonoscopia precoce (≤ 24 h da admissão) à colonoscopia tardia (> 24 h da admissão) em 901 pacientes com HDB severa.[65] Não houve diferença na mortalidade, ressangramento ou necessidade de cirurgia. A colonoscopia precoce teve maior índice de detecção do sítio de sangramento e maior número de intervenções endoscópicas.

Portanto, até o presente momento, a colonoscopia precoce parece aumentar a identificação do local de sangramento, mas ainda não existem dados consistentes na literatura de que ela reduza taxas de ressangramento, mortalidade ou outros desfechos clínicos relevantes.

A hemostasia endoscópica atualmente é recomendada em pacientes com estigmas de sangramento (sangramento ativo, vaso visível ou coágulo aderido), à semelhança da HDA, apesar das evidências não tão sólidas na HDB.[46,66] Vários métodos endoscópicos estão descritos na literatura e podem ser utilizados: injeção de solução de adrenalina, clipes metálicos, ligadura (ligadura elástica ou *endoloop*), métodos térmicos (*heater probe* e *gold probe*), agentes hemostáticos (*Hemospray*) e *over the scope clips*.[67-70] Não existe grande número de estudos comparativos entre os métodos.

Os estudos iniciais de tratamento endoscópico de divertículos sangrantes foram realizados com o método de injeção. Em 1996, Ramirez *et al.* descreveram o tratamento endoscópico com injeção de solução de adrenalina 1:10.000 com sucesso em 4 pacientes com sangramento maciço por DDC.

No estudo de Jensen *et al.*, em 2000, já citado anteriormente, no grupo de 48 pacientes avaliados no período de 1994 a 1998, em 10/48 (21%) o diagnóstico da HDB foi definitivo.[49] Todos foram submetidos à terapêutica endoscópica, com 100% de parada do sangramento e sem indicação cirúrgica em um acompanhamento médio de 30 meses. O tratamento endoscópico para o sangramento na doença diverticular foi realizado utilizando-se de 1 a 2 mL de solução de adrenalina 1:20.000 nos quatro quadrantes em torno do ponto sangrante associado à coagulação bipolar para vasos visíveis não sangrantes.

Ao contrário dos resultados obtidos por Jensen *et al.*, em 2001, Bloomfeld *et al.*,[67] em uma série de casos, trataram 13 pacientes com HDB por DDC (8 com injeção de adrenalina 1:10.000, 4 com adrenalina + *probe* multipolar, 1 com *probe*), observando-se ressangramento precoce de 38% (5/13) em 30 dias, com necessidade de cirurgia de urgência em 4. Observou-se ressangramento tardio em 3 (23%) pacientes. O ressangramento precoce pode ter sido em função da técnica utilizada (predomínio do método de injeção isoladamente), ao critério de utilização do método (com base na preferência do endoscopista) e inclusive ao número elevado de profissionais envolvidos num estudo com poucos pacientes (7 endoscopistas).

Em 2006, Jensen *et al.*,[50] em estudo prospectivo, comparativo, mas não controlado, avaliaram o tratamento endoscópico de 62 pacientes com HDB maciça por DDC, todos com diagnóstico definitivo da causa do sangramento. Destes, o sangramento ativo foi observado em 34%, vaso visível em 21%, e coágulo aderido em 45%.[71] Nos pacientes tratados endoscopicamente, a abordagem foi feita com injeção de adrenalina 1:20.000 associada ao *gold probe* ou clipes no sangramento ativo, *gold probe* ou clipes em vaso visível e no coágulo aderido com injeção de adrenalina, retirada do coágulo com alça de polipectomia e posterior uso de *gold probe*. Ao final, era feita a tatuagem local com tinta nanquim. Vinte e oito pacientes foram tratados clinicamente, e 34 por hemostasia endoscópica, observando-se ressangramento precoce em (50 × 9%), indicação cirúrgica de urgência em (39 × 6%) e tempo médio de hospitalização em dias de (5 × 2).

Os primeiros estudos sobre o método de ligadura elástica para tratamento de divertículo sangrante alertaram para o possível risco de perfuração, principalmente no cólon direito, pelo fato de a região "ligada" poder englobar a muscular própria. A segurança e eficácia deste tratamento foram avaliadas numa série de casos, em 2012,[72] em que 29 pacientes tiveram o diagnóstico definitivo de sangramento. Dos 31 divertículos identificados, houve sucesso na colocação da banda elástica em 27 (87%), três pacientes (11%) apresentaram ressangramento precoce em 30 dias, sendo que apenas um deles necessitou de tratamento cirúrgico. Não ocorreu perfuração ou formação de abscesso.

Setoyama *et al.* publicaram, em 2011, uma análise retrospectiva de pacientes internados com HDB. Sessenta e nove pacientes tiveram diagnóstico definitivo de sangramento por divertículo.[73] Destes, 66 foram submetidos a tratamento endoscópico, sendo 18 com ligadura elástica e 48 com clipes metálicos. Em relação à parte técnica, quando o vaso estava localizado no colo do divertículo, o clipe era posicionado diretamente no vaso. Nos casos de indefinição da localização do vaso ou quando este estava localizado na cúpula do divertículo, os clipes eram posicionados como um "zíper", fechando o óstio divertícular. Os autores observaram taxa de ressangramento precoce significativamente maior no grupo tratado com clipes (33% no grupo clipe × 5,6% no grupo ligadura elástica). No grupo de ligadura elástica não foram observados casos de perfuração ou abscesso.

Em estudo retrospectivo de 2012, de 64 pacientes com sangramento diverticular, 24 apresentaram estigmas de sangramento, sendo submetidos a tratamento endoscópico com hemoclipes.[74] Em alguns casos selecionados com sangramento ativo foi feita a injeção prévia de solução de adrenalina com objetivo de melhorar a visualização. Em alguns casos de vasos localizados na cúpula do divertículo, o gastroscópio com *cap* foi utilizado para aspiração e inversão do divertículo, a fim de facilitar o posicionamento do clipe. A hemostasia primária foi de 75%, com sangramento tardio em 22% num período médio de 22 meses. Uma vantagem do uso de clipes metálicos é a marcação da região sangrante, facilitando a identificação e abordagem posterior por técnicas radiológicas na presença de ressangramento.

Em uma metanálise recente, Ishii *et al.* revisaram 16 estudos e compararam três métodos endoscópicos (térmico, clipe e ligadura – que incluía ligadura elástica e *endoloop*) em relação à hemostasia inicial, recidiva precoce e necessidade de cirurgia/embolismo por arteriografia.[75] As taxas de hemostasia inicial e recidiva precoce do sangramento foram semelhantes entre os três grupos, com diferenças apenas em relação à necessidade de cirurgia ou embolização. O grupo da ligadura apresentou taxas discretamente menores que o grupo de hemostasia térmica e significativamente menores que o grupo que utilizou clipe. Tais resultados devem ser avaliados com cautela por se tratar de uma metanálise de trabalhos muito heterogêneos, a maioria deles observacionais e retrospectivos.

Em uma série de casos publicada, em 2018,[76] o pó hemostático (*hemospray*) foi utilizado em 10 pacientes com estigmas de sangramento diverticular. Os autores observaram 100% de hemostasia, não foram observados efeitos colaterais e não houve ressangramento num acompanhamento de 9,5 meses. Trata-se de um método sem contato e com baixa probabilidade de lesão da mucosa. Pode ser uma alternativa interessante na presença de estigmas de sangramento, quando não foi identificado o divertículo sangrante, pela possibilidade de tratamento de uma área extensa do cólon. Uma preocupação citada pelos autores seria a dificuldade de visualização da mucosa num possível ressangramento precoce, já que o material do pó hemostático pode permanecer na mucosa por até 72 h. Porém, nessa série de casos especificamente a taxa de ressangramento foi de 0%.

Existe uma tendência de utilização de método combinado por analogia ao tratamento da hemorragia digestiva alta.[66] É o que temos preconizado em nosso serviço.[77]

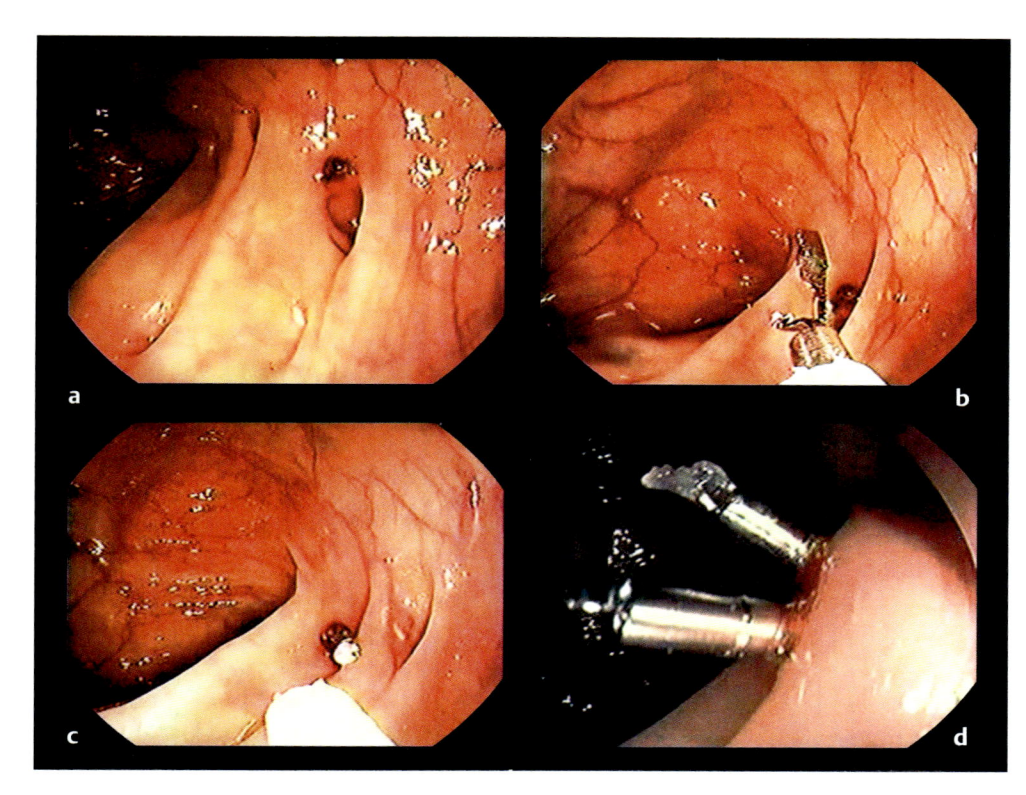

Fig. 35-6. Detalhes da colonoscopia e hemostasia endoscópica em divertículo de cólon com vaso visível, com aplicação de clipes: (**a**) vaso visível, (**b**) clipe sendo posicionado, (**c**) primeiro clipe posicionado e (**d**) após aplicação do segundo clipe.

No nosso serviço, em função da realização precoce da colonoscopia com preparo intestinal adequado, tivemos a oportunidade de diagnosticar divertículos sangrantes em oito pacientes. A idade variou de 48 a 92 anos, sendo quatro do sexo masculino, todos evoluindo com hematoquezia, quatro destes com anemia aguda e choque. Seis pacientes tinham diverticulose difusa, e dois deles, divertículos restritos ao cólon esquerdo. Foram identificados quatro divertículos sangrantes no cólon direito e quatro no esquerdo. Em três o sangramento era ativo, em quatro havia um coágulo aderido e em um observou-se vaso visível. Apenas um paciente foi submetido à cirurgia de emergência e com sucesso. Nos sete restantes foi feita a terapêutica endoscópica: injeção de adrenalina em cinco, injeção de adrenalina mais aplicação de clipes em um e apenas aplicação de clipes em um, todos com boa evolução.

A seguir vamos relatar dois casos de pacientes com HDB maciça que foram tratados com clipes.

No primeiro caso, em paciente com HDB com repercussão hemodinâmica, após estabilização e preparo intestinal exaustivo e de boa qualidade, foi possível diagnosticar o vaso visível em um divertículo do cólon direito e realizar a aplicação de clipes (Fig. 35-6).

No segundo caso, em paciente idosa com anemia aguda por HDB, após preparo expresso e lavagem exaustiva do cólon injetando pelo canal operatório do aparelho, continuamente, solução fisiológica, em grande volume, foi possível diagnosticar o divertículo no ascendente com coágulo aderido e realizar a terapêutica combinada com injeção de adrenalina e posterior posicionamento de clipes (Fig. 35-7).

Os métodos diagnósticos radiológicos, como a cintilografia com hemácias marcadas, a angiografia mesentérica e a angioTC, devem ser considerados em pacientes com sangramento maciço e persistente, com instabilidade hemodinâmica e que não toleram o preparo intestinal para colonoscopia.[78] Também são utilizados nos casos em que o local de sangramento não é identificado durante a colonoscopia ou quando a terapêutica endoscópica não foi bem-sucedida.[45]

A cintilografia é um método diagnóstico que detecta sangramentos ativos de até 0,1 mL/min, é pouco invasivo, com sensibilidade de 91-97%, especificidade de 76 a 95%, mas com acurácia de 41 a 94%. Como desvantagem é citada a localização imprecisa do foco de sangramento. A maioria dos autores recomenda a cintilografia como método inicial, para identificar os pacientes com sangramento ativo, condição indispensável para serem submetidos à arteriografia, a ser realizada posteriormente.[55]

A angiografia é um método diagnóstico e terapêutico, porém apresenta algumas limitações: detecta apenas sangramentos ≥ 0,5 mL/min, está contraindicada nos pacientes alérgicos ao contraste iodado e deve ser avaliada com cautela nos portadores de doença renal crônica. Caso o local de sangramento seja localizado durante a colonoscopia, o posicionamento de um clipe metálico pode auxiliar o radiologista. A especificidade é de 100%, porém a sensibilidade varia de acordo com o padrão de sangramento (47% no sangramento agudo e 30% no sangramento recorrente). A terapia por angiografia consiste na infusão de vasoconstritores ou embolização com agentes mecânicos. A hemostasia é alcançada em até 95% dos casos, porém o índice de ressangramento é de cerca de 56%.[55]

Um estudo randomizado realizado por Green *et al.* comparou 2 grupos: 50 pacientes submetidos à colonoscopia de urgência × 50 submetidos ao tratamento convencional (radiologia intervencionista com angiografia e infusão de vasopressina + colonoscopia eletiva).[62] Foram identificados 21 casos de sangramento por divertículo. Na comparação entre os grupos colonoscopia de urgência × radiologia intervencionista, não foram encontradas diferenças significativas (mortalidade 2 × 4%, tempo internação 5,8 × 6,6 dias, tempo CTI 1,8 × 2,4 dias, transfusão 4,2 × 5 unid., ressangramento precoce 22 × 30%, cirurgia 14 × 12%, ressangramento tardio 16 × 14%).

A angioTC é um método diagnóstico minimamente invasivo e amplamente disponível que consegue detectar sangramentos de 0,3 a 0,5 mL/minuto, fornecendo boa localização anatômica. Tem aproximadamente 85% de sensibilidade e 92% de especificidade. Como desvantagens estão a exposição à radiação, uso de contraste endovenoso e impossibilidade de realizar terapêutica.[55]

O tratamento cirúrgico está indicado na falha terapêutica dos métodos endoscópicos e angiográficos ou na presença de instabilidade hemodinâmica apesar de ressuscitação volêmica vigorosa.[79] A colectomia segmentar é realizada quando o sítio de sangramento foi identificado pela colonoscopia ou angiografia, com índice de ressangramento de 0-14%. O estudo de Browder *et al.*[80] comparou a morbidade das técnicas cirúrgicas, sendo de 8,6% nos pacientes submetidos à colectomia segmentar com identificação prévia do local do sangramento e de 37% nos casos de colectomia subtotal de emergência. Caso não seja encontrado o local de sangramento pelos métodos citados anteriormente, a laparotomia exploradora pode auxiliar na identificação, podendo ser associada à colonoscopia intraoperatória. No estudo de Wagner *et al.*,[81] em 7 de 9 pacientes submetidos à laparotomia exploradora foram encontrados pontos de sangramento.

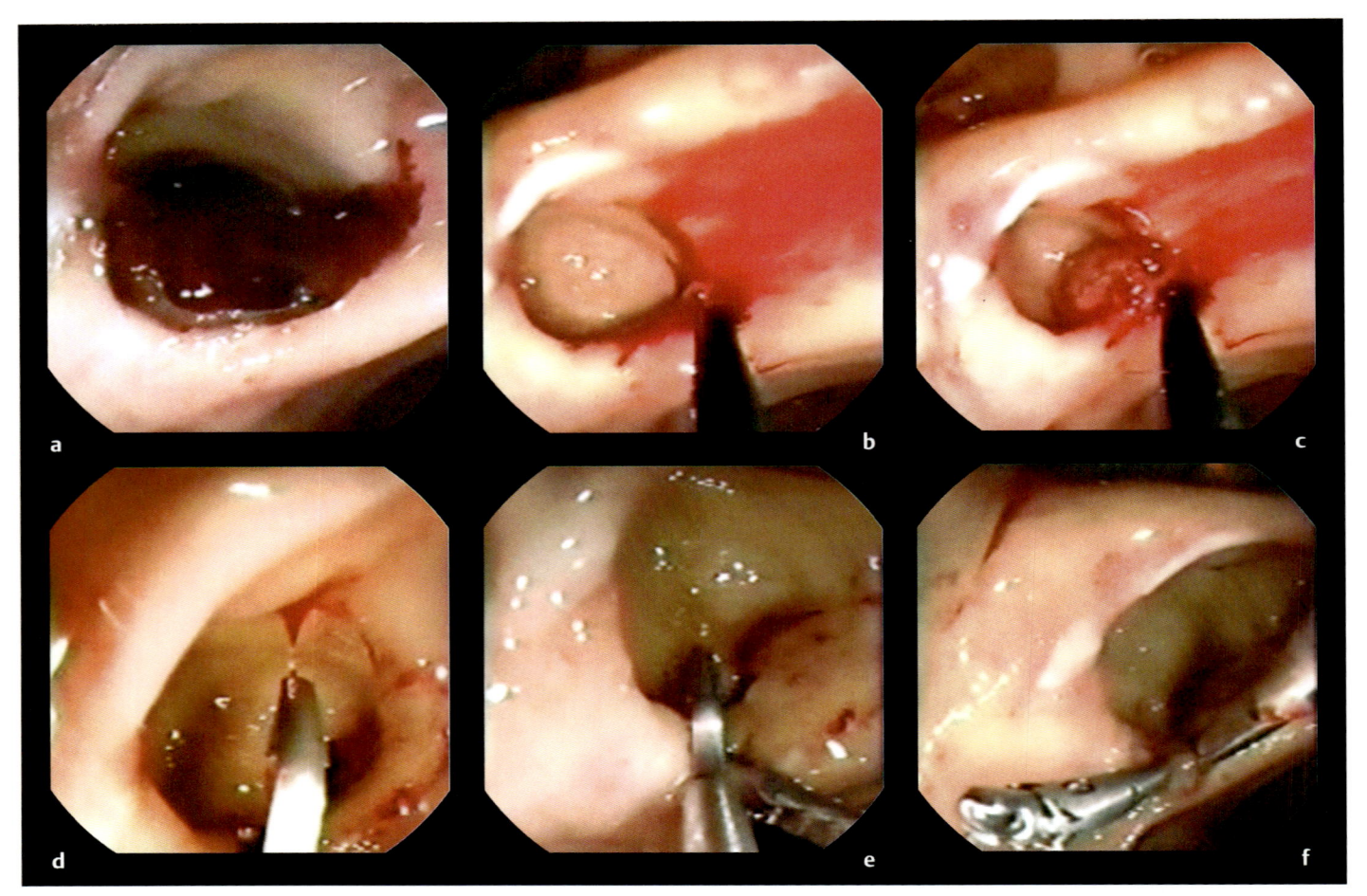

Fig. 35-7. Detalhes da colonoscopia e hemostasia endoscópica em divertículo de cólon com coágulo aderido, (a) coágulo aderido, (b) após remoção do coágulo, (c) injeção de solução de adrenalina 1:20.000, (d) posicionamento do primeiro clipe, (e) posicionamento do segundo clipe e (f) após os dois clipes posicionados.

REFERÊNCIAS BIBLIOGRÁFICAS

1. Pemberton JH. Colonic diverticulosis and diverticular disease: Epidemiology, risk factors, and pathogenesis. https://www.uptodate.com (acesso em abril 2019).
2. Morson BC. Pathology of diverticular disease of the colon. Clin Gastroenterol. 1975;4:37-52.
3. Aldoori WH, Giovannucci EL, Rimm EB, et al. A prospective study of alcohol, smoking, caffeine and the risk of symptomatic diverticular disease in man. Ann Epidemiol. 1995;5:221-228.
4. Aldoori WH, Giovannucci EL, Rimm EB, et al. Prospective study of physical activity and the risk of symptomatic diverticular disease in man. Gut. 1995;36:276-282.
5. Painter NS. Diverticular disease of the colon: the first of the Westen diseases shown to be due to a deficiency of dietary fibre. S Afr Med J. 1982;61:1016-1020.
6. Pemberton JH. Clinical manifestations and diagnosis of acute diverticulitis in adults. https://www.uptodate.com (acesso em abril 2019).
7. Brayko CM, Kazarek RA. Diverticular rupture during colonoscopy. Fact or fancy? Dig Dis Sci. 1984;29:1149-67.
8. Yusuf S, Grant C. Inverted colonic diverticulum: a rare finding in a common condition? Gastroint Endosc. 2000;52:111-115.
9. Parks TG. Natural history of diverticular disease of the colon. Cli Gastroenterol. 1975;4:53-69.
10. Pemberton JH. Acute colonic diverticulitis: Medical management. https://www.uptodate.com (acesso em abril 2019).
11. Mäkelä JT, Kiviniemi HO, Laitinen ST. Spectrum of disease and outcome among patients with acute diverticulitis. Dig Surg. 2010;27:190-6.
12. Salem TA, Molloy RG, O'Dwyer PJ. Prospective study on the management of patients with complicated diverticular disease. Colorectal Dis. 2006;8:173-6.
13. Jacobs DO. Clinical practice. Diverticulitis. N Engl J Med. 2007 Nov15;357(20):2057-66.
14. Ambrosetti P, Jenny A, Becker C, Terrier TF, Morel P. Acute left colonic Diverticulitis – compared performance of computed tomography and water-soluble contrast enema: prospective evaluation of 420 patients. Dis Colon Rectum. 2000;43:1363-7.
15. Laméris W, van Randen A, Bipat S, et al. Graded compression ultrasonography and computed tomography in acute colonic diverticulitis: meta-analysis of test accuracy. Eur Radiol. 2008;18:2498.23.
16. Werner A, Diehl SJ, Farag-Soliman M, Düber C. Multislice spiral CT in routine diagnosis of suspected acute left-sided colonic diverticulitis: a prospective study of 120 patients. Eur Radiol. 2003;13:2596-603.
17. Schanz S. Sonography in diverticular disease. In: Kruis W, Forbes A, Jauch KW, Kreis ME, Wexner SD (Eds.). Diverticular Disease: Emerging Evidence in a Common Condition. Springer-Verlag, Heidelberg; 2006. p. 83-92.
18. Herverhagen JT, Sitter H, Zielke A, Klose KJ. Prospective evaluation of the value of magnetic resonance imaging in suspected acute sigmoid diverticulitis. Dis Colon Rectum. 2008;51:1810-5.
19. Schreyer AG, Furst A, Agha A, et al. Magnetic resonance imaging based colonography for diagnosis and assessment of diverticulosis and diverticulitis. Int j Colorectal Dis. 2004;19:474-480.
20. Sakhnini E, Lahat A, Melzer E, et al. Early colonoscopy in patients with acute diverticulitis: results of a prospective pilot study. Endoscopy. 2004;36:504-7.
21. Lahat A, Yanai H, Menachen Y, Avidan B, Bar-meir B. The feasibility and risk of early colonoscopy in acute diverticulitis: a prospective controlled study. Endoscopy. 2007;39:521-524.
22. Ghorai S, et al. Endoscopic Findings of Diverticular Inflammation in Colonoscopy Patients Without Clinical Acute Diverticulitis: Prevalence and Endoscopic Spectrum. Am J Gastroenterol. 2003;98(4):802-806.
23. Biondo S, Lopez Borao J, Millan M, Kreisler E, Jarrieta E. Current status of the treatment of acute colonic diverticulitis: a systematic review. Colorectal Dis. 2012 Jan;14(1).
24. Hinchey EJ, Schaal PG, Richards GK. Treatment of perforated diverticular disease of the colon. Adv Surg. 1978;12:85.
25. Wasvary H, Turfah F, Kadro O. Same hospitalization resection for acute diverticulitis. Am Surg. 1999;(65):632-635.

26. Etzioni DA, Chiu VY, Cannom RR, et al. Outpatient treatment of acute diverticulitis: rates and predictors of failure. Dis Colon Rectum. 2010;53:861.
27. Balasubramanian I, Fleming C, Mohan HM, et al. Out-Patient Management of Mild or Uncomplicated Diverticulitis: A Systematic Review. Dig Surg. 2017; 34:151.
28. Greenberg AS, Gal R, Coben RM, Cohen S, Dimarino AJ Jr. A retrospective analysis of medical or surgical therapy in Young patients with diverticulitis. Aliment Pharmacol Ther. 2005;21:1225-9.
29. Salem L, Flum DR. Primary anastomosis or Hartmann's procedure for patients with diverticular peritonitis? A systematic review. Dis Colon Rectum. 2004;47:1953-64.
30. Fleming FJ, Gillen P. Reversal of Hartmann´s procedure following acute diverticulitis: is timing everything? Int J Colorectal Dis. 2009;24:1219-25.
31. Gino C, Caselli C, Bambs G et al. Laparoscopic approach for intestinal passage reconstruction after Hartmann´s operation: experience with 30 patients. Cir Esp. 2010;88:314-8.
32. Gordon PH, Nivatvongs S. Principles and Practice of Surgery for the Colon, Rectum and Anus. Third Edition. USA Inc.: Informa Healthcare, 2007.
33. Lee EC, Murray JJ, Coller JA, Roberts PL, Schoetz DL Jr. Intraoperative colonic lavage in non elective surgery for diverticular disease. Dis Colon Rectum. 1997;40:669-74.
34. Myers E, Winter DC. Adieu to Henri Hartmann? Colorectal Dis. 2010;12:849-50.
35. Janes S, Meagher A, Frizelle FA. Elective surgery after acute diverticulitis. Br J Surg. 2005;92:133-42.
36. Rafferty J, Sellito P, Hyman NH, Buie WD. Practice parameters for sigmoid diverticulitis. Dis Colon Rectum. 2006;49:939-44.
37. Salem L, Veenestra DL, Sullivan SD, Flum DR. The timing of elective colectomy in diverticulitis: a decision analisis. J Am Coll Surg. 2004;199:904-12.
38. Devaraj B, Liu W, Tatum J, et al. Medically Treated Diverticular Abscess Associated With High Risk of Recurrence and Disease Complications. Dis Colon Rectum. 2016;59:208.
39. Rose J, Parina RP, Faiz O, et al. Long-term Outcomes After Initial Presentation of Diverticulitis. Ann Surg. 2015; 262:1046.
40. Stollman N, Smalley W, Hirano I, AGA Institute Clinical Guidelines Committee. American Gastroenterological Association Institute Guideline on the Management of Acute Diverticulitis. Gastroenterology. 2015 Dec;149(7):1944-9.
41. Vennix S, Morton DG, Hahnloser D, Lange JF, Bemelman WA, Research Committee of the European Society of Coloproctology. Systematic review of evidence and consensus on diverticulitis: an analysis of national and international guidelines. Colorectal Dis. 2014 Nov;16(11):866-78.
42. Ludeman L, Shepherd NA. What is diverticular colitis? Pathology. 2002;34:568.
43. Tursi A, Elisei W, Brandimarte G, et al. The endoscopic spectrum of segmental colitis associated with diverticulosis. Colorectal Dis. 2010;12:464.
44. Evans JP, Cooper J, Roediger WE. Diverticular colitis - therapeutic and aetiological considerations. Colorectal Dis. 2002;4:208.
45. Rampton DS. Diverticular colitis: diagnosis and management. Colorectal Dis. 2001;3:149.
46. Jackson CS, Weiner BC. Acute lower gastrointestinal bleeding in adults. Disponível em https://dynamed.com/home/ (acesso em abril, 2019).
47. Pemberton JH. Colonic diverticular bleeding. https://www.uptodate.com (acesso em abril 2019).
48. Farner R. Abdominal colectomy offers safe management for massive lower GI bleeding. Am Surg. 1994;8:578-81.
49. Jensen DM. Urgent colonoscopy for the diagnosis and treatment of severe diverticular hemorrhage. NEJM. 2000;342:78-82.
50. Jensen DM. Prevalence and outcomes of different stigmata of definitive diverticular hemorrhage with medical-surgical treatment or colonoscopic hemostasis. Am J Gastroenterol. 2006;101(supplement):S207:487)18-23.
51. Zarimani AI. Clinical factors are predictive of bleeding location in severe hematochezia. Gastrointest Endosc. 2004;59:AB270;W1618.
52. Strate LL, Modi R, Cohen E, Spiegel BM. Diverticular disease as a chronic illness: evolving epidemiologic and clinical insights. Am J Gastroenterol. 2012;107:1486.
53. Meyers MA, Alonso DR, Gray GF, Baer JW. Pathogenesis of bleeding colonic diverticulosis. Gastroenterology 1976;71:577.
54. Strate L. Approach to acute lower gastrointestinal bleeding in adults. https://www.uptodate.com (acesso em abril 2019).
55. Strate LL, Naumann CR. The role of colonoscopy and radiological procedures in the management of acute lower intestinal bleeding. Clin Gastroenterol Hepatol. 2010 Apr;8(4):333-43.
56. Repaka A, Atkinson MR, Faulx AL, Isenberg GA, Cooper GS, Chak A, Wong RC. Immediate unprepared hydroflush colonoscopy for severe lower GI bleeding: a feasibility study. Gastrointest Endosc. 2012 Aug;76(2):367-73.
57. Grace H, et al. Urgent colonoscopy for acute lower-GI bleeding. Gastrointest Endosc. 2004;59(3):402-408.
58. Jensen DM. Diagnosis and treatment of severe hematochezia: the role of urgent colonoscopy after purge. Gastroenterology. 1988;95:1569-74.
59. Lhewa DY, Strate LL. Pros and cons of colonoscopy in management of acute lower gastrointestinal bleeding. World J Gastroenterol. 2012 Mar 21;18(11):1185-90.
60. Jensen DM. Endoscopic diagnosis and treatment of severe hematochezia. Techniques in Gastrointest Endosc. 2001;3:178-84.
61. Jensen DM. Where to Look and How to Treat Diverticular Hemorrhage. Am J Gastroenterol. 2006;101(Supplement):S202:474
62. Green BT, Rockey DC, Portwood G, Tarnasky PR, Guarisco S, Branch MS, et al. Urgent colonoscopy for evaluation and management of acute lower gastrointestinal hemorrhage: a randomized controlled trial. Am J Gastroenterol. 2005 Nov;100(11):2395-402.
63. Laine L, Shah A. Randomized trial of urgent vs. elective colonoscopy in patients hospitalized with lower GI bleeding. Am J Gastroenterol. 2010 Dec;105(12):2636-41.
64. Navaneethan U, Njei B, Venkatesh PG, Sanaka MR. Timing of colonoscopy and outcomes in patients with lower GI bleeding: a nationwide population-based study. Gastrointest Endosc. 2014 Feb;79(2):297-306.e12.
65. Sengupta N, Tapper EB, Feuerstein JD. Early Versus Delayed Colonoscopy in Hospitalized Patients With Lower Gastrointestinal Bleeding: A Meta-Analysis. J Clin Gastroenterol. 2017 Apr;51(4):352-359.
66. Strate LL, Gralnek IM. ACG Clinical Guideline: Management of Patients With Acute Lower Gastrointestinal Bleeding. Am J Gastroenterol. 2016 Apr;111(4):459-74.
67. Bloomfeld RS. Endoscopic therapy of acute diverticular hemorrhage. Am J Gastroenterol 2001;96:2367-2372.
68. Simpson PW. Use of endoclips in the treatment of massive colonic diverticular bleeding. Gastrointest Endosc. 2004;59(3):433-437.
69. Yamada A, Niikura R, Yoshida S, Hirata Y, Koike K. Endoscopic management of colonic diverticular bleeding. Dig Endosc. 2015 Nov;27(7):720-5.
70. Yen EF, Ladabaum U, Muthusamy VR, Cello JP, McQuaid KR, Shah JN. Colonoscopic treatment of acute diverticular hemorrhage using endoclips. Dig Dis Sci. 2008 Sep;53(9):2480-5.
71. Jensen DM. True Diverticular Hemorrhage: Prevalence of Definitive & Presentive Bleeding. Gastrointest Endosc. 2005;61:AB84:264.
72. Ishii N, Setoyama T, Deshpande GA, et al. Endoscopic band ligation for colonic diverticular hemorrhage. Gastrointest Endosc. 2012;75(2):382-7.
73. Setoyama T, Ishii N, Fujita Y. Endoscopic band ligation (EBL) is superior to endoscopic clipping for the treatment of colonic diverticular hemorrhage. Surg Endosc. 2011 Nov;25(11):3574-8.
74. Kaltenbach T, Watson R, Shah J, Friedland S, Sato T, Shergill A, et al. Colonoscopy with clipping is useful in the diagnosis and treatment of diverticular bleeding. Clin Gastroenterol Hepatol. 2012 Feb;10(2):131-7.
75. Ishii N, Omata F, Nagata N, Kaise M. Effectiveness of endoscopic treatments for colonic diverticular bleeding. Gastrointest Endosc. 2018 Jan;87(1):58-66.
76. Ng JL, Marican M, Mathew R. Topical haemostatic powder as a novel endoscopic therapy for severe colonic diverticular bleeding. ANZ J Surg. 2019 Mar;89(3):E56-E60.
77. Moreira EF, Bittencourt PFS. Doença Diverticular do Cólon, Colonoscopia: Capítulo 24. In: Averbach M, Corrêa P. Capítulo 24. São Paulo: Ed Santos; 2010.
78. ASGE guideline. The role of endoscopy in the patient with lower-GI bleeding. Gastrointest Endosc. 2005;62(5):656-9.
79. Renzulli P. Subtotal colectomy with primary ileorectostomy is effective for unlocalized, diverticular hemorrhage. Langenbecks Arch Surg. 2002;387:67-71.
80. Browder W, Cerise EJ, Litwin MS. Impact of emergency angiography in massive lower gastrointestinal bleeding. Ann Surg. 1986; 204:530.
81. Wagner HE, Stain SC, Gilg M, Gertsch P. Systematic assessment of massive bleeding of the lower part of the gastrointestinal tract. Surg Gynecol Obstet. 1992;175:445.

DOENÇAS INFECTOPARASITÁRIAS

CAPÍTULO 36

Ana Luiza Werneck da Silva ▪ Luana Vilarinho Borges
Roberta Cambraia Cunha Ferreira ▪ Richard Calanca

INTRODUÇÃO

As colites infectoparasitárias abrangem uma série de afecções que têm por etiologia vírus, bactérias, fungos e parasitas. A história clínica, os sintomas, assim como as manifestações endoscópicas de uma colite infectoparasitária podem ser bastante variadas e dependem do agente causal, do tempo de evolução da doença e da imunidade do paciente.

Na prática endoscópica, é importante estarmos atentos à possibilidade de microrganismos como agentes causadores de uma colite. As manifestações endoscópicas são diversas, algumas vezes evidentes, mas muitas vezes sutis, de modo que olhos atentos e bom preparo dos cólons são fundamentais para que a colonoscopia cumpra adequadamente o seu papel como exame complementar. Apesar de a certeza diagnóstica muitas vezes ser possível apenas após avaliação histopatológica, o diagnóstico endoscópico presumível pode acelerar o início do tratamento específico, permitindo uma evolução clínica mais favorável para o paciente.

COLITES POR VÍRUS

Citomegalovírus

O citomegalovírus (CMV) é um herpes-vírus que pode ser transmitido por transfusão sanguínea, urina contaminada, secreções corpóreas ou contato sexual. A infecção primária é geralmente assintomática, e o vírus permanece latente no organismo. Em situações de baixa imunidade, como em pacientes com neoplasias malignas em tratamento quimioterápico, em transplantados de órgãos sólidos, e principalmente em pacientes com Síndrome da Imunodeficiência Adquirida (AIDS), a reativação viral pode ocorrer. A relação entre reativação viral do CMV e doença inflamatória intestinal também está bem estabelecida, de modo que tanto a inflamação crônica do cólon, quanto a imunossupressão, decorrente do tratamento, podem reativar o vírus.[1]

O acometimento do trato gastrointestinal por CMV raramente ocorre em pacientes imunocompetentes, e quando acontece, geralmente afeta idosos, com comorbidades associadas.[2,3] A depender da apresentação, nesses casos, o diagnóstico diferencial com colite isquêmica deve ser considerado.[3]

Nos pacientes portadores de HIV, a colite por CMV é manifestação gastrointestinal comum, principalmente quando estes apresentam imunodepressão severa (linfócitos T CD4 < 100 céls. / mm^3), podendo ser o primeiro indício para o diagnóstico de AIDS.[4,5]

O quadro clínico típico da colite por CMV é diarreia, febre, dor abdominal, e em 50% dos casos, hematoquezia, sendo a colonoscopia o exame padrão ouro para o seu diagnóstico.[6,7]

As apresentações endoscópicas são variadas e incluem desde hiperemia até úlceras, que podem ser rasas ou profundas, isoladas ou múltiplas, restritas a algum segmento do cólon e reto ou ter distribuição pancólica (Figs. 36-1 a 36-3).[7] Os achados geralmente acometem o cólon direito, predominantemente o ceco. A apresentação pseudotumoral é rara e, quando ocorre, mimetiza neoplasia maligna. Outras formas de manifestação do CMV no trato gastrointestinal são ileíte, e mais raramente, apendicite e obstrução intestinal.[3]

Durante a colonoscopia devem ser realizadas múltiplas biópsias dos segmentos alterados, priorizando as bases das úlceras. Do ponto de vista histológico, as células gigantes com inclusões basofílicas intranucleares tipo *owl's eye* (olho de coruja) são típicas, mas nem sempre encontradas, de modo que a avaliação imuno-histoquímica se faz necessária em alguns casos.[8] Importante considerar que o vírus pode ser identificado em fragmentos de mucosa normal, sem que esse achado traduza doença no trato gastrointestinal. Avaliação complementar com sorologia e pesquisa de PCR no plasma ou no tecido, em conjunto com eventuais manifestações clínicas, podem definir pelo adequado manejo nesses casos.

Herpes Simples

Trata-se de infecção causada pelos vírus herpes simples tipos 1 e 2 (VHS-1 e VHS-2), duas espécies da família de herpes-vírus Herpesviridae, responsáveis por infecções em humanos. Embora mais associada ao VHS-2, a colite herpética também pode decorrer do VHS-1.[9]

Geralmente a infecção colorretal pelo VHS é uma manifestação de primoinfecção que acomete praticantes de sexo anal, em especial homens que fazem sexo com homens, havendo grande relação entre VHS e portadores de HIV.[10] Além dessa associação, o acometimento colorretal pelo VHS também pode ocorrer em pacientes com doença

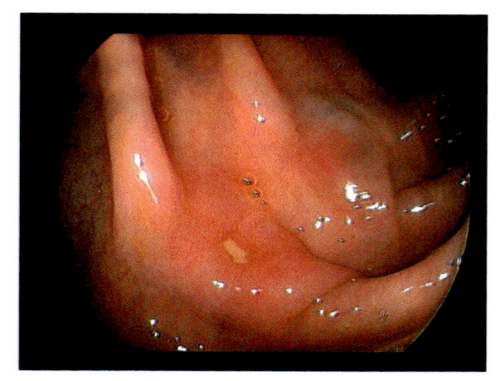

Fig. 36-1. Úlcera isolada de cólon ascendente secundária ao CMV.

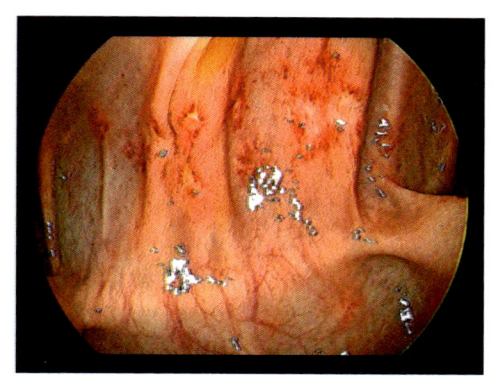

Fig. 36-2. Múltiplas úlceras por CMV localizadas no cólon descendente.

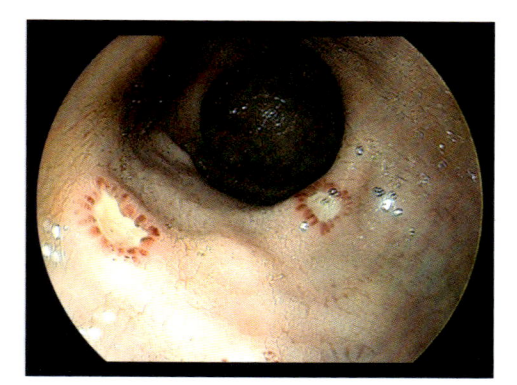

Fig. 36-3. Úlceras características da colite por CMV, com bordas emolduradas e halo de hiperemia do tipo radiado.

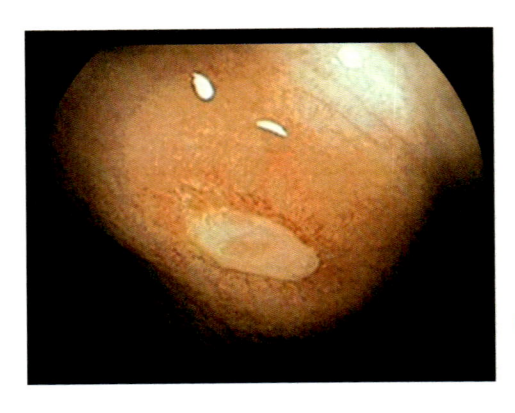

Fig. 36-4. Úlcera rasa de cólon secundária ao herpes-vírus.

inflamatória intestinal e em pós-transplantados, por causa da reativação do vírus latente causada pelo uso de imunossupressores.[11]

Em razão da exposição local ao vírus, a apresentação clássica da infecção colorretal pelo VHS é quadro de proctite, a exemplo do que ocorre nas doenças sexualmente transmissíveis (DSTs). As manifestações clínicas são dor anorretal, tenesmo, produção de secreção mucopurulenta e hematoquezia. Em alguns casos pode haver constipação intestinal, parestesia sacral, dificuldade para urinar e disfunção erétil temporária, secundárias à disfunção autonômica causada pelo vírus.[9,10]

Em situações de reativação viral, as manifestações não se limitam ao cólon distal e reto, podendo ocorrer em qualquer segmento.

Os achados endoscópicos incluem friabilidade mucosa, lesões vesiculares e ulcerações difusas, que devem ser submetidos a biópsias e estudo anatomopatológico (Fig. 36-4).[10]

Uma vez que a proctite causada por transmissão sexual é o achado mais comum da infecção colorretal pelo VHS, outras DSTs fazem diagnóstico diferencial com esta afecção, como gonorreia, tricomoníase e sífilis. Outros agentes infecciosos que podem se apresentar de forma semelhante são CMV, *Entamoeba histolytica*, *Campylobacter* sp. e *Shigella* sp.[10]

COLITES POR BACTÉRIAS

Tuberculose

A tuberculose (TB) é uma doença infecciosa e transmissível causada pelo *Micobacterium tuberculosis* (humanos) e mais raramente pelo *Micobacterium bovis* (animais/humanos).

A doença afeta prioritariamente os pulmões, embora possa acometer outros órgãos e sistemas. A forma extrapulmonar ocorre mais comumente em pacientes portadores de HIV, especialmente entre aqueles com comprometimento imunológico severo.[12] Quanto maior o comprometimento imunológico do indivíduo, menor a capacidade de resposta, de modo que pacientes com linfócitos T CD4 < 200 céls./mm³ apresentam risco seis vezes maior de adoecer por TB do que aqueles com CD4 > 500 céls./mm³.[13] Ainda assim, pode acometer pacientes imunocompetentes que vivam em áreas endêmicas, como o Brasil.

A TB intestinal é evento raro, mas acarreta risco de vida, se não tratada. Vários mecanismos patogênicos estão envolvidos: ingestão de leite infectado pela cepa bovina (tuberculose intestinal primária), deglutição de escarro com semeadura direta (tuberculose intestinal secundária), disseminação hematogênica, disseminação linfática e por contiguidade com outro órgão infectado. A região ileocecal constitui o sítio de comprometimento entérico em cerca de 85% dos pacientes, presumivelmente graças à abundância de tecido linfoide nessa área. O acometimento isolado do cólon e reto ocorre na minoria dos casos.[14,15]

Clinicamente a TB intestinal se manifesta por um quadro arrastado de dor abdominal, perda de peso, inapetência, febre, alteração do hábito intestinal e, menos frequentemente, sangramento digestivo baixo. Pode ainda, em casos mais graves, se apresentar com sintomas de obstrução intestinal e perfuração, situações em que a suspeita diagnóstica só é aventada durante a cirurgia de urgência.

A colonoscopia é o exame padrão ouro para diagnóstico dos casos não complicados. O achado mais característico são úlceras na região ileocecal e no cólon direito, embora possam também estar presentes nos demais segmentos intestinais e reto. As úlceras geralmente são profundas, recobertas por fibrina amarelada espessa, e podem acometer o órgão de forma circunferencial (Fig. 36-5), levando à estenose de sua luz e deformidade da válvula ileocecal. A mucosa adjacente é enantemática, edemaciada e friável. Outras apresentações, como mucosa de aspecto nodular (Fig. 36-6), lesão polipoide ou do tipo massa simulando neoplasia, também são descritas.[15] O acometimento isolado do íleo terminal pode ocorrer, portanto, na suspeita diagnóstica é fundamental a tentativa de intubação da válvula ileocecal.[16]

Biópsias profundas das margens das lesões devem ser priorizadas, uma vez que os granulomas caseosos da TB quase sempre se localizem na submucosa, diferentemente dos granulomas da doença de Crohn, que geralmente ficam restritos à mucosa. Apesar das biópsias direcionadas, ainda assim, a identificação do bacilo no tecido cólico é variável, estando positiva em 50-80% dos casos. Na ausência de comprovação histológica, a identificação de TB em outros órgãos, como pulmões e linfonodos, pode corroborar com o diagnóstico.[17] Aproximadamente 15-25% dos casos de TB intestinal têm TB pulmonar concomitante.[15]

Os principais diagnósticos diferenciais são doença de Crohn e colite por CMV. A TB intestinal também pode mimetizar neoplasia maligna, inclusive pelo quadro de consumpção frequentemente associado.

Infecção por *Micobacterium avium* (MAC)

Organismos do complexo *Mycobacterium avium* (MAC) pertencem ao grupo das micobactérias não tuberculosas que se encontram dispersas no meio ambiente, incluindo água natural e potável.[18] Os organismos deste complexo abrangem duas principais bactérias, *M. avium* e *M. intracellulare*, que parecem ter baixa virulência em hospedeiros saudáveis.[19] No entanto, após a AIDS se tornar endêmica, a infecção pelo MAC passou a representar uma das doenças bacterianas mais frequentes em pacientes com essa síndrome.[20]

A contaminação pelo MAC se dá por inalação ou deglutição, e as infecções se apresentam nas formas pulmonar ou disseminada.[21] Os sintomas da forma disseminada são inespecíficos e incluem febre e sudorese noturna. Sintomas gastrointestinais são relatados

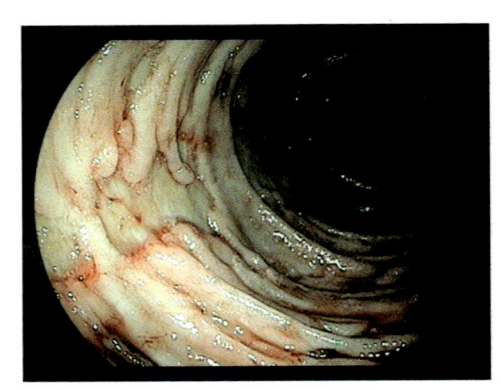

Fig. 36-5. Úlceras profundas e confluentes difusamente distribuídas no cólon ascendente, em portador de tuberculose intestinal com quadro de hemorragia digestiva baixa.

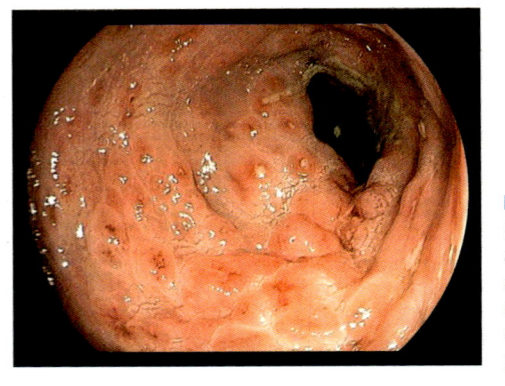

Fig. 36-6. Padrão nodular e intensa atividade inflamatória acometendo a mucosa retal de portador de tuberculose gastrointestinal.

em 40% dos casos da doença disseminada e incluem diarreia, dor abdominal, má absorção intestinal e sangramento do trato digestório. Quando restrita ao cólon e reto, os sinais relatados são urgência fecal e sangramento.[21-23]

O acometimento gastrointestinal pode ser encontrado no contexto da doença disseminada, na forma de infecção oportunista em pacientes com imunodepressão severa, a exemplo da AIDS (linfócitos T CD4 < 100-50 céls./mm³) e dos transplantados de órgãos sólidos.[24] O acometimento digestivo isolado é raro e afeta principalmente o duodeno, embora possa envolver qualquer segmento do intestino. Há, ainda, descrição de comprometimento intestinal/retal exclusivo em paciente portadores de HIV com carga viral negativa e níveis de CD4 > 300 céls./mm³.

Os achados endoscópicos associados ao acometimento do trato gastrointestinal na MAC incluem eritema, edema, friabilidade mucosa, nódulos, pontilhados esbranquiçados, erosões e ulcerações.[21,22]

O diagnóstico é feito por histologia, pela detecção de granulomas não caseosos, ou por cultura das fezes, esta última com alta sensibilidade e especificidade. A cultura do tecido biopsiado, por sua vez, possui menor sensibilidade.[23]

Colite Pseudomembranosa

A colite pseudomembranosa é afecção causada pela colonização dos cólons pelo *Clostridium difficile (C. difficile)*, uma bactéria Gram-positiva, anaeróbia e esporulada, características que a tornam bastante resistentes aos meios hostis e facilitam sua transmissão. Mesmo que hospitais e instituições de longa permanência sejam os locais típicos de contágio pelo *C. difficile*, atualmente sabe-se que são cada vez mais comuns as infecções por este agente na comunidade.[25]

Embora existam cepas não toxigênicas de *C. difficile*, apenas as toxigênicas são capazes de produzir sintomas. A patogenicidade da cepa resulta da sua capacidade em produzir as toxinas A e B.[26] Por sua vez, o risco de a bactéria de uma cepa toxigênica promover a colite, depende da resistência à sua colonização, que é produto da flora intestinal do indivíduo e da sua resposta imune ao *C. difficile*.[27] De modo geral, a microbiota intestinal preservada confere resistência contra a infecção por *C. difficile*, entretanto, situações que levem à alteração desse equilíbrio, permitem que a bactéria se prolifere no intestino.[25] O uso de antibióticos é o principal fator de risco para o desenvolvimento de colite por *C.difficile*. Outros fatores incluem idade avançada e internação prolongada, tanto em ambiente hospitalar, quanto em instituições de longa permanência. Ademais, doença inflamatória intestinal, imunodepressão e insuficiência renal também são descritas como fatores de risco e parecem cursar com quadros mais graves.[27]

A infecção por *C. difficile* apresenta amplo espectro clínico, podendo variar desde quadros assintomáticos até megacólon tóxico. A apresentação típica se caracteriza por múltiplos episódios de diarreia aguda, que estão associados à anorexia, náuseas e leucocitose com predomínio de neutrófilos.[28]

O paciente deve ser submetido à colonoscopia quando há alta suspeição de infecção por *C. difficile*, apesar dos testes laboratoriais negativos (mais comumente pesquisa de toxina A/B nas fezes e/ou PCR), ou ainda, quando uma infecção confirmada por *C. difficile* não responde ao tratamento específico.[29]

Durante a infecção, a bactéria desencadeia a formação de pseudomembranas no intestino, que são camadas de exsudato fibrinopurulento, resultantes da baixa oxigenação e do menor fluxo sanguíneo na mucosa. À colonoscopia, observam-se as pseudomembranas, que se apresentam como placas esbranquiçadas ou amareladas, distribuídas de forma esparsa ou confluente, acometendo habitualmente a região retossigmoide, embora possam estar presentes nos segmentos mais proximais, assim como em todo o cólon (Fig. 36-7). Devem ser realizadas biópsias das lesões e da mucosa adjacente, no intuito de confirmar a etiologia e excluir outros diagnósticos.[29]

Embora o termo colite pseudomembranosa se refira à infecção pelo *C. difficile*, o achado de pseudomembranas nos cólons pode ocorrer na ausência desta bactéria, em outras patologias que também levem ao baixo fluxo de oxigênio para o órgão, a saber: na

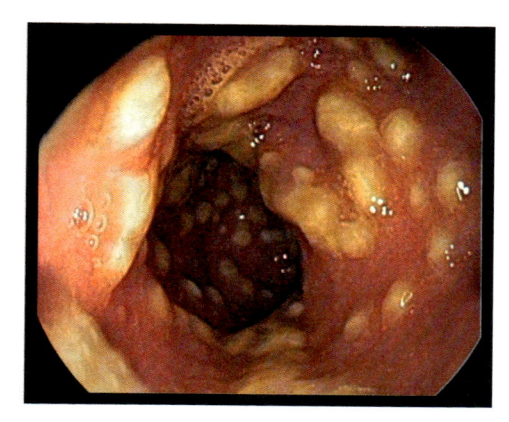

Fig. 36-7. Pseudomembranas em retossigmoide – alterações tipicamente encontradas nos quadros de colite pseudomembranosa. Imagem gentilmente cedida pelo Centro de Diagnóstico em Gastroenterologia HC-FMUSP.

isquemia (colite isquêmica e isquemia por uso de cocaína); nas inflamações intestinais (doença inflamatória intestinal, colite colagenosa, doença de Behçet); nas colites químicas e medicamentosas (contato com glutaraldeído, uso de quimioterápicos, imunossupressores e anti-inflamatórios); em outras infecções (*Staphylococcus aureus, Escherichia coli* O157:H7, citomegalovírus e, mais raramente, *Clostridium ramosum, Entamoeba histolytica, Klebsiella oxytoca, Plesiomonas shigelloides, Schistosomiasis mansoni,* espécies de *Salmonella* e *Shigella, Strongyloides stercoralis*), todas elas fazendo parte do diagnóstico diferencial.[29]

COLITES POR FUNGOS
Histoplasmose

Infecção causada pelo fungo *Histoplasma capsulatum*. O contágio se dá pela inalação dos esporos, com posterior infecção pulmonar autolimitada e disseminação hematogênica.[30]

Os pacientes imunocompetentes, na maioria das vezes, mantêm-se assintomáticos ou apresentam quadro clínico frustro, sem confirmação diagnóstica. O organismo permanece latente no hospedeiro por anos, mas em situações de imunossupressão pode ser reativado, levando a quadros mais graves por disseminação do fungo.[31]

A doença disseminada é mais comumente vista em pacientes com imunodepressão severa, como a AIDS (contagem de linfócitos T CD4 abaixo de 200 céls./mm³). Também foi descrita em pacientes com infecção por HTLV-1, hepatite C, insuficiência renal, histórico de uso recente de corticoides e imunobiológicos, bem como histórico de transplante e doenças hematológicas malignas. Mais raramente, essa forma de apresentação também pode ocorrer em pacientes imunocompetentes.[31,32]

O acometimento do trato gastrointestinal faz parte do espectro da doença disseminada e pode afetar qualquer parte do tubo digestivo.[32] Trata-se, provavelmente, de uma forma de apresentação subdiagnosticada, dada a baixa incidência de diagnóstico clínico se comparado ao diagnóstico por necropsia, onde parece haver acometimento do trato gastrointestinal em 70% dos casos de doença disseminada.[33]

O quadro clínico do comprometimento gastrointestinal habitualmente oscila entre a ausência de sintomas e a ocorrência de sintomas vagos ou inexpressivos. Quando presentes, são dor abdominal e diarreia. A diarreia com padrão intermitente é a apresentação mais comum, embora possa haver quadros de diarreia contínua associada à síndrome disabsortiva e sangramento, mimetizando quadro de doença inflamatória intestinal. Outros sintomas são: febre, sudorese noturna, perda de peso e fadiga, que, por serem inespecíficos, favorecem o diagnóstico diferencial com tuberculose e outras colites infecciosas.[33]

As principais complicações são obstrução intestinal e sangramento. Casos de perfuração intestinal também são descritos.[34] A apresentação na colonoscopia é variável, podendo ser encontrados edema, mucosa de padrão nodular, úlceras únicas ou múltiplas, de tamanhos variados, por vezes com aspecto granulomatoso e eventualmente associadas à estenose da luz do segmento acometido (Fig. 36-8).[33,34] A infecção pode ocorrer em qualquer porção, sendo

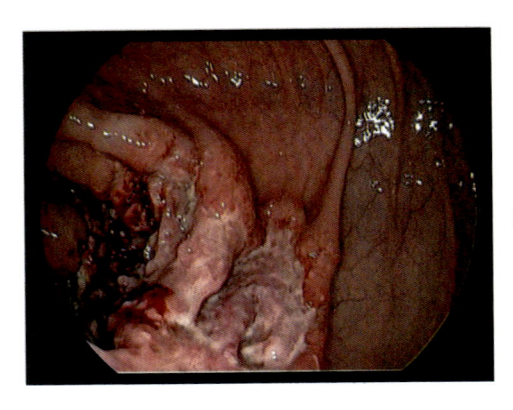

Fig. 36-8. Úlcera profunda, recoberta por espessa camada de fibrina, de aspecto granulomatoso, secundária à histoplasmose de cólon.

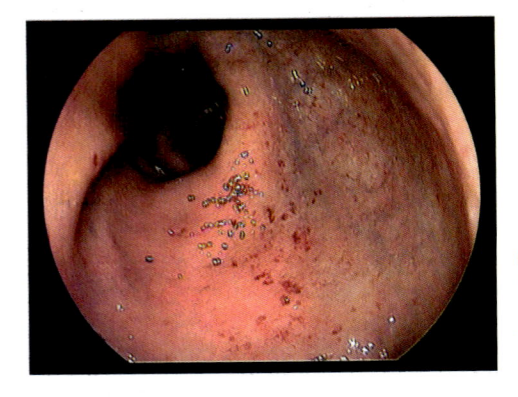

Fig. 36-10. Enantema e hemorragia subepitelial de reto evidenciados na forma hepatointestinal da esquistossomose.

mais comum o acometimento ileocecal, em razão da abundância de tecido linfoide local.[32]

O diagnóstico histológico da histoplasmose é firmado na presença de granulomas, mas estes são raramente identificados em pacientes imunossuprimidos.[30] A avaliação complementar por cultura do tecido pode ser elucidativa, mas em razão da baixa suspeição clínica, é método raramente solicitado.[32]

COLITES POR PARASITAS

Cryptosporidium

A infecção por espécies do protozoário *Cryptosporidium* é uma importante causa de diarreia crônica infecciosa, cuja contaminação se dá pela ingesta de água e alimentos contaminados.[35]

É a causa mais comum de infecção parasitária oportunista em indivíduos imunocomprometidos, como em pacientes com AIDS, transplantados e crianças em mau estado nutricional, podendo levar a quadros graves nesses indivíduos.[36] Por outro lado, a infecção em pacientes imunocompetentes geralmente é branda e autolimitada.[35]

O parasita tem predomínio no intestino delgado, levando à diarreia aquosa e disabsortiva, entretanto, pode ser encontrado ao longo de todo o trato gastrointestinal.[36]

O diagnóstico é quase sempre realizado pela análise de amostras fecais. A colonoscopia com biópsias deve ser reservada aos pacientes com diarreia persistente, cujo resultado do exame de fezes seja inconclusivo.[37]

Os achados endoscópicos são variados, desde hiperemia a depósitos de fibrina, com distribuição difusa, podendo se assemelhar à infecção por *C. difficile* (Fig. 36-9).[38,39]

Esquistossomose

A esquistossomose é uma doença parasitária granulomatosa provocada, no Brasil, pelo helminto da espécie *Shistossoma mansoni*.[40]

O contágio se dá em águas contaminadas com larvas do parasita, que penetram a pele. A fase inicial pode ser assintomática ou apresentar-se marcada por sintomas urticariformes na pele, que são sucedidos por um quadro autolimitado de sinais gerais, como febre, calafrios, cefaleia, fraqueza, inapetência, dor muscular, tosse e diarreia. Raramente há aumento do baço ou fígado, e a maioria dos casos não progride além dessa fase.

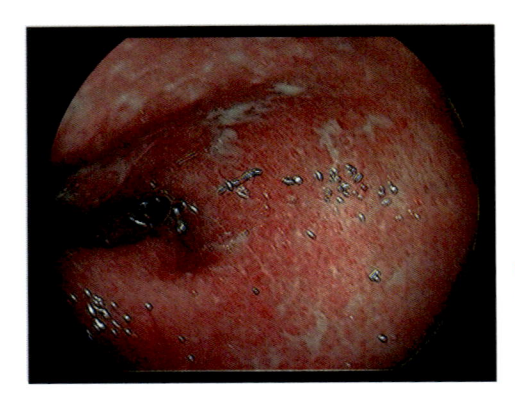

Fig. 36-9. Enantema, edema e exsudato encontrados na criptosporidíase de reto proximal.

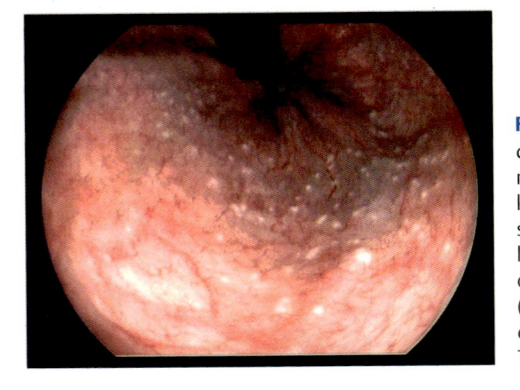

Fig. 36-11. Retrovisão da ampola retal revelando diminutas lesões subepiteliais, secundárias à reação local pelo depósito de ovos de *S. mansoni*. (Imagem gentilmente cedida pelo Dr. Nelson Tomio Miyajima.)

É na fase tardia que pode se iniciar seis meses após o contágio e durar anos, que a doença eventualmente tem repercussão intestinal – forma hepatointestinal – com quadro de diarreia, epigastralgia e hepatomegalia. Outras formas da doença tardia são a hepática e a hepatoesplênica, que são marcadas pela presença de hipertensão portal. Outros órgãos também podem ser afetados, mas são formas que aparecem com menor frequência.[41]

As manifestações da esquistossomose no cólon são relacionadas com o depósito de ovos nas vênulas da mucosa do órgão, sendo o cólon esquerdo o mais acometido. À colonoscopia são evidenciados edema, hiperemia, hemorragia subepitelial, mucosa granular, ulcerada e friável, além de pseudopólipos inflamatórios, estes últimos localizados principalmente no reto e cólon sigmoide, abrigam ovos e podem conter granulomas (Figs. 36-10 e 36-11).[42] Pontilhados esbranquiçados distribuídos pela mucosa são característicos de microabscessos e também podem ser visualizados na colonoscopia.

Mais raramente, uma forma de apresentação pseudotumoral, com formação de granuloma envolvendo o ovo do parasita, também pode ocorrer, com o pseudotumor se projetando para a luz intestinal e mimetizando neoplasia. Esses casos geralmente evoluem para ressecção cirúrgica.[43]

A demonstração de ovos nas fezes continua sendo o padrão ouro para o diagnóstico de esquistossomose. A biópsia retal é uma alternativa ao exame parasitológico de fezes, podendo o tecido ser avaliado por microscopia direta ou exame histopatológico. Os fragmentos da mucosa retal a serem analisados por pesquisa direta, idealmente, devem ser encaminhados entres lâminas de vidro e examinados com a maior brevidade possível ("a fresco"). O exame histológico pode identificar granulomas circundando os ovos de *S. mansoni*, acompanhados de infiltrado inflamatório na lâmina própria e/ou na submucosa. No entanto, a sensibilidade da histologia pode estar reduzida especialmente nas infecções leves ou em pacientes imunocomprometidos. A pesquisa sérica de anticorpo está disponível e é bastante sensível, mas não é capaz de diferenciar entre infecção antiga ou ativa, além de poder haver reação cruzada com outras helmintoses.[42]

OUTRAS COLITES

As diarreias agudas de etiologia infecciosa se dividem em dois grandes grupos – não inflamatórias e inflamatórias – e podem ser

Quadro 36-1. Características de Algumas Colites Bacterianas

Agente infeccioso	Topografia	Achados colonoscópicos
Shigella	Principalmente retossigmoide Pancolite em 15% dos casos	Eritema, edema importante, úlceras bem delimitadas, estreladas ou serpentiformes e sangramento espontâneo
Campylobacter	Retossigmoide Acometimento proximal não é comum	Eritema e edema contínuos, erosões, úlceras aftoides, grandes ou planas
Yersinia	Íleo terminal e cólon direito	Eritema, friabilidade mucosa, perda do padrão vascular, erosões e úlceras de tamanhos variados

causadas por vírus, bactérias e, menos frequentemente, por protozoários.

Nas diarreias infecciosas não inflamatórias, a colonização habitualmente acomete o intestino delgado, havendo aumento da secreção intestinal, porém com preservação da mucosa entérica. Por esse motivo, clinicamente se caracteriza por um quadro mais brando e autolimitado de náuseas, vômitos, diarreia volumosa e aquosa, com dor abdominal discreta e sem febre. A etiologia na maioria das vezes é viral. Os principais agentes envolvidos são *Rotavirus, Norovirus, Escherichia coli* enterotoxigênica, *Clostridium perfringens, Bacillus cereus, Staphylococcus aureus, Giardia, Cryptosporidium, Vibrio cholerae*.[44]

A realização da colonoscopia acrescenta poucas informações nesse grupo de pacientes, uma vez que os cólons sejam frequentemente poupados.

Nas diarreias infecciosas inflamatórias, a colonização ocorre principalmente nos cólons e/ou no íleo terminal. Há hipersecreção intestinal, muitas vezes acompanhada de perda da integridade da mucosa enteral, o que se traduz em um quadro clínico mais exacerbado, com dor abdominal intensa, febre, diarreia com menor volume fecal, porém mais frequente e algumas vezes com sangue. A etiologia é geralmente bacteriana, e os principais agentes envolvidos são *Salmonella, Shigella, Campylobacter, Escherichia coli* produtora de toxina Shiga, *Escherichia coli* enteroinvasiva, *Clostridium difficile, Entamoeba histolytica, Yersinia*.[44]

Para esses casos, a colonoscopia apesar de pouco solicitada em razão do caráter agudo do quadro pode agregar informações. Os achados são, na maioria das vezes, inespecíficos, como edema, enantema, focos de hemorragia subepitelial, erosões e úlceras. Ainda assim, alguns agentes podem apresentar características típicas (Quadro 36-1).[45]

Como a maioria dos pacientes apresenta rápida resolução clínica, a colonoscopia fica reservada para situações de persistência do quadro após uso de sintomáticos e antibioticoterapia empírica, portadores de HIV e imunocomprometidos.

REFERÊNCIAS BIBLIOGRÁFICAS

1. Pillet S, Pozzetto B, Roblin X. Cytomegalovirus and ulcerative colitis: Place of antiviral therapy. World J Gastroenterol. 2016;22(6):2030-45.
2. Seo TH, Kim JH, Ko SY, Hong SN, Lee SY, Sung IK, et al. Cytomegalovirus colitis in immunocompetent patients: a clinical and endoscopic study. Hepatogastroenterol. 2012;59(119):2137-41.
3. Park JH, Moon HS. Cytomegalovirus colitis in immunocompetent patients. Intest Res. 2018;16(3):504-5.
4. Murray JG, Evans SJJ, Jeffrey PB, Halvorsen RA. Cytomegalovirus colitis in AIDS: CT features. AJR. 1995;165:67-71.
5. Lima M, Matos AP, Ramalho M. Cytomegalovirus pseudotumor of the colon in an HIV patient. Radiol Case Rep. 2018;14(2):273-7.
6. Klauber E, Briski LE, Khatib R. Cytomegalovirus colitis in the immunocompetent host: an overview. Scand J Infect Dis. 1998;30:559-64.
7. Marques Jr O, Averbach M, Zanoni ECA, Corrêa P, Pires AF, Paccos J, Cutait R. Cytomegaloviral colitis in HIV positive patients: endoscopic findings. Arq Gastroenterol. 2007;44(4):315-9.
8. Quintela C, Meireles C, Bettencourt MJ, Bentes T. Diarreia de causa particular num indivíduo imunocompetente? GE J Port Gastrenterol. 2010;17(4):164-7.
9. Hamlyn E, Taylor C. Sexually transmitted proctitis. Postgrad Med J. 2006; 82(973):733-6.
10. Sandgren KE, Price NB, Bishop WP, McCarthy PJ. Herpes Simplex Proctitis Mimicking Inflammatory Bowel Disease in a Teenaged Male. Case Rep Pediatr. 2017;2017:3547230.
11. Phadke VK, Friedman-Moraco RJ, Quigley BC, Farris AB, Norvell JP. Concomitant herpes simplex virus colitis and hepatitis in a man with ulcerative colitis: Case report and review of the literature. Medicine. 2016;95(42):e5082.
12. Portal do Ministério da Saúde. Saúde de A a Z, Tuberculose. [Acesso em 05/01/2018]. Disponível em http://portalms.saude.gov.br/saude-de-a-z/tuberculose.
13. Secretaria de Estado da Saúde de São Paulo, Coordenadoria de Controle de Doenças Programa Estadual de DST/Aids - SP Divisão de Tuberculose - CVE 2017. Guia básico para prevenção, diagnóstico e tratamento da tuberculose em pessoas vivendo com HIV – Por que, quando e como fazê-lo? [Acesso em 30/01/2019]. Disponível em http://www.saude.sp.gov.br/resources/crt/publicacoes/publicacoes-download/guiabasicotbhiv.pdf
14. Souza HP, Breigeiron R, Vilhordo DW, Rossi LF, Pires Junior JV, Andres R. Tuberculose intestinal de localização colônica simulando neoplasia- Relato de caso. Sci Med. 2011;21(1):16-9.
15. Debi U, Ravisankar V, Prasad KK, Sinha SK, Sharma AK. Abdominal tuberculosis of the gastrointestinal tract: revisited. World J Gastroenterol. 2014;20(40):14831-40.
16. Misra SP, Misra V, Dwivedi M. Ileoscopy in patients with ileocolonic tuberculosis. World J Gastroenterol. 2007;13(11):1723-7.
17. Khoury T, Israeli E, Yaari S. Unfolding the Diagnosis: Rare Endoscopic Features of Unusual Cause of Colitis. Gastroenterology. 2018;154(8):e7-e8.
18. Bombarda S, Chimara E, Seiscento M, Oliveira MLV, Ferrazoli L, Galesi VMN. Recomendações para o diagnóstico e tratamento das micobacterioses não tuberculosas no Estado de São Paulo. Divisão de Tuberculose, Centro de Vigilância Epidemiológica Alexandre Vranjak, Secretaria de Estado da Saúde de São Paulo, Brasil. Disponível em: http://www.cve.saude.sp.gov.br/ htm/TB/mat_tec/TB11_3MNTSB.pdf Acessado em 05/01/2018.
19. Horsburgh RC. Mycobacterium Avium Complex Infection in the Acquired Immunodeficiency Syndrome. N Engl J Med. 1991;324:1332-8.
20. Hadad DJ, Palhares MCA, Placco ALN, Domingues CSB, Castelo Filho A, Ferrazoli L, et al. Mycobacterium avium complex (MAC) isolated from AIDS patients and the criteria required for its implication in disease. Rev Inst Med Trop (S. Paulo). 1995;37(5):375-83.
21. Vaz AM, Velasco F, Cadilla AJ, Guerreiro H. Capsule endoscopy in the diagnosis of disseminated Mycobacterium avium complex infection. BMJ Case Rep. 2017.
22. Keller C, Kirkpatrick S, Lee K, Paul M, Hanson IC, Gilger M. Disseminated Mycobacterium avium complex presenting as hematochezia in an infant with rapidly progressive acquired immunodeficiency syndrome. Pediatr Infect Dis J. 1996;15(8):713-5.
23. Gonzales Zamora JA, Milikowski C. Proctitis Caused by Mycobacterium avium-intracellulare in an HIV-Infected Patient. Diseases. 2018;6(2):36.
24. Parr JB, Lachiewicz AM, Van Duin D, Chong PP. Successful Diagnosis of Intestinal Mycobacterium avium Complex Infection in a Kidney Transplant Recipient Using Nasogastric Aspirate Culture: A Case Report. Transplant Proc. 2017;49(10):2362-4.
25. Abt MC, McKenney PT, Pamer EG. Clostridium difficile colitis: pathogenesis and host defence. Nat Rev Microbiol. 2016;14(10):609-20.
26. Vedantam G, Clark A, Chu M, McQuade R, Mallozzi M, Viswanathan VK. Clostridium difficile infection: toxins and non-toxin virulence factors, and their contributions to disease establishment and host response. Gut microbes. 2012;3(2):121-34.
27. Burke KE, Lamont JT. Clostridium difficile infection: a worldwide disease. Gut and liver. 2014;8(1):1-6.
28. McDonald CL, Gerding DN, Johnson S, Bakken JB, Carrol KC, Coffin SE, et al. (2018). Clinical Practice Guidelines for Clostridium difficile Infection in Adults and Children: 2017 Update by the Infectious Diseases Society of America (IDSA) and Society for Healthcare Epidemiology of America (SHEA). CID. 2018;66(7):e1-e48.
29. Tang DM, Urrunaga NH, Von Rosenvinge EC. Pseudomembranous colitis: Not always Clostridium difficile. Cleve Clin J Med. 2016;83(5):361-6.

30. Dixon MR. Viral and fungal infectious colitides. Clin Colon Rectal Surg. 2007;20(1):28-32.
31. Tanveer F, Younas M, Johnson LB. Chronic progressive disseminated histoplasmosis in a renal transplant recipient. Med Mycol Case Rep. 2018;23:53-4.
32. Zhu LL, Wang J, Wang ZJ, Wang YP, Yang JL. Intestinal histoplasmosis in immunocompetent adults. World J Gastroenterol. 2016;22(15):4027-33.
33. Psarros G, Kauffman CA. Colonic histoplasmosis: a difficult diagnostic problem. Gastroenterol Hepatol. 2007;3(6):461-3.
34. Bellido-Caparó A, Malaga SD, Ensinas CG, Espinoza-Rios JL, Pizarro JC, Arróspide MT. Histoplasmosis-induced ileal perforation in a patient with acquired immune deficiency syndrome: Case report. JGH Open. 2018;2(4):166-8.
35. Vanathy K, Parija SC, Mandal J, Hamide A, Krishnamurthy S. Detection of Cryptosporidium in stool samples of immunocompromised patients. Trop Parasitol. 2017;7(1):41-6.
36. Sparks H, Nair G, Castellanos-Gonzalez A, White Jr C. Treatment of Cryptosporidium: What we know, gaps, and the way forward. Curr Trop Med Rep. 2015;2(3):181-7.
37. Florescu DF, Sandkovsky U. Cryptosporidium infection in solid organ transplantation. World J Transplant. 2016;6(3):460-71.
38. Pita-Fernández L, Vargas-Castrillón J, Pazos C, Gallego I, García-Monzón C. Colitis by Cryptosporidium as initial manifestation of acquired immunodeficiency syndrome. Rev Esp Enferm Dig. 2006;98(8):621-3.
39. Le TT, Bilal M, Reep G. Yellow Colon: A Case of Cryptosporidium Colitis. Clin Gastroenterol Hepatol. 2017;15(6): A21-2.
40. Organização Mundial da saúde. Schistosomiasis. Notas descritivas. OMS; 20/02/2018. [Acesso em 06/02/2019]. Disponível em https://www.who.int/news-room/fact-sheets/detail/schistosomiasis.
41. Brasil. Ministério da Saúde. Secretaria de Vigilância em Saúde. Guia de vigilância em saúde. Brasília: Ministério da Saúde. (2017). Pg 567-576. [cited 2019 Feb 06]. Disponível em http://portalarquivos2.saude.gov.br/images/pdf/2017/setembro/05/Guia-de-Vigilancia-em-Saude-2017-Volume-3.pdf.
42. Sharaiha R, Woojin Yu, Swaminath A. An unusual case of diarrhea. Gastrointest Endosc. 2010;72(2):436-7.
43. Carvalho RB, Sobral HAC, Lopes JM, Todinov LR, Formiga GJS. Granuloma esquistossomótico gigante do cólon com intussuscepção: relato de caso. Rev Bras Coloproctol. 2008;28(3):347-9.
44. Barr W; Smith A. Acute Diarrhea in Adults. Am Fam Physician. 2014;89(3):180-9.
45. Mantzaris GJ. Endoscopic diagnosis of infectious colitis. Ann Gastroenterol. 2007;20(1):71-4.

ENDOMETRIOSE INTESTINAL

Lucio Giovanni Battista Rossini ▪ Leonardo Saguia ▪ Giuliana Campos Rossini

INTRODUÇÃO

A endometriose é definida pela Sociedade Mundial de Endometriose como uma condição inflamatória, estrogênio-dependente, caracterizada pela presença de tecido endometrial (estroma e/ou glândulas) fora da cavidade uterina e do miométrio.[1,2] Acredita-se que acomete de 10 a 15% das mulheres em idade fértil e seja responsável por 30 a 50% das mulheres com dor pélvica ou infertilidade.[3,4]

Estruturas pélvicas, assim como outros sítios distantes (abdominais, torácicos, meninges, nariz etc.), podem ser acometidas, gerando grande variedade de sintomas.[5,6] O comprometimento intestinal ocorre em até 12% destas pacientes,[7] sendo o reto e o sigmoide os segmentos mais frequentemente envolvidos, totalizando até 93% das pacientes que apresentam endometriose intestinal.[8,9]

A doença tem uma evolução lenta e, geralmente, manifesta-se com sinais e sintomas inespecíficos, ocasionando um retardo no seu diagnóstico, que acaba sendo realizado somente em fases avançadas e geralmente vários anos após o aparecimento das lesões.[10,11]

Apesar de se tratar de uma doença considerada benigna, as lesões profundas podem causar infertilidade, sintomas incapacitantes e complicações graves, como obstrução intestinal ou ureteral.

A endometriose tem um efeito negativo profundo nos bem-estares psicológico e social das pacientes afetadas, acarretando em elevados custos diretos (diagnóstico, terapia cirúrgica, hospitalização, tratamento da fertilidade) e indiretos (absenteísmo e perda de produtividade).[12,13]

O tratamento das lesões mais avançadas é complexo e, frequentemente, requer intervenções cirúrgicas, incluindo ressecções intestinais. Desta forma, o conhecimento do quadro clínico e de estratégias diagnósticas e terapêuticas é de fundamental importância na condução adequada destas pacientes.[14,15]

Neste capítulo abordaremos o diagnóstico da endometriose do reto, do sigmoide distal e do septo retovaginal, locais estes, onde a propedêutica armada com a utilização da ecoendoscopia baixa oferece respostas de alto impacto no diagnóstico, estadiamento e definição do tratamento desta doença.

ETIOPATOGÊNIA

A patogênese da endometriose ainda não foi totalmente elucidada.[4] Existem duas teorias principais que procuram explicar o aparecimento dos focos de endometriose: a da metaplasia celômica e a da menstruação retrógrada (teoria de Sampson).[16]

Segundo a teoria da metaplasia celômica, o desenvolvimento da endometriose decorreria da transformação de epitélio celômico em glândulas e estroma endometriais. Tal processo seria desencadeado por fenômenos irritativos, infecciosos, tóxicos, imunológicos e até mesmo hormonais.[2]

A menstruação retrógrada, considerada um evento fisiológico comum em mais de 90% das mulheres, é a base da teoria de Sampson. Segundo o autor, células endometriais viáveis da cavidade uterina migram para as trompas e depois para o peritônio livre, implantando-se e desenvolvendo-se em diversos sítios ectópicos. No entanto, esta teoria não explica o fato de a menstruação retrógrada ser observada em até 90% das mulheres, mas, apenas 10% delas desenvolverem endometriose.[17]

Além destas duas teorias, a presença de focos em locais extraperitoneais poderia ser explicada pela disseminação por canais linfáticos ou vasculares.[18,19] Outrossim, vários fatores genéticos, ambientais, imunológicos, hormonais, locais e comportamentais também são apontados como fatores do desenvolvimento de implantes de células endometriais.

Estes implantes, sensíveis aos estímulos hormonais cíclicos da mulher, e/ou à sua autoestimulação, crescem e invadem progressivamente os órgãos e tecidos de implante, formando lesões infiltrativas e fibróticas.[20-23]

CLASSIFICAÇÕES APLICADAS À ENDOMETRIOSE INTESTINAL

Detalhes de imagens ecográficas, das diferentes camadas de estratificação da parede intestinal e, também, da anatomia ecográfica pélvica (abordados no capítulo de ecoendoscopia baixa, deste livro) são de extrema importância para a compreensão das imagens obtidas com a ecoendoscopia baixa. A interpretação destas imagens nos fornece dados de dimensões, penetração e localização dos focos de endometriose, que serão úteis para que o clínico e o cirurgião definam adequadamente a terapêutica da endometriose pélvica, principalmente quando esta afeta o reto, o sigmoide distal e o septo retovaginal.

A endometriose pode ser classificada segundo a sua profundidade, nas estruturas e órgãos acometidos.[24] Endometriose "superficial" é aquela em que os implantes apresentam profundidade de até um milímetro. A forma "intermediária" é aquela que contempla implantes com profundidade entre dois e quatro milímetros. Já a endometriose "profunda" é aquela que apresenta implantes com cinco milímetros ou mais de profundidade.

Na prática, as lesões intestinais mais superficiais e intermediárias comprometem a serosa e podem infiltrar parcialmente a camada muscular própria da parede intestinal. As lesões profundas geralmente infiltram toda a espessura da camada muscular própria e podem comprometer a submucosa, sendo rara a invasão da camada mucosa. O formato das lesões mais "jovens" tende a um padrão nodular alongado. As lesões intestinais mais avançadas, por conta da fibrose e das retrações cicatriciais, geralmente assumem um formato ecográfico de "C" e comprometem 1/3 ou mais da circunferência do segmento intestinal. No entanto, existem lesões infiltrativas que assumem um padrão de crescimento mais longitudinal, e outras que apresentam padrão misto.

As lesões intestinais podem estar aderidas a outros órgãos e estruturas, levando à formação de bloqueios pélvicos que, geralmente, envolvem o útero e/ou os ovários. As lesões intestinais podem-se apresentar isoladas ou associadas a outros focos de endometriose intestinal ou pélvicos. Quando um ou mais focos intestinais são encontrados, distando menos que 20 mm entre eles, a endometriose é denominada multifocal e, quando os focos se apresentam mais distantes que 20 mm, é denominada multicêntrica.[25]

Diferentes variações de penetração e/ou de localização anatômica dos focos de endometriose modificam a conduta cirúrgica e também são preditivas de riscos de complicações intra e pós-operatórias. As principais modificações ocorrem quando é feito o

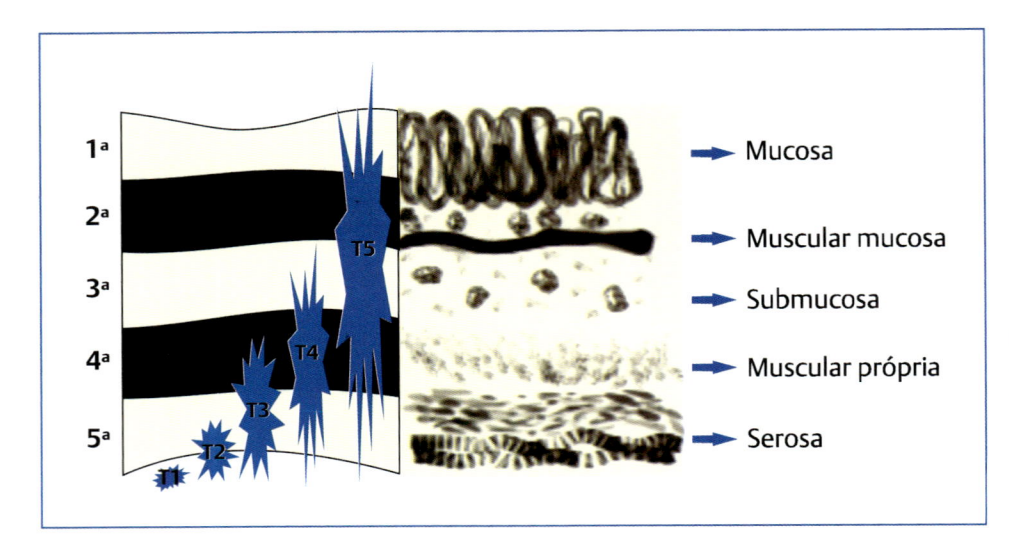

Fig. 37-1. Representação da classificação Echo-Logic evidenciando as variações de profundidades na parede intestinal, representadas pelas letras T1 (extraintestinal), T2 (lesão que acomete a serosa intestinal), T3 (lesão que acomete a serosa e a muscular própria intestinal), T4 (lesão que acomete a serosa, a muscular própria e a submucosa intestinal) e T5 (lesão que acomete desde a serosa até a mucosa intestinal).

diagnóstico do comprometimento intermediário ou profundo de uma ou mais das seguintes estruturas: reto intraperitoneal distal, reto extraperitoneal, ureter, bexiga, vagina intraperitoneal, vagina extraperitoneal e septo retovaginal.[26]

Diante destes conceitos e variações, em 2002, Rossini & Ribeiro, com base nos achados da ecoendoscopia baixa, criaram uma classificação que refletia a profundidade histológica e localização anatômica das lesões, capaz de fornecer ao clínicos e cirurgiões um mapa das lesões pélvicas (Classificação Echo-Logic).[14,27] A classificação é composta por letras e números que estão descritos a seguir.

Com relação à variação da profundidade do tumor (T), os autores denominaram de "T1" os implantes extraintestinais, "T2" os focos que comprometem a serosa ou a adventícia, "T3" as lesões que invadem a muscular própria, "T4" os implantes que infiltram a submucosa, e "T5" aqueles focos que atingem a camada mucosa (Fig. 37-1). Atualmente, as lesões "T3" são divididas em "T3a", quando somente a camada muscular própria longitudinal (mais externa) está comprometida, e "T3b", quando a muscular própria circular (mais profunda) foi atingida.

Com relação à localização anatômica na pelve, os autores consideraram a topografia uterina como eixo de referência e dividiram a pelve em 5 localizações (L): pré-cervical (L1), paracervicais direita e esquerda (L2), retrocervical (L3), região do recesso retovaginal (L4) e septo retovaginal (L5). A região considerada "L1" está localizada entre a bexiga e a parede anterior do útero. "L2" localiza-se lateralmente ao útero distal, região em que passam os ligamentos uterossacros e os ureteres. A localização "L3" situa-se entre a parede posterior do útero e o reto intraperitoneal, "acima" da região do recesso retovaginal. A região "L4" é um triângulo retângulo virtual, cujo vértice inferior coincide com a reflexão peritoneal. Neste triângulo, um dos catetos é formado pelo fórnice vaginal posterior, a hipotenusa é formada pela parede anterior do reto distal (e é limitada superiormente pelo ponto de encontro com o segundo cateto), e o segundo cateto, que é virtual, origina-se e sai em ângulo reto do ponto de inserção do fórnice vaginal posterior com a parede posterior do útero (Fig. 37-2).

Quando utilizamos a classificação em estudos ultrassonográficos, antes das letras e números que determinam o estádio da lesão, colocamos o prefixo "ue", que indica que o resultado apresentado reporta o estadiamento de uma lesão feito pela ultrassonografia (u) diante da suspeita de endometriose (e). Desta forma, uma lesão retal, retrouterina, que compromete a parede intestinal até a camada muscular própria profunda, é classificada como ueT3bL3.

QUADRO CLÍNICO

A endometriose pode-se apresentar em múltiplos locais da pelve, incluindo a serosa do útero, ovário (endometrioma), peritônio pélvico, bexiga, ureter, reto, cólon, ligamentos uterossacrais, septo retovaginal, parede vaginal e fundo de saco de Douglas. Mais raramente, podem ocorrer implantes endometrióticos em locais distantes, como os pulmões, fígado, pâncreas, cicatrizes operatórias, região inguinal e até mesmo o encéfalo.[5,6]

A endometriose intestinal pode simular doenças gastrointestinais, como apendicite, diverticulite, síndrome do intestino irritável entre outras, e estar associada à infertilidade. Os sintomas mais frequentes da endometriose intestinal são: dismenorreia; dispareunia de profundidade; dor abdominal (geralmente pélvica, em cólica e com exacerbação nos períodos menstruais); alteração de hábito intestinal (também relacionado com o período menstrual); puxo, tenesmo e urgência evacuatória (quando há envolvimento da porção distal do reto); enterorragia (pouco frequente e tende a apresentar comportamento cíclico); e raramente suboclusão ou oclusão intestinal.[28] O estágio da doença não se correlaciona com a presença ou gravidade dos sintomas, nenhum sintoma é específico para a endometriose, e as lesões podem ser totalmente assintomáticas, desta forma a endometriose pode permanecer não diagnosticada por muitos anos (8-12 anos), e o início da doença não pode ser precisamente determinado.[4]

EXAME FÍSICO

Durante o exame ginecológico podem ser palpados espessamentos e/ou nodularidades retrocervicais e/ou paracervicais (região do ligamento uterossacro). A mobilização do colo uterino pode ser bastante dolorosa. A ausência desses sinais não exclui a doença.[29] Embora seja fundamental, o exame pélvico ginecológico não é suficiente para avaliar o grau de profundidade, tamanho e localização das lesões.[30]

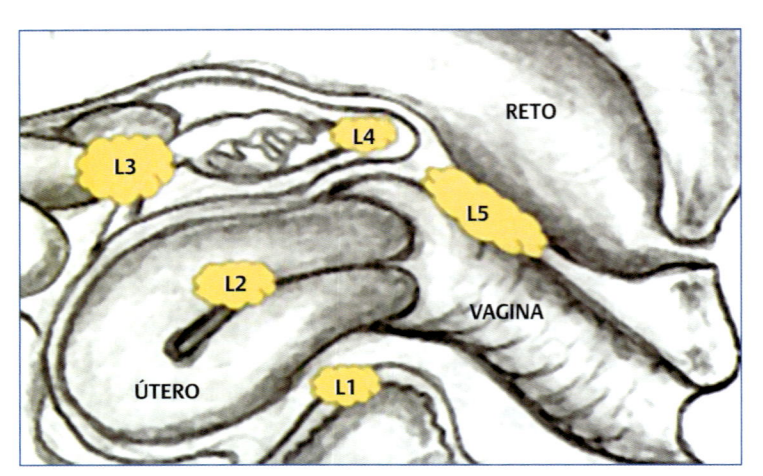

Fig. 37-2. Representação da classificação Echo-Logic evidenciando as variações de localização das lesões na pelve, representadas pelas letras L1 (entre a parede anterior do útero e a bexiga), L2 (lateralmente ao útero), L3 (entre o útero e a parede retal, acima da região L4, L4 (acima da reflexão peritoneal e abaixo da inserção do fórnice vaginal com o útero) e L5 (lesão no septo retovaginal).

Tendo em vista que o reto é o segmento intestinal mais frequentemente acometido, o exame proctológico também deve ser realizado. Ao toque retal é possível palpar um espessamento da parede retal ou mesmo nódulos envolvendo a parede anterior do reto, podendo ocorrer dor ou desconforto à palpação.[28]

DIAGNÓSTICO

O diagnóstico definitivo da doença é fundamentado nos achados histopatológicos, da identificação de glândulas e/ou estroma endometriais. O método mais difundido para a obtenção do diagnóstico histológico da endometriose é a laparoscopia com inspeção da cavidade abdominal e confirmação histológica de lesões suspeitas. A necessidade de confirmação histológica de pequenos focos endometriais no peritônio permanece, no entanto, discutível, uma vez que estas lesões endometrióticas, reconhecidas macroscopicamente, nem sempre são confirmadas histologicamente. Por outro lado, a endometriose microscópica oculta pode ser detectada em biópsias do peritônio macroscopicamente normal de mulheres com e sem endometriose visível.[31] A abordagem cirúrgica diagnóstica é um procedimento de alto custo, invasivo e apresenta riscos, desta forma, outros testes, incluindo exames de imagem, testes genéticos, biomarcadores ou miRNAs foram avaliados quanto ao seu potencial para detectar endometriose de forma não invasiva.[3]

Diversas características clínicas, o próprio exame físico, exames laboratoriais e evidências de exames de imagem podem sugerir o diagnóstico de endometriose e auxiliar no estadiamento da doença. Para auxiliar a tomada de condutas, os exames devem procurar responder diversas questões relativas à presença de endometriose, sua localização e o seu possível comprometimento intestinal, como:[14]

- Existe um foco compatível com endometriose?
- Este foco evidencia comprometimento com padrão infiltrativo na parede intestinal?
- Qual a localização anatômica deste foco?
- Qual a profundidade, extensão e fração de circunferência da invasão na parede intestinal?
- Há invasão de órgãos ou estruturas adjacentes?
- Existem sinais de bloqueio na cavidade, decorrente deste foco?
- A lesão está acima e/ou abaixo da reflexão peritoneal?
- Quando a lesão está acima da reflexão peritoneal, qual a distância entre a lesão e a reflexão?
- Qual a distância entre a lesão e o esfíncter anal?
- Existe comprometimento do septo retovaginal?
- Existe doença multifocal e/ou multicêntrica?
- Existe outra lesão intestinal sincrônica assintomática ou oligossintomática ou que pode estar mimetizando os sinais e/ou sintomas da endometriose intestinal?
- A lesão é realmente endometriose intestinal (diagnóstico diferencial histológico)?

EXAMES LABORATORIAIS

Quanto aos exames laboratoriais, as dosagens de marcadores séricos nos primeiros dias do fluxo menstrual podem contribuir para a suspeita diagnóstica. Assim, a elevação do marcador sérico CA125 acima de 100 UI/mL e da proteína amiloide A em valores superiores a 50 μg/mL pode sugerir o diagnóstico quando associada às queixas clínicas e/ou a um exame físico sugestivo da doença.[28] No entanto, são exames inespecíficos e não são capazes de revelar a localização das lesões endometrióticas.[3]

EXAMES DE IMAGEM RADIOLÓGICOS

A ultrassonografia transvaginal realizada com preparo intestinal (semelhante ao realizado para retossigmoidoscopias) permite a identificação de focos de endometriose, bem como a sua relação com a parede intestinal e o nível de infiltração com sensibilidade e especificidade em torno de 91 e 98%, respectivamente.[32] Desta forma, este exame representa uma ótima opção para determinar a existência e a profundidade de lesões intestinais pélvicas, principalmente na relação custo-benefício. Quando realizado por profissional capacitado, e com preparo intestinal adequado, pode fornecer informações úteis para a condução terapêutica, como: dimensões e altura da lesão, grau de comprometimento da parede do reto, e se há concomitância de acometimento de outros sítios em vísceras ocas pélvicas, ou dos ligamentos uterossacros. A ultrassonografia transparietal pode ser utilizada para complementar ultrassonografia transvaginal (Fig. 37-3), ou outros métodos de imagem, com o objetivo principal de diagnosticar o comprometimento do apêndice cecal, ceco e íleo terminal.[33] As imagens são semelhantes às obtidas com a ecoendoscopia. Para que este exame atinja o resultado esperado, a solicitação deste exame deve seguir com um pedido médico especificando no seu conteúdo: "ultrassonografia pélvica transvaginal com protocolo para pesquisa de endometriose intestinal".

O enema opaco com duplo contraste apresenta sensibilidade de até 88%, contudo tem especificidade baixa de apenas 54% (Fig. 37-4).[34,35] Neste exame radiográfico, a presença de deformidade segmentar com espículas, no contorno intestinal, favorece a hipótese de infiltração intestinal. A colografia por tomografia apresenta imagens com efeito visual tridimensional do cólon (Fig. 37-5), contudo, apesar de poder fornecer imagens tridimensionais de impacto visual, não apresenta vantagens (sensibilidade e especificidade), em relação ao enema opaco, na sua aplicação para o estudo da endometriose intestinal.

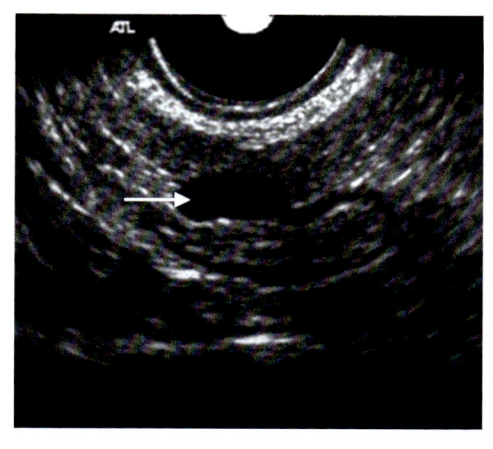

Fig. 37-3. Ultrassonografia transvaginal evidenciando lesão hipoecoica na parede intestinal (reto).

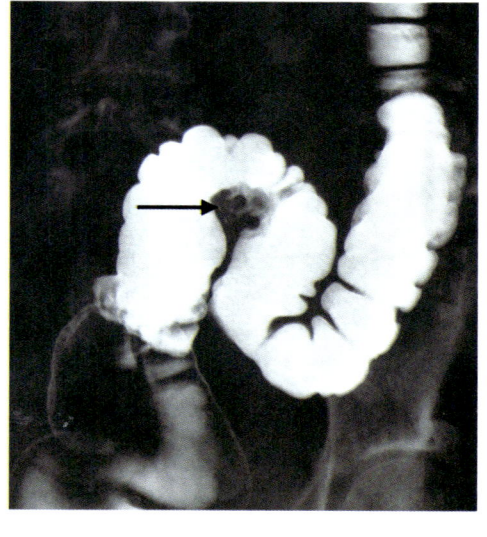

Fig. 37-4. Enema opaco evidenciando falha de enchimento da luz intestinal, sugestiva de endometriose intestinal.

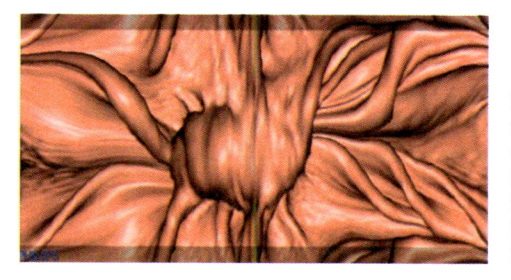

Fig. 37-5. Colografia evidenciando deformidade da parede intestinal onde existe um foco de endometriose infiltrativo na parede intestinal.

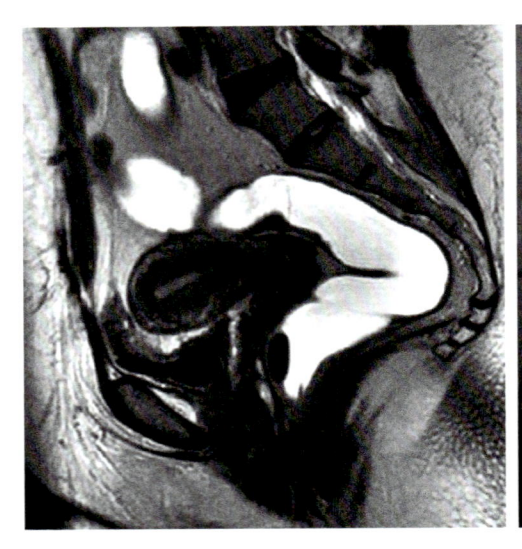

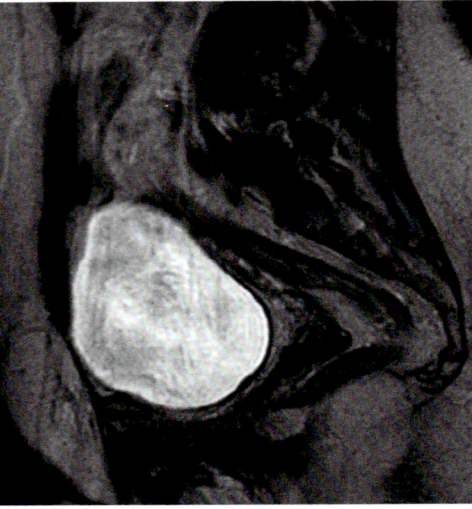

Fig. 37-6. Ressonância magnética evidenciando espessamento entre o útero e reto com acometimento da parede retal.

A ressonância magnética (Fig. 37-6) tem sido cada vez mais utilizada na avaliação da endometriose e apresenta ótimos resultados, sendo muito útil no estudo de estruturas da pelve (útero, ovários, intestino, septo retovaginal, assoalho pélvico, bexiga, ureteres e planos musculares).[36,37] O método tem boa precisão no diagnóstico de implantes profundos da parede intestinal ou septo retovaginal.[38] Também, neste caso, no pedido médico, uma solicitação específica é sugerida: "ressonância magnética da pelve e abdome com protocolo para pesquisa de endometriose intestinal". Uma vantagem deste método é a possibilidade de avaliar em um só exame todo o abdome e a pelve.

COLONOSCOPIA

Ao analisarmos os sinais e sintomas das pacientes com endometriose, observamos que até 60% das pacientes portadoras de endometriose profunda apresentam sinais e/ou sintomas intestinais inespecíficos durante meses ou anos, e que estas manifestações clínicas estão contempladas nas diretrizes que indicam uma colonoscopia.[39-41] Desta forma, a colonoscopia é um exame importante no algoritmo de diagnóstico e tratamento da endometriose, mesmo quando não existem evidências de acometimento do intestino.

O método deve ser indicado para o diagnóstico diferencial da endometriose com outras afecções, excluindo outras doenças do íleo, cólon e reto. Além disso, nas pacientes que serão submetidas à ressecção intestinal para o tratamento da endometriose, independentemente de sintomas, consideramos prudente a realização de uma colonoscopia antes do evento cirúrgico, com o intuito de afastar outras doenças intestinais sincrônicas (neoplasias, doenças inflamatórias, divertículos, etc.).

As biópsias diretas por endoscopia têm baixo valor preditivo positivo no diagnóstico da endometriose, sendo positivas em apenas 5% dos casos. Alguns autores advogam a realização destas no intuito de afastar outras doenças da parede intestinal.

Em pacientes que foram submetidas à ressecção intestinal prévia (por focos de endometriose) a colonoscopia também pode ser útil, quando ocorrem complicações cirúrgicas, como hemorragia e estenose. Por meio da colonoscopia podemos realizar hemostasias (Fig. 37-7) e dilatações com excelentes resultados (Fig. 37-8).

Com relação ao comprometimento intestinal, decorrente de focos de endometriose, durante uma colonoscopia, podemos evidenciar alterações sugestivas de endometriose em 50% das pacientes com endometriose intestinal profunda. Para obter este resultado o examinador deve conhecer e estar atento às alterações endoscópicas sugestivas de endometriose (descritas a seguir) e deve executar a colonoscopia com alguns detalhes técnicos, principalmente durante a retirada do aparelho. A luz intestinal deve ser mantida bem distendida, o retorno do aparelho deve ser muito lento, e se ocorrer um salto de um segmento em uma angulação, é necessário subir novamente com o colonoscópio e examinar com muita atenção a região do ângulo onde ocorreu o salto. Estes cuidados técnicos devem ser redobrados no sigmoide distal, na transição retossigmoide e no reto proximal. Os achados colonoscópicos são: espessamento de pregas (Fig. 37-9), redução da elasticidade da parede intestinal e deformidades (Fig. 37-10) com ou sem lobulações, que geralmente comprometem entre 1/3 e 50% da circunferência da parede. Mais raramente, podemos evidenciar alterações como irregularidade da superfície mucosa, congestão e exacerbações da vascularização (Fig. 37-11). Para evitar falso-positivos durante a colonoscopia, devemos ter em mente que a cérvice uterina, o útero, os ovários e

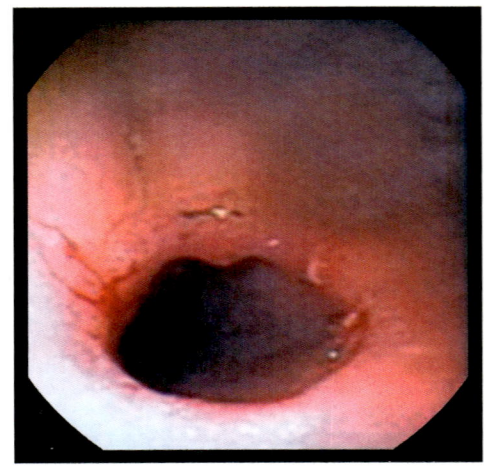

Fig. 37-7. Colonoscopia evidenciando sangramento pós-operatório em anastomose colorretal.

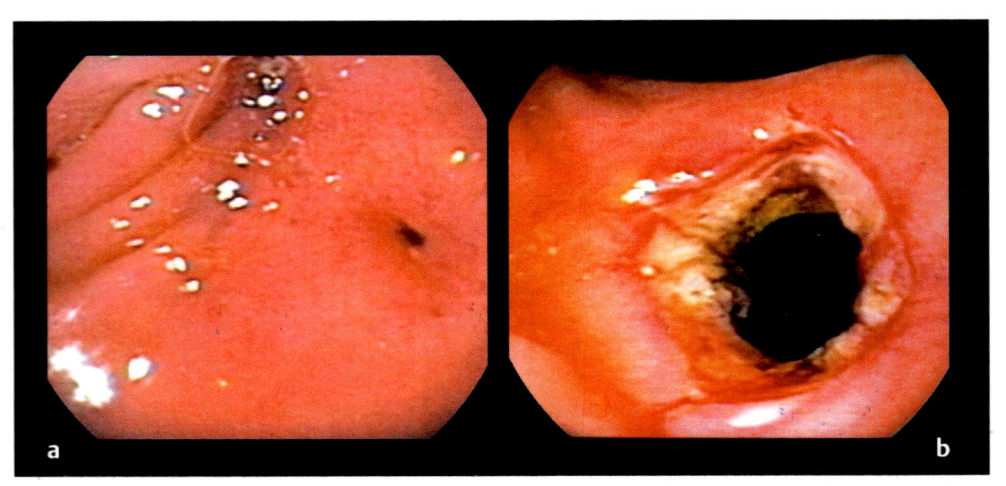

Fig. 37-8. (a) Colonoscopia evidenciando estenose quase puntiforme da anastomose colorretal (às 3 h). (b) Anastomose após dilatação por colonoscopia.

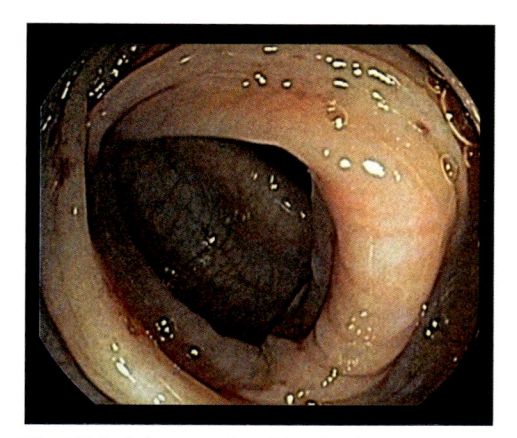

Fig. 37-9. Colonoscopia evidenciando espessamento de pregas em região acometida por endometriose intestinal (às 3 h).

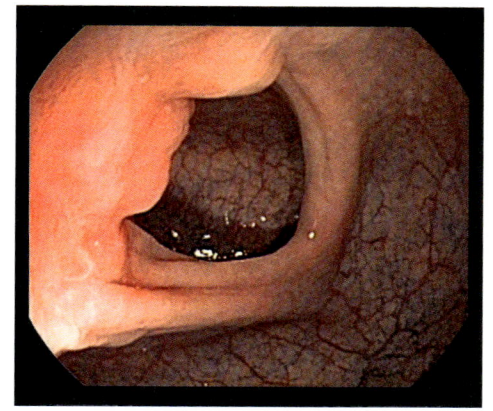

Fig. 37-10. Colonoscopia evidenciando deformidade em região acometida por endometriose intestinal.

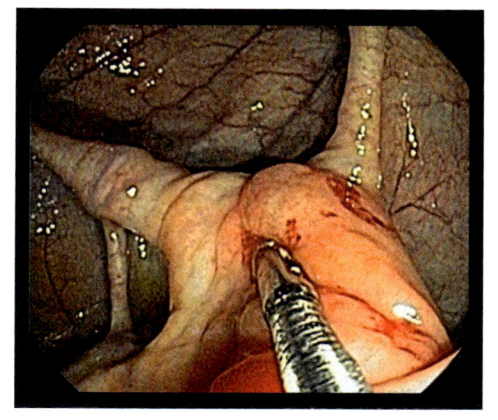

Fig. 37-11. Colonoscopia evidenciando friabilidade e ectasias vasculares em região acometida por endometriose intestinal.

as alças pélvicas podem abaular a parede intestinal. Nestas situações, as estruturas referidas habitualmente deslizam sob a parede intestinal e não levam a distorções, lobulações ou alterações da superfície intestinal, permitido um diagnóstico diferencial apenas com a colonoscopia com boa acurácia.

Em resumo, por meio de achados da colonoscopia, podemos obter informações relativas a 7 das 13 perguntas apresentadas anteriormente e que serão úteis para o diagnóstico e o estadiamento da endometriose intestinal.

- Existe comprometimento infiltrativo na parede intestinal?
- Qual a localização deste comprometimento?
- Qual a extensão e fração de circunferência da invasão na parede intestinal?
- Qual a distância entre a lesão e o esfíncter anal?
- Existe doença multicêntrica?
- Existe outra lesão intestinal sincrônica que pode estar mimetizando os sinais e/ou sintomas da endometriose intestinal?
- A lesão é realmente endometriose (histologia)?

ECOENDOSCOPIA BAIXA

A ecoendoscopia baixa tem sido utilizada há mais de uma década para o diagnóstico e o estadiamento da endometriose profunda, fornecendo dados relevantes para o tratamento cirúrgico, principalmente quando relacionadas com o comprometimento do retossigmoide e do septo retovaginal.[14] Tem suas principais indicações em pacientes que apresentam integridade do hímen e em situações onde outros exames, como ultrassonografia transvaginal e a ressonância magnética, ainda não conseguiram esclarecer as dúvidas do ginecologista e/ou do cirurgião.[29]

Ohba *et al.* foram os primeiros a utilizar tal exame na avaliação de pacientes com endometriose de septo retovaginal por um transdutor linear, descrevendo imagens irregulares que, associadas a sintomas clínicos, sugeriam a presença de endometriose.[37,42-44]

Para a avaliação da endometriose, os equipamentos e a técnica de exame utilizados são semelhantes àqueles de outros exames de ecoendoscopia baixa (já apresentados no capítulo de ecoendoscopia baixa neste livro). No entanto, diante da complexidade da doença e do potencial de modificação na conduta cirúrgica, detalhes e dados adicionais importantes do exame serão abordados a seguir.

A utilização de *probes* lineares rígidos (Fig. 37-12) facilitam o estudo de lesões localizadas no retossigmoide e no septo retovaginal. Estas sondas possuem em sua extremidade transdutores lineares com até 65 mm de extensão, possibilitando amplos cortes ecográficos setoriais da pelve, facilitando muito a orientação anatômica e o rastreamento de pequenas lesões, que são facilmente perdidas com ecoendoscópios flexíveis.

À ultrassonografia, os focos de endometriose intestinal são identificados como lesões hipoecoicas, discretamente heterogêneas, que podem comprometer a parede intestinal, penetrando e espessando a mesma a partir da camada serosa (Fig. 37-13). Durante o exame ecográfico, as lesões devem ser medidas na sua profundidade, na sua extensão longitudinal e no percentual de circunferência de acometimento parietal.

Quando a lesão intestinal se localiza em situação intraperitoneal (Fig. 37-14), devemos medir e descrever a distância entre a lesão e a reflexão peritoneal e a extensão do septo retovaginal. Quando a lesão é extraperitoneal e invade o septo retovaginal (Fig. 37-15), medimos a distância entre a lesão e o esfíncter anal interno. Estas medidas auxiliam na previsão da técnica operatória de ressecção intestinal e na previsão de complicações. Para facilitar a identificação do septo retovaginal e da reflexão peritoneal, em pacientes sem integridade himenal, realizamos um toque vaginal ou inserimos um dispositivo com água no interior da vagina (Fig. 37-16). Em pacientes com hímen íntegro o toque vaginal e o dispositivo vaginal estão proscritos, desta forma, é necessário certificar-se de deste dado, antes da assinatura do consentimento informado.

Diante da necessidade de se obter o diagnóstico histológico pré ou pós-tratamento, a punção ecoguiada da lesão intestinal também pode ser realizada (Fig. 37-17). O material colhido é ava-

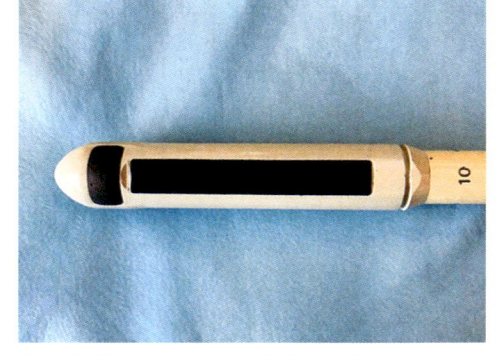

Fig. 37-12. Imagem de *probe* linear rígido utilizado para o estudo da endometriose por ultrassonografia transretal.

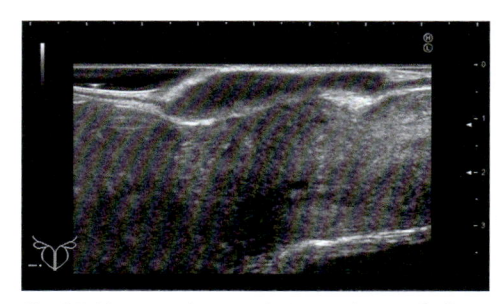

Fig. 37-13. Ecoendoscopia baixa evidenciando foco hiperecoico em T3 na parede intestinal (às 12 h).

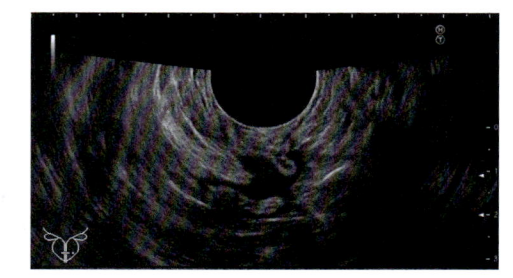

Fig. 37-14. Ecoendoscopia baixa evidenciando foco intestinal hipoecoico intraperitoneal.

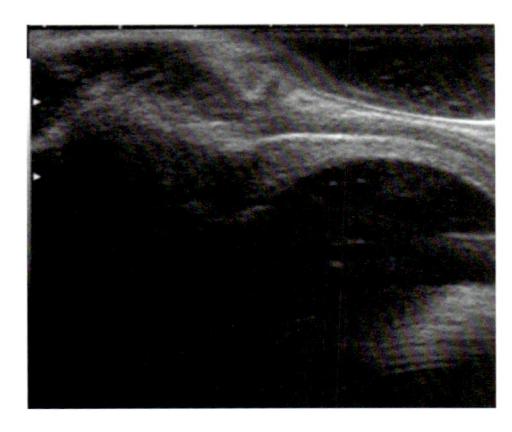

Fig. 37-15. Ecoendoscopia baixa evidenciando foco intestinal hipoecoico extraperitoneal (espessamento hipoecoico da parede do reto no quadrante superior esquerdo da imagem).

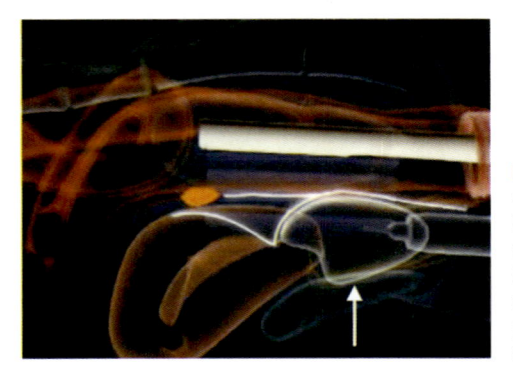

Fig. 37-16. Esquema de ecoendoscopia baixa evidenciando dispositivo intravaginal (seta), utilizado para realçar a reflexão peritoneal posterior e o septo retovaginal.

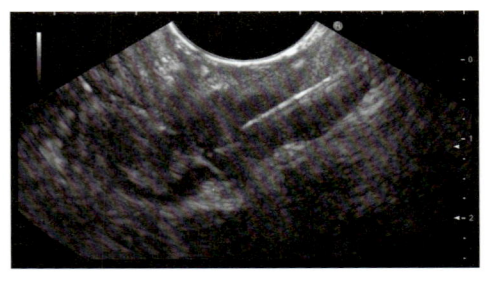

Fig. 37-17. Punção ecoguiada de foco de endometriose intestinal por ecoendoscopia baixa.

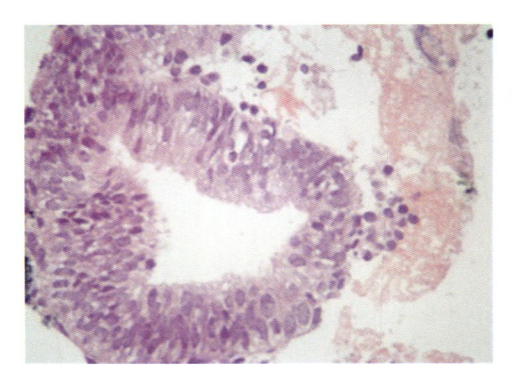

Fig. 37-18. Imagem microscópica de lâmina contendo material obtido por punção ecoguiada de lesão intestinal, por punção guiada por ecoendoscopia. Nota-se histologia evidenciando endometriose com padrão glandular.

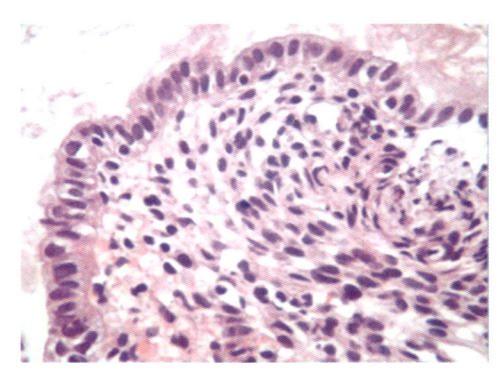

Fig. 37-19. Imagem microscópica de lâmina contendo material obtido por punção ecoguiada de lesão intestinal, por punção guiada por ecoendoscopia. Nota-se histologia evidenciando endometriose com padrão estromal.

liado quanto à presença de glândulas (Fig. 37-18) e/ou estroma endometriais (Fig. 37-19) e também quanto ao grau de diferenciação celular.[14,45-49]

Para evitar o risco de contaminação peritoneal e/ou da vagina, com implantes de endometriose, contraindicamos a punção por meio da ultrassonografia transvaginal. Pensando no risco de implantes de trajeto que poderiam levar a uma modificação iatrogênica da conduta terapêutica (que poderia ocorrer em lesões mais precoces), na nossa rotina, restringimos a punção por ecoendoscopia às lesões que comprometem, pelo menos, até a camada muscular própria da parede intestinal (ueT3).

A ecoendoscopia e a punção ecoguiada também estão indicadas na suspeita de persistência da doença após uma ressecção intestinal. A ecoendoscopia identifica claramente a linha de sutura pela identificação da contrição anelar da anastomose e de pequenas formações hiperecoicas com sombra acústica posterior (grampos cirúrgicos). A punção permite o diagnóstico diferencial entre processo inflamatório e persistência da doença.

Atualmente estudos utilizando elastografia quantitativa, contrastes (Sonovue) e endomicroscopia confocal com *laser* também vêm sendo realizados na tentativa de melhorar a acurácia da ecoendoscopia no diagnóstico de lesões sólidas benignas e malignas.[50]

A elastografia quantitativa permite diferenciar com boa acurácia tecidos benignos de lesões malignas. Lesões malignas se apresentam mais duras, e lesões benignas são mais amolecidas. Na elastografia quantitativa a endometriose resulta em colorações mais azuladas e com valores de *mean do strain histogram* abaixo de 60, enquanto que, outras lesões benignas, normalmente, apresentam colorações esverdeadas e avermelhadas com valores de *mean do strain histogram* acima de 60 (Fig. 37-20). A restrição do uso rotineiro da elastografia quantitativa é a baixa difusão no mercado de equipamentos com *softwares* que permitam a realização desta técnica.[51-53]

Contrastes endovenosos, como o Sonovue, permitem uma melhor caracterização da vascularização das lesões. Na endometriose a captação da lesão pelo contraste no primeiro minuto é muito lenta e inferior à captação dos tecidos neoplásicos (Fig. 37-21).[54]

A endomicroscopia confocal permite identificar, *in vivo*, uma arquitetura estrutural ao nível celular do interior dos focos de endometriose. Na endometriose evidenciamos a distribuição vascular, estruturas glandulares, estruturas estromais, áreas hemorrágicas e lipídeos (Figs. 37-22 a 37-26). O padrão desta apresentação na endometriose difere bastante do padrão de lesões neoplásicas, como GIST, leiomiomas, tumores neuroendócrinos e adenocarcinomas.[55]

Finalmente, com os dados obtidos pela ecoendoscopia baixa e de seus recursos complementares, podemos responder com boa acurácia a todas as questões apresentadas anteriormente, neste capítulo, a respeito da aplicabilidade dos métodos de imagem na propedêutica armada da endometriose intestinal. Apesar da grande evolução de outros métodos de imagem, para as lesões do reto, do sigmoide e do septo retovaginal, ainda consideramos a ecoendoscopia baixa o exame de imagem que melhor estuda a doença nestes segmentos, tendo como desvantagem em relação aos outros métodos a necessidade de sedação para a realização do exame (que, normalmente, não é necessária para a realização de ultrassonografias e ressonâncias magnéticas).

Para a descrição das lesões em relação ao envolvimento ou não da parede intestinal e quanto à sua localização na pelve, utilizamos a Classificação Echo-Logic.[27]

ENDOMETRIOSE INTESTINAL 351

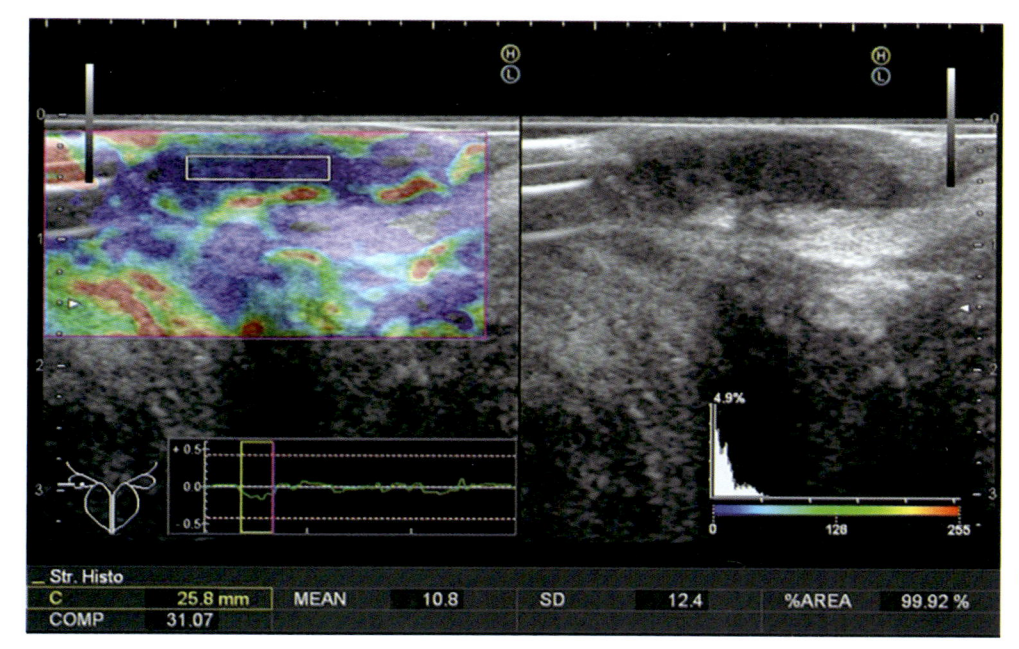

Fig. 37-20. Imagem de ecoendoscopia baixa em foco de endometriose intestinal, utilizando-se elastografia quantitativa (*strain histogram*).

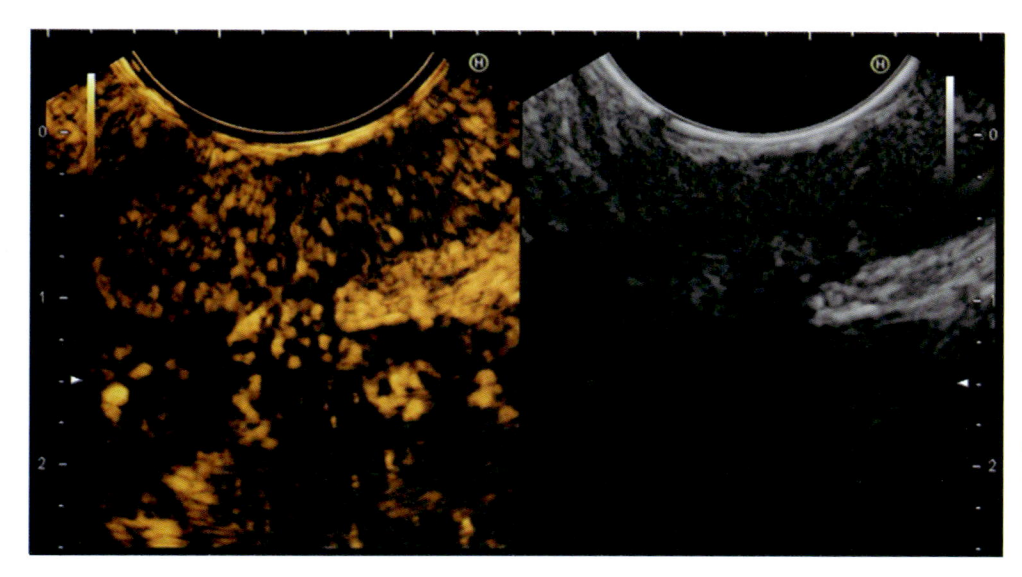

Fig. 37-21. Imagem de ecoendoscopia baixa em foco de endometriose intestinal utilizando-se contraste endovenoso de microbolhas (Sonovue). Observa-se contraste na vascularização do interior da lesão hipoecoica.

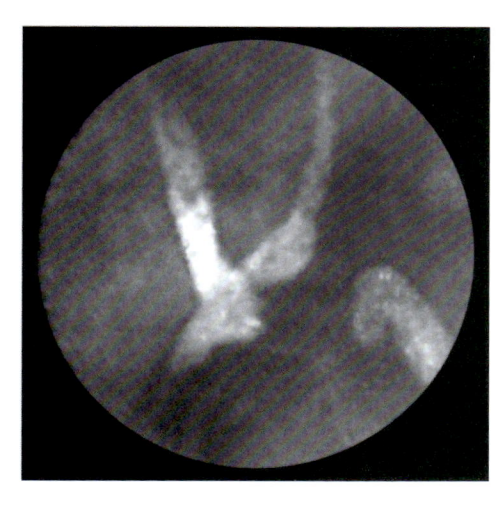

Fig. 37-22. Imagem de confocal (nCLE) aplicada por ecoendoscopia, em foco de endometriose, evidenciando vasos dilatados e tortuosos no interior da lesão.

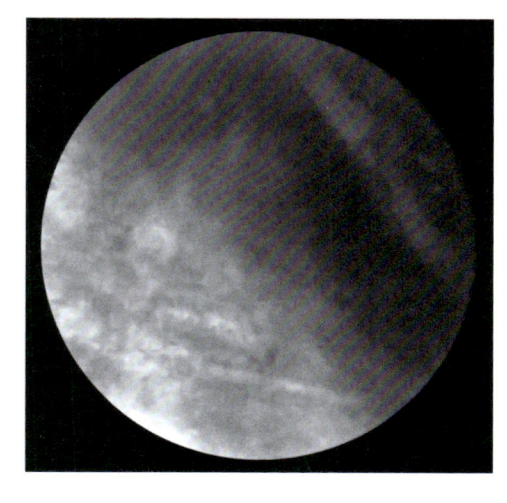

Fig. 37-23. Imagem de confocal (nCLE) aplicada por ecoendoscopia, em foco de endometriose, evidenciando glândulas no interior da lesão (digitação escura).

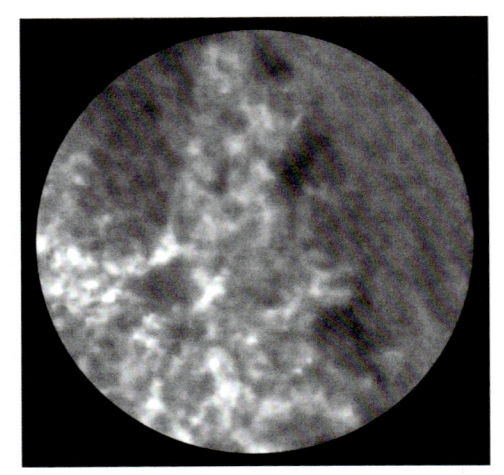

Fig. 37-24. Imagem de confocal (nCLE) aplicada por ecoendoscopia, em foco de endometriose, evidenciando estroma no interior da lesão (pontilhado escuro que não se movimenta durante o exame).

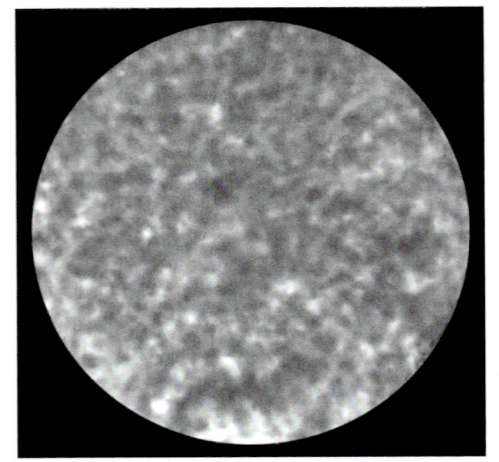

Fig. 37-25. Imagem de confocal (nCLE) aplicada por ecoendoscopia, em foco de endometriose, evidenciando hemorragia no interior da lesão (pontilhado escuro que se movimenta durante o exame).

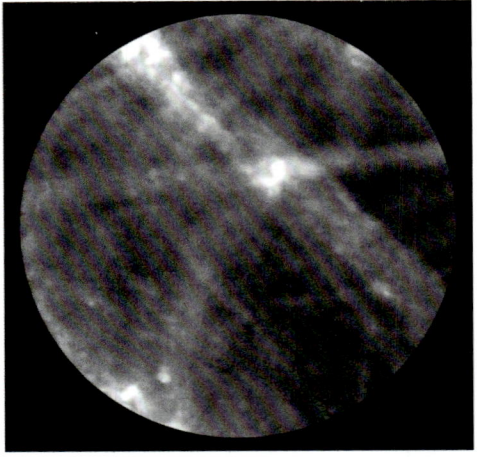

Fig. 37-26. Imagem de confocal (nCLE) aplicada por ecoendoscopia, em foco de endometriose, evidenciando fibrose no interior da lesão (traves escuras alternadas com traves mais claras).

TRATAMENTO

O tratamento da endometriose profunda com envolvimento intestinal deve ser realizado por equipe multidisciplinar, incluindo ginecologistas, psicólogos e cirurgiões com treinamento e experiência em técnicas avançadas de cirurgia laparoscópica (ginecológica, intestinal e urológica).

O objetivo do tratamento é o alívio dos sintomas e recuperação da fertilidade com lesão mínima a outros órgãos ginecológicos. Os tratamentos, incluindo anti-inflamatórios não esteroides, contraceptivos orais, progesterona e análogos do hormônio liberador de gonadotrofina, foram relatados como eficazes no alívio de sintomas e na erradicação de doenças microscópicas.[56] O tratamento clínico exclusivo na endometriose pélvica profunda é ainda assunto controverso. Apesar da melhora importante em relação à dor durante os primeiros seis meses de tratamento com análogos de GnRH, a recorrência precoce após a suspensão do tratamento é muito frequente. Além disso, as lesões endometrióticas, que mostram redução no seu tamanho durante a terapia, retornaram a seu volume original após 6 meses de suspensão do tratamento com GnRH. Novas medicações foram introduzidas recentemente no mercado, contudo, ainda precisaremos aguardar anos para observar o real efeito terapêutico e eventuais complicações associadas ao seu uso prolongado.

Em pacientes sintomáticas, o tratamento mais eficaz da endometriose profunda é cirúrgico. A via de acesso mais aceita atualmente á a laparoscópica, inclusive para a realização de ressecções intestinais (Fig. 37-27).[8,9,56-60]

Um planejamento do procedimento cirúrgico é conseguido a partir de dados preditivos sobre a localização do(s) foco(s), o grau de comprometimento da parede retal, bem como da distância da lesão até a borda anal, obtidos pela aplicação de exames pré-operatórios, como a ultrassonografia transvaginal, a ressonância magnética e a ecoendoscopia baixa.

A ressecção segmentar ou a ressecção em cunha, realizadas com grampeadores circulares inseridos pelo reto, são as formas mais eficazes de se realizar o tratamento da endometriose intestinal sintomática. Tendo em vista que cerca de 50% das pacientes submetidas a ressecções superficiais apresentam doença residual após o tratamento, uma ressecção mais ampla deve ser considerada. Cuidados psicoterapêuticos e exercícios físicos regulares auxiliam o tratamento. Em pacientes assintomáticas ou oligossintomáticas, principalmente aquelas no período pré-menopausa, o tratamento clínico é uma opção.[61,62]

CONSIDERAÇÕES FINAIS

A endometriose é uma doença com elevada prevalência, e o acometimento intestinal é frequente. O tratamento adequado (clínico e/ou cirúrgico) deve levar em consideração o quadro clínico, o estágio da doença e o desejo das pacientes. O estadiamento adequado e o diagnóstico diferencial devem ser buscados no período pré-operatório por meio de exames de imagem. A colonoscopia e a ecoendoscopia baixa são métodos que devem fazer parte do algoritmo de diagnóstico, diagnóstico diferencial e tratamento da endometriose. Neste contexto, o coloproctologista, o ginecologista e o endoscopista exercem papel fundamental e devem ter conhecimento da existência, prevalência, quadro clínico e formas de diagnóstico e tratamento da doença.

REFERÊNCIAS BIBLIOGRÁFICAS

1. Johnson NP, Hummelshoj L, Adamson GD, et al. World Endometriosis Society consensus on the classification of endometriosis. Hum Reprod. 2017;32:315-24.
2. Ricci E, Cipriani S, Chiaffarino F, et al. Physical activity and endometriosis risk in women with infertility or pain: systematic review and meta-analysis. Medicine. 2016;95(40):e4957.
3. Olive DL, Schwartz LB. Endometriosis. N Engl J Med. 1993;328:1759-69.
4. Kiesel L, Sourouni M. Diagnosis of endometriosis in the 21st century, Climacteric [Internet]. [Access in 2019 Mar 8]. Avaible from: https://www.ncbi.nlm.nih.gov/pubmed/30905186.
5. Wolfhagen N, Simons NE, de Jong KH, et al. Inguinal endometriosis, a rare entity of which surgeons should be aware: clinical aspects and long-term follow-up of nine cases. Hernia. 2018;22: 881-6.
6. Sarma D, Iyengar P, Marotta TR, et al. Cerebellar endometriosis. Am J Roentgenol. 2004;182:1543-6.
7. Weed JC, Ray JE. Endometriosis of the bowel. Obstet Gynecol. 1987;69:727-30.
8. Coronado C, Franklin RR, Lotze EC, et al. Surgical treatment of symptomatic colorectal endometriosis. Fertil Steril. 1990;53:411-16.
9. Bailey HR, Ott MT, Hartendorp P. Aggressive surgical management for advanced colorectal endometriosis. Dis Colon Rectum. 1994;37:747-53.

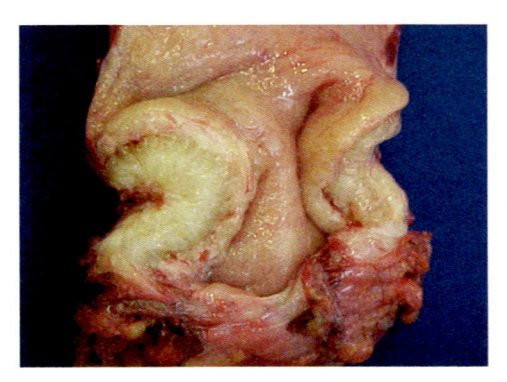

Fig. 37-27. Peça cirúrgica obtida por ressecção de segmento intestinal com foco de endometriose (espessamento amarelado às 9 h).

10. Neme RM, Abrão MS. Fisiopatologia e quadro clínico da endometriose, In: Abrão MS. Endometriose: uma visão contemporânea. Rio de Janeiro: Revinter; 2002. p. 55-65.
11. Arruda MS, Petta CA, Abrão MS, et al. Time elapsed from onset of symptoms to diagnosis of endometriosis in a cohort study of Brazilian women. Hum Reprod. 2003;18:756-59.
12. Gao X, Outley J, Botteman M, et al. Economic burden of endometriosis. Fertil Steril. 2006;86:1561-72.
13. Simoens S, Dunselman G, Dirksen C, et al. The burden of endometriosis: costs and quality of life of women with endometriosis and treated in referral centres. Hum Reprod. 2012;27:1292-9.
14. Rossini Lucio GB, et al. Transrectal ultrasound-Techniques and outcomes in the management of intestinal endometriosis. Endoscopic Ultrasound. 2012;1.1:23-25.
15. Roseau G, Dumentier I, Palazzo L, et al. Rectosigmoid endometriosis: endoscopic ultrasound features and clinical implications. Endoscopy. 2000;32:525-30.
16. Sampson JA. Peritoneal endometriosis due to the menstrual dissemination of endometrial tissue into the peritoneal cavity. Am J Obstet Gynecol. 1927;14:422-69.
17. Halme J, Hammond MG, Hulka JF, et al. Retrograde menstruation in healthy women and in patients with endometriosis. Obstet Gynecol. 1984;64:151-4.
18. Scott RB, Nowak RJ, Tindale RM. Umbilical endometriosis and the Cullen's sign: a study of lymphatic transport from the pélvis to the umbilicus monkeys. Obstet Gynecol. 1958;11:556-63.
19. Kruitwagen RF, Poels LG, Willemsen WN, et al. Endometrial epitelial cells in peritoneal fluid during the early folicular phase. Fertil Steril. 1991;55:297-303.
20. Kininckx PR, De Moor P, Brosens IA. Diagnosis of the luteinezed unruptured follicle syndrome by steroid hormone assays on peritoneal fluid. Br J Obstet Gynaecol. 1980;87:929-34.
21. Gerhard I, Runnebaum B. The limits of hormone substitution in pollutant exposure and fertility disorders. Zentralbl Gynakol. 1992;114:593-602.
22. Barbieri RL. Etiology and epidemiology of endometriosis. Am J Obst Gynecol. 1990;162:565-67.
23. Kauppila A, Rajaniemi H, Rönnberg L. Low LH (hCG) receptor concentration in ovarian follicles in endometriosis. Acta Obst Gynecol Scand. 1982;61:81-83.
24. Cornillie FJ, Oosterlinck D, Lauwereyns JM, et al. Deeply infiltrating endometriosis: histological and clinical significance. Fertil Steril. 1990;53:978-83.
25. Kavallaris A, Kohler C, Kuhne-Heid R, et al. Histopathological extent of rectal invasion by rectovaginal endometriosis. Hum Reprod. 2003;18:1323-27.
26. Chapron C, Fauconnier A, Vieira M, et al. Anatomical distribution of deeply infiltrating endometriosis: surgical implications and proposition for a classification. Hum Reprod. 2003;18:157-61.
27. Rossini L, Ribeiro PAG, Aoki T, et al. The echo-logic classification for deep pelvic endometriosis. Gastrointest Endosc. 2002;54(4 Suppl):S133.
28. Averbach M, Rossini L. Endometriose intestinal. In: Averbach M, Correa P. (Eds.). Rio de Janeiro: Revinter; 2014. p. 285-92.
29. Rossini LGB, Drigo JM, Leite GFC. Endometriose intestinal. In: Averbach M, et al. (Eds.). Rio de Janeiro: Thieme Revinter; 2018. p. 661-64.
30. Trippia CH, Zomer MT, Terezaki CR, et al. Relevance of imaging examinations in the surgical planning of patients with bowel endometriosis. Clin Med Insights Reprod Heal. 2016;10:1-8.
31. Hopton EN, Redwine DB. Eyes wide shut: the illusory tale of 'occult' microscopic endometriosis. Hum Reprod. 2014;29:384-7
32. Laganà AS, Vitale SG, Trovato MA, et al. Full-thickness excision versus shaving by laparoscopy for intestinal deep infiltrating endometriosis: rational and potential treatment options. Biomed Res Int. 2016;2016:3617179.
33. Goncalves MO, Podgaec S, Dias Jr JÁ, et al. Transvaginal ultrasonography with bowel preparation is able to predict the number of lesions and retosigmoid layers affected in cases of deep endometriosis, defining surgical strategy. Hum Reprod. 2010;25:665-71.
34. Ribeiro HS, Ribeiro PA, Rossini L, et al. Double-contrast barium enema and transrectal endoscopic ultrasonography in the diagnosis of intestinal deeply infiltrating endometriosis. J Minim Invasive Gynecol. 2008;15:315-20.
35. Landi S, Barbieri F, Fiaccavento A, et al. Preoperative double-contrast barium enema in patients with suspected intestinal endometriosis. J Am Assoc Gynecol Laparosc. 2004;11:223-28.
36. Bazot M, Darai E, Hourani R, et al. Deep pelvic endometriosis: MR imaging for diagnosis and prediction of extension of disease. Radiology. 2004;232:379-89.
37. Bazot M, Bornier C, Dubernard G, et al. Accuracy of magnetic resonance imaging and rectal endoscopic sonography for the prediction of location of deep pelvic endometriosis. Hum Reprod. 2007;22:1457-63.
38. Chapron C, Vieira M, Chopin N, et al. Accuracy pf rectal endoscopic ultrasonography and magnetic resonance imaging in the diagnosis of rectal involvement for patients presenting with deeply infiltrating endometriosis. Ultrasound Obstet Gynecol. 2004;24(2):175-9.
39. Rankin GB, Sivak Jr MV. Indications, contraindications and complications of colonoscopy. In: Sivak Jr MV. Gastroenterologic endoscopy. 2nd ed. Philadelphia, Pennsylvania: WB Saunders; 2000. p. 1222-52.
40. Farinon AM, Vadora E. Endometriosis of the colon and rectum: na indication for peroperative coloscopy. Endoscopy 1980;12:136-39.
41. Colaiacovo R. Importância do exame proctológico e da colonoscopia total em pacientes portadoras de endometriose pélvica profunda. Tese Mestrado. Faculdade de Ciências Médicas da Santa Casa de São Paulo; São Paulo; 2008.
42. Ohba T, Mizutani H, Maeda T, et al. Evaluation of endometriosis in uterosacral ligaments by transrectal ultrasonography. Hum Reprod. 1996;11:2014-17.
43. Bazot M, Lafont C, Rouzier R, et al. Diagnostic accuracy of physical examination, transvaginal sonography, rectal endoscopic sonography, and magnetic resonance imaging to diagnose deep infiltrating endometriosis. Fertil Steril. 2009;92:1825-33.
44. Delpy R, Barthet M, Gasmi M, et al. Value of endorectal ultrasonography for diagnosing rectovaginal septal endometriosis infiltrating the rectum. Endoscopy. 2005;37:357-61.
45. Giovannini M, Seitz JF, Monges G, et al. Ponction-cytologie guidée sous échoendoscopie sectorielle électronique. Résultats chez 26 malades. Gastroenterol Clin Biol. 1993;17:465-70.
46. Rossini L, Ribeiro PAG, Colaiacovo R, et al. Role of EUS-FNA in the diagnosis of intestinal endometriosis. Gastrointest Endosc. 2009;69(2 Suppl):S256.
47. Rossini LG, Assef MS, Schneider NC, et al. EUS/Trus-FNA for preoperative histological diagnosis of deep intestinal endometriosis. Gastrointest Endosc. 2011;73:AB170-71.
48. Rossini L. Sensibilidade e aspectos técnicos da punção guiada por endossonografia intestinal no diagnóstico histológico da endometriose profunda do reto e do sigmoide distal. Tese Doutorado. Faculdade de Ciências Médicas da Santa Casa de São Paulo: São Paulo; 2010.
49. Pishvain AC, Ahlawat SK, Garvin D, et al. Role of EUS and EUS-guided FNA in the diagnosis of symptomatic rectosigmoid endometriosis. Gastrointest Endosc. 2006;63:331-35.
50. Rossini LGB, Meirelles LR, Reimao SM, et al. Needle based confocal endomicroscopy (nCLE) performed through transrectal ultrasound (TRUS): the first experience in intestinal endometriosis. Gastrointest Endosc. 2015;81(5 Suppl 1):AB538.
51. Mezzi, G, Arcidiacono, PG, Carrara, S, Boemo, C, Testoni, PA. Elastosonography in malignant rectal disease: Preliminary data. Endoscopy. 2007;39:375.
52. Giovannini, M. Contrast-enhanced endoscopic ultrasound and elastosonoendoscopy. Best Pract Res Clin Gastroenterol. 2009;23:767-779.
53. Mezzi G, Ferrari S, Arcidiacono PG, et al. Endoscopic rectal ultrasound and elastosonography are useful in flow chart for the diagnosis of deep pelvic endometriosis with rectal involvement. J Obstet Gynaecol. 2011;6:586-90.
54. Fusaroli P, Saftoiu A, Dietrich CF. Contrast-enhanced endoscopic ultrasound: Why do we need it? A foreword. Endosc Ultrasound. 2016;5(6):349-50
55. Rossini LG, Meirelles LR, Reimão SM, et al. Needle Based Confocal Endomicroscopy (nCLE) Performed Through Transrectal Ultrasound (TRUS); The First Experience in Intestinal Endometriosis. Gastrointest Endosc. 2015;81:AB538.
56. Ferrero S, Camerini G, Maggiore ULR, Venturini PL, Biscaldi E, Remorgida V. Bowel endometriosis: Recent insights and unsolved problems. World J Gastroint Surg. 2011;3:31-38.
57. Fedele L, Bianchi S, Zanconato G, et al. Use of a levonorgestrel-releasing intrauterine device in the treatment of rectovaginal endometriosis. Fertil Steril. 2001;75:485-88.
58. Remorgid V, Ragni N, Ferrero S, et al. How complete is full thickness disc resection of bowel endometriotic lesions? A prospective surgical and histological study. Hum Reprod. 2005;20(8):2317-20.

59. Averbach M, Abrao MS, Podgaec S, et al. Laparoscopic treatment of infiltrating intestinal endometriosis. Gastroenterology. 2007;132(Suppl 2).
60. Kaufman LC, Smyrk TC, Levy MJ, et al. Symptomatic intestinal endometriosis requiring surgical resection: clinical presentation and preoperative diagnosis. Am J Gastroenterol. 2011;106:1325-32.
61. Conio M, Buscarini E, Blanchi S, et al. Sigmoid endometriosis. Gastrointest Endosc. 2004;60:434-35.
62. Meuleman C, Tomassetti C, D'Hoore A, Van Cleynenbreugel B, Penninckx F, Vergote I, D'Hooghe T. Surgical treatment of deeply infiltrating endometriosis with colorectal involvement. Hum Reprod Update. 2011;17:311-326.

LEITURAS SUGERIDAS ("ENDOMETRIOSIS", "INTESTINAL ENDOMETRIOSIS", "INTESTINAL ENDOMETRIOSIS TRANSRECTAL ULTRASOUND", "INTESTINAL ENDOMETRIOSIS TRANSRECTAL ULTRASOUND ELASTOGRAPHY")

https://www.ncbi.nlm.nih.gov/pubmed/30905186
https://www.wjgnet.com/2307-8960/full/v7/i4/441.htm
https://www.wjgnet.com/1007-9327/full/v25/i6/696.htm
https://obgyn.onlinelibrary.wiley.com/doi/full/10.1111/j.1447-0756.2010.01413.x
https://insights.ovid.com/crossref?an=00005792-201802230-00017

AVALIAÇÃO ENDOSCÓPICA DO ÍLEO TERMINAL

CAPÍTULO 38

Marcelo Averbach ▪ Paulo Corrêa

INTRODUÇÃO

Com a evolução dos equipamentos de colonoscopia e das técnicas endoscópicas atualmente é possível obter elevados índices de intubação total do cólon, isto é, exames que atingem o ceco, como também a penetração e o exame endoscópico do íleo terminal.

Se por um lado alguns estudos demonstram que a ileoscopia rotineira não oferece informações clínicas importantes,[1,2] outros relatam que a incidência de um diagnóstico específico,[3,4] obtido pela ileoscopia em pacientes assintomáticos, é de 2,7%. Já em pacientes com diarreia, esta taxa eleva-se para 29%, chegando a 67% em pacientes HIV positivo.[5]

Apesar de não haver consenso que o exame do íleo terminal deva fazer parte da rotina dos exames de colonoscopia para todos os pacientes, existe uma forte tendência em incorporar a ileoscopia, como tempo da colonoscopia, mesmo em pacientes que não apresentem uma indicação específica para tal. A documentação fotográfica do íleo terminal é a prova inconteste de que o exame realizado foi completo.[6]

ASPECTOS TÉCNICOS

O exame endoscópico do íleo terminal é possível em mais de 90% das colonoscopias. Para que isso seja possível é necessário, no entanto, que além do conhecimento das técnicas para a transposição da válvula ileocecal, o endoscopista esteja bem treinado nestas manobras. Isto reforça a ideia de se tentar penetrar o íleo terminal, sempre que possível, mesmo durante os exames de colonoscopia de rotina.

Ao atingir o ceco, o examinador deve reconhecer os reparos anatômicos normais, como: a confluência das tênias, o óstio apendicular e a válvula ileocecal, que confirmam ter se alcançado o polo cecal (Fig. 38-1).

A válvula ileocecal, quando se atinge o ceco com a extremidade do aparelho, sem a existência de "alças" nos segmentos proximais, com 70 a 90 cm deste introduzido, habitualmente localiza-se lateralmente, à esquerda no monitor, sendo vista de forma tangencial, podendo, no entanto, expor-se frontalmente ao aparelho (Fig. 38-2). Ela pode ter aspectos endoscópicos ou morfológicos diversos, podendo ser proeminente, labiada (Fig. 38-3), ou mesmo mostrar-se entreaberta (Fig. 38-4).

É comum o depósito de gordura na camada submucosa da válvula o que pode lhe conferir um aspecto protruso e uma coloração amarelada (Fig. 38-5). Em situações onde o depósito de gordura é maior ou mais localizado, podemos ter a formação de um lipoma. O enema opaco de pacientes com volumosos lipomas nesta estrutura pode induzir a um diagnóstico errôneo de neoplasia de ceco, situação esta que exige o esclarecimento diagnóstico por meio de uma colonoscopia complementar.

Nossa preferência, para transpor a válvula ileocecal, é por manobra que inicialmente a identifica sob visão direta, localizando sua rima superior, depois encostando a ponta do endoscópico nesta e a deslizando suavemente entre seus lábios, visualizando a mucosa ileal e insuflando a luz deste segmento, para facilmente penetrá-lo.

Outra manobra utilizada para se realizar a transposição da válvula ileocecal é a "manobra do pescador". Para realizá-la deve-se introduzir o aparelho até o fundo do ceco, ultrapassando desta forma a válvula, deixando-a perpendicular ao eixo deste e, então, orientar a extremidade do aparelho em sua direção, contra a parede

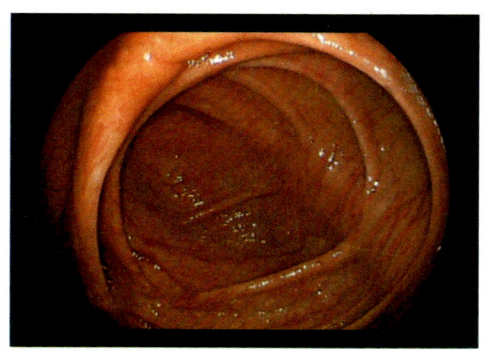

Fig. 38-1. Aspecto normal do ceco e da válvula ileocecal.

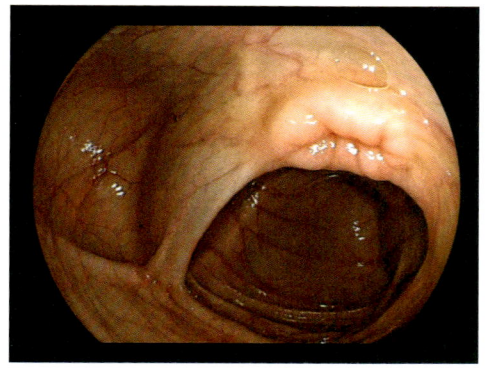

Fig. 38-2. Válvula ileocecal – exposição frontal.

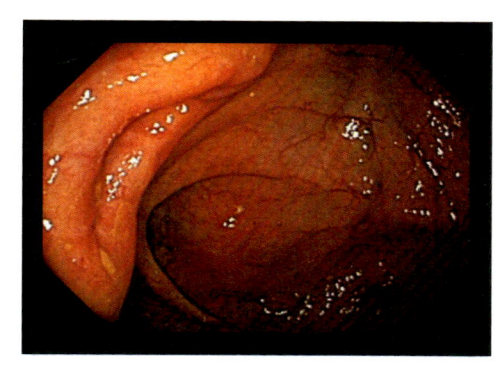

Fig. 38-3. Válvula ileocecal labiada.

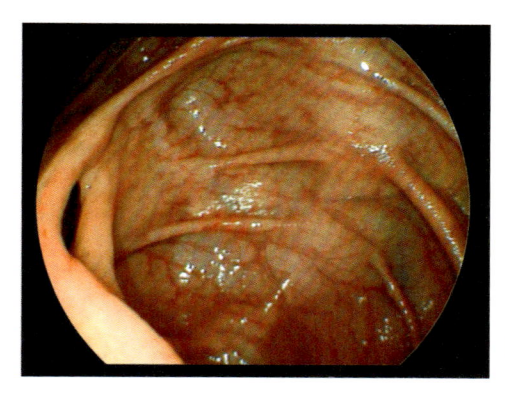

Fig. 38-4. Válvula ileocecal entreaberta.

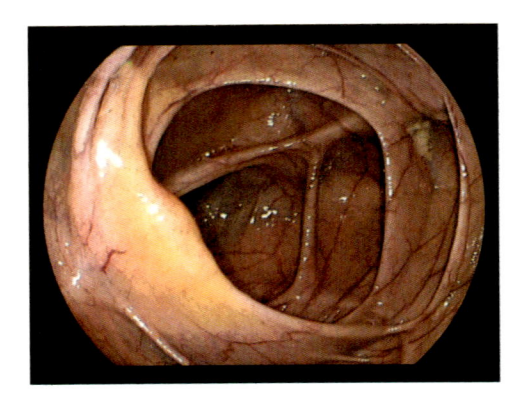

Fig. 38-5. Lipoma da válvula ileocecal.

logo abaixo desta. Ao se exercer tração sobre o colonoscópio, sua extremidade tenderá a se impactar na rima superior da válvula e penetrar no íleo terminal.

Em alguns casos, quando a válvula se mostra de maneira frontal e eventualmente entreaberta, é possível a penetração sob visão direta.

Mais raramente a válvula ileocecal apresenta-se voltada para o fundo do ceco. Nestes casos, pode-se tentar a penetração no íleo, realizando-se uma manobra de retrovisão do aparelho, para se observar a válvula frontalmente (Fig. 38-6).

Qualquer que seja a manobra por nós utilizada, devemos deixar o ceco pouco insuflado para termos sucesso na penetração do íleo. Se ele estiver muito insuflado, a válvula, quando patente, exercerá sua função de oclusão e impedirá a passagem do aparelho.

Não é difícil de reconhecer endoscopicamente o íleo terminal, pois a sua mucosa é distinta da mucosa do cólon. O íleo apresenta habitualmente múltiplas vilosidades, o que lhe confere um aspecto "aveludado" (Figs. 38-7 e 38-8). Ondas peristálticas são facilmente observadas e mais frequentes do que as observadas no cólon. Os vasos da submucosa são mais finos e delicados e menos aparentes do que no cólon.

Em pacientes operados, portadores de anastomoses ileocólicas, pode-se penetrar no íleo terminal sem que se perceba. Neste caso, habitualmente ocorre dificuldade de progressão, por causa do fato de o íleo não ter pontos de fixação.

Como mencionado anteriormente, temos procurado fazer o exame do íleo terminal rotineiramente, com sucesso em quase todos os pacientes.

A ileoscopia reveste-se de especial importância principalmente em pacientes com história clínica de diarreia crônica, dor abdominal no quadrante inferior direito do abdome, suspeita ou diagnóstico de doença inflamatória intestinal inespecífica, em pacientes imunodeprimidos e naqueles que algum outro exame de imagem sugira alterações morfológicas do íleo terminal.

Nos pacientes em que o exame do íleo terminal não seja possível por não se conseguir transpor a válvula, e a biópsia seja importante para o diagnóstico clínico deste caso, como, por exemplo, em casos em que uma lesão do íleo terminal foi suspeitada radiologicamente, é possível a execução de biópsias "às cegas", introduzindo-se a pinça pela válvula, mesmo sem visão da mucosa ileal (Fig. 38-9).

Em alguns pacientes só é possível o exame da porção mais distal do íleo, enquanto que, em outros, sem muita dificuldade, o colonoscópio progride livre, permitindo o exame de uma extensão maior deste segmento.

PRINCIPAIS ALTERAÇÕES ENDOSCÓPICOS DO ÍLEO TERMINAL

1. *Hiperplasia linfoide:* quando os folículos linfoides ultrapassam o tamanho de 2 mm, eles tornam-se aparentes na superfície intestinal e são reconhecidos como nodulações ou formações de aspecto polipoides. São identificados frequentemente no íleo terminal sendo muito comuns, sobretudo em crianças e adultos jovens (Fig. 38-10). Tal achado decorre da hiperplasia destes folículos linfoides localizados na mucosa e submucosa da

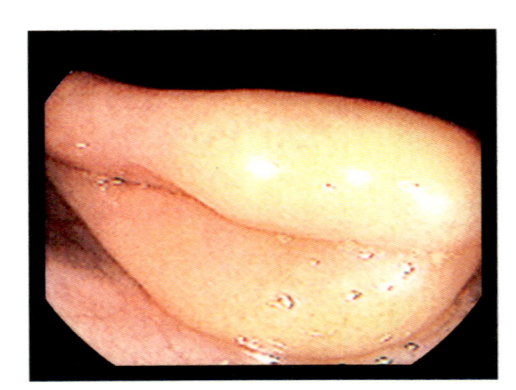

Fig. 38-6. Válvula ileocecal observada por retrovisão.

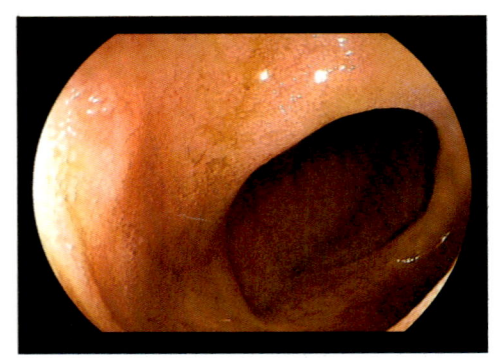

Fig. 38-7. Íleo terminal.

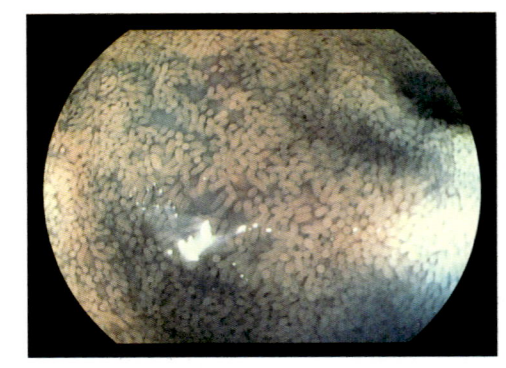

Fig. 38-8. Íleo terminal – cromoscopia.

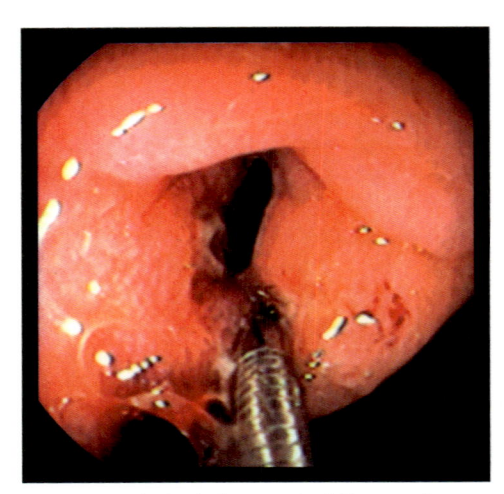

Fig. 38-9. Biópsia do íleo terminal "às cegas".

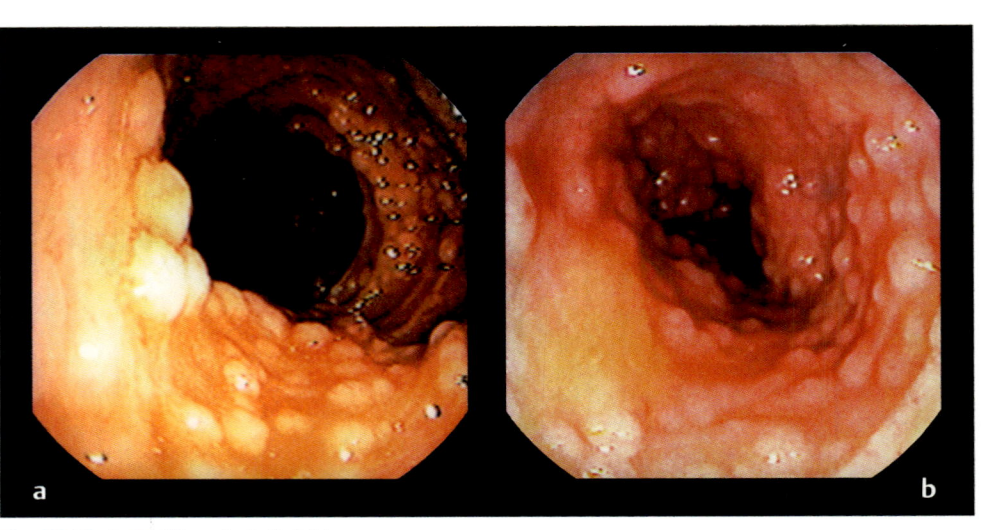

Fig. 38-10. (a, b) Hiperplasia linfoide.

parede ileal e pode estar relacionado com alergias alimentares, parasitoses intestinais e disgamaglobulinemias. No entanto, na grande maioria dos casos não existe uma importância clínica maior, porém, quando muito exuberantes, estas formações podem levar à intussuscepção ileo-cólica de repetição.[7] Em caso de dúvida, a biópsia pode elucidar o diagnóstico.

Em adultos, esta alteração endoscópica não é esperada, assim sendo, sempre se deve biopsiar o íleo quando a encontrarmos.

2. *Úlceras aftoides de origem desconhecida:* com relativa frequência são observadas pequenas ulcerações rasas no íleo terminal em mucosa endoscopicamente normal, de indivíduos que muitas vezes não apresentam quadro clínico relevante (Fig. 38-11). Tal achado não representa uma entidade específica, e a biópsia habitualmente não traz grandes subsídios. O próprio preparo do cólon, para o exame de colonoscopia com laxantes osmóticos, pode apresentar esta alteração, assim como o uso recente ou contínuo de alguns medicamentos, como, por exemplo, o ácido acetilsalicílico.

3. *Doença de Crohn:* a doença de Crohn pode acometer qualquer porção do trato digestório. O íleo terminal é o segmento mais frequentemente envolvido, estando comprometido em cerca de 70% dos pacientes. Por esse motivo, pacientes com suspeita clínica da moléstia de Crohn, quando submetidos à colonoscopia, devem, sempre que possível, ter o íleo terminal examinado.[8] É bom lembrar que 15 a 30% dos pacientes têm apenas o comprometimento do intestino delgado, portanto, o aspecto normal do cólon não deve reduzir o interesse da intubação do íleo terminal, quando há suspeita clínica da doença.[9] A válvula ileocecal pode ter processo inflamatório, o que a deixa enrijecida, o que pode trazer dificuldade na sua transposição (Fig. 38-12).

Os achados endoscópicos no íleo terminal são variados e muitas vezes inespecíficos, podendo haver desde diminutas úlceras aftoides rasas com hiperemia nas bordas (Fig. 38-13), úlceras arredondadas mais profundas (Fig. 38-14) até as formas transmurais da doença onde há fissuras (Fig. 38-15), espessamento da parede e eventualmente fístulas. Por vezes, o diagnóstico diferencial com outras doenças é muito difícil, por esse motivo biópsias são sempre necessárias. A validade de se realizarem biópsias quando o íleo tem aspecto endoscópico normal ainda é controversa.[10]

4. *Linfoma:* embora não seja raro o surgimento de linfomas no intestino delgado, há apenas relatos isolados na literatura de diagnóstico de linfoma feito por uma ileoscopia com biópsia. O íleo apresenta-se com aspecto calcetado, com úlceras lineares profundas e redução significativa da luz em virtude do edema (Fig. 38-16).[11] Portanto, o diagnóstico diferencial deve ser feito com doença de Crohn que pode apresentar as mesmas alterações endoscópicas. A execução de biópsias é fundamental para o seu diagnóstico.

5. *Tumor carcinoide:* apesar da relativa baixa frequência dos tumores carcinoides, que respondem por cerca de apenas 1% dos tumores que acometem o trato gastrointestinal, cerca de 45% dos carcinoides do trato digestório localizam-se no íleo, e a grande maioria, nos seus 60 cm distais nas proximidades do ceco. Quando de pequenas dimensões, estes tumores raramente acarretam em sintomatologia específica. Os tumores carcinoides ileais não raramente são multicêntricos e habitualmente apresentam-se como nódulos extramucosos e, portanto, recobertos por mucosa de aspecto normal (Fig. 38-17), no entanto, podem mimetizar a doença de Crohn, e devem ser lembrados, naqueles casos inicialmente tratados como doença de Crohn, sempre que houver refratariedade ao tratamento.[12,13]

6. *Sarcoma de Kaposi:* é uma neoplasia multissistêmica, associada ao vírus HIV, em que na maioria das vezes existem exclusivamente manifestações cutâneas. Ocasionalmente pode ocorrer envolvimento visceral, sendo o trato gastrointestinal a localização mais comum. Em pacientes com a imunidade celular comprometida (como pacientes transplantados, em uso de quimioterápicos e os pacientes com AIDS) é uma causa de hemorragia digestiva, intussuscepção e abdome agudo perfurativo.[14]

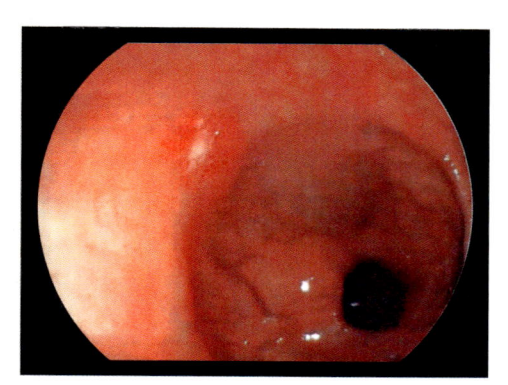

Fig. 38-11. Úlcera aftoide – ileíte inespecífica.

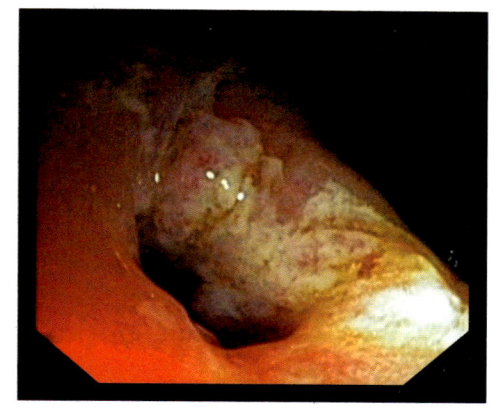

Fig. 38-12. Doença de Crohn – válvula ileocecal com processo inflamatório.

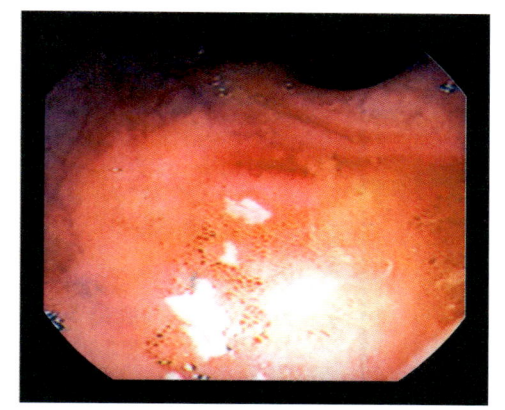

Fig. 38-13. Doença de Crohn – úlceras aftoides.

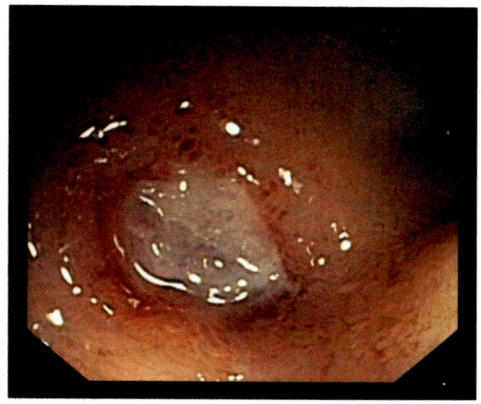

Fig. 38-14. Doença de Crohn – úlcera.

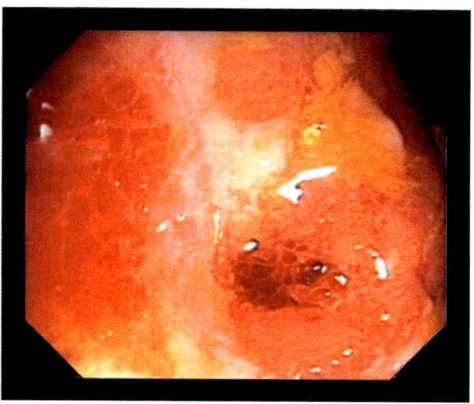

Fig. 38-15. Doença de Crohn – úlceras lineares.

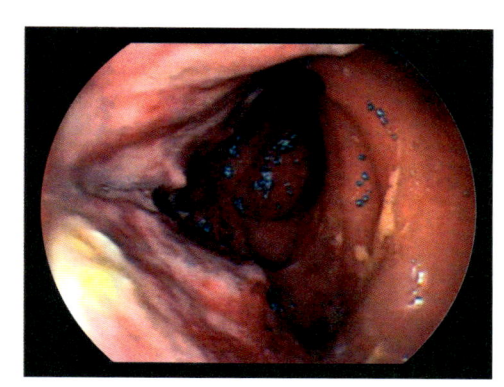

Fig. 38-16. Linfoma de íleo terminal.

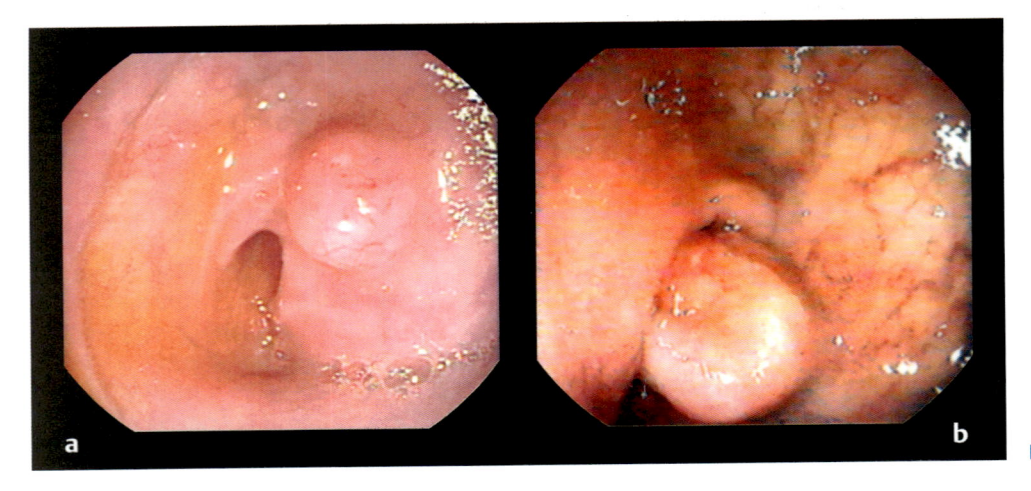

Fig. 38-17. (a, b) Carcinoide do íleo.

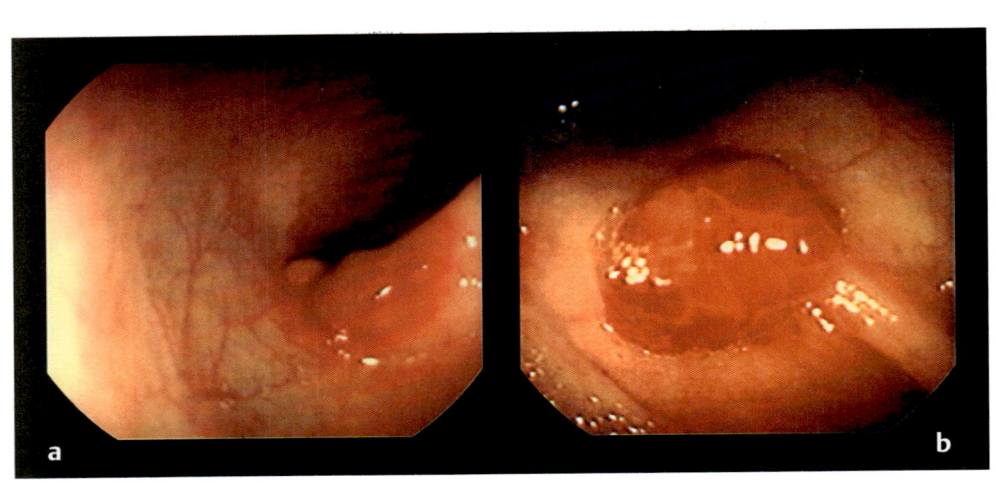

Fig. 38-18. (a, b) Sarcoma de Kaposi do íleo terminal.

Fig. 38-19. Ileíte pelo citomegalovírus.

O aspecto endoscópico mais típico é o de nódulos avermelhados de 5 mm até 2 ou 3 cm, no entanto, pode-se manifestar como uma mácula telangiectásica, semelhante às malformações vasculares ou vasculite por citomegalovírus, ou como massas exofíticas de coloração violácea ou avermelhada (Fig. 38-18). A execução de biópsias é importante para o diagnóstico. É prudente que estas biópsias sejam realizadas por pinças tipo *hot biopsy* ou alças de polipectomias, evitando-se, assim, a ocorrência de sangramento.

7. *Citomegalovírus:* é um agente frequentemente implicado em graves infecções do trato gastrointestinal em pacientes com a imunidade celular comprometida. É uma causa comum de perfurações digestivas e hemorragias digestivas volumosas. Está presente em 5 a 10% de todos os pacientes com AIDS e, cerca de 50% dos pacientes receptores de transplante hepático têm em algum momento uma infecção pelo CMV. A apresentação endoscópica é variável, mas o acometimento seletivo do íleo terminal é um fato frequentemente relatado na literatura em pacientes imunossuprimidos.[15] As alterações podem ser mínimas, representadas por áreas hiperêmicas, mas as úlceras ocorrem em cerca de 80% dos pacientes.[16] Estas úlceras podem ser pequenas de aspecto aftoide (Fig. 38-19) ou extensas com deformidade da luz do órgão. Estão relacionadas com a vasculite causada pelo vírus que leva à isquemia, portanto, as úlceras observadas nas colites citomegálicas têm etiologia isquêmica. A perfuração pode ocorrer, tanto para a cavidade abdominal, para outro segmento intestinal formando um trajeto fistuloso ou ainda para os espaços pericólicos ou perirretais. Outra forma frequentemente descrita na literatura em pacientes com transplante de medula óssea é uma ileíte que mimetiza endoscópica e histologicamente uma reação do tipo "enxerto *versus* hospedeiro (GVHD em inglês). Nessa apresentação podem ser observadas múltiplas ulcerações no íleo terminal que só podem ser diferenciadas de uma reação GVHD por provas imuno-histoquímicas.[17,18]

Embora alguns autores orientem que se façam as biópsias no fundo das úlceras, decorrente do tropismo deste vírus pelo endotélio vascular, em nossa experiência clínica conseguimos maior positividade das biópsias quando as realizamos nas bordas destas.

8. *Ileíte herpética:* úlcera dolorosa na região perianal é a apresentação mais frequentemente observada em pacientes do sexo feminino e homossexuais infectados pelo *Herpes simplex*. Em indivíduos imunodeprimidos, o acometimento pode ocorrer em segmentos mais proximais e ser a expressão de uma doença disseminada. Em dois pacientes da nossa série de 186 colonoscopias em imunodeprimidos, dois apresentaram ileíte pelo *Herpes simplex*.[16] Nestes pacientes havia ulceração extensa (Fig. 38-20).

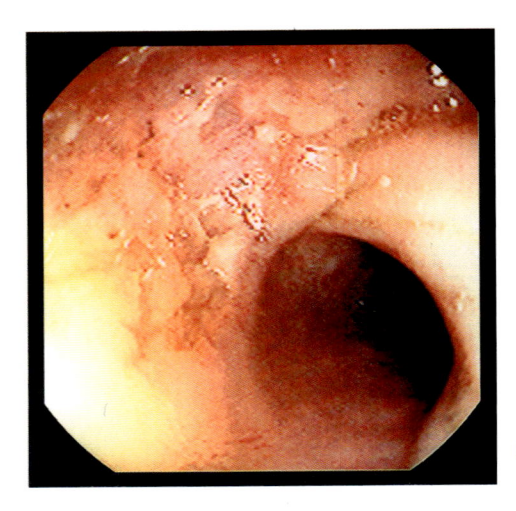

Fig. 38-20. Ileíte herpética.

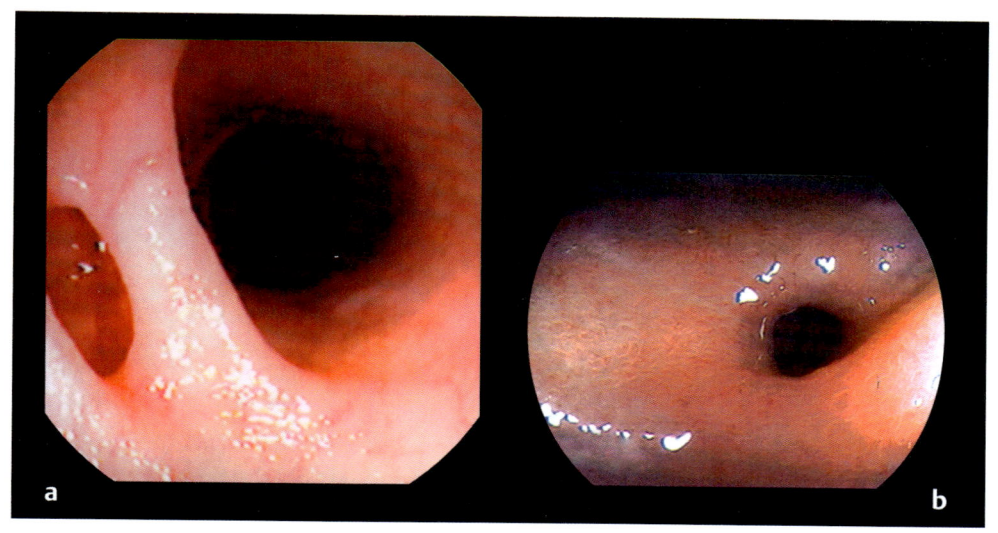

Fig. 38-21. (a, b) Divertículo do íleo terminal.

Fig. 38-22. RCUI – Ileíte de refluxo.

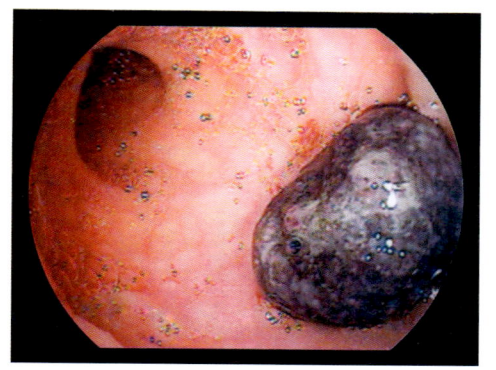

Fig. 38-23. Melanoma de íleo terminal.

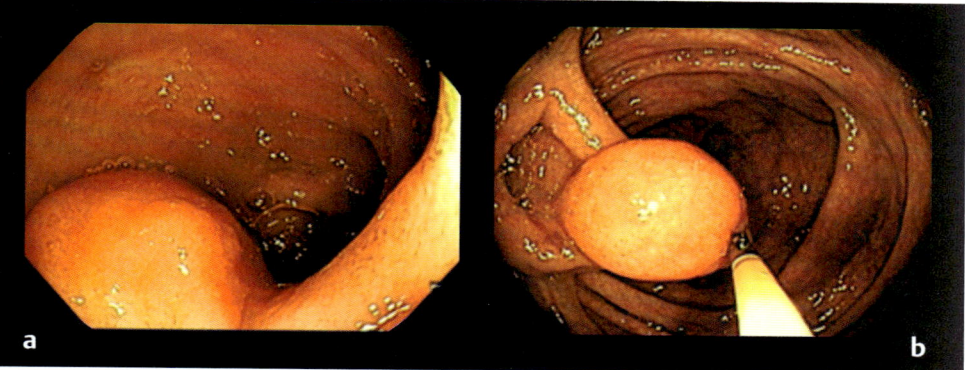

Fig. 38-24. (a, b) Lipoma de íleo.

9. *Tuberculose:* as formas viscerais da tuberculose, até o surgimento do HIV, foram consideradas formas raras da doença. Nas últimas duas décadas, a tuberculose intestinal tem ressurgido não só em pacientes HIV positivos como em pacientes imunocompetentes. Nesse contexto, deve-se ter em mente esta possibilidade diagnóstica, pois, as lesões são frequentemente inespecíficas, e a confirmação do diagnóstico é possível apenas por biópsias.[19] As lesões endoscópicas típicas são úlceras rasas dispersas, pela mucosa colônica, deformidade da válvula ileocecal e lesões submucosas segmentares recobertas por mucosa normal conferido aspecto nodular ou polipoide,[20] que podem estar presentes tanto no íleo, como no cólon.[21] A biópsia para exame histopatológico constitui o melhor método diagnóstico. A cultura de micobactérias das amostras não confere maior sensibilidade ou especificidade na pesquisa do agente.
10. *Divertículos:* em toda a extensão do trato digestório pode haver divertículos, sendo que estes são mais frequentes no cólon. Raramente podem-se encontrar divertículos, não Meckel, no íleo terminal.[22] Estes divertículos, habitualmente, não apresentam importância clínica, por não acarretarem manifestações clínicas relevantes nos pacientes (Fig. 38-21).
11. *Retocolite ulcerativa inespecífica (RCUI):* em cerca de 5 a 10% dos pacientes portadores de RCUI pode ser observado o comprometimento do íleo terminal. Apesar da clássica associação entre as alterações ileais e o refluxo de material inflamatório e por vezes infecciosos do ceco para o íleo (*back wash ileitis*), mais recentemente acredita-se que não necessariamente a etiologia do processo inflamatório relacione-se com o refluxo, e que a concomitância da RCUI e ileíte represente uma situação específica e relacionada com a gravidade e evolução da doença, não havendo necessariamente correlação entre a severidade da colite e a presença de processo inflamatório no íleo terminal.[23,24] Nestes pacientes, existem alterações inflamatórias discretas e superficiais, como edema e hiperemia da mucosa (Fig. 38-22).
12. *Outras afecções:* o íleo terminal pode ser sede de outras afecções menos frequentes, relatadas isoladamente na literatura. A ileoscopia pode, eventualmente, auxiliar no seu diagnóstico, como tumores benignos e malignos (Figs. 38-23 e 38-24), doenças infectoparasitárias, inflamatórias e vasculares. É importante reenfatizar a conveniência de se executarem biópsias sempre que houver uma alteração endoscópica neste segmento ou quando o quadro clínico, sobretudo em pacientes com diarreia prolongada, não for justificado por um achado endoscópico.[25] Apesar de haver evidências das limitações da biópsia do íleo no esclarecimento de quadros diarreicos,[26] o estudo histopatológico, nestas situações, poderá aumentar as chances de se obter o diagnóstico preciso e, assim, permitirá a instituição de um tratamento adequado.

REFERÊNCIAS BIBLIOGRÁFICAS

1. Jeong SH, Lee KJ, Kim YB, Kwon HC, Sin SJ, Chung JY Diagnostic value of terminal ileum intubation during colonoscopy. J Gastroenterol Hepatol. 2008;23(1):51-5.
2. Yoong KK, Heymann T. It is not worthwhile to perform ileoscopy on all patients. Surg Endosc. 2006;20(5):809-11.
3. Zwas FR NA, Berken CA, Gray S. Diagnostic yield of routine ileoscopy. Am J Gastroenterology. 1995;90(9):1441-3.
4. Neilson LJ, Bevan R, Panter S, Thomas-Gibson S, Rees CJ. Terminal ileal intubation and biopsy in routine colonoscopy pactice. Expert Rev Gastroenterol. 1-8 (2014).
5. Khanna S, Talukdar R, Saikia N, et al. Colonoscopic and ileoscopic biopsies increase yield of diagnosis in chronic large bowel diarrhea with normal colonoscopy. Indian J Gastroenterol. 2007;26(5):249-50.
6. Cherian S, Singh P. Is routine ileoscopy useful? An observational study of procedure times, diagnostic yield, and learning curve. Am J Gastroenterol. 2004;99(12):2324-9.

7. Hasegawa T, Ueda S, Tazuke Y, et al. Colonoscopic diagnosis of lymphoid hyperplasia causing recurrent intussusception: report of a case. Surg Today. 1998;28(3):301-4.
8. Halligan S. Adult Crohn's disease: can ileoscopy replace small bowel radiology? Abdom Imaging. 1998;23(2):117-21
9. Coremans G. The value of ileoscopy with biopsy in the diagnosis of intestinal Crohn's disease. Gastrointest Endosc. 1984;30(3):167-72
10. McHugh JB, Appelman HD, McKenna BJ. The diagnostic value of endoscopic terminal ileum biopsies. Am J Gastroenterol. 2007;102(5):1084-9.
11. Wengrower D, Goldin E, Libson E, Okon E. Burkitt's lymphoma in an old patient with diarrhea: ileoscopic diagnosis. Am J Gastroenterol. 1988;83(6):696-8.
12. Rees WD, Bancewicz J. Endoscopic diagnosis of bleeding ileal carcinoid tumor. Gut. 1984;25(2):211-2.
13. Hsu EY, Feldman JM, Lichtenstein GR. Ileal carcinoid tumors simulating Crohn's disease: incidence among 176 consecutive cases of ileal carcinoid. Am J. Gastroenterol. 1997;92(11):2062-5.
14. Weprin L, Zollinger R, Clausen K, Thomas FB. Kaposis's sarcoma: endoscopic observation of gastric and colon involvement. J Clin Gastroenterol. 1982;4(4):357-60.
15. Lepinsky SM, Hamilton JW. Isolated cytomegalovirus detected by colonoscopy. Gastroenterology.1990:98(6):1704-6
16. Averbach M, Cutait R, Correa P, Duarte MIS, Leite K, Borges JL. Afecções colorretais em portadores da Síndrome da Imunodeficiência Adquirida e suas manifestações endoscópicas. Arq Gastroenterol. 1998;35(2):104-9.
17. Einsele H, Ehninger G, Hebart H, et al. Incidence of local CMV infection and acute intestinal GVHD in marrow bone transplant recipients with severe diarrhoea. Bone Marrow Transplant.1994;14(6):955-63
18. Saito H, Oshimi K, Nagasako K, et al. Endoscopic appearance of the colon and small intestine of a patient with hemorrhagic enteric GVHD. Dis Colon Rectum. 1990;33:695-7
19. Peters M, Schumann D, Mayr AC, Heterzer R, Pohle HD, Ruj B. Imnusuppression and mycobacteria other than Mycobacterium tuberculosis: results from patients with and without HIV infection. Epidemiol Infect. 1989;103(2):293-300
20. Bhaegava DK, Tandon HD, Chawla TC, Shriniwas, Tandon BN, Kapur BM. Diagnosis of ileocecal and colonic tuberculosis by colonoscopy. Gastrointest Endosc. 1985;31(2):68-70.
21. Pettengel KE, Pirie D, Simjee AE. Colonoscopic features of early intestinal tuberculosis. Report of 11 cases. S Afr Med J. 1991;79(5):279-80.
22. Borsch G, Schimidt G. Endoscopy of the terminal ileum. Diagnostic yield in 400 consecutive examinations. Dis Colon Rectum. 1985;28(7):499-501.
23. Haskell H, Andrews CW Jr, Reddy SI, et al. Pathologic features and clinical significance of "backwash" ileitis in ulcerative colitis. Am J Surg Pathol. 2005;29(11):1472-81.
24. Abdelrazeq AS, Wilson TR, Leitch DL, Lund JN, Leveson SH. Ileitis in ulcerative colitis: is it a backwash? Dis Colon Rectum. 2005;48(11):2038-46.
25. Farias RLS, Averbach M, Correa PAFP, Cutait R. Colonoscopia normal em pacientes com diarreia crônica, as biópsias são realmente necessárias? In: 48° Congresso Brasileiro de Coloproctologia: Rev bras Coloproct. 1999;19(Supl.1):41.
26. da Silva JG, De Brito T, Cintra Damião AO, Laudanna AA, Sipahi AM. Histologic study of colonic mucosa in patients with chronic diarrhea and normal colonoscopic findings. J Clin Gastroenterol. 2006;40(1):44-8.

PATOLOGIA CIRÚRGICA E MOLECULAR NA COLONOSCOPIA

Luiz Heraldo A. Câmara Lopes ▪ Carmen Liane Neubarth Estivallet ▪ Kátia Ramos Moreira Leite

LESÕES ADENOMATOSAS

O cólon é um dos locais mais frequentes de carcinogênese por causa da sua contínua alto-renovação e grande número de divisões celulares diárias. Pólipos neoplásicos colorretais são derivados de células epiteliais progenitoras (stem cells) responsáveis pela renovação celular das criptas e regeneração após lesão. Elas estão localizadas próxima da base das criptas. A cada divisão celular, pelas chamadas mitoses assimétricas, as células progenitoras dão origem a duas células filhas, uma pequena, também progenitora, e outra diferenciada colunar com limitada capacidade de divisões. O adenoma é o resultado da sucessão de mutações genéticas e alterações epigenéticas nestas células.

As mutações nas células progenitoras são transmitidas para as células filhas que adquirem atipias histologicamente identificadas como displasias celulares. As células filhas diferenciadas herdam essas mutações e aos poucos apresentam descontrolada atividade proliferativa, independentemente de qualquer sinal externo, que leva a superar o equilíbrio estável da cripta originando seu crescimento ilimitado. Fisiologicamente, no mecanismo de substituição normal do revestimento das criptas, as células colunares diferenciadas migram continuadamente para a parte superior da cripta com uma velocidade bastante superior ao crescimento que faz em direção à parte basal. A razão disto é que o revestimento das criptas está em constante substituição ocasionada pela absorção de células senis que entram em apoptose ou são esfoliadas. As células diferenciadas colunares são continuadamente ejetadas na direção ao ápice da cripta cuja migração evita solução de continuidade. Modelos matemáticos mostram a dinâmica dessa substituição e que a senilidade na porção basal da cripta é um fenômeno bastante vagaroso.[1]

Células displásicas do epitélio colunar têm aumento crescente na sua atividade proliferativa. Inicialmente haverá expansão para porção basal da cripta que originalmente era quase estática. Essa porção se enovela caracterizando o padrão tubular de crescimento dos adenomas que é o mais comum. Se a atividade proliferativa aumentar mais que a alta demanda de substituição celular do segmento luminal da cripta, as células conseguem crescer nesta direção, e o adenoma resultante apresentará um fenótipo conhecido como viloso, que constitui sinal de histologia desfavorável. Assim padrões adenomatosos tubulares e vilosos na realidade refletem níveis de atividade proliferativa.

FOCOS DE CRIPTAS ABERRANTES DISPLÁSICAS

O precursor morfológico das lesões adenomatosas são os focos de criptas aberrantes (da sigla inglês, ACF), a lesão mais precoce histologicamente identificável descrita, em 1991, no cólon de humanos.[2] Sua especificidade, como precursores tumorais, tem sido questionada, em parte em razão de sua localização predominante no cólon proximal, onde os tumores não se desenvolvem e desaparecimento gradual ao longo do tempo.[3,4] ACF mostram criptas de calibre alargado, aumentado espaço pericriptal, epitélio espesso com reduzida produção de muco e endoscopicamente abertura ovalada no intestino em vez de arredondada. Microscopicamente ACF são visualizadas pela coloração de azul de metileno e podem apresentar-se de dois tipos. O primeiro com padrão de pólipo hiperplásico e alta frequência de mutação de KRAS, cujo fenótipo é de criptas alargadas com luz dilatada e sem atipias celulares marcantes. O segundo, com padrão displásico denominado também microadenomas, é associado à displasia do gene APC e na histologia mostra perda de polaridade das células, criptas elípticas com orientação variável, aumento do número de criptas, alongamento, hipercromatismo nuclear e estratificação.

Na colite ulcerativa (UC), a mucosa cólica pode também em poucos casos mostrar criptas com distorções arquiteturais, denominadas "criptas corrompidas do cólon", representadas por distorções de contornos e mais frequentemente por distorções de polaridade axial.[5]

TIPOS DE ADENOMAS

O acúmulo de eventos genéticos sustenta a transição histológica na carcinogênese do cólon ficando mais evidente com o surgimento dos adenomas. As lesões adenomatosas são definidas como neoplasias intramucosas ou intraepiteliais com hipercelularidade, hipercromatismo nuclear (aneuploidia), graus variáveis de estratificação nuclear e perda da polaridade. A inativação da via APC/betacatenina comumente inicia esse processo.

Os adenomas podem apresentar alternativamente padrões tubulares, tubulovilosos e vilosos de acordo com sua velocidade de crescimento e classicamente exibem instabilidade cromossômica, como será discutido adiante. As lesões adenomatosas têm características específicas que incluem resistência à apoptose (programa de morte celular bloqueado), alargamento do compartimento proliferativo (stem cells), aumento na força de adesão celular, e obviamente alteração na taxa de crescimento. Hoje, há quase consenso que a primeira alteração genética dos adenomas é representada pela mutação da via de transdução Wnt que inclui nesta via os genes da betacatenina e APC.[6]

Os adenomas podem-se apresentar endoscopicamente como lesões planas, deprimidas ou elevadas com qualquer dos padrões histológicos tubular, viloso ou misto. As lesões polipoides são mais frequentes, porque o acúmulo de mutações é demorado, privilegiando adenomas tubulares com baixa taxa de proliferação. Adenomas com fenótipos planos têm alto impacto na patologia pela frequência de displasia de alto grau que chegam a níveis de 16,7% em comparação às lesões polipoides que chegam a 2,6%.[7] Provavelmente porque a lesão plana tenha comprometimento inicial de um maior número de criptas e crescimento lateral. Lesões plano-elevadas e adenomas planos do cólon não são termos homólogos. Lesões plano-elevadas incluem várias entidades como lesões hiperplásicas, focos de colite, mucosa normal, cicatriz e outros tumores. Adenomas planos são definidos como neoplasias endoscopicamente visíveis, não exofíticas, podendo ser deprimidas, com altura menor que a metade do diâmetro da lesão. Tipicamente são menores que as contrapartidas polipoides e obviamente associadas a comportamento biológico mais agressivo.[8]

Adenomas deprimidos tendem a sofrer transformação adenoma-carcinoma ainda relativamente pequenos com um diâmetro médio de 11 mm e curiosamente têm menor tendência de apresentar mutação de KRAS.

Lesões sésseis ou pediculadas são na prática avaliadas como polipoides. Lesões vilosas são tipicamente sésseis.

DISPLASIA DOS ADENOMAS

Os adenomas convencionais são categorizados de acordo com a avaliação de displasia citológica. O grau de complexidade arquitetural, a extensão da estratificação nuclear e a morfologia nuclear são as características histológicas que diferem displasias de baixo e alto graus. Por anos displasia de alto grau e carcinoma intramucoso foram classificados com a mesma entidade, no entanto, na 8ª edição do manual da AJCC são atualmente considerados lesões distintas. Displasia de alto grau é definida como uma lesão sem infiltração da lâmina própria, enquanto o carcinoma intramucoso já apresenta infiltração da lâmina própria sem invasão da muscular da mucosa. Esses pólipos apresentam mínimo potencial para metástases.[9,10] O conceito relativamente recente de Adenoma Avançado é consenso para uso como indicador biológico de risco para evolução em neoplasia invasiva.[11] Em outras palavras, o marcador adverte acerca de adenomas com características histológicas ou de apresentação que justificam medidas especiais no acompanhamento endoscópico pós-polipectomia de acordo com diretrizes da *American Cancer Society*.[12] Atualmente estão no grupo de Adenoma Avançado qualquer adenoma maior que 1 cm, qualquer componente viloso em adenoma, adenomas múltiplos sincrônicos em número igual ou maior que 3 e finalmente adenomas com displasia de alto grau.

De maneira geral, endoscopistas devem também ter o conhecimento do forte impacto da frequência de adenocarcinoma em adenomas em relação a seu tamanho e arquitetura. Assim, adenomas tubulares com 2 cm têm uma incidência esperada de 33% de adenocarcinoma, enquanto que uma lesão de igual tamanho com padrão viloso terá chance de 61% de desenvolver o mesmo tumor.[13]

LESÕES SERRILHADAS

Nos últimos anos houve uma grande preocupação em entender os cânceres colorretais e possíveis alterações de vias moleculares responsáveis pela sua transformação. Classicamente, os CCR são grosseiramente divididos em tumores que exibem instabilidade cromossômica e aqueles que exibem instabilidade de microssatélites. Mais recentemente um grupo de tumores foi identificado como possuindo altos níveis de metilação das ilhotas CpG na área promotora de alguns genes. Essas ilhotas são locais de alta concentração de nucleotídeos citosinas seguidos por guanina, formando os dinucleotídeos CpG que são altamente sensíveis à metilação, ou seja, introdução do radical metil. A metilação dos dinucleotídeos promove uma compactação da área promotora e consequente silenciamento epigenético da transcrição do gene. Isto é observado em 15% dos CCR, e esses tumores são denominados Tumor de Fenótipo Alto Metilador de ilhotas CpG (da sigla em inglês CIMP-H). Caracteristicamente 60 a 80% dos tumores CIMP-H apresentam mutação de BRAF e metilação da área promotora do gene de reparo de DNA MLH1, levando a uma instabilidade de microssatélites (MSI).

Diferentemente dos adenomas clássicos as lesões serrilhadas esporádicas (adenomas serrilhados) são tumores CIMP-H, e dessa maneira a via de origem dos mesmos é denominada "via de neoplasia serrilhada". Os adenomas serrilhados têm várias alterações moleculares comuns com os tumores CIMP-H, um deles a grande incidência de mutação BRAF (mais de 90%). Assim a mutação BRAF em adenomas serrilhados, extremamente rara em adenomas convencionais, serve como marcador para via de neoplasia serrilhada. A mutação de BRAF (V600E) em pólipo hiperplásico microvesicular tem uma incidência de 29%, nos adenomas serrilhados tradicional de 36% e séssil de 90%. Por outro lado, BRAF V600E está presente em apenas 5% dos adenomas convencionais.

Resumidamente, o critério molecular para diagnóstico de adenoma serrilhado consiste em MSI, metilação de gene de reparo de dano de DNA (MLH1) e mutação de genes da via MAPK, ou seja, KRAS e BRAF.

Interessante observar que pólipos hiperplásicos esporádicos são CIMP(-), mas lesões múltiplas (polipose) ou pólipos grandes são CIMP(+). Os pólipos mistos (hiperplásico-adenomatoso) têm uma incidência de 100% de mutação BRAF, o que leva ao raciocínio que estas lesões são originalmente hiperplásicas com transformação adenomatosa de padrão convencional.

Acredita-se que a via de neoplasia serrilhada é responsável pela maioria dos tumores CCR que exibem MSI-H (instabilidade de microssatélites de alto nível), e especula-se que estes tumores tenham origem em precursores serrilhados.

Pólipos hiperplásicos (PH) têm uma incidência de 12% em indivíduos nas quinta e sexta décadas. PH na grande maioria são localizados no colón esquerdo e reto (85%) e tipicamente (95%) menores que 10 mm. Histologicamente mostram aparência hipermatura com contorno interno da cripta, irregular e serrilhada. São descritos alguns subtipos histológicos não muito referidos nos laudos patológicos em função da indiferença em seu comportamento. Os subtipos são o Tipo 1 ou microvesicular, considerado o mais comum, mostrando vesículas de células mucinosas, o Tipo 2, rico em células caliciformes, e o Tipo 3, que é pobre em mucina.

Junto aos PH convencionais há um grupo interessante designado Pólipo Misto, cuja histologia mostra focos de epitélio displásico, mas não serrilhado, e focos de epitélio serrilhado, mas não displásico.[14]

Os adenomas serrilhados têm um potencial de progressão maior que os convencionais. Cerca de 3% dos adenomas convencionais, esporádicos, progridem para adenocarcinoma. Por outro lado, 11% dos adenomas serrilhados mostram foco de displasia de alto grau. É observado que 5,8% dos adenocarcinomas mostram foco residual de adenoma serrilhado, inversamente proporcionais em tamanho.[15] Também, indivíduos com adenocarcinoma esporádico MSI+ têm incidência quatro vezes maior de foco com padrão serrilhado que MSS. Dez a 15% dos cânceres colorretais esporádicos terão MSI.[16]

O critério arquitetural para o diagnóstico histológico de adenoma serrilhado consiste que essas lesões apresentem padrão serrilhado em mais de 20% das criptas,[17] atipia arquitetural e ramificação, tendência à orientação horizontal de criptas, dilatação basal da cripta (mais de duas ou três criptas contíguas) e presença de tufo superficial com protrusões apicais no citoplasma das células. Por outro lado, o critério citológico dos adenomas serrilhado inclui displasia do epitélio superficial, número aumentado de mitoses principalmente na superfície e depleção de mucina na cripta ou epitélio superficial.

Dentro desses critérios dois padrões de crescimento são hoje reconhecidos na avaliação histológica, o adenoma serrilhado tradicional (AST) e o adenoma serrilhado séssil (ASS).

AST mostram proliferação vilosa com baixo índice proliferativo Ki-67 (Mib-1) em contraste com os adenomas tradicionais, e esta proliferação pode estar quase que limitada à base da cripta. Nos cortes corados pelo H&E a distinção entre adenoma tradicional e AST é às vezes difícil. O alto risco de transformação de AST que chega a 5% *versus* a menor possibilidade de displasia de alto grau nos adenomas tradicionais (2,2%) faz com que essa avaliação seja importante. Muitas vezes a distinção é feita no nível molecular. Também, pacientes com AST têm maior incidência concomitante de PHs em relação a pacientes com adenomas tradicionais.

ASS têm, como característica histológica, proliferação anormal e apoptose bloqueada. Normalmente são lesões grandes com exagerado serrilhamento e mínima atipia celular na porção superior. As criptas horizontais são dilatadas e podem-se mostrar ramificadas e com dilatação nas suas bases. Algumas criptas podem apresentar formação de botas, ou seja, dobra da mesma em ângulo de 90° na base.

POLIPOSES

O fator hereditário é forte no CCR, e o impacto no risco de desenvolvimento de adenocarcinoma é devastador. O risco de CCR em indivíduos com um irmão ou parente com CCR é de 1,7 vezes a população em geral. No caso de dois parentes de primeiro grau é de 2,7 vezes.

A idade de aparecimento dos adenomas indiretamente correlaciona com a capacidade de herdabilidade e também é extraordinária para antever o risco de CCR. Assim um pólipo adenomatoso após os 60 anos carrega um risco de 1,7 vezes em relação ao risco de CCR na população em geral. Considerando um pólipo adenomatoso descoberto antes de 60 anos de idade o risco é de 2,6 vezes o risco de desenvolver CCR de uma pessoa cujo adenoma foi diagnosticado depois de 60 anos. Se o diagnóstico de adenoma for antes de 50 anos, então o risco é de 4 vezes o risco de uma pessoa diagnosticada depois de 60 anos de idade.

SÍNDROME DE LYNCH

A síndrome de Lynch (SL) ou HNPCC (sigla em inglês para câncer de cólon hereditário não polipose) é talvez uma das doenças hereditárias mais estudadas do trato gastrointestinal. Ela é autossômica dominante e constitui de 1 a 3% dos cânceres colorretais e de 1 a 4% dos cânceres do endométrio.[18] Indivíduos com síndrome de Lynch têm durante a vida um risco de 10 a 80% para o desenvolvimento do câncer colorretal e um risco de 15 a 60% para o desenvolvimento do câncer de endométrio.[19] Os adenomas cólicos encontrados na SL têm características diferentes dos adenomas encontrados em CCR esporádicos. Normalmente adenomas na SL desenvolvem-se em indivíduos antes dos 40 anos de idade, têm padrão viloso e/ou apresentam displasia de alto grau precocemente, ou seja, em lesões menores que 1 cm. Há uma progressão rápida de adenoma para carcinoma. Em comparação, na SL esta progressão se dá em 1a 3 anos, ao passo que em adenomas esporádicos a progressão esperada é de 8 a 17 anos.

A patologia do CCR em SL tem algumas características frequentes e fortemente sugestivas do seu diagnóstico. São tumores localizados no cólon direito, com grau pouco diferenciado representado por padrão mucinoso ou células em anel de sinete, padrão de crescimento medular com presença de linfócitos e finalmente reação linfocítica do tipo doença de Crohn. Essas características são conhecidas também como "fenótipo SL".

A SL tem tumores associados,[20] ou seja, não localizados no segmento cólico, que incluem mas não se limitam a tumores no ovário, gástricos, carcinoma urotelial do trato urinário superior, adenocarcinoma pancreático, carcinoma hepatobiliar, carcinoma do intestino delgado, cada um com uma incidência aproximada de 10%. Os riscos de CCR metacrônicos em SL ou tumores extracólicos associados à SL é em 10 anos de 30% e em 15 anos de 50%.

O diagnóstico conclusivo de SL, além dos critérios de herdabilidade normalmente pesquisados pelo aconselhador genético, é definido pela presença de mutação em um dos genes "*mismatched repair*" (MMR), ou seja, genes de reparo do DNA. Está estabelecido que quatro dos genes MMR têm importância na pesquisa de SL.[21] Eles são o gene MLH1, com uma incidência de 32% na oncogênese do tumor, gene MSH2 com 38%, gene MSH6 com 14% e gene PMS2 com 15%.

O estudo das possibilidades de um paciente ser portador de SL é feito primeiramente com análise imuno-histoquímica (IHQ) da expressão dessas quatro nucleoproteínas. Elas podem estar ausentes, ou seja, não expressas, o que significa mutação e silenciamento do gene que a traduz. A interpretação é mais complexa, uma vez que algumas proteínas ajam acopladas a outras, formando o que se chama de "heterodímeros". Por exemplo, MLH1 e MSH2 formam um heterodímeros. Assim PMS2 tem coloração IHQ sempre ausente como resultado de mutação de MLH1 que é seu parceiro. Como MLH1 tem outros parceiros além do PMS2, MLH1 estará sempre positivo quando PMS2 for mutado. O mesmo problema acontece com MSH2 e MSH6 que também formam heterodímeros, e neste caso MSH2 é a proteína que tem outros parceiros. Desta maneira a pesquisa de MMR que o endoscopista receberá do laboratório pode vir com mais de um gene silenciado não significando que seu paciente herdou duas mutações simultâneas, o que é bastante improvável.

Por outro lado, mais raramente, todas as proteínas podem ser expressas e com coloração IHQ normal e o paciente ser portador de SL. Esse fato se deve a uma possível mutação *missense* em um dos genes MLH1, MSH2, MSH6 ou PMS2 que resultará em uma proteína MMR intacta, mas não funcional.[22] E obviamente existe a possibilidade de Metilação de áreas promotoras desses genes que serão silenciados sem haver mutação na sua sequência. Este fenômeno é conhecido em biologia molecular como epigenético. Assim em casos de dúvidas o clínico deve pedir pesquisa de metilação, e o gene mais suscetível a ela é o MLH1.

Em vista das dificuldades do estudo IHQ isolado recomenda-se concomitantemente o estudo de instabilidade de microssatélites (MSI – sigla do inglês *microsatellite instability*). Resumidamente, ele é um estudo molecular de áreas repetitivas do DNA (microssatélites) que são muito lábeis e no caso de mutação de gene de reparo de DNA, há uma instabilidade (fita de DNA de tamanhos diferentes) quando se compara áreas de microssatélites do tecido neoplásico a tecido normal do mesmo paciente. A leitura do resultado é positiva e expressa como MSI alto ou MSI-H no caso de haver instabilidade de dois ou mais marcadores, o que acontece em 30% dos casos. MSI com resultado incerto se caracteriza pela instabilidade em apenas um marcador (MSI baixo ou MSI-L). Quando nenhum marcador mostrou instabilidade, o resultado é MSI – negativo para ou MSS – estável.

MSI-H pode, todavia, estar presente em CCR Esporádicos.[23] O fato se deve a uma mutação somática de BRAF (V600E) ou perda de expressão de proteína MLH1 (+/- MSH2) via IHQ, por causa da hipermetilação da sua área promotora ou por ausência de critérios de Amsterdam. Por outro lado, há relatos de CCR esporádicos com mutação somática do gene BRAF e mutação germinativa de MLH1 ou MSH2.

Há uma versão de SL com menor risco de CCR denominada "Lynch atenuado".[24]

Ele é decorrente de mutação do gene MSH6.[25] Nessa variante da SL o risco para homens desenvolverem CCR é de 44% até os 80 anos (53 a 60 anos) e na mulher é de 20% até os 80 anos. O risco de carcinoma do endométrio nas mulheres é de 44% até os 80 anos e igual à forma clássica. Outra versão de SL atenuada é mutação do gene PMS2, onde o risco de CCR para homens e mulheres é de 15 a 20% e de carcinoma endometrial é de 15%.[26] A possibilidade de indivíduos desenvolverem tumores associados à SL com mutação do gene MSH6 ou do gene PMS2 é de 25-32%

Existem outras apresentações de Lynch com presença adicional de outros tumores, como queratoacantomas, e tumores sebáceos da pele, como adenoma, carcinoma e epiteliomas, conhecida como síndrome Muir-Torre. Da mesma maneira a síndrome de Turcot I corresponde à SL com presença de tumores cerebrais, mais comumente, o glioblastoma multiforme (GBM).

Finalmente a síndrome de Cólon é uma variante da SL com mutações homozigóticas (por exemplo, MSH2$^+$/MSH2$^+$) ou heterozigóticas (por exemplo, MSH2$^+$/MLH1$^+$).[27] Estes pacientes têm manifestação na infância com envolvimento de tumores de cólon, linfomas, leucemias ou neurofibromatose. Esses últimos apresentam as clássicas manchas café com leite. Pacientes portadores de Síndrome de Cólon podem mostrar outras manifestações, como tumores do sistema nervoso central e alterações autoimunes.

SÍNDROME DA POLIPOSE ADENOMATOSA FAMILIAL (FAP)

FAP é uma alteração genética dominante herdada, que predispõe os indivíduos afetados ao desenvolvimento precoce de múltiplos adenomas e CCR.[28] Estudos mostraram mutação germinativa do gene supressor APC, cuja função é supressão da proteína oncogênica beta-catenina. A mutação de APC é representada por alteração de um único par de base levando a códons de terminação ou pequenas deleções, inserções ou mutações do tipo "*emendas*" causando *frameshifts,* resultado de adição ou deleção de um par ou pares de bases de DNA em um gene, resultando uma alteração no quadro de leitura natural. O resultado disto é formação subsequente de um código de parada com formação de uma proteína truncada.[29] Na endoscopia as lesões adenomatosas são numerosas, ao contrário do HNPCC, e normalmente superiores a 100 pólipos, frequentemente centenas ou milhares. Em ressecções cirúrgicas a dificuldade de contar todos os pólipos é resolvida pelo patologista, contando os pólipos em um determinado segmento, por exemplo 5 cm de cólon, e multiplicando pelo seu comprimento total. Os endoscopistas normalmente representam um a dois pólipos para documentação e encaminham para tratamento cirúrgico. A síndrome de Turcot II é representada por pacientes com FAP e que apresentaram tumores do sistema nervoso central, geralmente meduloblastoma.

FAP ATENUADA (AFAP)

Constitui uma forma menos severa de FAP, caracterizada por baixo número de pólipos geralmente menor que 100.

Mutações constitucionais dos genes APC ou MUTYH são geralmente reveladas. Entretanto, mutações em outros genes podem causar formas raras de polipose atenuada.[30]

Os pacientes, entretanto, continuam com alto risco de desenvolver CCR.[31] Os membros dessas famílias com FAP atenuada apresentam número variável de pólipos, desde 1 a 2 pólipos até mais de 100 e é considerada uma variante fenotípica da polipose adenomatosa familiar. Essa definição tem a vantagem da simplicidade, mas pode incluir adenomas múltiplos esporádicos do intestino grosso de um lado ou casos de FAP do outro. Os indivíduos com AFAP que apresentam poucos pólipos têm chance de desenvolver CCR aproximadamente 15 anos após aqueles que apresentam FAP clássico, todavia 10 anos antes que os indivíduos com CCR esporádico (http://ucr.utah.edu).

POLIPOSE ASSOCIADA AO MUTYH (MAP)

Outra forma de FAP autossômica recessiva é causada pela mutação herdada do gene MUTYH (MAP – polipose associada ao MUTYH) que codifica uma enzima envolvida no reparo de dano ao DNA que em indivíduos afetados expressam essa enzima não funcional. O fenótipo é indistinguível da forma causada pela mutação do gene APC. O número de pólipos apresentados por esses pacientes é bem menor que aqueles que apresentam FAP clássico (de 5 a pouco mais de 100) e não aparecem antes da vida adulta (48 a 56 anos). As mutações referem-se a trocas de aminoácidos em duas posições alternativas que são conhecidas como Y165C e G382D. Manifestações extracólicas de MYH são relatadas como polipose duodenal, cistos dentígeros, osteoma, hipertrofia congênita do epitélio pigmentar da retina (também presente na FAP), câncer de mama e tumores cutâneos (pilomatrixoma).

SÍNDROME POLIPOSE SERRILHADA (SPS)[32,33]

Como vimos anteriormente pólipos serrilhados formam um grupo heterogêneo de lesões percussoras de carcinogênese colorretal na "via do pólipo serrilhado". Foram reconhecidos na última década e representam de 15 a 30% dos cânceres colorretais. É recomendado que endoscopistas e patologistas envolvidos no cuidado de pacientes com pólipos serrilhados adquiram o conhecimento e habilidades para reconhecer e diferenciar os vários tipos de lesões serrilhadas. Essas lesões são resultado de provável efeito de hipermaturação em razão da resposta reparativa de dano à mucosa e alterações moleculares. Seus biomarcadores são MSI, mutação de genes da via MAPK e fenótipo CIMP (fenótipo metilador da ilha CpG). Hoje a via tradicional serrilhada é um subtipo molecular distinto, iniciado por mutação dos genes BRAF ou KRAS, progredindo com a metilação de genes supressores que resultam em tumores estáveis ou instáveis, dependendo dos genes silenciados.

A SPS, anteriormente conhecida como síndrome da polipose hiperplásica, é uma síndrome caracterizada por distribuição uniforme de pólipos hiperplásicos no cólon, com uma multiplicidade não numerosa de 12 a 100 pólipos, que têm normalmente cerca de 1 cm de diâmetro. SPS mostram maior frequência entre mulheres e apresentam rápida evolução para o câncer precoce. Cerca de 35% dos casos são associados a CCR sincrônico.[32,33]

Os critérios para diagnóstico de SPH de acordo com a Organização Mundial da Saúde (WHO) incluem a presença de 5 pólipos serrilhados ocorrendo proximamente em relação ao cólon sigmoide, onde dois devem ser maiores do que 10 mm, ou qualquer número de pólipos serrilhados ocorrendo próximo em relação ao cólon sigmoide em indivíduos com parente de primeiro grau com SPH ou mais de 30 pólipos hiperplásicos distribuídos pelo cólon.[34]

Trabalhos recentes mostram que a via molecular relacionada com SPS mostra padrão autossômico não dominante, com penetrância parcial. Carcinomas progridem por inativação de *checkpoint* TP53 e instabilidade cromossômica.[35] Mutação TP53 é um evento precoce com altos níveis de ganhos de 8q e 13q e perda de 5q que são alterações não vistas em pólipos hiperplásicos. Os loci de hipermetilação de DNA CpG (CIMP-H) foram encontrados em vários genes, como RET, GSG1L, MIR4493 e NTNG1.[36] MIS pode estar ausente em CCR sincrônicos na SPS. Além disso, alguns pacientes mostraram mutação germinativa de RNF43,[37] um regulador Wnt negativo, no entanto, seu papel ainda é controverso.

CÂNCER COLORRETAL

O desenvolvimento de CCR esporádico depende de acumulação de uma série de mutações em um espaço de tempo bastante longo. Uma célula normal apresenta 10^{-7} mutações por lócus por geração celular. Então, a chance para 7 eventos mutacionais independentes é de 10^{-49} mutações por geração, o que faz com que a ocorrência de tumores esteja concentrada em indivíduos após a sexta década. Por outro lado, a célula neoplásica mostra alto número de mutações que chega facilmente a sete mutações por geração celular. As mutações vão gerar instabilidade genômica (hipermutabilidade), defeitos de reparo de DNA (MSI), defeitos de segregação cromossômica (CIN), translocações, amplificações e inclusive metilação de áreas promotoras. Carcinomas de colón, na abordagem terapêutica, hoje representam mais de uma doença. São tumores KRAS selvagem (60%), KRAS mutante (40%), MSI alto (15%) e MSS (85%). E provavelmente mais grupos no futuro próximo como mutações EGFR e BRAF.

O CCR esporádico desenvolve-se a partir dos adenomas com infiltração progressiva da parede cólica até a disseminação metastática. A lesão mais primitiva invasiva é denominada carcinoma precoce. O CCR precoce, na classificação TNM como pT1, é definido como lesão com invasão limitada à submucosa independente da presença ou não de metástases nos linfonodos regionais. O risco de pacientes pT1 submetidos à polipectomia é de 6 a 12% de metástases em linfonodos regionais, 6% para neoplasia residual,[38] 4% de recorrência local e 1% de desenvolvimento de metástase hepática. A profundidade de infiltração da submucosa pode ser estratificada em três níveis de acordo com trabalhos originais de Kudo.[39] O grau de invasão da submucosa designado sm^1 significa que a invasão permanece no terço superior da submucosa; sm^2 alcança o terço médio da submucosa, e o sm^3 alcança o terço inferior da submucosa. Na prática, essa avaliação é difícil de ser feita nas ressecções endoscópicas uma vez que as ressecções submucosas (mucosectomias) não necessariamente reflitam que toda espessura da submucosa está presente na lâmina. Além do mais, a invasão do tumor na submucosa emite sinais diferenciados de crescimento para o mesênquima submucoso que também prolifera com espessamento fibroso irregular, interferindo na avaliação.

A avaliação de invasão de submucosa atualmente considera o tamanho do tumor medindo a profundidade e largura, seu grau histológico, presença de invasão angiolinfática, presença de *budding* e dediferenciação da neoplasia.

Análise multivariada de fatores histopatológicos de risco para metástases em linfonodos no CCR não sésseis com invasão de submucosa, em uma série publicada por Sohn *et al.*, mostrou que, considerando o tipo histológico, invasão angiolinfática, dediferenciação e *budding* como fatores prognósticos patológicos, somente este último obteve significância (p = 0,010).[40]

O fator de importância prognóstica patológica (resultado) e preditivo (resposta à terapia) no CCR de acordo com o Consenso do CAP é restrito à elevação de CEA ao ser feito o exame.[41] O grau do tumor tem sido extensivamente estudado, mas falta ser validado por estudos mais robustos. O tipo histológico não fornece dados suficientes para ser inserido nas categorias validadas. Por outro lado, alguns achados histológicos, como, por exemplo, resposta linfoide à invasão do tumor, padrão medular ou mucinoso, podem estar associados à MSI.

BUDDING PERITUMORAL E INTRATUMORAL[42]

No jargão histológico, brotamento tumoral ou *budding* significa basicamente a presença de aglomerados de células malignas indiferenciadas no estroma do tumor, que estão localizadas, principalmente, mas não exclusivamente, próximas à frente de invasão de um tumor.[43] O fenômeno foi descrito pela primeira vez na literatura médica japonesa por Imai, em 1949, e depois revisto,[44] em relação ao câncer de estômago, seguido por outros autores japoneses, nos anos 1950-1960, que encontraram correlações com o prognóstico em cânceres da língua, laringe, mama, estômago, cólon, reto e colo do útero.

Infelizmente um número substancial de tumores tem mau comportamento a despeito de serem categorizados como de baixo risco com base no estádio TNM.

Budding é um marcador prognóstico em CCR e considerado parâmetro independente de progressão de tumor, particularmente em doença sem evidências de extensão nodal. Os *buds* tumorais têm propriedades de células progenitoras (*stem cells*), incluindo potencial para rediferenciação local ou em locais de metástases. Postula-se que represente a transição epitelial-mesenquimal.

Desregulação da via Wnt tem um papel crucial no desenvolvimento e progressão do CCR. Um aspecto-chave é a aumentada translocação de betacatenina da membrana celular ao núcleo em casos de mutação no gene APC que promove o controle da beta-catenina por sua clivagem e inativação.

Consequentemente a betacatenina acumula-se no núcleo celular, ativando as ciclinas, levando à proliferação celular. A superexpressão das moléculas ativadas pela betacatenina possibilita a dediferenciação das células neoplásicas (*buds* tumorais) classicamente descrita na margem mais profunda de invasão do CCR.[45-47]

Examinando cortes seriados de tumores com *budding*, corados com anticorpos anti-citoqueratina, Prall *et al.* demonstraram que a maioria dos *buds*, que parecem representar discretos aglomerados de células, é de fato conectada às grandes glândulas adjacentes.[48]

Buddings peritumorais são focos de células isoladas ou agrupamentos microscópicos de até 5 células neoplásicas indiferenciadas à frente da margem de infiltração profunda do adenocarcinoma, formando, às vezes, mínimo esboço de estrutura microtubular.[10,49,50] Eles representam um fator prognóstico adverso independente, estratificando pacientes em categorias de risco e servindo como guia potencial em decisões de tratamento, especialmente em carcinoma colorretais pT1. Entretanto não há uniformidade com respeito aos aspectos qualitativos e quantitativos da lesão entre os patologistas. *Budding* peritumoral tem uma frequência de 10 a 20% entre os CCRs.

Há uma forte associação entre *budding*, metástase linfonodal e invasão linfovascular. Similarmente a presença de *budding* tem sido associada a um risco aumentado de metástases a distância, sugerindo sua associação à invasão vascular.

BUDDING NO CARCINOMA PRECOCE[51]

O carcinoma colorretal invasivo na submucosa é associado à excelente evolução e baixas taxas de metástases linfonodais. Um número significativo de pacientes tem sido tratado com sucesso por ressecção endoscópica submucosa ou polipectomia, evitando os riscos associados à ressecção segmentar. Os tumores com extensão até a margem cauterizada podem ser controlados por acompanhamento endoscópico.

A identificação de pacientes cuja ressecção endoscópica é aceitável reside na ausência de achados histológicos desfavoráveis, como tumor de alto grau, invasão angiolinfática e *budding*. Ueno *et al.* demonstraram o alto risco desses parâmetros para lesão metastática.[52] Pacientes sem qualquer destes achados mostraram taxa excepcionalmente baixa de metástases, cerca de 1%. Na presença de um desses fatores de risco a taxa aumenta substancialmente para 21% e quando dois ou três desses fatores estavam presentes, o risco foi de 36%, sugerindo que a polipectomia apenas é um tratamento completamente satisfatório para pT1 desde que não haja fatores de risco, e as margens estejam livres. Nesse estudo, Ueno *et al.* demonstraram que a ausência de invasão extensiva da submucosa, definida como lesão de 4 mm de largura e 2 mm de profundidade, e considerando ausência dos três parâmetros mencionados anteriormente, o risco de metástases nodais, incluindo células isoladas identificadas por anticorpos anticitoqueratina é zero.

AVALIAÇÃO DE BUDDING

Ueno *et al.* classificaram histologicamente os *buddings* como de alto e baixo graus, com base na presença de, aproximadamente, 10 *buds* por campo de grande aumento no microscópio.[34] Nos pacientes que apresentaram alto grau, ou seja, mais de 10 *buds* por campo de grande aumento, a sobrevida foi de 40,7%. Pacientes com *buds* de baixo grau tiveram sobrevida de 84% (p < 0,0001). A avaliação de *budding* de alto e baixo graus foi simplificado por Nakamura *et al.* que sugeriram um método não limitado ao tamanho do tumor ou escolha do microscópio e que evita as difíceis contagens de *buds* tumorais separados ou em amostras pequenas ou fragmentadas.[53] A estimativa, com alta reprodutibilidade entre diferentes observadores, de *buds* de alto grau é feita simplesmente pela detecção dos mesmos em pequeno aumento (×2,5) e de baixo grau, quando a detecção é feita com objetiva ×10. Nos tumores mucinosos o impacto de *budding* é maior com taxa de sobrevida cumulativa em casos de ressecção cirúrgica curativa de 25% comparados a 90,9% nos pacientes sem *budding* (p = 0,01, *log-rank test*).[50,54]

De uma maneira geral *budding* de alto grau correlacionou-se com recidiva tanto locorregional quanto a distância. Entre os locais de recorrência distantes, os mais frequentemente envolvidos foram a cavidade peritoneal e o fígado. O *budding* de alto grau também se correlacionou com menor sobrevida livre de doença em 5 anos e mesmo pacientes com CCR metastático tratado com cetuximabe ou panitumumabe e *budding* de alto grau mostraram menor sobrevida livre de progressão.[50,55,56]

BUDDING INTRATUMORAL

Buddings intratumorais são observados em procedimentos pré-cirúrgicos endoscópico e estão presentes em até 17% dos tumores biopsiados.[57] Lugli *et al.* relatam que esse achado é associado a *budding* peritumoral de alto grau no espécime cirúrgico correspondente (p = 0,008).[58] O *budding* intratumoral mostra correlação com metástases para linfonodos (p = 0,034), metástases a distância (p = 0,007), tumor de alto grau (p = 0,025), alto estádio (N2a,b) (p = 0,004), invasão vascular (p = 0,046), invasão linfática (p = 0,019) e margem tumoral infiltrativa (p = 0,001).

PSEUDOFRAGMENTOS

Os pseudofragmentos são marcadores de fenótipo de *budding* ativado e associado à motilidade celular, aumento de infiltração em CCR e independente da extensão do *budding* tumoral.[54] A presença de pseudofragmentos mostrou ser um fator de prognóstico independente na análise multivariada, sugerindo que represente um fenótipo de *budding* agressivo.

Estudos revelaram que as células do *budding* tumoral evoluem para células com projeções dendríticas e adquirem todas as potencialidades para doença metastática.[59]

Focos de *budding* tumoral são interpretados como dissociação celular ou invasão ativa das células no estroma ao seu redor. Quando a dissociação é o principal fator reconhecido, os *buddings* tumorais são representados por grupamentos de células relativamente inertes.[60] Mas quando essas células começam a promover seu movimento ameboide, processos citoplasmáticos e pseudópodes se estendem a partir das mesmas para formar ligações com estruturas vizinhas e promover movimentos ativos. São processos dendríticos celulares em continuidade com as células tumorais *buddings*. Esse fenômeno não pode ser percebido nos cortes corados pelo H&E, mas a análise IHQ, usando anticorpos anti-citoqueratina, revela fragmentos citoplasmáticos ao redor dos *buds* que correspondem a projeções dendríticas dessas células, formando verdadeiro chuveiro

Quadro 39-1. Relacionamento entre *Budding* Tumoral e Pseudofragmentos[54]

		Budding baixo grau (n = 24)	*Budding* alto grau (n = 31)	p-value
Pseudofragmentos	Baixo grau	22	14	0,0004
	Alto grau	2	17	

de fragmentos de citoplasma, sem fragmentos nucleares, no tecido da margem de infiltração neoplásica.

Para que a análise de pseudofragmentos não seja contaminada pela presença de células apoptóticas ou em degeneração, os mesmos são selecionados como estruturas que tenham até duas mícrons de tamanho, não apresentem núcleos ou fragmentos nucleares no seu interior, tenham a superfície lisa e estejam livres de células inflamatórias ao redor.

Pseudofragmentos citoplasmáticos são marcadores de fenótipo de *budding* associados à motilidade celular, aumentada agressividade e são independentes da extensão do *budding*. Para avaliar a intensidade destas lesões foram atribuídos escores de pseudofragmentos de baixo grau com base na presença de 9 ou menos pseudofragmentos e de alto grau quando igual a 10 ou mais pseudofragmentos por campo observado (campo de observação de 3,2 mm², objetiva ×20) (Quadro 39-1). No trabalho original de Shinto há uma correlação direta de pseudofragmentos com a presença de *budding* celular de alto e baixo graus.[54]

DOENÇAS INFLAMATÓRIAS

Entre os problemas de interpretação de biópsias de processos inflamatórios do cólon, a maior limitação é a falta de comunicação clínica precisa que suporte a sua interpretação. Às vezes, nem o endoscopista tem acesso às informações do clínico que indicou o exame. Então as palavras "rastreamento" ou "mudança do hábito intestinal" é o único acesso à história clínica do paciente que pode ter queixas complexas ou de longa duração. Em nosso laboratório, em uma última inspeção do CAP (College of American Pathologists), foi levantada, pelos inspetores, a questão porque as queixas dos pacientes eram tão iguais. Da mesma maneira, há um permanente receio da possibilidade que a avaliação de biópsia, como histologia normal *versus* mínimos achados na verdade serem indícios de inflamação clinicamente importante. Há uma forte tendência de favorecer o melhor diagnóstico, no caso de dúvidas, em benefício dos pacientes.

Outros problemas inerentes à avaliação histológica de rotina incluem casos de sobreposição de alterações patológicas, não reprodutibilidade de critérios diagnósticos e, finalmente, a ausência de terminologia padrão para algumas patologias.

DIAGNÓSTICO DE DOENÇA INFLAMATÓRIA INTESTINAL (DII)

Duas doenças crônicas, recidivantes e imunologicamente mediadas do cólon – a doença de Crohn (DC) e colite ulcerativa (RCUI) – são conhecidas coletivamente como Doença Inflamatória do Intestino (DII). A etiologia da DII é ainda desconhecida, todavia a solução satisfatória não pode estar longe. Estas doenças são por vezes semelhantes ou indistinguíveis histologicamente, mas diferem-se clinicamente o suficiente para serem consideradas entidades separadas.

Apesar das suas etiologias permanecerem incertas, pesquisas têm fornecido uma certa compreensão acerca de sua patogênese. A RCUI e DC representam o resultado de heterogeneidade de três influências em colisão: fatores de risco genéticos, fatores ambientais e modificadores de mecanismos efetores imunitários de lesões nos tecidos. A natureza destes fatores é complexa, cada uma possuindo contribuições distintas, mas sobrepostas, cujos componentes separados necessitam se interceptar de várias maneiras, para que a doença se torne clinicamente evidente.

Há indícios que a DC e RCUI são doenças caracterizadas por uma ou mais anormalidades genéticas, e que fatores ambientais transitoriamente rompem a barreira mucosa precipitando o aparecimento ou reativação da doença. Esses elementos conduzem a respostas excessivamente agressivas das células T_H1, por meio de hiperatividade e hipersecreção de citocinas a um subconjunto de bactérias entéricas comensais ou mesmo alterando o equilíbrio entre bactérias benéficas e patogênicas.[61]

Diferentes anormalidades genéticas levam a fenótipos similares de doença. Estas alterações genéticas são hoje amplamente caracterizadas, como as causadoras dos defeitos na função e integralidade da barreira mucosa, imunorregulação ou depuração bacteriana.

Até agora, quatro genes têm sido associados à DC e um com RCUI na patogênese da DII. O primeiro gene que parece estar associado à DC é o CARD15, constitutivamente expresso em células de Paneth e que estabelece a base de peptídeos antimicrobianos, como a alfadefensina.[62] Outro gene associado à DC e RCUI é o gene DLG5 codificador da estrutura proteica que ajuda a manter a integridade epitelial. O gene MDR1, também envolvido, é um transportador que promove efluxo de drogas e possivelmente compostos xenobióticos das células.[63] Outros genes associados à DII são os genes SLC22A4 e SLC22A5, cujas mutações originam variantes funcionais dos transportadores de cátions OCTN1 e OCTN2, que são mais ativamente expressos no epitélio intestinal. Finalmente o polimorfismo no gene PPARG um receptor nuclear inibidor da atividade de $NF_{-K}B$ que desempenha um papel fundamental na regulação da resposta imunitária à infecção e cuja variante tem sido ligada à suscetibilidade do desenvolvimento de DC.

Alterações epigenéticas, como a metilação do DNA (metilação de citosinas seguido por uma guanina nos dinucleotídeos CpG) das áreas promotoras dos genes, podem ocorrer por influências ambientais durante determinados períodos de desenvolvimento e têm sido implicadas na patogênese de DII.[64,65]

A identificação de fatores de risco genéticos ou a base molecular desses processos melhorou o conhecimento sobre os mecanismos das doenças, mas a primazia de fatores ambientais ou de estilo de vida relacionados com alterações na flora intestinal, em particular no início de vida, é cada vez mais evidente. Os fatores ambientais constituem os elementos da flora intestinal que, na doença inflamatória do cólon, pode fazer papel de amigo, espectador e por vezes vilão.[66]

Nos últimos 15 anos têm sido identificados três principais conjuntos de bactérias candidatas para etiologia de doença inflamatória do intestino na DC. Eles são a flora intestinal normal,[67] flora intestinal anormal como *E. coli* aderente invasiva (da sigla em inglês AIEC) e a MAP. Patologistas e clínicos reconhecem que as evidências obtidas de cada uma das três hipóteses anteriores são na verdade convergentes sem nenhum conflito entre elas.[68] Estes agentes representam uma ameaça maior em particular para indivíduos com suscetibilidade hereditária ou adquirida dos genes referidos anteriormente.

Há evidências clínicas que bactérias da flora intestinal normal podem infectar e inflamar a parede cólica e da mesma maneira na DC. Mas uma epidemia global a partir de flora intestinal normal parece improvável. Então fica a possibilidade que o microbioma entérico esteja sofrendo transferência genética horizontal, de maneira diferente da reprodução tradicional. Este mecanismo tem importante papel na evolução das bactérias por causa da imposição de pressões externas de seleção, em um meio fértil para este tipo de transferência de genes e que talvez constitua uma forma dominante em organismos unicelulares.

Exemplo dessas adaptações são comuns no intestino, como, por exemplo, as formas de *E. coli* enteropatogênica, enterro-hemorrágica, enterotoxigênica e aderente-invasiva (AIEC).

Um outro provável iniciador de CD seria a MAP, entre outros motivos por ser um patógeno entérico crônico em múltiplos hospedeiros. A história da MAP passa pela Doença de Johne que é uma inflamação crônica do intestino de bovinos, causada por *Mycobacterium avium,* subespécie *paratuberculosis* (MAP) que surgiu na virada do século XIX na América do Norte e Europa. A infecção e doença ocorrem principalmente em animais domésticos, mas podem afetar muitas espécies, incluindo primatas. A contaminação de outras espécies dá-se pelo leite ou meio ambiente. Por outro lado, a DC é uma inflamação crônica do intestino em humanos que surgiu na Europa e América do Norte em meados do século 20 e expandiu-se como um problema grave de saúde pública.[69] Atualmente a prevalência de MAP no rebanho bovino americano é de 68,1% (http://nahms.aphis.usda.gov), sobrevivendo à pasteurização e estando presente na carne de animais infectados. É inevitável que a população humana tenha sido amplamente exposta com sua disseminação progressiva para as outras regiões, até então de baixa incidência, até se tornar um problema global.

MAP tem habilidade de iniciar e manter inflamação crônica do intestino, causando imunodesregulação e neuropatia crônica. A despeito de sua alta patogenicidade, a infecção por MAP pode persistir por muitos anos sem progredir para doença clínica.

Independente das evidências, a demonstração da micobactéria continua sendo difícil no laboratório, tanto do ponto de vista bioquímico, como molecular. MAP em humanos está presente em um fenótipo Ziehl-Neelsen negativo, pois não é um esferoplasto convencional, mas extraordinariamente resistente à lise. Reagentes, como protease K e tiocianato de guanidina, que rotineiramente provocam lise de outros organismos, são impotentes para liberar o DNA de MAP no intestino humano. Além do mais, MAP está presente como infecção paucibacilar e é raramente encontrado em pessoas com intestino normal não inflamado.[70] Os diversos agentes antibióticos selecionados para tratamento de MAP evidenciam a conhecida resistência do tratamento de DC.[71-73] Como se sabe infecções clínicas causadas pelo Complexo *Micobacterium avium* (MAC) em pessoas imunocompetentes é consistente com a habilidade da micobactéria de entrar em estado de dormência, fato que torna extremamente difícil sua erradicação, e nessas condições a doença cicatriza, mas infecção latente persiste.

Após essa introdução consideraremos o aspecto histológico das lesões inflamatórias do cólon. Entre as razões para se fazer uma biópsia está a confirmação/exclusão do diagnóstico de DII e consideração de outros diagnósticos diferenciais, classificação da DII, avaliação de displasia ou CRC, avaliação de outras condições associadas, atividade e extensão da doença.[74]

Afastada a possibilidade de colite infecciosa, que comentaremos, nos defrontamos com a difícil missão de classificar a inflamação colocando-a nas categorias de colite indeterminada, DC ou RCUI.

DC e RCUI são condições inflamatórias crônicas complexas, recorrentes, idiopáticas, imunologicamente mediadas, e sua análise histológica hoje é insuficiente para o diagnóstico definitivo em 30% de casos de RCUI e em 60% dos casos de DC.[75] Assim, uma variável robusta para individualização da DC e RCUI é a consideração de sua localização associada à natureza das alterações inflamatórias junto às alterações histológicas. DC afeta qualquer parte do trato gastrointestinal, da boca ao ânus, e em contraste a RCUI é mais restrita ao cólon e reto. A primeira por ser transmural provoca úlceras geográficas e serpiginosas entre mucosa relativamente preservada, enquanto RCUI, cuja atividade inflamatória acomete predominantemente a mucosa, mostra habitualmente úlceras contínuas ao lado de epitélio com aspecto atrófico. O nível de extensão da doença não é um tópico cuja definição seja universalmente aceita. Colite total é definida como colites que se estendem proximamente à flexura esplênica e colite esquerda distalmente à flexura esplênica com base em achados de colonoscopia e biópsias seriadas. A histologia, entretanto, pode modificar esses parâmetros porque ambas doenças mostram períodos de maior atividade com inflamação severa e períodos de remissão.

A transição de célula mesenquimal para epitelial é um processo biológico reversível que envolve a mudança de células móveis, multipolares em células epiteliais polarizadas como ocorre em metástases de câncer ou mesmo na indução de reprogramação de células progenitoras observada na cicatrização da mucosa cólica.[76,77] Este é um dos mecanismos responsáveis pela recuperação rápida de segmentos ulcerados por reepitelização de úlceras formadas na inflamação contínua e recidivante na RCUI. Os resultados de Hirose *et al.* indicam que a enzima versican regula a função quimiocinética, funcionando como um potente fator regenerativo da mucosa cólica.[78]

Então, na estimativa histológica da atividade inflamatória, ulceração e reepitelização da mucosa cólica, os dados clínicos com informação de crises e respostas terapêuticas em relação à data da colonoscopia são de extrema valia.

Resumidamente, a microscopia em amostras de diversos segmentos colorretais volta-se para quatro principais elementos que pesarão na conclusão. Eles são a arquitetura da mucosa, a celularidade da lâmina própria, a infiltração neutrofílica e as alterações epiteliais. Esses elementos deverão refletir o tipo, grau, cronicidade e extensão da atividade inflamatória.

A arquitetura da mucosa revela a agressividade e a capacidade regenerativa do epitélio. Inicialmente avalia-se a alteração da topografia superficial que no cólon normal deve ser plana. A diminuída densidade de criptas revela o grau de atrofia da mucosa. Como parâmetro histológico, a cada milímetro de *muscularis mucosae* espera-se de 7 a 8 criptas, obviamente excluindo áreas com presença de folículos linfoides que tendem a retificar esses segmentos.

A arquitetura das criptas sofre alteração nas fases de regeneração pós-inflamação, e o grau de desarranjo arquitetural é importante para a estimativa da intensidade das crises. As criptas podem mostrar-se com distorções, ramificações, encurtamentos ou atrofia.

O aumento de celularidade da lâmina própria pode ser o único achado para o diagnóstico de DII. Em processos com atividade inflamatória no cólon, a distribuição de células inflamatórias se difunde e se altera em relação aos tipos de células geralmente presentes. Em biópsias de cólon normal, não inflamado, as células linfoplasmocitárias tendem a se concentrar de modo descontínuo e superficial com presença de raros eosinófilos. O número de eosinófilos constitutivos na mucosa cólica varia de acordo com a idade e o segmento, mas a contagem convencionalmente aceita é de 30-50 eosinófilos por campo de grande aumento. O aumento de plasmócitos na camada basal é outro achado comum em DII.

Dentro da celularidade, granulomas e células gigantes têm grande impacto no diagnóstico. Os granulomas epitelioides estão presentes em 18% dos casos de DC. Deve-se evitar considerar nessa observação as células gigantes por ruptura de cripta, um evento não muito frequente na histologia de processos inflamatórios.

Por outro lado, há uma série de granulomas não relacionados com DC que devem ser considerados na avaliação histológica. Eles incluem tuberculose, infecção por Clamídia, yersínia, esquistossomo, infecção por fungos, sarcoidose, granuloma isolado pós-infecção por *Salmonella* ou *Campylobacter* e colite de segmento não funcional pós-ileocolostomia. Os padrões de celularidade podem ser representados por um aumento de celularidade difusa, difusa superficial, onde somente cerca de um terço ou metade da espessura da mucosa está comprometida ou difusa transmucosa que começa a favorecer o diagnóstico de DC. A celularidade pode ainda ter um aumento descontínuo que sugere episódio recente naquele segmento. Para isso vários fragmentos ajudam na interpretação.

A infiltração neutrofílica tem alto peso na avaliação das colites e é um importante marcador de atividade da doença. Neutrófilos estão presentes na ativação inflamatória de colite infecciosa, RCUI e DC. Eles devem ser encontrados, se presentes, na lâmina própria, epitélio da cripta (criptite), luz da cripta, constituindo os microabscessos neutrofílicos ou na superfície do epitélio mucoso.

Alterações epiteliais são bastante evidentes e relativamente mais fáceis de se avaliar. O primeiro elemento notado é a depleção de mucina, ou seja, diminuição de células caliciformes no epitélio. O epitélio torna-se "mais escuro", e essa alteração salta aos olhos do examinador. Essas modificações são seguidas por danos observados no epitélio superficial onde inicialmente são representados por destacamento do mesmo, seguidos de focos de erosão e finalmente ulcerações. A diferença entre erosão superficial e destacamento é a presença de uma fina camada de fibrina presente na primeira. O epitélio com o tempo pode mostrar alterações metaplásicas durante o processo regenerativo com presença de células de Paneth em regiões do cólon onde normalmente não estariam presentes.

Eventualmente pode haver metaplasia pseudopilórica. Os linfócitos intraepiteliais de superfície podem ser notados em grande quantidade. A quantidade fisiológica de linfócitos esperada na região intraepitelial do cólon normal é de até 5% de linfócitos em relação à celularidade do epitélio. Corpúsculos apoptóticos são representados por fragmentos de cromatina nuclear ao redor um mícron de diâmetro e são considerados anormais quando presentes na base das criptas. Outro elemento na observação dos epitélios da mucosa inflamada é a tendência à formação de colágeno em região subepitelial. Lâminas de colágeno de até três mícrons são consideradas normais. Nas colites microscópicas espera-se que a lâmina colágena tenha uma espessura de pelo menos 10 mícrons.

Toda biópsia seriada, após a descrição dos dados, deve ter uma conclusão final em que a doença ativa é avaliada e o provável diagnóstico histológico expresso.

No estudo das biópsias se houver ausência de alterações histologicamente relevantes ficam excluídas RCUI e colite infecciosa, mas fica uma sugestão para investigação de diarreia funcional, síndrome do cólon irritado e não fica excluída a DC. Alguns casos deverão ser interpretados como colite indeterminada, com atividade inflamatória, onde está subtendido que os achados são insuficientes para a indicação da categoria de doença. Todavia as lesões interpretadas como colite indeterminada incluem a possibilidade de RCUI e DC.

Outro grupo de casos será diagnosticado como colite indeterminada, com atividade inflamatória sugestiva de RCUI ou DC. Neste caso fica favorecido determinado diagnóstico com certo grau de incerteza.

No grupo das certezas há o diagnóstico de colite indeterminada, com atividade inflamatória altamente sugestiva de DC ou RCUI. Aqui há achados diagnóstico definitivos, mas a correlação clínica não é possível por falta de informação. Finalmente há os casos de diagnóstico conclusivo, onde a histologia corrobora com os dados clínicos fornecidos (Fig. 39-1).

DETECÇÃO DE CCR OU DISPLASIA EM DII

Displasia é um processo às vezes bastante difícil de se avaliar no epitélio inflamado e de CCR associado à RCUI. O acompanhamento dos pacientes com RCUI de longa duração suspeitos de displasia é feito por meio de colonoscopias programadas e espécimes que são obtidos de qualquer lesão, área elevada ou com mudança na coloração do epitélio mucoso. O epitélio regenerativo das lesões em cicatrização tem algumas características displásicas e, a princípio, em área de ulceração, não se avalia displasia que é relatada como displasia indefinida. As displasias diagnosticadas são classificadas como de baixo e alto graus de acordo com os mesmos parâmetros usados nas lesões adenomatosas.[79] Não há estudos que sustentem que o acompanhamento por colonoscopia de pacientes portadores de RCUI aumente a sobrevida dos pacientes em relação ao desenvolvimento de câncer. Carcinomas detectados precocemente em pacientes com RCUI não têm melhor prognóstico e provavelmente não trazem benefícios aparentes.[80] Entretanto há evidências indiretas de que o acompanhamento seja efetivo com menor risco de morte para o paciente e talvez com custo-benefício aceitável.[81]

O acompanhamento colonoscópico não randomizado entre 1 a 2 anos no estudo de Hata et al., em 2003, em que 217 pacientes com RCUI fizeram acompanhamento por 23 anos, mostrou a ocorrência do câncer invasivo em 0,5% em 10 anos, 4,1% em 20 anos e 6,1% em 30 anos.[81] Por outro lado, o risco cumulativo do desenvolvimento de displasia em 10, 20 e 30 anos foi de 3,1, 10 e 15,6% respectivamente.

Alpert L. et al. publicaram, em 2019, um estudo com 48 pacientes com CCR associado à DII que foram submetidos à análise molecular.[82] Foi observado que as mutações de TP53 foram similares às observadas em pacientes com carcinomas esporádicos, 69 e 70%. Mutações em APC e KRAS foram menos comuns em pacientes com DII, 15% versus 53 e 20% versus 38% respectivamente. No entanto, a mutação IDH1 R132 foi mais comumente observada em pacientes com DII, 7% contra apenas 1% dos carcinomas esporádicos. MSI também foi previamente relatada em CCR associados à DII, com números semelhantes aos de CCR esporádicos.[83]

COLITES INFECCIOSAS

Colites inflamatórias diagnosticadas nos laboratórios mostram que 60% dos casos o agente causal não é identificado. Os agentes mais comuns são *Salmonella*, Campylobacter, Shigella e certos tipos de *Escherichia coli*. Na suspeita de infecção uma amostra para cultura deve ser encaminhada ao laboratório clínico.

Há um paradoxo nos diagnósticos de colite infecciosa. Esse diagnóstico apoia-se fortemente na falta de achados para doença inflamatória do cólon, como plasmocitose basal e alteração arquitetural de criptas, distorção, ramificação e atrofia. Por outro lado, observa-se que o primeiro episódio de DII é indistinguível de colite infecciosa. Provavelmente ela seja mesmo uma colite infecciosa.

BIÓPSIA DE MUCOSA ENDOSCOPICAMENTE NORMAL

Acreditamos ser extremamente necessária desde que o paciente tenha queixas de algum tipo de desconforto abdominal e não sejam pacientes em programa de *check-up*. Colite microscópica e síndrome do cólon irritável são exemplos de inflamação microscópica em mucosa normal na endoscopia.

SÍNDROME DO CÓLON IRRITÁVEL

A síndrome do cólon irritável (SCI) é reconhecida como desconforto abdominal recorrente com períodos de remissão, hipersensibilidade visceral, distensão e dismotilidade, interferindo no hábito intestinal. Períodos de diarreia e constipação podem ser referidos. Estresse psicológico é associado a desequilíbrio autonômico na síndrome do cólon irritável. Como é uma alteração funcional não tem causa orgânica.

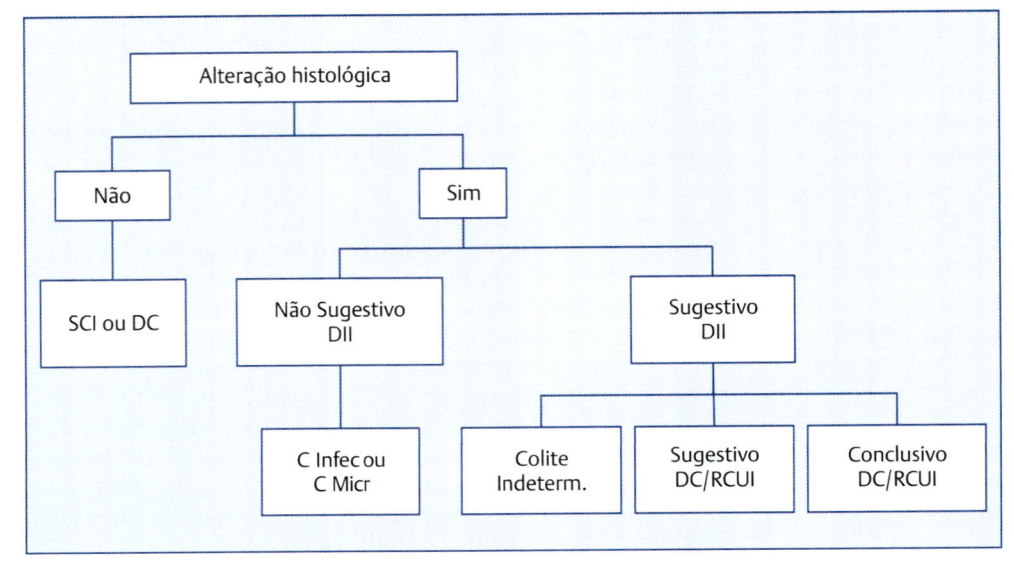

Fig. 39-1. Algoritmo de avaliação histológica de doença inflamatória intestinal (DII). SCI: síndrome do cólon irritável; DC: doença de Crohn; C Infec: colite infecciosa; C Micr: colite microscópica; RCUI: retocolite ulcerativa.

COLITE MICROSCÓPICA

O conceito de colite microscópica é de um quadro de diarreia crônica aquosa, endoscopia sem alterações relevantes, mas histologia diagnóstica. Na colite microscópica deve-se considerar como possíveis condições causais a doença inflamatória crônica idiopática do intestino com alterações mínimas, doença autoimune, GVHD em casos de transplante, inflamação induzida por droga, como NSAIDs, ouro, penicilina, antibióticos entre outros.

Talvez o maior desafio na avaliação histológica de colites microscópicas seja sua diferenciação com SCI. A incidência de ambas se sobrepõe em algumas séries. A colite microscópica ocorre de 2 a 16% e a SCI de 10 a15%. A colonoscopia de ambas é normal. O Biomarcador de colite microscópica seria a histologia onde se observa pelo menos 20 linfócitos em meio a 100 células epiteliais e eventualmente a banda de colágeno supepitelial (colite microscópica colagênica). A SCI não tem marcador e foi anteriormente classificada como um diagnóstico de exclusão. Posteriormente foram usados os critérios de Manning/Roma e Roma II que definem por sintomas e histórico do paciente a suspeita de SCI. A SCI tem como iniciadores o estresse e a infecção ocorrendo entre 3 a 30% pós-gastroenterites bacterianas. Os iniciadores de colite microscópica são alguns tipos de infecção. O impacto negativo na qualidade de vida é considerado maior na SCI. Há estudos feitos em pacientes com diarreia, cuja biópsia de cólon mostra uma sobreposição de colite microscópica e SCI.[84] Entre 41 a 56% dos pacientes cuja histologia revelou colite microscópica tinham critérios clínicos de SCI e da mesma forma, 31 a 34% dos pacientes com diagnóstico de SCI tinham critérios histológicos para colite microscópica. Há uma sobreposição sintomática entre SCI e colite microscópica. Assim em casos de colite microscópica temos que 53% dos pacientes foram qualificados como SCI pelos critérios de Roma, 56% qualificados como SCI pelos critérios de Roma II, 41% qualificados como SCI pelos critérios de Manning e 33% dos casos de colite microscópica foram previamente diagnosticados como SCI. Concluindo, pacientes com SCI predominantemente diarreicos precisam ser submetidos a biópsias do cólon para a exclusão da possibilidade de colite microscópica.

REFERÊNCIAS BIBLIOGRÁFICAS

1. Johnston MD, Edwards CM, Bodmer WF, Maini PK, Chapman SJ. Mathematical modeling of cell population dynamics in the colonic crypt and in colorectal cancer. Proceedings of the National Academy of Sciences of the United States of America. 2007;104(10):4008-13.
2. Pretlow TP, Barrow BJ, Ashton WS, O'Riordan MA, Pretlow TG, Jurcisek JA, et al. Aberrant crypts: putative preneoplastic foci in human colonic mucosa. Cancer Res. 1991;51(5):1564-7.
3. Caderni G, Femia AP, Giannini A, Favuzza A, Luceri C, Salvadori M, et al. Identification of mucin-depleted foci in the unsectioned colon of azoxymethane-treated rats: correlation with carcinogenesis. Cancer Res. 2003;63(10):2388-92.
4. Paulsen JE, Loberg EM, Olstorn HB, Knutsen H, Steffensen IL, Alexander J. Flat dysplastic aberrant crypt foci are related to tumorigenesis in the colon of azoxymethane-treated rat. Cancer Res. 2005;65(1):121-9.
5. Rubio CA, Schmidt PT. Morphological Classification of Corrupted Colonic Crypts in Ulcerative Colitis. Anticancer Res. 2018;38(4):2253-9.
6. Edwards CM, Chapman SJ. Biomechanical modelling of colorectal crypt budding and fission. Bulletin of Mathematical Biology. 2007;69(6):1927-42.
7. Gualco G, Reissenweber N, Cliche I, Bacchi CE. Flat elevated lesions of the colon and rectum: a spectrum of neoplastic and nonneoplastic entities. Ann Diag Pathol. 2006;10(6):333-8.
8. Ross AS, Waxman I. Flat and depressed neoplasms of the colon in Western populations. Am J Gastroenterol. 2006;101(1):172-80.
9. Bosman FT, Organization WH, Cancer IAfRo. WHO Classification of Tumours of the Digestive System: International Agency for Research on Cancer; 2010.
10. Amin MB, Edge SB, Greene FL, Byrd DR, Brookland RK, Washington MK, et al. AJCC Cancer Staging Manual: Springer International Publishing; 2018.
11. Bonithon-Kopp C, Piard F, Fenger C, Cabeza E, O'Morain C, Kronborg O, et al. Colorectal adenoma characteristics as predictors of recurrence. Dis Colon Rectum. 2004;47(3):323-33.
12. Winawer SJ, Zauber AG, Fletcher RH, Stillman JS, O'Brien MJ, Levin B, et al. Guidelines for colonoscopy surveillance after polypectomy: a consensus update by the US Multi-Society Task Force on Colorectal Cancer and the American Cancer Society. Gastroenterology. 2006;130(6):1872-85.
13. Hamilton SR, Aaltonen LA, Organization WH, Cancer IAfRo. Pathology and Genetics of Tumours of the Digestive System: IARC Press; 2000.
14. Rosty C, Hewett DG, Brown IS, Leggett BA, Whitehall VL. Serrated polyps of the large intestine: current understanding of diagnosis, pathogenesis, and clinical management. J Gastroenterol. 2013;48(3):287-302.
15. Hawkins NJ, Bariol C, Ward RL. The serrated neoplasia pathway. Pathology. 2002;34(6):548-55.
16. Pawlik TM, Raut CP, Rodriguez-Bigas MA. Colorectal carcinogenesis: MSI-H versus MSI-L. Dis Markers. 2004;20(4-5):199-206.
17. Bariol C, Hawkins NJ, Turner JJ, Meagher AP, Williams DB, Ward RL. Histopathological and clinical evaluation of serrated adenomas of the colon and rectum. Mod Pathol. 2003;16(5):417-23.
18. Kahn RM, Gordhandas S, Maddy BP, Baltich Nelson B, Askin G, Christos PJ, et al. Universal endometrial cancer tumor typing: How much has immunohistochemistry, microsatellite instability, and MLH1 methylation improved the diagnosis of Lynch syndrome across the population? Cancer. 2019.
19. Hampel H. Genetic counseling and cascade genetic testing in Lynch syndrome. Fam Cancer. 2016;15(3):423-7.
20. Barrow E, Robinson L, Alduaij W, Shenton A, Clancy T, Lalloo F, et al. Cumulative lifetime incidence of extracolonic cancers in Lynch syndrome: a report of 121 families with proven mutations. Clin Gen. 2009;75(2):141-9.
21. Hampel H, Panescu J, Lockman J, Sotamaa K, Fix D, Comeras I, et al. Comment on: Screening for Lynch Syndrome (Hereditary Nonpolyposis Colorectal Cancer) among Endometrial Cancer Patients. Cancer Res. 2007;67(19):9603.
22. Rumilla K, Schowalter KV, Lindor NM, Thomas BC, Mensink KA, Gallinger S, et al. Frequency of deletions of EPCAM (TACSTD1) in MSH2-associated Lynch syndrome cases. J Mol Diagn. 2011;13(1):93-9.
23. Senter L, Clendenning M, Sotamaa K, Hampel H, Green J, Potter JD, et al. The clinical phenotype of Lynch syndrome due to germ-line PMS2 mutations. Gastroenterology. 2008;135(2):419-28.
24. Boland CR. Molecular screening for Lynch syndrome. Nature Clinical Practice Gastroenterol Hepatol. 2005;2(9):392-3.
25. Baglietto L, Lindor NM, Dowty JG, White DM, Wagner A, Gomez Garcia EB, et al. Risks of Lynch syndrome cancers for MSH6 mutation carriers. J Nat Cancer Institute. 2010;102(3):193-201.
26. Truninger K, Menigatti M, Luz J, Russell A, Haider R, Gebbers JO, et al. Immunohistochemical analysis reveals high frequency of PMS2 defects in colorectal cancer. Gastroenterol. 2005;128(5):1160-71.
27. Rahner N, Steinke V. Hereditary cancer syndromes. Deutsches Arzteblatt International. 2008;105(41):706-14.
28. Burt RW, Samowitz WS. The adenomatous polyp and the hereditary polyposis syndromes. Gastroenterology Clinics of North America. 1988;17(4):657-78.
29. Varesco L, Groden J, Spirio L, Robertson M, Weiss R, Gismondi V, et al. A rapid screening method to detect nonsense and frameshift mutations: identification of disease-causing APC alleles. Cancer Res. 1993;53(23):5581-4.
30. Palles C, Cazier JB, Howarth KM, Domingo E, Jones AM, Broderick P, et al. Germline mutations affecting the proofreading domains of POLE and POLD1 predispose to colorectal adenomas and carcinomas. Nature Genetics. 2013;45(2):136-44.
31. Lynch HT, Watson P, Smyrk TC, Lanspa SJ, Boman BM, Boland CR, et al. Colon cancer genetics. Cancer. 1992;70(5 Suppl):1300-12.
32. Jass JR, Young J, Leggett BA. Hyperplastic polyps and DNA microsatellite unstable cancers of the colorectum. Histopathology. 2000;37(4):295-301.
33. Jass JR. Serrated route to colorectal cancer: back street or super highway? J Pathol. 2001;193(3):283-5.
34. Leggett BA, Devereaux B, Biden K, Searle J, Young J, Jass J. Hyperplastic polyposis: association with colorectal cancer. Am J Surg Pathol. 2001;25(2):177-84.
35. Hawkins NJ, Gorman P, Tomlinson IP, Bullpitt P, Ward RL. Colorectal carcinomas arising in the hyperplastic polyposis syndrome progress through the chromosomal instability pathway. Am J Pathol. 2000;157(2):385-92.
36. Andrew AS, Baron JA, Butterly LF, Suriawinata AA, Tsongalis GJ, Robinson CM, et al. Hyper-Methylated Loci Persisting from Sessile Serrated Polyps to Serrated Cancers. Internat J Mol Scienc. 2017;18(3).

37. Yan HHN, Lai JCW, Ho SL, Leung WK, Law WL, Lee JFY, et al. RNF43 germline and somatic mutation in serrated neoplasia pathway and its association with BRAF mutation. Gut. 2017;66(9):1645-56.
38. Adachi M, Muto T, Okinaga K, Morioka Y. Clinicopathologic features of the flat adenoma. Dis Colon Rectum. 1991;34(11):981-6.
39. Kudo S, Tamegai Y, Yamano H, Imai Y, Kogure E, Kashida H. Endoscopic mucosal resection of the colon: the Japanese technique. Gastroint Endosc Clinics N Am. 2001;11(3):519-35.
40. Sohn DK, Chang HJ, Park JW, Choi DH, Han KS, Hong CW, et al. Histopathological risk factors for lymph node metastasis in submucosal invasive colorectal carcinoma of pedunculated or semipedunculated type. J Clin Pathol. 2007;60(8):912-5.
41. American Cancer S. www.cancer.org 2015 [updated 02/03/2014. Available from: http://www.cancer.org/cancer/prostatecancer/detailedguide/prostate-cancer-key-statistics.
42. Prall F. Tumour budding in colorectal carcinoma. Histopathology. 2007;50(1):151-62.
43. Grigore AD, Jolly MK, Jia D, Farach-Carson MC, Levine H. Tumor Budding: The Name is EMT. Partial EMT. J Clin Med. 2016;5(5).
44. Imai T. Growth patterns in human carcinoma. Their classification and relation to prognosis. Obstetrics and gynecology. 1960;16:296-308.
45. Wong NA, Pignatelli M. Beta-catenin--a linchpin in colorectal carcinogenesis? Am J Pathol. 2002;160(2):389-401.
46. Hlubek F, Jung A, Kotzor N, Kirchner T, Brabletz T. Expression of the invasion factor laminin gamma2 in colorectal carcinomas is regulated by beta-catenin. Cancer Res. 2001;61(22):8089-93.
47. Brabletz T, Jung A, Hermann K, Gunther K, Hohenberger W, Kirchner T. Nuclear overexpression of the oncoprotein beta-catenin in colorectal cancer is localized predominantly at the invasion front. Pathol Res Practice. 1998;194(10):701-4.
48. Prall F, Ostwald C, Linnebacher M. Tubular invasion and the morphogenesis of tumor budding in colorectal carcinoma. Human Pathol. 2009;40(10):1510-2.
49. Ueno H, Murphy J, Jass JR, Mochizuki H, Talbot IC. Tumour 'budding' as an index to estimate the potential of aggressiveness in rectal cancer. Histopathology. 2002;40(2):127-32.
50. Okuyama T, Oya M, Ishikawa H. Budding as a risk factor for lymph node metastasis in pT1 or pT2 well-differentiated colorectal adenocarcinoma. Dis Colon Rectum. 2002;45(5):628-34.
51. Mitrovic B, Schaeffer DF, Riddell RH, Kirsch R. Tumor budding in colorectal carcinoma: time to take notice. Modern pathology: an official journal of the United States and Canadian Academy of Pathology, Inc. 2012;25(10):1315-25.
52. Ueno H, Mochizuki H, Hashiguchi Y, Shimazaki H, Aida S, Hase K, et al. Risk factors for an adverse outcome in early invasive colorectal carcinoma. Gastroenterology. 2004;127(2):385-94.
53. Nakamura T, Mitomi H, Kikuchi S, Ohtani Y, Sato K. Evaluation of the usefulness of tumor budding on the prediction of metastasis to the lung and liver after curative excision of colorectal cancer. Hepato-gastroenterology. 2005;52(65):1432-5.
54. Shinto E, Mochizuki H, Ueno H, Matsubara O, Jass JR. A novel classification of tumour budding in colorectal cancer based on the presence of cytoplasmic pseudo-fragments around budding foci. Histopathology. 2005;47(1):25-31.
55. Tanaka M, Hashiguchi Y, Ueno H, Hase K, Mochizuki H. Tumor budding at the invasive margin can predict patients at high risk of recurrence after curative surgery for stage II, T3 colon cancer. Dis Colon Rectum. 2003;46(8):1054-9.
56. Nakamura T, Mitomi H, Kanazawa H, Ohkura Y, Watanabe M. Tumor budding as an index to identify high-risk patients with stage II colon cancer. Diseases of the colon and rectum. 2008;51(5):568-72.
57. Giger OT, Comtesse SC, Lugli A, Zlobec I, Kurrer MO. Intra-tumoral budding in preoperative biopsy specimens predicts lymph node and distant metastasis in patients with colorectal cancer. Mod Pathol. 2012;25(7):1048-53.
58. Lugli A, Vlajnic T, Giger O, Karamitopoulou E, Patsouris ES, Peros G, et al. Intratumoral budding as a potential parameter of tumor progression in mismatch repair-proficient and mismatch repair-deficient colorectal cancer patients. Human Pathol. 2011;42(12):1833-40.
59. Hase K, Shatney C, Johnson D, Trollope M, Vierra M. Prognostic value of tumor "budding" in patients with colorectal cancer. Dis Colon Rectum. 1993;36(7):627-35.
60. Ueno H, Mochizuki H, Hatsuse K, Hase K, Yamamoto T. Indicators for treatment strategies of colorectal liver metastases. Ann Surgery. 2000;231(1):59-66.
61. Powrie F. Immune regulation in the intestine: a balancing act between effector and regulatory T cell responses. Ann NY Acad Scienc. 2004;1029:132-41.
62. Lala S, Ogura Y, Osborne C, Hor SY, Bromfield A, Davies S, et al. Crohn's disease and the NOD2 gene: a role for paneth cells. Gastroenterol. 2003;125(1):47-57.
63. Ho GT, Nimmo ER, Tenesa A, Fennell J, Drummond H, Mowat C, et al. Allelic variations of the multidrug resistance gene determine susceptibility and disease behavior in ulcerative colitis. Gastroenterol. 2005;128(2):288-96.
64. Kellermayer R. Epigenetics and the developmental origins of inflammatory bowel diseases. Canadien Gastroenterol. 2012;26(12):909-15.
65. Cheon JH. Genetics of inflammatory bowel diseases: a comparison between Western and Eastern perspectives. J Gastroenterol Hepatol. 2013;28(2):220-6.
66. Shanahan F. The microbiota in inflammatory bowel disease: friend, bystander, and sometime-villain. Nutrit Rev. 2012;70 Suppl 1:S31-7.
67. Macfarlane GT, Blackett KL, Nakayama T, Steed H, Macfarlane S. The gut microbiota in inflammatory bowel disease. Curr Pharm Des. 2009;15(13):1528-36.
68. Martinez-Medina M, Aldeguer X, Lopez-Siles M, Gonzalez-Huix F, Lopez-Oliu C, Dahbi G, et al. Molecular diversity of Escherichia coli in the human gut: new ecological evidence supporting the role of adherent-invasive E. coli (AIEC) in Crohn's disease. Inflamm Bowel Dis. 2009;15(6):872-82.
69. Hermon-Taylor J. Mycobacterium avium subspecies paratuberculosis, Crohn's disease and the Doomsday scenario. Gut Pathogens. 2009;1(1):15.
70. Hermon-Taylor J. Treatment with drugs active against Mycobacterium avium subspecies paratuberculosis can heal Crohn's disease: more evidence for a neglected public health tragedy. Dig Liver Dis. 2002;34(1):9-12.
71. Meier A, Heifets L, Wallace RJ, Jr., Zhang Y, Brown BA, Sander P, et al. Molecular mechanisms of clarithromycin resistance in Mycobacterium avium: observation of multiple 23S rDNA mutations in a clonal population. J Infect Dis. 1996;174(2):354-60.
72. Jamal MA, Maeda S, Nakata N, Kai M, Fukuchi K, Kashiwabara Y. Molecular basis of clarithromycin-resistance in Mycobacterium avium intracellulare complex. Tuber Lung Dis. 2000;80(1):1-4.
73. Dunne M, Fessel J, Kumar P, Dickenson G, Keiser P, Boulos M, et al. A randomized, double-blind trial comparing azithromycin and clarithromycin in the treatment of disseminated Mycobacterium avium infection in patients with human immunodeficiency virus. Clin Infect Dis. 2000;31(5):1245-52.
74. Feakins RM, British Society of G. Inflammatory bowel disease biopsies: updated British Society of Gastroenterology reporting guidelines. J Clin Pathol. 2013;66(12):1005-26.
75. Frei JV, Morson BC. Medical audit of rectal biopsy diagnosis of inflammatory bowel disease. J Clin Pathol. 1982;35(3):341-4.
76. Nakajima Y, Yamagishi T, Hokari S, Nakamura H. Mechanisms involved in valvuloseptal endocardial cushion formation in early cardiogenesis: roles of transforming growth factor (TGF)-beta and bone morphogenetic protein (BMP). Anat Record. 2000;258(2):119-27.
77. Li B, Zheng YW, Sano Y, Taniguchi H. Evidence for mesenchymal-epithelial transition associated with mouse hepatic stem cell differentiation. PloS one. 2011;6(2):e17092.
78. Hirose J, Kawashima H, Yoshie O, Tashiro K, Miyasaka M. Versican interacts with chemokines and modulates cellular responses. J Biol Chem. 2001;276(7):5228-34.
79. Riddell RH, Goldman H, Ransohoff DF, Appelman HD, Fenoglio CM, Haggitt RC, et al. Dysplasia in inflammatory bowel disease: standardized classification with provisional clinical applications. Human Pathol. 1983;14(11):931-68.
80. Collins PD, Mpofu C, Watson AJ, Rhodes JM. Strategies for detecting colon cancer and/or dysplasia in patients with inflammatory bowel disease. Cochrane Database Syst Rev. 2006(2):CD000279.
81. Hata K, Watanabe T, Kazama S, Suzuki K, Shinozaki M, Yokoyama T, et al. Earlier surveillance colonoscopy programme improves survival in patients with ulcerative colitis associated colorectal cancer: results of a 23-year surveillance programme in the Japanese population. Br J Cancer. 2003;89(7):1232-6.
82. Alpert L, Yassan L, Poon R, Kadri S, Niu N, Patil SA, et al. Targeted mutational analysis of inflammatory bowel disease-associated colorectal cancers. Human Pathol. 2019.
83. Schulmann K, Mori Y, Croog V, Yin J, Olaru A, Sterian A, et al. Molecular phenotype of inflammatory bowel disease-associated neoplasms with microsatellite instability. Gastroenterol. 2005;129(1):74-85.
84. Limsui D, Pardi DS, Camilleri M, Loftus EV Jr, Kammer PP, Tremaine WJ, et al. Symptomatic overlap between irritable bowel syndrome and microscopic colitis. Inflamm Bowel Dis. 2007;13(2):175-81.

HEMORRAGIA DIGESTIVA BAIXA

Paulo Corrêa ▪ Marcelo Averbach

INTRODUÇÃO

A hemorragia digestiva baixa (HDB) permanece como um desafio na prática clínica, em decorrência das dificuldades relacionadas com o diagnóstico e decisão da melhor opção terapêutica. A HDB era geralmente definida como sangramento com origem no trato digestório, distalmente ao ângulo de Treitz, no entanto, com o advento e achados da cápsula endoscópica e da enteroscopia, a hemorragia digestiva passou a ser classificada em três categorias: hemorragia digestiva alta, média e baixa, sendo que a HDB é aquela que se origina no cólon, reto ou canal anal, de início recente, arbitrariamente definido como a partir dos três últimos dias.[1] Tal sangramento, quando intenso, leva a manifestações sistêmicas, como instabilidade hemodinâmica, anemia e necessidade de hemotransfusão. A perda crônica de sangue, sangue oculto nas fezes ou sangramento não acompanhado de manifestações gerais não serão abordados neste capítulo.

Estima-se que a incidência da HDB seja de 20 a 27 casos por 100.000 adultos e que represente um quarto a um terço dos pacientes internados por sangramento digestivo.[1] A incidência aumenta com a idade, atingindo taxas de 200/100.000 na 9ª década de vida. A mortalidade destes pacientes é de 3,6%, sendo que, em pacientes que apresentam HDB durante internação hospitalar e têm maior risco, relaciona-se mais com comorbidades do que com a gravidade do sangramento.[2]

O sangramento tende a ser autolimitado e estancar espontaneamente em cerca de 80% dos casos.[3] Quando a hemorragia cessa espontaneamente, está indicada colonoscopia eletiva. Naqueles pacientes que mantêm o sangramento, o diagnóstico deve ser feito durante o quadro hemorrágico. Apesar de a colonoscopia ter sido considerada impraticável pela impossibilidade de limpeza adequada do cólon, dados mais recentes mostram que ela não somente é possível, como também permite o diagnóstico, na maioria dos casos, e em quase metade destes algum tipo de terapêutica endoscópica.

QUADRO CLÍNICO

Pacientes com HDB apresentam-se com enterorragia ou eventualmente melena (dependendo do volume do sangramento e da velocidade do trânsito cólico), instabilidade hemodinâmica, anemia e, em alguns casos, dor abdominal.

O impacto que a HDB exerce sobre os pacientes é variável e dependente da intensidade do sangramento e das condições clínicas basais. Cerca de metade dos pacientes apresenta-se com anemia e comprometimento hemodinâmico, no entanto, estas alterações são menos evidentes do que naqueles com hemorragia digestiva alta que têm maior frequência de hipotensão ortostática, maior necessidade de transfusão e menores taxas de hemoglobina.[4]

A gravidade da HDB pode ser relacionada com os seguintes fatores:[5,6]

- Frequência cardíaca maior do que 100 bat./min.
- Pressão sistólica < 100 mmHg.
- Sangramento retal ativo durante as primeiras 4 h de observação.
- Hematócrito inicial < 35%.

Existem alguns dados da história clínica que podem sugerir a causa do sangramento, assim, o uso de aspirina e anti-inflamatórios não esteroides está associado à HDB principalmente por divertículos e também à hemorragia digestiva alta. HDB precedida por hipovolemia sugere o diagnóstico de colite isquêmica, enquanto história prévia para câncer de próstata ou colo uterino relaciona-se com o diagnóstico de proctopatia actínica, mesmo se a irradiação for muitos anos antes do sangramento. Obviamente, história de polipectomia recente deve sugerir um sangramento relacionado com a polipectomia.[7]

AVALIAÇÃO E CONDUTAS INICIAIS

Enterorragia franca, eliminação de coágulos ou menos frequentemente melena são as queixas predominantes de pacientes com HDB. Palidez, palpitação, dispneia e hipotensão postural sugerem comprometimento hemodinâmico. Queda de 10 mmHg na pressão arterial ou elevação de 10 batimentos/minuto na frequência cardíaca sugerem uma perda maior do que 15% do volume sanguíneo circulante. Nestes casos, um bom acesso venoso é fundamental para reposição volêmica, coleta de amostras para exames laboratoriais e, se necessária, uma hemotransfusão.[3] Em algumas situações mais críticas, a instalação de um cateter venoso central pode ser necessária. A história clínica deve ser obtida minuciosamente com ênfase nas comorbidades, drogas em uso, episódios de sangramentos prévios, radioterapia para neoplasias de próstata ou colo uterino, antecedentes familiares e sintomas que podem ser relacionados, câncer colorretal, coagulopatias, doenças inflamatórias intestinais e outros eventuais fatores de risco para o sangramento.

O exame físico deve ser completo e incluir o exame proctológico para diagnosticar ou excluir doenças proctológicas, que podem ser a causa do sangramento em cerca de 10% dos casos, e os tumores de reto que, por sua vez, são palpáveis ao toque retal em 40% das vezes.

Pacientes com HDB devem ser monitorados, e aqueles com instabilidade hemodinâmica, que necessitem de transfusão de duas ou mais unidades de glóbulos ou tenham comorbidades importantes, devem ser internados em unidade de cuidados intensivos.

A reposição volêmica deve ser criteriosa, principalmente em cardiopatas, para minimizar os riscos de hipervolemia.

Pacientes com algum tipo de coagulopatia devem ser tratados com plasma fresco congelado ou concentrado de complexo protrombínico e vitamina K.

Pacientes com sinais evidentes de hipovolemia devem receber 1 ou 2 litros de solução salina isotônica de forma rápida, até que haja melhora da perfusão tecidual.[8]

Transfusão de glóbulos deve ser indicada quando a hemorragia é ativa e quando a anemia é severa. Pacientes jovens podem tolerar hemoglobina de até 7 g/dL, no entanto, em pacientes de alto risco, como coronariopatas, é razoável manter os níveis de hemoglobina em torno de 10 g/dL.[9]

Após estas condutas iniciais, passa-se à investigação diagnóstica da causa do sangramento.

ARSENAL DIAGNÓSTICO

Colonoscopia

A colonoscopia é considerada o procedimento de escolha na investigação inicial da hemorragia digestiva baixa,[10] apresentando melhores resultados e menores taxas de complicações quando comparada a outros procedimentos diagnósticos.[11] A acurácia da colonoscopia na investigação de casos de HDB varia de 72 a 86%, com intubação do ceco em mais de 95% das vezes.[3,12] A colonoscopia deve ser indicada somente após o restabelecimento hemodinâmico. O preparo intestinal, nestas situações, deve ser anterógrado, no entanto, quando existe a suspeita de haver uma causa retal para o sangramento e quando houver história de polipectomia recente, a colonoscopia pode ser realizada sem preparo ou com limpeza por meio de lavagem intestinal.[13]

A colonoscopia oferece ainda vantagens adicionais de poder ser feita à beira do leito de uma unidade de cuidados intensivos e ter finalidade terapêutica além de diagnóstica.

Existe discussão quanto ao melhor momento de se realizar a colonoscopia em paciente com enterorragia.

Apesar de em um estudo prospectivo que analisou 72 pacientes com HDB maciça submetidos de forma aleatória à colonoscopia de urgência ou eletiva, o exame de urgência não ter mostrado vantagens em relação a custos e tempo de internação,[14] vários outros autores discordam, como Green *et al.*, que demonstraram que a colonoscopia realizada após preparo de cólon em até 12 h da admissão identificou a causa do sangramento em 42% dos pacientes, enquanto o exame realizado eletivamente possibilitou o esclarecimento diagnóstico em apenas 22% dos casos.[15]

Vários trabalhos observacionais indicam que a colonoscopia de urgência reduz tanto o tempo de internação, como os custos do tratamento.[16,17]

Desta forma, apesar de alguns autores advogarem a colonoscopia eletiva em decorrência da parada espontânea do sangramento na maioria dos casos, a tendência é da indicação da colonoscopia urgente após estabilização e preparo do cólon, o que permite o diagnóstico e tratamento. Recomenda-se tatuar a área tratada para eventual abordagem endoscópica ou mesmo cirúrgica.[18]

A colonoscopia de emergência na HDB é um procedimento que exige paciência, tendo em vista que mesmo após o preparo do cólon, é frequente a presença de restos de sangue e coágulos. Nestes casos, a utilização de bombas de irrigação ou mesmo soro fisiológico pressurizado instalado pelo canal de trabalho do colonoscópio pode ser útil, permitindo a lavagem e a remoção de coágulos durante o procedimento.

Endoscopia Digestiva Alta

Como cerca de 11% dos pacientes com diagnóstico inicial de HDB têm, na verdade, um sangramento com origem no trato digestório alto, a endoscopia digestiva alta deve ser realizada antes da colonoscopia, principalmente quando existe história de uso de anti-inflamatórios, corticoides ou história pregressa de úlcera péptica.

Cintilografia com Radioisótopos e Arteriografia

A cintilografia e a arteriografia podem estar indicadas em pacientes com sangramento em que a colonoscopia não foi conclusiva.

A cintilografia com hemácias marcadas tem maior sensibilidade do que a arteriografia, diagnosticando sangramentos maiores do que 0,1 mL/minuto, sendo mais sensível e menos específica do que a arteriografia. O grande problema da cintilografia é que o diagnóstico é topográfico em relação ao abdome, e a detecção em um determinado ponto pode ser equivocada por causa dos movimentos peristálticos. Quanto maior o tempo entre a detecção do sangramento e a injeção, menor é a acurácia do método. A cintilografia não permite manobras terapêuticas.

Recentemente, sugeriu-se que este método seja substituído pela angiotomografia por se tratar de um procedimento não invasivo, com sensibilidade equivalente e melhor especificidade.[19]

Quanto à arteriografia, o sangramento precisa ser de, pelo menos, 0,5 mL/min para ser possível o diagnóstico. Apesar da alta especificidade da arteriografia atingindo índices de até 100%, sua sensibilidade é baixa e varia de 30 a 47%.[7]

A arteriografia deve ser reservada aos pacientes com grande instabilidade hemodinâmica e naqueles onde a colonoscopia não foi diagnóstica.

Avaliação do Intestino Delgado

O sangramento originado no intestino delgado representa um grande desafio diagnóstico em decorrência das dificuldades de acesso aos endoscópios convencionais.

Portanto, quando a endoscopia digestiva alta e a colonoscopia não esclarecem a causa do sangramento de um paciente, este é considerado portador de sangramento digestivo obscuro. Estes pacientes correspondem a cerca de 5% do total dos casos, sendo o exame do intestino delgado indicado.[20]

Exame de imagem, como a enteróclise, que é um estudo de duplo contraste realizado por meio da passagem de uma sonda no delgado proximal e injeção de bário, metilcelulose e ar é técnica considerada superior aos métodos de exame habituais e, quando associada à tomografia computadorizada ou ressonância magnética, melhora o diagnóstico em até 10%. No entanto, para o diagnóstico de lesões vasculares ou pequenas alterações mucosas, necessitaremos de algo mais específico.

Ao lado da enteroscopia convencional (*push enteroscopy*), duas outras técnicas, a cápsula endoscópica e a enteroscopia com o enteroscópio de um ou dois balões, permitem um exame do intestino delgado mais minucioso.

Ambos os métodos, cápsula e enteroscopia, são complementares e permitem o diagnóstico entre 50 a 60% dos casos, havendo tendência da aplicação inicial da cápsula e, posteriormente, da enteroscopia, exceto quando há instabilidade hemodinâmica quando há indicação de arteriografia e a seguir enteroscopia, caso a arteriografia não tenha sido resolutiva.

Nos pacientes encaminhados à cirurgia sem definição da origem do sangramento, ou quando a lesão diagnosticada não é passível de tratamento endoscópico, a enteroscopia transoperatória pode ser útil, identificando a causa do sangramento endoscopicamente ou por meio da transiluminação das alças intestinais (Fig. 40-1).

PRINCIPAIS CAUSAS DE HDB

Historicamente, as duas principais causas de HDB são a doença diverticular do cólon e as ectasias vasculares. No entanto, estudos mais recentes, que utilizaram a colonoscopia para o diagnóstico, revelaram que a ectasia é menos frequente do que se imaginava. A MDC permanece como a causa mais frequente, sendo diagnosticada também de forma incidental em até 66% dos pacientes que têm outras causas para o sangramento.

As colites aparecem como a segunda causa de hemorragia, observadas em 6 a 22% dos casos. A colite isquêmica tem-se mostrado, em recentes séries, como importante causa de HDB. Entre as doenças inflamatórias, a doença de Crohn, mais frequentemente do que a colite ulcerativa, é responsável por quadros hemorrágicos.

Em nossa experiência, em um período de aproximadamente 22 anos, com quase 30.000 exames realizados, examinamos 230 pacientes (0,79%), em caráter de urgência, por HDB. Obtivemos o

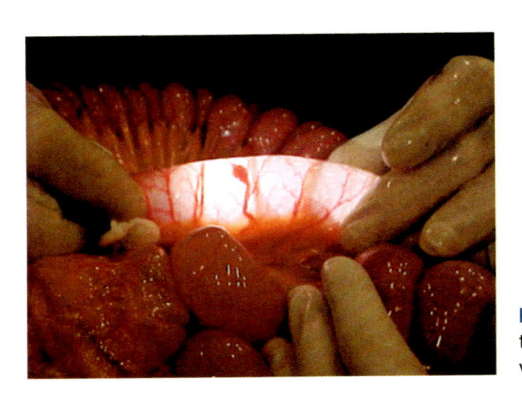

Fig. 40-1. Enteroscopia transoperatória. Ectasia vascular do delgado.

Quadro 40-1. Diagnóstico Colonoscópico de HDB[11]

Diagnóstico	Frequência (%)	% média
MDC	15 a 55	30
Colite	6 a 22	15
Câncer/pólipos	3,5 a 30	13
Ectasia vascular	3 a 37	10
Afecções anorretais	0 a 16	11
HDA	0 a 20	10
Outras	3 a 14	6
Sem diagnóstico	0 a 11	8

esclarecimento da causa do sangramento em 64% (147 pacientes) destes casos, sendo a moléstia diverticular e o sangramento pós-polipectomia as causas mais frequentes. Dos 147 pacientes onde a causa do sangramento foi definida, foi possível realizar um procedimento terapêutico endoscópico em 69 casos (46,9%).[21]

O Quadro 40-1 mostra dados compilados de 10 séries quanto às principais causas de HDB.

MOLÉSTIA DIVERTICULAR DO CÓLON

Como abordado em capítulo anterior, existem duas formas da moléstia diverticular, a forma hipotônica e a hipertônica, sendo que o sangramento acontece mais frequentemente na forma hipotônica, que acomete o cólon proximal. No entanto, já tivemos a oportunidade de flagrar divertículos sangrando ativamente no cólon esquerdo, e, em nossa experiência, 2/3 dos casos de diverticulorragia ocorreram no cólon distal.

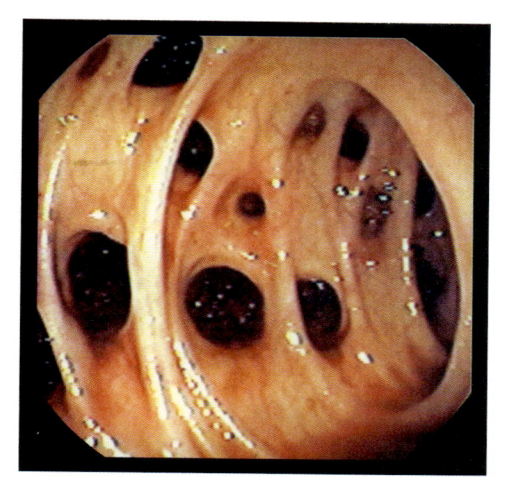

Fig. 40-2. Moléstia diverticular. Resíduos hemáticos nos divertículos.

Esta afecção ocorre frequentemente após a quinta década de vida, chegando a comprometer até cerca de 70% dos indivíduos quando octogenários. Raramente acomete indivíduos com idade inferior a 30 anos. Os divertículos apresentam óstio amplo, distribuindo-se ao longo de todo o cólon, e as paredes intestinais mantêm sua espessura original.

Apesar de a maioria das pessoas que têm divertículos ser assintomática, de 3 a 5% destas apresentarão quadro de enterorragia.[22] Os episódios hemorrágicos relacionados com essa afecção são habitualmente intensos, porém autolimitados, cessando espontaneamente em aproximadamente 75% das vezes. Desta forma, em muitos casos a colonoscopia mostra vários óstios diverticulares repletos por material hemático, não sendo possível a identificação do ponto sangrante (Fig. 40-2). Pacientes que apresentaram um primeiro episódio de sangramento por divertículos têm chance de 14 a 38% de apresentar um novo sangramento, e, após o segundo sangramento, a chance de um novo episódio chega a 50%.[22-24] O reconhecimento do divertículo sangrante permite a realização de procedimentos hemostáticos que serão discutidos a seguir (Fig. 40-3).

Em artigo recentemente publicado, sugere-se que os métodos mecânicos, como aplicação de clipe hemostático e ligadura elástica, sejam os de primeira escolha no tratamento endoscópico inicial da diverticulorragia.[25]

ALTERAÇÕES VASCULARES

Dentre as alterações vasculares observadas no cólon, as ectasias vasculares são as mais importantes como causa de HDB. São lesões degenerativas do sistema capilar arteriovenoso da submucosa do cólon e, portanto, frequentes na população de faixa etária mais elevada. Estima-se que a sua incidência na população acima de 50 anos seja em torno de 2 a 30%. São habitualmente múltiplas, ocorrendo mais frequentemente no ceco e cólon ascendente (Fig. 40-4). O sangramento causado por estas alterações vasculares pode ser crônico e intermitente, porém mais frequentemente é agudo e intenso. Felizmente, 85 a 90% dos pacientes com sangramento agudo causado por angiodisplasias param de sangrar espontaneamente, porém 25 a 85% destes podem voltar a apresentar um novo episódio hemorrágico no futuro. Tendo em vista que não é frequente a identificação destas lesões com sangramento em atividade, e estas lesões serem comuns em pacientes mais idosos, o diagnóstico definitivo da causa do sangramento pode ser difícil. No entanto, se nenhuma outra causa de sangramento for encontrada em paciente com história de sangramento suficiente para causar anemia, há indicação para o tratamento destas lesões.[11]

Também podem estar localizadas no intestino delgado, sendo responsáveis pelo sangramento originado neste segmento do tubo digestivo, em até 80% das vezes.

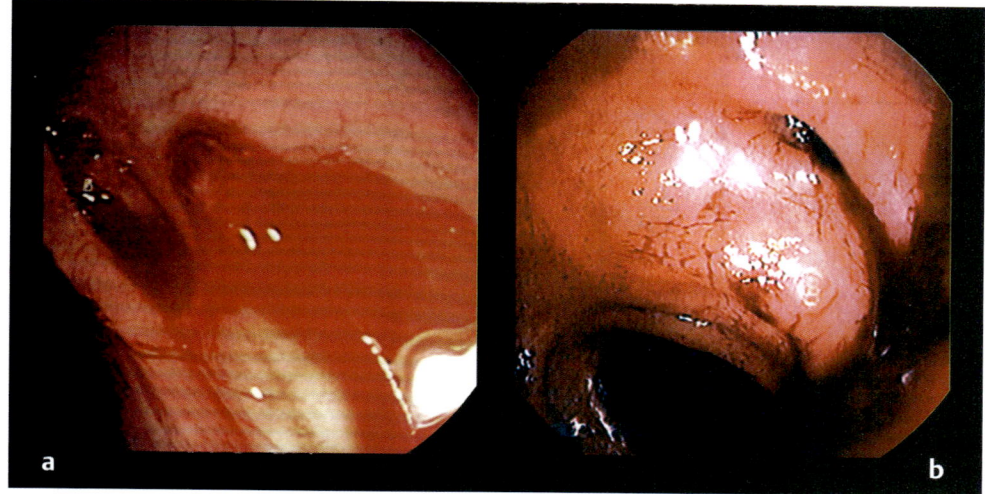

Fig. 40-3. (a, b) Divertículo com sangramento ativo.

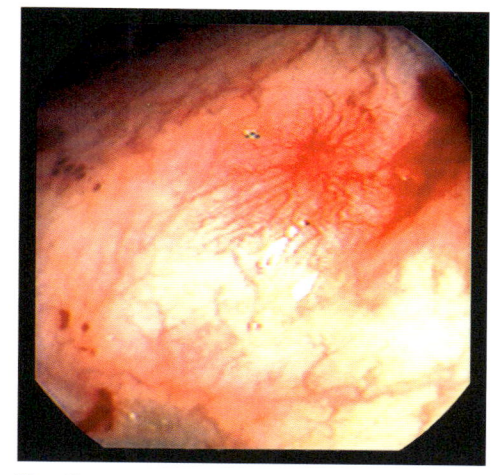

Fig. 40-4. Ectasia vascular sangrando.

Outras lesões vasculares, menos frequentemente relacionadas com episódios de HDB, são as flebectasias, os hemangiomas e as varizes do cólon esquerdo e reto. Estas alterações vasculares ocasionam sangramentos insidiosos e também autolimitados.

Por fim, existem as lesões de Dieulafoy, que são malformações vasculares, caracterizadas pela protrusão para a luz do cólon ou reto de uma artéria calibrosa e tortuosa da camada submucosa, com consequente sangramento, podendo esse ser de grande intensidade. Habitualmente, o clipe hemostático é o método de escolha para o seu tratamento endoscópico.[26]

COLITES
Colopatia Isquêmica
Esta afecção pode ser a causa de HDB em 6 a 22% dos casos, e, nas séries mais recentes, é a segunda causa mais frequente. Portadores de colopatia isquêmica habitualmente apresentam quadro de distensão e dor abdominal, diarreia com sangue e episódios de enterorragia. Esta hipótese diagnóstica deve ser considerada, sobretudo em pacientes idosos que tenham antecedentes de outras afecções de risco, como arritmias cardíacas, cardiopatias trombogênicas, doenças vasculares ou aquelas que causam alterações da microcirculação.

Apesar de qualquer segmento cólico poder estar comprometido, mais frequentemente ocorre na flexura esplênica e transição retossigmoide (Fig. 40-5), onde a circulação arterial é terminal e, portanto, de menor fluxo.

Doença Inflamatória Intestinal
Quanto às doenças inflamatórias intestinais, a retocolite ulcerativa inespecífica (Fig. 40-6) e a doença de Crohn são frequentes causas de sangramento digestivo (Fig. 40-7), porém, habitualmente este se manifesta como diarreia mucossanguinolenta. Apesar de a hemorragia maciça nestas afecções ser pouco frequente, ocorrendo em cerca de 6% destes pacientes, quando ela ocorre, pode requerer tratamento cirúrgico de emergência.

Colites Infecciosas
Apesar de não ser a apresentação mais frequente, as doenças infectoparasitárias podem causar hemorragia digestiva baixa, sobretudo em indivíduos imunodeprimidos, em que as colites infecciosas, além de serem mais frequentes do que na população em geral, apresentam uma evolução mais prolongada e com maior intensidade de sintomas.

A colite pelo citomegalovírus é a afecção colorretal mais frequente em portadores da síndrome da imunodeficiência adquirida, sendo observada em cerca de um terço destes pacientes.[27] Os principais sintomas são dor abdominal e diarreia. Estes pacientes, no entanto, frequentemente podem desenvolver úlceras de etiologia isquêmica (Fig. 40-8) no cólon e no reto,[28] havendo a possibilidade da ocorrência de sangramento intestinal.

Outras afecções também observadas, com menor frequência, em imunodeprimidos com sangramento intestinal são as colites por *Herpes simplex*, *Histoplasma capsulatum* e *Micobacterium* sp.

A colite pseudomembranosa, causada pelas toxinas produzidas pelo *Clostridium difficile*, relaciona-se com o uso prolongado de antibióticos. O quadro clínico inclui diarreia profusa, febre e dor abdominal, podendo ocorrer perda sanguínea sob a forma de diarreia sanguinolenta, principalmente no princípio da instalação desta infecção (Fig. 40-9).

Infecções bacterianas específicas, como a salmonelose ou a shiguelose, assim como outras infecções bacterianas inespecíficas e algumas infestações parasitárias, como a amebíase, também podem manifestar-se com HDB. Nesses casos, a pesquisa do agente etiológico em exames de fezes (protoparasitológico e culturas) é fundamental para o seu esclarecimento diagnóstico.

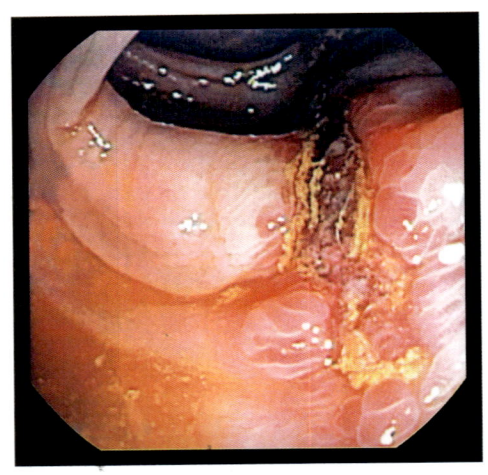

Fig. 40-5. Colite isquêmica – úlcera linear.

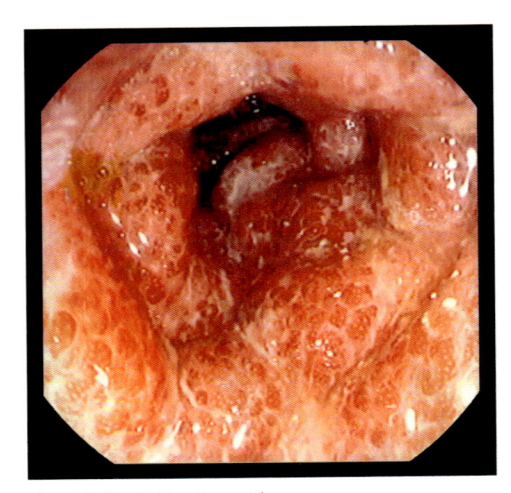

Fig. 40-6. RCUI – sigmoide.

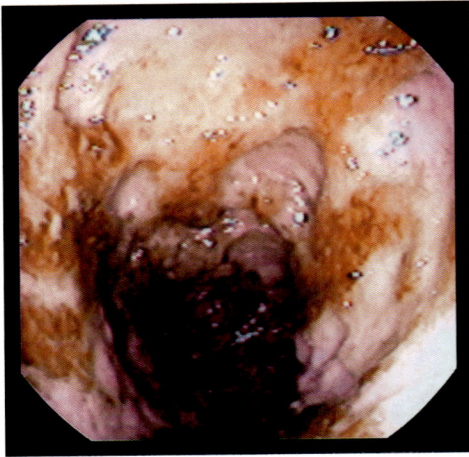

Fig. 40-7. Doença de Crohn.

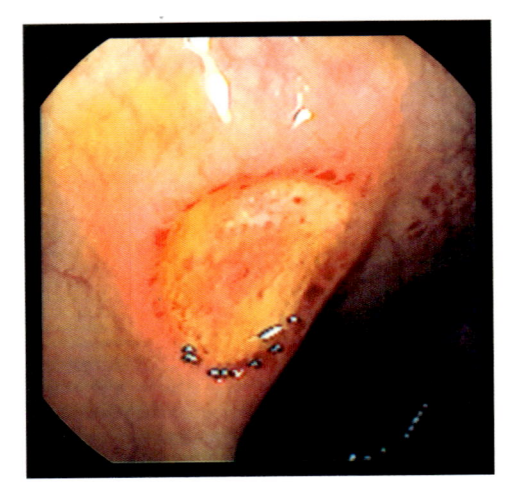

Fig. 40-8. Colite pelo CMV – nota-se ulceração profunda em mucosa de aspecto normal.

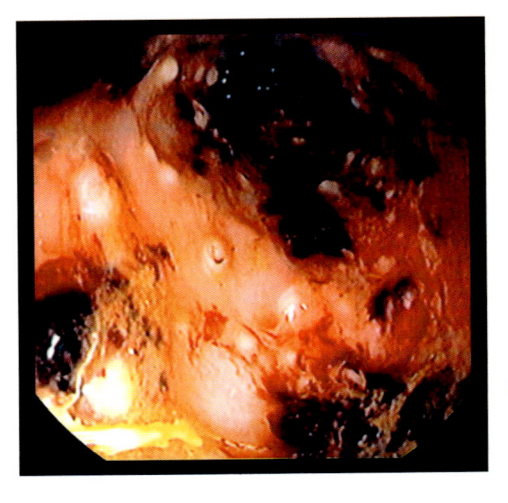

Fig. 40-9. Colite pseudomembranosa com sinais de sangramento.

NEOPLASIAS

Tanto as neoplasias malignas (Fig. 40-10), quanto as benignas (Fig. 40-11) também podem-se expressar por meio de algum tipo de sangramento (oculto, sangue vivo ou coagulado misturados às fezes, melena ou enterorragia), que ocorre por causa da ulceração ou necrose destas. A hemorragia digestiva baixa maciça ocorre em cerca de 7 a 23% dos pacientes que apresentam estas neoplasias no intestino grosso.

AFECÇÕES PROCTOLÓGICAS

As hemorroidas e fissuras também podem-se manifestar com hemorragia digestiva baixa. Em um estudo que avaliou 17.941 pacientes portadores de sangramento anal, 11% destes apresentavam uma afecção proctológica como causa deste fenômeno.[11] Este dado reforça a importância de se realizar, sistemática e inicialmente, um exame proctológico nos pacientes portadores de hemorragia digestiva baixa, antes de se indicarem procedimentos mais agressivos e complexos (Fig. 40-12).

Hemorroidas são diagnosticadas em até 75% dos pacientes com HDB, no entanto, uma relação direta como causa do sangramento existe em apenas 2 a 9% destes casos.[2,29]

HEMORRAGIA PÓS-POLIPECTOMIA ENDOSCÓPICA

A hemorragia digestiva baixa é uma eventual complicação das polipectomias endoscópicas, ocorrendo em cerca de 0,2 a 3% destes procedimentos. O sangramento pode ocorrer de forma precoce ou tardio. A forma precoce ocorre no momento da execução da polipectomia, e, habitualmente, relaciona-se com a passagem inadequada de corrente elétrica pela alça diatérmica (Fig. 40-13). A forma tardia ocorre geralmente entre o terceiro e quinto dias após a ressecção, podendo, no entanto, ocorrer até duas semanas após o procedimento, e decorre da queda da escara.

Publicação recente de um grupo japonês sugere que pólipos medindo entre 4-10 mm sejam removidos com alça de polipectomia "fria", principalmente em pacientes que estão em uso de antitrombóticos, com intuito de reduzir as possibilidades de hemorragia tardia.[30]

CAUSAS ACTÍNICAS

Em decorrência do alto *turnover* de suas células, o trato digestório é o segundo tecido mais sensível à irradiação do corpo, logo após a medula óssea. O intestino delgado apesar de mais sensível do que o cólon, é menos suscetível às lesões actínicas em decorrência de sua maior mobilidade. As alterações actínicas podem ser precoces ou tardias, sendo que estas últimas podem ocorrer até 30 anos após a irradiação. As lesões actínicas do intestino grosso podem ocorrer em pacientes submetidos à irradiação pélvica por causa das neoplasias de próstata, reto, colo uterino ou bexiga (Fig. 40-14). Costumam acometer preferencialmente o reto e o sigmoide distal; no entanto, podem comprometer também o cólon transverso, o ceco e o íleo terminal quando estes segmentos ocupam a pelve durante o processo de irradiação.

COAGULOPATIAS

Sangramento espontâneo na ausência de lesões orgânicas pode ocorrer em pacientes portadores de coagulopatias. Este evento ocorre em cerca de 50% dos portadores de leucemia aguda com contagem de plaquetas abaixo de 20.000/mm³. Esta incidência cai para 0,8% quando a contagem plaquetária sobe para mais de 20.000/mm³.

Nestes casos, a colonoscopia pode mostrar sangramento oriundo de uma mucosa endoscopicamente normal e a presença de equimoses na parede intestinal (Fig. 40-15).

Outras situações, como outras leucoses, hemofilia, púrpuras, aplasia de medula, uso de medicamentos anticoagulantes, também podem causar sangramento intestinal.

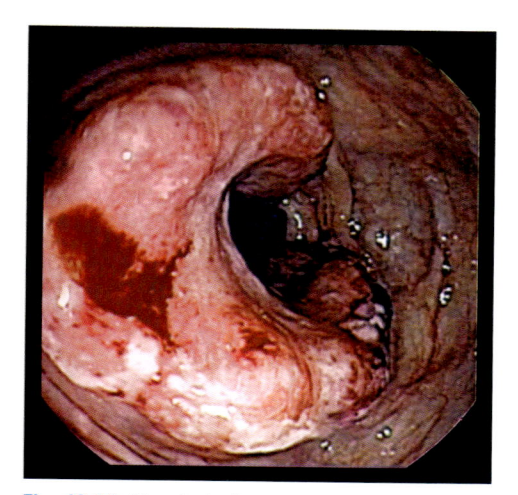

Fig. 40-10. Neoplasia de reto com sangramento.

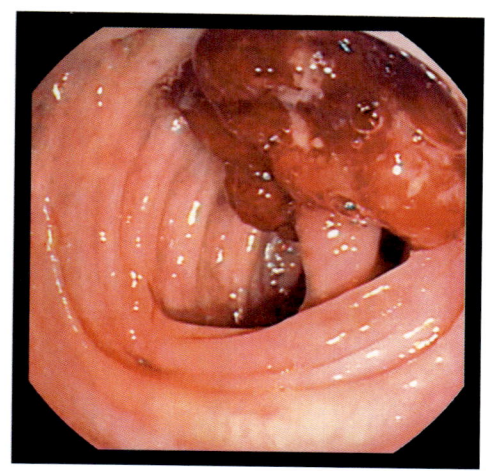

Fig. 40-11. Pólipo de sigmoide.

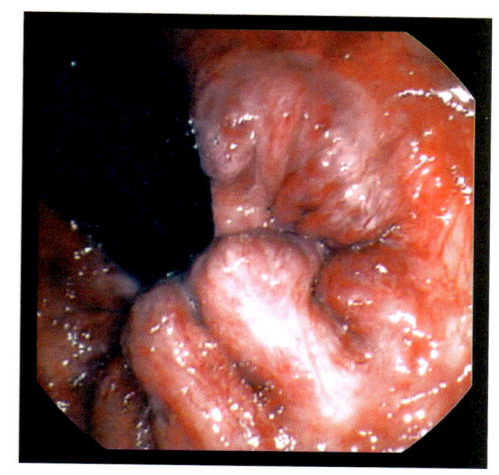

Fig. 40-12. Doença hemorroidária (retrovisão).

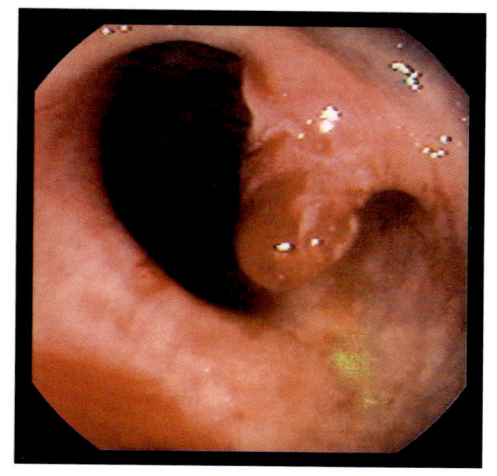

Fig. 40-13. Sangramento pós-polipectomia.

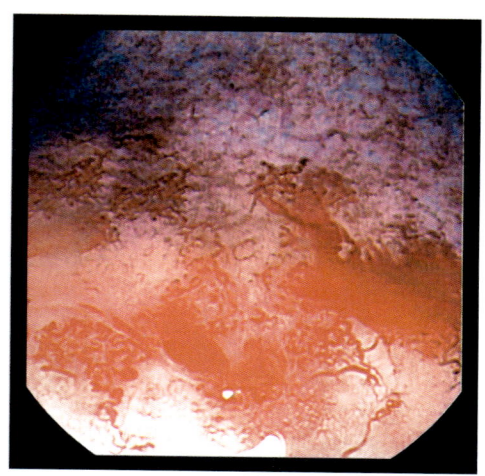

Fig. 40-14. Proctopatia actínica com sangramento.

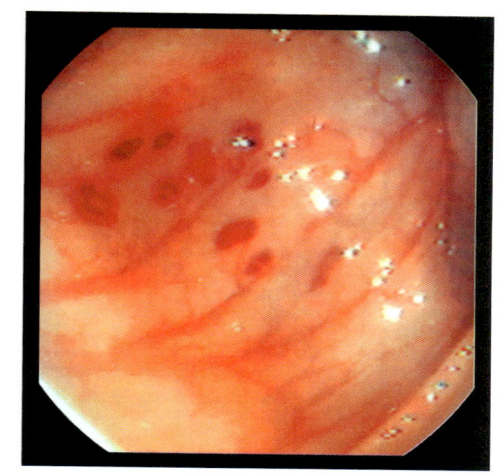

Fig. 40-15. Sangramento por coagulopatia.

MEDICAMENTOSAS

O uso de anti-inflamatórios não esteroides e corticoides costuma ser outra causa de HDB. O uso destes medicamentos pode ocasionar lesões diretas na mucosa gastrointestinal, levando à formação de úlceras (Fig. 40-16), associadas ou não a distúrbios da coagulação também promovidos por eles.

HEMORRAGIA DIGESTIVA ALTA

Aproximadamente 10 a 15% dos pacientes que se apresentam com enterorragia moderada ou maciça têm no trato digestório alto, isto é acima do ângulo de Treitz, a causa do sangramento decorrente do efeito catártico do sangue.[31]

OUTRAS CAUSAS

Além das causas descritas anteriormente, a HDB pode ocorrer no pós-operatório de hemorroidectomias, outras cirurgias proctológicas e após cirurgias colorretais (nestas últimas, o sangramento é proveniente da anastomose, podendo ser precoce, já no pós-operatório imediato, ou tardio, coincidindo com a queda da escara da anastomose) (Fig. 40-17).

Alguns pacientes com obstipação intestinal grave desenvolveram úlcera retal, por isquemia, consequente à presença de bolo fecal endurecido na ampola retal (úlcera estercoral) (Fig. 40-18).

Da mesma forma, a úlcera solitária do reto, decorrente da isquemia secundária ao prolapso retal interno, também pode acarretar sangramento (Fig. 40-19).[8]

Sangramento após punção biópsia da próstata pode ser intenso e requerer medidas hemostáticas (Fig. 40-20).

Por fim, o trauma anorretal acidental, criminoso ou por empalamento também é causa possível de hemorragia de intensidade variável.

ARSENAL TERAPÊUTICO

Tratamento Endoscópico

Seguindo o sucesso da evolução da terapêutica endoscópica na hemorragia digestiva alta, a colonoscopia, mais recentemente, tem demonstrado benefícios no tratamento da HDB.

Basicamente existem três modalidades de hemostasia.

Para a aplicação de qualquer um destes métodos é necessário o diagnóstico da causa do sangramento, verificação de estigmas de sangramento e boa visibilidade do local.

Termocoagulação

Os aparelhos para termocoagulação podem atuar por contato direto (*heater probe*), por absorção de energia luminosa ou por meio da passagem de corrente elétrica (monopolar, bipolar e coagulação de plasma de argônio).

A coagulação bipolar decorre da passagem de corrente elétrica entre dois eletrodos que se encontram na extremidade do acessório, e, ao contrário da coagulação monopolar, a energia não atravessa o corpo do paciente, ficando restrita ao tecido abordado.

Na coagulação monopolar um eletrodo neutro é aplicado ao corpo do paciente, e a descarga elétrica caminha da área da aplicação até o *probe*, sendo que a coagulação ocorre de maneira mais profunda.

No coagulador de plasma de argônio (APC), a energia é conduzida até o alvo por um feixe de gás argônio que se ioniza com a ativação do cautério. A profundidade de coagulação com o APC varia de 0,8 a 3 mm.

Terapia por Injeções

O tratamento por injeções consiste na injeção no local do sangramento de soluções hemostáticas por agulhas com extensão de

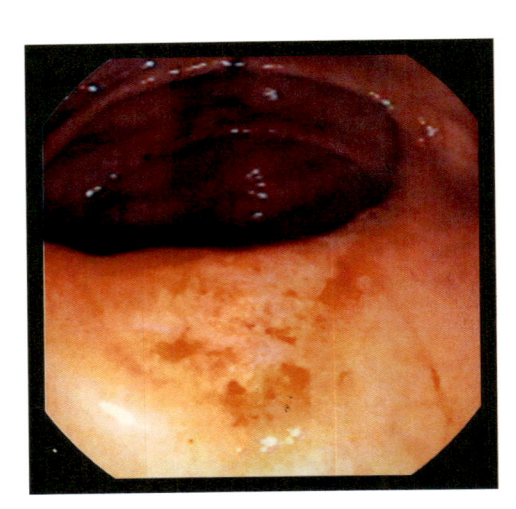

Fig. 40-16. Úlcera por anti-inflamatório.

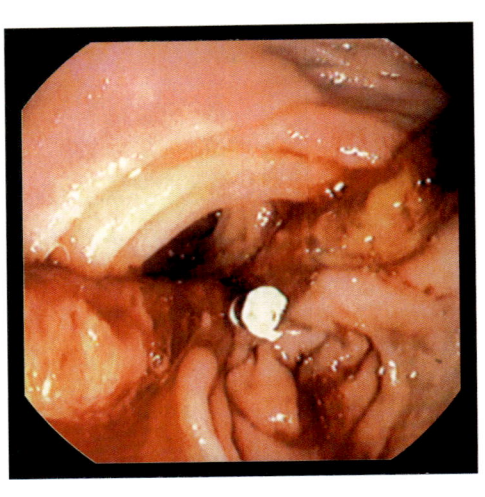

Fig. 40-17. Sangramento de anastomose pós-colocação de um primeiro hemoclipe.

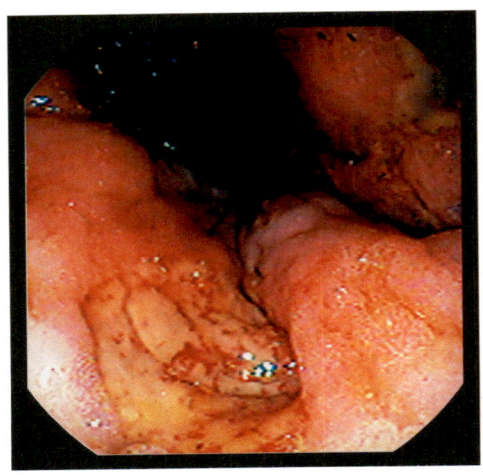

Fig. 40-18. Hemorragia de úlcera estercoral.

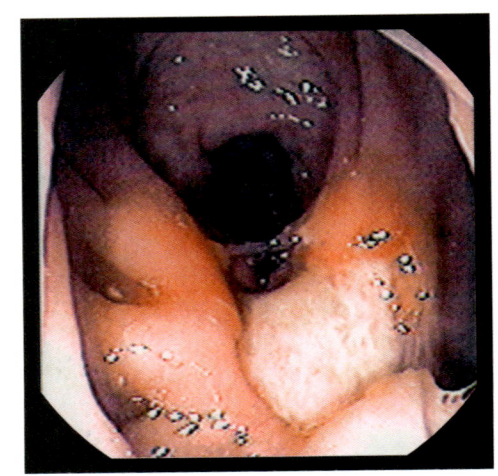

Fig. 40-19. Úlcera solitária.

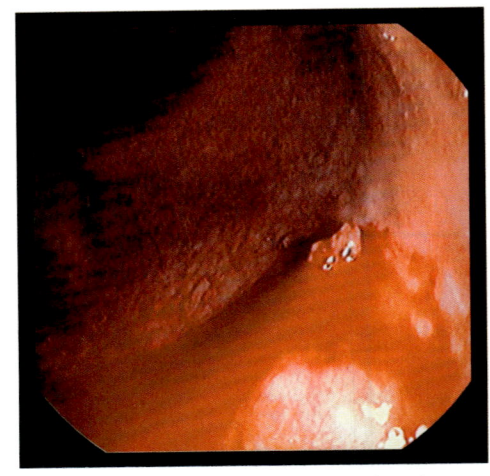

Fig. 40-20. Sangramento pós-biópsia de próstata.

Teflon, que são introduzidas pelo canal de trabalho do colonoscópio. A substância mais utilizada é a adrenalina que promove a hemostasia tanto pelo seu efeito vasoconstritor, como também pela compressão exercida sobre o vaso. Outras substâncias, esclerosantes, podem também ser utilizadas, como: a etanolamina, o polidocanol, a glicose hipertônica e o álcool absoluto. Em varizes retais, também é possível a injeção de cianoacrilato (como nas varizes do fundo gástrico).

Métodos Mecânicos

Existem basicamente três métodos mecânicos utilizados para a hemostasia: os clipes metálicos, as alças destacáveis e as ligaduras elásticas.

Os clipes têm-se mostrado eficazes e seguros na hemostasia quando é possível reconhecer o vaso sangrante (Fig. 40-21). As alças destacáveis (Endoloop) são úteis quando ocorre sangramento após polipectomia e ainda existe um pedículo, onde pode ser feita a sua aplicação.

As ligaduras elásticas inicialmente só eram utilizadas no reto distal e no canal anal em decorrência do risco de perfuração. No entanto, recentemente passaram a ser utilizadas no cólon, principalmente para o controle da hemorragia causada por divertículos, com eficácia e sem o temido risco de perfuração.[32,33]

As ligaduras também são úteis no controle do sangramento hemorroidário e, eventualmente, nas varizes retais. A aplicação, que classicamente é realizada por meio de anuscópios com dispositivos específicos, pode também ser feita com um gastroscópio flexível em retrovisão (Fig. 40-22).[34]

Como ocorre no controle endoscópico do sangramento digestivo alto, a associação destes métodos pode ser a melhor conduta em uma série de situações.

Assim, no sangramento de divertículos, é possível a injeção de adrenalina associada à utilização de corrente elétrica (monopolar, bipolar ou argônio) ou a aplicação de hemoclipes (Fig. 40-23).

O tratamento endoscópico das ectasias vasculares pode ser feito com sucesso por injeção local de agente esclerosante ou por meio da cauterização com *probes* térmicos de contato ou com plasma de argônio. O tratamento deve iniciar-se pela periferia da lesão (Fig. 40-24).

A hemostasia endoscópica, como método terapêutico, pode prevenir a ocorrência de novo episódio de sangramento, bem como a necessidade de colectomias.

Recentemente, houve o desenvolvimento do Hemospray (Cook Medical Inc, Winston-Salem, NC), dispositivo composto por CO_2 e pó hemostático, que apresenta o intuito de auxiliar a formação de coágulos sobre áreas de sangramento de difícil localização ou controle. Esse método tem sido mais aplicado nas hemorragias digestivas altas, todavia, a escassez de relatos no controle da hemorragia digestiva baixa não inviabiliza seu uso, em situações semelhantes.

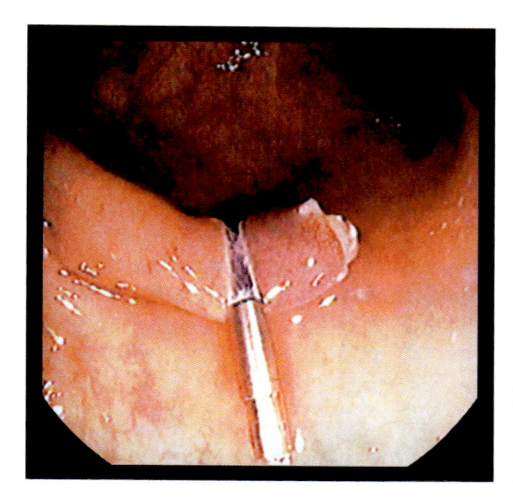

Fig. 40-21. Sangramento pós-polipectomia – aplicação de clipe.

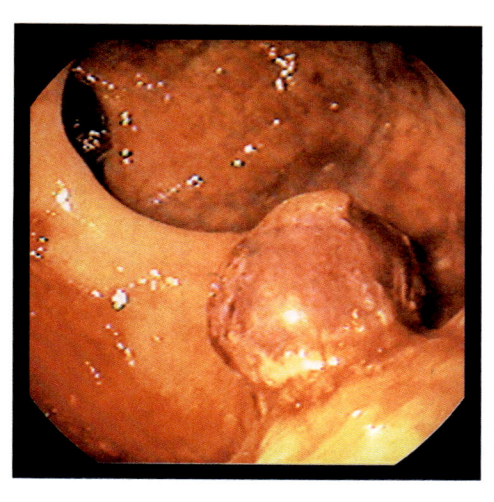

Fig. 40-22. Ligadura elástica de varizes de reto.

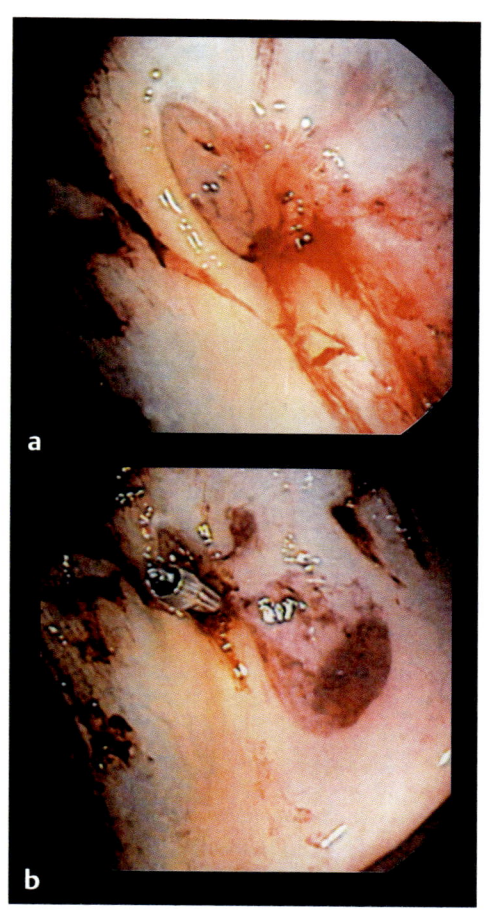

Fig. 40-23. Sangramento de divertículo. (**a**) Injeção de solução de adrenalina. (Referente ao caso da Fig. 40-2.) (**b**) Aplicação de clipe após a injeção de solução de adrenalina.

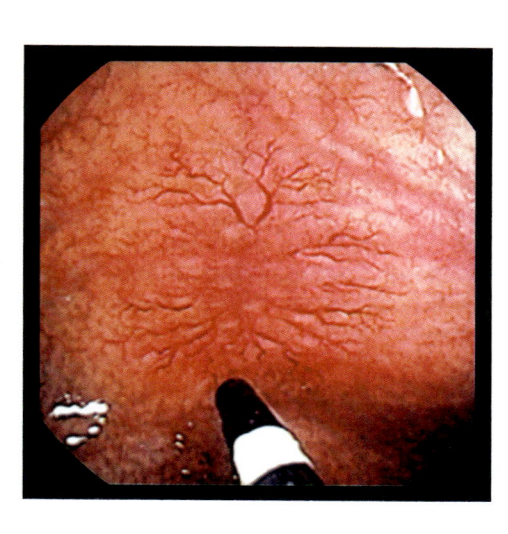

Fig. 40-24. Ectasia vascular – tratamento por argônio.

Tratamento Radiológico

A injeção intra-arterial de vasoconstritores pode controlar a hemorragia em 60 a 100% dos casos, porém com índice de recorrência de até 50%.[35] A injeção de vasopressina associa-se a elevados índices de complicações maiores, como: arritmia, isquemia intestinal e hipertensão.

A embolização pela injeção de vários outros agentes pode ser uma opção, porém também leva a uma série de graves complicações, como dor abdominal e infarto intestinal.

Em centros médicos, onde já se dispõe de radiologia vascular digital, microcateteres e radiologistas bem treinados, estas complicações têm atingido números cada vez menores, tornando-se opção terapêutica eficaz e muito válida. Os agentes, hoje, mais utilizados são microsferas ou micropartículas para obliteração da microcirculação.

Tratamento Cirúrgico

O diagnóstico pré-operatório do local do sangramento é fundamental para se evitarem ressecções intestinais extensas e para se assegurar que o sangramento se origina, de fato, no cólon. As ressecções segmentares só são possíveis quando o local do sangramento é bem definido.

Necessidade de transfusão superior a quatro unidades de concentrado de hemácias em 24 horas ou sangramento diverticular, não controlado ou recorrente, são indicações cirúrgicas.[22]

No entanto, outros fatores individuais podem ter grande importância na determinação do melhor momento para se indicar cirurgia.

ALGORITMO PARA DIAGNÓSTICO E TRATAMENTO DA HDB[36]

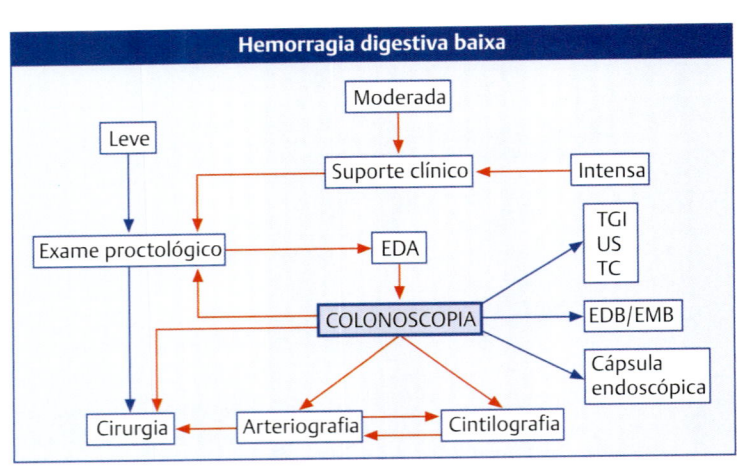

EDA: endoscopia digestiva alta; TGI: trânsito baritado gastrointestinal; US: ultrassom; TC: tomografia computadorizada; EDB: endoscopia com duplo-balão; EMB: endoscopia com monobalão; Setas em vermelho = na urgência; setas em azul = na investigação eletiva.

REFERÊNCIAS BIBLIOGRÁFICAS

1. Barnert J, Messmann H. Diagnosis and management of lower gastrointestinal bleeding. Clin Gastroenterol Hepatol. 2010;8(4):333-43.
2. Longstreth GF. Epidemiology and outcome of patients hospitalized with acute lower gastrointestinal hemorrhage: a population based study. Am J Gastroenterol. 1997;92:419-24.
3. Edelman DA, Sugawa C. Lower gastrointestinal bleeding: a review. Surg Endosc. 2007;21:514-20.
4. Peura DA, Lanza FL, Gostout CJ, et al. The American College of Gastroenterology Bleeding Registry: primary findings. Am J Gastroenterol. 1997;92:924-28.
5. Strate LL, Syngal S. Timing of colonoscopy: impact on length of hospital stay in patients with acute lower intestinal bleeding. Am J Gastroenterol. 2003;98:317-22.
6. Velayos FS, Williamson A, Sousa KH, et al. Early predictors of severe lower gastrointestinal bleeding and adverse outcomes: a prospective study. Clin Gastroenterol Hepatol. 2004;2:485-90.
7. Bounds BC, Kelsey PB. Lower gastrointestinal bleeding. Gastrointest Endoscopy Clin N Am. 2007;17:273-88.
8. Barnert J, Messmann H. Management of lower gastrointestinal tract bleeding. Best Pract Res Clin Gastroenterol. 2008;22:295-312.
9. American Society for Gastrointestinal Endoscopy. An annotated algorithmic approach to acute lower gastrointestinal bleeding. Gastrointest Endosc. 2001;53:859-63.
10. Barnert J, Messmann H. Diagnosis and management of lower gastrointestinal bleeding. Nat Rev Gastroenterol Hepatol. 2009;6(11):637-46.
11. Elta GH. Urgent colonoscopy for acute lower-GI bleeding. Gastrointest Endosc. 2004;59:402-8.
12. Bounds BC, Friedman LS. Lower gastrointestinal bleeding. Gastroenterol Clin North Am. 2003;32:1107-25.
13. Saito K, Inamori M, Sekino Y, et al. Management of acute lower intestinal bleeding: what bowel preparation should be required for urgent colonoscopy? Hepatogastroenterology. 2009;56(94-95):1331-34.
14. Laine L, Shah A. Randomized trial of urgent vs. elective colonoscopy in patients hospitalized with lower GI bleeding. Am J Gastroenterol. 2010;105:2636-41.
15. Green BT, Rockey DC, Portwood G, et al. Urgent colonoscopy for evaluation and management of acute lower gastrointestinal hemorrhage: a randomized controlled trial. Am J Gastroenterol. 2005;100:2395-402.
16. Schmulewitz N, Fisher DA, Rockey DC. Early colonoscopy for acute lower GI bleeding predicts shorter hospital stay: a retrospective study of experience in a single center. Gastrointest Endosc. 2003;58:841-46.
17. Jensen DM, Machicado GA. Colonoscopy for diagnosis and treatment of severe lower gastrointestinal bleeding. Routine outcomes and cost analysis. Gastrointest Endosc Clin N Am. 1997;7:477-98.
18. Jensen DM. The ins and outs of diverticular bleeding. Gastrointest Endosc. 2012;75(2):388-91.
19. Wortman JR, Landman W, Fulwadhva UP, Viscomi SG, Sodickson AD. CT angiography for acute gastrointestinal bleeding: what the radiologist needs to know. Br J Radiol. 2017;90:20170076.
20. Carey EJ, Fleischer DE. Investigation of the small bowel in gastrointestinal bleeding – enteroscopy and capsule endoscopy. Gastroenterol Clin. 2005;34:719-34.
21. Correa P, Averbach M, Paccos JL, et al. Endoscopic management of massive acute lower gastrointestinal bleeding. Dig Dis Week. 2009.
22. McGuire Jr HH. Bleeding colonic diverticula. A reappraisal of natural history and management. Ann Surg. 1994;220:653-56.
23. Goustout CJ, Wang KK, Ahlquist DA, et al. Acute gastrointestinal bleeding. Experience of a specialized management team. J Clin Gastroenterol. 1992;14:260-67.
24. Jensen DM, Machicado DA, Jutabha RJ, et al. Urgent colonoscopy for the diagnosis and treatment of severe diverticular hemorrhage. N Engl J Med. 2000;342:78-82.
25. Nagata N, Ishii N, Manabe N Tomizawa K, Urita Y, Fubabiki T, Fujimori S, Kaise M. Guidelines for Colonic Diverticular Bleeding and Colonic Diverticulitis: Japan Gastroenterological Association. Digestion. 2019;99 Suppl 1:1-26 foi 1159/000495282 Epub: 2019 Jan 9.
26. Inayat F, Ullah W, Hussain Q, Abdullah HMS. Dieulafoy's liso of the cólon and rectum: a case series and literature review. BMJ Case Rep. 2017 Oct 25;2017.
27. Averbach M, Cutait R, Correa P, et al. Afecções colorretais em portadores da Síndrome da Imunodeficiência Adquirida e suas manifestações endoscópicas. Arq Gastroenterol. 1998;35:104-9.
28. Marques Jr OW, Averbach M, Zanoni ECA, et al. Cytomegaloviral colitis in HIV positive patients: endoscopic findings. Arq Gastroenterol. 2007;44:315-19.

29. Bramley PN, Masson JW, McKnight G, et al. The role of an open-access bleeding unit in the management of colonic haemorrhage. A 2-year prospective study. Scand J Gastroenterol. 1996;31:764-69.
30. Horiuchi A, Ikuse T, Tanaka N. Cold Snare polypectomy: Indications, devices, techniques, outcomes and future. Dig Endosc. 2018;30(S1):51-52.
31. Jensen DM, Machicado GA. Diagnosis and treatment of severe hematochezia. The role of urgent colonoscopy after purge. Gastroenterology. 1988;95:1569-74.
32. Ishii N, Setoyama T, Deshpande GA, et al. Endoscopic band ligation for colonic diverticular hemorrhage. Gastrointest Endosc. 2012;75(2):382-87.
33. Setoyama T, Ishii N, Fujita Y. Endoscopic band ligation (EBL) is superior to endoscopic clipping for the treatment of colonic diverticular hemorrhage. Surg Endosc. 2011;25(11):3574-78.
34. Schleinstein HP, Averbach M, Averbach P, et al. Endoscopic band ligation for the treatment of hemorrhoidal disease. Arq Gastroenterol. 2019;56(1):22-7.
35. Browder W, Cerise EJ, Litwin MS. Impact of emergency angiography in massive lower gastrointestinal bleeding. Ann Surg. 1986;204:530-36.
36. Averbach M, Correa PAFP. Hemorragia digestiva baixa. In: Ferrari Jr AP. Atlas de endoscopia digestiva. 2. ed. Rio de Janeiro: Rubio; 2009. p. 275-84.

PSEUDO-OBSTRUÇÃO AGUDA DO CÓLON

José Luiz Paccos ▪ Paulo Corrêa

INTRODUÇÃO

A pseudo-obstrução aguda do cólon é definida como a dilatação acentuada do cólon na ausência de obstrução mecânica. Este quadro pode resultar em necrose e ruptura do ceco em decorrência de isquemia.

A descrição inicial desta entidade foi feita por *Sir* Heneage Ogilvie, em 1948, quando relatou dois casos de pacientes com distensão abdominal importante, crônica e lenta, às custas, especificamente, da dilatação cólica, necessitando de tratamento cirúrgico.[1]

Assim, a pseudo-obstrução aguda do cólon é conhecida como síndrome de Ogilvie, sendo também utilizadas outras denominações como: megacólon atóxico agudo, pseudo-obstrução idiopática do cólon e dilatação cólica não obstrutiva.

Esta síndrome tem grande importância clínica pelo fato de que quando ocorrem complicações, representadas pela isquemia e observadas em 7 a 10% das vezes, ou perfuração intestinal, desenvolvida em 3 a 15%, dos casos há elevada taxa de mortalidade que varia de 30 a 75%.[2-8]

FISIOPATOLOGIA

A hipótese inicial de Ogilvie sugeria que a estimulação parassimpática excessiva e sem oposição, causada pela invasão da inervação simpática retroperitoneal seria a causa do espasmo distal simulando uma obstrução por hipertonia, no entanto, estudos mais modernos da fisiologia do cólon não confirmam esta hipótese.

Outra hipótese que foi considerada durante bom tempo foi a da estimulação simpática excessiva defendida por MacColl *et al.* e Lee *et al.*[9,10] Sua sustentação reside no fato de se estabelecer um quadro de íleo adinâmico no período pós-operatório imediato e nas situações de trauma e inflamação abdominal, o que estaria relacionado com a irritação ou com a superestimulação do sistema nervoso simpático, que suprimiria o parassimpático, causando o distúrbio motor. Esta situação é observada quando ocorre fratura de arcos costais e ruptura de aneurisma da aorta abdominal.

O que se aceita nos dias atuais é de que não haja hipertonia dos segmentos cólicos distais e sim um déficit do sistema nervoso parassimpático sacral colaborando para atonia.[7,8,11,12] Corroborando esta teoria estão também a semelhança clínica desta síndrome com o "megacólon aglanglionar ou doença de hirschsprung", e o achado radiológico frequente de término da coluna de gás no ângulo esplênico, onde ocorre a transição entre os territórios da inervação vagal e parassimpática sacral.

No final da década de 1960, Catchpole realizou os primeiros estudos com guanetidina (um bloqueador adrenérgico) e neostigmina (um agente parassimpaticomimético) no tratamento clínico da POAC, com resultados favoráveis.[13,14] No entanto, só no início da década de 1990, resultados semelhantes foram divulgados e difundidos por Hutchinson e Griffiths,[15] confirmando ser este o melhor caminho no tratamento clínico desta síndrome. Outros autores, como Stephenson *et al.*,[16,17] Turégano-Fuentes *et al.* e Ponec usaram exclusivamente a neostigmina com resultados superponíveis aos de Hutchinson e Griffiths, demonstrando que esta síndrome ocorre em decorrência da supressão do sistema nervoso parassimpático sacral.[18,19]

Assim sendo, a distensão cólica, ao se instalar, evolui de forma progressiva e se faz notar mais nos segmentos proximais, levando a aumento gradativo da pressão intraluminal, que pode ter como consequência o déficit circulatório local que pode gerar isquemia grave ou, ainda, a ruptura das camadas da parede cólica, fatores que, associada ou isoladamente, causam perfuração (Figs. 41-1 e 41-2).

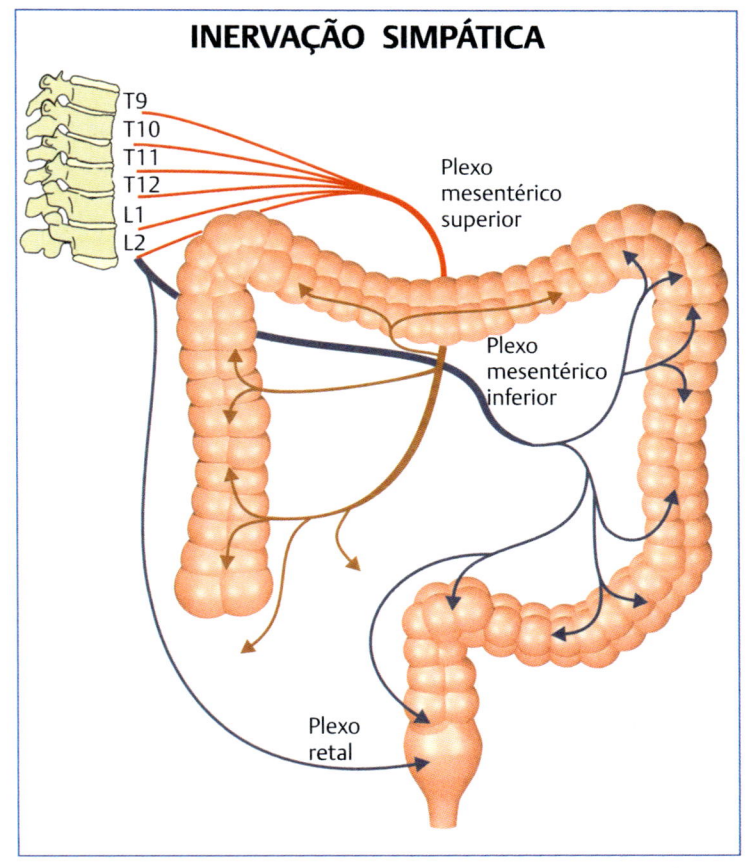

Fig. 41-1. Inervação simpática do cólon. Em vermelho: raízes nervosas de T_9 a L_2 dirigem-se ao plexo mesentérico superior e daí distribuem-se para o cólon direito e transverso. Em azul: a inervação simpática do cólon esquerdo origina-se das raízes de L_2, que seguem por duas vias: 1. plexo mesentérico inferior, cujas fibras acompanham os ramos da artéria mesentérica inferior e o nervo simpático pré-sacral; 2. plexo retal.

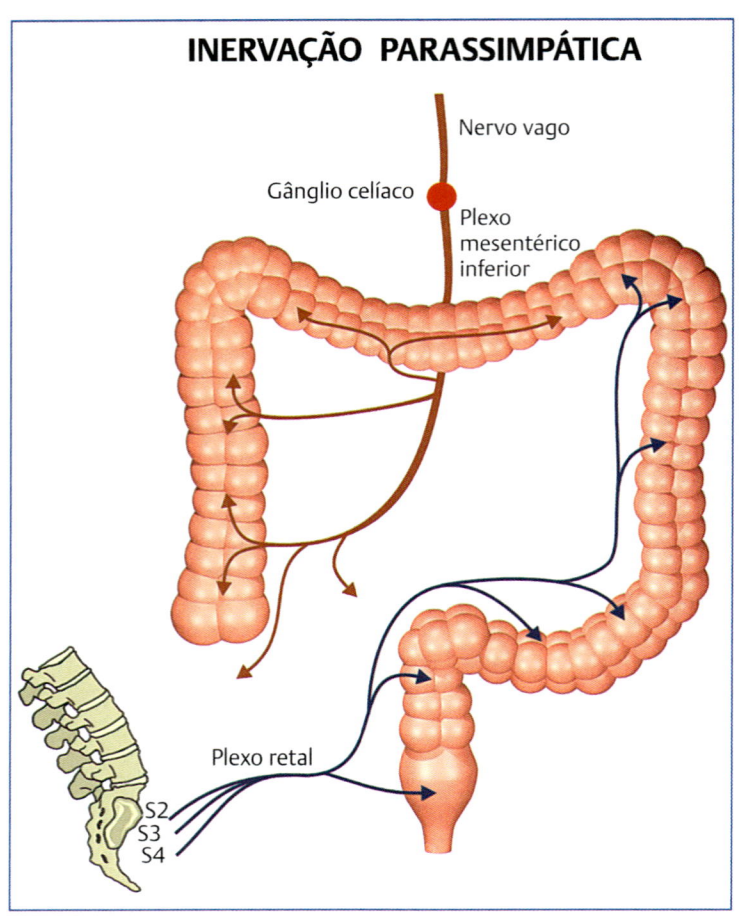

Fig. 41-2. Inervação parassimpática do cólon. Em vermelho: a inervação parassimpática do cólon direito e transverso se faz pelo nervo vago.
Em azul: o cólon esquerdo, no entanto, recebe inervação parassimpática do plexo retal, que, por sua vez, é formado por fibras oriundas das raízes nervosas de S_2 a S_4.

EPIDEMIOLOGIA

A pseudo-obstrução aguda do cólon acomete, predominantemente, indivíduos com mais de 60 anos de idade, havendo ligeira predominância no sexo masculino (1,5 a 2:1). Não há variações quanto à etnia.[20,21]

Consiste em afecção pouco frequente, acometendo 0,06% dos pacientes hospitalizados.

Praticamente todos os pacientes portadores desta síndrome encontram-se acamados por período superior a 3,5 dias,[20] ou seja, a imobilidade é, sem dúvida, um dos mais importantes e o mais frequente. A concomitância de outros fatores predisponentes ou associados oscila de 88 a 94,5%.[3,21]

Estes fatores podem ser divididos em: cirúrgicos, clínicos e medicamentosos.

Dentre os cirúrgicos, os mais comuns são as cirurgias ginecológicas, obstétricas, ortopédicas, urológicas, cardiopulmonares e neurológicas, podendo representar de 49 a 83% do total, e o trauma não operatório (fraturas, queimaduras, trauma fechado etc.).[11,21] Já os clínicos são representados por complicações infecciosas, cardíacas, neurológicas, pulmonares, renais, metabólicas, o câncer e outras, correspondendo a até 67% dos casos.[21] As causas medicamentosas estão associadas ao uso recente e/ou atual de narcóticos (opiáceos), fenotiazídicos, antidepressivos tricíclicos, anticolinérgicos, bloqueadores de cálcio, bloqueadores H2, e outros. Recentemente, a gravidez passou a ingressar na etiologia da pseudo-obstrução aguda do cólon.[22] A síndrome de Ogilvie raramente é observada em pacientes jovens. Quando isto ocorre, geralmente, são jovens grávidas que são submetidas à cesariana.[23]

A pseudo-obstrução aguda do cólon é relativamente incomum, por exemplo, ela ocorre em apenas 0,05% dos casos de cirurgia cardíaca e 0,29% de casos de grandes queimados.[24]

A presença de dois ou mais destes fatores, em um mesmo paciente, é muito comum nesta afecção.

QUADRO CLÍNICO E EVOLUTIVO

A pseudo-obstrução aguda do cólon é uma situação transitória que, quando tratada de forma adequada, resolve-se em alguns dias.

A distensão abdominal está presente em praticamente todos os pacientes e tende a ser progressiva. Dor abdominal de intensidade fraca a moderada, frequentemente difusa e em cólica, é observada em 83% dos casos.[21]

Outros sintomas e sinais clínicos também observados são: náuseas (63%), vômitos (57%), constipação (51%), diarreia (41%) e febre (37%).[21]

A presença de febre e sinais de peritonismo (78 e 87% das vezes, respectivamente) está fortemente associada à instalação de suas complicações mais graves, a isquemia e a perfuração do cólon.[21]

Por estes pacientes apresentarem fatores e/ou outras doenças associadas, existe alta taxa de mortalidade, que excluídas as causas intestinais chega a 16,6%,[20] e levando-se em consideração as complicações intestinais, esta taxa atinge a cifra de 46%.[11]

DIAGNÓSTICO

Exames laboratoriais, como a dosagem de eletrólitos séricos (sódio, potássio, cálcio, magnésio), são importantes como investigação inicial desta afecção. Leucocitose é um achado comum desta morbidade, no entanto, se $\geq$ 15.000/mL, deve-se pensar nas complicações mais sérias como isquemia ou perfuração.[25]

A radiografia simples de abdome é o exame mais efetivo no diagnóstico e acompanhamento evolutivo da pseudo-obstrução aguda.[26,27]

Os achados que a distinguem do quadro obstrutivo orgânico são a presença das haustrações cólicas preservadas, praticamente sem níveis hidroaéreos no lúmen, e identificação dos contornos cólicos, além de importante distensão, preferencialmente do hemicólon direito, sinais estes que são mais bem observados nas radiografias realizadas em posição ortostática (Fig. 41-3).[21]

Em pacientes com válvula ileocecal incompetente, a coluna de gás pode ser parcialmente transferida para o intestino delgado, o que torna mais difícil o diagnóstico.

Após o estabelecimento do diagnóstico radiológico e introdução das medidas terapêuticas iniciais, o acompanhamento evolutivo deve incluir radiografias a cada 12 horas.

Vários autores tentaram correlacionar o diâmetro cecal transversal observado e medido nas radiografias simples de abdome, sendo necessário instalar medidas terapêuticas mais agressivas, como tratamento endoscópico ou cirúrgico, a fim de evitar as complicações mais graves desta síndrome, representadas pela isquemia e pela perfuração, e que estão relacionadas com altas taxas de morbimortalidade.

Estudos clássicos realizados por Lowman e Davis revelaram que o diâmetro cecal máximo deve ser inferior a 9 cm para que não ocorra risco de complicação.[28]

No entanto, na revisão realizada por Vaneck[21] não foi observada qualquer complicação com diâmetro cecal inferior a 12 cm,

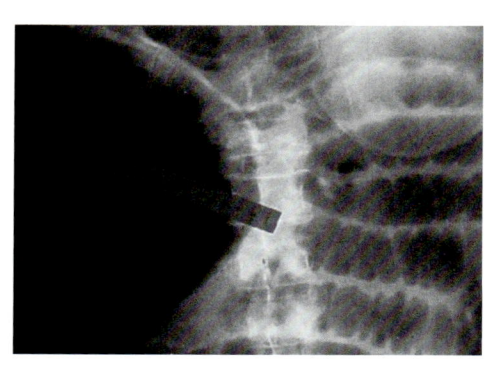

Fig. 41-3. Esta radiografia simples de abdome realizada em leito de UTI, com o paciente em decúbito dorsal, demonstra importante distensão do cólon direito, apresentando o ceco diâmetro transversal superior a 9 cm. Nota-se, também, presença de sonda nasoenteral em epigástrio.

sendo que há risco dobrado desta ocorrência quando o diâmetro cecal excede 14 cm.

Porém, há casos descritos de cecos com diâmetros de até 25 cm sem complicações,[29] provavelmente por causa de a distensão cólica ser lenta e progressiva.

A presença de pneumoritônio ao exame radiográfico simples denota quadro perfurativo necessitando-se de intervenção cirúrgica imediata.

Algumas vezes há bloqueio imediato da perfuração cólica, pelo epíploon ou víscera próxima, não permitindo seu diagnóstico precoce por radiografia. Nestes casos, onde também estão associados sinais de peritonismo e ou febre, a tomografia computadorizada do abdome pode ser de grande auxílio, revelando diminutos pneumoperitônios e confirmando a necessidade de abordagem cirúrgica.

Alguns autores ainda julgam fundamental a realização de enema com contraste hidrossolúvel para a exclusão de lesões obstrutivas e, assim, a confirmação diagnóstica deste quadro funcional.[17,18,30] Este procedimento também é descrito como terapêutico por outros autores,[21] pelo fato de o contraste ser hiperosmolar, o que acabaria induzindo uma diarreia aquosa. Outrossim, não deve ser realizado quando houver suspeita ou iminência de perfuração cólica.

TRATAMENTO
Clínico

As condutas iniciais a serem tomadas devem ser, sempre que possível, a retirada dos fatores predisponentes e a estabilização dos associados.

Medidas simples, como a mobilização e a troca de decúbitos do paciente no leito, de per si, podem ser úteis.[31]

O estabelecimento de jejum, oral e enteral, e a correção da hidratação e dos distúrbios eletrolíticos do paciente também fazem parte das primeiras medidas a serem executadas.

Em muitos casos há necessidade de sondagem nasogástrica para diminuir a distensão abdominal.

Por estas medidas, ditas conservadoras, aproximadamente 85% dos pacientes podem evoluir bem, sem necessidade de outras condutas complementares,[15] em um período médio de 3 dias.

Sloyer, usando unicamente esta abordagem conservadora, obtiveram sucesso terapêutico em 23 de 25 pacientes cancerosos (96%) portadores desta síndrome.[32]

Com a finalidade de se abreviar o quadro, e então reduzir o período de internação, evitando-se eventual piora clínica e nutricional, algumas outras condutas podem ser tomadas.

Drogas Pró-Cinéticas

O uso de drogas pró-cinéticas foi utilizado praticamente desde o início do conhecimento desta síndrome.

A metoclopramida (derivada da benzamida) foi uma delas, assim como os anticolinesterásicos (neostigmina). No entanto, em decorrência de intensas cólicas abdominais que ocorrem com o uso da segunda, sem se observar melhora clínica significativa, ela acabou por ser abandonada.

No entanto, novos estudos iniciados na década de 1990 trouxeram novos conhecimentos nesta área.

A cisaprida, uma nova benzamida, foi utilizada em uma paciente, por MacColl,[9] por via endovenosa, com remissão total do quadro. Acredita-se que seu mecanismo de ação seja por meio de estímulo colinérgico indireto, aumentando a liberação de acetilcolina nos plexos intramurais. Logo após este relato iniciou-se o emprego de doses entre 40 e 80 mg/dia, por via oral, nos indivíduos portadores desta afecção com bons resultados, abreviando o período de convalescença.[33,34] Como principais efeitos colaterais desta droga podemos ter diarreia, cefaleia e sonolência. Infelizmente, este agente farmacológico foi retirado do mercado.

A eritromicina, que é um antibiótico macrolídeo, cuja estrutura é semelhante à motilina, também foi utilizada nesta moléstia com bons resultados.[35-38] A motilina é um hormônio digestivo que estimula os movimentos do estômago e intestino delgado. A eritromicina agiria, então, como um agonista da motilina. As doses recomendadas variaram de 750 mg a 2 g/dia por períodos de 3 a 10 dias de tratamento.

Por fim, o uso da neostigmina, um anticolinesterásico que age como parassimpaticomimético, foi reiniciado com base, principalmente, na teoria do déficit secretor do sistema nervoso parassimpático. Inicialmente associado à guanetidina e depois como droga única, em 3 estudos prospectivos,[15,17-19] sendo o primeiro randomizado. Sua eficácia terapêutica atingiu níveis de sucesso da ordem de 75 a 92%, em período de tempo variável de 3 minutos a 4 horas, com uma única dose administrada por via endovenosa. A dose utilizada por estes autores variou de 2 a 2,5 mg de neostigmina, sendo que dois deles a utilizaram em *bolus*, com infusão de 1 a 4 minutos, e o outro a usou diluída em solução salina e infundida em 1 hora. A repetição do tratamento, após 3 a 4 horas, também já foi tentada em alguns pacientes, após uma primeira dose ineficaz ou parcialmente eficaz, melhorando sua *performance*. A manutenção deste medicamento por via oral, após a reversão do quadro com o medicamento endovenoso, também já foi utilizada.

São contraindicações para sua utilização o uso concomitante de betabloqueadores, acidose metabólica ou infarto miocárdico recente, em razão da possibilidade de bradicardia induzida por esta droga, podendo levar a graves arritmias. Assim sendo, todos os pacientes devem ser mantidos sob monitoramento cardíaco contínuo, tendo-se à mão seu antagonista (atropina, na dose de 600 microgramas, usada em *bolus*) para eventuais emergências. Como efeitos colaterais mais frequentes foram descritos: sialorreia, vômitos, cólicas abdominais e bradicardia.

As últimas revisões sobre o tratamento clínico desta síndrome aferem à neostigmina o principal papel como agente terapêutico desta.[39-41] O primeiro ensaio clínico aberto do uso de neostigmina para POAC foi descrito por Hutchinson em 1992.[15] Depois dele, outros estudos abertos foram realizados. Considerando a eficácia clínica da neostigmina demonstrada em múltiplos relatos de casos prévios de pacientes com POAC, alguns estudos randomizados de baixo impacto foram realizados, o que também comprovou sua eficácia. Portanto, era lógico considerar que, quando a paralisia funcional do cólon existe, uma vez excluída a obstrução mecânica, é utilizada a abordagem farmacológica. Até onde sabemos, existem duas revisões sistemáticas sobre a eficácia da neostigmina para o POAC:[42,43] uma de Saunders, em 2005 (5 ensaios abertos, 2 análises retrospectivas e apenas 1 estudo randomizado), e uma de Elsner, em 2012 (8 estudos prospectivos).[44,43] Ensaios, 3 estudos observacionais retrospectivos, 9 relatos de casos e apenas 1 estudo randomizado). Para os dois autores, o estudo de Ponec foi o único estudo randomizado incluído.[19] A primeira abordagem metanalítica descrita por R.G.L. Valle, F.L. Godoy que fornece evidências consistentes de sua utilidade clínica, avaliando quatro estudos randomizados com placebo como comparador.[45] Descobrimos que a neostigmina é muito eficaz na resolução de ACPO, com eficácia de aproximadamente 90% *versus* menos de 15% com o tratamento conservador. O tempo de resolução não foi analisado porque essa informação estava disponível apenas em uma fonte, que relatou um tempo médio de resposta de 4 minutos.[19] Além disso, a dose ideal de neostigmina ainda permanece em debate.[44]

Laxativos e Enteroclismas

Os laxativos ou purgativos por via oral não devem ser empregados nestes pacientes, pois podem agravar o quadro clínico.

No entanto, na fase inicial de instalação desta afecção, estimulantes retais de baixo volume contendo sorbitol (Minilax®) ou fosfato de sódio (Fleet-enema®) podem ser utilizados e repetidos algumas vezes se tiverem boa resposta clínica.

Os enteroclismas também podem ser usados sempre em pequenos volumes para se evitar maior distensão cólica, caso haja retenção destes. Servem, também, para eliminar eventuais resíduos fecais mais grosseiros no caso de eventual colonoscopia.

Sondas Retais

A utilização de sondas retais como medida clínica terapêutica é muito controversa na literatura, obtendo-se os mais diversos resultados, que variam de excelentes a péssimos.[46,47]

Não as temos utilizado em nossa prática clínica, pois além de causarem grande desconforto ao paciente, são facilmente expelidas com as mudanças de decúbito e nos parecem ineficazes.

Endoscópico

A colonoscopia foi inicialmente utilizada em 1977, por Kukora e Dent, com bons resultados, expressando um sucesso inicial de 81%, com 15% de recorrência, 2% de complicações e 1% de mortalidade relacionada com o método.[48,49]

Outro artigo de revisão realizado por Vaneck e Al-Sati, no entanto, relatava mortalidade de 13%, cifra esta elevada, mas comparável à obtida com tratamento clínico (13%), e menor que a da série de pacientes operados (30%).[21]

Mais um relato de experiência pessoal por Jetmore,[20] de 48 casos, no início da década de 1990, revelou taxas de 84% de sucesso, 30% de recorrência e 0% de morbidade e de mortalidade.

Finalmente, em ampla revisão efetuada por Rex em 1999, agrupando 24 diferentes estudos, verificou que 69% dos pacientes foram satisfatoriamente tratados com uma única colonoscopia descompressiva, enquanto a taxa de recorrência ficou em até 40%.[4]

Infelizmente não existem estudos comparativos prospectivos e randomizados, entre a colonoscopia e o tratamento clínico, que possam aferir sua real indicação e resultado.

Desta forma, principalmente com a maior eficácia dos tratamentos clínicos obtidos nos dias atuais, tem sido proposto que a colonoscopia seja realizada nas seguintes situações:[23,50]

1. Desconforto abdominal intenso associado à distensão abdominal excessiva, principalmente com a presença de diâmetro cecal superior a 12 cm à radiografia simples do abdome.
2. Falha da terapêutica clínica por período superior a 48 horas.
3. Presença de um fator predisponente, como o uso de narcóticos, que rapidamente restitua a distensão abdominal.
4. Falha na resposta à terapêutica medicamentosa com uso de neostigmina endovenosa.[4,51]

A execução técnica do exame difere um pouco dos exames realizados de forma eletiva, sendo habitualmente mais difícil, em razão do alongamento e da distensão cólicos. Habitualmente não se procede a qualquer preparo do cólon. Quando muito, efetuam-se algumas lavagens prévias. O exame deve ser extremamente cuidadoso, não se devendo insistir em sua progressão caso haja dificuldades em decorrência do maior risco de perfuração. Deve-se instilar o mínimo de ar possível, sendo que alguns autores preferem utilizar o CO_2, em vez do ar ambiente, dada sua maior difusibilidade.[2]

Teoricamente, em razão dos mecanismos fisiopatológicos, deve-se procurar ultrapassar o ângulo esplênico do cólon para se obter melhores resultados. Alguns autores, não obstante, referem melhor resultado terapêutico quando se ultrapassa ao menos a flexura hepática.[51]

Caso, ao se atingir o ceco, seja observada mucosa com alterações isquêmicas e o paciente não apresente sinais clínicos de peritonismo,[2] não é necessária a indicação de tratamento cirúrgico imediato, tendo em vista que a isquemia pode ser restrita à mucosa.

Uso Associado de Tubos ou Sondas

O primeiro relato de uso de sonda descompressiva associada à colonoscopia foi feito por Bernton,[6] em 1982. Esta foi introduzida junto à ponta do colonoscópio, sendo sua extremidade proximal locada no ceco, e a distal exteriorizada pelo reto e fixada à face interna da coxa do paciente.

Uma variação técnica utilizada, inicialmente, por Messmer et al.,[52] em 1984, com a passagem de fio-guia revestido de PTFE pelo canal de trabalho do colonoscópio e posterior passagem da sonda até o ceco, utilizando-se este fio como guia, é a técnica hoje mais utilizada.

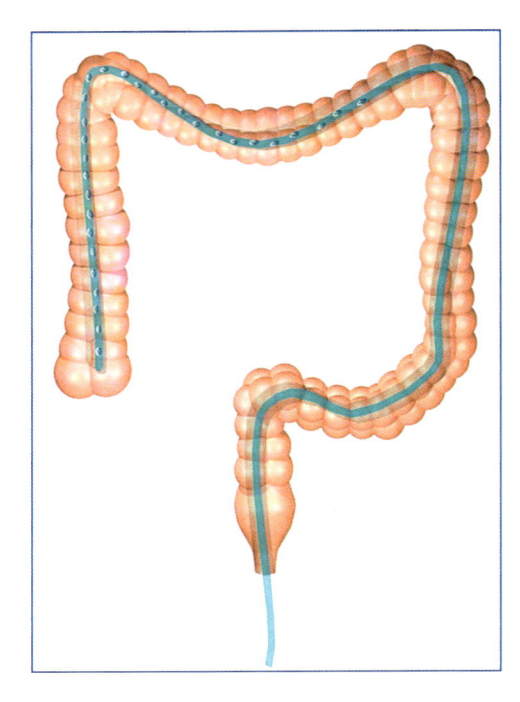

Fig. 41-4. A colocação de sonda para aspiração e drenagem do cólon pós-colonoscopia deve seguir este posicionamento, segundo Harig.

O uso de radioscopia, com injeção de contraste pela sonda, associada a este procedimento, assegura correto posicionamento da extremidade distal desta no ceco, ou pelo menos no cólon direito.[51,53]

Harig,[54] em 1988, estudando 21 pacientes com POAC, introduziu algumas pequenas modificações técnicas neste procedimento, como multiperfurar a porção mais distal da sonda (Fig. 41-4). Além disso, promoveu estudo prospectivo e randomizado comparando a colonoscopia e a sondagem com colonoscopia simples, demonstrando nítida superioridade da primeira técnica em relação à segunda (0 × 44% de recorrência, respectivamente).

É importante que se instile algum líquido para a limpeza interna desta sonda, durante sua permanência no cólon, para que esta não obstrua.

Sua permanência deve ser, em média, de 2 a 3 dias, sendo retirada assim que houver resolução satisfatória do quadro clínico.[51,53]

Cecostomia Endoscópica

Utilizando-se da técnica bem padronizada para a gastrostomia endoscópica, em 1986 foi relatada a primeira cecostomia executada por via endoscópica para o tratamento de paciente portador da síndrome de Ogilvie.[55]

Em nosso meio, Ganc et al. sugeriram modificação técnica deste procedimento, que foi utilizado em paciente octagenária, com sucesso.[56] A Figura 41-5 ilustra a técnica da cecostomia endoscópica.

No entanto, em razão de sua maior complexidade técnica e de seus altos índices de complicação e mortalidade, que variam de 15 a 30%,[19] esta técnica é reservada àqueles casos refratários às demais opções terapêuticas.[57,58]

Radiológico

Várias técnicas foram descritas ao longo dos últimos anos, utilizando-se métodos radiológicos (principalmente da tomografia computadorizada) para se executar a descompressão cólica, através de punções transparietais e colocação de cateteres ou sondas para este fim.

Sempre se teve em mente o risco de extravasamento do conteúdo fecal cólico, em peritônio livre, causando sepse. Por isso, desde o primeiro relato por Crass,[59] em 1985, o acesso lateral ou posterior à parede cólica sempre foi o almejado, procurando-se atingir a face retroperitoneal do cólon direito e evitando a cavidade peritoneal.[60]

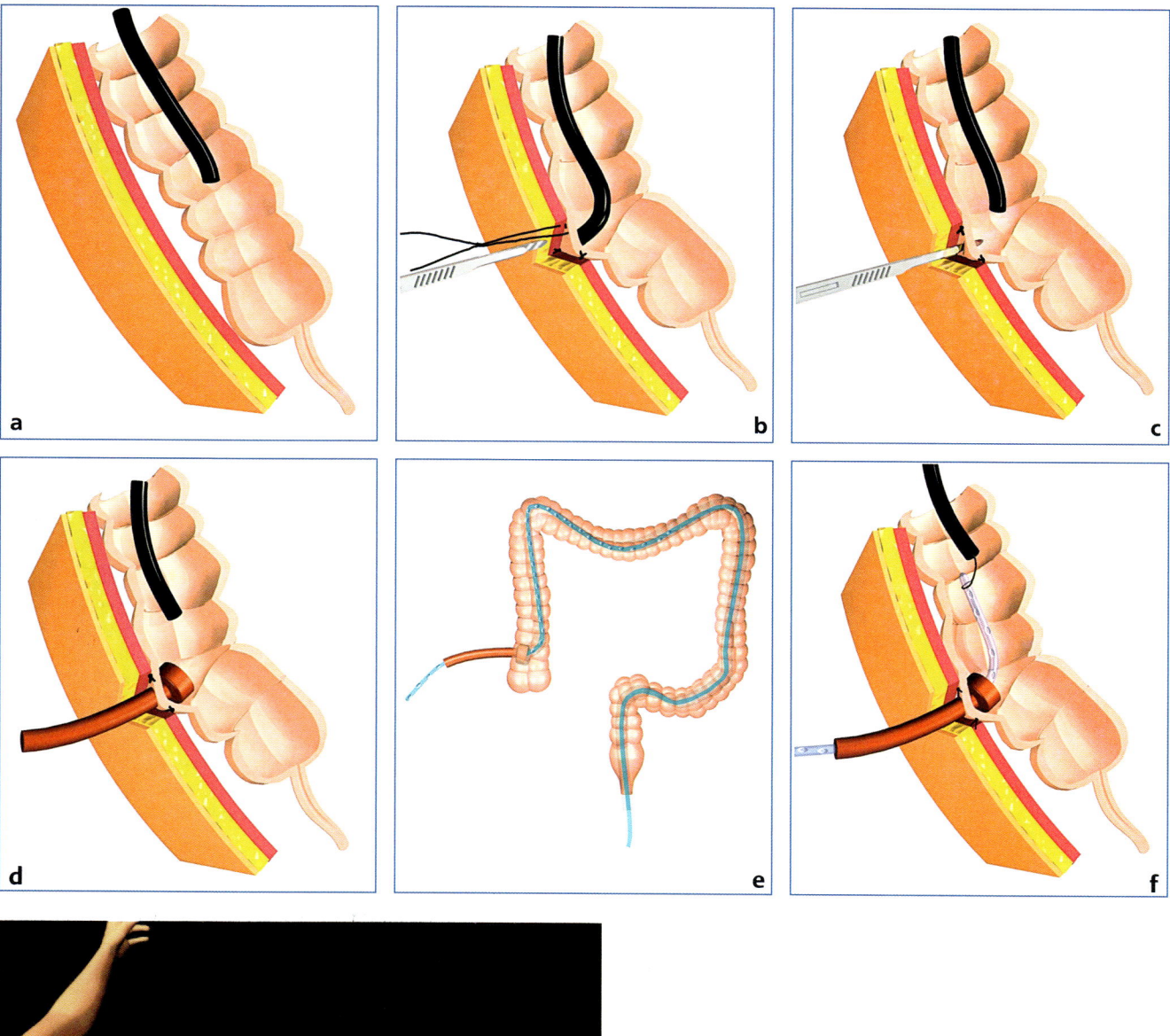

Fig. 41-5. (a) O colonoscópio é introduzido até o ascendente ou ceco, onde se testa a sua maior proximidade da parede abdominal. Sempre que possível, procura-se sua face extraperitoneal. (b) Incisa-se a pele sobre o local escolhido e prossegue-se à dissecção pelas camadas da parede abdominal até se encontrar a parede cólica. Passam-se alguns pontos de fixação da parede cólica ao peritônio e fáscia muscular. (c) O próximo passo é a incisão da parede cólica, adentrando-se ao seu lúmen (d) ao que se segue a colocação de sonda tipo "Petzer" ou "Malecot" dentro da luz cólica. (e) Finalmente, introduz-se sonda multiperfurada, por sonda da cecostomia, que é apreendida por alça de polipectomia pelo colonoscópio, e é guiada até o ânus. (f) Aspecto final do posicionamento das sondas no cólon. (g) Aspecto final da exteriorização das sondas no paciente: 1. cecostomia em fossa ilíaca ou flanco direito; 2. sonda multiperfurada exteriorizada pela cecostomia e pelo ânus.

Poucas complicações foram relatadas com o uso desta técnica, num total de 38 casos na literatura. No entanto, há relatos de infecção cutânea do local da punção em até 46% dos casos, e até um caso de celulite de rápida evolução, culminando com óbito da paciente.[61] Com a melhora técnica dos procedimentos invasivos e melhor manejo clínico do paciente, no entanto, este procedimento, nos dias atuais, deve-se associar à menor morbimortalidade.[62]

Anestésico

Considerando a hipótese da hiperestimulação do sistema simpático, que determinaria a hipertonia cólica, Lee propôs, em 1987,[10] a utilização de anestesia peridural contínua com baixas doses de bupivacaína, promovendo o bloqueio simpático temporário, sem, no entanto, obter-se grande bloqueio sensitivo ou motor do paciente.

A eficácia deste método apresentada por este mesmo autor, em relato de 1988, estudando 8 pacientes, foi de 62,5%, sendo bem próxima à obtida com a colonoscopia descompressiva.

A única complicação observada foi retenção urinária em um paciente, necessitando sondagem vesical de demora para sua resolução.

Todos os pacientes que responderam a esta modalidade terapêutica assim o fizeram em período não superior a 2 horas. Há também recente relato, empregando-se este método com sucesso, por outros autores.[63]

Cirúrgico

Vários procedimentos cirúrgicos foram propostos para o tratamento desta síndrome.

Nos dias atuais, no entanto, a cirurgia limita-se somente ao tratamento das complicações desta afecção, ou seja, nos casos de isquemia grave e perfuração.

Assim sendo, o único procedimento cirúrgico viável nestas situações seria o da ressecção do segmento comprometido, com anastomose primária ou exteriorização de uma ou ambas as bocas intestinais.

Por estar limitada aos casos mais graves, esta abordagem terapêutica é a que se associa aos piores resultados, com altos índices de morbimortalidade (de 40 a 75%).[21] Com o advento da laparoscopia, há relatos de exploração diagnóstica e realização de estoma por meio deste acesso.[24]

A nosso ver, no entanto, consideramos a distensão abdominal acentuada como contraindicação absoluta desta via de acesso, em razão da alta morbidade e de índices de conversão, frente a esta manifestação clínica.

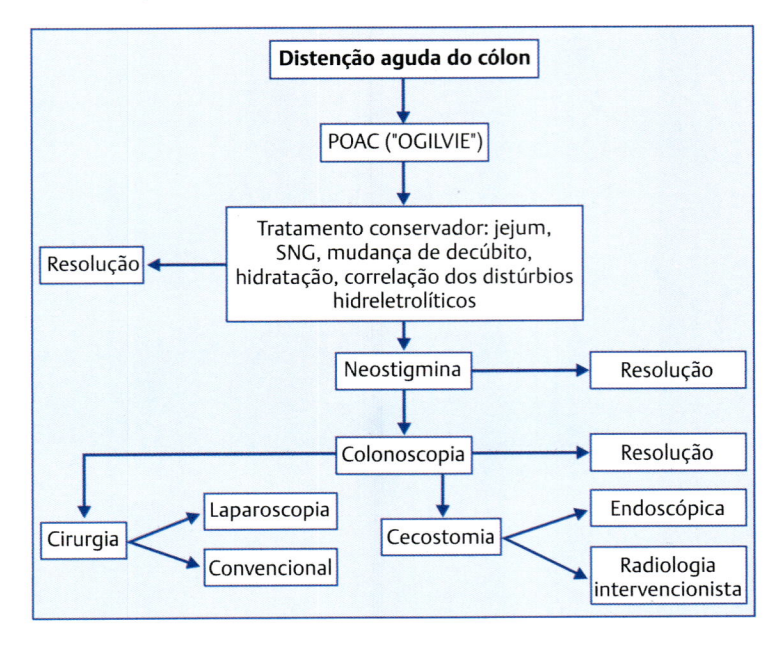

REFERÊNCIAS BIBLIOGRÁFICAS

1. Ogilvie H. Large intestine colic due to sympathetic deprivation. A new clinical syndrome. Br Med J 1948;2:671-3.
2. Fiorito JJ, Schoen RE, Brandt LJ. Pseudo-obstruction associated with colonic ischemia: successful management with colonoscopic decompression. Am J Gastroenterol 1991;86:1472-6.
3. Nanni G, Garbini A, Luchetti P et al. Ogilvie's syndrome (acute colonic pseudo-obstruction): review of the literature (October 1948 to March 1980) and report of four additional cases. Dis Colon Rectum 1982;25:157-66.
4. Rex DK. Colonoscopy in acute colonic pseudo-obstruction (Ogilvie's syndrome). Digestive Disease Week (Orlando-USA) 16 a 19 de maio de 1999.
5. Wojtalik RS, Lindenauer SM, Kahn SS. Perforation of the colon associated with adynamic ileus. Am J Surg 1973;125:601-6.
6. Bernton E, Myers R, Reyna T. Pseudoobstruction of the colon: case report including a new endoscopic treatment. Gastrointest Endosc 1982;28:90-2.
7. Spira IA, Rodrigues R, Wolff WI. Pseudo-obstruction of the colon. Am J Gastroenterol 1976;65:397-408.
8. Spira IA, Wolff WI. Colonic pseudo-obstruction following termination of pregnancy and uterine operation. Am J Obstet Gynecol 1976;126:7-12.
9. MacColl C, MacCannell KL, Baylis B et al. Treatment of acute colonic pseudoobstruction (Ogilvie's syndrome) with cisapride. Gastroenterology 1990;98:773-6.
10. Lee JT, Taylor BM, Singleton BC. Epidural anesthesia for acute pseudo-obstruction of the colon (Ogilvie's syndrome). Dis Colon Rectum 1988;31:686-91.
11. Bachullis BL, Smith PE. Pseudo-obstruction of the colon. Am J Surg 1978;136:66-72.
12. Nivatvongs S, Vermeulen FD, Fang DT. Colonoscopic decompression of acute pseudo-obstruction of the colon. Ann Surg 1982;196:598-600.
13. Catchpole BN. Ileus: use of sympathetic blocking agents in its treatment. Surgery 1969;66:811-20.
14. Neely J, Catchpole B. Ileus: the restoration of alimentary-tract motility by pharmacological means. Br J Surg 1971;58:21-8.
15. Hutchinson R, Griffiths C. Acute colonic pseudo-obstruction: a pharmacological approach. Ann R Coll Surg Engl 1992;74:364-7.
16. Stephenson BM, Morgan AR, Drake N et al. Parasympathomimetic decompression of acute colonic pseudo-obstruction. Lancet 1993;342:1181-2.
17. Stephenson BM, Morgan R, Salaman JR et al. Ogilvie's syndrome: a new approach to an old problem. Dis Colon Rectum 1995;38:424-7.
18. Turégano-Fuentes F, Muñoz-Jiménez F, Del Valle-Hernández E et al. Early resolution of Ogilvie's syndrome with intravenous neostigmine. Dis Colon Rectum 1997;40:1353-7.
19. Ponec RJ, Saunders MD, Kimmey MB. Neostigmina para o tratamento da pseudo-obstrução colônica aguda. GED 1999;18:125-6.
20. Jetmore AB, Timmcke AE, Gathright Jr. JB et al. Ogilvie's syndrome: colonoscopic decompression and analysis of predisposing factors. Dis Colon Rectum 1992;35:1135-42.
21. Vanek VW, Al-Salti M. Acute pseudo-obstruction of the colon (Ogilvie's syndrome). An analysis of 400 cases. Dis Colon Rectum 1986;29:203-10.
22. Tempfer CB, Dogan A, Hilal Z, Rezniczek GA. Acute colonic pseudoobstruction (Ogilvie's syndrome) in gynecologic and obstetric patients: case report and systematic review of the literature. Arch Gynecol Obstet 2019 July;300(1):117-26.
23. Reeves M, Frizelle F, Wakeman C, Parker C. Acute colonic pseudo-obstruction in pregnancy. ANZ J Surg 2015 Oct;85(10):728-33.
24. Duh QY, Way LW. Diagnostic laparoscopy and laparoscopic cecostomy for colonic pseudo-obstruction. Dis Colon Rectum 1993;36:65-70.
25. Dorudi S, Berry AR, Kettlewell MG. Acute colonic pseudo-obstruction. Br J Surg 1992;79:99-103.
26. Grassi R, Cappabianca S, Porto A et al. Ogilvie's syndrome (acute colonic pseudo-obstruction): review of the literature and report of 6 additional cases. Radiol Med (Torino) 2005;109:370-5.
27. Dite P, Lata J, Novotny I. Intestinal obstruction and perforation – the role of the gastroenterologist. Dig Dis 2003;21:63-7.
28. Lowman RM, Davis L. An evaluation of cecal size in impending perforation of the cecum. Surg Gynecol Obstet 1956;103:711-8.
29. Baker DA, Morin ME, Tan A et al. Colonic ileus: indication for prompt decompression. JAMA 1979;241:2633-4.
30. Villar HV, Norton LW. Massive cecal dilation: pseudoobstruction versus cecal volvulus? Am J Surg 1979;137:170-4.
31. Henry MJ. Management of Ogilvie's syndrome. Gastrointest Endosc 1997;45:540.
32. Sloyer AF, Panella VS, Demas BE et al. Ogilvie's syndrome. Successful management without colonoscopy. Dig Dis Sci 1988;33:1391-6.
33. Camilleri M, Brown ML, Malagelada JR. Impaired transit of chyme in chronic intestinal pseudo-obstruction: correction by cisapride. Gastroenterology 1986;91:619-26.
34. Cohen NP, Booth IW, Parashar K et al. Successful management of idiopathic intestinal pseudo-obstruction with cisapride. J Pediatr Surg 1988;23:229-30.
35. Armstrong DN, Ballantyne GH, Modlin IM. Erythromycin for reflex ileus in Ogilvie's syndrome. Lancet 1991;337:378.
36. Berger SA, Keshavarzian A, DeMeo MT et al. Erythromycin in chronic intestinal pseudo-obstruction. J Clin Gastroenterol 1990;12:363.
37. Bonacini M, Smith OJ, Pritchard T. Erythromycin as therapy for acute colonic pseudo-obstruction (Ogilvie's syndrome). J Clin Gastroenterol 1991;13:475-6.
38. Miller SM, O'Dorsio TM, Thomas FB et al. Erythromycin exerts a prokinetic effect in patients with chronic idiopathic intestinal pseudo-obstruction. Gastroenterology 1990;98:A375.
39. Fazel A, Verne GN. New solutions to an old problem: acute colonic pseudo-obstruction. J Clin Gastroenterol 2005;39:17-20.
40. Saunders MD. Acute colonic pseudoobstruction. Curr Gastroenterol Rep 2004;6:410-6.
41. De Giorgio R, Barbara G, Stanghellini V et al. Review article: the pharmacological treatment of acute colonic pseudo-obstruction. Aliment Pharmacol Ther 2001;15:1717-27.
42. Mander R, Smith GD. A systematic review of medical diagnosis of Ogilvie's syndrome in childbearing. Midwifery. 2008 Nov 17.
43. Elsner JL, Smith JM, Ensor CE. Intravenous neostigmine for postoperative acute colonic pseudo-obstruction. Ann Pharmacother 2012;46:430e5.
44. Saunders1 MD, Kimmey MB. Systematic review: acute colonic pseudo-obstruction. Aliment Pharmacol Ther 2005 Nov 15;22(10):917e25.

45. Valle RGL, Godoy FL. Annals of Medicine and Surgery 2014;3:60e64.
46. Camilleri M. Review article: tegaserod. Aliment Pharmacol Ther 2001;15:277-89.
47. Clayman RV, Reddy P, Nivatvongs S. Acute pseudo-obstruction of the colon: a serious consequence of urologic surgery. J Urol 1981;126:415-7.
48. Kukora JS, Dent TL. Colonoscopic decompression of massive nonobstructive cecal dilation. Arch Surg 1977;112:512-7.
49. Anuras S, Shirazi SS. Colonic pseudo-obstruction. Am J Gastroenterol 1984;79:525-32.
50. Saunders MD, Cappell MS. Endoscopic management of acute colonic pseudo-obstruction. Endoscopy 2005;37:760-3.
51. Messmer JM, Wolper JC, Loewe CJ. Endoscopic-assisted tube placement for decompression of acute colonic pseudo-obstruction. Endoscopy 1984;16:135-6.
52. Corrêa PAFP, Paccos JL. Pseudo-obstrução e vólvulo. In: Quilici FA, Grecco ED. *Colonoscopia*. São Paulo: Lemos Editorial; 2000. p. 309-24.
53. Harig JM, Fumo DE, Loo FD et al. Treatment of acute nontoxic megacolon during colonoscopy: tube placement versus simple decompression. Gastrointest Endosc 198834:23-7.
54. Ponsky JL, Aszodi A, Perse D. Percutaneous endoscopic cecostomy: a new approach to nonobstructive colonic dilatation. Gastrointest Endosc 1986;32:108-11.
55. Ganc AJ, Netto AJ, Morrell AC et al. Transcolonoscopic extraperitoneal cecostomy: a new therapeutic and technical proposal. Endoscopy 1988;20:309-12.
56. Ramage JI Jr, Baron TH. Percutaneous endoscopic cecostomy: a case series. Gastrointest Endosc 2003;57:752-5.
57. Thompson AR, Pearson T, Ellul J, Simson JN. Percutaneous endoscopic colostomy in patients with chronic intestinal pseudo-obstruction. Gastrointest Endosc 2004;59:113-5.
58. Crass JR, Simmons RL, Frick MP et al. Percutaneous decompression of the colon using CT guidance in Ogilvie syndrome. AJR 1985;144:475-6.
59. Van Sonnenberg E, Varney RR, Casola G et al. Percutaneous cecostomy for Ogilvie syndrome: laboratory observations and clinical experience. Radiology 1990;175:679-82.
60. Maginot TJ, Cascade PN. Abdominal wall cellulitis and sepsis secondary to percutaneous cecostomy. Cardiovasc Intervent Radiol 1993;16:328-31.
61. Chevallier P, Marcy PY, François E et al. Controlled transperitoneal percutaneous cecostomy as a therapeutic alternative to the endoscopic. Am J Gastroenterol. 2002 Feb;97(2):471-4.
62. Mashour GA, Peterfreund RA. Spinal anesthesia and Ogilvie's syndrome. J Clin Anesth 2005;17:122-3.
63. Birolini D, Birolini C. Síndrome de Ogilvie. Rev Ass Med Brasil 1992;38:106-10.

VÓLVULO

José Luiz Paccos ▪ Paulo Corrêa

INTRODUÇÃO

Denomina-se vólvulo a situação clínica onde uma alça intestinal sofre rotação do seu mesentério sobre seu próprio eixo. O cólon é a porção do trato gastrointestinal que mais frequentemente é afetada pelo vólvulo e, assim sendo, ele sofre uma torção em seu eixo mesentérico, resultando em obstrução parcial ou total de seu lúmen, com variáveis graus de prejuízo à sua circulação vascular. Geralmente os vólvulos acometem a região do cólon sigmoide (60-70%), ceco (20-40%), cólon transverso (3%) e são raros no ângulo esplênico.[1,2] Além das causas orgânicas estabelecidas que podem contribuir para a formação dos vólvulos, temos que considerar também as anormalidades de rotação intestinal. Estas são definidas como um espectro de condições que ocorrem durante o processo embriológico normal da rotação intestinal. As anormalidades de rotação intestinal causam alterações, principalmente, em crianças, porém, nos últimos anos, tem aumentado muito o reconhecimento dessa condição em adultos.[3]

EPIDEMIOLOGIA

A incidência do vólvulo do cólon mostra-se variável em diferentes áreas geográficas.

Nos países desenvolvidos, um terço dos casos ocorre em pacientes hospitalizados e com longa história de obstipação. O vólvulo do cólon é a terceira causa mais comum de obstrução cólica, após o câncer e a doença diverticular, incidindo de 1 a 7% dos casos de obstrução intestinal nos EUA e UK.[4]

Nos países em desenvolvimento, como parte da África, Irã, Paquistão, Turquia e América do Sul, podem contribuir com mais de 50% dos casos de obstrução do cólon.[4-9]

No Brasil, o vólvulo do sigmoide é uma entidade clínica muito comum e tem a mesma distribuição geográfica que o megacólon chagásico, ocorrendo, predominantemente, nos estados de Goiás, Minas Gerais e Bahia, uma vez que geralmente está associado a esta afecção.[10]

Na cidade de São Paulo há também alta incidência desta ocorrência em razão da migração dos pacientes destes estados, para serem tratados neste grande centro.[7]

FATORES PREDISPONENTES

Alguns fatores anatômicos podem predispor esta afecção, como: a redundância do cólon, o alongamento do seu mesentério, ou a agenesia do mesentério, causando a aproximação dos pontos de fixação deste segmento cólico, todos favorecendo a sua rotação.

Algumas outras condições adquiridas também têm sido apontadas como fatores predisponentes, como por exemplo: o fator dietético (pela excessiva ingestão de fibras),[11,12] as doenças neuropsiquiátricas, a gravidez e o período pós-parto.[13] Estas três últimas estariam associadas à obstipação severa e progressiva, contribuindo para o alongamento e redundância do cólon.

Outras condições podem estar presentes, como a doença de Hirschsprung (ou megacólon aganglionar) e a doença de Chagas.[14]

FISIOPATOLOGIA

A rotação cólica pode variar entre 90 e 320° do seu próprio eixo. Nas menores torções, que compreendem entre 90 e 180°, também chamadas de "torções incompletas", geralmente não se observam complicações isquêmicas e o paciente pode permanecer nesta situação por vários dias. Nas maiores torções, entre 180 e 320°, também chamadas de "torções completas", a probabilidade de complicações isquêmicas, invariavelmente, está aumentada.[15]

QUADRO CLÍNICO

O quadro clínico geralmente se manifesta por sintomas de obstrução intestinal, representados mais comumente pela tríade caracterizada por dor e distensão abdominais, e parada de eliminação de gases e fezes.[15]

Como é frequente a presença de comorbidades importantes nos pacientes acometidos por vólvulo, bem como a possibilidade de distúrbios hidreletrolíticos e lesão renal causada por vômitos e desidratação, é importante realizar uma avalição clínica e laboratorial pormenorizada.

História pregressa de quadro suboclusivo de menor intensidade pode estar presente em 40 a 60% dos pacientes.[16]

No exame físico geralmente se encontra distensão abdominal em 78% dos casos,[17] com a presença de massa abdominal assimétrica à palpação do abdome.

A presença de sinais de peritonite, febre ou choque, pode ser indicativa de alteração gangrenosa no cólon.[15]

DIAGNÓSTICO

A radiografia simples de abdome pode diagnosticar o vólvulo do sigmoide, e o vólvulo cecal em 62 e 29% das vezes, respectivamente (Figs. 42-1 e 42-2).[17]

No vólvulo do sigmoide, em portadores de megacólon, o ponto de torção da alça cria a aproximação convergente dos dois segmentos intestinais, apresentando a imagem radiológica conhecida como "sinal do grão de café" ou "sinal de Friman Dahl".

O enema contrastado pode revelar o sinal radiológico chamado de "bico de pássaro" ou "chama de vela" (Fig. 42-3), apontando o ponto de torção, por ter seu fluxo parcial ou totalmente interrompido para os segmentos proximais do cólon.[15] Os estudos radiológicos contrastados nem sempre são necessários para o diagnóstico do vólvulo e podem ser potencialmente arriscados nos casos em que se suspeita de isquemia ou perfuração cólicas. Contudo, em alguns casos, eles podem conduzir à sua descompressão (de 55-65%).[18,19] A tomografia

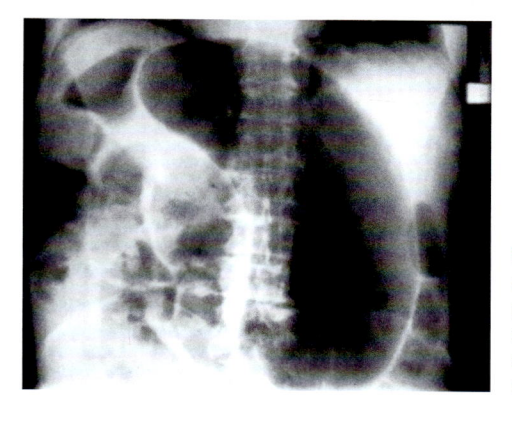

Fig. 42-1. Radiografia simples de abdome em posição ortostática: evidencia-se, em flanco esquerdo, vólvulo parcial do sigmoide.

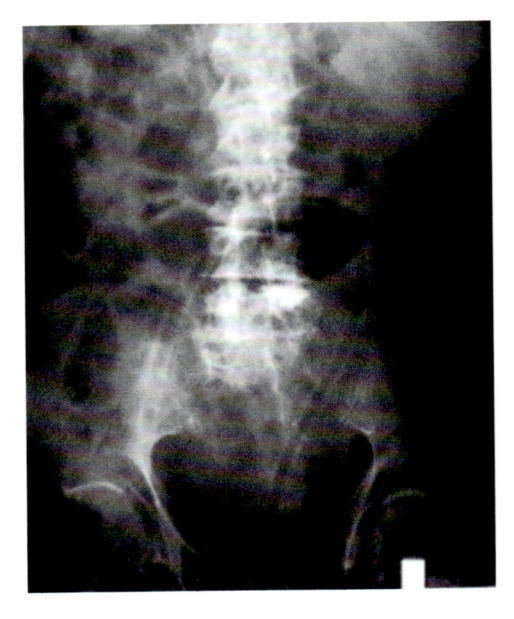

Fig. 42-2. Radiografia simples de abdome em posição ortostática. Após o tratamento endoscópico desse vólvulo, optou-se pela manutenção de sonda retal calibrosa, que foi locada acima do ponto de torção.

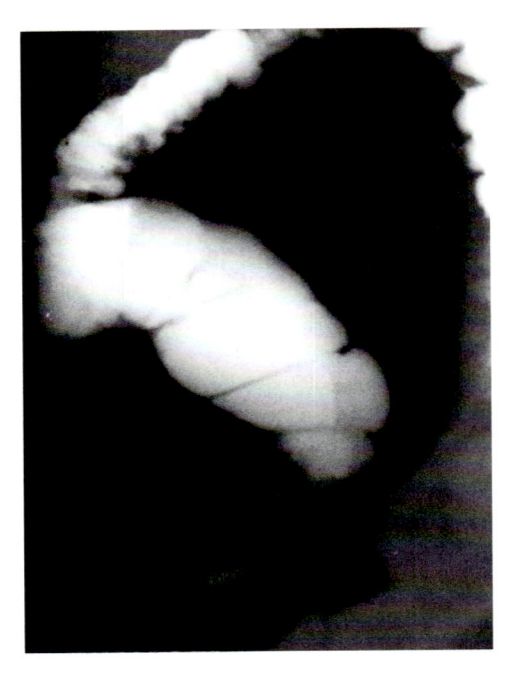

Fig. 42-3. Nesta radiografia contrastada foca-se a alça distendida, ocupada por grande quantidade de gás, e o ponto de torção, com o aparecimento de imagem em "bico de pássaro".

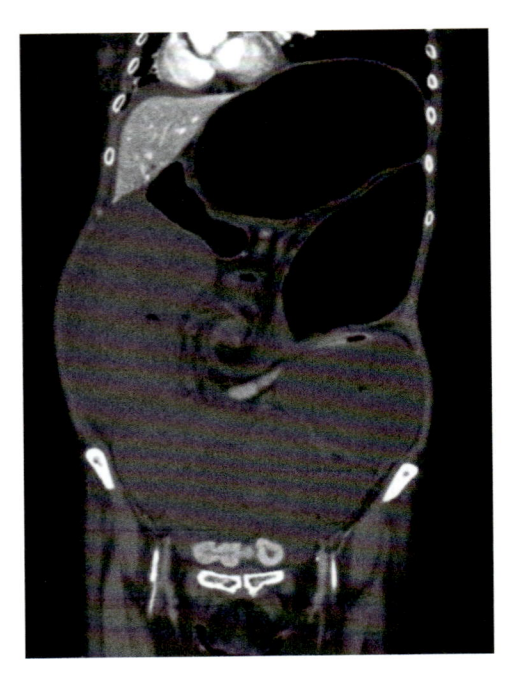

Fig. 42-4. Tomografia computadorizada de abdome (vólvulo de cólon sigmoide).

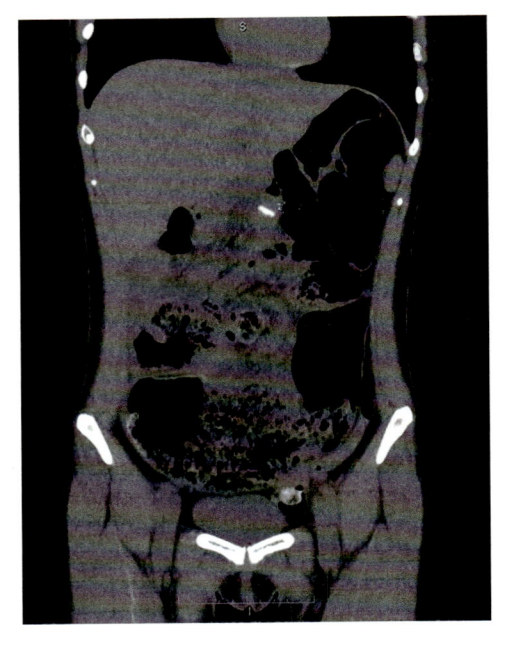

Fig. 42-5. Tomografia computadorizada de abdome (vólvulo de cólon transverso).

computadorizada é um método não invasivo, de fácil obtenção nos dias de hoje, com boa acurácia no diagnóstico tanto no vólvulo do cólon sigmoide, transverso e como no do ceco (Figs. 42-4 e 42-5). A tomografia de abdome ainda apresenta a vantagem de fornecer dados adicionais na elucidação diagnóstica, principalmente por diagnosticar complicações como perfurações e isquemia mais precocemente.

TRATAMENTO

Qualquer modalidade de tratamento que seja usada no vólvulo apresenta muitos aspectos controversos. Os altos índices de complicações e mortalidade associados à cirurgia de urgência desta afecção (aproximadamente 35%) são incontestáveis e têm conduzido a recentes tentativas de opções menos invasivas.[20]

Vólvulo do Sigmoide

A mortalidade global do vólvulo do sigmoide é de 19,7%. Eleva-se para 52,8% na presença de necrose intestinal e diminui para 12,4% quando o cólon está viável.[14]

A primeira escolha no tratamento do vólvulo do cólon sigmoide é a descompressão endoscópica por retossigmoidoscopia ou colonoscopia.

A colonoscopia apresenta índice de sucesso de 79% nesta afecção, com recorrências precoce, de 43%, e tardia, de 22%.[1,17]

A grande vantagem do tratamento utilizando os métodos endoscópicos é a possibilidade de se converter o tratamento cirúrgico de urgência em eletivo, tendo-se um período adequado para se promover o preparo do cólon, reduzindo-se a necessidade de colostomia e as taxas de morbimortalidade desta moléstia.[15]

Nos casos suspeitos de vólvulo de sigmoide deve preceder à colonoscopia um preparo distal do cólon, que poderá ser realizado por meio de enteroclisma constituído apenas de solução fisiológica morna ou mesmo água encanada, em pequeno volume (250 a 500 mL), o suficiente para se promover a limpeza mecânica dos resíduos fecais do reto e sigmoide distal.[15]

A introdução do colonoscópio deverá ser cuidadosamente realizada com pouca insuflação de ar ou uso de CO_2, evitando manobras intempestivas. Assim, com a chegada do colonoscópio ao ponto de torção, nota-se a convergência das pregas mucosas e o afilamento da luz cólica apresentando aspecto endoscópico de "funil" (Fig. 42-6), que deverá ser franqueado. A passagem do colonoscópio pela torção pode promover a saída explosiva de gases e fezes. Convenientemente deverá ser levada pelo colonoscópio uma sonda de "Levine" ou "Fouchet", presa a uma pinça de biópsia, através do ponto de torção e fixada externamente na face interna da coxa, devendo assim ser mantida por 2 a 3 dias, no intuito de evitar a recorrência.[15]

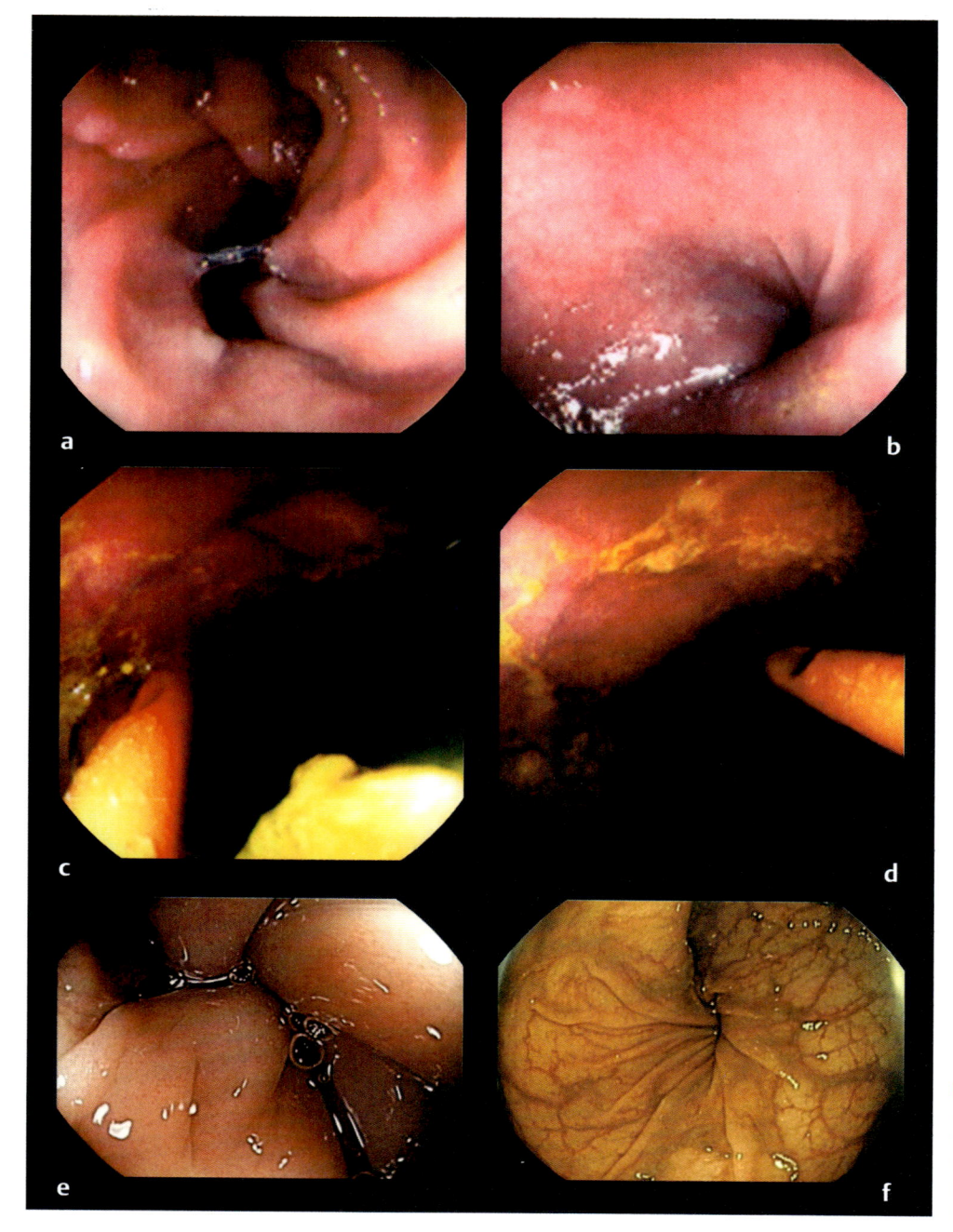

Fig. 42-6. Imagens endoscópicas da distorção do vólvulo de sigmoide: em (a, b) nota-se o ponto de torção; em (c, d) a luz dilatada do cólon a montante e a presença de sonda do tipo "Fouchet" acima do ponto de obstrução; em (e, f) pontos de torção do cólon sigmoide.

Durante o exame, a observação cuidadosa do aspecto endoscópico da mucosa deverá ser realizada de forma criteriosa para diagnosticar provável isquemia intestinal (Fig. 42-7). Caso se observe a presença de necrose intestinal, a cirurgia de urgência deve ser indicada.[15]

Existem algumas opções terapêuticas cirúrgicas a serem utilizadas, como: ressecção do cólon inviável com colostomia de proteção, lavagem transoperatória com anastomose primária ou ressecção com colostomia terminal (operação de Hartmann).

Outras alternativas cirúrgicas, sem ressecção do cólon, podem ser realizadas nos pacientes que apresentam viabilidade da alça cólica, como: a extraperitonização completa do cólon sigmoide,[21] mesossigmoidoplastia,[22,23] distorção cólica e sigmoidopexia.

A tentativa cirúrgica de distorção sem ressecção intestinal, com ou sem sigmoidopexia, tem alto índice de recorrência (maior que 38%).[24]

Pode-se, também, optar pela via laparoscópica (Fig. 42-8) para o tratamento desta afecção.[25]

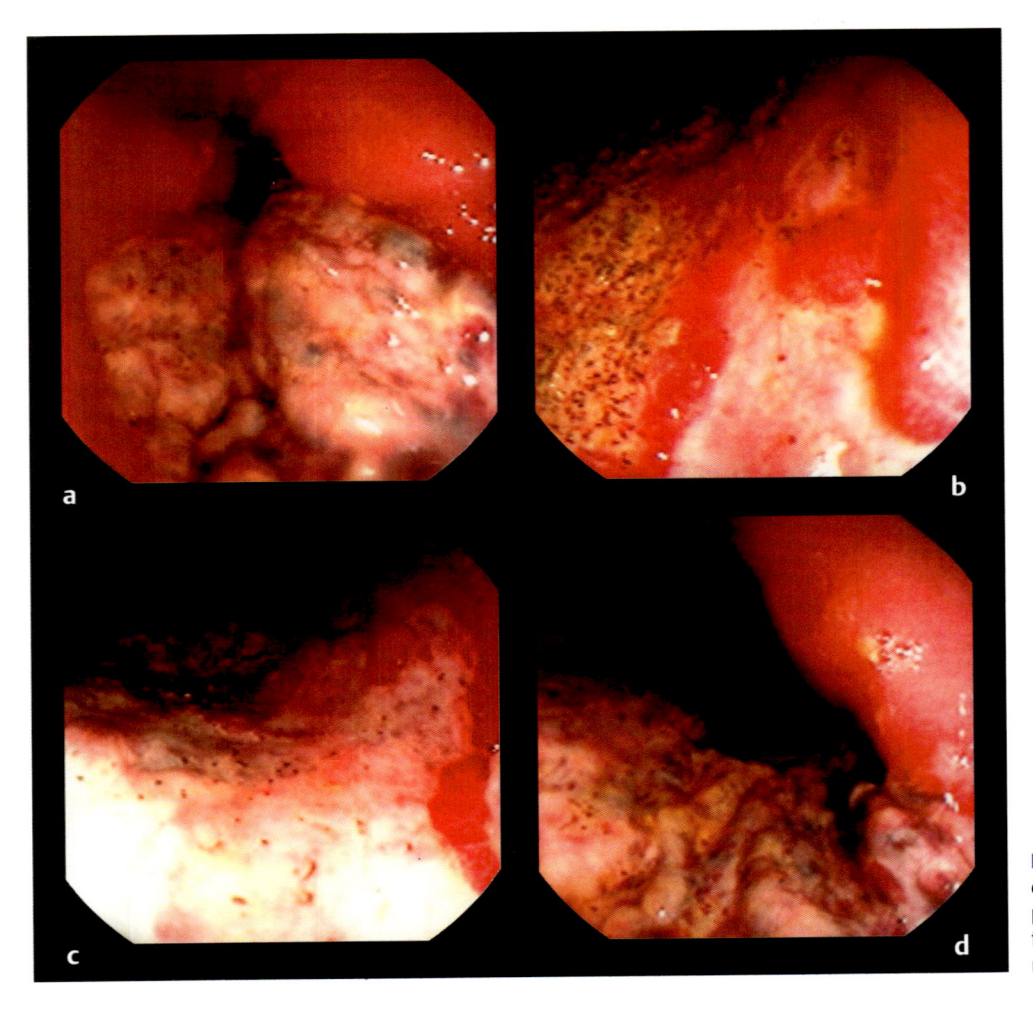

Fig. 42-7. Nesta sequência de imagens endoscópicas da distorção do vólvulo de sigmoide, pode-se observar, em (**a, d**), a presença de resíduos fecais e, em (**b, c**), lesão ulcerada isquêmica da mucosa.

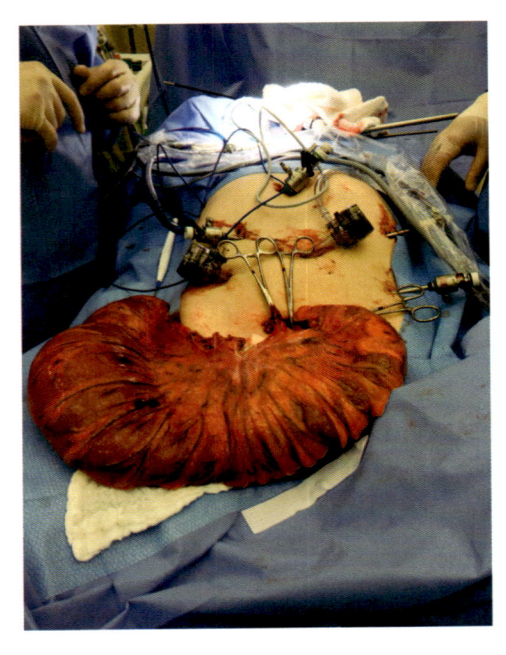

Fig. 42-8. Imagem durante a ressecção videolaparoscópica.

Vólvulo do Ceco

O tratamento do vólvulo cecal é iminentemente cirúrgico.

Há alguns casos relatados na literatura de descompressão por colonoscopia, no entanto, com altos índices de complicações.

Na presença de necrose do ceco, a ressecção do cólon direito está indicada. Quanto à reconstrução do trânsito intestinal por anastomose primária ileocólica, ou a confecção de ileostomia terminal e fístula mucosa distal (do cólon), dependerá da extensão da necrose, do tempo de operação e das condições gerais do paciente.

O tratamento cirúrgico quando o ceco apresenta viabilidade conta com algumas opções: distorção, cecopexia, cecostomia, a combinação destas técnicas, bem como ressecção. A ressecção tem baixo índice de recorrência, mas altos índices de complicações. A recorrência para os pacientes submetidos à cecopexia é de 17%.[26] A cecostomia com tubo está associada a baixo índice de recorrência (2%) e baixa mortalidade, contudo, não é isenta de complicações (como fístulas, sepse etc.).[14]

Vólvulo do Cólon Transverso e da Flexura Esplênica

Os vólvulos do cólon transverso e do ângulo esplênico são extremamente infrequentes,[27] constituindo menos de 5% do total dos casos de vólvulos cólicos (Figs. 42-9 e 42-10).[1,2]

O tratamento pode, inicialmente, ser abordado por colonoscopia, no intuito de se realizar sua descompressão.

A cirurgia eletiva proposta é, inicialmente, a ressecção com anastomose primária deste segmento cólico, e no insucesso do tratamento descompressivo por colonoscopia, a cirurgia de urgência de preferência é a ressecção com colostomia de proteção.[28]

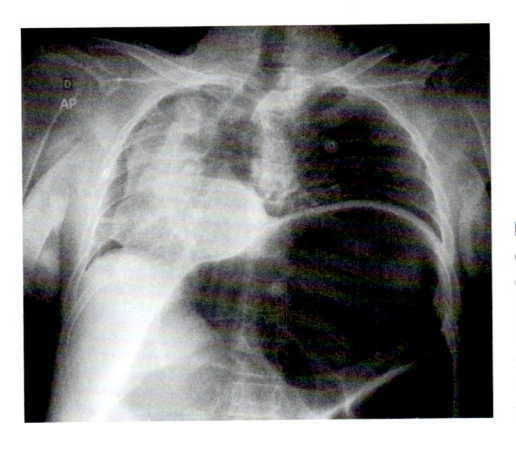

Fig. 42-9. Radiografia de tórax em PA. Nota-se grande distensão gasosa na região epigástrica e hipocôndrio esquerdo, em paciente portador de vólvulo do cólon transverso.

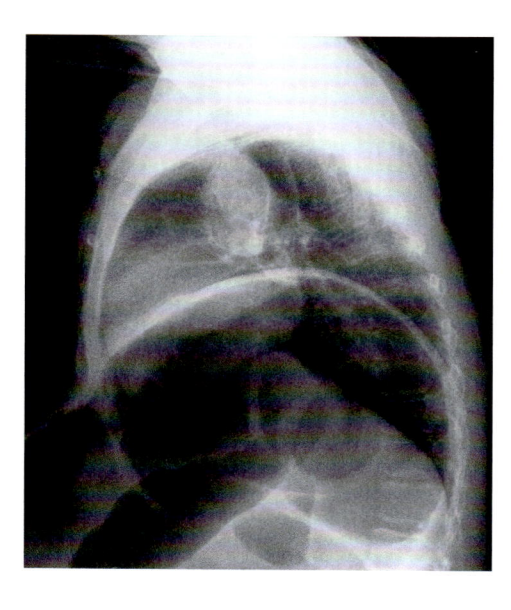

Fig. 42-10. Radiografia de tórax em perfil. Nota-se grande distensão gasosa na região anteroposterior, em paciente portador de vólvulo do cólon transverso.

REFERÊNCIAS BIBLIOGRÁFICAS

1. Ballantyne GH, Brandner MD, Beart RW et al. Volvulus of the colon. Ann Surg 1985;202:83-91.
2. Goldberg M, Lernau OZ, Mogle P et al. Volvulus of the splenic flexure of the colon. Am J Gastroenterol 1984;79:693-4.
3. Langer JC. Intestinal rotation abnormalities and midgut volvulus. Surg Clin N Am 2017;97:147-59.
4. Bagarani M, Conde AS, Longo R et al. Sigmoid volvulus in West Africa: a prospective study on surgical treatments. Dis Colon Rectum 1993;36:186-90.
5. Ahsan I, Rahman H. Volvulus of the sigmoid colon among Pathans. BMJ 1967;1:29-31.
6. Asburn HJ, Cstellanos H, Balderrana B. Sigmoid volvulus in the right altitude of the Andes: review of the 230 cases. Dis Colon Rectum 199235:250-3.
7. Gama AH, Haddad J, Simonsen O et al. Volvulus f the sigmoid colon in Brazil: a report of 230 cases. Dis Colon Rectum 1976;19:314-20.
8. Gibney ET. Sigmoid volvulus in rural Ghana. Br J Surg 1989;76:737.
9. Gulati AM, Grover NK, Tangore NK et al. Volvulus of the sigmoid colon in Delhi, India. Dis colon Rectum 1974;17:219-25.
10. Rezende MS, Oliveira CA, Martinellie JG et al. Volvo sigmoide: tratamento pela intubação decompressiva. Rev Goiana Med 1970;16:41.
11. Saidi F. The righ induce of intestinal volvulus in Iran. Gut 1969;10:838-41.
12. Scott GW. Volvulus of the sigmoid flexure. Dis Colon Rectum 1965;8:30.
13. Dachman AH. Questions and answers. AJR Am J Roentgenol 1996;166:988.
14. Frizelle FA, Wolff Bg. Colonic volvulus. Adv Surg 1996;29:131-9.
15. Corrêa P, Averbach M. Chagasic megacolon. In: RC Cohen, F Aun (Eds.). Tropical surgery. Basel, Karger landes; 1997. p. 167-79.
16. Gibney EJ. Volvulus of the sigmoid colon. Surg Gynecol Obstet 1991;173:243-55.
17. Hiltunen K-M, Syrjä H, Matikainen M. Colonic volvulus: diagnosis and results of treatment in 82 patients. Eur J Surg 1992;158:607-11.
18. Álvarez JA, González JJ, Aza J et al. Vólvulo agudo del colon sigmoideo: aspectos quirurgicos y seguimiento de 1-14 años. Rev Esp Enferm Apar Dig 1988;73:237-43.
19. Kunin N, letoquart JP, La Gamma A et al. Les volvulus du côlon: a propos de 37 cas. J Chir (Paris) 1992;129:531-6.
20. Meroño Carbajosa EA, Menárguez Pina FJ, Morales Calderón M et al. Current management of colonic volvulus: results of a treatment protocol. Rev Esp Enf Dig 1998;90:867-9.
21. Avisar E, Abramowitz HB, Lernau OZ. Elective extraperitonealization for sigmoid volvulus: an effective and safe alternative. J Am Coll Surg 1997;185:580-83.
22. Akgun Y. Mesosigmoplasty as a definitive operation in treatment of acute sigmoid volvulus. Dis Colon Rectum 1996;39:579-81.
23. Bhatnagar BNS, Sharma CLN. Nonresective alternative for the cure of nongangrenous sigmoid volvulus. Dis Colon Rectum 1998;41:381-8.
24. Werrkin MG, Aufses AH. Management of volvulus of the colon. Dis Colon Rectum 1978;21:40-5.
25. Chung CC, Kwork SPY, Leung KL et al. Laparoscopy-assisted sigmoid colectomy for volvulus. Surg Laparosc Endosc 1997;7:423-5.
26. Anderson JR. Vovulus of the colon. In: JL Cameron (Ed.). Current surgical therapy. Toronto: Decker; 1986. Part 2, p. 100-3.
27. Joshua Plorde J, Raker EJ. Transverse colon volvulus and associated Chilaiditi's Syndrome: case report and literature review. Am J Gastroenterol 1996;91:2613-6.
28. Louredo Méndez A, Castillo C, Goyanes Martinez A. Obstrucción intestinal secundaria a vólvulo del ángulo esplénico del colon. Rev Esp Enf Dig 1998;90:128-9.

DILATAÇÕES DE ESTENOSES COLORRETAIS

CAPÍTULO 43

Giulio Rossini ▪ Alanna Alexandre Silva de Azevedo ▪ Sarah Rodrigues Pilon Faria

INTRODUÇÃO

Estenoses ocorrem em qualquer sítio do trato gastrointestinal e podem ser decorrentes de uma variedade de etiologias benignas e malignas.[1] No cólon e reto, são definidas pela diminuição no calibre da luz, impossibilitando a transposição do colonoscópio padrão, que apresenta diâmetro entre 12,8 a 13,6 mm.[2]

As manifestações clínicas decorrentes das estenoses do trato gastrointestinal inferior são variáveis e podem compreender dor abdominal, meteorismo, tenesmo, diarreia, constipação, alternância do hábito intestinal e afilamento das fezes.[3]

Sabe-se que não há relação direta entre o quadro clínico e o diâmetro da estenose.[2] Quando a luz intestinal apresenta diâmetro superior a 10 mm, a ocorrência de sintomas é rara.[3] Entretanto, pode ocorrer até mesmo abdome agudo obstrutivo com diâmetros maiores, em razão da impactação de corpo estranho ou fezes na estenose.[2,3]

Independentemente do calibre, o tratamento da estenose está indicado quando ela provoca manifestações clínicas ou diante da necessidade de ultrapassar o estreitamento para a realização de procedimentos diagnósticos ou terapêuticos.[1] A dilatação endoscópica constitui o tratamento de primeira linha para doenças benignas.[2] Para etiologias malignas (ou suspeitas), este procedimento não está indicado.

A abordagem tradicional para estenoses colorretais baseava-se, principalmente, na abordagem cirúrgica. Dilatações costumavam ser realizadas apenas manualmente, por meio de toque retal ou com o próprio colonoscópio, fato que reduzia sua utilização em decorrência das elevadas taxas de complicações. Posteriormente, com o surgimento de dilatadores rígidos e hidrostáticos balonados, passados por fio-guia, este procedimento começou a ganhar mais importância em decorrência do aumento na segurança para sua aplicação.[3]

Atualmente, a dilatação com balão hidrostático é a mais utilizada em todo o mundo, em decorrência da alta taxa de sucesso, facilidade técnica e baixo índice de complicações.[4]

É importante ressaltar que, nos casos de obstrução aguda do cólon, o tratamento cirúrgico de emergência deve ser considerado tendo em vista tratar-se de um quadro grave com elevada morbidade (10 a 30%) e mortalidade (10 a 36%).[5]

ETIOLOGIA E FISIOPATOLOGIA

O câncer colorretal é uma das neoplasias malignas mais frequentes em todo o mundo, inclusive no Brasil, justificando o fato de representar a principal etiologia das estenoses colorretais.[2,6] No entanto, condições benignas como as provocadas por cirurgias prévias, doença inflamatória intestinal (DII), radioterapia, uso de anti-inflamatórios não esteroides, diverticulite e isquemia também podem levar à obstrução colorretal (Fig. 43-1).[1,7,8]

A causa benigna mais comum é a estenose de anastomose cirúrgica (Fig. 43-2), que ocorre entre 3 e 30% dos pacientes submetidos à ressecção colorretal,[2] mais comumente na região extraperitoneal distal do reto.[3] Esta se desenvolve, mais frequentemente, após utilização de grampeadores mecânicos quando comparados à sutura manual.[2,4,9] Além disso, outras condições relacionadas com o desenvolvimento de estenose de anastomoses são isquemia, deiscência e radioterapia pré ou pós-operatória.[2,4,9]

Outra etiologia importante é a doença de Crohn (DC) (Fig. 43-3). Nesta, as estenoses são causadas em decorrência da deposição progressiva da proteína de matriz extracelular produzida por miofibroblastos em locais do intestino lesionados pela inflamação transmural crônica.[10] As estenoses podem ser a manifestação inicial ou desenvolver-se durante o curso da doença, afetando cerca de um terço dos pacientes nos primeiros 10 anos de evolução. Em geral, estas estenoses são classificadas em inflamatória, fibrótica ou mista.[10] Até 50% dos pacientes com DC passam por alguma ressecção cirúrgica nos primeiros 10 anos após o diagnóstico.[11] A recorrência da doença geralmente ocorre na anastomose ou acima dela, em razão da atividade inflamatória em curso,[12] que pode resultar no estreitamento luminal.

Grande parcela das estenoses colorretais benignas é fibrótica e apresenta bons resultados com a dilatação endoscópica.[4] Por outro lado, pacientes com doença inflamatória intestinal ou doença diverticular complicada podem apresentar um componente inflamatório transmural com surgimento de estenoses concêntricas

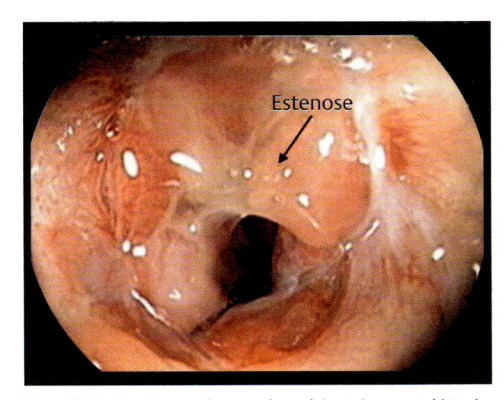

Fig. 43-1. Estenose do canal anal (seta) secundária à radioterapia. (Foto cedida pelo Dr. José Luiz Paccos.)

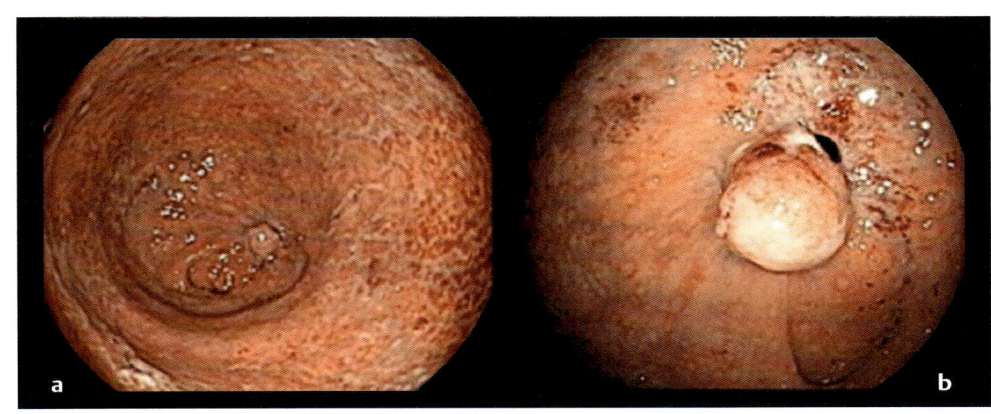

Fig. 43-2. Estenose pós-operatória na anastomose colorretal baixa associada à formação de um granuloma inflamatório adjacente. (Foto cedida pelo Dr. Paulo Alberto Falco Pires Corrêa.)

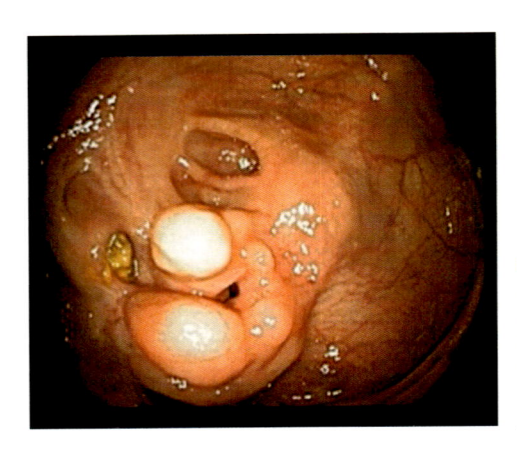

Fig. 43-3. Importante deformidade no ceco e estenose na válvula ileocecal em paciente com doença de Crohn. (Foto cedida pelo Dr. José Luiz Paccos.)

Quadro 43-1. Principais Etiologias das Estenoses Colorretais Divididas em Benignas e Malignas

Benignas	Malignas
▪ Estenose de anastomose	▪ Câncer colorretal
▪ Doença inflamatória intestinal	▪ Metástases do cólon
▪ Doença diverticular complicada	▪ Linfomas
▪ Radioterapia	▪ Câncer de ovário
▪ Colite isquêmica	▪ Câncer de próstata
▪ Uso de anti-inflamatórios	▪ Metástases linfonodais
▪ Infecções	
▪ Endometriose	
▪ Dissecção endoscópica submucosa	

pouco responsivas ao tratamento endoscópico, especialmente na fase inflamatória aguda.[4]

As principais etiologias de estenoses colorretais benignas e malignas estão descritas no Quadro 43-1.

TRATAMENTO ENDOSCÓPICO

Pacientes submetidos à dilatação endoscópica devem ser cuidadosamente selecionados, estando o procedimento indicado nos casos em que a estenose causa repercussão clínica.

Os pacientes e familiares devem ser informados sobre a técnica de dilatação adotada, riscos, complicações associadas e benefícios, bem como devem ter conhecimento sobre outras opções de tratamento disponíveis.

A dilatação endoscópica pode ser realizada por meio de métodos variados – manual, dilatadores mecânicos/rígidos e balão hidrostático, de forma isolada ou combinada.[9]

É importante lembrar que, antes de qualquer procedimento terapêutico, deve ser realizado estudo radiológico da estenose para avaliação de sua extensão, tortuosidade e gravidade e, ainda, identificar a presença de complicações associadas, como fístula ou abscesso.

O primeiro relato da dilatação endoscópica com balão ocorreu em 1984, por Brower e Freeman e, desde então, tornou-se a principal técnica de dilatação endoscópica de estenoses benignas, principalmente nas estenoses de anastomose e por DII.[13] Em casos raros, pode ser usada em estenoses por outras etiologias como colopatia induzida por anti-inflamatórios não esteroides e após diverticulite aguda.[14]

A ampla utilização desses balões justifica-se pelos elevados índices de sucesso, tanto imediato (73 a 96%) quanto a longo prazo (chegando a 90% de resolução em 6 a 24 meses), a depender da etiologia e complexidade da estenose.[2,4] Além disso, esta técnica também apresenta como vantagens a facilidade técnica e baixo índice de complicações.

TÉCNICA DE DILATAÇÃO COM DILATADORES RÍGIDOS

Dilatadores rígidos são pouco utilizados atualmente nas estenoses colorretais e, geralmente, ficam reservados para estenoses distais, próximas à borda anal.[14]

Podem ser utilizadas as velas de Hegar ou Maloney (que não utilizam fio-guia) ou dilatadores termoplásticos de Savary-Gilliard (que necessitam de fio-guia) (Fig. 43-4). São reutilizáveis, de fácil execução e relativamente baratos. As sondas de Savary-Gilliard apresentam diâmetro entre 7 e 20 mm e comprimento de 70 cm.[2]

No caso das sondas de Savary-Gilliard, inicialmente, posiciona-se o fio-guia metálico para direcionar e sustentar o dilatador. Em seguida, a sonda é passada sobre o guia pela estenose, exercendo força radial e axial de proximal para distal. Classicamente, utiliza-se a "regra dos três" realizando-se a dilatação com três sondas de diâmetro progressivo consecutivas. Na reabordagem, inicia-se a terapêutica com a sonda de calibre intermediário utilizada no procedimento anterior, progredindo para mais dois calibres acima.[2]

TÉCNICA DE DILATAÇÃO COM BALÃO

Dois tipos distintos de balão são utilizados para estenoses gastrointestinais: um que vai por fora do aparelho e sobre o fio-guia (*over-the-wire* – OTW), e o outro que passa através do aparelho (*through-the-scope* – TTS) (Fig. 43-5). No cólon, geralmente, prefere-se balões TTS em razão de sua simplicidade para utilização e segurança. O comprimento da maioria dos balões é de cerca de 5 cm. Este tamanho é suficiente, pois estenoses com extensão de 5 cm ou mais são consideradas inadequadas para dilatação endoscópica.[15]

A técnica de dilatação por balão é relativamente simples. Inicialmente, o endoscópio é avançado até o nível da estenose cólica. Não é obrigatório ultrapassar a estenose com o endoscópio. Balões TTS estão disponíveis nos formatos *over-the-wire* e *non-wire*, ou seja, utilizando ou não o fio-guia e ambos são eficazes. Se a estenose for tortuosa ou intransponível ao aparelho, recomenda-se a passagem do fio-guia sob orientação fluoroscópica. A fluoroscopia pode confirmar a presença do fio no intestino grosso proximal. Uma estimativa do tamanho de balão necessário também deve ser feita.[14]

Os modelos TTS possuem diâmetro entre 6 a 20 mm e os modelos OTW entre 30 e 35 mm. A maioria dos balões TTS tem múltiplos diâmetros disponíveis num mesmo dispositivo que variam, dependendo da quantidade de líquido injetado. O balão TTS pode ser avançado sobre o fio (se um fio foi usado) e posicionado na estenose. Em seguida, ele deve, então, ser preenchido com solução salina,

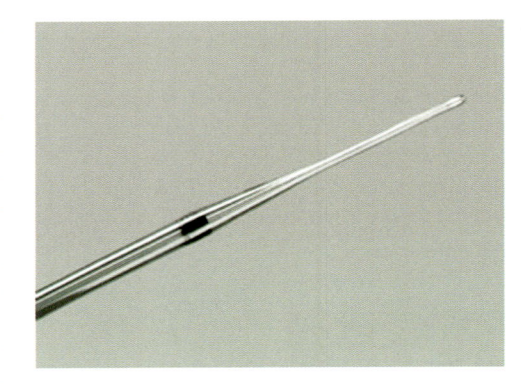

Fig. 43-4. Sonda de Savary-Gilliard (representação fotográfica da empresa Cook/E Tamussino®).

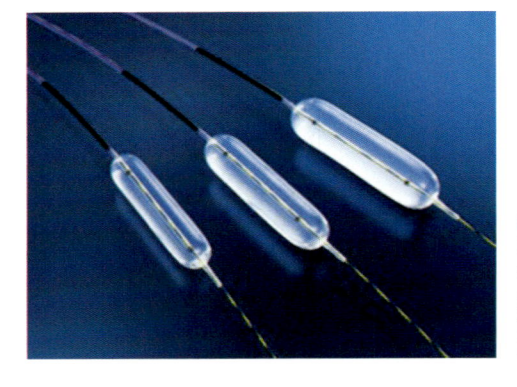

Fig. 43-5. Balão hidrostático de dilatação com fio-guia (representação fotográfica da empresa Boston Scientific®).

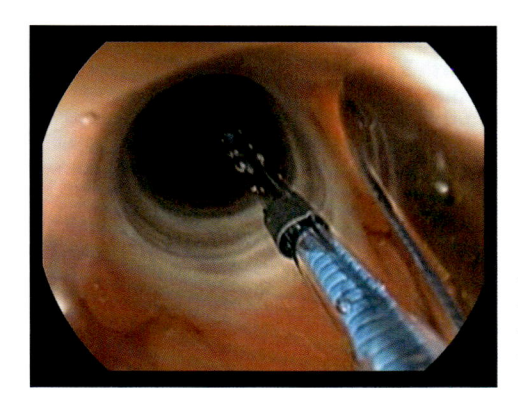

Fig. 43-6. Balão preenchido com água provocando a dilatação do segmento estenosado. (Foto cedida pelo Dr. José Luiz Paccos.)

contraste ou mistura destes (Fig. 43-6). O contraste só é necessário se a fluoroscopia for usada.[14]

O tempo necessário para manter o balão preenchido não é padronizado e varia entre os serviços. Pode ser mantido por 30 a 180 segundos ou mais, sem dados inequívocos para sugerir a superioridade de um deles.

Após esvaziado o balão, a estenose deve ser avaliada quanto ao aumento no diâmetro luminal, necessidade de nova dilatação no mesmo procedimento e ocorrência de complicações (Fig. 43-7).[14] Complicações da dilatação com balão incluem perfuração, sangramento e infecção.[7]

A insuflação do cólon com dióxido de carbono (CO_2) torna mais segura a dilatação, pois está associada à rápida absorção, resultando em menor retenção, distensão de alças e menos dor durante e após a terapêutica.[16]

Apesar de sua simplicidade e eficácia imediata na maioria dos casos, a dilatação com balão frequentemente requer múltiplas sessões de tratamento e apresenta taxas variáveis de recorrência, dependendo da etiologia. Os preditores de bom resultado incluem estenose relativamente estreita (< 10 mm), segmento curto (< 4 cm) e estenoses anastomóticas. Preditores de insucesso incluem: estenoses múltiplas, obstrução completa, fístulas associadas, inflamação ativa ao redor da estenose, cirurgia recente, angulação fechada e malignidade.[17]

DILATAÇÃO ENDOSCÓPICA NA DII

O tratamento medicamentoso para estenoses por doença de Crohn é limitado devido à natureza fibrótica de muitos casos. O manejo com cirurgia inclui ressecção de segmentos e estenotomia, porém, com taxas de recorrência e necessidade de reoperação consideráveis.[18] Evidências crescentes confirmam a dilatação por balão como alternativa segura e eficaz à cirurgia, particularmente para estenose ileocecal e anastomótica.[7,19,20]

A dilatação endoscópica em estenoses secundárias à doença inflamatória intestinal atinge índice de sucesso técnico entre 73 e 97% dos casos.[7]

Hassan *et al.* realizaram uma revisão sistemática sobre dilatação endoscópica na doença de Crohn com 13 estudos incluindo 347 pacientes com estenoses associadas à doença. A taxa de sucesso técnico foi de 86%, com necessidade média de 2,2 dilatações por paciente e 58% de eficácia a longo prazo. O índice de complicações maiores foi de apenas 2%. À análise multivariada, observou-se que estenoses com até 4 cm de extensão estavam relacionadas com chance quatro vezes maior de evitar abordagem cirúrgica quando comparadas a estenoses mais extensas.[19]

Uma metanálise envolvendo 25 estudos, 1.089 pacientes e 2.664 dilatações demonstrou taxa de melhora de sintomas de 70,2%, sucesso técnico de 90,6%, 6,4% de complicações e 3% de perfuração.[20]

Recorrência da estenose após a dilatação pode ocorrer e uma nova sessão pode ser necessária em até 20 e 50% em 1 e 5 anos, respectivamente. Melhores resultados com dilatações são obtidos quando o comprimento da estenose é inferior a 4 cm e para estenoses anastomóticas quando comparadas às estenoses de novo.[20]

Vale ressaltar que nas estenoses que ocorrem em pacientes portadores de retocolite ulcerativa deve ser sempre excluída a possibilidade de neoplasia associada.

ESTENOTOMIA

Técnicas endoscópicas de incisão com eletrocautério foram descritas na literatura como terapias alternativas para estenoses anastomóticas e/ou refratárias ao tratamento com dilatação. São realizadas pelo menos quatro incisões na mucosa utilizando um instrumento de corte (por exemplo, *IT-knife*, papilótomo ou esfincterótomo) e um eletrocautério, levando à dilatação da estenose. Esta técnica parece ter boa taxa de sucesso e baixo risco de eventos adversos, incluindo perfuração. A incisão com eletrocautério pode ser realizada de forma isolada ou combinada com outro método.[21,22]

INJEÇÃO DE CORTICOIDE

A maioria dos estudos usa a formulação com triancinolona em decorrência do rápido início de ação e longa duração.[10] A injeção intralesional de corticoide tem-se mostrado efetiva nas dilatações de estenoses do trato gastrointestinal por algumas etiologias como péptica, cáustica e anastomótica.[10]

Na DC, alguns estudos mostraram maior eficácia da dilatação associada à injeção de corticoide.[23,24] No entanto, East *et al.* concluíram que esse método não reduz o tempo para a redilatação na DC ileocólica.[25] Uma revisão sobre o assunto também encontrou dados limitados e contraditórios.[26] Assim, mais estudos são necessários para uma conclusão inequívoca sobre a injeção intralesional de corticoide nas estenoses secundárias à DC.

USO DE PRÓTESES METÁLICAS AUTOEXPANSÍVEIS

Embora a colocação de *stents* metálicos autoexpansíveis (SEMS) tenha sido aceita como uma terapia alternativa para obstruções colorretais malignas, há poucas evidências para a eficácia desta terapia

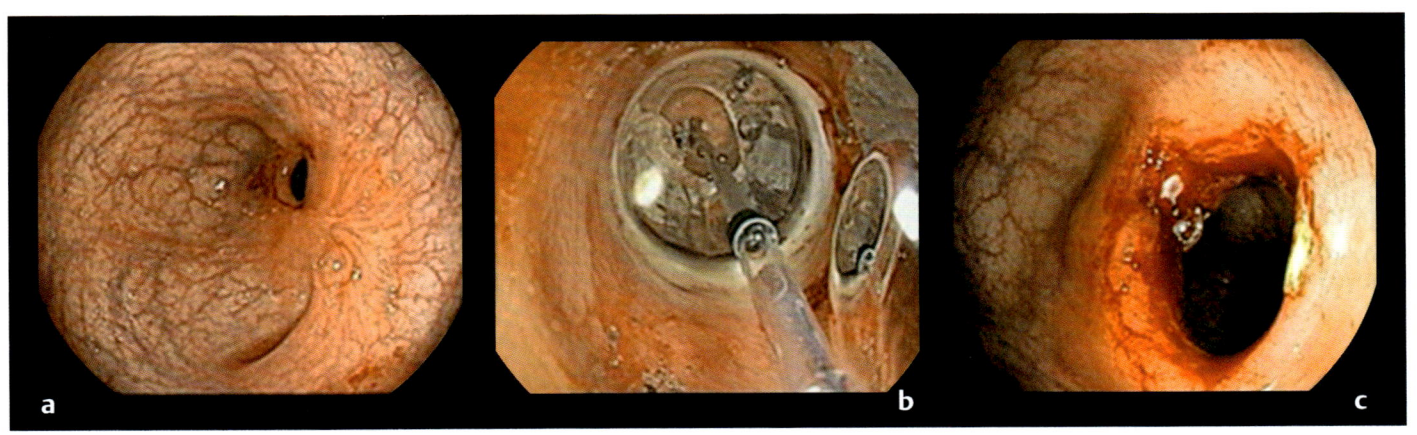

Fig. 43-7. (a) Estenose de anastomose colorretal; (b) realizada dilatação com balão hidrostático; (c) avaliação pós-dilatação demonstrando laceração e sangramento autolimitado. Foto cedida pelo Dr. José Luiz Paccos.

EMPREGO DE PRÓTESES NO CÓLON E NO RETO

Bruno da Costa Martins ▪ Rodrigo Corsato Scomparin ▪ Igor Braga Ribeiro

INTRODUÇÃO

As próteses metálicas autoexpansíveis são muito utilizadas para alívio de quadros obstrutivos no tubo digestivo, especialmente no esôfago, duodeno e vias biliares. O emprego das próteses no cólon e no reto também constituem armamento importante no tratamento da obstrução colorretal maligna.

Apesar do sucesso inicial nas primeiras publicações a respeito do tema, posteriormente surgiram diversos relatos de complicações relacionadas com o procedimento de inserção das próteses, ou mesmo associados ao próprio *stent* durante sua permanência.[1,2] Portanto, hoje se entende que o procedimento de colocação da PMAE colorretal requer experiência e habilidade do endoscopista, como veremos a seguir.

Neste capítulo vamos apresentar as indicações e os resultados dos principais estudos clínicos com o uso das próteses colorretais, além das orientações técnicas e dos cuidados que devemos ter antes e após o procedimento.

INDICAÇÕES

Existem duas grandes indicações para a inserção de PMAE colorretal:[3-5]

- *Paliação de obstrução maligna:* utilizada em pacientes sem condições cirúrgicas ou com doença irressecável.
- *Ponte para cirurgia:* pacientes com tumor potencialmente ressecável que apresentam quadro agudo de obstrução intestinal (Fig. 44-1). Nesta situação o *stent* colorretal é utilizado com o intuito de evitar uma cirurgia de urgência, que carrega maiores chances de complicações pós-operatórias e maiores chances de colostomia.

A indicação de PMAE colorretal em situações benignas é controversa e será discutida separadamente neste capítulo.

CONTRAINDICAÇÕES

Pacientes com sinais de toxicidade sistêmica, em que pode ter ocorrido perfuração ou isquemia intestinal, devem ser submetidos a procedimento cirúrgico.

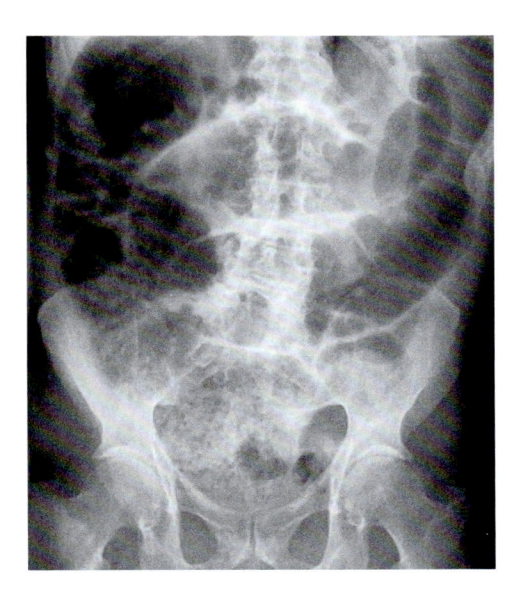

Fig. 44-1. Radiografia simples de abdome mostrando distensão abdominal causada por tumor obstrutivo de cólon sigmoide.

Existe a tendência de evitar a colocação de próteses no reto distal (a menos de 5 cm da borda anal) por diversos motivos. O paciente pode referir dor importante (às vezes refratária às medicações) ou sensação de tenesmo persistente. Nos casos de indicação como ponte para cirurgia, a presença da prótese pode dificultar o ato cirúrgico em razão da maior compressão das estruturas na pelve, além da necessidade de progredir a dissecção mais distalmente para poder realizar o grampeamento do reto abaixo da extremidade distal da prótese.

Existem relatos de maiores chances de perfuração intestinal em pacientes submetidos à quimioterapia com bevacizumab, embora essas evidências venham de estudos com poucos pacientes expostos a esse agente quimioterápico.[6,7] O *guideline* da ESGE (2014) sugere evitar a colocação de *stents* nos pacientes candidatos ao bevacizumab.[3]

TIPOS DE PRÓTESES

Nos últimos anos, ocorreu grande evolução com as próteses metálicas autoexpansíveis (PMAE). Muitos tipos de *stents*, das mais diversas características e com variados tipos de material, foram desenvolvidos.[8-13] Classicamente, os *stents* plásticos são utilizados apenas nas vias biliares e pancreáticas e no trato gastrointestinal são utilizadas as PMAE. A seguir, listaremos alguns tipos de *stents*, materiais e características:

- Stent *em inox:* são fabricados a partir de aço inoxidável e/ou outras ligas. As PMAE de aço inoxidável são bastante rígidas e podem afetar negativamente a qualidade de exames de imagem, como a ressonância magnética. Exemplo: Z-*stent®* (Cook Medical).
- *Elgiloy* Stent: Elgiloy é uma liga de cobalto, cromo e níquel. Este tipo de *stent*, por ser produzido com fios bastante finos, possui boa elasticidade e flexibilidade e não afeta exames de imagem, como a ressonância magnética. Exemplo: Wallstent® (Boston Scientific).
- Stent *de nitinol:* nitinol é uma liga de níquel e titânio. Tem como característica superelasticidade e memória. No entanto, esse tipo de *stent* tem baixa visibilidade fluoroscópica, por isso são adicionados pontos com marcadores radiopacos, como ouro e prata. São amplamente utilizados. Exemplos: UltraFlex® (Boston Scientific) e Hanarostent® (M.I.Tech).
- *Próteses recobertas × descobertas × parcialmente descobertas:* Os *stents* recobertos são totalmente envolvidos por uma membrana de silicone, diminuindo as chances de *ingrowth* tumoral, porém, possuem baixo poder de ancoragem e altas taxas de migração. No cólon e reto, só faz sentido o uso das próteses recobertas em situações benignas (ver seção de situações benignas a seguir). Os *stents* descobertos têm a malha da prótese totalmente exposta sendo, portanto, sujeitos a *ingrowth* tumoral. São os modelos mais utilizados no cólon e reto. Já os *stents* parcialmente descobertos têm a parte central recoberta e as extremidades descobertas, tentando balancear os prós e contras das versões anteriores. Porém, não há evidência de superioridade em relação às próteses descobertas.[3]

O desenvolvimento de novas tecnologias, materiais e dispositivos endoscópicos são muito importantes. Com isso, novos *stents* vêm sendo projetados e desenvolvidos, podendo ser a próxima geração de PMAE, melhorando os resultados. São exemplos:

- Stent *biodegradável*: recentemente foi desenvolvido o *stent* com materiais biodegradáveis. São feitos de polidioxanona (polímero sintético), podendo perder a força radial conforme o material vai sendo degradado. No entanto, as informações sobre a utilidade dos *stents* biodegrafáveis no trato gastrointestinal inferior são bastante escassas.[14,15] Este modelo de *stent* não está disponível no Brasil.
- Stent *farmacológico*: os *stents* farmacológicos são amplamente utilizados no sistema cardiovascular. No entanto, eles também podem ser úteis no trato gastrointestinal, na tentativa de reduzir o *ingrowth* (crescimento tumoral por entre as malhas da prótese) ou *overgrowth* (crescimento tumoral pelas extremidades da prótese). Porém, poucos estudos foram feitos com estes *stents*, sendo testados apenas em animais.[16,17]

PROCEDIMENTO
Preparo Pré-Procedimento
Primeiramente, é necessário excluir perfuração do cólon, podendo ser utilizadas radiografias simples, pois a perfuração é considerada uma contraindicação à colocação de PMAE. É desejável a realização de exames de imagem prévios, por exemplo, a tomografia computadorizada, para avaliação do comprimento da estenose, o grau de obstrução e a possibilidade de haver outros pontos obstrutivos.[18,19]

O preparo intestinal do paciente a ser submetido à inserção de prótese colônica deve ser realizado com muita cautela, visto que geralmente estes pacientes encontram-se em quadro de oclusão ou suboclusão intestinal. Idealmente utilizamos apenas preparo retrógrado com *fleet* enema ou solução glicerinada, evitando o preparo anterógrado. O uso de manitol pode agravar a obstrução, portanto, está contraindicado.

Atualmente, a utilização de antibióticos profiláticos não é necessária porque o risco de febre e bacteriemia após a inserção do *stent* é muito baixo.

Detalhes do Procedimento
Recomendamos posicionar o paciente em decúbito dorsal horizontal, pois esta posição permite melhor visão anatômica na fluoroscopia. O uso de radioscopia é fundamental durante o procedimento para se certificar do avanço do fio-guia e acompanhar a liberação do *stent* no local adequado. A utilização de um gastroscópio terapêutico ou um colonoscópio curto é desejável, pois o sistema de inserção da prótese possui 270 cm de comprimento, o que, somado com o comprimento do colonoscópio, pode suplantar o comprimento do fio-guia. Por fim, recomendamos o uso de CO_2 para insuflação, visto que o insucesso técnico pode agravar o quadro obstrutivo e provocar perfuração do cólon (geralmente no ceco).

Introduz-se o endoscópio pelo ânus até o limite distal do tumor estenosante. A seguir introduz-se um fio-guia hidrofílico no interior de um cateter de colangiografia e este conjunto é passado pelo canal do aparelho até o limite do tumor. O fio-guia, então, é avançado através da tumoração com o auxílio da radioscopia. Após confirmada a posição adequada do fio-guia, avança-se o cateter de colangiografia, pelo qual é possível a instilação de contraste para delimitar os limites tumorais, possibilitando a escolha adequada da extensão da prótese.

Sob visão radioscópica inicia-se a liberação da prótese, atentando-se, continuamente, para a sua posição distal com a visão endoscópica. A liberação deve ser efetuada lentamente e, sempre que necessário, deve-se realizar o ajuste da extremidade distal, pois, neste momento, a tendência é de que a prótese "entre" no tumor. Isto ocorre porque existe um encurtamento de 30 a 40% da prótese após sua liberação. Sugere-se que o *stent* tenha diâmetro mínimo de 24 mm e comprimento adequado para estender pelo menos 2 cm em cada lado da lesão após a implantação. A dilatação da estenose, antes ou após a colocação do stent, não deve ser realizada, pois aumenta os índices de perfuração e migração (Fig. 44-2).[3]

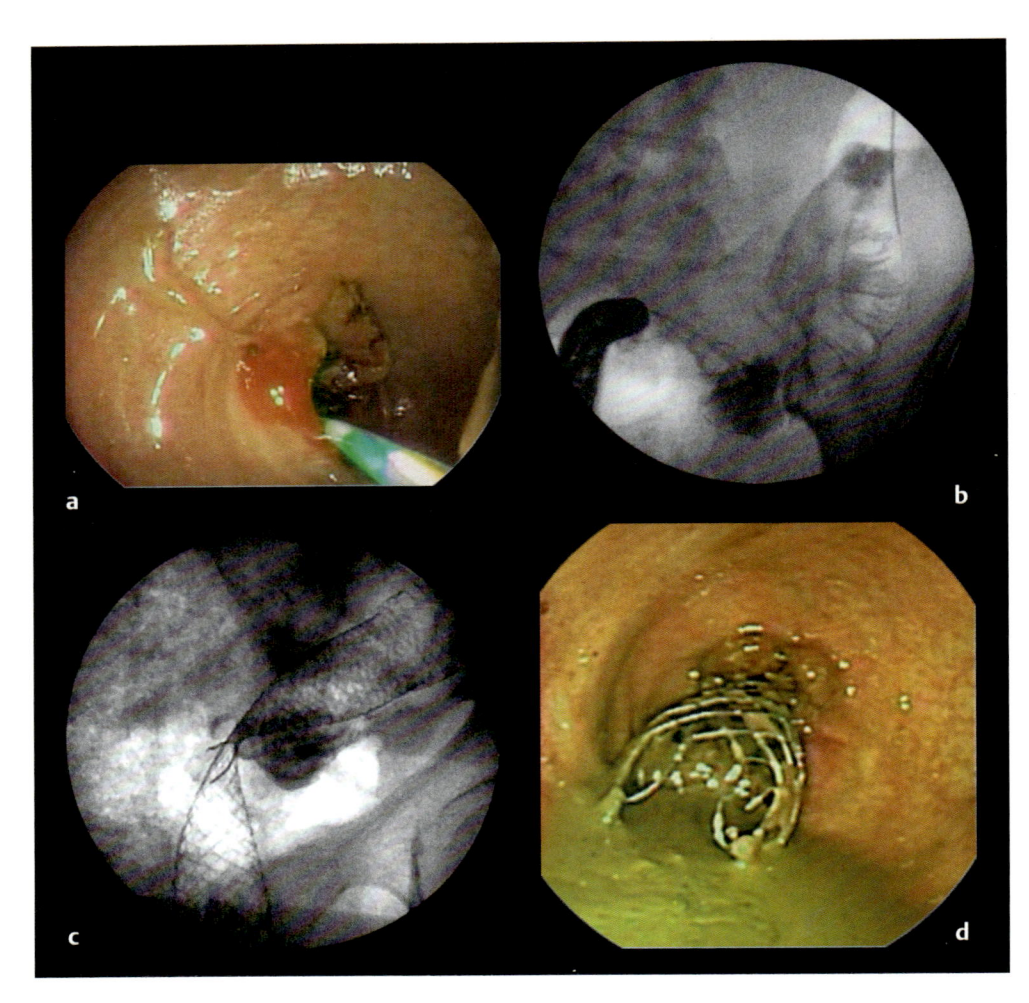

Fig. 44-2. (**a**) Tumor estenosante de transição retossigmoide e passagem de cateter com fio-guia; (**b**) controle radiológico do fio-guia e injeção de contraste para delimitar a extensão do tumor; (**c**) liberação da prótese; (**d**) visão endoscópica da prótese liberada.

Recomendações Pós-Procedimento

Depois da colocação do *stent* no cólon esquerdo e reto, idealmente as fezes devem ser mantidas com consistência macia para evitar a impacção fecal dentro do *stent*. Os pacientes devem ser instruídos a consumir uma dieta de baixo resíduo, evitando fibras, frutas, legumes e grãos, pois aumentam o volume fecal. Em situações selecionadas, pode-se utilizar laxantes como óleo mineral ou polietilenoglicol, em frequência que resultará em fezes apenas amolecidas, porém, será necessária a titulação da dose do laxante, evitando fezes líquidas e alta repetição evacuatória.

Pacientes com *stents* no cólon transverso ou direito podem consumir uma dieta normal, pois as fezes nessas porções geralmente ainda são líquidas.[20]

PRÓTESES COLORRETAIS EM SITUAÇÕES MALIGNAS

Como já dito anteriormente, existem dois cenários principais para se indicar a colocação de *stent* colorretal em obstrução maligna do cólon: 1) como método paliativo; e 2) como ponte para cirurgia em uma situação de urgência.

Desta forma, o uso de PMAE colorretal não está indicado como método preventivo para se evitar uma obstrução intestinal. Isso é importante frisar, pois muitas vezes nos deparamos com tumores estenosantes intransponíveis ao colonoscópio, no entanto, o paciente apresenta-se oligossintomático ou assintomático.

Vamos discutir cada indicação com mais detalhes separadamente.

Próteses Colorretais em Situações Paliativas

Pacientes paliativos são os principais beneficiários do uso de próteses colônicas visto que a grande maioria não toleraria procedimentos cirúrgicos mais invasivo. Estima-se que as próteses colorretais poderiam evitar até 94% das cirurgias de emergência (CE) por abdome agudo obstrutivo.[21]

O primeiro ensaio clínico randomizado comparando o uso de prótese *versus* cirurgia de emergência em pacientes paliativos[22] realizava dilatação da estenose tumoral com balão hidrostático, antes da colocação da prótese, técnica esta que não é mais considerada prática aceitável em razão do aumento do risco de perfuração.[23] Se a passagem do colonoscópio pela estenose não for possível, a orientação fluoroscópica é imprenscindível.[3]

Uma recente revisão sistemática com metanálise realizada por Ribeiro *et al.* sobre o tema incluiu somente estudos randomizados controlados, analisando um total de 125 pacientes:[24]

- Taxa de mortalidade em 30 dias foi de 6,4% em pacientes submetidos à CE *versus* 6,3% no grupo da prótese.
- A sobrevida foi de 244 dias no grupo da CE e de 279 dias no grupo da prótese.
- O sucesso clínico foi de 84% no grupo da prótese e 96% no grupo da cirurgia.
- Taxas de eventos adversos em 30 dias foram de 36,5% no grupo da prótese e de 24% no grupo CE, porém, não houve significância estatística.
- A taxa de colostomia permanente foi maior no grupo da CE (86,1% *versus* 14,3%).
- O tempo de internação em terapia intensiva foi semelhante entre os grupos.
- O tempo médio de hospitalização foi de 35,5 dias para pacientes submetidos à cirurgia de emergência e 17,5 dias para o grupo submetido à colocação de próteses.
- A perfuração foi a complicação mais comum encontrada no grupo da prótese, representando 42,8% do total de eventos adversos, com 6 dos 63 pacientes (9,5%) apresentando perfuração, 1 (1,5%) migração e 7 (11,1%) obstrução.

No Quadro 44-1 podemos fazer o comparativo dos resultados das revisões recentes do uso da prótese como ponte para cirurgia e como tratamento definitivo em pacientes paliativos.

Como demonstrado acima, o grupo de pacientes paliativos submetidos à colocação de próteses em relação à sobrevida média, às complicações precoces, ao tempo de permanência na UTI e à mortalidade são semelhantes à cirurgia de emergência. A cirurgia foi associada a maior sucesso clínico, enquanto o grupo de pacientes com prótese teve menor tempo de internação com menor chance de estoma definitivo.

Portanto, o implante da prótese pode ser uma alternativa para pacientes com tumores obstrutivos incuráveis no abdome agudo obstrutivo, com a vantagem de alta hospitalar precoce e potencial para melhorar a qualidade de vida, além de evitar um estoma permanente.

Próteses Colorretais como Ponte para Cirurgia

A inserção de prótese colorretal como ponte para cirurgia está indicada nos pacientes com tumores potencialmente ressecáveis e que apresentam quadro de obstrução intestinal aguda.

Quadro 44-1. Desfecho em Estudos com Evidência 1A (Metanálises de Estudos Randomizados)

Desfechos	Prótese como ponte para cirurgia Arezzo *et al.*, 2017[25]	Prótese como ponte para cirurgia Arezzo *et al.*, 2017[25]	Prótese como tratamento definitivo em pacientes paliativos Ribeiro *et al.*, 2018[24]	Prótese como tratamento definitivo em pacientes paliativos Ribeiro *et al.*, 2018[24]
	Prótese	Cirurgia de emergência	Prótese	Cirurgia de emergência
Número de pacientes	251	246	63	62
Mortalidade	9,6%	9,9%	6,3%	6,4%
Eventos adversos	33,9%	51,2%	36,5%	24,1%
Sobrevivência	NA	NA	279 dias	244 dias
Sucesso clínico	NA	NA	84%	96%
Sucesso técnico	NA	NA	84%	96%
Colostomia temporária	33,9%	51,4%	NA	NA
Colostomia definitiva	22,2%	35,2%	14,3%	86,1%
Anastomose primária	70%	54,1%	NA	NA
Internação hospitalar	15,5 dias	14,5 dias	17,5 dias	35,5 dias
Hospitalização na UTI	NA	NA	0	1 dia

NA: não avaliado.

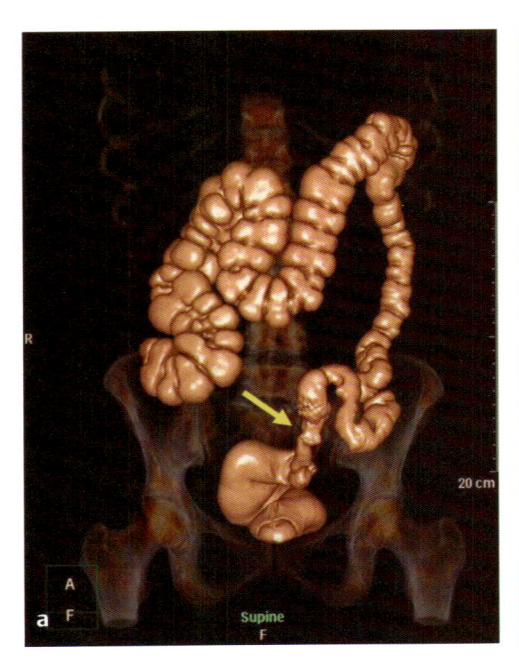

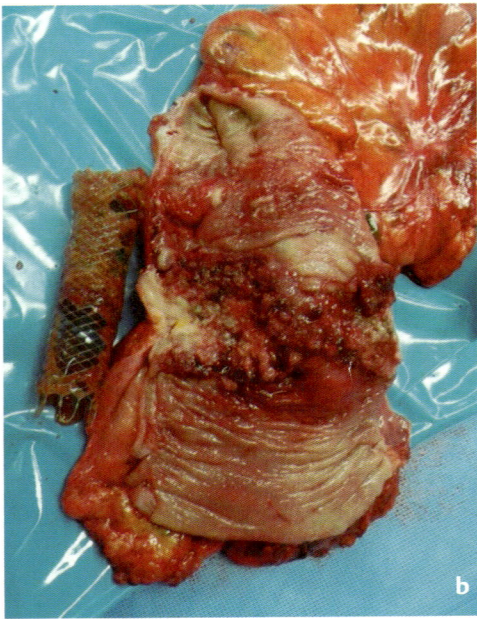

Fig. 44-3. (a) Colonografia por tomografia computadorizada demonstrando tumoração estenosante no sigmoide distal e ausência de outras lesões no cólon proximal. (b) Produto de retossigmoidectomia de paciente submetido à colocação de prótese colorretal 10 dias antes da cirurgia.

O racional da colocação da prótese colorretal nesta situação é evitar uma cirurgia de urgência, que apresenta maior morbimortalidade nesta situação.[26,27] A inserção do *stents* pode levar ao alívio do quadro obstrutivo, permitindo a compensação clínica do paciente, possibilitando completar o estadiamento pré-operatório e, desta forma, encaminhando o paciente para cirurgia com maiores chances de realizar um procedimento único, ou seja, sem necessidade de colostomia e posterior reconstrução de trânsito, além de diminuir as complicações pós-operatórias.

Idealmente, o tempo entre a inserção do *stent* e a cirurgia definitiva deve ser curto: cerca de 7-10 dias. Esse é um período suficiente para compensação clínica e estadiamento pré-operatório, podendo a cirurgia ser realizada na mesma internação. Nos casos em que o exame completo do cólon não foi possível no pré-operatório, pode-se realizar a colonoscopia após a colocação do *stent* e alívio do quadro obstrutivo.[5] Uma alternativa à colonoscopia pré-operatória é a colonografia por tomografia computadorizada (Fig. 44-3).

Eficácia

As experiências iniciais com as PMAE de cólon foram muito animadoras. Uma revisão sistemática e metanálise envolvendo 15 estudos comparativos e 73 séries de casos (total de 1.785 pacientes) demonstrou sucesso técnico de 96% e sucesso clínico de 92%.[28] Quando comparado com os pacientes submetidos à cirurgia de urgência, houve chance duas vezes maior de se realizar anastomose primária no grupo *stent*, que também apresentou menor estadia hospitalar e menor mortalidade em 30 dias.

No entanto, quando surgiram os primeiros estudos prospectivos randomizados em 2009-2011[1,2,29], houve grande desapontamento com os resultados obtidos: 3 dos 4 estudos pioneiros foram encerrados prematuramente em virtude de taxa de complicações acima do esperado na análise interina:

Um estudo causado por maiores taxas de fístulas de anastomoses no braço cirúrgico.[29]

Um estudo obteve sucesso técnico em 14 de 30 pacientes submetidos à tentativa de colocação do *stent* (49%), taxa muito inferior aos estudos retrospectivos e séries de caso que demonstravam sucesso técnico em 98% dos casos. Houve 3 perfurações durante o procedimento de inserção.[1]

Estudo holandês demonstrou maiores taxas de morbidade no grupo *stent* (48,9% vs 30,2%). Destaca-se que a taxa de sucesso técnico neste trabalho foi de apenas 70% (33 de 47 pacientes). Foram envolvidos 25 centros holandeses dos quais 21 eram centros não universitários com baixo volume de procedimento.[2]

Esse fato é importante, pois destaca a importância do treinamento do endoscopista na condução deste procedimento. A inserção de PMAE colorretais não é procedimento banal e é importante que o endoscopista esteja habituado com manuseio dos *stents* não apenas no cólon (onde o volume anual é muito baixo), mas também com *stents* esofágicos e procedimentos pancreatobiliares (manuseio de fio-guia, radioscopia, próteses etc.). Existem evidências demonstrando correlação entre número de procedimentos e sucesso técnico. Willians *et al.* demonstraram sucesso técnico de 82% nos primeiros 11 procedimentos do seu estudo, que subiu para 90% no segundo grupo de pacientes e, finalmente, 94%.[30]

Estudos prospectivos randomizados comparando cirurgia de emergência com *stent* colorretal como ponte para cirurgia continuaram surgindo nos anos subsequentes, possibilitando a publicação de metanálises que transmitem melhor o cenário atual das evidências científicas:

Arezzo *et al.* incluíram 8 RCTs envolvendo 497 pacientes (Quadro 44-2).[25] O grupo *stent* apresentou maiores chances de anastomose primária (p = 0,043), menores chances de ostomia temporária (p = 0,001) e menores taxas de morbidade (p = 0,023). As taxas e mortalidade foram semelhantes entre os grupos (p = 0,97).

Allievi *et al.* incluíram 7 estudos (448 pacientes) e demonstraram menores chances de complicações pós-operatórias (37,8% vs 54,8%; p = 0,02), criação de estoma (28,8% vs 46%; p < 0,0001) e infecção de ferida operatória (8,1 vs 15,5%; p = 0,01). Não houve diferença de mortalidade.[31]

Foo *et al.* também incluíram 7 estudos e 448 pacientes.[32] Embora o grupo *stent* tenha apresentado menores índices de complicações pós-operatórias (RR = 0,605; 95% CI 0,382-0,958; p = 0,032), houve maior chance de recidiva neoplásica, especialmente recidiva sistêmica (RR = 1.627; 95% CI 1,009-2,621; p = 0,046).

Uma outra preocupação veio à tona no final de 2014, com a publicação do *guideline* da ESGE: alguns estudos reportaram maior chance de recidiva locorregional no acompanhamento a longo prazo nos pacientes submetidos à colocação de *stent*.[3]

Este tópico ainda é tema de muita discussão na literatura e vários autores têm-se preocupado com esta situação desde então.

Quadro 44-2. Resultados da Metanálise de Arezzo *et al.* Comparando o Uso de Prótese Colorretal como Ponte para Cirurgia *versus* Cirurgia de Emergência[25]

	PMAE	Cirurgia	P
Estoma temporário	34%	51%	0,001
Anastomose primária	70%	54%	0,043
Morbidade	34%	51%	0,023
Mortalidade	9,6%	9,9%	0,97

Uma crítica que pode ser feita ao alerta inicial do *guideline* da ESGE, é que os resultados apresentados eram frutos dos primeiros RCTs (2009-2011) que, como comentamos anteriormente, tiveram que ser encerrados precocemente em razão dos índices proibitivos de insucesso técnico e complicações.

Em 2017 foi publicada uma revisão sistemática e metanálise sobre esse tema que incluiu 17 estudos (1.333 pacientes). Não houve diferença significativa nas taxas de recidiva (IC 0,84-1,47, p = 0,47), mortalidade em 3 anos (IC 0,73-1,12, p = 0,34) e mortalidade em 5 anos (IC 0,82 - 1,22, p = 0,99).[33]

Desta maneira, os autores deste capítulo têm a seguinte visão com relação ao uso dos **stents colorretais como ponte para cirurgia:**

- É uma alternativa à cirurgia de emergência
- Vantagens: menor morbidade, maior chance de anastomose primária e menor chance de colostomia
- Podem ser usados desde que haja equipe treinada e recursos para tal. Em centros com baixa expertise, o uso dos *stents* pode acarretar maiores taxas de complicações e talvez a cirurgia de emergência possa ser a melhor alternativa.

Próteses em Tumores Não Colorretais

É raro, porém, lesões extrínsecas podem comprimir o cólon causando obstrução colônica maligna.[21] As causas mais frequentes de obstrução extrínseca são tumores pélvicos primários, como tumores de ovário, útero e bexiga, câncer gástrico avançado ou lesões metastáticas na pelve.[34]

A obstrução extrínseca ocorre mais frequentemente no cólon esquerdo, especialmente na região distal e, nesses casos, a etiologia e a extensão exata da obstrução geralmente não são claras.[35,36]

Os pacientes que apresentam uma obstrução extrínseca do cólon, na grande maioria dos casos, têm doença avançada com expectativa de vida reduzida e sem potencial de ressecção cirúrgica curativa. É sabido, também, que o sucesso técnico e clínico do implante da prótese, nestes casos, é menos efetivo do que quando aplicado a tumores colorretais primários e, com isso, não há opção ideal nestes casos.[34,36]

PRÓTESES COLORRETAIS EM SITUAÇÕES BENIGNAS

Aproximadamente 85% das obstruções colorretais são causadas por doenças malignas.[37] Com isso, as indicações de prótese metálica autoexpansível (PMAE) em situações benignas se tornam escassas e controversas. Não é possível ignorar as altas taxas de eventos adversos envolvidos, principalmente a migração do *stent*,[38,39] podendo chegar a 33%.[40] Por isso, alguns autores não recomendam o uso de PMAE em doenças benignas.[41,42] No entanto, uma revisão sistemática demonstrou o uso factível em diverticulite e estenoses benignas.[43]

A diverticulite é a indicação de etiologia benigna mais comum e sua incidência parece estar aumentando. O uso de PMAE em pacientes com diverticulite pode tirar o paciente da urgência, permitindo a ressecção eletiva do acompanhamento do cólon afetado, aumentando as taxas de anastomose primária. A indicação deve ser considerada em pacientes idosos e enfermos selecionados, pois a confecção de estoma altera a qualidade de vida.[44] Em alguns casos, a PMAE não impede a ressecção colônica eletiva em razão da manutenção do quadro séptico ou do processo inflamatório, evitando a confecção do estoma em apenas metade dos casos.[43]

Estenoses benignas podem-se desenvolver após quadros de diverticulite, colectomia, radioterapia, doença inflamatória intestinal e em ressecção de LST (*lateral spreading tumor*) pela técnica de ESD (*endoscopic submucosal dissection*) que ocupam mais de 75% da circunferência do órgão.[45] Classicamente, a primeira linha de tratamento para as estenoses benignas é a dilatação balonada, com boas taxas de sucesso, mesmo em pacientes que necessitam de várias sessões para se obter o resultado a longo prazo.[45,46] O uso de PMAE aparece como alternativa em pacientes que falharam na dilatação balonada e outros métodos endoscópicos. O *stent* aplica pressão radial constante e, gradualmente, dilata a estenose, até o ponto onde o lúmen do cólon torna-se maior que o diâmetro do *stent*, permitindo a migração. O *stent* do tipo descoberto é facilmente incorporado na mucosa em questão de dias, e não deve ser utilizado em situações benignas, pois sua remoção é muito difícil. O *stent* do tipo recoberto tem a vantagem de fácil remoção, porém, apresenta altas taxas de migração. O *stent* permanente deve ter seu uso desencorajado em razão das inaceitáveis taxas de complicação. Recentemente foi introduzido o *stent* do tipo biodegradável, que apesar dos resultados iniciais promissores, ainda são necessários estudos em maior escala para comprovação de sua eficácia.[14,15]

O uso de PMAE vem sendo descrito em pacientes com doença de Crohn,[14] em crianças com doenças aganglionicas do cólon (Hirschsprung e aganglionose colônica total (síndrome de Zuelzer-Wilson) e em pacientes com fístula de origem benigna que envolvam o cólon.[47-49] No entanto, os dados ainda são escassos.

EVENTOS ADVERSOS

A colocação das PMAE está associada a potenciais eventos adversos. As complicações podem ocorrer antes, durante, ou após a colocação da PMAE.

Os eventos que podem ocorrer antes da colocação da PMAE, são os eventos relacionados com o procedimento de sedação, bem como cardiovasculares e respiratórios. Com isso, é importante que, previamente ao procedimento, sejam verificadas as medicações de uso contínuo e as comorbidades do paciente, visando diminuir e se precaver de eventos que possam ocorrer nesta etapa. O risco de eventos adversos graves e a mortalidade relacionados com a sedação são considerados baixos.[50,51] No entanto, pacientes idosos, comorbidades graves, clinicamente instáveis e/ou exames de urgência são os mais propensos a complicações ou óbito.[52]

A principal complicação durante o procedimento de inserção do *stent* é a perfuração que pode ter diferentes causas: relacionada com o fio-guia, com o cateter, dilatação da estenose tumoral, sistema de liberação do *stent* ou mesmo descompressão proximal do cólon inadequada em razão do uso excessivo de insuflação de ar.[53]

De forma didática, os eventos adversos relacionados com o período pós-PMAE podem ser divididos em menores e maiores, conforme o Quadro 44-3.

Os eventos adversos menores são aqueles que trazem incômodo ou desconforto ao paciente, mas podem ser controladas com medidas simples, não necessitando de intervenção endoscópica ou cirúrgica. São exemplos: dor, tenesmo e incontinência.

Os eventos adversos maiores são aqueles que podem trazer algum agravo à situação em que o paciente se encontra, podendo levar à intervenção endoscópica ou cirúrgica. São exemplos: migração da prótese, perfuração, perfuração silenciosa, reobstrução e sangramento.

Em uma revisão sistemática de 54 estudos relatando uso de próteses colônicas em 1.198 pacientes, os autores relatam índices de migração da prótese em 11,8%, perfuração em 3,7%, reobstrução em 7,3% e mortalidade de 0,5%.[54] No entanto, tendo em vista as altas taxas de complicações vistas na cirurgia de urgência (morbidade até 39% e mortalidade 11,5%),[55] a comparação é favorável ao uso das próteses.

Com base em duas grandes revisões, o índice de migração de PMAE pode chegar a 22%, mas oscila próximo de 11%.[28,54] A migração da prótese pode ocorrer em qualquer período, mas tende a ocorrer precocemente (dentro de 1 semana), com o uso de próteses recobertas ou menores que 24 mm de diâmetro.[7,56-58] As migrações tardias podem ocorrer em pacientes recebendo quimio e radioterapia em

Quadro 44-3. Complicações Clínicas Relacionadas com o Período pós-PMAE

Complicações menores	Complicações maiores
- Dor - Tenesmo - Incontinência	- Migração da prótese - Perfuração - Perfuração silenciosa - Reobstrução - Sangramento

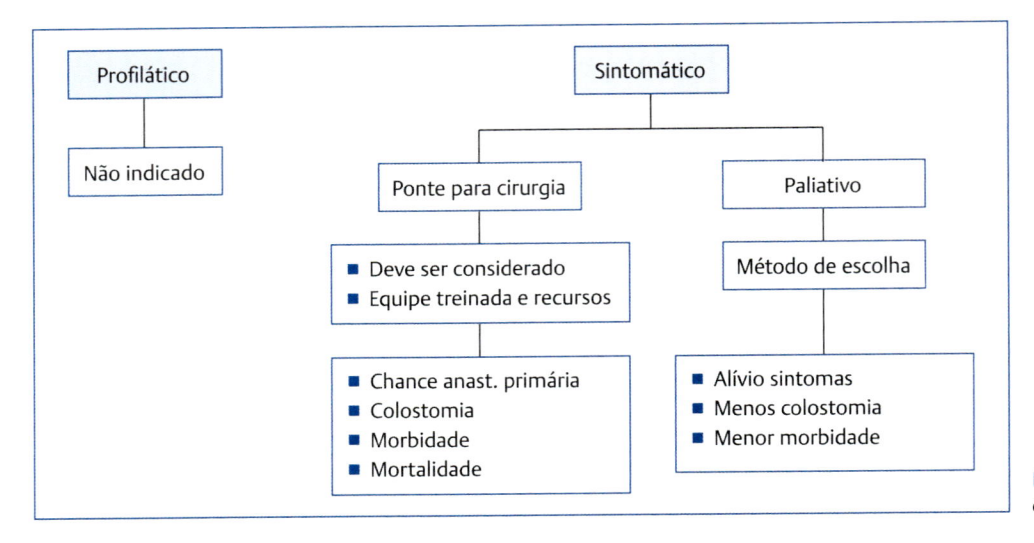

Fig. 44-4. Algoritmo de decisão terapêutica para colocação de prótese de cólon.

razão da diminuição da massa tumoral.[42] Geralmente o deslocamento da prótese ocorre distalmente e, nesse caso, sua remoção pode ser realizada sem dificuldades com uma pinça de corpo estranho, ou mesmo com uma retoscopia. As próteses migradas para a parte proximal do cólon são de difícil captura e devem ser retiradas em razão do risco de perfuração.

A perfuração do cólon pode ser imediata ou tardia, trazendo repercussão nas condições clínicas do paciente. Tumores com a luz muito reduzida e a localização em angulações acentuadas tornam o procedimento difícil, aumentando o risco de iatrogenia. A liberação da prótese em locais em que suas extremidades fiquem em contato com a parede do cólon pode causar úlceras de pressão e subsequente sangramento ou perfuração. Os índices de perfuração variam entre 3-5%.[28,54] O uso de bevacizumabe, dilatação da estenose tumoral e estenose diverticular foram considerados como fatores de risco para perfuração.[7,54,59-61]

A perfuração silenciosa é aquela que ocorre com o uso de PMAE, porém, sem repercussão clínica. Geralmente só é descoberta durante a cirurgia ou mesmo após, com a análise histopatológica da peça cirúrgica. A grande discussão em torno do assunto é que a perfuração possa afetar o desfecho oncológico,[62-65] pois estaria semeando células oncológicas no peritônio, aumentando o risco de recidiva local. Entretanto, estudos recentes demonstram evidências que o emprego das PMAE não impacta negativamente as chances de recidiva local nem a sobrevida (ver seção Próteses colorretais como ponte para cirurgia).[66-68]

A reobstrução tardia do *stent* pode ser causada por crescimento tumoral por entre as malhas da prótese (*ingrowth*) ou em suas extremidades (*overgrowth*). O tratamento pode ser realizado por meio da inserção de um novo *stent* ou pela ablação com plasma de argônio, *laser* ou terapia fotodinâmica.[42] O tempo de patência das PMAE varia de 68 a 288 dias, com média de 106 dias.[28] O uso de PMAE descoberta e a expansão de menos de 70% do *stent* nas primeiras 48 horas foram considerados fatores de risco para reobstrução.[57,69]

Sangramento pode ocorrer após o procedimento e, geralmente, é de pequena monta e autolimitado. Ocorre em razão da friabilidade e de lacerações da superfície do tumor, mas pode ser consequência da formação de úlceras nas extremidades do *stent* que estão em contato com a parede do cólon. Dor abdominal é comum, podendo ocorrer logo após o procedimento em decorrência da expansão do *stent*. Dor de forte intensidade que não cessa com analgésicos comuns deve ser investigada com exames de imagem para excluir perfuração (Fig. 44-4).

REFERÊNCIAS BIBLIOGRÁFICAS

1. Pirlet IA, Slim K, Kwiatkowski F, Michot F, Millat BL. Emergency preoperative stenting versus surgery for acute left-sided malignant colonic obstruction: a multicenter randomized controlled trial. Surg Endosc 2011 June;25(6):1814-21.
2. van Hooft JE, Bemelman WA, Oldenburg B, Marinelli AW, Holzik MFL, Grubben MJ et al. Colonic stenting versus emergency surgery for acute left-sided malignant colonic obstruction: a multicentre randomised trial. Lancet Oncol 2011 Apr;12(4):344-52.
3. Van Hooft JE, Van Halsema EE, Vanbiervliet G, Beets-Tan RGH, Dewitt JM, Donnellan F et al. Self-expandable metal stents for obstructing colonic and extracolonic cancer: European Society of Gastrointestinal Endoscopy (ESGE) Clinical Guideline. Gastrointest Endosc 2014 Oct 17;80(5):747-761.e7.
4. Baron TH, Wong Kee Song LM, Repici A. Role of self-expandable stents for patients with colon cancer (with videos). Gastrointest Endosc 2012 Mar;75(3):653-62.
5. Kim JS, Lee KM, Kim SW, Kim EJ, Lim CH et al. Preoperative colonoscopy through the colonic stent in patients with colorectal cancer obstruction. World J Gastroenterol 2014 Aug 14;20(30):10570-6.
6. Manes G, de Bellis M, Fuccio L, Repici A, Masci E, Ardizzone S et al. Endoscopic palliation in patients with incurable malignant colorectal obstruction by means of self-expanding metal stent: analysis of results and predictors of outcomes in a large multicenter series. Arch Surg 2011 Oct;146(10):1157-62.
7. Small AJ, Coelho-Prabhu N, Baron TH. Endoscopic placement of self-expandable metal stents for malignant colonic obstruction: long-term outcomes and complication factors. Gastrointest Endosc 2010 Mar;71(3):560-72.
8. Kim EJ. Stents for colorectal obstruction: Past, present, and future. World J Gastroenterol [Internet]. 2016;22(2):842.
9. Repici A, De Caro G, Luigiano C, Fabbri C, Pagano N, Preatoni P, et al. WallFlex colonic stent placement for management of malignant colonic obstruction: a prospective study at two centers. Gastrointest Endosc [Internet]. 2008 Jan;67(1):77-84.
10. Repici A, Fregonese D, Costamagna G, Dumas R, Kähler G, Meisner S, et al. Ultraflex precision colonic stent placement for palliation of malignant colonic obstruction: a prospective multicenter study. Gastrointest Endosc [Internet]. 2007 Nov;66(5):920-7.
11. Small AJ, Baron TH. Comparison of Wallstent and Ultraflex stents for palliation of malignant left-sided colon obstruction: a retrospective, case-matched analysis. Gastrointest Endosc [Internet]. 2008 Mar;67(3):478-88.
12. Fregonese D, Naspetti R, Ferrer S, Gallego J, Costamagna G, Dumas R, et al. Ultraflex precision colonic stent placement as a bridge to surgery in patients with malignant colon obstruction. Gastrointest Endosc [Internet]. 2008 Jan;67(1):68-73.
13. Kim JH, Song H-Y, Li Y-D, Shin JH, Park J-H, Yu C-S, et al. Dual-design expandable colorectal stent for malignant colorectal obstruction: comparison of flared ends and bent ends. AJR Am J Roentgenol [Internet]. 2009 Jul;193(1):248-54.
14. Loras Alastruey C, Andújar Murcia X, Esteve Comas M. The role of stents in the treatment of Crohn's disease strictures. Endosc Int Open [Internet]. 2016 Mar 18;04(03):E301-8.
15. Repici A, Pagano N, Rando G, Carlino A, Vitetta E, Ferrara E, et al. A retrospective analysis of early and late outcome of biodegradable stent placement in the management of refractory anastomotic colorectal strictures. Surg Endosc [Internet]. 2013 Jul;27(7):2487-91.
16. Cai XB, Zhang WX, Zhang RL, Dong Yuan X, Yang Q, Qi XS, et al. Safety and efficacy of a novel plastic stent coated with stone-dissolving

agents for the treatment of biliary stones in a porcine model. Endoscopy [Internet]. 2015 May;47(5):457-61.
17. Wang Y, Cai X, Mei J, Liu K, Cai X. Colonic anastomosis with a doxycycline-coated stent: an experimental study in a porcine model. Dig Surg [Internet]. 2014;31(2):87-94.
18. Baron TH, Dean PA, Yates MR, Canon C, Koehler RE. Expandable metal stents for the treatment of colonic obstruction: techniques and outcomes. Gastrointest Endosc [Internet]. 1998 Mar;47(3):277-86.
19. Baron TH. Colonic Stenting: Technique, Technology, and Outcomes for Malignant and Benign Disease. Gastrointest Endosc Clin N Am [Internet]. 2005 Oct;15(4):757-71.
20. Baron THRL. Enteral stents for the management of malignant colorectal obstruction [Internet]. 2019. p. www.uptodate.com.
21. Ribeiro IB, Moura DTH de, Thompson CC, Moura EGH de. Acute abdominal obstruction: Colon stent or emergency surgery? An evidence-based review. World J Gastrointest Endosc [Internet]. 2019 Mar 16;11(3):193-208.
22. Xinopoulos D, Dimitroulopoulos D, Theodosopoulos T, Tsamakidis K, Bitsakou G, Plataniotis G, et al. Stenting or stoma creation for patients with inoperable malignant colonic obstructions? Results of a study and cost-effectiveness analysis. Surg Endosc [Internet]. 2004 Mar;18(3):421-6.
23. Park S, Cheon JH, Park JJ, Moon CM, Hong SP, Lee S-K, et al. Comparison of efficacies between stents for malignant colorectal obstruction: a randomized, prospective study. Gastrointest Endosc [Internet]. 2010 Aug;72(2):304-10.
24. Ribeiro IB, Bernardo WM, Martins B da C, de Moura DTH, Baba ER, Josino IR, et al. Colonic stent versus emergency surgery as treatment of malignant colonic obstruction in the palliative setting: a systematic review and meta-analysis. Endosc Int open [Internet]. 2018 May;6(5):E558-67.
25. Arezzo A, Passera R, Lo Secco G, Verra M, Bonino MA, Targarona E, et al. Stent as bridge to surgery for left-sided malignant colonic obstruction reduces adverse events and stoma rate compared with emergency surgery: results of a systematic review and meta-analysis of randomized controlled trials. Gastrointest Endosc [Internet]. 2017 Sep;86(3):416-26.
26. Leitman IM, Sullivan JD, Brams D, DeCosse JJ. Multivariate analysis of morbidity and mortality from the initial surgical management of obstructing carcinoma of the colon. Surg Gynecol Obstet [Internet]. 1992 Jun;174(6):513-8.
27. Scott NA, Jeacock J, Kingston RD. Risk factors in patients presenting as an emergency with colorectal cancer. Br J Surg [Internet]. 1995 Mar;82(3):321-3.
28. Watt AM, Faragher IG, Griffin TT, Rieger NA, Maddern GJ. Self-expanding metallic stents for relieving malignant colorectal obstruction: a systematic review. Ann Surg [Internet]. 2007 Jul;246(1):24-30.
29. Alcántara M, Serra-Aracil X, Falcó J, Mora L, Bombardó J, Navarro S. Prospective, controlled, randomized study of intraoperative colonic lavage versus stent placement in obstructive left-sided colonic cancer. World J Surg [Internet]. 2011 Aug;35(8):1904-10.
30. Williams D, Law R, Pullyblank AM. Colorectal stenting in malignant large bowel obstruction: the learning curve. Int J Surg Oncol [Internet]. 2011;2011:917848.
31. Allievi N, Ceresoli M, Fugazzola P, Montori G, Coccolini F, Ansaloni L. Endoscopic Stenting as Bridge to Surgery versus Emergency Resection for Left-Sided Malignant Colorectal Obstruction: An Updated Meta-Analysis. Int J Surg Oncol [Internet]. 2017;2017:2863272.
32. Foo CC, Poon SHT, Chiu RHY, Lam WY, Cheung LC, Law WL. Is bridge to surgery stenting a safe alternative to emergency surgery in malignant colonic obstruction: a meta-analysis of randomized control trials. Surg Endosc [Internet]. 2019 Jan 19;33(1):293-302.
33. Ceresoli M, Allievi N, Coccolini F, Montori G, Fugazzola P, Pisano M, et al. Long-term oncologic outcomes of stent as a bridge to surgery versus emergency surgery in malignant left side colonic obstructions: a meta-analysis. J Gastrointest Oncol [Internet]. 2017 Oct;8(5):867-76.
34. Shin SJ, Kim T Il, Kim BC, Lee YC, Song SY, Kim WH. Clinical application of self-expandable metallic stent for treatment of colorectal obstruction caused by extrinsic invasive tumors. Dis Colon Rectum [Internet]. 2008 May;51(5):578-83.
35. Faraz S, Salem SB, Schattner M, Mendelsohn R, Markowitz A, Ludwig E, et al. Predictors of clinical outcome of colonic stents in patients with malignant large-bowel obstruction because of extracolonic malignancy. Gastrointest Endosc [Internet]. 2018 May;87(5):1310-7.
36. Trompetas V, Saunders M, Gossage J, Anderson H. Shortcomings in colonic stenting to palliate large bowel obstruction from extracolonic malignancies. Int J Colorectal Dis [Internet]. 2010 Jul;25(7):851-4.
37. Deans GT, Krukowski ZH, Irwin ST. Malignant obstruction of the left colon. Br J Surg [Internet]. 1994 Sep;81(9):1270-6.
38. Geiger TM, Miedema BW, Tsereteli Z, Sporn E, Thaler K. Stent placement for benign colonic stenosis: case report, review of the literature, and animal pilot data. Int J Colorectal Dis [Internet]. 2008 Oct;23(10):1007-12.
39. Small AJ, Young-Fadok TM, Baron TH. Expandable metal stent placement for benign colorectal obstruction: outcomes for 23 cases. Surg Endosc [Internet]. 2008 Feb;22(2):454-62.
40. Suzuki N, Saunders BP, Thomas-Gibson S, Akle C, Marshall M, Halligan S. Colorectal Stenting for Malignant and Benign Disease: Outcomes in Colorectal Stenting. Dis Colon Rectum [Internet]. 2004 Jul;47(7):1201-7.
41. Meisner S, Hensler M, Knop FK, West F, Wille-Jørgensen P. Self-expanding metal stents for colonic obstruction: experiences from 104 procedures in a single center. Dis Colon Rectum [Internet]. 2004 Apr;47(4):444-50.
42. Lo SK. Metallic Stenting for Colorectal Obstruction. Gastrointest Endosc Clin N Am [Internet]. 1999 Jul;9(3):459-77.
43. Currie A, Christmas C, Aldean H, Mobasheri M, Bloom ITM. Systematic review of self-expanding stents in the management of benign colorectal obstruction. Color Dis [Internet]. 2014 Apr;16(4):239-45.
44. Nagula S, Ishill N, Nash C, Markowitz AJ, Schattner MA, Temple L, et al. Quality of life and symptom control after stent placement or surgical palliation of malignant colorectal obstruction. J Am Coll Surg [Internet]. 2010 Jan;210(1):45-53.
45. Kwon YH, Jeon SW, Lee YK. Endoscopic management of refractory benign colorectal strictures. Clin Endosc [Internet]. 2013;46(5):472.
46. Lemberg B, Vargo JJ. Balloon Dilation of Colonic Strictures. Am J Gastroenterol [Internet]. 2007 Oct;102(10):2123-5.
47. Lange B, Sold M, Kähler G, Wessel LM, Kubiak R. Use of covered self-expandable stents for benign colorectal disorders in children. J Pediatr Surg [Internet]. 2017 Jan;52(1):184-7.
48. Small AJ, Sawyer MD, Baron TH. Endoscopic treatment of a benign colocutaneous and enterocolic fistula by insertion of overlapping self-expandable metal stents. Dig Endosc [Internet]. 2007 Dec 7;20(1):33-6.
49. Qandeel H, Abudeeb H, Hammad A, Murch C, Mukherjee A. Colonic stent and percutaneous ethanol injection as a treatment for colocutaneous fistula secondary to benign stricture. J Surg Case Reports [Internet]. 2012 Apr 1;2012(4):2-2.
50. Frieling T, Heise J, Kreysel C, Kuhlen R, Schepke M. Sedation-Associated Complications in Endoscopy - Prospective Multicentre Survey of 191142 Patients. Z Gastroenterol [Internet]. 2013 Jul 9;51(06):E1-E1.
51. Jadad AR, Moore RA, Carroll D, Jenkinson C, Reynolds DJ, Gavaghan DJ, et al. Assessing the quality of reports of randomized clinical trials: is blinding necessary? Control Clin Trials [Internet]. 1996 Feb;17(1):1-12.
52. Cesar C, Freire F, Zago RDR, Schulz RT, Sugai BM, Sparapan CF. Comissão de Diretrizes e Protocolos – Sociedade Brasileira de Endoscopia - SOBED Sedação em Endoscopia Gastrointestinal Parte I Conceitos, Riscos e Comorbidades Versão - 29/08/2017. 2017;1-84.
53. Baron TH, Wong Kee Song LM, Repici A. Role of self-expandable stents for patients with colon cancer (with videos). Gastrointest Endosc [Internet]. 2012 Mar;75(3):653-62.
54. Sebastian S, Johnston S, Geoghegan T, Torreggiani W, Buckley M. Pooled analysis of the efficacy and safety of self-expanding metal stenting in malignant colorectal obstruction. Am J Gastroenterol [Internet]. 2004 Oct;99(10):2051-7.
55. Riedl S, Wiebelt H, Bergmann U, Hermanek P. [Postoperative complications and fatalities in surgical therapy of colon carcinoma. Results of the German multicenter study by the Colorectal Carcinoma Study Group]. Chirurg [Internet]. 1995 Jun;66(6):597-606.
56. Lee KM, Shin SJ, Hwang JC, Cheong JY, Yoo BM, Lee KJ, et al. Comparison of uncovered stent with covered stent for treatment of malignant colorectal obstruction. Gastrointest Endosc [Internet]. 2007 Nov;66(5):931-6.
57. Zhang Y, Shi J, Shi B, Song CY, Xie WF, Chen YX. Comparison of efficacy between uncovered and covered self-expanding metallic stents in malignant large bowel obstruction: a systematic review and meta-analysis. Colorectal Dis [Internet]. 2012 Jul;14(7):e367-74.
58. Kim BC, Han KS, Hong CW, Sohn DK, Park JW, Park SC, et al. Clinical outcomes of palliative self-expanding metallic stents in patients with malignant colorectal obstruction. J Dig Dis [Internet]. 2012 May;13(5):258-66.
59. Meisner S, González-Huix F, Vandervoort JG, Goldberg P, Casellas JA, Roncero O, et al. Self-expandable metal stents for relieving malignant colorectal obstruction: short-term safety and efficacy within 30 days

of stent procedure in 447 patients. Gastrointest Endosc [Internet]. 2011 Oct;74(4):876-84. Currie A, Christmas C, Aldean H, Mobasheri M, Bloom ITM. Systematic review of self-expanding stents in the management of benign colorectal obstruction. Colorectal Dis [Internet]. 2014 Apr;16(4):239-45.

60. van Halsema EE, van Hooft JE, Small AJ, Baron TH, García-Cano J, Cheon JH, et al. Perforation in colorectal stenting: a meta-analysis and a search for risk factors. Gastrointest Endosc [Internet]. 2014 Jun;79(6):970-82.e7; quiz 983.e2, 983.e5.

61. Sloothaak D, van den Berg M DM et al. Recurrences after endoscopic stenting as treatment for acute malignant colonic obstruction in the Dutch Stent-In 2 trial. In: 21st UEG Week; 2013. p. 12-6.

62. Sloothaak DAM, van den Berg MW, Dijkgraaf MGW, Fockens P, Tanis PJ, van Hooft JE, et al. Oncological outcome of malignant colonic obstruction in the Dutch Stent-In 2 trial. Br J Surg [Internet]. 2014 Dec;101(13):1751-7.

63. Sabbagh C, Browet F, Diouf M, Cosse C, Brehant O, Bartoli E, et al. Is stenting as "a bridge to surgery" an oncologically safe strategy for the management of acute, left-sided, malignant, colonic obstruction? A comparative study with a propensity score analysis. Ann Surg [Internet]. 2013 Jul;258(1):107-15.

64. Ho Y-H, Siu SKK, Buttner P, Stevenson A, Lumley J, Stitz R. The Effect of Obstruction and Perforation on Colorectal Cancer Disease-Free Survival. World J Surg [Internet]. 2010 May 12;34(5):1091-101.

65. Ribeiro I, Pinho R, Leite M, Proença L, Silva J, Ponte A, et al. Reevaluation of Self-Expanding Metal Stents as a Bridge to Surgery for Acute Left-Sided Malignant Colonic Obstruction: Six Years Experience. GE Port J Gastroenterol [Internet]. 2016 Mar;23(2):76-83.

66. Gibor U, Perry Z, Tirosh D, Netz U, Rosental A, Fich A, et al. Comparison of the Long-Term Oncological Outcomes of Stent as a Bridge to Surgery and Surgery Alone in Malignant Colonic Obstruction. Isr Med Assoc J [Internet]. 2017 Dec;19(12):736-40.

67. Verstockt B, Van Driessche A, De Man M, van der Spek P, Hendrickx K, Casneuf V, et al. Ten-year survival after endoscopic stent placement as a bridge to surgery in obstructing colon cancer. Gastrointest Endosc [Internet]. 2018 Mar;87(3):705-713.e2.

68. Suh JP, Kim SW, Cho YK, Park JM, Lee IS, Choi M-G, et al. Effectiveness of stent placement for palliative treatment in malignant colorectal obstruction and predictive factors for stent occlusion. Surg Endosc [Internet]. 2010 Feb 24;24(2):400-6.

TRATAMENTO ENDOSCÓPICO DAS FÍSTULAS COLORRETAIS

CAPÍTULO 45

Pedro Popoutchi ▪ Marcelo Averbach ▪ Celso Augusto Milani Cardoso Filho

DEFINIÇÕES

Fístula é definida como um trajeto anômalo que comunica duas superfícies epitelizadas, como um órgão a outro ou ao meio exterior.

A **deiscência** de anastomose colorretal é caracterizada por defeito envolvendo toda a espessura de uma anastomose, comunicando os espaços intra e extraluminares, com extravasamento do conteúdo da alça intestinal.

As fístulas gastrointestinais podem ser classificadas em congênitas ou adquiridas, de alto ou baixo débito, internas ou externas, simples ou complexas e também classificadas de acordo com a etiologia e os órgãos acometidos. As formas mais comuns de fístulas do cólon e reto são aquelas derivadas de processos inflamatórios agudos, como a diverticulite complicada (41-59%). Outras etiologias incluem tumores malignos (20-28%), doença de Crohn (14-17%), radioterapia, trauma e pós-operatório de cirurgias colorretais.[1,2]

Os principais exemplos de fístulas que envolvem o cólon e o reto são as colovesicais, colocutâneas, coloentéricas e retovaginais. Durante o processo de resolução de uma deiscência de anastomose, poder-se-ão formar os chamados *sinus* para-anastomóticos em até 5% dos casos, também considerados e tratados como fístulas. A fístula perianal, ou "fístula *in ano*", tem fisiopatologia e tratamentos diferenciados e não será abordada neste capítulo.

Condições desfavoráveis ao fechamento espontâneo das fístulas gastrointestinais:[3]

- Obstrução distal à fístula.
- Radioterapia.
- Etiologia neoplásica.
- Presença de corpos estranhos. Sepse.
- Trajeto epitelizado e orifício externo labiado.

O tratamento conservador das fístulas digestivas pode ser tentado com sucesso limitado por até 6 a 8 semanas. Após este prazo, em geral o tratamento cirúrgico é indicado, envolvendo lise de bridas e ressecção de alças e órgãos adjacentes, comorbidade não desprezível. A cirurgia laparoscópica é uma alternativa à laparotomia em casos selecionados.[4]

Existe um número crescente de publicações descrevendo o tratamento endoscópico, minimamente invasivo e de menor morbidade, como opção ao cirúrgico na abordagem das fístulas colorretais e *sinus* pós-operatórios.

TIPOS DE FÍSTULAS ENVOLVENDO ÍLEO TERMINAL, CÓLON E RETO

Fístula Colovesical

A diverticulite aguda complicada é a principal causa de fístula colovesical (72%), seguida pelo câncer de cólon (15%) e doença de Crohn (10%). Pneumatúria e fecalúria estão presentes em até 90% dos casos.[5] O diagnóstico é clínico e poderá ser confirmado por tomografia computadorizada com contraste, considerada padrão-ouro para o diagnóstico desta afecção. Outros exames complementares que podem ser solicitados são a cistoscopia e o enema opaco, com taxas de acurácia de 46 e 20%, respectivamente. O tratamento cirúrgico, com ressecção e anastomose, é considerado de escolha. O tratamento endoscópico, com injeção de cola de fibrina, foi descrito em uma pequena série de casos com sucesso de até 75% (Fig. 45-1).[6]

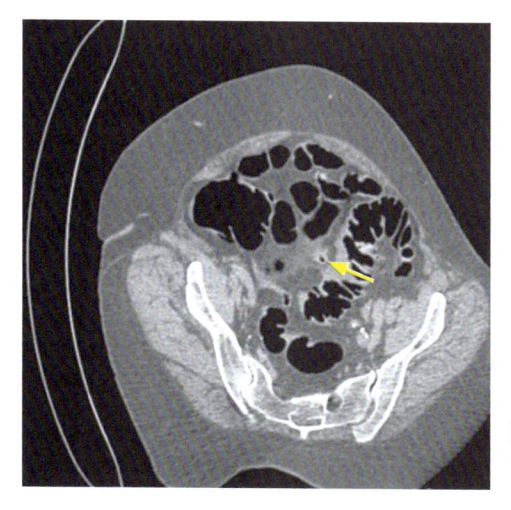

Fig. 45-1. TC – Fístula colovesical (diverticutite aguda complicada).

ENEMA OPACO – FÍSTULA COLOVESICAL

Fístula Enterocutânea ou Colocutânea

A formação das **fístulas enterocutâneas** pode ocorrer após cirurgias abdominais ou espontaneamente em até 15 a 25% dos casos, secundárias à doença de Crohn, tuberculose intestinal, neoplasias, diverticulite, lesões actínicas e vasculares.

As **fístulas colocutâneas** deverão ser investigadas com exames complementares como tomografia computadorizada e fistulografia. Podem originar-se de complicações cirúrgicas e de procedimentos como gastrostomia endoscópica por punção, trauma, tumores, pós-radioterapia, diverticulite ou doença inflamatória intestinal.[7]

O tratamento conservador visa o fechamento espontâneo da fístula e deve ser indicado nos pacientes com trajeto bem definido na ausência de coleções intra-abdominais. Este consiste em suporte nutricional, controle da *sepse* e dos distúrbios hidreletrolíticos, além de medidas que busquem a redução do débito da fístula por meio de restrições alimentares e drogas que diminuam a secreção biliopancreática. As fístulas colônicas geralmente são de baixo débito e o fechamento espontâneo pode ocorrer em até 80% dos pacientes em um período de até 6 semanas. O tratamento cirúrgico, indicado na falha do tratamento clínico, tem como objetivo a ressecção do segmento intestinal em que se originou o trajeto fistuloso e anastomose primária ou ressecção com colostomia de proteção. Estes procedimentos apresentam elevada morbidade (25 a 34%) e mortalidade (4 a 20%), motivo pelo qual têm sido buscadas modalidades de tratamento com menores índices de complicações.[8,9]

O manejo endoscópico das fístulas colocutâneas inclui uma série de táticas que visam sempre ocluir o orifício interno do trajeto. Entre o arsenal disponível, destaca-se a cola biológica de fibrina, clipes metálicos, utilização de próteses, além da possibilidade de se associar os diversos dispositivos. Na literatura existem apenas relatos de casos isolados, não havendo séries de maior porte nem estudos randomizados sobre o tratamento endoscópico desta modalidade de fístula.[10,11]

Fístula Retovaginal

Definida como a comunicação congênita ou adquirida entre os epitélios do reto e da vagina,[12] a fístula retovaginal corresponde a apenas 5% das fístulas anorretais. Apresenta considerável morbidade e degradação da qualidade de vida nas suas portadoras. Os sintomas dependem de localização, tamanho e etiologia da fístula, sendo uma minoria das pacientes assintomáticas. Na maioria das séries, o trauma obstétrico corresponde à principal etiologia. Também é relatada moléstia inflamatória intestinal, irradiação pélvica, neoplasias, causas infecciosas, congênitas e no pós-operatório de cirurgias anorretais e ginecológicas. O diagnóstico é clínico, por meio do exame ginecológico e proctológico. Os exames contrastados, como enema opaco, RM da pelve e o ultrassom endoscópico podem auxiliar nos casos mais complexos. O tratamento cirúrgico envolve inúmeras técnicas e acessos, com resultados variáveis na literatura. Formas de tratamento minimamente invasivas, como a cirurgia microscópica transanal (TEM), só foram descritas recentemente e são reservadas às doentes de alto risco cirúrgico.[13] São descritos, ainda, a aplicação endoscópica de cola de fibrina, clipes metálicos e *stents* (Fig. 45-2).[14,15]

FÍSTULA PÓS-OPERATÓRIA (DEISCÊNCIA)

Fístulas secundárias a anastomoses, ou deiscências, são definidas como defeitos da parede intestinal ao redor de uma sutura cirúrgica, manual ou mecânica, resultando na comunicação dos espaços intra e extraluminar. Sua repercussão é muito variável, dependendo de inúmeros fatores, podendo ocorrer desde trajetos que terminam em fundo cego (*sinus*) em pacientes assintomáticos, até peritonite com sepse e óbito. Apesar de ser um tema controverso, a deiscência de anastomose parece influenciar negativamente o prognóstico oncológico dos pacientes operados por neoplasias de reto.[16]

O diagnóstico pode ser clínico (toque retal, sinais infecciosos ou aspecto do dreno abdominal), endoscópico ou radiológico (enema opaco ou CT). A incidência de deiscências sintomáticas de anastomoses colorretais em diversas séries é de 1 a 24%. Em cirurgias eletivas, a taxa geral de mortalidade varia entre 1 a 8%. Este valor aumenta para 6 a 33% quando uma deiscência ocorre. Fatores locais como técnica de confecção da anastomose, presença de contaminação, isquemia e tensão na sutura e sistêmicos como desnutrição, sexo e idade avançada e presença de comorbidades podem influenciar diretamente no sucesso de uma anastomose.[17]

Principais fatores de risco relatados para deiscência de anastomoses colorretais:[18]

- Anastomoses extraperitoneais.
- Presença de radioterapia prévia.
- Eventos adversos intraoperatórios.
- Sexo masculino.

Nestes casos, a confecção de um estoma de proteção deve ser considerada. A cicatrização espontânea de uma deiscência ocorre em até 80% dos casos e depende, principalmente, da extensão do defeito e medidas como drenagem adequada, controle da infecção com antibioticoterapia sistêmica, suporte nutricional e medidas locais. A resolução do quadro leva, em média, 6 a 8 semanas. O objetivo do tratamento endoscópico é de diminuir este intervalo, minimizando as complicações pós-operatórias.[17,18]

Fístula pós-operatória de colectomia direita com anastomose ileotransversa (Fig. 45-3).

TRATAMENTO ENDOSCÓPICO DAS FÍSTULAS COLORRETAIS

O tratamento endoscópico é uma alternativa atraente de tratamento minimamente invasivo e de baixa morbidade ao tratamento cirúrgico nas fístulas colorretais, não só para os recessos pré-sacrais pós-operatórios, mas também para as demais modalidades de fístulas, principalmente nos doentes de alto risco cirúrgico.

O trajeto fistuloso deve ser inicialmente limpo para definição da técnica a ser empregada. Nos defeitos diagnosticados precocemente, com tamanho reduzido e pouco contaminado, um procedimento terapêutico pode ser utilizado logo após a primeira limpeza ou irrigação salina. Nos defeitos maiores, profundos e com tecidos desvitalizados, novas sessões de irrigação poderão ser necessárias, além de desbridamento "mecânico" endoscópico com auxílio de escovas próprias, termocoagulação e uso de pinças de remoção de corpos estranhos. O mesmo processo pode ser realizado com o APC (Argon Plasma) com baixa potência (30-40 W), que deve ser aplicado em toda a extensão do defeito. Recomenda-se a utilização de fio-guia e controle com fluoroscopia para a manipulação dos trajetos fistulosos complexos. O uso de antibióticos profiláticos ou terapêuticos é medida recomendável pela manipulação do foco contaminado (Fig. 45-4).

As principais modalidades de tratamento endoscópico das fístulas colorretais são os clipes metálicos e a cola de fibrina. São métodos descritos na literatura:

Cola ou Selante de Fibrina

Os selantes ou cola de fibrina são agentes hemostáticos derivados das proteínas de coagulação plasmáticas. São utilizados em diversos procedimentos cirúrgicos, com função hemostática, de aproximação e fechamento de tecidos. Apresentam vantagens sobre os produtos sintéticos por serem biocompatíveis, biodegradáveis e por não promoverem acentuada reação inflamatória. Os selantes de fibrina são amplamente utilizados no tratamento das fístulas do trato digestório alto, nas fístulas perianais e como agente hemostático tópico. Nos últimos anos houve um crescente número de publicações relatando a aplicação de cola tecidual, como o adesivo de fibrina ou cianoacrilato, para o fechamento de fístulas do cólon e de bolsas ileais. Sua eficácia depende de alguns fatores, como volume de perdas da fístula, localização e extensão do trajeto fistuloso.

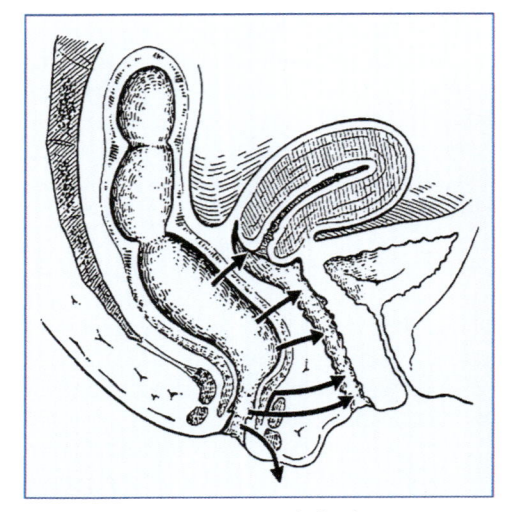

Fig. 45-2. Sítios mais comuns de fístulas retovaginais.

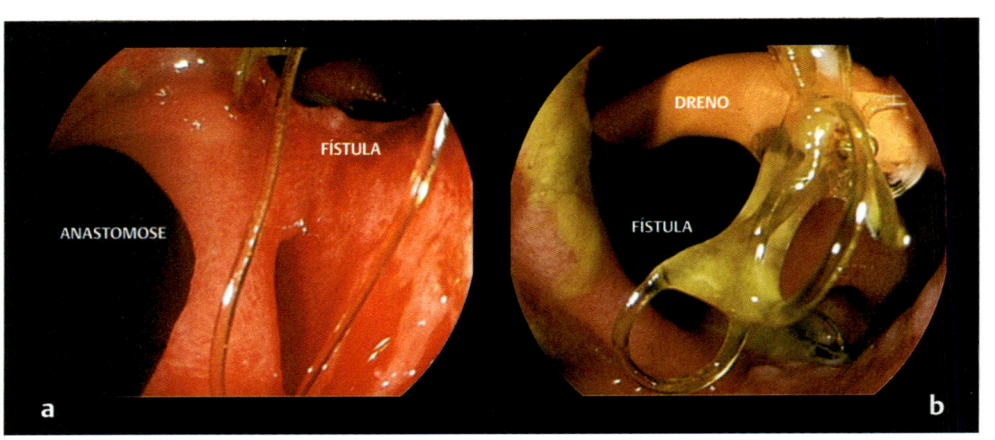

Fig. 45-3. (a, b) Fístula pós-operatória de colectomia direita com ileotransversostomia.

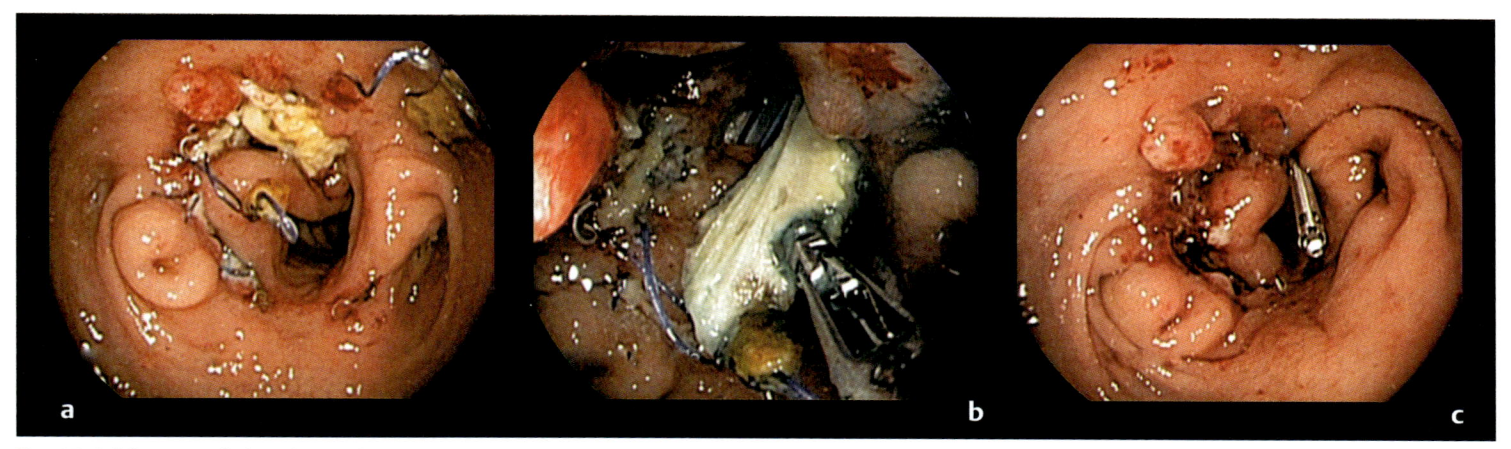

Fig. 45-4. (a) Aspecto habitual, com fibrina e materiais de sutura, de defeito secundário à fístula pós-anastomose colorretal. (b) Desbridamento com pinça de remoção de corpo estranho e irrigação com solução salina. (c) Aspecto final do mesmo paciente após desbridamento com única sessão e início do tratamento do defeito com a aplicação de clipe metálico.

Trajetos com mais de 2 cm e mais retilíneos são as melhores indicações para o método.[19]

O *kit* de selante de fibrina (adesivo ou cola de fibrina) é um adesivo biológico de uso tópico que consiste em dois componentes separados em seringas individuais. O primeiro contém fibrinogênio e fator XIII, e o segundo, uma mistura de trombina e cloreto de cálcio. A aplicação local desses dois componentes simultaneamente permite rápida coagulação e a formação de um coágulo de fibrina. Já o cianoacrilato, cola sintética, além de ocluir o orifício do trajeto fistuloso promove uma reação inflamatória que resulta na cicatrização da ferida (Fig. 45-5).

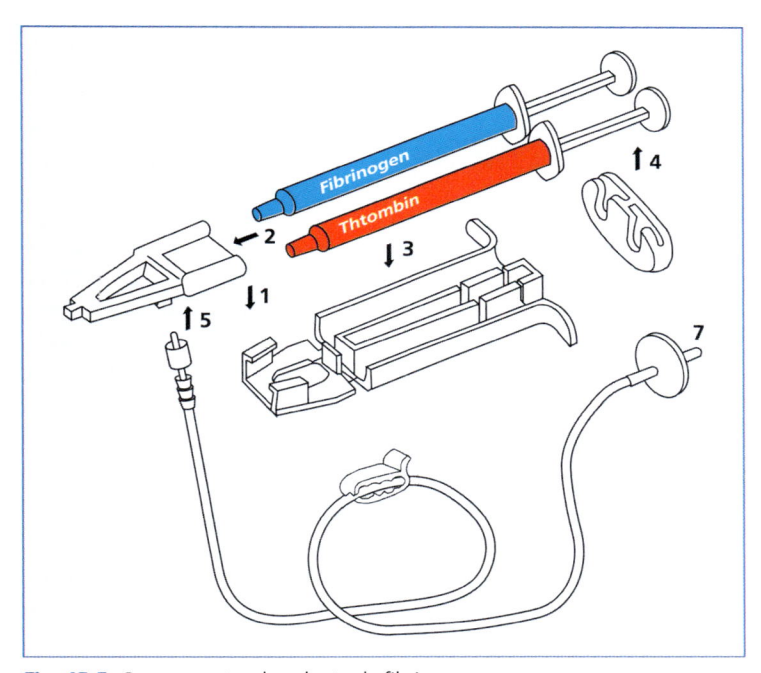

Fig. 45-5. Componentes do selante de fibrina.

O estudo pioneiro relatando o uso da cola de fibrina para o tratamento endoscópico das fístulas do trato digestório foi publicado em 1979, para fechamento de uma fístula traqueoesofágica. Em 1990, Nakagawa avaliou e tratou 15 pacientes portadores de fístulas digestivas com auxílio de endoscópio de menor diâmetro e cola de fibrina.[20] Hwag *et al.*, 6 anos mais tarde, tratou com sucesso 6 pacientes portadores de fístulas enterocutâneas.[21] Rábago *et al.* publicaram a maior casuística, selecionando 32 casos de fístulas gastrointestinais pós-operatórias tratadas com cola biológica de fibrina, incluindo fístulas do trato gastrointestinal alto e baixo, de alto e baixo débito, internas e externas. O tempo médio para fechamento foi de 17 dias e o número médio de sessões de 2,8. O fechamento completo foi atingido em 75% dos casos.[22] Recentemente, Avalos-Gozalez *et al.*,[9] ao estudar 70 pacientes com fístulas enterocutâneas, concluíram que o tempo de fechamento e o retorno da alimentação foram significativamente mais rápidos no grupo tratado com selante de fibrina (n = 23).

O Quadro 45-1 ilustra os resultados das séries de caso relatadas, assim como outras de maior relevância na literatura abordando o uso da cola de fibrina no tratamento endoscópico das fístulas digestivas baixas.

Clipes Metálicos

Os clipes metálicos foram introduzidos no Japão para resolução de sangramento gastrointestinal há mais de 20 anos. O método foi preconizado para uso antes ou após polipectomias no trato digestório alto, como profilaxia do sangramento.[27] Recentes inovações tecnológicas aperfeiçoaram os clipes metálicos e seus dispositivos de aplicação, tornando-os instrumento de fácil manuseio, passando, então, a ser empregados, também, no fechamento de fístulas de esôfago e do cólon quando o tratamento conservador não obtinha sucesso. A primeira descrição do uso de hemoclipes para reparo de uma perfuração de víscera (estômago) foi em 1993.[28]

Outra aplicação recente do uso dos clipes metálicos é o tratamento de perfurações iatrogênicas durante a colonoscopia

Quadro 45-1. Uso da Cola de Fibrina no Tratamento das Fístulas Colorretais

Autor	Pacientes (N)	Anastomoses (fístulas)	Nº sessões	Tempo de cicatrização (dias)	Sucesso (%)
Lamont,[23] 2002	4	Bolsas ileais e colorretais	1 a 2	33	100
Testi,[24] 2002	8	Colorretais	–	–	100
Rábago,[22] 2002	32	TGI superior e inferior	2,8	17	75
Swain,[25] 2004	7	Bolsas ileais e colorretais	2 a 3	7	100
Del Rio,[26] 2005	13	Colorretais e esofágicas	–	–	100
Avalos-Gozalez,[9] 2010	6	Enteroenteral	–	16	100
Avalos-Gozalez,[9] 2010	4	Colocólicas ou colorretais	–	23	50

diagnóstica ou terapêutica. Apesar de rara, aproximadamente 1 a cada 1.000 exames, a perfuração do cólon é considerada a mais grave das complicações da endoscopia baixa e seu tratamento ideal ainda é controverso. Existem, até o momento, aproximadamente uma centena de relatos de casos de perfurações colonoscópicas reparadas com clipes metálicos, apontando a técnica como factível e de bons resultados, diminuindo a indicação de cirurgia e o tempo de internação destes pacientes.[29,30] Tecnicamente, o uso dos clipes no tratamento das fístulas ou deiscências não difere do seu uso hemostático nas lesões do cólon. Limitações na rotação dos instrumentos são comuns nas diferentes marcas disponíveis no mercado, que têm abertura máxima de 11-12 mm, sendo compatíveis com endoscópios com canal de trabalho igual ou superior a 2,8 mm.

Poucos relatos de casos são descritos na literatura para o tratamento das fístulas colorretais. Além da aplicação de clipes para tratamento de uma fístula retovaginal em uma paciente que recusou o tratamento cirúrgico, o uso de clipes em pacientes com fístulas colocutâneas pós-operatórias foi considerando seguro, factível e pouco invasivo.[11,31]

Com o advento da Cirurgia Endoscópica por Orifícios Naturais (NOTES ou NOSCAR), tem ocorrido um crescente desenvolvimento de tecnologia para aplicação endoluminal. O clipe *over the scope* (OTSC) foi recentemente desenvolvido para tratamento de sangramento digestivo e fechamento de defeitos da parede do tubo digestivo. Este tipo específico de clipe metálico fabricado com nitinol está disponível em três versões e tem um mecanismo de uso semelhante ao equipamento de ligadura endoscópica de varizes de esôfago. Apresenta vantagens em relação ao uso dos clipes metálicos tradicionais (TTSCs) naqueles pacientes com fibrose mais acentuada e naqueles com mais de 10 mm de diâmetro.[32] Estudos apontam efetividade e segurança no fechamento de perfurações entre 18 e 27 mm.[33]

Uma opção racional e de bom custo-benefício consiste na indicação de hemoclipes para defeitos de até 10 mm, clipes *over the scope* para defeitos de até 30 mm e dispositivos de sutura endoscópica naqueles pacientes com mais de 30 mm. O uso de clipes OTSC para o tratamento de fístulas digestivas é limitado a algumas séries de casos, demonstrando ser factível e seguro em casos selecionados (Fig. 45-6).[34,35] Um novo sistema com clipes sobre o endoscópio (OTSC) chamado PadLock Clip ™ (Fig.45-7) foi desenvolvido recentemente e avaliado em uma série de casos com 14 pacientes, sendo que 8 apresentavam fístulas gastrointestinais (cólon e delgado), com taxa de resolução em 87,5% dos casos em um acompanhamento que variou de 2 a 18 meses.[36]

A associação de métodos ao uso de clipes e cola de fibrina é aceitável, tornando-os, muitas vezes, complementares. Situações como feridas pequenas, com bordos viáveis e pouca tensão são particularmente favoráveis ao uso de clipes, assim como nos defeitos mais complexos e com tensão é preferível o uso da cola. A aplicação endoscópica do clipe como única opção ao tratamento de fístulas enterocutâneas crônicas tem resultados limitados, pela fibrose ao redor do orifício de drenagem, epitelização e colonização do trajeto. Para alguns autores, a associação à cola de fibrina aumenta o sucesso do método pela curetagem e manipulação do trajeto fistuloso, que reduz a colonização do mesmo e diminui o espaço morto, que é preenchido com a cola. Outra vantagem adicional é o preparo do orifício interno a fim de facilitar a aplicação dos clipes metálicos.[10,37]

Hashiba e Averbach trataram com sucesso 6 pacientes portadores de fístulas colocutâneas. O número de sessões necessárias variou de 1 a 3. Inicialmente, é importante a identificação do orifício interno do trajeto fistuloso, o que nem sempre é fácil, principalmente quando existem óstios diverticulares. Para tanto, a injeção de azul de metileno diluído pelo orifício cutâneo pode ser útil (Fig. 45-8a). A utilização da tática terapêutica não só depende da disponibilidade de equipamentos bem como da experiência individual. Em todos os pacientes, a primeira abordagem foi por meio de injeção de cola de fibrina (Fig. 45-8b), que tinha por finalidade a redução do calibre do orifício e a elevação de seus bordos, o que facilita a colocação de clipes metálicos (Fig. 45-8c, d).[38]

Recentemente, mais um paciente portador de fístula enterocutânea após retossigmoidectomia por doença diverticular foi endoscopicamente tratado. Neste caso, uma única sessão de desbridamento endoscópico com aplicação de clipes, foi suficiente para resolução da fístula (Fig. 45-4).

Stents

O uso de *stents* no tratamento de fístulas ou complicações das deiscências do trato digestório alto é bem documentado há uma década.[39] O uso de *stents* revestidos no tratamento de fístulas do esôfago e do estômago pode apresentar boa resposta em até 2/3 dos casos. Porém, o deslocamento da prótese pode ocorrer em até metade dos pacientes, com taxa de morbidade de até 10%.[40] No cólon, as principais indicações são o tratamento paliativo de obstruções malignas e as dilatações de estenoses benignas inflamatórias ou pós-operatórias. Poucos relatos de caso documentam seu uso no tratamento das fístulas do cólon e reto. Abbas e Laasch descrevem seu uso no tratamento de pacientes com fístulas colovaginais, utilizando acessos combinados transanal e transvaginal.[14,41] Amrani *et al.* difundiram o conceito de "reepitelização" da anastomose guiada por *stent*, com o tratamento de pacientes com defeitos completos de anastomoses digestivas (separação total dos bordos), endoscopicamente tratados com o uso de *stents* recobertos, colocados com auxílio de radioscopia e drenagem de coleções adjacentes.[42]

O *stent*, que deve ser colocado com monitoramento fluoroscópico, tem em seu sistema um cateter interior radiopaco, um invólucro exterior com marcas graduadas, um cateter-guia, uma ponta dilatadora radiopaca, um funil de carregamento, um fecho de segurança e um fio-guia Savary-Gilliard. Quando totalmente distendido, o *stent* forma uma estrutura tubular com pelo menos 25 mm de diâmetro, com dois prolongamentos em ambas as extremidades de forma a permitir sua fixação na parede do cólon. Está disponível em versões com comprimentos e diâmetros diversificados, de acordo com os fabricantes.

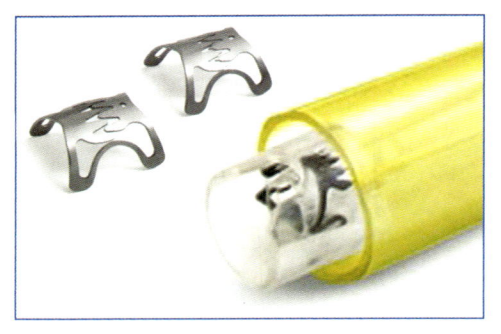

Fig. 45-6. Over-The-Scope-Clip (OTSC).

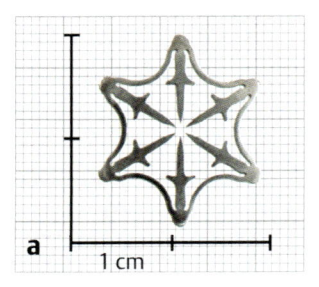

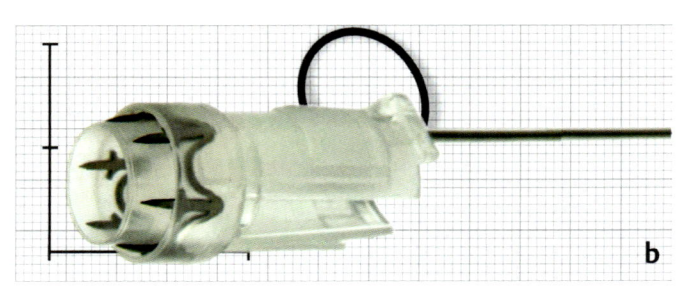

Fig. 45-7. PadLock Clip e Sistema Lock-it, Aponos Medical™.

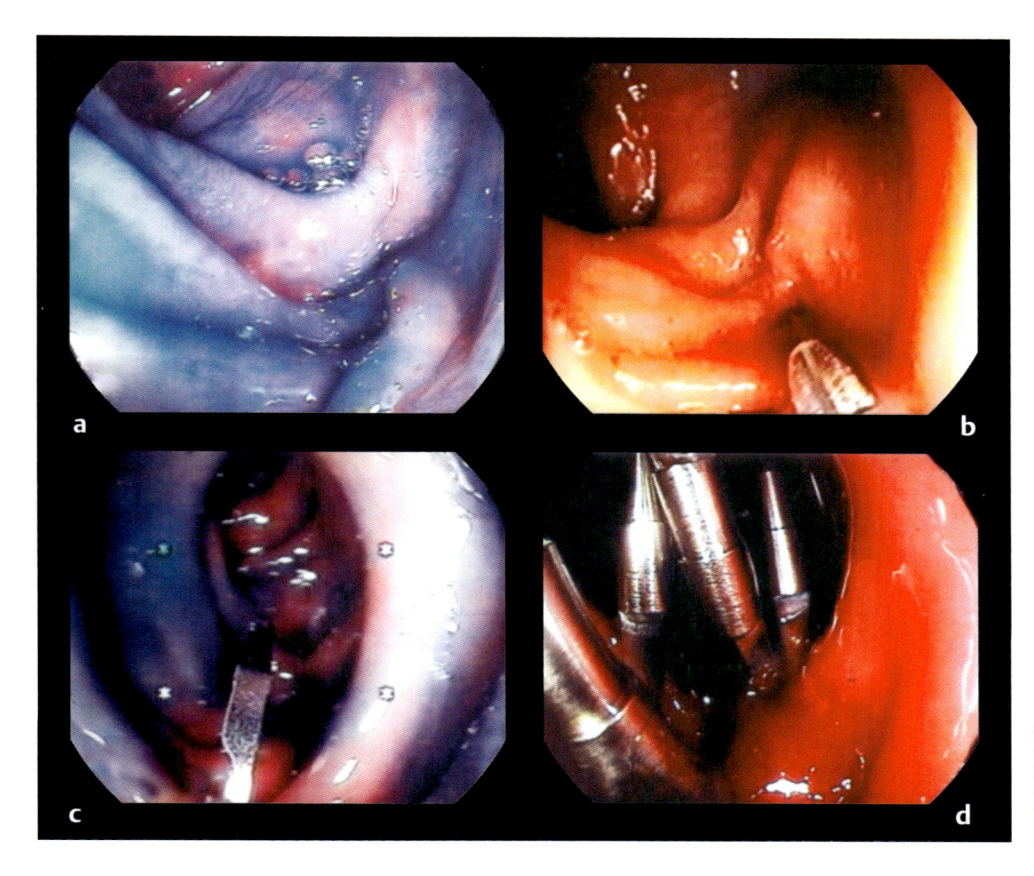

Fig. 45-8. (a) Localização do orifício interno por injeção de azul de metileno pelo orifício externo. (b) Injeção de cola de fibrina na borda do orifício interno. (c) Aplicação de clipe para ocluir o orifício interno. (d) Aspecto final após colocação dos clipes.

Endoloop

Podemos, ainda, encontrar na literatura a utilização de métodos alternativos no tratamento das fístulas, como o descrito por Hoyos, que utilizou dois *endoloops* aplicados no orifício fistuloso interno para fechamento de uma fístula colocutânea pós-operatória e o estudo de Su *et al.* utilizando *endoloops* e hemoclipes no tratamento de fístulas do cólon em 2 pacientes oncológicos.[43,44]

Sutura Endoscópica

Os instrumentos de sutura endoscópica inicialmente foram descritos para o tratamento da doença do refluxo.[45] Suas aplicações para o fechamento de fístulas ou perfurações do cólon são limitadas e restritas ao cólon distal e ao reto, pela rigidez e comprimento dos instrumentos. Entretanto, existe um crescente interesse no desenvolvimento de novos dispositivos de sutura endoscópica que beneficiarão a endoscopia digestiva e outras técnicas de cirurgia minimamente invasiva, como o *Transanal Microscopic Surgery* (TEM) e a cirurgia endoscópica por orifícios naturais (NOTES) ou NOSCAR (*Natural Orifice Translumenal Endoscopic Surgery*).

Métodos a Vácuo ou Endo-SPONGE

Aproximadamente 5% dos pacientes submetidos à retossigmoidectomia com excisão total do mesorreto (TME) evoluem com *sinus* para-anastomóticos pré-sacrais. A decisão de quando e como tratar estes pacientes deve levar em conta, principalmente, a clínica do paciente. Entre as condutas possíveis, está o tratamento expectante, o endoscópico por meio de dispositivos endoluminares a vácuo e o tratamento cirúrgico, com confecção de nova anastomose ou estoma, com morbimortalidade não desprezível.

Weidenhagen *et al.*, em 2002, descreveram um método com auxílio de vácuo para o tratamento dos *sinus* pré-sacrais secundários a fístulas das anastomoses colorretais. A distância entre a anastomose com defeito e a borda anal pode causar, por diferença de pressão, maior resistência à drenagem de secreção e consequente dificuldade na resolução do processo infeccioso destas cavidades. O método a vácuo (Endo-SPONGE) visa à colocação de esponjas de poliuretano por via endoscópica no interior destas cavidades, conectando-as a um tubo endoluminal a vácuo que é exteriorizado pelo ânus, permitindo eficiente drenagem contínua destas cavidades por pressão negativa, resultando em desbridamento, controle da infecção e cicatrização (Fig. 45-9).[46]

Em 2008, o mesmo autor publicou sua experiência com 29 pacientes portadores de grandes defeitos nas anastomoses colorretais. A maioria destes doentes se encontrava com um estoma protetor. A duração média do tratamento por paciente foi de 34 dias, com uma média de 11 sessões endoscópicas. O sistema de esponjas era trocado a cada 48-72 horas. A cicatrização foi completa em 28 dos 29 pacientes, concluindo que o método é eficiente no controle do foco séptico.[47] Um estudo multicêntrico apresentou 56% de resolução dos *sinus* (9 dos 16 pacientes), com média de 13 trocas de esponjas em 40 dias

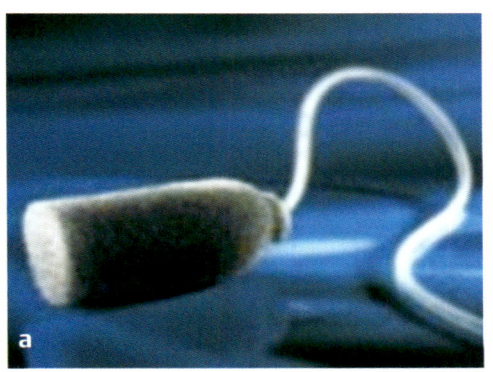

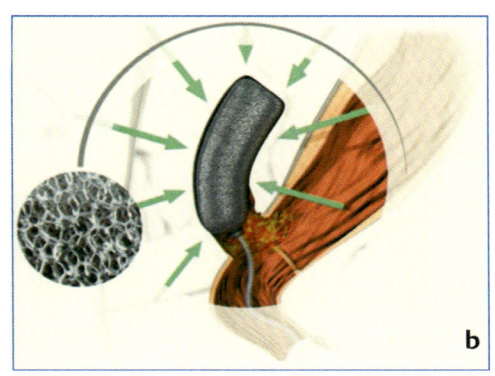

Fig. 45-9. (a) Endo-SPONGE. (b) Aplicação do Endo-SPONGE.

de tratamento.[48] Outros estudos também consideram o método bem tolerado e eficaz no tratamento destas lesões em até 3 a 6 semanas, mas a falta de um grupo-controle não permite afirmar que a cicatrização ocorre de forma mais rápida.[49] O tratamento a vácuo é uma alternativa não invasiva para o controle da sepse pélvica secundária à deiscência de anastomose, e novos estudos serão necessários para provar a redução da mortalidade destes pacientes com o método.[50]

CONSIDERAÇÕES FINAIS

O desenvolvimento de novas tecnologias nos últimos anos permitiu grande avanço no campo da endoscopia intervencionista, que passou a competir com métodos cirúrgicos no tratamento das fístulas e deiscências do cólon e reto. A abordagem endoscópica das fístulas colorretais, por se tratar de procedimento menos invasivo, pode ser uma alternativa atraente na abordagem inicial em pacientes selecionados, especialmente naqueles com elevado risco cirúrgico. Maior número de estudos controlados e randomizados são necessários para definir o real impacto destas novas modalidades de tratamento minimamente invasivas.

REFERÊNCIAS BIBLIOGRÁFICAS

1. Sarfeh J, Jakowartz G. Surgical treatment of enteric 'bud' fistulas in contaminated wounds. Arch Surg 1992;127:1027-31.
2. Lichtenstein GR. Treatment of fistulizing Crohn's disease. Gastroenterology 2000;119:1132-47.
3. Joyce MR, Dietz DW. Management of complex gastrointestinal fistula. Curr Probl Surg 2009;46(5):384-430.
4. Puente I, Sosa JL, Desai U et al. Laparoscopic treatment of colovesical fistulas: technique and report of two cases. Surg Laparosc Endosc 1994;4:157-60.
5. Garcea G, Majid I, Sutton CD et al. Diagnosis and management of colovesical fistulae; six year of 90 consecutive cases. Colorectal Dis 2006;8(4):347-52.
6. Sharma SK, Perry KT, Turk TM. Endoscopic injection of fibrin glue for the treatment of urinary-tract pathology. J Endourol 2005;19(3):419-23.
7. Sakai H, Inamori M, Sato T et al. Colocutaneous fistula after percutaneous endoscopic gastrostomy. Digestion 2007;75(2-3):103.
8. Dudrik SJ, Maharaj AR, McKelvey A. Artificial nutritional support in patients with gastrointestinal fistulas. World J Surg 1999;23:570-6.
9. Avalos-González J, Portilla-de Buen E, Leal-Cortés CA et al. Reduction of the closure time of postoperative enterocutaneous fistulas with fibrin sealant. World J Gastroenterol 2010;16(22):2793-800.
10. Mummadi RR, Groce JR, Raju GS et al. Endoscopic management of colocutaneous fistula in a morbidly obese woman (with video). Gastrointest Endosc 2008;67(7):1207-8.
11. Kumar R, Naik S, Tiwari N et al. Endoscopic closure of fecal colocutaneous fistula by using metal clips. Surg Laparosc Endosc Percutan Tech 2007;17(5):447-51.
12. Keighley MRB, Williams NS. Surgery of the anus: rectum colon. Philadelphia: Elsevier, 2008. p. 495. c. 12.
13. Vávra P, Andel P, Dostalík J et al. The first case of management of the rectovaginal fistule using transanal endoscopic microsurgery. Rozhl Chir 2006;85(2):82-5.
14. John BK, Cortes RA, Feinerman A et al. Successful closure of a rectovaginal fistula by using an endoscopically placed Resolution clip. Gastrointest Endosc 2008;67(7):1192-95.
15. Abbas MA, Falls GN. Endoscopic stenting of colovaginal fistula: the transanal and transvaginal "kissing" wire technique. JSLS 2008;12(1):88-92.
16. Park IJ. Influence of anastomotic leakage on oncological outcome in patients with rectal cancer. J Gastrointest Surg 2010;14(7):1190-6.
17. Matthiessen P, Hallböök O, Rutegård J et al. Defunctioning stoma reduces symptomatic anastomotic leakage after low anterior resection of the rectum for cancer: a randomized multicenter trial. Ann Surg 2007;246(2):207-14.
18. Moran BJ. Predicting the risk and diminishing the consequences of anastomotic leakage after anterior resection for rectal cancer. Acta Chir Iugosl 2010;57(3):47-50.
19. Messmann H. Atlas of Colonoscopy. Stuttgard: Georg Thieme Verlag. 2006. p. 208. c. 22.
20. Nakagawa K, Momono S, Sasaki Y et al. Endoscopic examination for fistula. Endoscopy 1990;22(5):208-10.
21. Hwang TL, Chen MF. Randomized trial of fibrin tissue glue for low output entero cutaneous fistula. Br J Surg 1996;83(1):112.
22. Rábago L, Ignacio M, Guerra I et al. Endoscopic treatmentof post surgical gastrointestinal fistulas with biological fibrin glue. Gastrointest Endosc 2005;61(5):AB236.
23. Lamont JP, Hooker G, Espenschied JR et al. Closure of proximal colorectal fistulas using fibrin sealant. Am Surg 2002;68(7):615-8.
24. Testi W, Vernillo R, Spagnulo M et al. Endoscopic treatment of intestinal anastomotic leakage in low anterior resection of the rectum by using fibrin adhesive. Our experience. Minerva Chir 2002;57(5):683-8.
25. Swain BT, Ellis CN. Fibrin glue treatment of low rectal and pouch-anal anastomotic sinuses. Dis Colon Rectum 2004;47(2):253-5.
26. Del Rio P, Dell'Abate P, Soliani P et al. Endoscopic treatment of esophageal and colo-rectal fistulas with fibrin glue. Acta Biomed Ateneo Parmense 2005;76(2):95-8.
27. Hayashi I, Yonazawa TM, Kuwabara T et al. The study on staurch clip for the treatment by endoscopy. Gastroenterol Endosc 1975;17:92-101.
28. Binmoeller KF, Grimm H, Soehendra N. Endoscopic closure of a perforation using metallic clips after snare excision of a gastric leiomyoma. Gastrointest Endosc 1993;39(2):172-4.
29. Trecca A, Gaj F, Gagliardi G. Our experience with endoscopic repair of large colonoscopic perforations and review of the literature. Tech Coloproctol 2008;12(4):315-21.
30. Yang DH, Byeon JS, Lee KH et al. Is endoscopic closure with clips effective for both diagnostic and therapeutic colonoscopy-associated bowel perforation? Surg Endosc 2010;24(5):1177-85.
31. John BK, Cortes RA, Feinerman A et al. Successful closure of a rectovaginal fistula by using an endoscopically placed Resolution clip. Gastrointest Endosc 2008;67(7):1192-5.
32. Albert JG, Friedrich-Rust M, Woeste G et al. Benefit of a clippingdevice in use in intestinal bleeding and intestinal leakage. Gastrointest Endosc 2011;74(2):389-97.
33. vonRenteln D, Schmidt A, Vassiliou MC et al. Endoscopic full-thickness resection and defect closure in the colon. Gastrointest Endosc 2010;71(7):1267-73.
34. Kirschniak A, Subotova N, Zieker D et al. The Over-The-Scope Clip (OTSC) for the treatment of gastrointestinal bleeding, perforations, and fistulas. Surg Endosc 2011 Mar. 18.
35. Baron TH, Song LM, Ross A et al. Use of an over-the-scope clipping device: multicenter retrospective results of the first U.S. experience (with videos). Gastrointest Endosc 2012;76(1):202-8.
36. Prasad LM, de Souza AL, Blumetti J et al. Endoscopic-assisted closure of a chronic colocutaneous fistula. Gastrointest Endosc 2010;72(3):662-4.
37. Dinelli M et al. First clinical experiences with a novel endoscopic over-the-scope clip system. Endoscopy International Open 2017;05:E151-6.
38. Hashiba K, Averbach M, Armellini SAT et al. Endoscopic treatmentof gastrointestinal fistulas: initial experience. Gastrointest Endosc 2002;55(5):118.
39. Leers JM, Vivaldi C, Schäfer H et al. Endoscopic therapy for esophageal perforation or anastomotic leak with a self-expandable metallic stent. Surg Endosc 2009;23(10):2258-62.
40. Feith M, Gillen S, Schuster T et al. Healing occurs in most patients that receive endoscopic stents for anastomotic leakage; dislocation remains a problem. Clin Gastroenterol Hepatol 2011;9(3):202-10.
41. Laasch HU, Wilbraham L, Marriott A et al. Treatment of colovaginal fistula with coaxial placement of covered and uncovered stents. Endoscopy 2003;35(12):1081.
42. Amrani L, Ménard C, Berdah S et al. From iatrogenic digestive perforation to complete anastomotic disunion: endoscopic stenting as a new concept of stent-guided regeneration and re-epithelialization. Gastrointest Endosc 2009;69(7):1282-7.
43. De Hoyos A, Villegas O, Sánchez JM et al. Endoloops as a therapeutic option in colocutaneous fistula closure. Endoscopy 2005;37(12):1253.
44. Su CH, Yu FJ, Tsai HL et al. Endoscopic closure of colonic fistulas in colon cancer patients using a combination of hemoclips and endoloops: two case reports. Tech Coloproctol 2011 Nov. 29.
45. Ozawa S, Yoshida M, Kumai K et al. New endoscopic treatments for gastroesophageal reflux disease. Ann Thorac Cardiovasc Surg 2005;11(3):146-53.
46. Weidenhagen R, Gruetzner KU, Wiecken T et al. Endoscopic vacuum assisted closure of anastomotic leakage after anterior resection of the rectum – a new method. Surg Endosc 2002;16:S1.
47. Weidenhagen R, Gruetzner KU, Wiecken T et al. Endoscopic vacuum-assisted closure of anastomotic leakage following anterior resection of the rectum: a new method. Surg Endosc 2008;22(8):1818-25.
48. van Koperen PJ, van Berge Henegouwen MI, Rosman C et al. The Dutch multicenter experience of the Endo-Sponge treatment for anastomotic leakage after colorectal surgery. Surg Endosc 2009;23(6):1379-83.
49. Bemelman WA. Vacuum assisted closure in coloproctology. Tech Coloproctol 2009;13(4):261-3.

COLONOSCOPIA TRANSOPERATÓRIA

CAPÍTULO 46

Oswaldo Wiliam Marques Jr. ▪ Pedro Popoutchi

INTRODUÇÃO

Desde a primeira publicação do uso da colonoscopia intraoperatória, por Richter *et al.*, em 1973, o colonoscópio apresenta-se como ferramenta cada vez mais presente nos procedimentos cirúrgicos colorretais.[1] A avaliação endoscópica de todo o cólon é recomendável no pré-operatório dos pacientes com hemorragia digestiva baixa e nos tumores colorretais. Entretanto, nos tumores obstrutivos ou na dificuldade de localizar lesões menores ou não palpáveis, o exame transoperatório do cólon é de grande utilidade no diagnóstico e tratamento destas lesões, assim como auxiliar na avaliação da integridade das anastomoses intestinais.

CONTRIBUIÇÃO DA COLONOSCOPIA NO TRANSOPERATÓRIO

Localização de Lesões Colônicas e Diagnóstico de Tumores Sincrônicos em Pacientes sem Colonoscopia Pré-Operatória

A localização precisa das lesões do cólon é uma problemática na cirurgia colorretal. No tratamento cirúrgico da doença maligna, a correta localização da lesão determina as margens adequadas e orienta a linfadenectomia. Quando tratamos uma doença benigna, é essencial diferenciarmos uma área acometida de um segmento normal a fim de possibilitamos ressecções reduzidas, pois lesões podem não ser visualizadas pela superfície serosa do cólon.

Durante a laparotomia, a palpação do cólon pode localizar tumores e auxiliar na diferenciação de tecidos espessados anormais e tecidos sãos. Mesmo as lesões grandes podem passar despercebidas durante a palpação se elas apresentarem consistências macias e compressíveis.[1]

Entretanto, na cirurgia laparoscópica, como a palpação é realizada por meio de instrumento, perde-se a sensação tátil refinada, dificultando a localização de alterações mais sutis e não visíveis;[2-4] esta limitação resulta em aumento significativo do uso de métodos endoscópicos intraoperatórios para auxílio na localização de lesões do cólon, principalmente nos casos em que a marcação pré-operatória não foi realizada (Fig. 46-1).

Dificuldades na correta localização de lesões de cólon podem resultar em ressecções de segmentos errados durante a laparoscopia.[5] A utilização de métodos de imagem como tomografia compu-

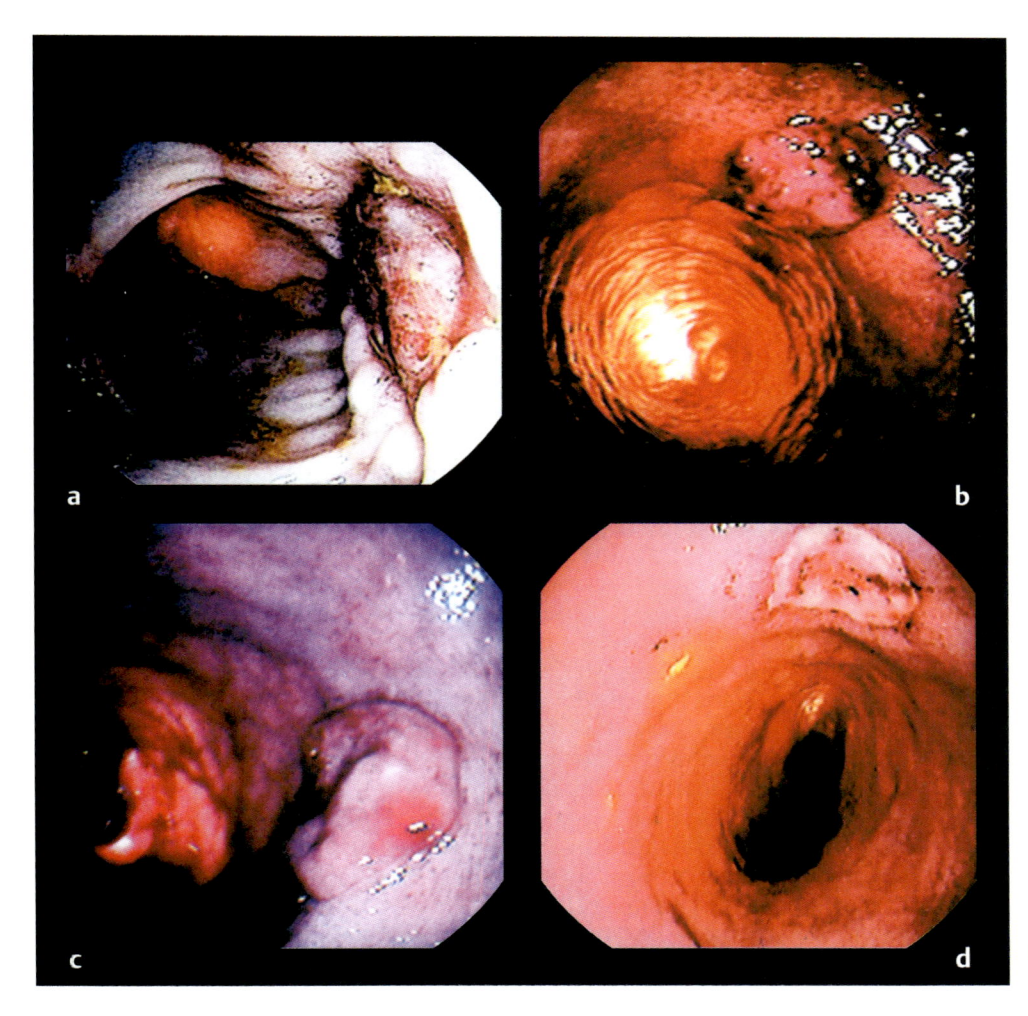

Fig. 46-1. (a-d) Colonoscopia intraoperatória para localização de lesões retais.

tadorizada, enema baritado e colonoscopia para a localização pré-operatória dos tumores de cólon pode ser inacurada em 11-12% dos casos.[6,7] Lee et al. avaliaram a detecção de neoplasias colônicas avançadas com a utilização de PET-CT e encontraram os respectivos resultados para sensibilidade, especificidade, valor preditivo positivo, valor preditivo negativo e acurácia: 54,4, 82,4, 46,9, 86,3 e 76,2%. Neste estudo, 8% dos casos com captação focal de 18F-FDG confinados ao cólon esquerdo apresentavam adenomas avançados no cólon direito.[8]

Trabalho realizado com membros da American Society of Colon and Rectal Surgeons evidenciou que 6,5% deles já necessitaram, ao menos uma vez, converter para uma laparotomia, por ressecções de segmentos errados.[9]

A imprecisão de termos utilizados em laudos colonoscópicos, como "o pólipo está no cólon transverso" ou "no sigmoide" é inaceitável, pois pode resultar em ressecções amplas desnecessárias, principalmente quando tratamos de doenças benignas.

Lesões colônicas frequentemente são acessadas no pré-operatório pela colonoscopia; se for necessário, a área da lesão pode ser marcada neste momento. O método mais utilizado para marcação do cólon é a injeção de tinta da Índia na parede do mesmo.[10-12] A associação entre pólipos adenomatosos sincrônicos no câncer colorretal varia de 15 a 50% dos casos. Já o câncer colorretal sincrônico pode aparecer em 2 a 10% dos casos.[13-16]

O exame endoscópico pré-operatório de rotina é recomendado para pacientes com diagnóstico de câncer colorretal objetivando identificar lesões sincrônicas, que, de outro modo, podem não ser diagnosticadas durante a cirurgia.

A despeito de sua importância, a colonoscopia pré-operatória de todo o cólon frequentemente não é realizada por motivo de obstrução, mau preparo do cólon ou limitações em decorrência de equipamentos. Muitos autores têm demonstrado a utilidade e eficácia da colonoscopia intraoperatória quando o exame pré-operatório não é possível.[17,18]

Kim et al., em seu estudo com 51 pacientes com câncer colorretal submetidos à colonoscopia intraoperatória, diagnosticaram 19 lesões sincrônicas, sendo 5,4% adenocarcinomas. A detecção de tumores sincrônicos pela colonoscopia intraoperatória alterou a cirurgia planejada em 7 casos (13,7%).[4]

Sasaki et al. avaliaram 101 pacientes com tumor obstrutivo de cólon esquerdo e preparo de cólon intraoperatório para colonoscopia comparando-os a 614 pacientes que não realizaram colonoscopia intraoperatória. Houve detecção de pólipos adenomatosos sincrônicos em 26,8%, carcinoma em 4%. Os achados da colonoscopia intraoperatória mudaram a conduta operatória em 8,9% dos casos. O tempo operatório foi, em média, 28 minutos maior no grupo da colonoscopia intraoperatória. Não houve diferença entre taxa de infecção entre os grupos.[19] Entretanto, nem todos os autores concordam com a eficácia deste exame. Entre os problemas relatados estão o aumento do tempo cirúrgico e os possíveis riscos de infecção.[20]

Existem inúmeros métodos de localização de lesões do cólon. Podem ser destacadas:

Métodos para Localização de Lesões Colorretais

Localização com a Ponta do Endoscópio

A localização utilizando-se de medidas em centímetro da borda anal ou da linha pectínea é extremamente imprecisa; principalmente, em pacientes com procedimentos colorretais anteriores.[21-23] A comum formação de alças do endoscópio pode resultar na introdução de praticamente todo aparelho (180 cm) e sua extremidade se encontrar no sigmoide ou cólon descendente.[9] Por outro lado, é possível chegar ao ceco retificando o aparelho com apenas 60 cm.[24]

Localização dos *Landmarks*

Lesões somente podem ser seguramente localizadas no reto até 15 cm da linha pectínea e no ceco próximo à válvula ileocecal. Mesmo os endoscopistas experientes frequentemente erram a localização de lesões.[3,25,26]

Hemoclipes

Podem ser utilizados em qualquer segmento do cólon e ser acessados por radioscopia, ultrassom ou detectores de metais. Em razão do reduzido tamanho, podem ser de difícil palpação até mesmo em laparotomias. Algumas séries de casos relatam detecção de 100% dos casos quando aplicados dois ou mais clipes e a realização do exame se faz em até 2 semanas.[7,27] O deslocamento dos clipes pode resultar em ressecções errôneas que podem ocorrer, mais frequentemente, após o 10º dia da clipagem.[28]

Ultrassonografia Laparoscópica

Luck et al. utilizaram o ultrassom laparoscópico para detecção de lesões cólicas aplicadas sobre a serosa do cólon.[29]

Tatuagem

Existem diversas substâncias que podem ser injetadas na parede colônica; porém, as duas mais utilizadas são: o verde indocianina e a tinta da índia, em decorrência de seu maior tempo de permanência.[12,30] Botoman et al. obtiveram taxa de detecção de lesões de 79% dos casos quando a marcação foi feita em três quadrantes do cólon.[10] Conaghan et al. avaliaram, durante cirurgias videolaparoscópicas colorretais, tatuagens realizadas em colonoscopia pré-operatória: tatuagem foi visível e de localização acurada em 70% dos casos; visível, mas não acurada em 7% e não visível em 15%.[31]

O vazamento da tatuagem para a cavidade abdominal tem sido reportado em 1,8 a 9,5% dos casos.[32,33]

Outros Métodos Descritos de Detecção de Lesões

Enema baritado e fluoroscopia.[24,34]

Assistência/Apresentação de Lesões ou Segmentos para Ressecções por Via Laparoscópica

Os primeiros relatos de cirurgias combinadas, laparoendoscopias, foram publicados por Champault, Smedh et al., Prom et al. e Averbach et al., que utilizaram o laparoscópio para controle da integridade da parede colônica durante ressecções endoscópicas de pólipos grandes.[35-39] Louis et al. avaliaram a localização de lesões colorretais comparando colonoscopia pré-operatória e achados intraoperatórios. Avaliaram, retrospectivamente, 400 pacientes e identificaram 12% de discrepância nos achados. Discrepância maior ocorreu nas lesões do cólon esquerdo (9,1%). Houve mudança de conduta cirúrgica em aproximadamente metade (54%) dos casos onde houve discrepância na localização das lesões.[7]

Estudo comparativo de ressecções colorretais laparoscópicas não identificaram aumento de complicações com a realização da colonoscopia intraoperatória.[40]

Zmora et al., em estudo da frequência do uso da colonoscopia intraoperatória e sua real utilidade, compararam 233 pacientes que se submeteram a ressecções laparoscópicas com 250 pacientes no grupo da laparotomia. Cinquenta e sete dos pacientes (24%) que realizaram ressecções laparoscópicas utilizaram o colonoscópio intraoperatório, comparado com 42 pacientes (17%) no grupo das laparotomias (p = 0,042). A principal indicação da endoscopia baixa nos pacientes que foram submetidos a ressecções laparoscópicas foi a localização correta da lesão e a verificação de margem adequada (65%).[41] Acesso à anastomose foi a principal indicação em 26% dos casos no grupo da laparoscopia e em 12% das laparotomias (p = 0,12). Em dois pacientes, um em cada grupo, anastomose incompleta foi identificada, permitindo suturas de reforço. Em um caso do grupo da laparoscopia foi identificado isquemia do cólon proximal. O exame endoscópico baixo foi empregado mais de uma vez em 25 (44%) dos 57 pacientes do grupo da laparoscopia, e em 5 (12%) (p < 0,005) no grupo da cirurgia aberta. O segundo exame foi mais comumente utilizado para revisão de anastomoses.[41]

O exame endoscópico mudou a conduta cirúrgica em 66% dos casos (60% no grupo da laparoscopia e 76% no grupo da laparotomia). A mudança de conduta cirúrgica foi definida como a adequada localização da lesão com base na endoscopia intraoperatória. Quando a lesão ou marcação prévia era claramente visualizada ou palpada, esta era definida como confirmatória. Quando a endoscopia intraoperatória foi utilizada para avaliação de anastomose, o exame foi definido como causador de mudança de conduta quando identificou isquemia ou anastomose incompleta, resultando em procedimento cirúrgico adicional. Não houve complicações relacionadas com o exame, concluindo que o exame endoscópico intraoperatório é uma ferramenta útil e segura para localização de patologias durante cirurgia laparoscópica.[41]

Winter *et al.* publicaram uma série de 38 casos incluindo 8 ressecções colonoscópicas assistidas por laparoscopia e 30 ressecções laparoscópicas assistidas por colonoscopia. Encontraram baixa morbidade e todas as lesões foram identificadas durante os procedimentos. Em muitos dos casos, o colonoscópio provou-se útil para apresentação da lesão, direta e indiretamente, facilitando a ressecção laparoscópica.[42]

Reissmann *et al.* foram os primeiros descritores das colectomias laparoscópicas assistidas por colonoscopia. Durante o procedimento, o colonoscópio é ancorado em um dos ângulos, hepático ou esplênico, e tensionado de maneira a facilitar o acesso ao cólon e, principalmente, melhora a exposição do ligamento esplenocólico e hepatocólico.[38]

Avaliações das Anastomoses

Falhas nas anastomoses colorretais estão associadas a aumento da morbimortalidade e podem ocorrer em 6 a 11% dos casos.[43]

As complicações mais importantes associadas às anastomoses são sangramentos de deiscência. O sangramento das anastomoses grampeadas é relatado entre 0,6 a 6,5% dos casos.[44]

A maior parte das hemorragias de mucosa não é detectada por laparoscopia e algumas hemorragias pós-operatórias iniciam-se imediatamente após o disparo do grampeador na confecção da anastomose. A colonoscopia intraoperatória possibilita a imediata inspeção da anastomose. Li *et al.* identificaram sangramento da linha de grampo em 5,6% dos pacientes após anastomose para colectomias à esquerda e, comparados com os pacientes que não realizaram a colonoscopia intraoperatória, a adição de método hemostático na linha de grampo caiu de 3,6 para 0,9% o sangramento pós-opertório.[45]

O vazamento da anastomose corrobora para aumento da morbimortalidade nas cirurgias colorretais. Estenoses de anastomose e recorrência tumoral aumentam de forma significante após ocorrência de fístula anastomótica em cirurgias para o tratamento do câncer colorretal.[46] A avaliação técnica da linha de grampo é de suma importância. Identificação intraoperatória de defeitos anastomóticos e vazamentos diminuem a taxa de fístulas pós-operatórias. A "manobra do borracheiro", teste de detecção de vazamento de ar, é uma técnica muito utilizada para detecção de defeitos na linha de grampo.[47]

Kamal *et al.* avaliaram 415 pacientes que foram submetidos à ressecção colorretal laparoscópica com anastomose colorretal ou ileoanal. Todos os pacientes foram submetidos à sigmoidoscopia flexível e a teste de vazamento de ar. Dezessete pacientes (3,8%) tinham anormalidade na linha de grampo. Quinze pacientes (3,6%) tiveram um teste de vazamento de ar positivo. Um paciente teve sangramento anastomótico. Houve falha de grampeamento. Quatorze anastomoses (3,3%) foram refeitas. Um paciente necessitou de ileostomia para proteção da anastomose ileoanal. Sangramento menor da linha de grampeamento em um paciente resolveu sem intervenção; no entanto, este apresentou vazamento anastomótico no pós-operatório, necessitando de intervenção cirúrgica. Nenhum dos pacientes que sofreram intervenção da anastomose após teste de vazamento positivo teve vazamento anastomótico no pós-operatório ou sangramento (Figs. 46-2 e 46-3).[48]

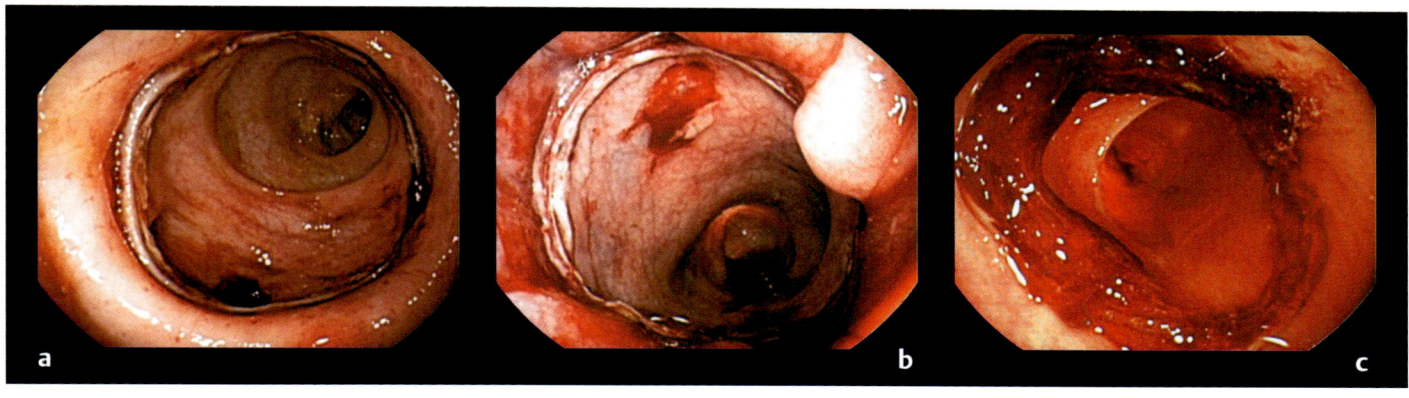

Fig. 46-2. (**a**) Colonoscopia intraoperatória para avaliação imediata da integridade de anastomose colorretal. (**b**) Exame de anastomose coloanal. (**c**) Colonoscopia intraoperatória para avaliar sangramento imediatamente após a confecção de anastomose colorretal.

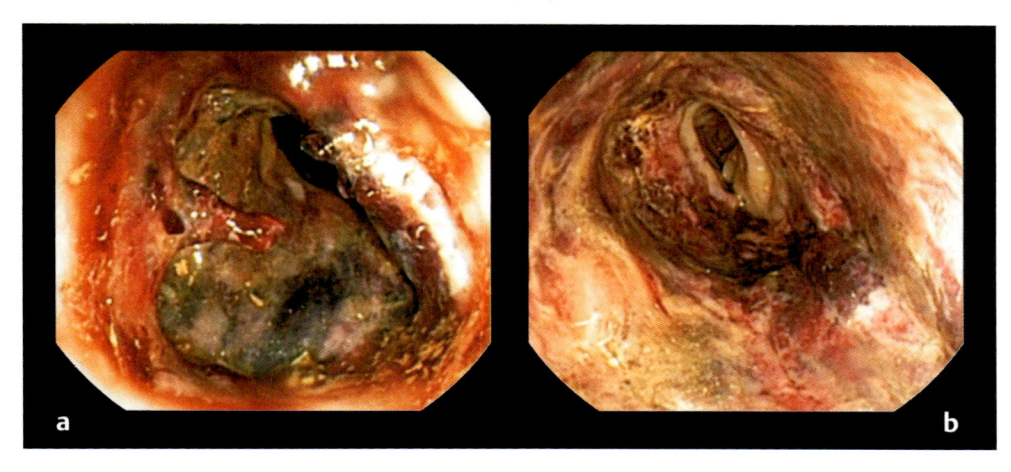

Fig. 46-3. (**a, b**) Colonoscopia intraoperatória no pós-operatório precoce de paciente submetido à retossigmoidectomia com diagnóstico de necrose do cólon abaixado.

Técnica e Cuidados para Polipectomia Colonoscópica Assistida por Laparoscopia

Após preparo do cólon e antibiótico profilaxia, o procedimento é realizado em centro cirúrgico com anestesia geral. Cateter de Foley e tubo orogástrico são introduzidos, e o pneumoperitônio é estabelecido com agulha de Veress pela técnica fechada, a não ser pela presença de incisões abdominais anteriores, podendo-se, então, utilizar a técnica aberta. O trocater é então introduzido pela incisão umbilical e o pneumoperitônio é estabelecido para inspeção da cavidade. Para introdução do endoscópio pelo ânus, o pneumoperitônio é esvaziado para progressão do aparelho. A razão desta sequência é que a realização do pneumoperitônio com distensão de alças do cólon pode aumentar as chances de lesões pela agulha de Veress e do trocater.[35]

Diagnóstico e Tratamento da Hemorragia Digestiva de Origem Oculta

Sangramento digestivo oculto é definido como aquele que se origina do trato digestório alto ou baixo e persiste ou recorre após exames complementares como a endoscopia digestiva alta, colonoscopia e avaliações radiológicas do intestino delgado.[49] Corresponde a cerca de 5% dos casos de sangramento digestivo e seu diagnóstico e tratamento continuam sendo um desafio para aqueles que conduzem estes casos. Múltiplas causas podem estar envolvidas na etiologia do sangramento oculto. Pacientes com menos de 40 anos são mais propensos a sangrar por doenças Inflamatórias Intestinais, divertículo de Meckel, Dieulafoy. Menos frequentes são os tumores carcinoides, linfomas e adenocarcinomas. Nos pacientes mais idosos, as causas vasculares são as principais, seguidas pelas erosões ou úlceras muitas vezes causadas por anti-inflamatórios não esteroidais. Diversos métodos diagnósticos têm sido propostos para a investigação do intestino delgado, como a cápsula endoscópica, enteroscopias de mono e duplo balão, *push* enteroscopia, avaliações radiológicas com contraste, angiografia e técnicas de medicina nuclear. Entre eles, a cápsula endoscópica e a enteroscopia de duplo balão foram os que ganharam maior aceitação nos últimos anos, ultrapassando em indicações métodos como a cintilografia com Tecnécio-99m e a arteriografia. Entretanto, a enteroscopia transoperatória é um método que possibilita avaliação completa de todo o intestino delgado. Permite, além do diagnóstico das lesões da mucosa e extramurais, seu tratamento definitivo por via endoscópica ou cirúrgica por meio de ressecções. No estudo de Jakobs *et al.* com 81 pacientes apresentando sangramento oculto, submetidos à enteroscopia intraoperatória, o diagnóstico foi possível em 84% dos casos, e o achado mais frequente foi a angiodisplasia, em 54,3% dos casos. Todos os pacientes com achados positivos foram tratados cirúrgica ou endoscopicamente.[50]

Enteroscopia Intraoperatória

Envolve a passagem de um endoscópio por meio de enterotomia ou pela cavidade oral ou ânus durante um procedimento cirúrgico. Com a possibilidade de telescopagem do endoscópio pelo cirurgião, em praticamente 100% dos casos é possível toda a avaliação da mucosa intestinal. Por muitos anos, foi considerado o único método de avaliação de todo o intestino delgado, porém, era reservado àqueles doentes com sangramento severo ou recorrente e com indicação cirúrgica, uma vez que a anestesia geral é necessária. A enteroscopia intraoperatória pode detectar a fonte de sangramento em 60-88% dos casos, com uma taxa de ressangramento de 13 a 60%.[50]

Aspectos Técnicos e Práticos

Tecnicamente, alguns pontos devem ser destacados. O equipamento a ser utilizado depende da faixa etária do paciente. Em crianças, o aparelho de endoscopia digestiva alta é boa opção. Nos adultos, o colonoscópio longo ou o enteroscópio podem ser a melhor escolha. Outro aspecto diz respeito à esterilização. Esta deve ser feita em óxido de etileno, pois a desinfecção habitual dos endoscópios com glutaraldeído ou ácido peracético não garante esterilização adequada para cirurgias, além de ser um procedimento que é exigido legalmente. Isso fará com que o endoscopista também siga as regras básicas da técnica operatória, procedendo à escovação e paramentação, como qualquer cirurgião.

Já em campo operatório, após a laparotomia, a enteroscopia poderá ser iniciada contando com auxílio do cirurgião ou outro endoscopista (Fig. 46-4). A enterotomia inicial poderá ser feita cerca de 1 a 1,5 metro após o ângulo de Treitz, pois esta entrada servirá tanto para a exploração retrógrada quanto anterógrada das alças intestinais. O endoscopista fica no comando do aparelho, enquanto o cirurgião, agora auxiliar do endoscopista, "veste" o aparelho com as alças intestinais (Fig. 46-5). Um *clamp* pode ser colocado proximal e distalmente a fim de facilitar a insuflação e distensão das alças e também evitar excesso de ar desnecessário. Quando houver dificuldade de "telescopar ou vestir" o aparelho com as alças, pode-se fazer a retirada do aparelho, também examinando a superfície mucosa, agora com mais facilidade do que na manobra de introdução. Ao se encontrar qualquer lesão, o sítio deverá ser marcado com fio de sutura (Fig. 46-6).

A transiluminação é extremamente útil quando se procura lesões vasculares em sangramentos obscuros (Fig. 46-7). É sempre interessante ressaltar a possibilidade de manobras terapêuticas endoscópicas, como polipectomias, cauterização com argônio, entre outras.

Com o advento da cápsula endoscópica, menos procedimentos endoscópicos intraoperatórios têm sido indicados como diagnósticos. Contudo, a dificuldade em se localizar com precisão os achados da cápsula pode fazer da enteroscopia intraoperatória procedimento ainda necessário como orientação para o cirurgião. Talvez uma técnica mista menos invasiva, como a enteroscopia por videolaparoscopia, esteja mais próxima ao conceito de cirurgia minimamente invasiva, mas é uma ideia ainda a ser concretizada.

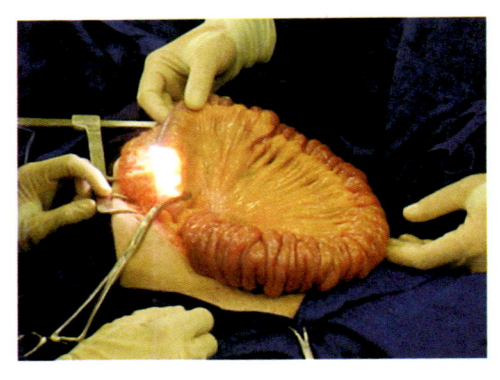

Fig. 46-4. Enteroscopia intraoperatória com passagem do endoscópio pela cavidade oral – campo cirúrgico.

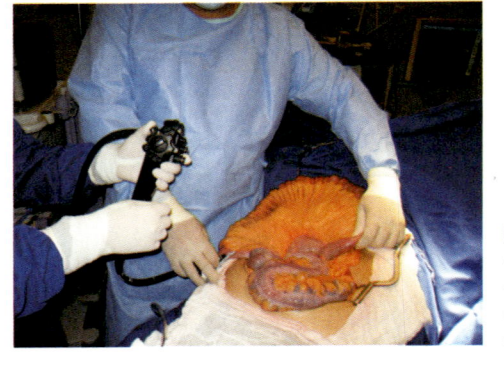

Fig. 46-5. Enteroscopia com passagem do endoscópio por enterotomia – cirurgião e endoscopista.

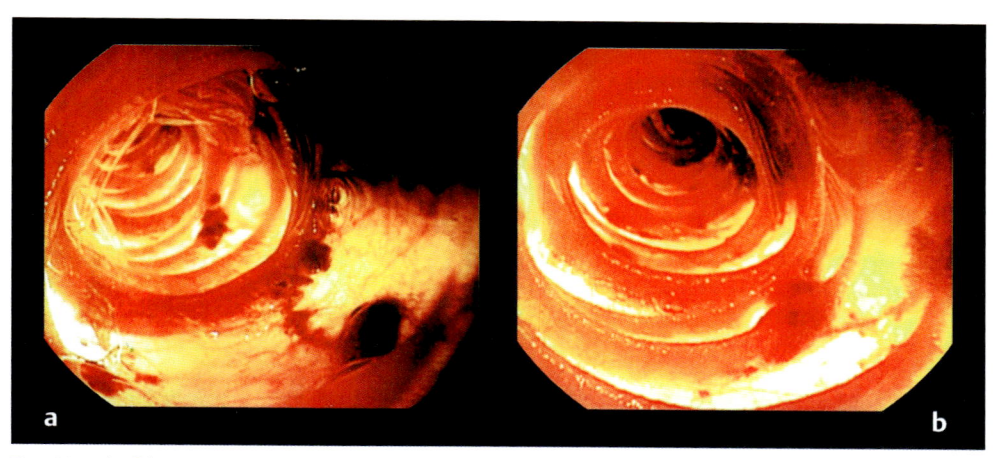

Fig. 46-6. (a, b) Enteroscopia intraoperatória: identificação de múltiplas angiodisplasias.

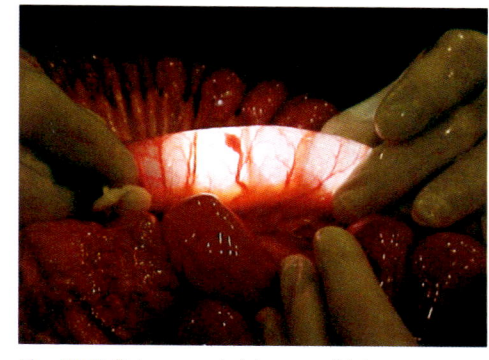

Fig. 46-7. Enteroscopia intraoperatória – transiluminação e identificação de ectasia vascular no jejuno.

REFERÊNCIAS BIBLIOGRÁFICAS

1. Richter RM, Littman L, Levowitz BS. Intraoperative fiberoptic colonoscopy. Localization of nonpalpeble colonic lesions. Arch Surg 1973;106:228.
2. Eijsbouts QA, Heuff G, Sietses C et al. Laparoscopic surgery in the treatment of colonic polyps. Br J Surg 1999;86:505-8.
3. Hancock JH, Talbot RW. Accuracy of colonoscopy in localization of colorectal cancer. Int J Colorectal Dis 1995;10:140.
4. Kim SH, Milsm JW, Church JM et al. Perioperative tumor localization for laparoscopic colorectal surgery. Surg Endosc 1997;11:1013-16.
5. Larach SW, Patankar SK, Ferrara A et al. Complications of laparoscopic colorectal surgery: analysis and comparison of early vs. latter experience. Dis Colon Rectum 1997;40:592-96.
6. Cho YB, Lee WY, Yun HR, Lee WS, Yun SH, Chun HK. Tumor localization for laparoscopic colorectal surgery. World J Surg 2007;31:1491-5.
7. Louis MA, Nandipati K, Astorga R et al. Correlation between preoperative endoscopic and intraoperative findings in localizing colorectal lesions. World J Surg 2010 July;34(7):1587-91.
8. Lee C, Koh SJ, Kim JW. et al. Incidental colonic 18F-fluorodeoxyglucose uptake: do we need colonoscopy for patients with focal uptake confined to the left-sided colon? Dig Dis Sci 2013;58(1):229-35.
9. Wexner SD, Cohen SM, Ulrich A et al. Laparoscopic colorectal surgery- are we being honest with our patients? Dis Colon Rectum 1995;38:723-27.
10. Botoman VA, Pietro M, Thirlby RC. Localization of colonic lesions with endoscopic tattoo. Dis Colon Rectum 1999;37:775-6.
11. McArthur CS, Roayaie S, Waye JD. Safety of preoperation endoscopic tattoo with India ink for identification of colonic lesions. Surg Endosc 1999;13:397-400.
12. Price N, Gottfried MR, Clary E et al. Safety and efficacy of india ink and indocyanine green as colonic tattoing agents. Gastrointest Endosc 2000;51:438.
13. Brullet E, |Montane JM, Bombardo J et al. Intraoperative colonoscopy impatients with colorectal câncer. BR J Surg 1992;79:1376-8.
14. Burns FJ. Synchronous and metachronous malignancies of the colon and rectum. Dis Colon Rectum 1980;23:578-9.
15. Langevin JM, Nivatvongs S. The true incidence of synchronous cancer of the large bowel. Am J Surgy 1984;147:330-3.
16. Neugut AI, Lautenbach E, Abi-Rached B et al. Incidence of adenomas of curative resection of colorectal cancer. Am J Gastroenterol 1996;91:2069-98.
17. Nivatvongs S. Complications in colonoscopic polypectomy: lessons to learn from an experience with 1576 polyps. Am Surg 1988;54:61-3.
18. North Jr JH, Rodriguez Bigas MA, Petrelli NJ. Intraoperative endoscopy in the management of patients with colorectal disease. Cancer Invest 1998;16:1-5.
19. Sasaki K, Kazama S, Sunami E et al. One-stage segmental colectomy and primary anastomosis after intraoperative colonic irrigation and total colonoscopy for patients with obstruction due to left-sided colorectal cancer. Dis Colon Rectum 2012 Jan.;55(1):72-8.
20. Torralba JA, Robles R, Parrilla P et al. Subtotal colectomy vs. Intraoperative colonic irrigation in the management of obstructed left colon carcinoma. Dis Colon Rectum 1998;41:18-22.
21. Dell`Abate JM, Iosca A, Galimberti A et al. Endoscopic treatment of colorrectal benign-appearing lesions 3 cm or larger: techniques and outcome. Dis Colon Rectum 2001;44:112-8.
22. Dunaway MT, Webb WR, Rodning CB. Intraluminal measurement of distance in the colorectum region employing rigid and flexible endoscopes. Surg Endosc 1988;2:81.
23. Piscatelli N, Hyman N, Osler T. Localizing colorectal cancer by colonoscopy. Arch Surg 2005;140:932.
24. Frager DH, Frager JD, Wolf EL et al. Problems in the colonoscopic localization of tumors: Continued value of the barium enema. Gastrointest Radiol 1987;12:343.
25. Hilliard G, Ramming K, Thompson JR J et al. The Elusive colonic malignancy. A need for definitive preoperative localization. Am Surg 1990;56:742.
26. Waye JD. Colonoscopy without fluoroscopy [editorial]. Gastrointest Endosc 1990;36:72.
27. Ohdaira T, Konishi F, Nagai H et al. Intraoperative localization of colorectal tumors in the early stages using a marking clip detector system. Dis Colon Rectum 1999;42:1353-5.
28. Tabibian N, Michaletz PA, Schwatz JT et al. Use of an endoscopically placed clip can avoid diagnostic errors in colonoscopy. Gastrointest Endosc 1988;34:262.
29. Luck AJ, Thomas ML, Roediger WE et al. Localization of nonpalpable colonic lesion with intraoperative ultrasound. Surg Endosc 1999;13:526-27.
30. Martinez SA, Hellinger MD, Martini M et al. Intraoperative endoscopy during colorectal surgery. Surg Laparosc Endosc 1998;8:123-6.
31. Hammond DC, Lane FR, Welk RA et al. Endoscopy tattooing of the colon. An experimental study. Am Surg 1989;55:457.
32. Conaghan PJ, Maxwell-Armstrong CA, Garrioch MV et al. Leaving a mark: the frequency and accuracy of tattooing prior to laparoscopic colorectals urgery. Colorectal Dis 2011 Oct.;13(10):1184-7.
33. Fu KI, Fujii T, Kato S et al. A new endoscopic tattooing technique for identifying the location of colonic lesions during laparoscopic surgery: a comparison with the conventional technique. Endoscopy 2001;33:687-91.
34. Park JW, Sohn DK, Hong CW et al. The usefulness of preoperative colonoscopic tattooing using a saline test injection method with prepackaged sterile India ink for localization in laparoscopic colorectal surgery. Surg Endosc 2008;22:501-5.
35. Nagata K, Endo S, Tatsukawa K et al. Intraoperative fluoroscopy vs. Intraoperative laparoscopic ultrasonography for early colorectal câncer localization in laparoscopic surgery. Surg Endosc 2008 Feb.;22(2):379-85.
36. Averbach M, Cohen RV, de Barros MV et al. Laparoscopy-assisted colonoscopic polipectomy. Surg Laparosc Endosc 1995;5:137-8.
37. Charempauta GG. Laparoscopy and colonoscopic-assisted resection of polypoid colononic tumor. Surg Laparosc Endosc 1994;3:382-3.
38. Prohm P, Weber J, Bonner C Laparoscopic-assisted colonoscopic polypectomy. Dis Colon Rectum 2001;44:746-8.
39. Reissman P, Teoh TA, Piccirillo M et al. Colonoscopic-assisted laparoscopic colectomy. Surg Endosc 1994;8:1352-3.
40. Smedh K, Skullman S, Kald A et al. Laparoscopic bowel mobilization combined with intraoperative colonoscopic polypectomy in patients with a inaccessible polyp of the colon. Surg Endosc 1997;11:643-4.

41. Gorgun IE, Aytac E, Manilich E et al. Intraoperative colonoscopy does not worsen the outcomes of laparoscopic colorectal surgery: a case-matched study. Surg Endosc 2013 Mar. 22. [Epub ahead of print]
42. Zmora O, Dinnewitzer AJ, Pikarsky JE et al. Intraoperative endoscopy in laparoscopic colectomy. Surg Endosc 2002;16:808-11.
43. Winter H, Lang RA, Spelsberg FW et al. Laparoscopic colonoscopic rendezvous procedures for the treatment of polyps and early stage carcinomas of the colon. Int Colorectal Dis 2007;22:1377-81.
44. Shogan BD, Carlisle EM, Alverdy JC, Umanskiy K. Do we really know why colorectal anastomoses leak? J Gastrointest Surg 2013 Sep;17(9):1698-707.
45. Cirocco WC, Golub RW. Endoscopic treatment of postoperative hemorrhage from a stapled colorectal anastomosis. Am Surg 1995 May;61(5):460-3.
46. Li VK, Wexner SD, Pulido N, Wang H, Jin HY, Weiss EG et al. Use of routine intraoperative endoscopy in elective laparoscopic colorectal surgery: can it further avoid anastomotic failure? Surg Endosc 2009 Nov;23(11):2459-65.
47. Ha GW, Kim JH, Lee MR. Oncologic Impact of Anastomotic Leakage Following Colorectal Cancer Surgery: A Systematic Review and Meta-Analysis. Ann Surg Oncol 2017 Oct;24(11):3289-99.
48. Daams F, Wu Z, Lahaye MJ, Jeekel J, Lange JF. Prediction and diagnosis of colorectal anastomotic leakage: a systematic review of literature. World J Gastrointest Surg 2014 Feb 27;6(2):14-26.
49. Kamal T, Pai A, Velchuru VR, Zawadzki M, Park JJ, Marecik SJ et al. Should anastomotic assessment with flexible sigmoidoscopy be routine following laparoscopic restorative left colorectal resection? Colorectal Dis 2015 Feb;17(2):160-4.
50. Cave D, LaMont JT, Bonis PA. Evaluation of obscure gastrointestinal bleeding. Up to Date, Oct 2008.
51. Jakobs R, Hartmann D, Benz C et al. Diagnosis of obscure gastrointestinal bleeding by intra-operative enteroscopy in 81 consecutive patients. World J Gastroenterol 2006 14;12:313-6.

COMPLICAÇÃO EM COLONOSCOPIA

Paulo Roberto Alves de Pinho ▪ Cynthia Maria Ribeiro de Moraes

INTRODUÇÃO

Desde os primórdios, o exercício da medicina tem firmado seu compromisso com o princípio da beneficência. A Escola de Cós, liderada por Hipócrates, no Mundo Antigo, iniciou a separação da medicina científica da superstição e das práticas de magia para a busca da cura das doenças. Já no livro *Epidemias* do *Corpus Hippocraticum*, redigido no século V a.C., está afirmado que o médico deve ter dois objetivos principais ao tratar das pessoas doentes – *fazer o bem e não fazer mal nenhum*. Mais tarde, com autoria incerta, o aforismo ***"Primum non nocere"*** passou a constituir um dos Princípios Fundamentais da prática médica.[1] Das várias implicações deste aforismo, destaca-se que o ato médico possui o compromisso de não produzir malefícios à saúde da pessoa e, em consequência, reconhece que a assistência à saúde coexiste com riscos permanentes. Ainda que seja questão complexa, pode-se dizer, sinteticamente, que existe ética no ato médico quando este se fundamenta no respeito à pessoa doente, movido pela bondade ou pelo bem querer do médico ao seu paciente. Igualmente, vale dizer que não é ético o respeito suportado pelo medo, pela observação coercitiva, ou pela vaidade.

A percepção desta forma de responsabilidade do médico pelo seu paciente tem sido transformada pela inserção de um segundo princípio representado pela autonomia do paciente no seu cuidado. Não mais procede que o médico faça a escolha do cuidado que julgue mais pertinente para o tratamento do seu paciente e a pratique. Nos dias atuais, com inserção no Código de Ética Médica vigente no Brasil,[2] toda prática médica é uma escolha compartilhada entre o médico e seu paciente, seja ele uma pessoa, seus familiares ou um coletivo de pessoas para as quais essa prática é dirigida. Conforme o Artigo XXI do Capítulo de Princípios Fundamentais do Código de Ética Médica: "No processo de tomada de decisões profissionais, de acordo com seus ditames de consciência e as previsões legais, o médico aceitará as escolhas de seus pacientes relativas aos procedimentos diagnósticos e terapêuticos por eles expressos, desde que adequadas ao caso e cientificamente reconhecidas". A autonomia da pessoa é o resultado do encontro da vontade individual com a liberdade consciente, limitada pelas regras acordadas pela sociedade, coerente com o Princípio da Dignidade da Pessoa e contemplada na Constituição Federal do Brasil como fundamento do Estado Democrático de Direito. Não há respeito ao princípio da autonomia se não houver o compartilhamento equilibrado de informações que suportem a tomada de decisões. Assim, para que exista essa compartilhada tomada de decisões, é dever do médico informar ao paciente da necessidade, dos riscos e das alternativas para a conduta médica indicada, e da razão que suporta a escolha da conduta proposta.

Mantido o compromisso humanístico intocável da medicina, o interesse pelo entendimento das complicações dos atos médicos tem mostrado como é possível desenvolver novas técnicas e novas tecnologias para maior eficiência da assistência à saúde, e assim oferecer maior qualidade aos serviços de saúde.

No momento atual, observamos novo incremento no interesse pelas complicações dos atos médicos. Este recrudescimento do interesse pelas complicações não está movido pelo núcleo do ato médico, que é a beneficência voltada ao paciente, mas pela pressão econômica sobre o cuidado na saúde.

O primeiro motivo é a busca da maior eficiência do ato médico pela redução do seu custo. Para o custo do ato médico, óbvio, está inserida a despesa advinda das complicações desse ato médico. O custo do ato médico deve ser a preocupação com a segurança econômica do cidadão e do Estado Nacional e, assim, é legítima essa busca de redução de custo. A medicina tem sido parceira nesse caminho com suas políticas de segurança do paciente e de boas práticas, publicando, recorrentemente, diretrizes de cuidados com suporte metodológico progressivamente mais consistente. Esta é uma resposta madura da comunidade científica a uma pressão social e empresarial dos nossos tempos, com claro benefício para o paciente.

O segundo fomentador de interesse mais recente pelas complicações é o oportunismo empresarial, que se valendo da legítima busca de redução das complicações colocadas anteriormente, propõe a remuneração do ato médico com base em parâmetros de *performance* do profissional liberal, em que deverão estar assumidas e contempladas as complicações pessoais, atribuindo ao ato médico a responsabilidade de assegurar resultado e não aceitando o compromisso do provimento dos meios para a recuperação, prevenção e promoção da saúde. Desse modo transfere ao profissional da saúde o risco da sua atividade empresarial.

O terceiro desses novos fomentadores de interesse pelas complicações dos atos médicos é a confusão, por vezes intencional, movida pela pretensão judicial, entre complicação e erro médico, e o desenvolvimento de um novo mercado de trabalho, de grande mobilização financeira.

Para a interação com estes novos atores coadjuvantes do ato médico, a compreensão plena da literatura médica é condição necessária, mas insuficiente para responder às novas demandas. Será preciso conhecer e documentar as próprias complicações dos próprios atos médicos praticados e disponibilizá-las sempre que for solicitado por alguém que tiver competência para fazê-lo, como, por exemplo, os nossos pacientes.

A todo momento deve-se reafirmar a lealdade máxima à bipolaridade da relação médico-paciente, que deve ser desenvolvida no cenário da indissociabilidade biopsicossocioecológica-cultural-espiritual da pessoa, e em benefício exclusivo da mesma. Nesse sentido, a contínua busca da redução dos eventos adversos no decorrer da colonoscopia, e dentre eles das complicações, deve ser entendida como indispensável, fruto do desenvolvimento técnico e tecnológico da medicina, e expressão do respeito ético do médico pelo seu paciente. Ao mesmo tempo, deve-se ter a clareza de que no mundo atual o ato médico passa a interessar, e a ser observado, por outros agentes fora da relação entre o médico e o seu paciente, que passam a ver oportunidades de ganhos, não só econômicos, nem sempre legítimos. Diante desta nova realidade, será feita breve avaliação das complicações da colonoscopia.

COMPLICAÇÃO: DEFINIÇÕES E IMPLICAÇÕES

Definir é sempre perigoso. A definição deve ter universalidade e perenidade. Em matéria controversa, maior o risco. Não há uma definição de ampla aceitação e de fácil aplicação do que seja complicação. Neste capítulo, será definida complicação como o evento adverso, e, por conseguinte, indesejado, que possua implicações prognósticas, que, ainda que previsível, não seja completamente evitável, decorrente da aplicação correta de técnica diagnóstica ou terapêutica consagradas, por profissional qualificado como competente para a aplicação dessa determinada técnica, devidamente informada previamente como risco potencial do ato médico pretendido, e documentada nos registros do ato médico.

O ato médico chamado de endoscopia digestiva é definido como todo o conjunto de ações praticadas junto ao paciente, necessário à realização do procedimento endoscópico digestivo pretendido. Deve ser diferenciado de procedimento endoscópico, que é definido como o conjunto de todas as ações, diagnósticas ou terapêuticas, praticadas no sistema digestório, empregando endoscópios ou ecoendoscópios de qualquer natureza física.

O ato médico endoscopia digestiva compreende a marcação do procedimento endoscópico; orientação do paciente no momento da marcação do ato médico endoscopia digestiva e imediatamente antes do procedimento endoscópico; o fornecimento de impressos explicativos dos procedimentos endoscópicos previsíveis de serem realizados; a apresentação e aplicação do termo de consentimento livre e esclarecido; a disponibilização dos acessórios endoscópicos previstos de serem empregados; a avaliação e anuência com a indicação do procedimento endoscópico proposto por meio da anamnese; a análise dos exames complementares previamente realizados pertinentes ao ato médico endoscopia digestiva; o comando e a realização da sedação do paciente; a realização completa do procedimento endoscópico digestivo que se impuser; a obtenção de amostras de tecido e humores, com a solicitação de exames complementares pretendidos nesse material colhido, o registro do encaminhamento ao laboratório pertinente; a emissão de laudo médico referente ao procedimento endoscópico, por escrito, em que deve constar uma conclusão e orientação ao médico assistente, quando pertinente, e a guarda de cópia do mesmo; o reprocessamento da aparelhagem endoscópica e dos acessórios endoscópicos, quando pertinente; a recuperação vigiada do paciente após o procedimento endoscópico; a orientação verbal e impressa no momento da liberação do paciente da unidade de saúde; e a disponibilização de meios para comunicação com a equipe médica, após sua saída da unidade de saúde onde realizou o procedimento endoscópico. O registro dos eventos adversos do ato médico colonoscopia compreende as ocorrências adversas havidas desde a marcação da colonoscopia até o período pós-procedimento, cuja extensão é incerta, mas certamente não deverá ser inferior a 14 dias. Portanto, os eventos adversos não se limitam a ocorrências ao redor do procedimento endoscópico.

Os eventos adversos podem ser classificados como associados ao ato médico colonoscopia, possivelmente associados, possivelmente não associados e não associados à colonoscopia.

Compreende-se como evento adverso qualquer ocorrência não planejada desfavorável ao redor do ato médico colonoscopia, diagnóstica ou terapêutica, associado ou não ao próprio procedimento endoscópico, que não seja inerente ao próprio procedimento. Não constitui evento adverso, por exemplo, o surgimento da diarreia durante o preparo do cólon para colonoscopia. Os eventos adversos incluem o incidente, a complicação, e as consequências do erro médico ou do emprego correto de técnicas imperfeitas, que serão ou modificadas ou abandonadas no futuro.

Incidente é um tipo de evento adverso que tem início e fim durante o durante o ato médico colonoscopia, que não possui nenhuma repercussão clínica, prognóstica ou de implemento de custo da assistência médica, e que não deixa sequelas. Um exemplo de incidente é a distensão abdominal leve a moderada durante a ingestão da solução usada para o preparo anterógrado do cólon, resolvida com a redução da velocidade de ingestão dessa solução. Segundo exemplo é a formação de alça durante a introdução do colonoscópio que resulte na dificuldade de progressão do exame, e que possa ser corrigida com emprego das técnicas próprias de introdução do colonoscópio. Terceiro exemplo é o sangramento ínfimo que possa ser desencadeado pela aplicação de plasma de argônio sobre angiodisplasia e que possa ser coibido pela própria continuidade de aplicação do plasma de argônio.

Um exemplo de evento adverso classificado como complicação, conforme definida acima, é a tomada de decisão equivocada pelo paciente durante efeito residual não percebido da sedação. Outro exemplo de complicação é o sangramento tardio após a realização da polipectomia. Terceiro exemplo de complicação da colonoscopia é a desidratação durante o preparo de cólon.

Contudo, não é complicação a perfuração da parede do cólon quando a polipectomia tiver sido realizada com apreensão de parte da parede do cólon circunjacente junto com o pólipo – é erro técnico. Desse modo, as complicações são um dos tipos de eventos adversos. A ocorrência de um mesmo evento (p. ex., perfuração) poderá ser ou não uma complicação, e por isso a mera ocorrência de um evento não pode ser usada como marcador de uma complicação.

Compreende-se como implicações prognósticas dos eventos adversos o desenvolvimento de dor moderada a intensa, de sangramento, de instabilidade cardiorrespiratória, a necessidade de internação hospitalar ou o retardo da alta hospitalar, ou ainda a transferência para unidade de cuidados intensivos. Um evento adverso com implicações prognósticas também pode se expressar na necessidade de novos atos médicos decorrentes do evento adverso ocorrido no primeiro ato médico, como mudança do tratamento clínico, solicitação de exames complementares, realização de novos procedimentos endoscópicos ou de tratamento cirúrgico.

Os eventos adversos podem ser e frequentemente são amplamente conhecidos, e têm incidência estimada, e por isso devem ser informados previamente ao paciente como eventos previsíveis. Contudo, a condição do evento adverso ser previsível não o torna evitável, e assim deve ser informado ao paciente como risco inerente ao procedimento proposto e dele ser cobrado o consentimento, não como compartilhamento de responsabilidade, mas como reconhecimento de ter sido informado.

Somente podem ser classificados como complicação os eventos adversos decorrentes de técnicas plenamente desenvolvidas, sistematizadas, passíveis de serem ensinadas pelo processo de ensino-aprendizagem. As técnicas em desenvolvimento não produzem complicações por definição; elas geram eventos adversos que poderão deixar de existir com o próprio desenvolvimento da técnica, ou a incorporação de outra tecnologia. As modificações da técnica já consagrada devem estar informadas ao paciente previamente e por ele consentida, em termo apropriado. Modificações da técnica precisam estar sistematizadas para que os resultados de sua aplicação possam ser avaliados e, eventualmente, divulgados para a comunidade científica. As modificações da técnica já consagrada não podem ser fruto da inspiração do momento ou do improviso. A individualização do paciente não pode ser motivo para adaptações ocasionais da técnica a ser empregada.

Por último, não é complicação o evento adverso advindo da prática de um profissional em curva de aprendizado, pois é aceitável que o aumento do treinamento poderá determinar melhor uso da técnica e melhores resultados. Por isso, o treinamento na medicina só é concebível sob supervisão direta, com múltiplo fracionamento de um ato médico e a realização progressivamente de um maior número de partes desse ato médico, dentro do processo de ensino-aprendizagem, sob avaliação sistemática e contínua. Assim, na identificação de uma complicação é preciso o reconhecimento da técnica como plenamente sistematizada e amplamente aceita nos meios científicos, praticada por profissional avaliado como competente na realização dessa técnica.

Também não constitui complicação o evento adverso desenvolvido no cenário de haver aceitado como desafio a complexidade da situação presente, quando esta não foi compartilhada com o paciente. Encarar como desafio o ato médico constitui erro por imprudência. A forma correta de condução nestes casos é a exposição das dificuldades presentes e as alternativas disponíveis para a investigação diagnóstica e para o tratamento da doença presente, bem como os eventos adversos previsíveis e suas formas de correção, fazendo a tomada de decisão em conjunto com o paciente ou seu responsável legal.

Do exposto, conclui-se que complicações existirão para todos os profissionais com experiência – significa dizer profissionais que tenham praticado uma determinada técnica o número de vezes suficiente para que tenham ocorridos eventos adversos previsíveis e na frequência esperada.

A incidência de complicações será tão grande quanto maior o for o processo de busca ativa da identificação das complicações. Por isso, os estudos retrospectivos possuem menor incidência de complicações e, portanto, publicações com base nesse tipo de estudo subestimam a incidência de complicações. O mesmo vale para análise pessoal das próprias complicações, quando o registro destas não é sistemático, prospectivo e decorrente de busca ativa, preferencialmente presencial. Além disso, as publicações, em geral, relatam os bons resultados dos estudos retrospectivos, dos bons profissionais, dos centros médicos de referência, gerando o viés de publicação e informando taxas de complicações que podem não ser aquelas encontradas no serviço médico em que o paciente está sendo atendido.

Destaque-se que a busca de redução da incidência de complicações não pode vir da seleção excessiva dos pacientes a serem atendidos. Eximir-se de atender os pacientes mais complexos como forma de reduzir a própria taxa de complicações não resolve o problema de saúde do paciente, pois este continuará necessitando do tratamento.

O reconhecimento de um evento adverso como uma complicação pode não ser tarefa fácil e não pode ser feito por identificar a ocorrência de um determinado evento, por exemplo, uma perfuração da parede do cólon após a polipectomia endoscópica. Como foi dito acima, nem toda a perfuração da parede do cólon é uma complicação da polipectomia, pois a mesma pode ter decorrido de erro da aplicação da técnica.

Ciente dessa dificuldade, este capítulo vai aceitar que os eventos adversos relatados decorrem da aplicação correta da técnica por profissional suficientemente experiente para ser qualificado como competente e que portanto são complicações.

COMPLICAÇÃO: CLASSIFICAÇÃO

A colonoscopia já corresponde ao exame endoscópico mais frequente do aparelho digestório. A análise retrospectiva de banco de dados com mais 1.750.000 exames endoscópicos realizados nos EUA, no período de 1999 a 2003 mostrou que a colonoscopia correspondeu a 55% do total dos exames realizados.[3] A complicação desenvolvida na colonoscopia poderá ter impacto na aderência dos pacientes aos programas de prevenção do câncer colorretal.[4] As complicações na colonoscopia podem ser reunidas em quatro grupos distintos segundo decorram da:

A) Preparação do cólon.
B) Sedação – analgesia – anestesia.
C) Avaliação endoscópica do cólon.
D) Técnica complementar à colonoscopia.

Preparo do Cólon

O preparo do cólon para a colonoscopia tem dois objetivos. O primeiro, a limpeza mecânica do cólon, com remoção dos resíduos sólidos e líquidos na luz do cólon e dos aderidos à parede do cólon, limitando a sensibilidade diagnóstica da colonoscopia. Entre 6 e 17% dos adenomas maiores que 10 mm podem não ser identificados na colonoscopia diagnóstica inicial, sendo possível que o pior preparo do cólon justifique parte da redução da sensibilidade diagnóstica.[5-9] O segundo objetivo é a eliminação de concentrações elevadas de gases potencialmente explosivos, como o metano e hidrogênio, na luz do cólon. A identificação destes gases na luz do cólon pode corresponder a gás residual por preparo inadequado do cólon, como o que ocorre durante preparo retrógrado.[10] Pode haver geração de gás metano e hidrogênio durante o preparo do cólon por metabolização do manitol,[11-13] ou do sorbitol,[14] porém, também foi identificada concentração luminal desses gases com o preparo pela ingestão da solução de fosfato de sódio.[15] A concentração de metano e de hidrogênio na luz do cólon pode ser reduzida por diversos ciclos de insuflação e de aspiração de ar atmosférico na luz do cólon durante a introdução do colonoscópio,[16] tornado o gás na luz do cólon semelhante ao ar atmosférico.[17]

O preparo do cólon difere entre os diversos serviços, quanto à orientação dietética, às drogas oferecidas e suas associações, à velocidade de administração dessas drogas, à avaliação clínica do paciente previamente ao início do preparo do cólon, e ao regime de atendimento do paciente – internado ou ambulatorial. O resultado do preparo do cólon pode ser influenciado pelas variáveis acima, pelo ritmo intestinal próprio do paciente, e pelas comorbidades presentes. O preparo do cólon ruim, além de reduzir a sensibilidade diagnóstica da colonoscopia, torna o exame mais prolongado, leva a maior distensão do cólon, e pode implicar na necessidade de repetir a colonoscopia precocemente.[18] Mesmo a repetição do preparo de cólon para novo exame endoscópico mais adequado teve resultado desapontador em mais de 20% dos pacientes atendidos em hospital terciário de Israel.[19] Nesta série, o uso de bloqueadores de cálcio esteve associado ao preparo de cólon ruim. O preparo do cólon feito na véspera do dia da colonoscopia tem resultados piores para sensibilidade da colonoscopia em identificar lesões planas na mucosa do cólon.[20,21] Na prática, o preparo do cólon precisa ser identificado como adequado antes do paciente ser admitido à sala de colonoscopia, pela observação da cor e da transparência do material eliminado do cólon. Caso o preparo do cólon seja considerado inadequado, o preparo deve continuar até ser considerado ideal, respeitadas as condições clínicas presentes do paciente. Eventualmente, o exame colonoscópico deverá ser adiado, devendo-se evitar, enfaticamente, que a colonoscopia seja realizada fora da condição ideal.

O preparo anterógrado do cólon tem como base a ingestão de soluções que induzem diarreia. As soluções ingeridas podem ser classificadas como isosmóticas e hiperosmóticas. Todas as soluções ingeridas possuem limitações quanto à tolerância gástrica, produzindo náuseas, vômitos aquosos e distensão abdominal, com grau variável de desconforto abdominal. As soluções isosmóticas possuem maior volume a ser ingerido e produzem maior intolerância gástrica, sendo descrito sangramento digestivo pela laceração de Mallory-Weiss e broncoaspiração.[22,23] A redução do volume ingerido das soluções isosmóticas de 4.000 mL para 2.000 mL parece aumentar a tolerância gástrica, mas para obter a necessária limpeza do cólon tem sido feita a adição de bisacodil. Esta última droga pode estar associada à colite isquêmica,[24] que pode ser mais relevante no atendimento de pessoas mais idosas e que evoluam com desidratação. Embora as soluções isosmóticas também induzam distúrbios hidroeletrolíticos, que podem chegar a serem graves,[25] as soluções hiperosmóticas expõem os pacientes a maior risco potencial de distúrbios hidroeletrolíticos,[26-30] sendo recomendada a ingestão de água livre precedendo, durante e após a ingestão das soluções hiperosmolares para preservar a hidratação e corrigir eventual hiperosmolaridade plasmática. Os pacientes idosos, os usuários de diuréticos, portadores de insuficiência renal ou de insuficiência cardíaca possuem maior risco para desenvolver complicações relacionadas com o preparo do cólon. As soluções hiperosmolares com base no fosfato de sódio podem produzir ulcerações aftoides na mucosa ileocólica e mimetizar a doença de Crohn.[31,32] A solução com base no fosfato de sódio também foi associada ao aparecimento de nefrocalcinose confirmada em biópsias renais, com desenvolvimento de insuficiência renal aguda em 21 pacientes. Todos estes pacientes evoluíram para insuficiência renal crônica e quatro deles tornaram-se dependentes de hemodiálise.[33] A presença de diabetes melito, o uso de inibidores de enzima de conversão da angiotensina e o uso de bloqueadores dos receptores da angiotensina II constituem fatores de risco para o declínio da função renal durante o preparo do cólon com solução hiperosmolar de fosfato de sódio.[34]

A administração do preparo de cólon anterógrado em pacientes portadores de suboclusão intestinal que tenha sido subestimada na avaliação clínica poderá resultar no aparecimento de importante distensão abdominal gasosa e em risco de perfuração do ceco. O ceco é o ponto de perfuração por ser o segmento do cólon que possui o maior diâmetro e assim ser o local onde haverá a maior tensão da parede do cólon, associada à menor espessura da sua parede e, deste modo, ao maior estresse de parede. O risco de perfuração é agravado pelo acréscimo de isquemia na parede do ceco decorrente do maior estresse da sua parede reduzir a perfusão tecidual. O mecanismo de perfuração é a explosão. A perfuração poderá ser facilitada pela tentativa de descomprimir o cólon com o colonoscópio, levando à distensão adicional.[35] A introdução do colonoscópio poderá acarretar na distensão do cólon distal à estenose, e na passagem de parte do ar para o cólon proximal à estenose agravando a distensão do ceco.

Sedação – Analgesia – Anestesia

A colonoscopia pode ser realizada sem uso prévio de drogas psicoativas, sob sedação em seus vários níveis e sob anestesia geral. O médico examinador, no exercício da sua liberdade profissional, determinará a forma individualizada que julga melhor atender à segurança e ao conforto do paciente para a realização bem-sucedida da colonoscopia e da terapêutica complementar.

Tendo optado pela sedação, esta é feita, mais comumente, pela associação de um opioide (meperidina e fentanil), um benzodiazepínico (diazepam e midazolam) e o propofol, em diferentes dosagens de cada uma dessas drogas.[36] A sedação tem por objetivo reduzir a ansiedade ao redor do procedimento, minimizar o desconforto e a dor, induzir amnésia lacunar e aumentar o nível de satisfação com a colonoscopia, aumentando a aceitação quanto à possível repetição do exame e aderência aos programas de prevenção do câncer colorretal. O nível da sedação necessária é variável para cada indivíduo e para cada procedimento realizado.[37] Níveis mais profundos de sedação não estão associados a aumento da taxa de detecção de adenomas no cólon.[38]

A sedação poderá ser aplicada pelo próprio médico endoscopista (por limitação legal no Brasil, neste caso a sedação deverá ser até moderada; Artigo 3.º da Resolução CFM 1670/03, de 13 de Junho de 2003), pela enfermeira assistente e dedicada à sedação, pelo próprio paciente e por médico dedicado à sedação, seja ele anestesiologista ou não. Não há clara superioridade de segurança de nenhuma dessas formas de administração da sedação.[39-46]

As complicações da sedação incluem desde a flebite superficial até a broncoaspiração, a depressão respiratória, a hipotensão arterial sistêmica e a convergência destas duas últimas complicações resultando na parada cardiorrespiratória. Pacientes idosos ou portadores de comorbidades relacionadas com aterosclerose ou hipoxemia devem receber suplementação de oxigênio, por cateter ou por cânula nasofaríngea, esta quando houver risco de apneia obstrutiva. Estudo retrospectivo nacional nos EUA, tendo como base mais 320.000 exames endoscópicos, mostrou a ocorrência de eventos adversos em 1,4% dos procedimentos endoscópicos, 64% dos quais foram complicações cardiovasculares associadas à sedação, correspondendo a 0,9% dos procedimentos endoscópicos. Eventos cardiovasculares ocorreram em 1,1% das colonoscopias e em 0,6% das endoscopias digestivas altas (OR = 2,1 intervalo de confiança de 95% 1,9 a 2,3). A idade superior a 60 anos e a estratificação de risco cardiovascular emitida pela ASA (Quadro 47-1) foram as preditoras de eventos adversos da sedação durante os exames endoscópicos.[47]

O maior domínio da farmacologia das drogas e a maior experiência com a sedação na endoscopia digestiva tornou a depressão respiratória significativa um evento muito raro. Revisão recente da literatura reuniu mais de 220.000 pacientes submetidos a diversos procedimentos endoscópicos sob sedação com associação de drogas que incluiu o propofol administrado pelo comando do médico endoscopista sem que tenha ocorrido nenhum óbito, e com apenas um paciente submetido à intubação orotraqueal, seguida por recuperação plena.[48]

A presença do midazolam no esquema para sedação com múltiplas drogas tem a virtude de induzir a amnésia, mesmo em pequenas doses, e por isso aumentar a satisfação do paciente com o procedimento.[49] A redução da dose da meperidina ou a sua substituição pelo fentanil reduz a náusea pós-procedimento.

As complicações da sedação nos procedimentos endoscópicos incluem as reações alérgicas às drogas utilizadas, a interação medicamentosa com drogas usadas previamente pelos pacientes, a depressão respiratória e a hipotensão arterial sistêmica.

Para prevenção das reações alérgicas deve-se ter detalhada anamnese direcionada ao uso prévio das drogas que serão empregadas, e das reações adversas, alérgicas ou não, ocorridas durante o uso prévio dessas drogas. Havendo previsão do uso do propofol, a alergia à proteína da gema do ovo e à da soja devem ser pesquisadas a partir da experiência anterior com o consumo alimentar desses produtos, por eles constituírem veículo de diluição do propofol. O uso de propofol está contraindicado durante a gravidez e a lactação. O aparecimento de exantema sobre o trajeto venoso e de prurido nasal decorre da liberação autolimitada da histamina pela meperidina e não demanda intervenção terapêutica. A ocorrência de reações alérgicas leves pode ser controlada com a administração da difenidramina injetável (Difenidrin®), na dose de 25 a 50 mg IV. As reações anafiláticas possuem muito maior gravidade e podem levar a óbito. O diagnóstico de reação anafilática é feito com base em sintomas e sinais clínicos, que se desenvolvam em pessoas expostas a produtos potencialmente associados à reação anafilática usando-se um de dois critérios:[50]

- *Primeiro:* início agudo, entre minutos e horas após a exposição, envolvendo pele e mucosas – aparecimento de urticária, rubor cutâneo, prurido e edema de lábios, língua e úvula, acompanhado de um dos dois abaixo:
  - Sintomas respiratórios: dispneia, broncospasmo e estridor.
  - Sintomas cardiovasculares: hipotensão arterial sistêmica, disfunção de órgãos-alvo como hipotonia, síncope e incontinência de esfíncteres.
- *Segundo:* duas ou mais das seguintes manifestações:
  - Sintomas cutaneomucosos: urticária, rubor cutâneo, prurido e edema de lábios, língua e úvula.
  - Sintomas respiratórios: dispneia, broncospasmo e estridor.
  - Sintomas cardiovasculares: hipotensão arterial sistêmica, disfunção de órgãos-alvo como hipotonia, síncope e incontinência de esfíncteres.
  - Sintomas digestivos: dor abdominal em cólica e vômitos.

O tratamento deve ser instituído imediatamente e consiste na administração de adrenalina IM (0,5 mL da solução 1:1.000), seguida pela infusão rápida de grandes volumes de solução salina isotônica sem lactato, para não agravar a acidose metabólica.

Devem ser listadas todas as drogas atuais ou recentemente usadas pelos pacientes, pela possibilidade de interação medicamentosa. Drogas antifúngicas imidazólicas e inibidores das proteases virais aumentam a concentração sérica dos benzodiazepínicos podendo aumentar a incidência de depressão respiratória.[51,52] O propofol é metabolizado pelas enzimas microssomais hepáticas do sistema P450–CYP2B6 e CYP2C9.[53,54] Indutores deste sistema enzimático podem modificar a dose das drogas empregadas na sedação, aumentando o risco da depressão respiratória.

Mais relevante do que a memorização de diversas interações medicamentosas, é administrar as drogas em alíquotas pequenas e repetidas, até ser obtida a redução desejada do nível de consciência para a realização da colonoscopia, naquele momento e num certo paciente, respeitado o tempo de início e de duração do efeito das drogas empregadas, a idade e a condição cardiovascular desse paciente.

Quadro 47-1. Incidência de Eventos Adversos Cardiopulmonares em Pacientes Submetidos à Endoscopia Digestiva

Fator		Incidência%	OR	IC – 95%
Idade	≤ 60 anos	0,6	1	
	> 60 anos	1,3	1,8	1,6 a 1,9
ASA	I	0,7	1	
	II	1,0	1,1	0,95 a 1,16
	III	1,8	1,8	1,6 a 2,0
	IV	3,7	3,2	2,5 a 4,1
	V	7,6	7,4	3,2 a 17,6

OR: *Odds ratio*; IC95%: intervalo de confiança de 95% do OR.

Avaliação Endoscópica do Cólon

A avaliação endoscópica do cólon inclui a técnica necessária para introdução do colonoscópio pelo menos até o ceco e a inspeção endoscópica da mucosa do cólon. As possíveis complicações desta fase da colonoscopia incluem a perfuração da parede do cólon, o sangramento luminal e para a cavidade abdominal produzido por lacerações da mucosa ou da serosa colônica, ou ainda das vísceras adjacentes ao cólon, a bradicardia pela manobra vagal, e a não identificação das lesões presentes na superfície mucosa.

A transferência de doenças infecciosas pelos colonoscópios, classificadas como infecções exógenas, inexiste se obedecidas as normas responsáveis de reprocessamento dos endoscópios digestivos.[55,56] O surto de micobacteriose no Brasil nos pacientes submetidos a cirurgias laparoscópicas mostra a importância da vigilância epidemiológica no controle de doenças infecciosas adquiridas durante o atendimento à saúde e que as normas de reprocessamento dos endoscópios precisam ser atualizadas periodicamente.[57-61] Assim, a aquisição de infecção exógena durante a colonoscopia serve como marcador de qualidade do serviço de colonoscopia e indica a não aderência ao protocolo de reprocessamento dos endoscópios e dos acessórios reutilizáveis,[62,63] ou o uso de protocolos de reprocessamentos ultrapassados frente às novas evidências científicas, mas não constitui complicação da colonoscopia.[64]

A perfuração não intencional da parede do cólon durante a colonoscopia decorre da aplicação de força mecânica na parede do cólon que supere sua elasticidade, ou do barotrauma decorrente da insuflação excessiva de ar na luz do cólon, em geral associado à estenose luminal intensa que aprisiona o ar nos segmentos proximais do cólon. A perfuração produzida pela distensão gasosa do cólon pode ocorrer imediatamente, ou tardiamente como consequência da isquemia da parede do cólon submetida ao excesso de tensão.

Séries retrospectivas de casos relatadas na década de 1970 e de 1980 mostram a ocorrência da perfuração da parede do cólon em 0,2% e 0,12% das colonoscopias diagnósticas.[65,66] Séries mais recentes mostram a ocorrência da perfuração em 0,07% das colonoscopias diagnósticas (1 perfuração a cada 1.452 colonoscopias),[67] ou 0,055% das colonoscopias diagnósticas (1 perfuração a cada 1.804 colonoscopias).[68] A redução da incidência das perfurações durante as colonoscopias diagnósticas pode traduzir maior apuro da técnica endoscópica, mas também refletir a maior incorporação de tecnologia nos novos colonoscópios, como maior flexibilidade da ponta do tubo de inserção e o aumento do ângulo de visão da lente colocada na extremidade dos tubos de inserção. Publicação recente coloca a retrovisão do reto como manobra diagnóstica com risco de perfuração do reto, com incidência igual a 0,1 por 1.000 (1 perfuração a cada 9.764 exames).[69] A perfuração é mais frequente nas colonoscopias em que foi realizada ressecção de lesões neoplásicas com mais de 5 mm, tendo OR = 31,48 (IC 95% = 6,36-155,66) para lesões com tamanho superior a 30 mm.[70]

Os sintomas iniciais da perfuração da parede do cólon são a distensão abdominal progressiva, podendo chegar à rigidez da parede abdominal e ao desenvolvimento da síndrome compartimental se não for drenado o pneumoperitônio, a distensão abdominal persistente, mesmo com a aspiração do ar contido na luz do cólon, e a dor abdominal difusa e progressiva após o término da colonoscopia. Os sinais tardios da perfuração da parede do cólon são mais nefastos. Com o tempo, há extravasamento do líquido intestinal para a cavidade abdominal ou para o retroperitônio, e a dor abdominal cresce de intensidade, há a resposta inflamatória sistêmica, com aparecimento de febre, leucocitose, taquicardia, taquipneia, hipotensão arterial progressiva, oligúria, fadiga extrema, podendo chegar à insuficiência cardiorrespiratória e ao óbito.

O diagnóstico da perfuração é feito pela visão endoscópica da perfuração, pela radiografia simples de abdome em posição ortostática com identificação de pneumoperitônio subdiafragmático, ou pelo pneumorretroperitônio, quando a perfuração ocorre na borda mesentérica do cólon. O diagnóstico também pode ser confirmado pela tomografia computadorizada do abdome e pelve. Esta deverá ficar restrita aos pacientes com elevada suspeição de possuírem a perfuração da parede do cólon e que tiverem a radiografia simples de abdome em posição ortostática sem o diagnóstico do pneumoperitônio.

O tratamento da perfuração da parede do cólon ocorrida durante a colonoscopia diagnóstica requer o fechamento da perfuração. Quando o diagnóstico da perfuração é imediato, esse fechamento pode ser feito pela própria colonoscopia com a aplicação de clipes metálicos,[71] ou pela aplicação das técnicas emergentes de sutura endoscópica das perfurações intencionais da parede do tubo digestivo.[72] Quando essas técnicas de sutura endoscópica não são disponíveis, quando o preparo do cólon não é excelente, quando a perfuração ocorre no segmento proximal à estenose, ou quando o diagnóstico da perfuração foi tardio, o paciente deve ser encaminhado ao tratamento cirúrgico, em geral com acesso pela laparoscopia.[73] Perfurações ínfimas, em geral não percebidas durante a colonoscopia, que resultem em pequeno pneumoperitônio e que tenham por base pequenas lacerações podem ter tratamento clínico.[74] Vale lembrar que esse tipo de perfuração da parede do cólon na colonoscopia diagnóstica é incomum, e assim o tratamento não cirúrgico deve ser exceção para não permitir a piora clínica do paciente e o desenvolvimento dos sinais sistêmicos da resposta inflamatória secundária à peritonite generalizada.[75]

Séries mais antigas relacionam o sangramento como complicação da colonoscopia diagnóstica.[76] As séries de casos mais atuais confinam o sangramento aos exames colonoscópicos com intervenção terapêutica.[77-79] A ocorrência da hemorragia gastrointestinal após a polipectomia endoscópica tem *Odds ratio (OR)* igual a 10,32 (IC 95% = 6,52 a 16,34) em relação à colonoscopia em que não foi realizada a polipectomia.[80]

O sangramento significativo para a cavidade abdominal é raro, e tem sido registrado como relato de caso. A origem do hemoperitônio, na maioria das vezes, é a lesão do baço, e está associada ao trauma esplênico direto, ou à tração excessiva do ligamento esplenocólico.[81-84] Outras causas de hemoperitônio durante a colonoscopia diagnóstica incluem a torção de vasos mesentéricos e a ruptura do apêndice epiploico,[85-87] além de traumas a tumores presentes no abdome.[88,89]

O crescente uso da colonoscopia como método diagnóstico de rastreamento de neoplasia maligna do cólon torna prioritária a discussão sobre sua sensibilidade enquanto método diagnóstico, que é o mesmo que discutir os seus resultados falso-negativos, ou o não diagnóstico de lesões presentes, mas não encontradas durante o exame diagnóstico. A lesão não diagnosticada pela colonoscopia é um evento adverso, com implicação prognóstica, previsível, mas não completamente evitável, que ocorre mesmo com o exame praticado corretamente e por profissional com completo domínio da técnica. Portanto, trata-se de uma complicação da avaliação endoscópica do cólon, razão pela qual é abordada neste capítulo.

A colonoscopia não pode ser apresentada como tendo sensibilidade igual a 100% mesmo para o diagnóstico de neoplasias avançadas do cólon.[90] A colonografia por tomografia computadorizada do abdome tem frequência de resultados falso negativos igual a 6% para lesões maiores que 9 mm e 18% para lesões com tamanho entre 6 e 9 mm, e não foi avaliada sua sensibilidade diagnóstica para lesões planas.[91]

Para o diagnóstico de lesões de menor tamanho tem sido avaliada a sensibilidade da colonoscopia pela repetição da própria colonoscopia. Publicação recente, com maior apuro metodológico, encontrou que 20% dos adenomas de cólon, de qualquer tamanho, deixam de ser diagnosticados na primeira colonoscopia, o que correspondeu a 27% dos adenomas menores que 5 mm, a 9% dos adenomas iguais ou maiores que 5 mm, e a 11% dos adenomas avançados. Quanto à forma macroscópica desses adenomas, 4% das lesões pediculadas, 19% das lesões sésseis, 48% das lesões planas e 100% das lesões deprimidas deixaram de ser diagnosticadas na primeira colonoscopia. Em relação aos pacientes submetidos à colonoscopia, foi encontrado que 26% (intervalo de confiança de 95% igual a 18 a 36%) deixaram de ter pelo menos um dos seus adenomas encontrado na primeira colonoscopia, e 11% (intervalo de confiança igual a 2 a 30%) deixaram de ter um adenoma avançado identificado na primeira colonoscopia do estudo.[92]

O impacto da segunda colonoscopia é ainda maior quando a repetição da colonoscopia ocorre com aplicação de corante na parede do cólon. Estudo prospectivo reunindo 300 pacientes alocados aleatoriamente a dois grupos comparou a repetição do exame endoscópico do ceco e do cólon ascendente com a colonoscopia convencional (grupo controle com 151 pacientes), com a repetição do exame endoscópico dos mesmos segmentos acrescentando a aplicação do índigo-carmin (grupo de intervenção com 149 pacientes). Assim, todos os 300 pacientes receberam o segundo exame endoscópico do ceco e do cólon ascendente. Foram encontrados 14 pólipos adicionais no grupo controle e 62 pólipos no grupo de intervenção (p < 0,001), e 12 pacientes do grupo controle tiveram um pólipo a mais diagnosticado pela repetição do exame do ceco e do cólon ascendente, enquanto, no grupo de intervenção, 50 pacientes tiveram a identificação adicional de pelo menos um pólipo (p < 0,001). A análise multivariada mostrou que a identificação adicional de uma lesão estava associada ao aumento da idade (p < 0,006).[93]

A incidência de adenomas no cólon cresce com a idade. A incidência de adenomas do cólon direito aumenta com a idade mais do que a incidência de adenomas do cólon esquerdo, fazendo com que a relação entre a incidência de adenomas do cólon direito e a de adenomas do cólon esquerdo cresça com a idade. No estudo japonês, 6.304 pacientes portadores de duas colonoscopias sequenciais em que não foram encontradas neoplasias colorretais foram submetidos à nova colonoscopia. A incidência de adenomas nestes pacientes foi igual a 23%, correspondendo ao total de 1.472 pacientes com novos adenomas. A relação entre a incidência entre adenomas do cólon direito e a dos adenomas do cólon esquerdo foi igual a 1 para os pacientes entre 40 e 49 anos, e igual a 1,31 para os pacientes com idade 60 e 69 anos (Quadro 47-2).

Para os pacientes que desenvolveram múltiplos adenomas diagnosticados pela primeira vez na colonoscopia de seguimento, a incidência de lesões exclusivas do cólon direito foi igual a 25% para os pacientes com idade entre 40 e 49 anos e 63% para os pacientes acima de 70 anos (Quadro 47-3).[94]

Quadro 47-2. Localização dos Novos Adenomas nos Pacientes com Adenomas Únicos Diagnosticados pela Primeira Vez na Colonoscopia de Acompanhamento

Idade/anos	n	Cólon direito	Cólon esquerdo	Razão CD:CE
< 40	48	26	22	1,18
40-49	515	258	257	1,00
50-59	509	287	222	1,29
60-69	157	89	68	1,31
> 70	26	17	9	1,89
TOTAL	1.255	677	578	1,17

CD = cólon direito; CE = cólon esquerdo; n = número absoluto de pacientes. p = 0,04, χ^2 teste de tendência.

Quadro 47-3. Localização dos Novos Adenomas nos Pacientes com Adenomas Múltiplos Diagnosticados pela Primeira Vez na Colonoscopia de Acompanhamento

Idade/anos	n	CD	CD e CE	CE	Incidência CD – %
< 40	2	0	2	0	0
40-49	81	20	37	24	20
50-59	91	31	37	23	34
60-69	35	13	10	12	37
> 70	8	5	2	1	63
TOTAL	217	69	88	60	32

CD = cólon direito; CE = cólon esquerdo; n = número absoluto de pacientes. p = 0,02, χ^2 teste de tendência

O impacto da colonoscopia na redução da incidência do carcinoma colorretal tem sido avaliado em diversos estudos com diversas falhas metodológicas, inerentes ao desenho de caso-controle. O *National Polyp Study* realizado nos EUA é a base corrente para indicar a redução da incidência de câncer colorretal entre 76 e 90% para os pacientes que receberam a colonoscopia com a polipectomia endoscópica.[95] Contudo, neste estudo não há um grupo controle atual e sim a comparação com três grupos controles históricos distintos de registro de óbito por câncer colorretal, gerando a incidência esperada de câncer colorretal. Sendo grupos controles históricos, sem que previamente tenham sido estudados pela colonoscopia, a taxa de incidência está contaminada e superestimada por conter a taxa da prevalência e, por esse motivo, a colonoscopia pode não ter todo esse impacto de redução da incidência do câncer colorretal.

Os estudos casos-controle, com controles atuais e mais bem selecionados, e tendo a redução da mortalidade por câncer colorretal como o desfecho medido, possuem maior potencial metodológico de aferir a magnitude do impacto da colonoscopia na mortalidade por câncer colorretal. Usando essa proposta, foi realizado estudo caso-controle, com cinco controles para cada indivíduo aceito como caso, e pareado para idade, sexo, localização geográfica, e nível socioeconômico, a partir de seleção aleatória, na cidade de Ontário, Canadá. Nesse estudo foi mostrado que a colonoscopia reduziu a mortalidade por câncer colorretal localizado à esquerda em 66% (*Odds ratio* igual a 0,33, com intervalo de confiança igual a 0,28 a 0,39). Para o câncer colorretal localizado à direita a colonoscopia não teve nenhuma redução na mortalidade (*Odds ratio* igual a 0,99, com intervalo de confiança igual a 0,86 a 1,14).[96]

Há diversas possibilidades para justificar a diferença do impacto da colonoscopia na prevenção do câncer colorretal segundo sua localização no cólon. A primeira delas, apontada no início deste capítulo, está relacionada com a qualidade do preparo do cólon e possibilidade de preparos de pior qualidade limparem com menor eficiência o cólon direito do que o cólon esquerdo, e, assim, induzirem a resultados falso-negativos no cólon direito. É percebido por todos que o ceco e o cólon ascendente têm maior dificuldade de eliminar seu conteúdo luminal, pelo próprio padrão fisiológico de motilidade que possuem.

A segunda hipótese é a limitação do treinamento da equipe que realiza a colonoscopia. No Canadá, ficou mostrado que a colonoscopia realizada por profissionais cujo exercício profissional tem foco na colonoscopia tem menor número de resultados falso-negativos, quando comparada com médicos internistas ou médicos de família que realizam a colonoscopia.[97]

O câncer colorretal é a expressão fenotípica de múltiplos e sucessivos erros genéticos aleatórios adquiridos, que se acumulam no genoma e acabam por determinar a expansão clonal celular.[98] O comportamento biológico das lesões precursoras do câncer colorretal pode ser diferente entre as lesões situadas no cólon direito e as situadas no cólon esquerdo. É estimada entre 5 e 7 anos a média do tempo para o crescimento de uma lesão adenomatosa protrusa atingir 10 mm de diâmetro.[99] Em 1985, Muto mostrou 33 lesões planas, do tipo IIc (associadas ou não a IIa), menores que 10 mm, 42% das quais já possuíam carcinoma intramucoso.[100] Estas lesões ao ocorrerem no ocidente também possuem carcinoma mais frequentemente do que as lesões protrusas (*Odds ratio*, 9,78; intervalo de confiança de 95% igual a 3,93-24,4).[101] Estas lesões planas têm o tempo de duplicação menor, sendo de 9,4 meses para as lesões superficiais e 4,9 meses para as lesões avançadas (p = 0,017, teste de Wilcoxon).[102] É possível, mas não demonstrado, que a melhor resolução da imagem dos videoendoscópios tenha contribuído para aumentar o achado das lesões planas.

A literatura médica ocidental até há pouco tempo dava pouca importância à busca diagnóstica das lesões planas durante a colonoscopia, afirmando frequentemente que pelo menos 90% dos cânceres colorretais tinham origem em lesões protrusas e assim,[103] induzia o pouco empenho e a menor atenção para a identificação dessas lesões planas, sobretudo das deprimidas. Com efeito, pelo menos 35% das lesões perdidas no cólon são lesões planas.[104] Acrescente-se que a qualidade do preparo do cólon limita, principalmente, o achado dessas lesões planas.[105]

Considerando, ainda, que os adenomas no cólon direito têm maior incidência com a progressão da idade, e que os adenomas planos têm crescimento mais veloz do que os adenomas protrusos, não é de se estranhar o menor impacto da colonoscopia na redução da mortalidade do câncer colorretal proximal ao ângulo esplênico.

Técnica Complementar à Colonoscopia

Há quatro complicações associadas às técnicas complementares, em geral terapêuticas, empregadas no curso da colonoscopia:

A) Sangramento.
B) Perfuração.
C) Síndrome pós-polipectomia.
D) Lesão residual pós ressecção endoscópica.

Sangramento é a complicação mais frequente após a polipectomia.[106-110] O sangramento com origem em vasos capilares não tem nenhum significado clínico e equivale ao das biópsias, enquanto os sangramentos imediatos ou tardios de repercussão clínica têm origem em lesões arteriais. Os pólipos com tamanho até 10 mm no maior eixo podem ser ressecados com alça metálica, sem aplicação de corrente elétrica, sem sangramento subsequente.[111-114]

O sangramento pode ser imediato, ocorrendo ao término da secção do pólipo ou poucos minutos após, durante a própria observação da parede do cólon, ou tardio, compreendendo o período desde o término da colonoscopia até 30 dias seguintes.[115] Em geral é pulsátil e tem origem na parte mais central da área de secção do pólipo. O sangramento na periferia da área de implantação do pólipo é capilar e interrompe-se espontaneamente. Está associado à presença de hipertensão arterial sistêmica, ao uso de anticoagulantes, ao tamanho do pólipo, ao diâmetro do pedículo do pólipo, à velocidade do corte, o que pode depender da excessiva força de apreensão ou da grande potência da corrente elétrica aplicada, e ao tipo de arame metálico com que é fabricada a alça de polipectomia – monofilamentar ou multifilamentar.[116-119] A boa técnica indica a necessidade de estar acostumado com o uso da fonte geradora de energia elétrica (bisturi elétrico), com o tipo de acessório empregado, e com boa coordenação com o auxiliar do procedimento, quando este existe. Não há evidência consistente de diferença entre corrente elétrica de corte e a corrente elétrica de coagulação quanto à segurança da polipectomia frente ao risco de sangramento, ainda que exista ampla aceitação entre especialistas da menor incidência de sangramento com o emprego da corrente de coagulação para a realização da polipectomia.

O sangramento imediato após a polipectomia pode ser controlado prontamente durante a própria colonoscopia quase que universalmente.[120,121] Dois terços dos sangramentos tardios após a polipectomia têm hemostasia espontânea definitiva.[122] Os pacientes com diversos episódios de enterorragia, ou com repercussão hemodinâmica, devem ter a imediata repetição da colonoscopia, com preparo intestinal e reposição volêmica para assegurar a perfusão tecidual. A colonoscopia também possibilita a hemostasia de praticamente todos os episódios de sangramento tardio após a polipectomia endoscópica. São opções para a terapia endoscópica a injeção de solução salina isotônica ou de adrenalina em diversas diluições 1:10.000 e 1:200.000, a eletrocoagulação monopolar e multipolar, a coagulação por plasma de argônio, e os métodos mecânicos como a aplicação de clipes, do *endoloop* ou da ligadura elástica, isolados ou em diversas combinações.[123-128]

A prevenção da hemorragia após a polipectomia começa na avaliação clínica com identificação de comorbidades associadas a sangramento e ao uso de antitrombóticos. O uso de cumarínico está associado a elevado risco de sangramento (*Odds ratio* = 13,37; intervalo de confiança de 95% igual a 4,10 a 43,65).[129] A conduta clínica nestas situações está bem sistematizada nas diretrizes das sociedades médicas e tem como principal base a integração da equipe de assistência à saúde pesando o risco e benefício das duas condutas médicas colocadas:[130-132] a realização do procedimento endoscópico e a suspensão das drogas antitrombóticas. Decidido pela realização da polipectomia, os anticoagulantes são suspensos alguns dias (2 a 5 dias, conforme a farmacodinâmica da droga empregada). São variáveis importantes para o tempo de suspensão da droga antitrombótica a duração do efeito da droga empregada, a sua meia vida e o impacto da função renal sobre sua excreção. Suspensa a droga anticoagulante em paciente de alto risco para doença trombótica antes do procedimento endoscópico, é usada a heparina de baixo peso molecular, esta é suspensa poucas horas (6 horas) antes do procedimento endoscópico e retornada pouco tempo depois (6 horas). Em geral, no dia seguinte ao procedimento endoscópico, é reintroduzido o anticoagulante. A monitorização do INR é importante quando o anticoagulante suspenso for uma droga cumarínica, para indicar o momento de iniciar a introdução da heparina de baixo peso molecular. Se a necessidade do uso do cumarínico for transitória, deve ser considerada a possibilidade de postergar o procedimento endoscópico.

O uso da aspirina como antiagregante plaquetário tem sido apontado, frequentemente, como não associado ao sangramento após a polipectomia.[133] Contudo, as séries que avaliaram o uso da aspirina e o sangramento após a polipectomia não fazem a separação entre as lesões de baixo risco de sangramento e as lesões de maior risco de sangramento. Estas estão representadas pelas lesões sésseis de maior tamanho, como, por exemplo, as acima de 20 ou de 30 mm no maior eixo, as lesões planas extensas, como as lesões de crescimento lateral ressecadas em mucosectomia, ou as lesões pediculadas, com pedículos de grande calibre e polos cefálicos maiores que 30 mm. Novamente, a decisão pela realização da ressecção endoscópica deve interessar toda a equipe médica e considerar os riscos e benefícios das duas condutas médicas: a suspensão do uso da aspirina previamente ao exame endoscópico e a realização desse exame endoscópico. Para os exames eletivos, em pacientes com uso da aspirina para prevenção primária de eventos cardiovasculares não há justificativa para a não suspensão do uso da aspirina antecedendo a realização da colonoscopia.

O crescente uso de técnicas percutâneas de revascularização de vários territórios vasculares tem feito frequente o recebimento de pacientes em uso de dupla antiagregação plaquetária – uso simultâneo de aspirina e tienopiridina (ticlopidina, clopidogrel, prasugrel e ticagrelor). Face ao elevado risco da suspensão dessas drogas representado pela trombose dentro das próteses vasculares implantadas e a consequente necrose tecidual, por exemplo, do miocárdio, há grande resistência à suspensão dessas drogas, sobretudo nos primeiros 12 meses após implantação da prótese vascular. O período de risco de trombose da prótese vascular pode ser estratificado como: a) primeiros 30 dias; b) entre 30 dias e um ano; c) entre um e dois anos e d) maior do que dois anos. O Colégio Americano de Cardiologia e o Colégio Americano de Gastroenterologia sistematizaram a recomendação do uso da dupla antiagregação plaquetária, que é reproduzida abaixo com pequenas modificações:[134]

A) Evite suspender a dupla antiagregação plaquetária após implantação percutânea de prótese vascular, com especial atenção para o território coronariano e carotídeo.
B) Evite suspender o tienopiridina, mesmo que mantida a aspirina como monoterapia, nos primeiros 30 dias após implantação percutânea de prótese vascular.
C) Considere postergar um procedimento eletivo se ele implicar na necessidade de suprimir o tienopiridina, mesmo que mantida a aspirina como monoterapia, nos primeiros 12 meses após implantação percutânea de prótese vascular; a expectativa é de 6% de obstrução da prótese nos primeiros dez dias sem a dupla antiagregação plaquetária, quando o paciente estiver entre 31 dias e 12 meses após a implantação da prótese vascular, farmacológico ou não.[135]
D) Realize os procedimentos endoscópicos com risco de sangramento após 5 a 7 dias de supressão da tienopiridina (ticlopidina, clopidogrel, prasugrel e ticagrelor), mantendo a aspirina.

E) Reintroduza a tienopiridina à terapia já em curso com a AAS, após ter obtido a hemostasia após o procedimento endoscópico terapêutico; considere dose de ataque de tienopiridina para os pacientes de elevado risco de trombose intraluminal da prótese.
F) Mantenha a dupla antiagregação plaquetária para os pacientes submetidos a procedimentos endoscópicos com baixo risco de sangramento, como os exames diagnósticos.

A melhor decisão para a prevenção do sangramento após as ressecções endoscópicas eletivas é não as realizar ao longo do primeiro ano da colocação das próteses vasculares, sobretudo nas artérias coronarianas, em vigência da dupla antiagregação plaquetária. Na necessidade maior de realizar o procedimento endoscópico de alto risco de sangramento, como a polipectomia ou a papilotomia endoscópica, deve ser considerada a hipótese de transformar a dupla antiagregação plaquetária no uso exclusivo da aspirina.[136]

A profilaxia endoscópica do sangramento após a polipectomia é tema controverso, apesar de haver várias publicações mostrando a redução da frequência do sangramento com medidas como injeção de adrenalina na base do pólipo, aplicação de *endoloop* ou de clipes metálicos nos pedículos calibrosos, isolados ou combinados.[137-143]

Para exemplificar a controvérsia, em 2004, foram publicados os resultados de elegante ensaio clínico randomizado sobre a prevenção de sangramento após a polipectomia durante a colonoscopia. Foi comparada a incidência de sangramento após a polipectomia em três grupos formados aleatoriamente: grupo A com 163 pacientes que receberam a aplicação do *endoloop* previamente à polipectomia endoscópica; grupo B com 161 pacientes que receberam a injeção de adrenalina na diluição de 1:10.000 previamente à polipectomia endoscópica; e o grupo C com 164 pacientes que receberam apenas a polipectomia endoscópica na sua forma clássica. Foi feita análise dos resultados em dois subgrupos: os pacientes com pólipos com tamanho compreendido entre 10 e 19 mm e os pacientes com tamanho igual ou superior a 20 mm. Para o subgrupo de pacientes com pólipos entre 10 e 19 mm, não houve diferença na frequência do sangramento (incidência de sangramento igual a 1,1%, 3,2 e 3,1% respectivamente para o os grupos A, B e C; p > 0,1) para os pacientes com pólipos com tamanho igual ou maior que 20 mm, a aplicação do *endoloop* (grupo A) ou a injeção de adrenalina (grupo B) reduziu a incidência de sangramento (incidência de sangramento igual a 2,7, 2,9 e 15,1%, respectivamente para os grupos A, B e C; p < 0,05 na comparação com o grupo C). A primeira impressão que fica é da utilidade da aplicação do *endoloop* para os pólipos iguais ou maiores que 20 mm. Porém, a releitura dos resultados permite identificar que o uso do *endoloop* foi inútil em 87,6% das vezes (diferença de risco absoluto; 84,9% desnecessário já que não haveria sangramento, acrescido de 2,7% em que mesmo tendo sido usado *endoloop* houve o sangramento após a polipectomia). O mesmo raciocínio para a injeção profilática de adrenalina mostra que ela foi inútil em 87,8% das vezes. No grupo controle todos os episódios de sangramento puderam ser controlados com a terapia endoscópica a seguir à polipectomia e nenhum paciente foi submetido à transfusão de hemoderivados, e, portanto, não houve morbidade associada ao sangramento ocorrido. Os autores informam o preço do *endoloop* como igual a 42 €, e o da agulha de injeção como igual a 38 €. Assim, para um grupo de 100 pacientes foram consumidos, inutilmente, respectivamente € 3.679,20 e € 3.336,40, já que nenhuma das duas modalidades de tratamento profilático empregado agregou qualidade ao atendimento destes pacientes, e o atendimento dos pacientes expostos ao risco de sangramento pelo não uso da profilaxia pode ser feito sem nenhuma comorbidade associada. Portanto, outra conclusão deste trabalho pode ser que ele demonstra que não deve ser feita profilaxia do sangramento após polipectomia na forma proposta.[144] A prevenção do sangramento após a polipectomia pela aplicação de hemoclipe também não encontrou suporte em estudo prospectivo, randomizado, com inclusão de mais de 1.000 pacientes (530 receberam hemoclipe e 520 não receberam a profilaxia do sangramento com aplicação do hemoclipe). Não houve diferença na frequência da ocorrência do sangramento nos 30 dias subsequentes à polipectomia (2,3% de sangramento entre os que receberam o tratamento profilático com hemoclipe e 2,9% entre os que não receberam; não significativo). A perigosa análise em subgrupos (uso de aspirina, de drogas anti-inflamatórias não esteroides, de warfarin e de pólipos acima de 20 mm) também não identificou conjunto de pacientes que pudessem se beneficiar do uso profilático do hemoclipe para prevenção do sangramento após a polipectomia.[145]

A perfuração da parede do cólon após a polipectomia é a complicação mais grave da colonoscopia e ocorre entre 0,03 a 1% das polipectomias, na dependência da seleção de pacientes analisada.[146-148] O sinal clínico primeiro e dominante do quadro clínico é a dor abdominal. Se não identificada, segue a distensão abdominal não aliviada com a descompressão do cólon. Na sequência surge febre, leucocitose com desvio à esquerda e sinais de irritação peritoneal. Perfurações pequenas, em geral não identificadas durante a colonoscopia ao término da polipectomia, podem ser tratadas com repouso alimentar e antibióticos venosos.[149,150] O diagnóstico pode ser feito no momento da perfuração pela visão endoscópica, pela radiografia simples de abdome, com identificação de ar livre na cavidade peritoneal, com predomínio subdiafragmático nas radiografias ortostáticas, ou no espaço retroperitoneal, ou pela tomografia computadorizada do abdome, que possui maior sensibilidade diagnóstica para identificar pequenas quantidades de ar na cavidade peritoneal ou no retroperitônio. A perfuração do cólon não percebida pode ter curso fatal, e este está relacionado com a resposta inflamatória sistêmica e falência de múltiplos órgãos e sistemas.

A perfuração da parede do cólon após a polipectomia decorre da lesão térmica da parede. A queimadura transmural da parede do cólon pode ocorrer pela inclusão da camada muscular da parede do cólon no volume de tecido apreendido pela alça de polipectomia, ou pela grande área da base das lesões sésseis, resultando na diminuição da densidade de corrente e na necessidade de usar maior potência da corrente elétrica para que seja efetuada a secção dos tecidos. A queimadura parcial da periferia da base da lesão séssil sem a sua secção reduz a condução da corrente elétrica (tecido de desidratado não conduz a eletricidade) e implica na necessidade de aumentar a potência da corrente elétrica liberada pela unidade geradora, com maior risco para a queimadura transmural. Por isso, a técnica da polipectomia requer a aplicação de força no fechamento da alça de polipectomia para a redução da área da base da lesão e aumento da densidade de corrente e da produção de calor com a secção da lesão, sem a queimadura transmural. O risco de perfuração da parede do cólon com a polipectomia aumenta com o tamanho do pólipo, com a localização do pólipo no cólon ascendente e, sobretudo no ceco, e com o pólipo séssil quando este é comparado o pólipo pediculado.

A frequência da apreensão da camada muscular da parede do cólon durante a polipectomia pode ser reduzida com pequenas modificações da técnica clássica da polipectomia. A primeira consiste em fazer a laçada da lesão com o cólon parcialmente desinflado e em seguida distender o cólon. Após alguns segundos de apreensão firme da parede do cólon, há a formação de edema e a alça está contida em discreto sulco no tecido com edema. Faz-se, então, a abertura discreta da alça, tracionando-a para longe da parede. Nesta situação, realizam-se diversos movimentos rápidos para a direita e esquerda, para trás e para frente, para que as camadas mais profundas da parede do cólon possam ser liberadas da apreensão pela alça de polipectomia. Faz-se novo fechamento firme da alça e inicia-se a aplicação de corrente elétrica.

Outra variação técnica da polipectomia é a injeção de soluções variadas na submucosa para aumentar a espessura da parede do cólon e haver maior afastamento da camada muscular da área de aplicação da corrente elétrica. Esta técnica permite a ressecção em peça única de lesões maiores que 20 mm, melhorando a análise histopatológica do material ressecado.[151-155]

Em 2007, foi introduzida mais uma variação na técnica da polipectomia clássica com potencial teórico para reduzir a incidência de perfuração do cólon com ressecções de pólipos volumosos. Foi mostrado, em uma série de casos, que a injeção de 4 a 8 mL da solução de adrenalina na diluição de 1:10.000, aplicada em 2 a 4 locais, no polo cefálico de pólipos, sésseis ou pediculados, com mais de 30 mm de polo cefálico produziu redução superior a 80% no volume do pólipo.[156] É possível que a redução volumétrica dos pólipos venha tornar mais segura a ressecção endoscópica dos mesmos, por requerer menor potência de corrente elétrica para a sua ressecção.

Outra evolução da técnica da polipectomia é realizá-la em meio subaquático – *underwater polypectomy*. Tem como racional a lesão da mucosa poder flutuar fazendo pequeno afastamento da camada muscular própria da parede do cólon, reduzindo risco de perfuração e permitido ressecções sem injeção salina na submucosa. Permite ressecções com margens laterais e profundas de lesões de até 20 mm, em monobloco (peça única). Podem ser feitas ressecções com corrente elétrica e a frio. A taxa de perfuração com a técnica submersa é baixa.[157-159] A incidência de perfuração da parede colônica e de sangramento pós-polipectomia nos pacientes submetidos a colonoscopias diagnósticas e terapêuticas tem sido mantido com pequenas flutuações nas séries publicadas neste século.[160]

A perfuração da parede do cólon durante as ressecções endoscópicas de lesões planas e de lesões protrusas podem ser encaminhadas para tratamento cirúrgico, ou serem tratadas com o fechamento da perfuração pela aplicação endoscópica de clipes ou de *endoloops*.[161-163]

A síndrome pós-polipectomia é a decorrente da queimadura transmural da parede do cólon após a polipectomia com aplicação de corrente elétrica, em que não houve perfuração da parede intestinal.[164] Ocorre em cerca de 1 a 3% das polipectomias dependendo da seleção de pacientes nas séries de casos publicada.[165,166] Está associada ao tamanho da lesão ressecada, ao tempo de aplicação da corrente elétrica e à potência da corrente elétrica empregada.

A apresentação clínica é dor abdominal, associada ou não à febre. Ao exame físico, é identificado aumento do tônus da parede abdominal à palpação e descompressão súbita dolorosa. Há leucocitose com desvio à esquerda. A radiografia simples de abdome em posição ortostática não revela pneumoperitônio e a tomografia computadorizada do abdome pode revelar quantidades ínfimas de ar adjacente ao local da perfuração. O tratamento inclui repouso alimentar do tubo digestivo, analgesia, evitando-se drogas opiáceas e antiespasmódicas para não induzir distensão abdominal gasosa, antibióticos sistêmicos venosos, para cobertura das enterobactérias e germes anaeróbios, hidratação venosa, e monitorização clínica e laboratorial dos marcadores da resposta inflamatória sistêmica. Não há necessidade de cateter nasogástrico. A observação clínica deve ser mantida enquanto existir dor abdominal e sinais laboratoriais de inflamação. É muito incomum a evolução para perfuração e a regra é a recuperação completa do paciente sem nenhuma sequela. A prevenção da síndrome pós-polipectomia é a mesma apontada para a perfuração da parede do cólon.

A lesão residual adenomatosa no local da ressecção índice é outra complicação das técnicas complementares da colonoscopia. Pode ocorrer com a ressecção endoscópica das lesões protrusas como com a das lesões planas de crescimento lateral, principalmente quando a sua ressecção ocorre aos pedaços e não em peça cirúrgica única, ou de lesões planas serrilhadas.[167] São preditores de ressecção parcial dos adenomas, planos ou protrusos, maiores que 20 mm, a tentativa prévia de ressecção desses adenomas em exame anteriores (RR = 2,85, IC 95% = 1,64-4,93), sua extensão à válvula ileocecal (RR = 2,61, IC 95% = 1,28-5,32), e a dificuldade de posicionar a lesão adequadamente à frente do colonoscópio para sua ressecção (RR = 2,16 IC 95% = 1,28-3,63).[168] Esta mesma publicação encontrou que a recorrência do adenoma foi maior para lesões maiores do que 40 mm (RR = 3,04 IC 95% = 2,03-4,58). Também, é mais frequente quando há impressão macroscópica de lesão residual ao término da ressecção. Estudo retrospectivo sugere que lesões residuais após ressecções de grandes lesões sésseis podem ser eliminadas pela aplicação do plasma de argônio ou de corrente elétrica monopolar pela extremidade da alça de polipectomia usada como um eletrodo, sobre possível tecido adenomatoso presente ao término da ressecção julgada completa.[169,170] Deve haver sempre busca ativa de lesão residual após a ressecção de qualquer lesão que tenha sido feita aos pedaços, ou que tenha havido a impressão macroscópica de permanência de tecido adenomatoso na parede do cólon. Não está definido o intervalo para a repetição do exame endoscópico em estudos prospectivos controlados, mas acredita-se que a repetição precoce da colonoscopia, dentro do segundo ou terceiro mês a contar da ressecção da lesão índice, possibilitará a ressecção mais fácil das lesões residuais por haver menor fibrose cicatricial na parede do cólon. Quando a lesão índice é ressecada e há impressão macroscópica de ressecção completa, a aplicação de plasma de argônio sobre a área de ressecção, incluindo sua porção central e suas margens, diminui a presença de lesão residual de 64% para 10% quando do controle endoscópico subsequente (p = 0,02; teste de Fisher). A aplicação de plasma de argônio sobre a área de ressecção não reduziu a presença de lesão residual no momento do exame de controle, quando havia a impressão de lesão macroscópica residual ao término da ressecção da lesão índice.[171] A ausência de tecido adenomatoso residual no primeiro controle endoscópico da ressecção aos pedaços da lesão índice, confirmado por histopatologia da cicatriz da área da ressecção, mostrou ser preditor de ausência de recorrência após o seguimento endoscópico mínimo de 1 ano.[172] Sessões repetidas de aplicação de plasma de argônio e de ressecções endoscópicas podem terminar por erradicar completamente o tecido adenomatoso residual na parede do cólon. A erradicação da lesão adenomatosa após a aplicação do plasma de argônio se mostrou sustentada no seguimento endoscópico (mediana igual a 37 meses, variação entre de 12 e 80 meses).[173] Assim, o padrão-ouro, no momento, para as ressecções endoscópicas aos pedaços de lesões extensas requer a aplicação de plasma de argônio ou de corrente elétrica monopolar em toda a base da área de ressecção e sobretudo nas suas margens, para reduzir a ocorrência de lesão residual identificada na colonoscopia de controle.

REFERÊNCIAS BIBLIOGRÁFICAS

1. Smith CM. Origin and uses of primum non nocere--above all, do no harm! J Clin Pharmacol 2005;45(4):371-7.
2. Código de Ética Médica: Resolução CFM nº 2.217, de 27 de setembro de 2018, modificada pelas Resoluções CFM nº 2.222/2018 e 2.226/2019/Conselho Federal de Medicina – Brasília: Conselho Federal de Medicina, 2019.
3. Sonnenberg A, Amorosi SL, Lacey MJ, Lieberman DA. Patterns of endoscopy in the United States: analysis of data from the Centers for Medicare and Medicaid Services and the National Endoscopic Database. Gastrointest Endosc 2008;67(3):489-96.
4. Keating NL, James O'Malley A, Onnela JP, Landon BE. Assessing the impact of colonoscopy complications on use of colonoscopy among primary care physicians and other connected physicians: an observational study of older Americans. BMJ Open 2017;7(6):e014239.
5. Rex DK, Cutler CS, Lemmel GT, Rahmani EY, Clark DW, Helper DJ et al. Colonoscopic miss rates of adenomas determined by back-to-back colonoscopies. Gastroenterology 1997;112(1):24-8.
6. Van Gelder RE, Nio CY, Florie J, Bartelsman JF, Snel P, De Jager SW et al. Computed tomographic colonography com-pared with colonoscopy in patients at increased risk for colorectal cancer. Gastroenterology 2004;127(1):41-8.
7. Harewood GC, Sharma VK, de Garmo P. Impact of colonoscopy preparation quality on detection of suspected colonic neoplasia. Gastrointest Endosc 2003;58(1):76-9.
8. Froehlich F, Wietlisbach V, Gonvers JJ, Burnand B, Vader JP. Impact of colonic cleansing on quality and diagnostic yield of colonoscopy: the European Panel of Appropriateness of Gastrointestinal Endoscopy European multicenter study. Gastrointest Endosc 2005;61(3):378-84.
9. Kluge MA, Williams JL, Wu CK, Jacobson BC, Schroy PC 3rd, Lieberman DA, Calderwood AH. Inadequate Boston Bowel Preparation Scale scores predict the risk of missed neoplasia on the next colonoscopy. Gastrointest Endosc 2018;87(3):744-75.
10. Ben Soussan E, Mathieu N, Roque I, Antonietti M. Bowel explosion with colonic per-foration during argon plasma coagulation for hemorrhagic radiation-induced proctitis. Gastrointest Endosc 2003;57(3):412-3.

11. Bigard MA, Gaucher P, Lassalle C. Fatal colonic explosion during colonoscopic pol-ypectomy. Gastroenterology 1979;77(6):1307-10.
12. La Brooy SJ, Avgerinos A, Fendick CL, Williams CB, Misiewicz JJ. Potentially ex-plosive colonic concentrations of hydrogen after bowel preparation with mannitol. Lancet 1981;1(8221):634-6.
13. Bisson B. Methane gas explosion during colonoscopy. Gastroenterol Nurs 1997;20(4):136-7.
14. Josemanders DF, Spillenaar Bilgen EJ, van Sorge AA, Wahab PJ, de Vries RA. Colonic explosion during endoscopic polypectomy: avoidable complication or bad luck? Endoscopy 2006;38(9):943-4.
15. Monahan DW, Peluso FE, Goldner F. Combustible colonic gas levels during flexible sigmoidoscopy and colonoscopy. Gastrointest Endosc 1992;38(1):40-3.
16. Avgerinos A, Kalantzis N, Rekoumis G, Pallikaris G, Arapakis G, Kanaghinis T. Bowel preparation and the risk of explosion during colonoscopic polypectomy. Gut 1984;25(4):361-4.
17. Strocchi A, Bond JH, Ellis C, Levitt MD. Colonic concentrations of hydrogen and methane following colonoscopic preparation with an oral lavage solution. Gastrointest Endosc 1990;36(6):580-2.
18. Bressler B, Paszat LF, Chen Z, Rothwell DM, Vinden C, Rabeneck L. Rates of new or missed colorectal cancers after colonoscopy and their risk factors: a population-based analysis. Gastroenterology 2007;132(1):96-102.
19. Ben-Horin S, Bar-Meir S, Avidan B. The outcome of a second preparation for colon-oscopy after preparation failure in the first procedure. Gastrointest Endosc 2009;69(3 Suppl):626-30.
20. Parra-Blanco A, Nicolas-Perez D, Gimeno-Garcia A, Grosso B, Jimenez A, Ortega J Quintero E. The timing of bowel preparation before colonoscopy determines the qual-ity of cleansing, and is a significant factor contributing to the detection of flat lesions: a randomized study. World J Gastroenterol 2006;12(38):6161-6.
21. Siddiqui AA, Yang K, Spechler SJ, Cryer B, Davila R, Cipher D, Harford WV. Duration of the interval between the completion of bowel preparation and the start of colon-oscopy predicts bowel-preparation quality. Gastrointest Endosc 2009;69(3 Suppl):700-6.
22. Gabel A, Müller S. Aspiration: a possible severe complication in colonoscopy prepa-ration of elderly people by orthograde intestine lavage. Digestion 1999;60(3):284-5.
23. de Graaf P, Slagt C, de Graaf JL, Loffeld RJ. Fatal aspiration of polyethylene glycol solution. Neth J Med 2006;64(6):196-8.
24. Lopez Morra HA, Fine SN, Dickstein G. Colonic ischemia with laxative use in young adults. Am J Gastroenterol 2005;100(9):2134-6.
25. Nagler J, Poppers D, Turetz M. Severe hyponatremia and seizure following a poly-ethylene glycol-based bowel preparation for colonoscopy. J Clin Gastroenterol 2006;40(6):558-9.
26. DiPalma JA, Buckley SE, Warner BA, Culpepper RM. Biochemical effects of oral sodium phosphate. Dig Dis Sci 1996;41(4):749-53.
27. Marschall HU, Bartels F. Life-threatening complications of nasogastric administration of polyethylene glycol-electrolyte solutions (Golytely) for bowel cleansing. Gastrointest Endosc 1998;47(5):408-10.
28. Heymann TD, Chopra K, Nunn E, Coulter L, Westaby D, Murray-Lyon IM. Bowel preparation at home: prospective study of adverse effects in elderly people. BMJ 1996;313(7059):727-8.
29. Granberry MC, White LM, Gardner SF. Exacerbation of congestive heart failure after administration of polyethylene glycol-electrolyte lavage solution. Ann Pharmacother 1995;29(12):1232-5.
30. Ainley EJ, Winwood PJ, Begley JP. Measurement of serum electrolytes and phos-phate after sodium phosphate colonoscopy bowel preparation: an evaluation. Dig Dis Sci 2005;50(7):1319-23.
31. Zwas FR, Cirillo NW, el-Serag HB, Eisen RN. Colonic mucosal abnormalities associated with oral sodium phosphate solution. Gastrointest Endosc 1996;43(5):463-6.
32. Atkinson RJ, Save V, Hunter JO. Colonic ulceration after sodium phosphate bowel preparation. Am J Gastroenterol 2005;100(11):2603-5.
33. Markowitz GS, Stokes MB, Radhakrishnan J, D'Agati VD. Acute phosphate nephropathy following oral sodium phosphate bowel purgative: an underrecognized cause of chronic renal failure. J Am Soc Nephrol. 2005;16(11):3389-96.
34. Khurana A, McLean L, Atkinson S, Foulks CJ. The effect of oral sodium phosphate drug products on renal function in adults undergoing bowel endoscopy. Arch Intern Med 2008;168(6):593-7.
35. Panteris V, Haringsma J, Kuipers EJ. Colonoscopy perforation rate, mechanisms and out-come: from diagnostic to therapeutic colonoscopy. Endoscopy 2009;41(11):941-51.
36. Cohen LB, Hightower CD, Wood DA, Miller KM, Aisenberg J. Moderate level sedation during endoscopy: a prospective study using low-dose propofol, meperidine/fentanyl, and midazolam. Gastrointest Endosc 2004 June;59(7):795-803.
37. Faigel DO, Baron TH, Goldstein JL, Hirota WK, Jacobson BC, Johanson JF et al. Guidelines for the use of deep sedation and anesthesia for GI endoscopy. Gastrointest Endosc 2002;56(5):613-7.
38. Turse EP, Dailey FE, Bechtold ML. Impact of moderate versus dee sedation on adenoma detection rate in index average-risk screening colonoscopies. Gastrointest Endosc 2019;107(19:31703-1.
39. Ng JM, Kong CF, Nyam D. Patient-controlled sedation with propofol for colonoscopy. Gastrointest Endosc 2001;54(1):8-13.
40. Walker JA, McIntyre RD, Schleinitz PF, Jacobson KN, Haulk AA, Adesman P et al. Nurse-administered propofol sedation with-out anesthesia specialists in 9152 endoscopic cases in an ambulatory surgery Center. Am J Gastroenterol 2003;98(8):1744-50.
41. Sipe BW, Rex DK, Latinovich D, Overley C, Kinser K, Bratcher L, Kareken D. Propofol versus midazolam/meperidine for outpatient colonoscopy: administration by nurses supervised by endoscopists. Gastrointest Endosc 2002;55(7):815-25.
42. Lee DW, Chan AC, Sze TS, Ko CW, Poon CM, Chan KC et al. Patient-controlled sedation versus intravenous sedation for colonoscopy in elderly patients: a prospective randomized controlled trial. Gastrointest Endosc 2002;56(5):629-32.
43. Rex DK, Heuss LT, Walker JA, Qi R. Trained registered nurses/endoscopy teams can administer propofol safely for endoscopy. Gastroenterology 2005;129(5):1384-91.
44. Külling D, Fantin AC, Biro P, Bauerfeind P, Fried M. Safer colonoscopy with patient-controlled analgesia and sedation with propofol and alfentanil. Gastrointest Endosc 2001;54(1):1-7.
45. Külling D, Orlandi M, Inauen W. Propofol sedation during endoscopic procedures: how much staff and monitoring are necessary? Gastrointest Endosc 2007;66(3):443-9.
46. Vargo JJ, Niklewski PJ, Williams JL, Martin JF, Faigel DO. Patient safety during sedation by anesthesia professionals during routine upper endoscopy and colonoscopy: an analysis of 1.38 million procedures. Gastrointest Endosc 2017;85(1):101-8.
47. Sharma VK, Nguyen CC, Crowell MD, Lieberman DA, de Garmo P, Fleischer DE. A national study of cardiopulmonary unplanned events after GI endoscopy. Gastrointest Endosc 2007;66:27-34.
48. Rex DK, Deenadayalu V, Eid E. Gastroenterologist-directed propofol: an update. Gastrointest Endosc Clin N Am. 2008;18(4):717-25.
49. VanNatta ME, Rex DK. Propofol alone titrated to deep sedation versus propofol in combination with opioids and/or benzodiazepines and titrated to moderate sedation for colonoscopy. Am J Gastroenterol 2006;101(10):2209-17.
50. Sampson HA, Munoz-Furlong A, Campbell RL, Adkinson NF Jr, Bock SA, Branum A et al. Second symposium on the definition and management of anaphylaxis: summary report – Second National Institute of Allergy and Infectious Disease/Food Allergy and Anaphylaxis Network symposium. J Allergy Clin Immunol 2006;117(2):391-7.
51. Olkkola KT, Backman JT, Neuvonen PJ. Midazolam should be avoided in patients receiving the systemic antimycotics ketoconazole or itraconazole. Clin Pharmacol Ther 1994;55(5):481-5.
52. Palkama VJ, Ahonen J, Neuvonen PJ, Olkkola KT. Effect of saquinavir on the pharmacokinetics and pharmacodynamics of oral and intravenous midazolam. Clin Pharmacol Ther 1999;66(1):33-9.
53. Oda Y, Hamaoka N, Hiroi T, Imaoka S, Hase I, Tanaka K et al. Involvement of human liver cytochrome P4502B6 in the metabolism of propofol. Br J Clin Pharmacol 2001;51(3):281-5.
54. Guitton J, Buronfosse T, Desage M, Flinois JP, Perdrix JP, Brazier JL, Beaune P. Possible involvement of multiple human cytochrome P450 isoforms in the liver metabolism of propofol. Br J Anaesth 1998;80(6):788-95.
55. ASGE Standards of Practice Committee, Banerjee S, Shen B, Baron TH, Nelson DB, Anderson MA et al. Antibiotic prophylaxis for GI endoscopy. Gastrointest Endosc 2008;67(6):791-8.
56. Zühlsdorf B, Kampf G. Evaluation of the effectiveness of an enzymatic cleaner and glutaraldehyde-based disinfectant for chemothermal processing of flexible endoscopes in washer-disinfectors in accordance with prEN ISO 15 883. Endoscopy 2006;38(6):586-91.
57. Sampaio JL, Chimara E, Ferrazoli L, da Silva Telles MA, Del Guercio VM, Jericó ZV et al. Application of four molecular typing methods for analysis of Mycobacterium fortuitum group strains causing post-mammaplasty infections. Clin Microbiol Infect 2006;12(2):142-9.

58. Viana-Niero C, Lima KV, Lopes ML, Rabello MC, Marsola LR, Brilhante VC et al. Molecular characterization of Mycobacterium massiliense and Mycobacterium bolletii in isolates collected from outbreaks of infections after laparoscopic surgeries and cosmetic procedures. J Clin Microbiol 2008;46(3):850-5.
59. Senna SG, Battilana J, Costa JC, Silva MG, Duarte RS, Fonseca LS et al. Sequencing of hsp65 gene for identification of Mycobacterium species iso-lated from environmental and clinical sources in Rio de Janeiro, Brazil. J Clin Microbiol 2008;46(11):3822-5.
60. Cardoso AM, Martins de Sousa E, Viana-Niero C, Bonfim de Bortoli F, Pereira das Neves ZC, Leão SC et al. A Emergence of nosocomial Myco-bacterium massiliense infection in Goiás, Brazil. Microbes Infect 2008;10(14-15):1552-7.
61. Chiquin CA, Silva JH, Ciruelos MJ, Lemes MC, Penteado-Filho SR, Tuon FF. Post-discharge surveillance system for nontuberculous mycobacterial infection at a Brazilian regional referral hospital after an outbreak. Infect Control Hosp Epidemiol 2009;30(4):399-401.
62. Obee PC, Griffith CJ, Cooper RA, Cooke RP, Bennion NE, Lewis M. Real-time monitoring in managing the decontamination of flexible gastrointestinal endoscopes. Am J Infect Control 2005;33(4):202-6.
63. Fröhlich E, Muller R, Kimmig JM, Funke G. Quality-agreement colonoscopy: an outcome evaluation from the district of North-Württemberg, Germany, 2003–2007. Z Gastroenterol 2009;47(2):203-8.
64. Levin TR, Farraye FA, Schoen RE, Hoff G, Atkin W, Bond JH et al. Quality in the technical performance of screening flexible sigmoidoscopy: recommendations of an international multi-society task group. Gut 2005;54(6):807-13.
65. Silvis SE, Nebel O, Rogers G, Sugawa C, Mandelstam P. Endoscopic complica-tions. Results of the 1974 American Society for Gastrointestinal Endoscopy Survey. JAMA 1976;235(9):928-30.
66. Macrae FA, Tan KG, Williams CB. Towards safer colonoscopy: a report on the complications of 5000 diagnostic or therapeutic colonoscopies. Gut 1983;24(5):376-83.
67. Kang HY, Kang HW, Kim SG, Kim JS, Park KJ, Jung HC, Song IS. Incidence and management of colonoscopic perforations in Korea. Digestion 2008;78(4):218-23.
68. Magdeburg R, Collet P, Post S, Kaehler G. Endoclipping of iatrogenic colonic perforation to avoid surgery. Surg Endosc 2008;22(6):1500-4.
69. Quallick MR, Brown WR. Rectal perforation during colonoscopic retroflexion: a large, prospective experience in an academic center. Gastrointest Endosc 2009 Apr;69(4):960-3.
70. Crispin A, Birkner B, Munte A, Nusko G, Mansmann U. Process quality and incidence of acute complications in a series of more than 230,000 outpatient colonoscopies. Endoscopy 2009;41:1018-25.
71. Trecca A, Gaj F, Gagliardi G. Our experience with endoscopic repair of large colon-oscopic perforations and review of the literature. Tech Coloproctol 2008;12(4):315-21.
72. Raju GS. Endoscopic closure of gastrointestinal leaks. Am J Gastroenterol 2009;104(5):1315-20.
73. Wullstein C, Köppen M, Gross E. Laparoscopic treatment of colonic perforations related to colonoscopy. Surg Endosc 1999;13(5):484-7.
74. Farley DR, Bannon MP, Zietlow SP, Pemberton JH, Ilstrup DM, Larson DR. Management of colonoscopic perforations. Mayo Clin Proc 1997;72(8):729-33.
75. Rumstadt B, Schilling D. Optimizing time management after perforation by colonos-copy results in better outcome for the patients. Hepatogastroenterology 2008;55(85):1308-10.
76. Dominitz JA, Eisen GM, Baron TH, Goldstein JL, Hirota WK, Jacobson BC et al. Complications of colonoscopy. Gastrointest Endosc 2003;57(4):441-5.
77. Zubarik R, Fleischer DE, Mastropietro C, Lopez J, Carroll J, Benjamin S, Eisen G. Prospective analysis of complications 30 days after outpatient colonoscopy. Gastrointest Endosc 1999;50(3):322-8.
78. Dafnis G, Ekbom A, Pahlman L, Blomqvist P. Complications of diagnostic and therapeutic colonoscopy within a defined population in Sweden. Gastrointest Endosc 2001;54(3):302-9.
79. Levin TR, Zhao W, Conell C, Seeff LC, Manninen DL, Shapiro JA, Schulman J. Ann Intern Med 2006 19;145(12):880-6.
80. Rabeneck L, Paszat LF, Hilsden RJ, Saskin R, Leddin D, Grunfeld E et al. Bleeding and perforation after outpatient colon-oscopy and their risk factors in usual clinical practice. Gastroenterology 2008;135(6):1899-906.
81. Guerra JF, San Francisco I, Pimentel F, Ibanez L. Splenic rupture following colonoscopy. World J Gastroenterol 2008;14(41):6410-2.
82. Tagg W, Woods S, Razdan R, Gagliardi J, Steenbergen P. Hemoperitoneum after colonoscopy. Endoscopy 2008;40 Suppl 2:E136-7.
83. Cappellani A, Di Vita M, Zanghì A, Cavallaro A, Alfano G, Piccolo G, Lo Menzo E. Splenic rupture after colonoscopy: Report of a case and review of literature. World J Emerg Surg 2008;3:8.
84. Pichon N, Mathonnet M, Verdière F, Carrier P. Splenic trauma: an unusual complication of colonoscopy with polypectomy. Gastroenterol Clin Biol 2008;32(2):123-7.
85. Salvador Milian E, Lorente Perez S, Arroyo Villarino MT, Sainz Samitier R. Hemoperitoneum as a complication of diagnostic colonoscopy. Gastroenterol Hepatol 1999;22(7):377.
86. Ben Soussan E, Savoye G, Jemaa Y, Forestier F, Lemercier E, Hervé S, Ducrotté P. Isolated hematoma of the mesocolon: a rare complication of colonoscopy. Gastroenterol Clin Biol 2000;24(11):1127-8.
87. Sorrentino M, Terrosu G, Risaliti A, Bulligan MG, Petri R, Donini A et al. Hemoperitoneum caused by lesions to the appendix epiploica. An unusual compli-cation of colonoscopy. Minerva Chir 1996;51(10):835-7.
88. Gonzàlez-Rodriguez JF, Tarquis-Alonso P, Castano-Pascual A, Gonzàlez-Lera S. Hemoperitoneum due to necrosis of a small intestinal leiomyosarcoma following colonoscopy. Endoscopy 1993;25(3):253-4.
89. Fusaroli P, Maltoni S, Eusebi V, Liguori L, Giovannini E, Caletti G. Ovarian tumor rupture causing massive hemoperitoneum: an unusual complication of colonoscopy. Gastrointest Endosc 2008;67(7):1177.
90. Rex DK, Rahmani EY, Haseman JH, Lemmel GT, Kaster S, Buckley JS. Relative sensitivity of colonoscopy and barium enema for detection of colorectal cancer in clinical practice. Gastroenterology 1997;112(1):17-23.
91. Cornett D, Barancin C, Roeder B, Reichelderfer M, Frick T, Gopal D et al. Findings on optical colonoscopy after positive CT colonography exam. Am J Gastroenterol 2008;103(8):2068-74.
92. Heresbach D, Barrioz T, Lapalus MG, Coumaros D, Bauret P, Potier P et al. Miss rate for colorectal neoplastic polyps: a prospective multicenter study of back-to-back video colonoscopies. Endoscopy 2008;40(4):284-90.
93. Park SY, Lee SK, Kim BC, Han J, Kim JH, Cheon JH et al. Efficacy of chromoendoscopy with indigocarmine for the detection of ascending colon and cecum lesions. Scand J Gastroenterol 2008;43(7):878-85.
94. Yamaji Y, Mitsushima T, Ikuma H, Watabe H, Okamoto M, Yoshida H et al. Right-side shift of colorectal adenomas with aging. Gastrointest Endosc 2006;63(3):453-8.
95. Winawer SJ, Zauber AG, Ho MN, O'Brien MJ, Gottlieb LS, Sternberg SS et al. Prevention of colorectal cancer by colonoscopic polypectomy. The National Polyp Study Workgroup. N Engl J Med 1993;329(27):1977-81.
96. Baxter NN, Goldwasser MA, Paszat LF, Saskin R, Urbach DR, Rabeneck L. Association of colonoscopy and death from colorectal cancer. Ann Intern Med 2009;150(1):1-8.
97. Bressler B, Paszat LF, Chen Z, Rothwell DM, Vinden C, Rabeneck L. Rates of new or missed colorectal cancers after colonoscopy and their risk factors: a population-based analysis. Gastroenterology 2007;132(1):96-102.
98. Boland CR. The biology of colorectal cancer. Implications for pretreatment and follow-up management. Cancer 1993;71(12 Suppl):4180-6.
99. Tada M, Misaki F, Kawai K. Growth rates of colorectal carcinoma and adenoma by roentgenologic follow-up observations. Gastroenterol Jpn 1984;19(6):550-5.
100. Muto T, Kamiya J, Sawada T, Konishi F, Sugihara K, Kubota Y et al. Small "flat adenoma" of the large bowel with special refer-ence to its clinicopathologic features. Dis Colon Rectum 1985;28(11):847-51.
101. Soetikno RM, Kaltenbach T, Rouse RV, Park W, Maheshwari A, Sato T et al. Prevalence of nonpolypoid (flat and depressed) colorectal neoplasms in asymptomatic and symptomatic adults. JAMA 2008 Mar 5;299(9):1027-35.
102. Umetani N, Masaki T, Watanabe T, Sasaki S, Matsuda K, Muto T. Retrospective radiographic analysis of nonpedunculated colorectal carcinomas with special reference to tumor doubling time and morphological change. Am J Gastroenterol 2000;95(7):1794-9.
103. Bond JH. Doubling time of flat and polypoid colorectal neoplasms: defining the adenoma-carcinoma sequence. Am J Gastroenterol 2000;95(7):1621-3.

104. Kaltenbach T, Friedland S, Soetikno R. A randomised tandem colonoscopy trial of narrow band imaging versus white light examination to compare neoplasia miss rates. Gut 2008;57(10):1406-12.
105. Parra-Blanco A, Nicolas-Perez D, Gimeno-Garcia A, Grosso B, Jimenez A, Ortega J, Quintero E. The timing of bowel preparation before colonoscopy determines the qual-ity of cleansing, and is a significant factor contributing to the detection of flat lesions: a randomized study. World J Gastroenterol 2006 Oct 14;12(38):6161-6.
106. Rex DK, Lewis BS, Waye JD. Colonoscopy and endoscopic therapy for delayed post-polypectomy hemorrhage. Gastrointest Endosc 1992;38(2):127-9.
107. Rathgaber SW, Wick TM. Colonoscopy completion and complication rates in a community gastroenterology practice. Gastrointest Endosc 2006;64(4):556-62.
108. Consolo P, Luigiano C, Strangio G, Scaffidi MG, Giacobbe G, Di Giuseppe G et al. Efficacy, risk factors and complications of endoscopic polypectomy: ten year experience at a single center. World J Gastroenterol 2008;14(15):2364-9.
109. Rabeneck L, Paszat LF, Hilsden RJ, Saskin R, Leddin D, Grunfeld E et al. Bleeding and perforation after outpatient colonoscopy and their risk factors in usual clinical practice. Gastroenterology 2008;135(6):1899-1906.
110. Singh H, Penfold RB, DeCoster C, Kaita L, Proulx C, Taylor G, Bernstein CN, Moffatt M. Colonoscopy and its complications across a Canadian regional health au-thority. Gastrointest Endosc 2009;69(3 Suppl):665-71.
111. Tappero G, Gaia E, De Giuli P, Martini S, Gubetta L, Emanuelli G. Cold snare excision of small colorectal polyps. Gastrointest Endosc 1992;38(3):310-3.
112. Uno Y, Obara K, Zheng P, Miura S, Odagiri A, Sakamoto J, Munakata A. Cold snare excision
113. is a safe method for diminutive colorectal polyps. Tohoku J Exp Med 1997;183(4):243-9.
114. Deenadayalu VP, Rex DK. Colon polyp retrieval after cold snaring. Gastrointest Endosc 2005;62(2):253-6.
115. Kawamura T, Takeuchi Y, Asai S et al. A comparison of the resection rate for cold and hot snare polypectomy for 4–9 mm colorectal polyps: a multicentre randomised controlled trial (CRESCENT study). Gut 2018;67(11):1950-7.
116. Hui AJ, Wong RM, Ching JY, Hung LC, Chung SC, Sung JJ. Risk of colonoscopic polypectomy bleeding with anticoagulants and antiplatelet agents: analysis of 1657 cases. Gastrointest Endosc 2004;59(1):44-8.
117. Watabe H, Yamaji Y, Okamoto M, Kondo S, Ohta M, Ikenoue T et al. Risk assessment for delayed hemorrhagic complication of colonic polypectomy: polyp-related factors and patient-related factors. Gastrointest Endosc 2006;64(1):73-8.
118. Kim HS, Kim TI, Kim WH, Kim YH, Kim HJ, Yang SK et al. Risk factors for immediate postpolypectomy bleeding of the colon: a multicenter study. Am J Gastroenterol 2006;101(6):1333-41.
119. Sawhney MS, Salfiti N, Nelson DB, Lederle FA, Bond JH. Risk factors for severe delayed postpolypectomy bleeding. Endoscopy 2008;40(2):115-9.
120. Dobrowolski S, Dobosz M, Babicki A, Głowacki J, Nałecz A. Blood supply of colorectal polyps correlates with risk of bleeding after colonoscopic polypectomy. Gastrointest Endosc 2006;63(7):1004-9.
121. Binmoeller KF, Bohnacker S, Seifert H, Thonke F, Valdeyar H, Soehendra N. Endoscopic snare excision of "giant" colorectal polyps. Gastrointest Endosc 1996 Mar;43(3):183-8.
122. Doniec JM, Löhnert MS, Schniewind B, Bokelmann F, Kremer B, Grimm H. Endoscopic removal of large colorectal polyps: prevention of unnecessary surgery? Dis Colon Rectum 2003 Mar;46(3):340-8.
123. Fatima H, Rex DK. Minimizing endoscopic complications: colonoscopic polypec-tomy. Gastrointest Endosc Clin N Am 2007;17(1):145-56.
124. Alberti-Flor JJ, Hernandez ME, Ferrer JP. Combined injection and thermal therapy in the management of early post-polypectomy bleeding. Am J Gastroenterol 1992;87(11):1681-2.
125. Slivka A, Parsons WG, Carr-Locke DL. Endoscopic band ligation for treatment of post-polypectomy hemorrhage. Gastrointest Endosc 1994;40(2 Pt 1):230-2.
126. Smith RE, Doull J. Treatment of colonic post-polypectomy bleeding site by endoscopic band ligation. Gastrointest Endosc 1994;40(4):499-500.
127. Letard JC, Kaffy F, Rousseau D, Nivet JM. Post-polypectomy colonic arterial hemorrhage can be treated by hemoclipping. Gastroenterol Clin Biol 2001;25(3):323-4.
128. Lee SH, Chung IK, Kim SJ, Kim JO, Ko BM, Kim WH et al. Comparison of postpolypectomy bleeding between epinephrine and saline submucosal injection for large colon polyps by conventional polypectomy: a prospective random-ized, multicenter study. World J Gastroenterol 2007;13(21):2973-7.
129. Caputi Iambrenghi O, Ugenti I, Martines G, Marino F, Francesco Altomare D, Memeo V. Endoscopic management of large colorectal polyps. Int J Colorectal Dis 2009;24(7):749-53.
130. Hui AJ, Wong RM, Ching JY, Hung LC, Chung SC, Sung JJ. Risk of colonoscopic polypectomy bleeding with anticoagulants and antiplatelet agents: analysis of 1657 cases. Gastrointest Endosc 2004;59(1):44-8.
131. Eisen GM, Baron TH, Dominitz JA, Faigel DO, Goldstein JL, Johanson JF et al. Guideline on the management of anticoag-ulation and antiplatelet therapy for endoscopic procedures. Gastrointest Endosc 2002 June;55(7):775-9.
132. Veitch AM, Baglin TP, Gershlick AH, Harnden SM, Tighe R, Cairns S; British Society of Gastroenterology; British Committee for Standards in Haematology; British Cardiovascular Intervention Society. Guidelines for the management of anticoagulant and antiplatelet therapy in patients undergoing endoscopic procedures. Gut 2008;57(9):1322-9.
133. ASGE Standards of Practice Committee, Acosta RD, Abraham NS, Chandrasekhara V et al. The management of antithrombotic agents for patients undergoing GI endoscopy. Gastrointest Endosc 2016;83(1):3-16.
134. Yousfi M, Gostout CJ, Baron TH, Hernandez JL, Keate R, Fleischer DE, Sorbi D. Postpolypectomy lower gastrointestinal bleeding: potential role of aspirin. Am J Gastroenterol 2004;99(9):1785-9.
135. Becker RC, Scheiman J, Dauerman HL et al. Management of platelet directed pharmacotherapy in patients with atherosclerotic coronary artery disease undergoing elective endoscopic gastrointestinal procedures. Am J Gastroenterol 2009;104(12):2903-17.
136. Eisenberg MJ, Richard PR, Libersan D et al. Safety of short-term discontinuation of antiplatelet Therapy in patients with drug-eluting stents. Circulation 2009;119:1634-42.
137. Zuckerman MJ, Hirota WK, Adler DG, Davila RE, Jacobson BC, Leighton JA et al. ASGE guideline: the management of low-molecular-weight heparin and nonaspirin antiplatelet agents for endoscopic procedures. Gastrointest Endosc 2005;61(2):189-94.
138. Matsushita M, Hajiro K, Takakuwa H, Kusumi F, Maruo T, Ohana M et al. Ineffective use of a detachable snare for colonoscopic polypecto-my of large polyps. Gastrointest Endosc 1998;47(6):496-9.
139. Hsieh YH, Lin HJ, Tseng GY, Perng CL, Li AF, Chang FY, Lee SD. Is submucosal epinephrine injection necessary before polypectomy? A prospective, comparative study. Hepatogastroenterology 2001;48(41):1379-82.
140. Shioji K, Suzuki Y, Kobayashi M, Nakamura A, Azumaya M, Takeuchi M et al Prophylactic clip application does not decrease delayed bleeding after colonoscopic polypectomy. Gastrointest Endosc 2003;57(6):691-4.
141. Dobrowolski S, Dobosz M, Babicki A, Dymecki D, Hać S. Prophylactic submuco-sal saline-adrenaline injection in colonoscopic polypectomy: prospective randomized study. Surg Endosc 2004;18(6):990-3.
142. Paspatis GA, Paraskeva K, Theodoropoulou A, Mathou N, Vardas E, Oustamano-lakis P et al. A prospective, randomized comparison of adrenaline injection in combination with detachable snare versus adrenaline injection alone in the prevention of postpolypectomy bleeding in large colonic polyps. Am J Gastroenterol 2006;101(12):2805-9.
143. Lee SH, Chung IK, Kim SJ, Kim JO, Ko BM, Kim WH et al. Comparison of postpolypectomy bleeding between epinephrine and saline submucosal injection for large colon polyps by conventional polypectomy: a prospective randomized, multicenter study. World J Gastroenterol 2007;13(21):2973-7.
144. Friedland S, Sedehi D, Soetikno R. Colonoscopic polypectomy in anticoagulated patients. World J Gastroenterol 2009;15(16):1973-6.
145. Di Giorgio P, De Luca L, Calcagno G, Rivellini G, Mandato M, De Luca B. Detachable snare versus epinephrine injection in the prevention of postpolypectomy bleeding: a randomized and controlled study. Endoscopy 2004;36(10):860-3.
146. Feagins LA et al. Abstract 83. Presented at: Digestive Disease Week 2019; May 18-21; San Diego, California.
147. Waye JD. Management of complications of colonoscopic polypectomy. Gastroenterologist 1993;1(2):158-64.

148. Bair D. Pham J, Seaton MB, Arya N, Pryce M, Seaton TL. The quality of screening colonoscopies in an office-based endoscopy clinic. Can J Gastroenterol 2009;23(1):41-7.
149. Kolber M, Szafran O, Suwal J, Diaz M. Outcomes of 1949 endoscopic procedures: performed by a Canadian rural family physician. Can Fam Physician 2009;55(2):170-5.
150. Christie JP, Marrazzo J 3rd. "Miniperforation" of the colon -- not all postpolypectomy perforations require laparotomy. Dis Colon Rectum 1991;34(2):132-5.
151. Lee DW, Chan AC, Lai CW, Lam YH, Chung SC. Endoscopic management of postpolypectomy perforation. Endoscopy 1998;30(7):S84.
152. Norton ID, Wang L, Levine SA, Burgart LJ, Hofmeister EK, Rumalla A et al. Efficacy of colonic submucosal saline solution injection for the reduction of iatrogenic thermal injury. Gastrointest Endosc 2002;56(1):95-9.
153. Katsinelos P, Kountouras J, Paroutoglou G, Zavos C, Rizos C, Beltsis A. Endoscopic mucosal resection of large sessile colorectal polyps with submucosal injection of hypertonic 50 percent dextrose-epinephrine solution. Dis Colon Rectum 2006;49(9):1384-92.
154. Varadarajulu S, Tamhane A, Slaughter RL. Evaluation of dextrose 50 % as a medium for injection-assisted polypectomy. Endoscopy 2006;38(9):907-12.
155. Lee SH, Lee KS, Park YS, Hwang JH, Kim JW, Jung SH et al. Submucosal saline-epinephrine injection in colon polypectomy: appropriate indication. Hepatogastroenterology 2008;55(86-87):1589-93.
156. Katsinelos P, Kountouras J, Paroutoglou G, Chatzimavroudis G, Zavos C, Pilpilidis I et al. A comparative study of 50% dextrose and normal saline solution on their ability to create submucosal fluid cushions for endoscopic resection of sessile rectosigmoid polyps. Gastrointest Endosc 2008;68(4):692-8.
157. Hogan RB, Hogan RB III. Epinephrine volume reduction of giant colon polyps facil-tates endoscopic assessment and removal. Gastrointest Endosc 2007;66(5):1018-22.
158. Sugimoto S, Mizukami T. Diagnostic and therapeutic applications of water-immersion colonoscopy. World J Gastroenterol 2015;21(21):6451-9.
159. Siau K, Ishaq S, Cadoni S, Kuwai T, Yusuf A, Suzuki N. Feasibility and outcomes of un-derwater endoscopic mucosal resection for ≥ 10 mm colorectal polyps. Surg Endosc 2018;32(6):2656-63.
160. Yen AW, Amato A, Cadoni S, Friedland S, Hsieh YH, Leung JW et al. Underwater polypectomy without submucosal injection for colorectal lesions ≤ 20 mm in size - a multicenter retrospective observational study. Surg Endosc 2019;33(7):2267-73.
161. Kim SY, Kim HS, Park HJ. Adverse events related to colonoscopy: Global trends and fu-ture challenges. World J Gastroenterol 2019;25(2):190-204.
162. Yoshikane H, Hidano H, Sakakibara A, Ayakawa T, Mori S, Kawashima H et al. Endoscopic repair by clipping of iatrogenic colonic perforation, Gastrointest Endosc 1997;46(5):464-6.
163. Mana F, De Vogelaere K, Urban D. Iatrogenic perforation of the colon during diag-nostic colonoscopy: endoscopic treatment with clips. Gastrointest Endosc 2001;54(2):258-9.
164. Celestino C, Harz C, Decaestecker J, Sáenz R. Endoscopic treatment of an iatro-genic perforation of the colon by using endoloop. Gastrointest Endosc 2006;64(4):653-4.
165. Waye JD. The postpolypectomy coagulation syndrome. Gastrointest Endosc 1981;27(3):184.
166. Waye JD, Lewis BS, Yessayan S. Colonoscopy: a prospective report of complica-tions. J Clin Gastroenterol 1992 Dec;15(4):347-51.
167. Conio M, Repici A, Demarquay JF, Blanchi S, Dumas R, Filiberti R. EMR of large sessile colorectal polyps. Gastrointest Endosc 2004;60(2):234-41.
168. Pohl H, Srivastava A, Bensen SP, Anderson P, Rothstein RI, Gordon SR et al. Incomplete polyp resection during colonoscopy-results of the complete adenoma resection (CARE) study. Gastroenterology 2013;144(1):74-80.
169. Moss A, Bourke MJ, Williams SJ, Hourigan LF, Brown G, Tam W et al. Endoscopic mucosal resection outcomes and prediction of submucosal cancer from advanced colonic mucosal neoplasia. Gastroenterology 2011;140(7):1909-18.
170. Zlatanic J, Waye JD, Kim PS, Baiocco PJ, Gleim GW. Large sessile colonic ade-nomas: use of argon plasma coagulator to supplement piecemeal snare polypectomy. Gastrointest Endosc 1999;49(6):731-5.
171. Klein A, Tate DJ, Jayasekeran V, Hourigan L, Singh R, Brown G et al. Thermal ablation of mucosal defect margins reduces adenoma recurrence after colonic endoscopic mucosal resection. Gastroenterology 2019;156(3):604-13.
172. Brooker JC, Saunders BP, Shah SG, Thapar CJ, Suzuki N, Williams CB. Treatment with argon plasma coagulation reduces recurrence after piecemeal resection of large sessile colonic polyps: a randomized trial and recommendations. Gastrointest Endosc 2002;55(3):371-5.
173. Khashab M, Eid E, Rusche M, Rex DK. Incidence and predictors of "late" recurrences after endoscopic piecemeal resection of large sessile adenomas. Gastrointest Endosc 2009; in press.
174. Regula J, Wronska E, Polkowski M, Nasierowska-Guttmejer A, Pachlewski J, Ru-pinski M, Butruk E. Argon plasma coagulation after piecemeal polypectomy of sessile colorectal adenomas: longterm follow-up study. Endoscopy 2003;35(3):212-8.

ÍNDICE REMISSIVO

Entradas acompanhadas por um *f* ou *q* itálico indicam figuras e quadros, respectivamente.

A

AAS (Ácido Acetilsalicílico)
  no preparo do paciente, 54
Abscesso(s)
  perianais, 153
    drenagem de, 154
    estudo de, 153
ACE (Avaliação da Competência em Endoscopia)
  itens avaliados, 10*q*
Acesso
  venoso, 59
    na sala de exame, 59
Acessório(s)
  de endoscopia, 15-22
    desinfecção dos, 15-22
      classificações no processo de, 16*q*
      conceitos mais utilizados, 16
      definições, 22
      observações gerais, 22
      sala de, 20
    limpeza dos, 15-22
      aplicação prática, 16
      biossegurança, 22
      conceitos mais utilizados, 15
      validação da, 22
    manutenção dos, 15-22
      armazenagem, 21
      controle de infecção, 16
      guarda, 21
      rastreabilidade dos, 22
ACF (Focos de Criptas Aberrantes)
  displásicas, 361
ACG (Colégio Americano de Gastroenterologia), 7
Acompanhamento
  pós-operatório, 304
    papel da colonoscopia no, 304
Adenocarcinoma
  do reto distal, 88*f*
  intramucoso, 303*f*
  no reto, 301*f*
    em DC, 301*f*
  no sigmoide, 162*f*
Adenoma(s)
  com foco de câncer, 180
    fatores relacionados com risco de, 180
      arquitetura, 180
      localização, 180
      tamanho, 180
  displasia dos, 362
  em colonoscopias, 42*f*
    para rastreamento, 42*f*
  esporádico, 300*f*
    em RCU, 300*f*
  rastreamento de, 255, 257
    em indivíduos com alto risco, 257
      síndromes de CCR hereditário, 257
    em indivíduos com risco aumentado, 255
      pólipos prévios, 255
  serrilhados, 141, 179*f*
    estudo de, 141
      CLE no, 141
  séssil, 178*f*
  tipos de, 361
  tratamento, 180
  tubuloviloso, 178*f*
  viloso, 178*f*
AFAP (Polipose Adenomatosa Familial Atenuada), 364
Afecção(ões)
  proctológicas, 375
    HDB e, 375
Afecção(ões) Proctológica(s)
  colonoscopia e, 85-93
    aspectos anatômicos, 85
      do canal anal, 85
      do reto distal, 85
    de interesse para o endoscopista, 85
      DC, 88
      doença, 85, 88
        hemorroidária, 85
        sexualmente transmissíveis, 88
      fissura anal, 87
      proctopatia actínica, 88
      tumores, 87
    exame endoscópico adequado, 93
      do canal anal, 93
      do reto, 93
    inspeção digital da próstata, 93
      para rastreamento de CCR, 93
    laudo da colonoscopia, 92
      incluir avaliação do canal anal?, 92
      lesões em proximidade com a linha pectínea, 92
        biópsias de, 92
        ressecções de, 92
    tratamento endoscópico, 91
      da doença hemorroidária interna, 91
        sintomática, 91
      valor da retrovisão, 90
        na avaliação do reto distal, 90
AFI (Autofluorescência)
  na prática da colonoscopia, 137
AGA (Associação Americana de Gastroenterologia), 7
Agente(s)
  antitrombóticos, 54
    antagonistas da vitamina K, 54
    anticoagulantes, 54
    arixtra, 54
    fondaparinux, 54
    HBPM, 54
    HNF, 54
    orais, 54
  físicos, 154
    aplicação ecoguiada de, 154
      na ecoendoscopia baixa, 154
Agulha
  injetora, 224
    na mucosectomia, 224
    escolha da, 224
AINEs (Anti-Inflamatórios Não Esteroidais)
  no preparo do paciente, 54
Alça
  manejo da, 226
  tipos de, 226
Alta Definição
  aspectos tecnológicos, 121
  colonoscopia de, 122
    possibilidades da, 122
Alta Resolução
  aspectos tecnológicos, 121
  colonoscopia de, 122
    possibilidades da, 122
Alteração(ões)
  vasculares, 200
    classificação das, 200
Analgesia, 67-70
  ansiolíticos, 69
  aspectos, 70
    éticos, 70
    legais, 70
  intubação orotraqueal, 69
    indicações para, 69
  no preparo do paciente, 53
  o que pode ser evitado, 70
  opioides, 68*f*
    antagonistas de, 69
    curvas plasmáticas para, 68*f*
    dose equianalgésica de, 70
  procedimentos farmacológicos para, 68*f*
  protocolo de diluições, 70
    recomendações, 70
    fentanila, 70
Analgésico(s)
  opioides, 70
    dose quianalgésica de, 70
Anastomose(s)
  avaliações de, 417
    colonoscopia transoperatória na, 417
  colorretal, 395*f*, 397*f*
    estenose na, 395*f*, 397*f*
    pós-operatória, 395*f*
  ileocólica, 304*f*
    recidiva, 304*f*
Anatomia Endoscópica, 73-82
  ceco, 74*f*
  cólon, 74*f*
    ascendente, 74*f*
  colorretal, 98
    técnica para ileocolonoscopia, 98
      iniciando a, 100
      inspeção, 100
      palpação, 100
  do reto, 73*f*

435

íleo terminal, 74f
　vilosidades do, 74f
　na ileocolonoscopia, 99f
　orifício apendicular, 74f
　válvula ileocecal, 74f
Anemia
　ferropriva, 321f
　　angiectasia e, 321f
Anestesia, 67-70
　ansiolíticos, 69
　aspectos, 70
　　éticos, 70
　　legais, 70
　fármacos, 68
　　ansiolíticos, 68
　　　recomendados, 68
　　　efeitos intoleráveis dos, 69
　　　roteiro para uso de, 68
　　intubação orotraqueal, 69
　　　indicações para, 69
　manejo, 67
　　dos sinais, 67
　　dos sintomas, 67
　na colonoscopia, 97
　　pediátrica, 97
　o que pode ser evitado, 70
　procedimentos farmacológicos para, 68f
　protocolo de diluições, 70
　recomendações, 70
Angiectasia(s), 319
　ascendente, 320f
　associada à melanose cólica, 320f
　e anemia ferropriva, 321f
　no ceco, 320f, 321f
　transversa, 320f
Angiodisplasia
　na mucosa retal, 106f
　　de criança, 106f
Animal(is)
　no aprendizado, 9
　　de colonoscopia, 9
Ansiolítico(s)
　flumazenil, 69
Antagonista(s)
　da vitamina K, 54
　　no preparo do paciente, 54
　de opioides, 69
　　naloxona, 69
Antiagregante(s)
　plaquetários, 54
　　AAS, 54
　　AINEs, 54
　　dipiridamol, 55
　　tienopiridinas, 55
Antibiótico(s)
　profilaxia com, 97
Anticoagulante(s)
　no preparo do paciente, 54
　orais, 54
Antiespasmódico(s)
　uso de, 44
　　na colonoscopia, 44
APC (Ablação com Plasma de Argônio/*Argon Plasma Coagulation*)
　na mucosectomia, 227
Aplicação Ecoguiada
　na ecoendoscopia baixa, 154
　　de agentes físicos, 154
　　de medicamentos, 154
　　de partículas, 154
Aprendizado
　de colonoscopia, 8
　　curva de, 8f
　　fases do, 8
　　　de treinamento, 8
　　　didática, 8
　　　prática, 10

Aquisição
　das imagens endoscópicas, 31-39
　　CCD, 32
　　CMOS, 32
　　das cores, 33
　　fibroendoscópios, 31
　　sensor de imagem, 32
　　um pouco de história, 31
　　videocâmeras, 32
　　videoendoscópios, 32
ARF (Ablação por Radiofrequência), 327
Argônio
　plasma de, 326
　　coagulação com, 326
Arixtra
　no preparo do paciente, 54
Arteriografia
　na HDB, 372
ASGE (*American Society for Gastrointestinal Endoscopy*)
　indicações conforme a, 41q
　　de colonoscopia, 41q
Aspecto(s)
　éticos, 70
　legais, 70
ASS (Adenoma Serrilhado Séssil), 209, 362
　diagnóstico endoscópico do, 130
AST (Adenoma Serrilhado Tradicional), 362
Avaliação Endoscópica
　do íleo terminal, 355-359
　　aspectos técnicos, 355
　　biópsia do, 356f
　　　às cegas, 356f
　　divertículo do, 359f
　　linfoma de, 357f
　　lipoma de, 359f
　　melanoma de, 359f
　　principais alterações, 356
　　sarcoma de Kaposi do, 358f

B
Bactéria(s)
　colite por, 340
　　MAC, 340
　　pseudomembranosa, 341
　　TB, 340
Balão
　dilatação com, 396
　　hidrostático, 396f
　　　com fio-guia, 396f
　　técnica de, 396
Banda Estreita
　de luz, 135
　　tecnologias de, 135
　　　BLI, 136
　　　LCI, 136
　　　NBI, 135
Bexiga
　anatomia ecográfica da, 149
　　na TRUS, 149
Biópsia(s)
　de lesões, 92
　　em proximidade com a linha pectínea, 92
　de mucosa, 368
　　endoscopicamente normal, 368
　do íleo terminal, 356f
　　às cegas, 356f
　nas DII, 43, 298
　　nos exames de vigilância, 43
　　para análise histopatológica, 298
　nos pacientes, 43
　　com diarreia crônica, 43
BLI (*Blue Light Imaging*)
　lesão papilomatosa, 137f
　modo de funcionamento do, 136f
　na prática da colonoscopia, 136

BNC (*Bayonet Neill Concellman*)
　cabo, 34f
　　com adaptador, 34f
Boston
　escala de, 42q
　　de preparo, 42q
Budding
　avaliação de, 365
　intratumoral, 365
　no carcinoma precoce, 365
　peritumoral, 365
　tumoral, 366q
　　e pseudofragmentos, 366q
　　　relacionamento entre, 366q

C
Camada(s) Ecográfica(s)
　da parede, 148f
　　intestinal, 148q
　　retal, 148f
　na tomografia, 148q
　　do canal anal, 148q
Canal
　anal, 85, 87f, 90f, 147, 148f, 152, 395f
　　anatomia ecográfica do, 147
　　　na TRUS, 147
　　aspectos anatômicos do, 85
　　estenose do, 395f
　　　secundária à radioterapia, 395f
　　estudo do, 148f
　　exame endoscópico do, 93
　　　adequado, 93
　　imagem do, 85f
　　lesões epiteliais do, 152
　　　estadiamento das, 152
　　neoplasia de, 87f
　　topografia do, 148q
　　　camadas ecográficas na, 148q
　　tumores do, 152q
　　　estadiamento resumido para, 152q
　　úlcera herpética do, 90f
Câncer
　adenoma com foco de, 180
　　fatores relacionados com risco de, 180
　　　arquitetura, 180
　　　localização, 180
　　　tamanho, 180
　de cólon, 197, 271
　　história natural do, 197
　　tratamento do, 271
　de reto, 151, 272
　　estadiamento do, 151
　　　acurácia da TRUS no, 151
　　pós-tratamento do, 151
　　　aplicação da TRUS no, 151
　　tratamento do, 272
　fatores de risco de, 299q
　　na DII, 299q
　na colonoscopia pediátrica, 103
　pólipos com, 180
　　tratamento, 180
　ressecção precoce de, 234
　　critérios de cura após, 234
　tratamento para, 239f
　　estratégia de, 239f
Cancroide, 90
Cápsula
　de cólon, 165-173
　　complicações, 173
　　considerações clínicas, 171
　　　CCR, 171
　　　DII, 172
　　　pólipos, 171
　　contraindicações, 166
　　endoscópica, *ver CEC*
　　indicações, 166
　　leitura do exame, 168

preparo do, 167
   adequado, 172f
   avaliação da qualidade do, 167q
   inadequado, 172f
   visão geral, 165
Carboidrato
   não absorvível, 96
   como laxante, 96
Carcinoide
   do íleo, 358f
Carcinoma
   gastrointestinal, 198q
      classificação morfológica para, 198q
         de Paris, 198q
   precoce, 365
      budding no, 365
Carcinomatose
   peritoneal, 274
Cateter
   de ultrassom, 146f
CCD (*Charge Coupled Device*/Dispositivo de Carga Acoplada), 32, 33f
CCR (Câncer Colorretal), 41, 269-274, 364
   carcinogênese, 270
   carcinomatose, 274
      peritoneal, 274
   CEC no, 171
   detecção de, 368
   diagnóstico, 270
   epidemiologia, 269
   ESD para, 240q
      indicações de, 240q
   estadiamento para, 150q, 270
      classificação TNM para, 271q
      por agrupamento, 271q
      resumido, 150q
   fatores de risco, 269
   hereditário, 257
      síndromes de, 257
   invasivo, 206q
      análise de casos, 206q
   na colonoscopia pediátrica, 106
   precoce, 129
      avaliação do, 129
         cromoscopia digital com MI na, 129
   prognóstico, 270
   quadro clínico, 270
   rastreamento, 93, 253-258, 298, 299q
      dos pacientes, 255
         com risco aumentado, 255
         de alto risco, 255
      em populações, 253, 254
         com risco aumentado, 256
            diretrizes, 256
         de alto risco, 258
            diretrizes, 258
         sem fatores adicionais de risco, 253, 254
            diretrizes, 254
      história de, 255
         familiar, 255
         pessoal, 255
      inspeção ditial para, 93
         da próstata, 93
   ressecção, 273
      alargada, 273
      laparoscópica, 273
   tratamento do câncer, 271, 272
      de cólon, 271
      de reto, 272
   vigilância, 253-258
CD (Doença de Crohn), *ver DC*
CDEIS (Escore Endoscópico de Gravidade da Doença de Crohn/*Cronh's Disease Endoscopic Index of Severity*), 103, 297q
CE (Cromoendoscopia), 301
   convencional, 119
   digital, 120
      aspectos tecnológicos, 120

CEC (Cápsula Endoscópica de Cólon), 165
   características das, 165q
   complicações, 173
   considerações clínicas, 171
      CCR, 171
      DII, 172
      pólipos, 171
   exame da, 168
      leitura do, 168
      marcos anatômicos, 168f
   imagem da, 165f
   imagens obtidas por, 171f
      divertículos na, 171f
   preparo, 167
      do cólon, 167
      intestinal, 167q
         principais esquemas de, 167q
Ceco
   anatomia endoscópica, 74f
   angiectasia no, 320f
   deformidade no, 396f
   HNL do, 281f
   intubar o, 42
      e documentar, 42
   NET do, 179f
   pólipos agrupados no, 295f
      inflamatórios, 295f
CEP (Colangite Esclerosante Primária), 299q
   displasia associada à, 301f
      em mucosa colítica, 301f
Chutkan
   escala de, 325q
Cintilografia
   com radioisótopos, 372
   na HDB, 372
Cisto(s)
   no cólon, 277
   no reto, 277
Cistoscópio, 31f
Citrato
   de magnésio, 96, 97
Clamídia, 90
Classificação(ões)
   morfológica, 197, 198q
      de Paris, 198q
      para carcinoma gastrointestinal, 198q
CLE (Endomicroscopia Confocal a *Laser*), 139
   aplicações da, 140
      nas patologias, 140
         do cólon, 140
         do íleo terminal, 140
   com miniprobes de fibras ópticas, *ver pCLE*
   e endoscópios, *ver eCLE*
CMI (Colonoscopia com Magnificação de Imagem)
   possibilidades da, 123
      classificação de Kudo, 123
      na avaliação do CCR, 125
         precoce, 125
      na vigilância da RCUI, 126
         de longa duração, 126
      no diagnóstico diferencial, 124
         das lesões colorretais, 124
   séries de, 125q
   resultado das, 125q
CMOS (*Complimentary Metal-Oxide Semiconductor*/Semicondutor de Óxido Metálico Complementar), 32, 33f
CMV (Citomegalovírus)
   colite por, 339, 374
   ileíte pelo, 358f
   úlcera secundária ao, 339f
   ulcerações, 286f
      com hemorragia submucosa, 286f
Coagulação
   bipolar, 326
   com crioablação, 327
   com *laser*, 326

com plasma de argônio, 326
com radiofrequência, 327
medicamentos que agem na, 54q, 55q
   interrupção dos, 54q
   substituição aos, 55q
multipolar, 326
Coagulopatia(s)
   HDB e, 375
   sangramento por, 375f
Colite(s)
   bacterianas, 343q
      características, 343q
   de desuso, 287f
   HDB e, 374
      colopatia isquêmica, 374
      DII, 374
      infecciosas, 374
   inflamatórias, 368
   isquêmica, 288f, 309-316
      anatomia vascular, 309
      cicatriz de, 315f
      classificação, 311
         por Gandhi, 311q
      com enantema, 312f
         acometimento moderado da, 312f
      diagnóstico, 311, 316
         diferencial, 316
      etiologia, 309
      fisiopatologia, 309
      grave, 314f
      patologia, 310
      quadro clínico, 310
      tratamento, 316
      úlcera linear, 374f
   microscópica, 369
   outras, 286, 343
      diagnóstico diferencial, 286
   por bactérias, 340
      MAC, 340
      pseudomembranosa, 341
      TB, 340
   por fungos, 341
      histoplasmose, 341
   por parasitas, 342
      Cryptosporidium, 342
      esquistossomose, 342
   por vírus, 339
      CMV, 339, 374
      herpes simples, 339
   pseudomembranosa, 286f, 374f
Cólon
   anatomia do, 74fi, 148
      ecográfica, 148
         na TRUS, 148
      endoscópica, 74f
         ascendente, 74f
   câncer de, 271
      tratamento do, 271
   cápsula de, 165-173
      complicações, 173
      considerações clínicas, 171
         CCR, 171
         DII, 172
         pólipos, 171
      contraindicações, 166
      endoscópica, *ver CEC*
      indicações, 166
      leitura do exame, 168
      preparo do, 167
         adequado, 172f
         avaliação da qualidade do, 167q
         inadequado, 172f
      visão geral, 165
   descendente, 287f
      colite de desuso, 287f
   direito, 224
      lesões do, 224

dissecção do, 160f
  virtual, 160f
doença diverticular do, ver DDC
embriologia de, 98
  intestino primitivo, 98
emprego de próteses no, 401-406
  contraindicações, 401
  em situações, 403, 405
    benignas, 405
    malignas, 403
  eventos adversos, 405
  indicações, 401
  procedimento, 402
  tipos de, 401
encurtamento do, 295f
estreitamento do, 295f
  cicatricial, 295f
inervação do, 381f, 382f
  parassimpática, 382f
  simpática, 381f
insuflação do, 46
  métodos de, 46
lesões não polipoides do, 197-207
  câncer de, 197
    história natural do, 197
  classificações, 197
    das alterações vasculares, 200
    de criptas, 199
    LST, 198
    mistas, 202
      de NICE, 202
      JNET, 202
    morfológica, 197, 198q
  diagnóstico das, 202
    endoscópico, 203
lesões serrilhadas do, 215q
  acompanhamento pós-ressecção das, 215q
lesões vasculares do, 319-323
  angiectasias, 319, 320f, 321f
  de Dieulafoy, 321, 322f
  hemangiomas, 323
  retite actínica, 322
  sarcoma de Kaposi, 323
  varizes, 322, 323f
LS do, 277-283
  cistos, 277
  compressão extrínseca, 280
  da submucosa, 279
    do tecido nervoso, 279
    vasculares, 279
  GIST, 282
  hiperplasia linfoide, 280
    do íleo terminal, 280
  leiomioma, 279
  leiomiossarcoma, 279
  linfomas, 281
  lipoma, 277
  lipossarcoma, 277
  pneumatose intestinal, 277
  tumor fibroide, 282
moléstia diverticular do, 373
parede do, 162f
  lipoma da, 162f
patologias do, 140
  CLE nas, 140
    diferenciação de pólipos, 140
    estudo de adenomas serrilhados, 141
pólipos do, 137f, 181f
  FICE em configuração 1, 137f
  protusos, 181f
    invasão submucosa nos, 181f
preparo do, 41, 42f, 58q, 288
  anterógrado, 58q
    esquema de laxantes para, 58q
  documentar o, 41
pseudo-obstrução aguda do, 381-386
  epidemiologia, 382
  fisiopatologia, 381

quadro, 382
  clínico, 382
  evolutivo, 382
diagnóstico, 382
tratamento, 383
  anestésico, 385
  cirúrgico, 386
  clínico, 383
    drogas pró-cinéticas, 383
    enteroclismas, 383
    laxativos, 383
    sondas retais, 384
  endoscópico, 384
    cecostomia endoscópica, 384
    com sondas, 384
    com tubos, 384
  radiológico, 384
reconstrução do, 160f
  panorâmica, 160f
resíduo no interior do, 158f
  líquido, 158f
  na CTC, 158f
sigmoide, 401f
  tumor obstrutivo de, 401f
    distensão abdominal por, 401f
transverso, 45f
  lesão plana do, 45f
tumores carcinoides do, 153q
  estadiamento para, 153q
  resumido, 153q
vólvulo de, 390f, 393f
  sigmoide, 390f
  transverso, 390f, 393f
Colonografia
  por TC, ver CTC
Colonoscopia
  anatomia endoscópica, 73-82
    ceco, 74f
    cólon, 74f
      ascendente, 74f
    do reto, 73f
    íleo terminal, 74f
      vilosidades do, 74f
    orifício apendicular, 74f
    válvula ileocecal, 74f
  complicação em, 421-429
    classificação, 423
      analgesia, 424
      anestesia, 424
      avaliação endoscópica do cólon, 425
      preparo do cólon, 423
      sedação, 424
      técnica complementar à, 427
    definições, 421
    implicações, 421
  contraindicações, 49-51
  de rastreamento, 301q
    descrição de achados, 301q
  e afecções proctológicas, 85-93
    aspectos anatômicos, 85
      do canal anal, 85
      do reto distal, 85
    de interesse para o endoscopista, 85
    doença, 85, 88
      hemorroidária, 85
      sexualmente transmissíveis, 88
    fissura anal, 87
    tumores, 87
    proctopatia actínica, 88
  DC, 88
  exame endoscópico adequado, 93
    do canal anal, 93
    do reto, 93
  inspeção digital da próstata, 93
    para rastreamento de CCR, 93
  laudo da colonoscopia, 92
    incluir avaliação do canal anal?, 92

lesões em proximidade com a linha
  pectínea, 92
    biópsias de, 92
    ressecções de, 92
  tratamento endoscópico, 91
    da doença hemorroidária interna, 91
      sintomática, 91
  valor da retrovisão, 90
    na avaliação do reto distal, 90
ensino em, 7-12
  fases do aprendizado, 8
    de treinamento, 8
    didática, 8
    prática, 10
  opniões sobre a formação, 10
    aprendiz, 10
    diretor, 11
    paciente, 10
    professor, 10
história da, 1
indicações de, 41q, 49-51
  conforme a ASGE, 41q
  específicas, 49
  gerais, 49
indicadores de qualidade em, 41-46
  intraprocedimetno, 41
    garantir preparo adequado, 42
    intubar o ceco, 42
      e documentar, 42
    preparo do cólon, 41
      documentar o, 41
    realizar biópsias, 43
      na diarreia crônica, 43
      na vigilância de DII, 43
    realizar ressecção endoscópica
      de lesões, 43
    TDA, 42
    tempo de retirada do aparelho, 43
  outros indicadores, 44
    classificar as lesões, 44
    experiência do paciente, 44
    tatuar o local das lesões, 44
    taxa de adenomas, 44
      por colonoscopia, 44
      por participante positivo, 44
    taxa de retorno ao hospital, 44
      nos primeiros 7 dias, 44
    técnica de ressecção adequada, 44
  pós-procedimento, 43
  pré-procedimento, 41
    consentimento informado, 41
    indicação adequada, 41
    recomendações de acompanhamento, 41
      adequação às, 41
    vigilância, 41
      da doença de Crohn, 41
      da RCUI, 41
    repetição do exame, 44
      documentar o tempo
        adequado para, 44
    taxa de complicações, 43
      documentar, 43
      minimizar, 43
  técnicas para otimizar as metas na, 44
    antiespasmódicos, 44
    detecção de lesões, 45
      dispositivos que melhoram a, 45
      manobras para aumentar a, 46
    melhorar a imagem, 45
    métodos de insuflação do cólon, 46
na EDTi, 348
na HDB, 372
nas estenoses, 304
no rastreamento, 254
  de CCR, 254
novas tecnologias na prática da, 135-138
  AFI, 137

ÍNDICE REMISSIVO

banda estreita de luz, 135
  BLI, 136
  LCI, 136
  NBI, 135
impacto das, 138
MI, 135
pós-processamento digital, 137
  FICE, 137
  I-SCAN, 137
organização do serviço de, 3-6
  área física, 5
  armazenamento, 6
  em sistema de livre acesso, 5
  expurgo, 5
    desinfecção, 5
    limpeza, 5
  preparo, 3, 4
    ambulatorial, 4
    domiciliar, 3
    e qualidade, 4
    internado, 4
    na unidade de endoscopia, 4
    unidade de, 5
  sala de procedimentos, 5
papel da, 304
  no acompanhamento, 304
    pós-operatório, 304
para rastreamento, 42f
  adenomas detectados em, 42f
patologia cirúrgica na, 361-369
  e molecular, 361-369
    ACF displásicas, 361
    adenomas, 361, 362
      displasia dos, 362
      tipos de, 361
    AFAP, 364
    biópsia de mucosa, 368
      endoscopicamente normal, 368
    budding, 365
      avaliação de, 365
      intratumoral, 365
      no carcinoma precoce, 365
      peritumoral, 365
    CCR, 364, 368
      detecção de, 368
    colites, 368, 369
      inflamatórias, 368
      microscópica, 369
    DII, 366, 368
      diagnóstico de, 366
      displasia em, 368
    doenças inflamatórias, 366
    lesões, 361, 362
      adenomatosas, 361
      serrilhadas, 362
    MAP, 364
    poliposes, 362
    pseudofragmentos, 365
    SCI, 368
    síndrome da FAP, 363
    SL, 363
    SPS, 364
pediátrica, 95-110
  analgesia, 97
  anatomia endoscópica, 98
    colorretal, 98
  consentimento informado, 97
  contraindicações, 95
  embriologia, 98
    de cólon, 98
    de reto, 98
  equipamento, 98
  indicações, 95
  laxantes, 96, 97
    de contato, 97
    osmóticos, 96
  monitoramento, 97

polipectomia endoscópica, 106
  complicações da, 108
  profilaxia com antibióticos, 97
  sedação, 97
preparo do paciente, 53-64
  agentes antitrombóticos, 54
    antagonistas da vitamina K, 54
    anticoagulantes, 54
      orais, 54
    arixtra, 54
    fondaparinux, 54
    HBPM, 54
    HNF, 54
  antiagregantes plaquetários, 54
    AAS, 54
    AINEs, 54
    dipiridamol, 55
    tienopiridinas, 55
  de cólon, 55f
    adequado, 55f
  informação, 53
    analgesia, 53
    complicações, 53
    duração do exame, 53
    extensão a ser examinada, 53
    indicação, 53
    procedimentos complementares, 53
    riscos, 53
    sedação, 53
    tempo de permanência no hospital, 53
  intestinal, 55
    dieta, 56
    primeira fase, 57
    segunda fase, 57
  medicamentos para diabéticos, 55
    hipoglicemiantes orais, 55
    insulina, 55
  na sala de exame, 59
    acesso venoso, 59
    monitoramento, 59
    oferta de oxigênio complementar, 59
  orientação, 53
    condições clínicas, 53
    doenças preexistentes, 53
    medicamentos em uso, 54
  pós-exame, 59
  profilaxia, 55
    da endocardite bacteriana, 55
    na diálise peritoneal, 55
  situações especiais, 58
    exames radiológicos baritados recentes, 58
    gravidez, 58
    lactação, 58
técnica do exame de, 73-82
  colonoscópio, 75, 76, 80
    retirada do, 80
    segurando o, 75, 76f
  equipamentos, 81
  normal, 73
  outras, 80
  posição, 75
    do examinado, 75
    do examinador, 75
  terminologias, 75
transoperatória, 415-419
  contribuição da, 415
    aspectos, 418
      práticos, 418
      técnicos, 418
    assistência/apresentação para ressecções, 416
      por via laparoscópica, 416
    avaliações das anastomoses, 417
    diagnóstico, 415, 418
      da hemorragia digestiva de origem oculta, 418
      de tumores sincrônicos, 415

    enteroscopia intraoperatória, 418
    localização de lesões colônicas, 415
    tratamento da hemorragia digestiva, 418
      de origem oculta, 418
treinamento em, 7-12
  centro de, 11
  competência, 10q, 11
    ACE, 10q
    lista de habilidades para, 10q
    número mínimo de procedimentos, 11
    tempo mínimo para realização, 12
  em endoscopia digestiva, 7
    avançado, 7
    básico, 7
virtual, 254
  no rastreamento, 254
    de CCR, 254
Colonoscópio, 25-29
  cap acoplado no, 45f
  como é, 25
    características, 25
    conector, 26f
    corpo, 25f
    manopla, 25f
    ponta, 26f
      distal, 26f
      flexível, 26f
    tubo, 25f, 26f
      conector, 26f
      de inserção, 25f
  como trabalhar com o, 26
    conservação do, 27
    danos ao, 27
    desgaste do, 27
    manejo do, 26
    manutenção do, 29
    reparo, 29
  convencional, 45f, 46f
    balão acoplado ao, 45f
    canal de trabalho do, 46f
    Third Eye® Retroscope® fora do, 46f
  evolução do, 29
  FUSE®, 46f
    imagens endoscópicas com, 46f
  retirada do, 80
  segurando o, 75, 76f
Colopatia
  isquêmica, 374
    HDB e, 374
Competência
  em colonoscopia, 10q, 11
    ACE, 10q
    lista de habilidades para, 10q
      cognitivas, 10q
      motoras, 10q
    número mínimo de procedimentos, 11
    tempo mínimo para realização, 12
Complexo
  esfincteriano, 147
    anatomia ecográfica do, 147
    na TRUS, 147
Complicação(ões)
  acompanhamento endoscópico, 235
  após mucosectomia, 234
    sangramento, 234
      fatores preditivos, 234
  câncer precoce, 234
    ressecção de, 234
      critérios de cura após, 234
  em colonoscopia, 421-429
    classificação, 423
      analgesia, 424
      anestesia, 424
      avaliação endoscópica do cólon, 425
      preparo do cólon, 423
      sedação, 424
      técnica complementar à, 427

definições, 421
implicações, 421
no preparo do paciente, 53
Compressão(ões)
extrínseca, 152, 280
avaliação das, 152
do cólon, 280
do reto, 280
Condição(ões)
clínicas, 53
no preparo do paciente, 53
Conexão(ões)
de vídeo, 34
componente, 35
composto, 34
DVI, 36
HDMI, 37
RCA, 34
RF, 34
RGB, 36
S-vídeo, 35
VGA, 36
YPbPr, 35
Thunderbolt, 38
Consentimento
informado, 41, 97
na colonoscopia, 41, 97
pediátrica, 97
Contato
laxante de, 97
solução de fosfato de sódio, 97
via oral, 97
via retal, 97
enema *fleet*®, 97
Contribuição
da colonoscopia transoperatória, 415
aspectos, 418
práticos, 418
técnicos, 418
assistência/apresentação para ressecções, 416
por via laparoscópica, 416
avaliações das anastomoses, 417
diagnóstico, 415, 418
da hemorragia digestiva de origem oculta, 418
de tumores sincrônicos, 415
enteroscopia intraoperatória, 418
localização de lesões colônicas, 415
tratamento da hemorragia digestiva, 418
de origem oculta, 418
Cor(es)
aquisição das, 33
processamento das, 33
conexões de vídeo, 34
componente, 35
composto, 34
DVI, 36
HDMI, 37
RCA, 34
RF, 34
RGB, 36
S-vídeo, 35
VGA, 36
YPbPr, 35
resolução de, 33
Corante(s)
utilização de, 113-118
equipamentos, 114
estudos comparativos, 116
tatuagem, 117
técnica, 114
Corte
na mucosectomia, 231
Corticoide
injeção de, 397
na dilatação, 397
de estenoses colorretais, 397

Coto
apendicular, 175*f*
invertido, 175*f*
Crioablação
coagulação com, 327
Cripta(s)
classificação de, 199
padrão de, 200*f*
Criptosporidíase
de reto proximal, 342*f*
Cromoscopia
adenoma esporádico, 301*f*
em mucosa não colítica, 301*f*
área de displasia, 301*f*
em mucosa colítica, 301*f*
aspectos técnicos, 302
com índigo-carmin, 120*f*, 125*f*
convencional, 219
digital, 121*f*, 126, 220
com MI, 126, 220*f*
no diagnóstico diferencial, 126
em DII, 301, 302*q*
na vigilância do CCR, 301
padronização, 302*q*
óptica, 220
Cryptosporidium
colite por, 342
CSAD (Colite Segmentar Associada à Diverticulose), 332
CTC (Colonografia por Tomografia Computadorizada), 157-164
especificidade, 162
indicações, 163
interpretação, 157, 158, 159*f*
pólipos visibilizados, 161*f*
sensibilidade, 162
técnica, 157
aquisição das imagens, 158
preparo, 157

D
DC (Doença de Crohn), 88, 285, 294, 374*f*
adenocarcinoma em, 301*f*
no reto, 301*f*
características da, 296*q*
colonoscópicas, 296*q*
diferenciais, 296*q*
CDEIS, 297*q*
classificações para, 297
endoscópicas, 297
de Montreal, 297*q*
extensão, 297*q*
localização, 297*q*
em pedras de calçamento, 294*f*
estenose, 293*f*
da válvula ileal, 293*f*
fistulizante, 290*f*
imagens de, 108
leve, 294*f*
moderada, 294*f*
mucosa espessada, 293*f*
pólipos da, 295*f*
pós-inflamatórios, 295*f*
ponte mucosa, 295*f*
SES-CD, 298*q*
cálculo, 298*q*
variáveis, 298*q*
úlceras, 292*f*, 294*f*
afteoide, 294*f*
com halo hiperêmico, 294*f*
focal, 292*f*
isolada, 292*f*
retal, 292*f*
profunda, 292*f*
superficiais, 292*f*
vigilância da, 41
vigilância na, 258

DDC (Doença Diverticular do Cólon), 56*f*, 329-336
achado endoscópico, 332*f*
CSAD, 332
diagnóstico, 329
diverticulite, 330
hemorragia, 332
na doença diverticular, 332
do intestino grosso, 332
hemorrágica, 333*f*
manifestações clínicas, 329
Depressão
pseudodepressão e, 198
diferenciação entre, 198
Diabético(s)
medicamentos para, 55
hipoglicemiantes orais, 55
insulina, 55
Diagnóstico Endoscópico
das lesões não polipoides, 203
alterações, 203
com invasão submucosa, 206
de cor, 203
na superfície da mucosa, 204
borramento dos vasos, 206
depósito de muco, 205
sangramento espontâneo, 205
dos pólipos, 210
serrilhados, 210
evolução do, 122
CMI, 123
possibilidades da, 123
colonoscopia, 122
de alta definição, 122
de alta resolução, 122
cromoscopia digital no, 126
com MI, 126
do ASS, 130
do pólipo, 130
Diálise
peritoneal, 55
pacientes submetidos à, 55
profilaxia em, 55
Diarreia
crônica, 43
pacientes com, 43
biópsias nos, 43
Diatermia
monopolar, 227
na mucosectomia, 227
Dieta
no preparo intestinal, 56
Dieulafoy
lesão de, 321, 322*f*
diagnóstico, 322*f*
Diferenciação
entre pseudodepressão, 198
e depressão, 198
DII (Doença Inflamatória Intestinal), 285-305
acompanhamento pós-operatório, 304
papel da colonoscopia no, 304
análise histopatológica, 298
biópsias para, 298
apresentação clínica das, 286
avaliação da, 141, 368*f*
CLE na, 141
histológica de, 368*f*
algoritmo de, 368*f*
características das, 290, 291
endoscópicas, 291
DC, 294
RCU, 29993
gerais, 290
CE em, 301
aspectos técnicos, 302
na vigilância do CCR, 301
padronização, 302*q*
CEC nas, 172

classificação endoscópica, 296
  da extensão, 296
  da gravidade, 296
colonoscopia, 304
  nas estenoses, 304
diagnóstico, 288, 366
dilatação endoscópica na, 397
displasia, 301, 368
  endoscopicamente visível, 301
    associada à colite, 301
epidemiologia, 288
fatores de risco na, 299q
  de câncer, 299q
fisiopatologia, 285
HDB e, 374
ileocolonoscopia na, 101
  primordial, 101
outras colites, 286
  diagnóstico diferencial, 286
preparo do cólon, 288
rastreamento, 298, 299q, 301q
  colonoscopias de, 301q
    descrição de achados, 301q
  da displasia, 298
  do CCR, 298, 299q
trato digestório, 298
  alto, 298
    avaliação do, 298
um pouco de história, 285
vigilância de, 43
  exame de, 43
    biópsia nos, 43
Dilatação(ões)
de estenoses colorretais, 395-398
  endoscópica, 397
    na DII, 397
  estenotomia, 397
  etiologia, 395
    benignas, 396q
    malignas, 396q
  fisiopatologia, 395
  injeção de corticoide, 397
  técnica de, 396
    com balão, 396
    com dilatadores rígidos, 396
  tratamento endoscópico, 396
  uso de próteses, 397
    biodegradáveis, 398
    metálicas autoexpansíveis, 397
Dilatador(es)
rígidos, 396
  técnica de dilatação com, 396
Dipiridamol
no preparo do paciente, 55
Displasia
dos adenomas, 362
em DII, 368
endoscopicamente visível, 301
  associada à colite, 301
na mucosa, 300f
  colítica, 300f
  não colítica, 300f
rastreamento da, 298
Dispositivo(s)
que melhoram a detecção, 45
  de lesões, 45
transparente, 45f
  chamado *cap*, 45f
Distensão
abdominal, 401f
  por tumor obstrutivo, 401f
    de cólon sigmoide, 401f
Diverticulite, 330
Divertículo(s)
com sangramento, 373f
  ativo, 373f
do íleo terminal, 359f
de sigmoide, 330f

invertido, 175f, 330f
  de cólon, 330f
nas imagens, 171f
  obtidas por CEC, 171f
resíduos nos, 373f
  hemáticos, 373f
Doença(s)
diverticular, 332
  do cólon, *ver* DDC
  do intestino grosso, 332
    hemorragia na, 332
hemorroidária, 85, 87, 91, 375f
  interna assintomática, 87q, 91
    classificação da, 87
    tratamento endoscópico da, 91
infectoparasitárias, 339-343
  colites, 339, 340
    outras, 343
    por bactérias, 340
    por fungos, 341
    por parasitas, 342
    por vírus, 339
inflamatórias, 258, 366
  colorretais, 258
  na colonoscopia, 366
preexistentes, 53
  no preparo do paciente, 53
quiescente, 305f
  dilatada, 305f
    estenose em, 305f
      do íleo terminal, 305f
sexualmente transmissíveis, 88
  cancroide, 90
  clamídia, 90
  donovanose, 90
  gonorreia, 90
  granuloma inguinal, 90
  herpes, 89
  HPV, 89
  sífilis, 90
Donovanose, 90
Drenagem
de abscessos, 154
DVI (Interface de Vídeo Digital), 36
cabo, 36f
entrada, 37f

E
eCLE (Endomicroscopia Confocal a *Laser* na Extremidade de Endoscópios), 139
Ecoendoscopia
baixa, 149q, 154, 349
  na EDTi, 349
  principais indicações, 149q
  tecnologias associadas à, 154
colorretal, 145-155
  diagnóstica, 145-155
    anatomia ecográfica, 147
    complicações, 154
    contraindicações, 154
    equipamentos, 145
    indicações, 149
    técnicas de exame, 146
    tecnologias associadas, 154
  intervencionista, 145-155
    complicações, 154
    contraindicações, 154
    equipamentos, 145
    indicações, 149
    tecnologias associadas, 154
punção guiada por, 147
tridimensional, 154
Ecoendoscópio
flexível, 147f
  Pentax, 147f
Ectasia
vascular, 372f, 377f
  do delgado, 372f

sangrando, 373f
tratamento por argônio, 377f
EDTi (Endometriose Intestinal), 345-352
  classificações aplicadas à, 345
    Echo-Logic, 346f
  CLE na, 142
    no diagnóstico diferencial, 142
    no estudo, 142
  colonoscopia, 348
  diagnóstico, 347
  ecoendoscopia baixa, 349
  etiopatogenia, 345
  exame, 346, 347
    de imagem radiológico, 347
    físico, 346
    laboratorial, 347
  quadro clínico, 346
  tratamento, 352
Elastografia
na ecoendoscopia baixa, 155
EMR (Ressecção Endoscópica da Mucosa) *versus* ESD, 246
EMRL (*Mucosal Resection with a Ligation Device*), 231
Endocardite
bacteriana, 55
  profilaxia da, 55
    no preparo do paciente, 55
Endocuff
primeira geração do, 45f
Vision, 45f
Endomicroscopia
confocal, 139-142
  aplicações da CLE, 140
    nas patologias, 140
      do cólon, 140
      do íleo terminal, 140
  equipamentos, 139
  técnicas, 139
Endoscopia
acessórios de, 15-22
  desinfecção dos, 15-22
    classificações no processo de, 16q
    conceitos mais utilizados, 16
    definições, 22
    observações gerais, 22
    sala de, 20
  limpeza dos, 15-22
    aplicação prática, 16
    biossegurança, 22
    conceitos mais utilizados, 15
    validação da, 22
  manutenção dos, 15-22
    armazenagem, 21
    controle de infecção, 16
    guarda, 21
    rastreabilidade dos, 22
digestiva, 7, 372
  alta, 372
    na HDB, 372
  treinamento em, 7
    avançado, 7
    básico, 7
equipamentos de, 15-22
  desinfecção dos, 15-22
    classificações no processo de, 16q
    conceitos mais utilizados, 16
    definições, 22
    observações gerais, 22
    sala de, 20
  limpeza dos, 15-22
    aplicação prática, 16
    biossegurança, 22
    conceitos mais utilizados, 15
    validação da, 22
  manutenção dos, 15-22
    armazenamento, 22
    controle de infecção, 16

guarda, 21
  rastreabilidade dos, 22
 unidade de, 4
  preparo na, 4
Enema *fleet*®, 97
Ensino
 em coloscopia, 7-12
  fases do aprendizado, 8
   de treinamento, 8
   didática, 8
   prática, 10
  opniões sobre a formação, 10
   aprendiz, 10
   diretor, 11
   paciente, 10
   professor, 10
Enteroscopia
 intraoperatória, 418, 419*f*
 transoperatória, 372*f*
Epinefrina
 na mucosectomia, 226
Equipamento(s)
 de ecoendoscopia, 145
  colorretal, 145
 de emergência, 70*q*
 de endomicroscopia confocal, 139
 de endoscopia, 15-22
  desinfecção dos, 15-22
   classificações no processo de, 16*q*
   conceitos mais utilizados, 16
   definições, 22
   observações gerais, 22
   sala de, 20
  limpeza dos, 15-22
   aplicação prática, 16
   biossegurança, 22
   conceitos mais utilizados, 15
   validação da, 22
  manutenção dos, 15-22
   armazenamento, 22
   controle de infecção, 16
   guarda, 21
   rastreabilidade dos, 22
 de rotina, 70*q*
 na colonoscopia, 98
  pediátrica, 98
 TRUS, 145
Escala
 de Chutkan, 325*q*
Escore
 de Mayo, 104*q*
ESD (Dissecção Endoscópica Submucosa)
 complicações, 246
 critérios de cura, 248
 de reto, 240*f*
  de lesão recidivada, 240*f*
   três mucosectomias, 240*f*
 diagnóstico, 240
 EMR *versus*, 246
 indicação, 239, 240*q*
  para CCR, 240*q*
 preparação, 243
 resultados, 239-249
  clínicos, 248
 técnicas, 239-249
  materiais, 244
  princípios, 244
Esfíncter
 anal, 153
  estudo de lesões do, 153
   abscessos perianais, 153
   drenagem de abscessos, 154
   fístulas perianais, 153
   incontinência anal, 154
Espécime
 recuperação do, 227
  na mucosectomia, 227

Esquistossomose
 colite por, 342
 forma hepatointestinal da, 342*f*
Estadiamento
 das lesões epiteliais, 150, 152
  TRUS no, 150, 152
   do canal anal, 152
   do reto, 150
Estenose(s)
 colonoscopia nas, 304
 da válvula, 293*f*, 396*f*
  ileal, 293*f*
  ileocecal, 396*f*
   na DC, 396*f*
 do canal anal, 395*f*
  secundária à radioterapia, 395*f*
 do íleo terminal, 305*f*
  em doença quiescente, 305*f*
   dilatada, 305*f*
 do transverso, 295*f*
  distal, 295*f*
 no sangramento, 327
  na proctopatia actínica, 327
 pós-operatória, 395*f*
  na anastomose colorretal, 395*f*
Estenose(s) Colorretal(is)
 dilatações de, 395-398
  endoscópica, 397
   na DII, 397
  estenotomia, 397
  etiologia, 395
   benignas, 396*q*
   malignas, 396*q*
  fisiopatologia, 395
  injeção de corticoide, 397
  técnica de, 396
   com balão, 396
   com dilatadores rígidos, 396
  tratamento endoscópico, 396
  uso de próteses, 397
   biodegradáveis, 398
   metálicas autoexpansíveis, 397
Estenotomia, 397
Exame
 endoscópico, 93
  adequado, 93
   do canal anal, 93
   do reto, 93

F

FAP (Polipose Adenomatosa Familial)
 síndrome da, 363
Fármaco(s)
 ansiolíticos, 68
  recomendados, 68
   fentanila, 69
   midazolam, 68
   propofol, 69
  efeitos dos, 69
   intoleráveis, 69
  roteiro para uso de, 68
Fentanila, 69
 protocolo de diluição, 70
Fibroendoscópio(s), 31
FICE (*Flexible Spectral Imaging Color Enhancement*)
 no pós-processamento, 137
 pólipo de cólon, 137*f*
Fissura
 anal, 87
  aguda, 87*f*
Fístula(s)
 colocutânea, 409
 colovesical, 409
 enterocutânea, 409
 perianais, 153
  estudo de, 153

 pós-anastomose, 411*f*
  colorretal, 411*f*
 pós-operatória, 410*f*
  de colectomia direita, 410*f*
   com ileotransversostomia, 410*f*
 retovaginal, 410
  sítios mais comuns de, 410*f*
Fístula(s) Colorretal(is)
 tratamento endoscópico das, 409-414
  clipes metálicos, 411
  cola de fibrina, 410, 411*q*
  endoloop, 413
  Endo-SPONGE, 413
  enema opaco, 409
  métodos a vácuo, 413
  pós-operatória, 410
   deiscência, 410
  selante de fibrina, 410, 411*f*
  stents, 412
  sutura endoscópica, 413
  tipos de, 409
Flumazenil, 69
 protocolo de diluição, 70
Fondaparinux
 no preparo do paciente, 54
Formalina
 aplicação de, 327
  no sangramento, 327
   na proctopatia actínica, 327
Fosfato
 de sódio, 97
  solução de, 97
   enema *fleet*®, 97
   via oral, 97
   via retal, 97
Fragmento
 único, 227
  versus ressecção fatiada, 227
   na mucosectomia, 227
Fungo(s)
 colite por, 341
  histoplasmose, 341
FUSE® (*Full Spectrum Endoscopy*® *System*)
 colonoscópio, 46*f*
  imagens endoscópicas com, 46*f*

G

Gastroscópio
 standard, 92*f*
GIST (*Gastrointestinal Stromal Tumor*), 282
Gonorreia, 90
Granuloma
 inflamatório, 395*f*
 inguinal, 90
Gravidez
 no preparo do paciente, 58
GVHD (Doença Enxerto *versus* Hospedeiro)
 reto proximal, 287*f*

H

HBPM (Heparina de Baixo Peso Molecular)
 no preparo do paciente, 54
HDB (Hemorragia Digestiva Baixa), 319, 332, 371-378
 afecções proctológicas, 375
 alterações vasculares, 373
 arsenal, 376, 376
  diagnóstico, 372
   arteriografia, 372
   avaliação do intestino delgado, 372
   cintilografia com radioisótopos, 372
   colonoscopia, 372
   endoscopia digestiva alta, 372
  terapêutico, 376
   métodos mecânicos, 377
   terapia por injeções, 376
   termocoagulação, 376

tratamento, 376, 378
   cirúrgico, 378
   endoscópico, 376
   radiológico, 378
avaliação, 371
causas de, 372, 375
   actínicas, 375
   outras, 376
   principais, 372
coagulopatias, 375
colites, 374
   colopatia isquêmica, 374
   DII, 374
   infecciosas, 374
condutas iniciais, 371
diagnóstico de, 373q, 378
   algoritmo para, 378
   colonoscópico, 373q
hemorragia digestiva, 376
   alta, 376
medicamentosas, 376
moléstia diverticular, 373
   do cólon, 373
na colonoscopia pediátrica, 104
neoplasias, 375
pós-polipectomia, 375
   endoscópica, 375
quadro clínico, 371
tratamento da, 378
   algoritmo para, 378

HDMI (Interface Multimídia de Alta Definição), 37
   cabo, 36f
   entrada, 37f

Hemangioma(s), 323

Hemorragia
   aguda, 325f
      por neoformações vasculares, 325f
         por exposição à radiação, 325f
   de úlcera estercoral, 376f
   digestiva, 376, 418
      alta, 376
      de origem oculta, 418
         diagnóstico, 418
         tratamento, 418
   na doença diverticular, 332
      do intestino grosso, 332
   pós-polipectomia, 375
      endoscópica, 375
   submucosa, 286f
      ulcerações com, 286f
         CMV, 286f

Hemorroida(s)
   cicatriz pós-cirurgia, 86f
   internas, 86q
      graduação, 86q

Hemostasia
   de vaso dissecado, 247f
      com pinça, 247f
      com *soft coagulation*, 247f

Herpes, 89
   simples, 286f, 339
      colite por, 339
      imunossuprimida, 286f

Herpes-Vírus
   úlcera secundária ao, 340f

Hiperplasia
   linfoide, 280, 356f
      do cólon, 280
      do íleo terminal, 280

Hipoglicemiante(s)
   orais, 55
      no preparo do paciente, 55

Histoplasmose
   colite por, 341
   de cólon, 342f

HNF (Heparina Clássica ou Não Fracionada)
   no preparo do paciente, 54

HNL (Hiperplasia Nodular Linfoide), 280
   do ceco, 281f
   do reto, 281f

HNPCC (Câncer Colorretal Hereditário sem Polipose), 257, 363

HPV (Papilomavírus Humano), 89
   lesão por, 89f

I

IA (Inteligência Artificial)
   no aprendizado, 9
      de colonoscopia, 9

Ileíte
   de refluxo, 295f
   herpética, 358f
   inespecífica, 357f
   pelo CMV, 358f

Íleo Terminal
   anatomia endoscópica, 74f
      vilosidades do, 74f
   avaliaçao endoscópica do, 355-359
      aspectos técnicos, 355
      biópsia do, 356f
         às cegas, 356f
      divertículo do, 359f
      linfoma de, 357f
      lipoma de, 359f
      melanoma de, 359f
      principais alterações, 356
      sarcoma de Kaposi do, 358f
   estenose do, 305f
      em doença quiescente, 305f
         dilatada, 305f
   hiperplasia linfoide do, 280
   patologias do, 140
      CLE nas, 140
         avaliação da DII, 141
         diagnóstico diferencial de EDTi, 142
         estudo de adenomas serrilhados, 141

Ileocolonoscopia
   anatomia endoscópica, 99f
      iniciando a, 100
      inspeção, 100
      palpação, 100
   indicações, 95q
   pediátrica, 101
      complicações associadas, 101
   primordial, 101
      patologias colorretais, 101
         CCR, 106
         DII, 101
         hemorragia digestiva baixa, 104
         malformações vasculares colorretais, 106
         pólipos colorretais, 104
         SES-CD, 101
         síndromes polipoides, 105
   técnica para, 98

Imagem(ns)
   endoscópicas, 31-39
      aquisição das, 31-39
         CCD, 32
         CMOS, 32
         das cores, 33
         fibroendoscópios, 31
         sensor de imagem, 32
         um pouco de história, 31
         videocâmeras, 32
         videoendoscópios, 32
      processamento das, 31-39
         a melhor imagem, 38
         das cores, 33
         exibição da, 33
         velocidade de transferência, 37
            melhorando a, 37
   magnificação de, *ver* MI

Impacto
   das novas tecnologias, 138
      na prática da colonoscopia, 138

Incontinência
   anal, 154
      estudo de, 154

Indicador(es) de Qualidade
   em colonoscopia, 41-46
      intraprocedimetno, 41
         garantir preparo adequado, 42
         intubar o ceco, 42
            e documentar, 42
         preparo do cólon, 41
            documentar o, 41
         realizar biópsias, 43
            na diarreia crônica, 43
            na vigilância de DII, 43
         realizar ressecção endoscópica de lesões, 43
         TDA, 42
         tempo de retirada do aparelho, 43
      outros indicadores, 44
         classificar as lesões, 44
         experiência do paciente, 44
         TAC, 44
         TAPP, 44
         tatuar o local das lesões, 44
         taxa de retorno ao hospital, 44
            nos primeiros 7 dias, 44
         técnica de ressecção adequada, 44
      pós-procedimento, 43
         repetição do exame, 44
            documentar o tempo adequado para, 44
         taxa de complicações, 43
            documentar, 43
            minimizar, 43
      pré-procedimento, 41
         consentimento informado, 41
         indicação adequada, 41
         recomendações de acompanhamento, 41
            adequação às, 41
         vigilância, 41
            da doença de Crohn, 41
            da RCUI, 41
      técnicas para otimizar as metas na, 44
         antiespasmódicos, 44
         detecção de lesões, 45
            dispositivos que melhoram a, 45
            manobras para aumentar a, 46
         melhorar a imagem, 45
         métodos de insuflação do cólon, 46

Inervação
   do cólon, 381f, 382f
      parassimpática, 382f
      simpática, 381f

Inflamação
   por parasitose, 287f

Informação
   no preparo do paciente, 53
      analgesia, 53
      complicações, 53
      duração do exame, 53
      extensão a ser examinada, 53
      indicação, 53
      procedimentos complementares, 53
      riscos, 53
      sedação, 53
      tempo de permanência no hospital, 53

Injeção(ões)
   de corticoide, 397
      na dilatação, 397
         de estenoses colorretais, 397
   na mucosectomia, 231
   submucosa, 225
      na mucosectomia, 225
      soluções para, 225q
   terapia por, 376
      na HDB, 376

Injeção-Cap-Corte
  na mucosectomia, 231
Injeção-Corte
  na mucosectomia, 230
  técnica de, 231f
Injeção-Ligadura-Corte
  na mucosectomia, 231
Injeção-Suspensão-Corte
  na mucosectomia, 231
Inspeção Didigital
  da próstata, 93
    para rastreamento de CCR, 93
Insulina
  no preparo do paciente, 55
Intestino
  delgado, 372
    avaliação do, 372
      na HDB, 372
  grosso, 332
    doença diverticular do, 332
      hemorragia na, 332
Introdução
  do colonoscópio, 76
Intubação
  cecal, 42f
    óstio apendicular confirmando a, 42f
  orotraqueal, 69
    indicações para, 69
Intubar
  o ceco, 42
  e documentar, 42
I-SCAN (*I-Scan Digital Contrast*)
  no pós-processamento, 137

J
JNET (*Japan NBI Expert Team*)
  classificação, 202

K
Kaposi
  sarcoma de, 323, 358f
    do íleo terminal, 358f

L
Laçada
  na mucosectomia, 226
Lactação
  no preparo do paciente, 58
Laser
  coagulação com, 326
Laudo
  da colonoscopia, 92
    incluir avaliação do canal anal?, 92
Laxante(s)
  de contato, 97
    solução de fosfato de sódio, 97
      enema *fleet*®, 97
      via oral, 97
      via retal, 97
  esquema de, 58q
    para preparo anterógrado, 58q
      do cólon, 58q
  osmóticos, 96
    carboidrato não absorvível, 96
    citrato de magnésio, 97
    Macrogol 3350, 96
    PEG 3550, 96
    picossulfato sódico, 97
      Picolax®, 97
    polietilenoglicol, 96
      3350, 96
      com solução eletrolítica, 96
      sem solução eletrolítica, 96
    sais de magnésio, 96
      citrato, 96
      sulfato, 96

LCI (*Linked Color Imaging*)
  lesão papilomatosa, 137f
  na prática da colonoscopia, 136
  processamento de imagem no, 137f
Leiomioma
  do cólon, 279
  do reto, 279
Leiomiossarcoma
  do cólon, 279
  do reto, 279
Lesão(ões)
  adenomatosas, 361
  assistência/apresentação de, 416
    para ressecções, 416
      por via laparoscópica, 416
  avaliação das, 152
    subepteliais, 152
  Buda Like, 201f
  classificar as, 44
  colônicas, 415
    localização de, 415
      colonoscopia transoperatória na, 415
  colorretais, 122q, 416
    classificação das, 122q
      morfológica, 122q
    métodos para localização de, 416
      com ponta do endoscópio, 416
      dos *landmarks*, 416
      hemoclipes, 416
      outros, 416
      tatuagem, 416
      ultrassonografia laparoscópica, 416
  detecção de, 45, 46
    dispositivos que melhoram a, 45
    manobras para aumentar a, 46
  do esfíncter anal, 153
    estudo de, 153
      abscessos perianais, 153
      drenagem de abscessos, 154
      fístulas perianais, 153
      incontinência anal, 154
  do trato digestório, 175f
    classificação macroscópica das, 171f
  elevada, 200f
    de sigmoide, 200f
  em proximidade com a linha pectínea, 92
    biópsias de, 92
    ressecções de, 92
  epiteliais, 152
    do canal anal, 152
      estadiamento das, 152
  hiperplásica, 178f, 179f
  infiltrativa, 162f
    estenosante, 162f
      do sigmoide, 162f
  local das, 44
    tatuar o, 44
  não polipoides do cólon, 197-207
    câncer de, 197
      história natural do, 197
    classificações, 197
      das alterações vasculares, 200
      de criptas, 199
      LST, 198
      mistas, 202
        de NICE, 202
        JNET, 202
      morfológica, 197, 198q
    diagnóstico das, 202
      endoscópico, 203
    neoplásicas, 126
      e não neoplásicas, 126
        diagnóstico diferencial entre, 126
        cromoscopia digital com MI no, 126
    no cólon direito, 224
    no reto distal, 224, 225f
      polipoide, 225f
      tubovilosa, 225f

papilomatosa, 137f
  identificada com LCI, 137f
  no modo BLI, 137f
plana, 45f, 177f
  do cólon transverso, 45f
  pequenas, 177f
recidivadas, 233
  colorretais, 233
  UEMIR e, 233
serrilhadas, 209-215, 362
  acompanhamento pós-ressecção das, 215q
    do cólon, 215q
    do reto, 215q
  pólipos, 209
    classificação, 209
    diagnóstico endoscópico, 210
    epidemiologia dos, 210
    histórico, 209
    tratamento, 214
    vigilância, 214
subepeliais, *ver LS*
ulcerada, 91f
  do reto distal, 91f
vasculares do cólon, 319-323
  angiectasias, 319, 320f, 321f
  de Dieulafoy, 321, 322f
  hemangiomas, 323
  retite actínica, 322
  sarcoma de Kaposi, 323
  varizes, 322, 323f
Ligadura
  elástica, 377f
    de varizes, 377f
    de reto, 377f
Linfoma(s)
  de íleo terminal, 357f
  do cólon, 281, 282f
Linha
  pectínea, 92
    lesões em proximidade com a, 92
      biópsias de, 92
      ressecções de, 92
Lipoma, 278f
  da parede, 162f
    do cólon, 162f
  de íleo terminal, 359f
  no cólon, 277
  no reto, 277
  séssil, 177f
  subpediculado, 177f
Lipossarcoma
  no cólon, 277
  no reto, 277
LS (Lesões Subepiteliais)
  do cólon, 277-283
    cistos, 277
    compressão extrínseca, 280
    da submucosa, 279
      do tecido nervoso, 279
      vasculares, 279
    GIST, 282
    hiperplasia linfoide, 280
      do íleo terminal, 280
    leiomioma, 279
    leiomiossarcoma, 279
    linfomas, 281
    lipoma, 277
    lipossarcoma, 277
    pneumatose intestinal, 277
    tumor fibroide, 282
  do reto, 277-283
    cistos, 277
    compressão extrínseca, 280
    da submucosa, 279
      do tecido nervoso, 279
      vasculares, 279
    GIST, 282
    hiperplasia linfoide, 280
      do íleo terminal, 280

leiomioma, 279
leiomiossarcoma, 279
lipoma, 277
lipossarcoma, 277
LST (Lesões de Crescimento Lateral/*Lateral Spreading Type*), 198
　classificação das, 198*f*
　colorretais, 221*f*
　　ressecção das, 221*f*
　　estratégia para, 221*f*
　gigante, 222
　granular, 199*f*, 220*f*, 224*f*
　não granular, 199*f*
　subtipos de, 122*q*
Luz
　banda estreita de, 135
　　tecnologias de, 135
　　　BLI, 136
　　　LCI, 136
　　　NBI, 135

M

MAC (Complexo *Micobacterium avium*)
　infecção por, 340
　colite e, 340
Macrogol 3350
　como laxante, 96
Magnésio
　sais de, 96
　　como laxante, 96
　　citrato, 96
　　sulfato, 96
Malformação(ões)
　vasculares, 106
　　colorretais, 106
　　　na colonoscopia pediátrica, 106
Mamilo(s)
　hemorroidários, 86*f*
　　em retrovisão, 86*f*
MAP (Polipose Adenomatosa associada ao gene MUTYH), 364
　síndrome, 265
Mayo
　escore de, 104*q*
Medicamento(s)
　aplicação ecoguiada de, 154
　　na ecoendoscopia baixa, 154
　em uso, 54
　　no preparo do paciente, 54
　para diabéticos, 55
　　hipoglicemiantes orais, 55
　　insulina, 55
　que agem na coagulação, 54*q*, 55*q*
　　interrupção dos, 54*q*
　　substituição aos, 55*q*
Megacólon
　tóxico, 295*f*
　　peça cirúrgica, 295*f*
　　RCU, 295*f*
Melanoma
　de íleo terminal, 359*f*
Melanose
　cólica, 320*f*
　　angiectasia associada à, 320*f*
Metástase
　linfonodal, 180
　　risco aumentado para, 180
　　　fatores relacionados com, 180
　probabilidade de, 181*q*
　　no câncer do cólon, 181*q*
　　　invasivo precoce, 181*q*
　　　polipoide, 181*q*
MI (Magnificação de Imagem), 119-131
　alta definição, 121
　alta resolução, 121
　aspectos tecnológicos, 121
　CE, 119
　　convencional, 119
　digital, 120
　　aspectos tecnológicos, 120
　definição, 119
　diagnóstico endoscópico, 122
　　evolução do, 122
　mecanismo de, 135*f*
　　estrutura do, 135*f*
　na mucosectomia, 220
　na prática da colonoscopia, 135
　origem da, 122
Midazolam, 68
　protocolo de diluição, 70
Miniprobe
　da Olympus, 146*f*
Moléstia
　diverticular, 373
　do cólon, 373
Monitoramento
　na colonoscopia, 97
　　pediátrica, 97
　na sala de exame, 59
Mucosa
　endoscopicamente normal, 368
　　biópsia de, 368
　exsudativa, 293*f*
　　com hiperemia, 293*fi*
　retal, 106*f*
　　angiodisplasia na, 106*f*
　　de criança, 106*f*
Mucosectomia
　acompanhamento endoscópico, 235
　avaliação pré-procedimento, 219
　　cromoscopia, 219, 220
　　　convencional, 219
　　　digital, 220
　　　óptica, 220
　　MI, 220
　　USE, 220
　câncer precoce, 234
　　ressecção de, 234
　　　critérios de cura após, 234
　complicações após, 234
　　sangramento, 234
　　　fatores preditivos, 234
　contraindicações, 221
　descrição tecnica, 224
　　APC, 227
　　diatermia monopolar, 227
　　fragmento único, 227
　　　versus ressecção fatiada, 227
　　laçada, 226
　　lesões, 224
　　　do cólon direito, 224
　　　do reto distal, 224
　　posicionamento do aparelho, 224
　　recuperação do espécime, 227
　　tatuagem, 227
　　tipos de alça, 226
　indicações, 221
　material, 224
　　epinefrina, 226
　　escolha, 224
　　　da agulha injetora, 224
　　　da solução, 224
　　injeção submucosa, 225
　　　soluções para, 225*q*
　　manejo da alça, 226
　　pinça *hot biopsy*, 227
　técnicas e resultados, 219-236
　　variantes técnicas de, 230
　　　corte, 231
　　　injeção, 231
　　　injeção-*cap*-corte, 231
　　　injeção-corte, 230
　　　injeção-ligadura-corte, 231
　　　injeção-suspensão-corte, 231
　　　pré-corte, 231
　　　UEMIR, 232

N

Naloxona, 69
NBI (*Narrow-band Imaging*)
　esquematização do, 136*f*
　na prática da colonoscopia, 135
　sistema, 120*f*
　　princípios do, 120*f*
Neoformação(ões)
　vasculares, 325*f*
　　por exposição à radiação, 325*f*
　　　hemorragia aguda por, 325*f*
Neoplasia(s)
　de canal anal, 87*f*
　de reto, 375*f*
　　com sangramento, 375*f*
　　HDB e, 375
　neuroendócrinas, 234
　　retais, 234
　　　UEMIR e, 234
　pélvicas, 152
　　extraintestinais, 152
　　　avaliação das, 152
NET (Tumor Neuroendócrino)
　cura endoscópica, 180*q*
　　critérios de, 180*q*
　do ceco, 179*f*
　no reto distal, 178*f*
　tratamento, 180
NICE (*NBI International Colorectal Endoscopic Classification*)
　classificação de, 202
Nódulo(s)
　submucosos, 177*f*
　　amarelados, 177*f*
Non-lifting sign, 182*f*
Nova(s) Tecnologia(s)
　na prática da colonoscopia, 135-138
　　AFI, 137
　　banda estreita de luz, 135
　　　BLI, 136
　　　LCI, 136
　　　NBI, 135
　　impacto das, 138
　　MI, 135
　　pós-processamento digital, 137
　　　FICE, 137
　　　I-SCAN, 137

O

OMGE (Organização Mundial de Gastroenterologia), 7
Opioide(s)
　antagonistas de, 69
　curvas plasmáticas para, 68*f*
Orientação
　agentes antitrombóticos, 54
　　antagonistas da vitamina K, 54
　　anticoagulantes, 54
　　　orais, 54
　　arixtra, 54
　　fondaparinux, 54
　　HBPM, 54
　　HNF, 54
　antiagregantes plaquetários, 54
　　AAS, 54
　　AINEs, 54
　　dipiridamol, 55
　　tienopiridinas, 55
　intestinal, 55
　　dieta, 56
　　primeira fase, 57
　　segunda fase, 57
　medicamentos para diabéticos, 55
　　hipoglicemiantes orais, 55
　　insulina, 55
　na sala de exame, 59
　　acesso venoso, 59

monitoramento, 59
    oferta de oxigênio complementar, 59
no preparo do paciente, 53
    condições clínicas, 53
    doenças preexistentes, 53
    medicamentos em uso, 54
pós-exame, 59
profilaxia, 55
    da endocardite bacteriana, 55
    na diálise peritoneal, 55
situações especiais, 58
    exames radiológicos baritados recente, 58
    gravidez, 58
    lactação, 58
Orifício
    apendicular, 74f
        anatomia endoscópica, 74f
Óstio
    apendicular, 42f
        confirmando a intubação cecal, 42f
Ovário
    anatomia ecográfica do, 149
        na TRUS, 149
Oxigênio
    complementar, 59
        oferta de, 59
            na sala de exame, 59

P

PAD (Polipectomia com Alça Diatérmica), 186
    em pólipo séssil, 188f
    técnica, 187
PAF (Polipectomia com Alça a Frio)
    técnica, 186, 187f
PAF (Polipose Adenomatosa Familiar), 106
    características, 261, 262
    diagnóstico, 261, 262
        clínico, 261
        genético, 262
    manejo, 262
        dos tumores desmoides, 263
        quimioprevenção, 264
        recomendações clínicas para, 262
            cirurgia profilática colorretal, 262
            rastreamento, 262, 263
                colorretal, 262
                duodenal, 263
            tireoide, 264
    pólipos duodenais na, 263q
        acompanhamento de, 263q
            recomendações do, 263q
        classificação para, 263q
            de Spigelman, 263q
PAFA (Polipose Adenomatosa Familiar Atenuada), 261, 262f
Parasita(s)
    colite por, 342
        Cryptosporidium, 342
        esquistossomose, 342
Parasitose
    inflamação por, 287f
Parede
    camadas ecográficas da, 148f
        intestinal, 148q
        retal, 148f
    do cólon, 140f
        normal, 140f
            pCLE da, 140f
Partícula(s)
    aplicação ecoguiada de, 154
    na ecoendoscopia baixa, 154
Patologia(s)
    colorretais, 101
        ileocolonoscopia primordial, 101
            CCR, 106
            DII, 101
            hemorragia digestiva baixa, 104
            malformações vasculares colorretais, 106
            pólipos colorretais, 104
            SES-CD, 101
            síndromes polipoides, 105
pCLE (Endomicroscopia Confocal a *Laser* com *Miniprobes* de Fibras Ópticas), 139
    da parede do cólon, 140f
        normal, 140f
    de lesão do cólon, 140f
PEG (Polietilenoglicol)
    3350, 96
        sem solução eletrolítica, 96
    3550, 96
        com solução eletrolítica, 96
Perineuroma, 279
Pesquisa
    de sangue oculto, 253
        nas fezes, 253
PH (Pólipos Hiperplásicos), 362
PHCC (Pólipo Hiperplásico do tipo de Células Caliciformes), 209q
Philipp Bozzini, 31f
PHMV (Pólipo Hiperplásico Microvesicular), 209q
PHPM (Pólipo Hiperplásico Pobre em Mucina), 209q
Picolax®
    como laxante, 97
Picossulfato
    sódico, 97
        como laxante, 97
            Picolax®, 97
Pinça
    hot biopsy, 227
PJ (Peutz-Jeghers)
    síndrome de, 266
Plasma
    de argônio, 326
        coagulação com, 326
PMAE (Próteses Metálicas Autoexpansíveis), 398f, 401
    na dilação, 397
        de estenoses colorretais, 397
    período após, 405q
        complicações clínicas, 405q
Pneumatose
    intestinal, 277
Polipectomia
    cicatriz de, 113f
    colonoscópica, 418
        por laparoscopia, 418
            cuidados para, 418
            técnicas para, 418
    com alça a frio, *ver* PAF
    com alça diatérmica, *ver* PAD
    com pinça a frio, *ver* PPF
    com pinça a quente, *ver* PPQ
    endoscópica, 106, 183-193
        complicações da, 108
        técnicas de, 183-193
            acessórios, 183
            contraindicações das, 183
            equipamentos, 183
            indicações das, 183
            opções técnicas, 185
    sangramento após, 44f
Pólipo(s)
    colorretais, 104, 105f, 110f, 140, 171, 175-182
        CEC no, 171
        classificação dos, 105f
        diferenciação de, 140
            CLE na, 140
        fatores relacionados, 180
            com risco aumentado, 180
                para metástase linfonodal, 180
                para recidiva, 180
            com risco de adenoma, 180
                conter foco de câncer, 180
        gigantes, 181
        imagens de, 110f
        na colonoscopia pediátrica, 104
        tratamento, 180
            adenomas, 180
            com câncer, 180
            NETs, 180
    de cólon, 137f, 181f
        FICE em configuração 1, 137f
        protusos, 181f
            invasão submucosa nos, 181f
    de reto, 91f
    de sigmoide, 375f
    diagnóstico endoscópico do, 130
    inflamatório, 178f, 295f
        agrupados no ceco, 295f
    juvenil, 105
        solitário, 105
            na colonoscopia pediátrica, 105
    pediculado, 43f, 176f
        em colonoscopia, 43f
    pós-inflamatórios, 294f
        na RCU, 294f
        da DC, 295f
    prévios, 255
        na detecção precoce, 255
            de adenomas, 255
            de CCR, 255
    serrilhados, 209
        classificação, 209
        diagnóstico endoscópico, 210
        epidemiologia dos, 210
        histórico, 209
        tratamento, 214
        vigilância, 214
    séssil, 176f
        do cólon, 176f
Polipose(s), 261-267, 362
    hamartomatosas, 266
        juvenil, 266
        SC, 266
        síndrome de PJ, 266
    PAF, 261
Pós-Processamento
    digital, 137
        FICE, 137
        I-SCAN, 137
PPF (Polipectomia com Pinça a Frio), 186f
    técnica, 185
PPQ (Polipectomia com Pinça a Quente)
    técnica, 186
Pré-Corte
    na mucosectomia, 231
Preparo do Paciente, 53-64
    agentes antitrombóticos, 54
        antagonistas da vitamina K, 54
        anticoagulantes, 54
            orais, 54
        arixtra, 54
        fondaparinux, 54
        HBPM, 54
        HNF, 54
    anterógrado, 58q
        do cólon, 58q
            esquema de laxantes para, 58q
    antiagregantes plaquetários, 54
        AAS, 54
        AINEs, 54
        dipiridamol, 55
        tienopiridinas, 55
    de cólon, 55f
        adequado, 55f
    informação, 53
        analgesia, 53
        complicações, 53
        duração do exame, 53

extensão a ser examinada, 53
indicação, 53
procedimentos complementares, 53
riscos, 53
sedação, 53
tempo de permanência no hospital, 53
intestinal, 55
dieta, 56
primeira fase, 57
segunda fase, 57
medicamentos para diabéticos, 55
hipoglicemiantes orais, 55
insulina, 55
na sala de exame, 59
acesso venoso, 59
monitoramento, 59
oferta de oxigênio complementar, 59
orientação, 53
condições clínicas, 53
doenças preexistentes, 53
medicamentos em uso, 54
pós-exame, 59
profilaxia, 55
da endocardite bacteriana, 55
na diálise peritoneal, 55
retrógrado, 58q
indicações para, 58q
situações especiais, 58
exames radiológicos baritados recentes, 58
gravidez, 58
lactação, 58
Preparo
adequado, 42
garantir o, 42
do cólon, 41, 42f, 288
documentar o, 41
escala de, 42q
de Boston, 42q
Probe
endocavitário, 145f
flexível, 145f
com visão endoscópica lateral, 145f
linear, 145f, 146f
radial, 145f, 146f
flexível, 146f
rígido, 145f, 146f, 147f
Hitachi, 147f
linear, 145f, 146f
biplano, 145f
Procedimento(s)
complementares, 53
no preparo do paciente, 53
farmacológicos, 68f
analgesia, 68f
anestesia, 68f
para sedação, 68f
Processamento
das imagens endoscópicas, 31-39
a melhor imagem, 38
das cores, 33
exibição da, 33
velocidade de transferência, 37
melhorando a, 37
Proctite
aguda, 89f
aspecto endoscópico da, 89f
Proctopatia Actínica, 88, 325-327
discussão, 325
sangramento, 326
aplicação de formalina, 327
coagulação, 326
bipolar, 326
com crioablação, 327
com *laser*, 326
com plasma de argônio, 326
com radiofrequência, 327
multipolar, 326
estenoses, 327
métodos mecânicos, 327

Proctopatia
actínica, 375f
com sangramento, 375f
Profilaxia
no preparo do paciente, 55
da endocardite bacteriana, 55
na diálise peritoneal, 55
Propofol, 69
protocolo de diluição, 70
Próstata
anatomia ecográfica da, 149
na TRUS, 149
biópsia de, 376f
sangramento após, 376f
inspeção digital da, 93
para rastreamento de CCR, 93
Prótese(s)
biodegradáveis, 398
na dilação, 398
de estenoses colorretais, 398
colorretais, 403
como ponte, 403
para cirurgia, 403
em situações paliativas, 403
em tumores, 405
não colorretais, 405
emprego de, 401-406
no cólon, 401-406
contraindicações, 401
em situações, 403, 405
benignas, 405
malignas, 403
eventos adversos, 405
indicações, 401
procedimento, 402
tipos de, 401
no reto, 401-406
contraindicações, 401
em situações, 403, 405
benignas, 405
malignas, 403
eventos adversos, 405
indicações, 401
procedimento, 402
tipos de, 401
Protocolo
de diluições, 70
recomendações, 70
analgesia, 70
sedação, 70
Pseudodepressão
e depressão, 198
diferenciação entre, 198
Pseudofragmento(s), 365
budding tumoral e, 366q
relacionamento entre, 366q
Pseudomembrana(s)
em retossigmoide, 341f
Pseudo-Obstrução
aguda do cólon, 381-386
diagnóstico, 382
epidemiologia, 382
fisiopatologia, 381
quadro, 382
clínico, 382
evolutivo, 382
tratamento, 383
anestésico, 385
cirúrgico, 386
clínico, 383
drogas pró-cinéticas, 383
enteroclismas, 383
laxativos, 383
sondas retais, 384
endoscópico, 384
cecostomia endoscópica, 384
com sondas, 384
com tubos, 384
radiológico, 384

Pseudopólipo(s), 293f, 294f
na colonoscopia pediátrica, 105
Punção
guiada por ecoendoscopia, 147

R

Radiação
exposição à, 325f
neoformações vasculares por, 325f
hemorragia aguda por, 325f
Radiofrequência
coagulação com, 327
Radioterapia
estenose secundária à, 395f
do canal anal, 395f
exposição à, 326f
telangiectasias após, 326f
no reto, 326f
Rastreamento
colonoscopias de, 301q
descrição de achados, 301q
dos pacientes, 255
com risco aumentado, 255
de alto risco, 255
em populações, 253, 254
com risco aumentado, 256
diretrizes, 256
de alto risco, 258
diretrizes, 258
sem fatores adicionais de risco, 253, 254
diretrizes, 254
inspeção digital para, 93
da próstata, 93
da displasia, 298
do CCR, 93, 253-258, 298, 299q
RCA (*Radio Corporation of America*), 34
cabo, 34f
blindado, 34f
entrada, 35f
RCU (Retocolite Ulcerativa), 104f, 285, 293
adenoma em, 300f
esporádico, 300f
atividade da, 296q
parâmetros endoscópicos de, 296q
escore de Mayo, 296q
características da, 296q
colonoscópicas, 296q
diferenciais, 296q
classificações, 296
de Montréal, 296q
extensão da, 296q
localização da, 296q
endoscópicas, 296
de intensidade moderada, 293f
edema, 291f
perda do padrão vascular, 291f
em criança, 102f
erosões, 292f
no reto, 292f
escore endoscópico para, 104
friabilidade, 292f
granularidade fina, 292f
grave, 293f
hiperemia, 291f
imagens de, 109
mucosa exsudativa, 293f
com hiperemia, 293f
peça cirúrgica, 295f
megacólon tóxico, 295f
pólipos na, 294f, 295f
inflamatórios, 295f
agrupados no ceco, 295f
pós-inflamatórios, 294f
UCEIS, 297q
vigilância da, 41
RCUI (Retocolite Ulcerativa Inespecífica)
vigilância da, 258
sigmoide, 374f

Recidiva
  risco aumentado para, 180
    fatores relacionados com, 180
Recuperação
  do espécime, 227
    na mucosectomia, 227
REM (Ressecção Endoscópica da Mucosa), *ver* Mucosectomia
Resíduo(s)
  fecais, 56*f*
    sólidos, 56*f*
Resolução
  2K, 38
  4k, 38
  8k, 38
Ressecção(ões)
  adequada, 44
    técnica de, 44
  complementação da, 235*f*
    após REM fatiada, 235*f*
      de LST de cólon transverso, 235*f*
  de câncer, 234
    precoce, 234
      critérios de cura após, 234
  de lesões, 92
    em proximidade com a linha pectínea, 92
  em bloco, 227, 228*f*
    endoscópica, 228*f*
  endoscópica, 43*f*, 232
    controle após, 141
      CLE no, 141
    da mucosa, 232
      sob imersão d'água, 232
    de pólipo pediculado, 43*f*
  fatiada, 227, 229
    algoritmo para, 230*f*
      sugestão de, 230*f*
    fragmento único *versus*, 227
      na mucosectomia, 227
  no CCR, 273
    alargada, 273
    laparoscópica, 273
Retirada
  do aparelho, 43
    tempo de, 43
  do colonoscópio, 80
Retite
  actínica, 287*f*, 322
  distal, 293*f*
Reto
  adenocarcinoma no, 301*f*
    em DC, 301*f*
  anatomia do, 73*f*, 148
    ecográfica do, 148
      na TRUS, 148
    endoscópica, 73*f*
  câncer do, 151, 272
    estadiamento do, 151
      acurácia da TRUS no, 151
    pós-tratamento do, 151
      aplicação da TRUS no, 151
    tratamento do, 272
  distal, 85, 88*f*, 178*f*, 224, 225*f*
    adenocarcinoma do, 88*f*
    aspectos anatômicos do, 85
    avaliação do, 90
      retrovisão na, 90
    lesão do, 91*f*, 224, 225*f*
      polipoide tubovilosa, 225*f*
      ulcerada, 91*f*
    NET no, 178*f*
  embriologia de, 98
    intestino primitivo, 98
  emprego de próteses no, 401-406
    contraindicações, 401
    em situações, 403, 405
      benignas, 405
      malignas, 403
    eventos adversos, 405
    indicações, 401
    procedimento, 402
    tipos de, 401
  ESD de, 240*f*
    de lesão recidivada, 240*f*
      três mucosectomias, 240*f*
  exame endoscópico do, 93
    adequado, 93
  HNL do, 281*f*
  lesões epiteliais do, 150
    estadiamento das, 150
      TRUS no, 150
  lesões serrilhadas do, 215*q*
    acompanhamento pós-ressecção das, 215*q*
  LS do, 277-283
    cistos, 277
    compressão extrínseca, 280
    da submucosa, 279
      do tecido nervoso, 279
      vasculares, 279
    GIST, 282
    hiperplasia linfoide, 280
      do íleo terminal, 280
    leiomioma, 279
    leiomiossarcoma, 279
    lipoma, 277
    lipossarcoma, 277
  neoplasia de, 150*f*, 151*f*
    epitelial, 150*f*, 151*f*
  pólipos de, 91*f*
  proximal, 287*f*, 342*f*
    GVHD, 287*f*
    criptosporidíase de, 342*f*
  telangiectasias no, 326*f*
    após exposição à radioterapia, 326*f*
  tumores carcinoides do, 153*q*
    estadiamento para, 153*q*
    resumido, 153*q*
  varizes de, 323*f*, 377*f*
    ligadura elástica de, 377*f*
Retossigmoidoscopia
  flexível, 254
    no rastreamento, 254
      de CCR, 254
Retrovisão
  valor da, 90
    na avaliação, 90
      do reto distal, 90
RF (Conexão Radiofrequência), 34
  cabo, 34*f*
  saída, 34*f*
RGB (Vermelho, Verde e Azul), 36
  cabo, 36*f*
  entrada, 36*f*
Risco(s)
  no preparo do paciente, 53

S

Sal(is)
  de magnésio, 96
    como laxante, 96
    citrato, 96
    sulfato, 96
Sala de Exame
  preparo na, 59
    acesso venoso, 59
    monitoramento, 59
    oferta de oxigênio complementar, 59
Sangramento
  após polipectomia, 44*f*
  de divertículo, 377*f*
  digestivo baixo, 104*q*
    em crianças, 104*q*
      diagnósstico diferencial do, 104*f*
  na proctopatia actínica, 326
    aplicação de formalina, 327
    coagulação, 326
      bipolar, 326
      com crioablação, 327
      com *laser*, 326
      com plasma de argônio, 326
      com radiofrequência, 327
      multipolar, 326
    estenoses, 327
    métodos mecânicos, 327
  neoplasias com, 375*f*
    de reto, 375*f*
  por coagulopatia, 375*f*
  pós-biópsia, 376*f*
    de próstata, 376*f*
  pós-mucosectomia, 234
    fatores preditivos, 234
  pós-polipectomia, 375*f*, 377*f*
  proctopatia com, 375*f*
    actínica, 375*f*
Sangue
  oculto nas fezes, 253
    pesquisa de, 253
Sarcoma
  de Kaposi, 323, 358*f*
    do íleo terminal, 358*f*
SC (Síndrome de Cowden), 266
Schwannoma, 279
SCI (Síndrome do Cólon Irritável), 368
Sedação, 67-70
  ansiolíticos, 69
  aspectos, 70
    éticos, 70
    legais, 70
  fármacos, 68
    ansiolíticos, 68
      recomendados, 68
    efeitos intoleráveis dos, 69
    roteiro para uso de, 68
  intubação orotraqueal, 69
    indicações para, 69
  manejo, 67
    dos sinais, 67
    dos sintomas, 67
  na colonoscopia, 97
    pediátrica, 97
  no preparo do paciente, 53
  o que pode ser evitado, 70
  procedimentos farmacológicos para, 68*f*
  protocolo de diluições, 70
    recomendações, 70
      flumazenil, 70
      midazolam, 70
      propofol, 70
Segmento(s)
  assistência/apresentação de, 416
    para ressecções, 416
      por via laparoscópica, 416
Sensor
  de imagem, 32
Serviço de Colonoscopia
  armazenamento, 6
  organização do, 3-6
    área física, 5
    em sistema de livre acesso, 5
    expurgo, 5
      desinfecção, 5
      limpeza, 5
    preparo, 3, 4
      ambulatorial, 4
      domiciliar, 3
      e qualidade, 4
      internado, 4
      na unidade de endoscopia, 4
      unidade de, 5
    sala de procedimentos, 5
SES–CD (Escore Endoscópico Simpliflicado para Doença de Crohn), 103
  cálculo, 298*q*
  variáveis, 298*q*

Sífilis, 90
Sigmoide
  lesão infiltrativa do, 162f
    estenosante, 162f
      adenocarcinoma, 162f
Simulador(es)
  no aprendizado, 9
  de colonoscopia, 9
Síndrome(s)
  de CCR, 257
    hereditário, 257
  de Cowden, ver SC
  de PJ, 266
  do nevo em bolha, 106f
    de borracha azul, 106f
  familiares, 261-267
    MAP, 265
    SL, 264
  polipoides, 105
    da polipose juvenil, 105
    de Peutz-Jeghers, 105
    PAF, 106
Sistema
  de zoom óptico, 122f
  NBI, 120f
    princípios do, 120f
Situação(ões) Especial(is)
  no preparo do paciente, 58
    exames radiológicos recente, 58
      baritados, 58
      gravidez, 58
      lactação, 58
SL (Síndrome de Lynch), 363
  características, 264
  diagnóstico, 264
    clínico, 264
    genético, 264
  manejo, 265
    recomendações clínicas para, 265
      cirurgia profilática, 265
        colorretal, 265
        de endométrio, 265
        de ovário, 265
      rastreamento, 265
        colorretal, 265
        de endométrio, 265
        de ovário, 265
      de tumores associados à, 265
    rastreamento na, 266q
    recomendações para, 266q
Sódio
  fosfato de, 97
    solução de, 97
      enema fleet®, 97
      via oral, 97
      via retal, 97
Solução(ões)
  de fosfato de sódio, 97
    como laxante, 97
      enema fleet®, 97
      via oral, 97
      via retal, 97
    eletrolítica, 96
      PEG 3550 com, 96
      PEG 3350 sem, 96
    na mucosectomia, 224
      escolha da, 224
      para injeção, 225q
      submucosa, 225q
SPS (Síndrome Polipose Serrilhada), 364
Submucosa
  lesão da, 279
    vasculares, 279
    tecido nervoso da, 279
      lesões oriundas do, 279
        perineuroma, 279
        schwannoma, 279

Sulfato
  de magnésio, 96
S-Vídeo (Vídeo Separado), 35
  cabo, 35f
  entrada, 35f

T
TAC (Taxa de Adenomas por Colonoscopia), 44
TAPP (Taxa de Adenomas por Participante Positivo), 44
Tatuagem
  corantes e, 117
  na mucosectomia, 227
Taxa
  de retorno ao hospital, 44
    nos primeiros 7 dias, 44
TB (Tuberculose)
  colite por, 340
TC (Tomografia Computadorizada)
  colonografia por, ver CTC
TDA (Taxa de Detecção de Adenoma), 42
Tecido
  nervoso, 279
    da submucosa, 279
      lesões oriundas do, 279
Técnica
  do exame, 73-82
    colonoscópio, 75, 76, 80
      introdução do, 76
      retirada do, 80
      segurando o, 75, 76f
    equipamentos, 81
    normal, 73
    outras, 80
    posição, 75
      do examinado, 75
      do examinador, 75
    terminologias, 75
Telangiectasia(s)
  no reto, 326f
    após exposição à radioterapia, 326f
Tempo
  de retirada do aparelho, 43
  para repetição do exame, 44
    documentar o, 44
Termocoagulação
  na HDB, 376
TFI (Tumores Fibroides Inflamatórios), 282
Tienopiridina(s)
  no preparo do paciente, 55
Transferência
  velocidade de, 37
    melhorando a, 37
      conexão Thunderbolt, 38
      resolução, 38
        2K, 38
        4k, 38
        8k, 38
Trato Digestório
  alto, 298
    avaliação do, 298
    lesões do, 175q
      classificação macroscópica das, 171f
Treinamento
  em coloscopia, 7-12
    centro de, 11
    competência, 11
      número mínimo de procedimentos, 11
      tempo mínimo para realização, 12
    em endoscopia digestiva, 7
      avançado, 7
      básico, 7
TRUS (Ultrassonografia Transretal)
  acurácia no estadiamento da, 151
    do câncer do reto, 151
      relevância clínica, 151

anatomia ecográfica na, 147
  bexiga, 149
  canal anal, 147
  cólon, 148
  complexo esfincteriano, 147
  ovário, 149
  próstata, 149
  reto, 148
  útero, 149
  vagina, 149
  vasos ilíacos, 148
  vesículas seminais, 149
complicações, 154
contraindicações, 154
equipamentos, 145
indicações da, 149
  avaliação pélvica extraintestinal, 152
    das compressões extrínsecas, 1542
    das lesões subepiteliais, 152
    das neoplasias, 152
  estadiamento das lesões epiteliais, 150, 152
    do canal anal, 152
    do reto, 150
  estudo de lesões do esfíncter anal, 153
    abscessos perianais, 153
    drenagem de abscessos, 154
    fístulas perianais, 153
    incontinência anal, 154
no pós-tratamento, 151
  do câncer de reto, 151
técnicas de exame, 146
  diagnóstico, 146
  punção guiada, 147
  por encoendoscopia, 147
Tumor(es)
  estadiamento para, 153q
    carcinoides, 153q
    do cólon, 153q
    do reto, 153q
  estenosante, 402f
    de transição retossigmoide, 402f
  fibroide, 282
    do cólon, 282
  no canal anal, 87, 152q
    estadiamento para, 152q
    resumido, 152q
  obstrutivo, 401f
    de cólon sigmoide, 401f
      distensão abdominal por, 401f
  sincrônicos, 415
    diagnóstico de, 415
      colonoscopia transoperatória no, 415

U
UC (Colite Ulcerativa), 361
UCEIS (Índice Endoscópico de Gravidade na Retocolite Ulcerativa), 297q
UEMIR (*Underwater Endoscopic Mucosal Ressection*)
  e lesões recidivadas, 233
    colorretais, 233
  e neoplasias neuroendócrinas, 234
    retais, 234
  equipamento recomendado, 232
  indicações, 232
  material recomendado, 232
  tempos técnicos, 232
Úlcera(s)
  aftoide, 287f, 357f
  bordas bem definidas, 90f
  coalescentes, 292f, 294f
  DC, 292f, 357f
    aftoide, 294f
      com halo hiperêmico, 294f
    focal, 292f
      isolada, 292f

retal, 292f
   profunda, 292f
   superficiais, 292f
herpética, 90f
   do canal anal, 90f
linear, 374f
longitudinais, 292f
luética, 90f
USE (Ultrassonografia Endoscópica)
   na mucosectomia, 220
Útero
   anatomia ecográfica do, 149
      na TRUS, 149

V

Vagina
   anatomia ecográfica da, 149
      na TRUS, 149
Válvula
   ileal, 293f
      estenose da, 293f
   ileocecal, 74f, 355f
      anatomia endoscópica, 74f
      lipoma da, 356f
Variz(es), 322
   de reto, 323f, 377f
      ligadura elástica de, 377f
Vaso(s)
   ilíacos, 148
      anatomia ecográfica do, 148
         na TRUS, 148
      ecoendoscopia dos, 149f
Velocidade
   de transferência, 37
      melhorando a, 37
         conexão Thunderbolt, 38
         resolução, 38
            2K, 38
            4k, 38
            8k, 38
Vesícula(s)
   seminais, 149
      anatomia ecográfica do, 149
         na TRUS, 149
VGA (Adaptador de Vídeo Gráfico), 36
   cabo, 36f
   entrada, 36f
Via
   respiratória, 67f
      livre, 67f
      não responde, 67f
Vídeo
   conexões de, 34
      componente, 35
      composto, 34
      DVI, 36
      HDMI, 37
      RCA, 34
      RF, 34
      RGB, 36
      S-vídeo, 35
      VGA, 36
      YPbPr, 35
Videocâmera(s), 32
Videoendoscópio(s), 32
Vilosidade(s)
   do íleo terminal, 74f
Vírus
   colite por, 339
      CMV, 339
      herpes simples, 339
Vitamina
   K, 54
      antagonistas da, 54
         no preparo do paciente, 54
Vólvulo, 389-393
   de cólon, 390f, 393f
      sigmoide, 390f
      transverso, 390f, 393f
   diagnóstico, 389
   epidemiologia, 389
   fatores predisponentes, 389
   fisiopatologia, 389
   parcial, 389f
      do sigmoide, 389f
   quadro clínico, 389
   tratamento, 390
      da flexura esplênica, 392
      do ceco, 392
      do cólon transverso, 392
      do sigmoide, 390

Y

YPbPr, 35